東京アカデミー｜編

2025年版 オープンセサミシリーズ

管理栄養士

国家試験対策完全合格教本

下巻

社会・環境／食べ物と健康
栄養教育論／公衆栄養学
給食経営管理論

東京アカデミー七賢出版

はじめに

「食」は、人間にとってかかせないものです。健康を維持するため、健康に育つため、楽しみのため、等々、食事の目的はさまざまですが、質のよい食事が健康に元気に生きるためには必要です。その手助けをするのが「管理栄養士」です。食に興味があり、人とコミュニケーションを取るのが好きで、人を元気にさせたい人にはピッタリの職であるといえるでしょう。

各発達段階において、また、妊娠期・授乳期、高齢者、さらに病気の症状に合わせた食事を提案したり、栄養指導をしたり、と、求められる仕事の内容は多岐に渡っています。「健康増進法」が制定され、活躍の場もさらに増えました。管理栄養士を置かなければならない施設も増え、また、生活習慣病予防のための特定保健指導も行うことができます。

国家資格である管理栄養士は名称独占資格であり、国家試験に合格し、免許を取得している人しか名乗ることができません。その試験は、科目数が多く難関ですが、試験の傾向をしっかりと把握し、効率のよい学習を進めれば、必ず合格を獲得できます。

本書は、管理栄養士国家試験を知り尽くした東京アカデミー講師陣の監修により、合格に必要な知識を余すことなく掲載しております。

本書を最大限に活用していただくことで、みなさまが、管理栄養士国家試験合格を手にされますことを、心よりお祈り申し上げます。

2024年 4 月吉日

東京アカデミー編者一同

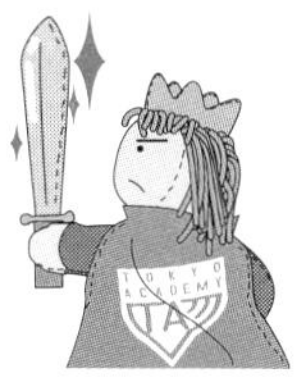

下巻　Contents

part Ⅸ：給食経営管理論

巻末資料

テキストに関する正誤情報等は、右の二次元コード、または下記のURLからご確認いただけます。なお、正誤情報等は随時更新いたします。
https://www.tanetwork.info/ta/seigo/eiy2024.html

本書の特長

効果的かつ効率的に実力アップ！

管理栄養士国家試験対策には膨大な範囲の学習が求められており、仕事や学校で忙しい受験生の方においては、少しでも学習を効果的かつ効率的に進めたいと考えておられることと思います。そこで本書は、過去の国家試験問題を徹底分析し、その内容を余す所なくかつコンパクトにまとめ、初学者にもわかりやすい文章と図表で丁寧に説明しています。読み進めるうちに、自ずと基礎から実践へとレベルアップしていきます。

また、上巻では、多くの方が苦手とする「人体の構造と機能及び疾病の成り立ち」「基礎栄養学」「臨床栄養学」の学習を効率よく進めるため、またその知識を確実に定着させるために、この３つの分野を並行して学習することを重視した単元構成としています。３分野間の“ツナガリ＝関係性”に気付くことなく、ただやみくもに学習を進めることは、時間の無駄であるばかりでなく、理解度も悪くなってしまいます。そこで、暗記するだけではなく、栄養学、生化学、解剖学、生理学、病理学、組織学、臨床医学における“ツナガリ”をしっかりと捉えて理解することで、合格への近道となることを願っています。

精選した過去問題で実践力強化！

各単元の最後にある練習問題を解くことにより、その単元で学習した内容の復習及び理解度の確認ができるようにしています。練習問題は、過去の国家試験問題ないしはその類題で、上巻でおよそ150問、下巻でおよそ120問の良問を精選して掲載しています。

国試対策に必須の各種資料を充実掲載！

「日本人の食事摂取基準(2020年版)」「国民健康・栄養調査」「大量調理施設衛生管理マニュアル」をはじめとする、国家試験対策に必須の資料や関連法規等を、多々、本文中及び巻末に掲載しています。他の資料等を必要としないため、本書で学習が完結できます。

おことわり
本書は、2024(令和６)年３月末現在の法制度等に則って編集しております(一部、2024(令和６)年４月施行のものもあります)。

本書の使い方

過去の国家試験で出題された“やや難解な事項”や補足説明を、コラム形式で独立させて掲載しています。「難し過ぎてお手上げ！」と感じた方は、初めはサラッと読み流す程度で構いません。「この頃少し力がついてきたかも」と思った時点で、戻ってじっくり読み返しましょう。

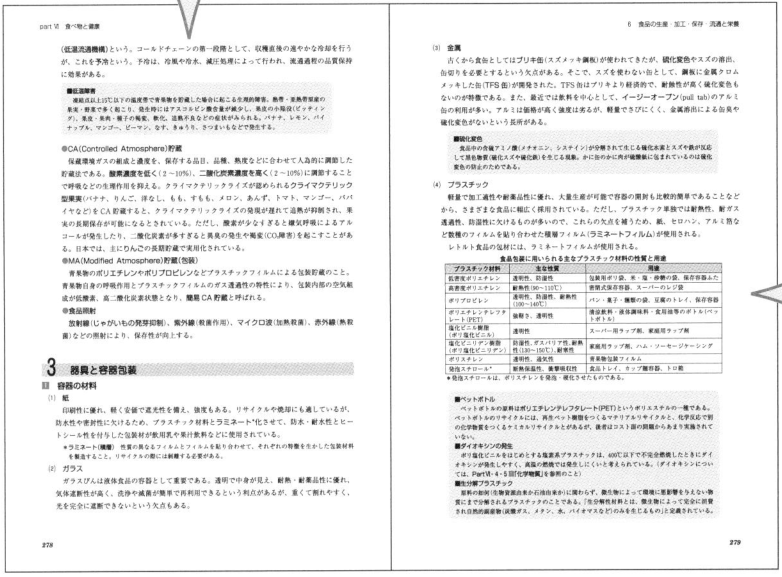

part Ⅵ　食べ物と健康

(低温流通機構)という。コールドチェーンの第一段階として、収穫直後の速やかな冷却を行うが、これを予冷という。予冷は、冷風や冷水、減圧処理によって行われ、流通過程の品質保持に効果がある。

■低温障害
凍結点以上15℃以下の温度帯で青果物を貯蔵した場合に起こる生理的障害。熱帯・亜熱帯原産の果実・野菜で多く起こり、発生時にはアスコルビン酸含量が減少し、果皮の小陥没(ピッティング)、果皮・果肉・種子の褐変、軟化、追熟不良などの症状がみられる。バナナ、レモン、パイナップル、マンゴー、ピーマン、なす、きゅうり、さつまいもなどで発生する。

●CA(Controlled Atmosphere)貯蔵
保蔵環境ガスの組成と濃度を、保存する品目、品種、熟度などに合わせて人為的に調節した貯蔵法である。**酸素濃度を低く**(2～10%)、**二酸化炭素濃度を高く**(2～10%)に調節することで呼吸などの生理作用を抑える。クライマクテリックライズが認められる**クライマクテリック型果実**(バナナ、りんご、洋なし、もも、すもも、メロン、あんず、トマト、マンゴー、パパイヤなど)をCA貯蔵すると、クライマクテリックライズの発現が遅れて追熟が抑制され、果実の長期保存が可能になるとされている。ただし、酸素が少なすぎると嫌気呼吸によるアルコールが発生したり、二酸化炭素が多すぎると異臭の発生や褐変(CO_2障害)を起こすことがある。日本では、主に**りんごの長期貯蔵**で実用化されている。

●MA(Modified Atmosphere)貯蔵(包装)
青果物の**ポリエチレン**や**ポリプロピレン**などプラスチックフィルムによる包装貯蔵のこと。青果物自身の呼吸作用とプラスチックフィルムのガス透過性の特性により、包装内部の空気組成が低酸素、高二酸化炭素状態となり、**簡易CA貯蔵**と呼ばれる。

●食品照射
放射線(じゃがいもの発芽抑制)、**紫外線**(殺菌作用)、**マイクロ波**(加熱殺菌)、**赤外線**(熱殺菌)などの照射により、保存性が向上する。

3　器具と容器包装

1　容器の材料

(1)　紙
印刷性に優れ、軽く安価で遮光性を備え、強度もある。リサイクルや焼却にも適しているが、防水性や密封性に欠けるため、プラスチック材料と**ラミネート***化させて、防水・耐水性とヒートシール性を付与した包装材が飲用乳や果汁飲料などに使用されている。

＊ラミネート(積層)　性質の異なるフィルムとフィルムを貼り合わせて、それぞれの特徴を生かした包装材料を製造すること。リサイクルの際には剥離する必要がある。

(2)　ガラス
ガラスびんは液体食品の容器として重要である。透明で中身が見え、耐熱・耐薬品性に優れ、気体遮断性が高く、洗浄や滅菌が簡単で再利用できるという利点があるが、重くて割れやすく、光を完全に遮断できないという欠点もある。

278

6　食品の生産・加工・保存・流通と栄養

(3)　金属
古くから食缶としては**ブリキ缶**(スズメッキ鋼板)が使われてきたが、**硫化変色**やスズの溶出、缶切りを必要とするという欠点がある。そこで、スズを使わない缶として、鋼板に金属クロムメッキした缶(**TFS缶**)が開発された。TFS缶はブリキより経済的で、耐蝕性が高く硫化変色もないのが特徴である。また、最近では飲料を中心として、**イージーオープン**(pull tab)のアルミ缶の利用が多い。アルミは価格が高く強度は劣るが、軽量でさびにくく、金属溶出による缶臭や硫化変色がないという長所がある。

■硫化変色
食品中の含硫アミノ酸(メチオニン、システイン)が分解されて生じる硫化水素とスズや鉄が反応して黒色物質(硫化スズや硫化鉄)を生じる現象。かに缶のかに肉が硫酸紙に包まれているのは硫化変色の防止のためである。

(4)　プラスチック
軽量で加工適性や耐薬品性に優れ、大量生産が可能で容器の開封も比較的簡単であることなどから、さまざまな食品に幅広く採用されている。ただし、プラスチック単独では耐熱性、耐ガス透過性、防湿性に欠けるものが多いので、これらの欠点を補うため、紙、セロハン、アルミ箔など数種のフィルムを貼り合わせた積層フィルム(**ラミネートフィルム**)が使用される。
レトルト食品の包材には、ラミネートフィルムが使用される。

食品包装に用いられる主なプラスチック材料の性質と用途

プラスチック材料	主な性質	用途
低密度ポリエチレン	透明性、防湿性	包装用ポリ袋、米・塩・砂糖の袋、保存容器ふた
高密度ポリエチレン	耐熱性(90～110℃)	密閉式保存容器、スーパーのレジ袋
ポリプロピレン	透明性、防湿性、耐熱性(100～140℃)	パン・菓子・麺類の袋、豆腐のトレイ、保存容器
ポリエチレンテレフタレート(PET)	強靭さ、透明性	清涼飲料・液体調味料・食用油等のボトル(ペットボトル)
塩化ビニル樹脂(ポリ塩化ビニル)	透明性	スーパー用ラップ剤、家庭用ラップ剤
塩化ビニリデン樹脂(ポリ塩化ビニリデン)	防湿性、ガスバリア性、耐熱性(130～150℃)、耐寒性	家庭用ラップ剤、ハム・ソーセージケーシング
ポリスチレン	透明性、通気性	青果物包装フィルム
発泡スチロール*	断熱保温性、衝撃吸収性	食品トレイ、カップ麺容器、トロ箱

＊発泡スチロールは、ポリスチレンを発泡・硬化させたものである。

■ペットボトル
ペットボトルの原料はポリエチレンテレフタレート(PET)というポリエステルの一種である。ペットボトルのリサイクルには、再生ペット樹脂をつくるマテリアルリサイクルと、化学反応で別の化学物質をつくるケミカルリサイクルとがあるが、後者はコスト面の問題からあまり実施されていない。
■ダイオキシンの発生
ポリ塩化ビニルをはじめとする塩素系プラスチックは、400℃以下で不完全燃焼したときにダイオキシンが発生しやすく、高温の燃焼では発生しにくいと考えられている。(ダイオキシンについては、PartⅥ-4-5「化学物質」を参照のこと)
■生分解プラスチック
原料の如何(生物資源由来か石油由来か)に関わらず、微生物によって環境に悪影響を与えない物質にまで分解されるプラスチックのことである。「生分解性材料とは、微生物によって完全に消費され自然的副産物(炭酸ガス、メタン、水、バイオマスなど)のみを生じるもの」と定義されている。

279

文字情報のみで理解しにくい内容に関しては、図表やグラフ、イラストを用いて解説しています。視覚的にイメージをつかんで、円滑な知識の定着と理解度アップを図りましょう。

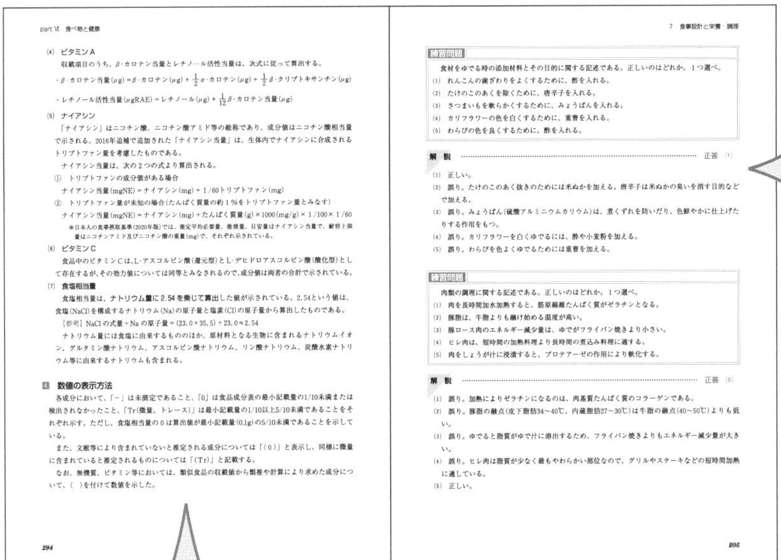

part Ⅵ　食べ物と健康

(4)　ビタミンA
収載項目のうち、β-カロテン当量とレチノール活性当量は、次式に従って算出する。
・β-カロテン当量(μg)＝β-カロテン(μg)＋$\frac{1}{2}$α-カロテン(μg)＋$\frac{1}{2}$β-クリプトキサンチン(μg)
・レチノール活性当量(μgRAE)＝レチノール(μg)＋$\frac{1}{12}$β-カロテン当量(μg)

(5)　ナイアシン
「ナイアシン」はニコチン酸、ニコチン酸アミド等の総称であり、成分値はニコチン酸相当量で示される。2016年追補で追加された「ナイアシン当量」は、生体内でナイアシンに合成されるトリプトファン量を考慮したものである。
ナイアシン当量は、次の2つの式より算出される。
①　トリプトファンの成分値がある場合
ナイアシン当量(mgNE)＝ナイアシン(mg)＋1/60トリプトファン(mg)
②　トリプトファン量が未知の場合(たんぱく質量の約1%をトリプトファン量とみなす)
ナイアシン当量(mgNE)＝ナイアシン(mg)＋たんぱく質量(g)×1000(mg/g)×1/100×1/60
※日本人の食事摂取基準(2020年版)では、推定平均必要量、推奨量、目安量はナイアシン当量で、耐容上限量はニコチンアミド及びニコチン酸の重量(mg)で、それぞれ示されている。

(6)　ビタミンC
食品中のビタミンCは、L-アスコルビン酸(還元型)とL-デヒドロアスコルビン酸(酸化型)として存在するが、その効力値については同等とみなされるので、成分値は両者の合計で示されている。

(7)　食塩相当量
食塩相当量は、**ナトリウム量に2.54を乗じて算出**した値が示されている。2.54という値は、食塩(NaCl)を構成するナトリウム(Na)の原子量と塩素(Cl)の原子量から算出したものである。
［参考］NaClの式量÷Naの原子量＝(23.0＋35.5)÷23.0≒2.54
ナトリウム量には食塩に由来するもののほか、原材料となる生物に含まれるナトリウムイオン、グルタミン酸ナトリウム、アスコルビン酸ナトリウム、リン酸ナトリウム、炭酸水素ナトリウム等に由来するナトリウムも含まれる。

4　数値の表示方法
各成分において、「－」は未測定であること、「0」は食品成分表の最小記載量の1/10未満または検出されなかったこと、「Tr(微量、トレース)」は最小記載量の1/10以上5/10未満であることをそれぞれ示す。ただし、食塩相当量の0は算出値が最小記載量(0.1g)の5/10未満であることを示している。
また、文献等により含まれていないと推定される成分については「(0)」と表示し、同様に微量に含まれていると推定されるものについては「(Tr)」と記載する。
なお、無機質、ビタミン等においては、類似食品の収載値から類推や計算により求めた成分について、(　)を付けて数値を示した。

294

7　食事設計と栄養・調理

練習問題
食材をゆでる時の添加材料とその目的に関する記述である。正しいのはどれか。1つ選べ。
(1)　れんこんの歯ざわりをよくするために、酢を入れる。
(2)　たけのこのあくを除くために、唐辛子を入れる。
(3)　さつまいもを軟らかくするために、みょうばんを入れる。
(4)　カリフラワーの色を白くするために、重曹を入れる。
(5)　わらびの色を良くするために、酢を入れる。

解　説 ………………………… 正答　(1)
(1)　正しい。
(2)　誤り。たけのこのあく抜きのためには米ぬかを加える。唐辛子は米ぬかの臭いを消す目的などで加える。
(3)　誤り。みょうばん(硫酸アルミニウムカリウム)は、煮くずれを防いだり、色鮮やかに仕上げたりする作用をもつ。
(4)　誤り。カリフラワーを白くゆでるには、酢や小麦粉を加える。
(5)　誤り。わらびを色よくゆでるためには重曹を加える。

練習問題
肉類の調理に関する記述である。正しいのはどれか。1つ選べ。
(1)　肉を長時間加水加熱すると、筋原線維たんぱく質がゼラチンとなる。
(2)　豚脂は、牛脂よりも融け始める温度が高い。
(3)　豚ロース肉のエネルギー減少量は、ゆでがフライパン焼きより小さい。
(4)　ヒレ肉は、短時間の加熱料理より長時間の煮込み料理に適する。
(5)　肉をしょうが汁に浸漬すると、プロテアーゼの作用により軟化する。

解　説 ………………………… 正答　(5)
(1)　誤り。加熱によりゼラチンになるのは、肉基質たんぱく質のコラーゲンである。
(2)　誤り。豚脂の融点(皮下脂肪34～40℃、内臓脂肪27～30℃)は牛脂の融点(40～50℃)よりも低い。
(3)　誤り。ゆでると脂質がゆで汁に溶出するため、フライパン焼きよりもエネルギー減少量が大きい。
(4)　誤り。ヒレ肉は脂質が少なく最もやわらかい部位なので、グリルやステーキなどの短時間加熱に適している。
(5)　正しい。

295

各単元の最後に練習問題を掲載しています。練習問題は過去の国家試験ないしはその類題です。正答を導くことができた場合も、あとにある解説をしっかり読んで、さらなる知識の定着を図りましょう。また、正答を導くことができなかった場合は、必ず前の説明に戻って、もう一度、一文字一文字しっかりと頭に刻みましょう。

初学者にもわかりやすい文章で、丁寧かつ簡潔に説明しています。また、重要な用語や内容は太字にしてあります。太字の部分に特に注意を払いながら、何度も何度も繰り返して読み込んでいきましょう。

管理栄養士国家試験の概要

1 受験資格

(1) 修業年限が２年である栄養士養成施設を卒業して栄養士の免許を受けた後、次のアからオまでに掲げる施設において３年以上栄養の指導に従事した者

ア 寄宿舎、学校、病院等の施設であって、特定多数人に対して継続的に食事を供給するもの

イ 食品の製造、加工、調理又は販売を業とする営業の施設

ウ 学校教育法(昭和22年法律第26号)第１条に規定する学校、同法第124条に規定する専修学校及び同法第134条第１項に規定する各種学校並びに就学前の子どもに関する教育、保育等の総合的な提供の推進に関する法律(平成18年法律第77号)第２条第７項に規定する幼保連携型認定こども園

エ 栄養に関する研究施設及び保健所その他の栄養に関する事務を所掌する行政機関

オ アからエまでに掲げる施設のほか、栄養に関する知識の普及向上その他の栄養の指導の業務が行われる施設

(2) 修業年限が３年である栄養士養成施設((5)に該当する養成施設を除く。)を卒業して栄養士の免許を受けた後、(1)のアからオまでに掲げる施設において２年以上栄養の指導に従事した者

(3) 修業年限が４年である栄養士養成施設を卒業して栄養士の免許を受けた後、(1)のアからオまでに掲げる施設において１年以上栄養の指導に従事した者

(4) 修業年限が４年である管理栄養士養成施設を卒業した者

(5) 修業年限が３年である栄養士養成施設であって、栄養士法及び栄養改善法の一部を改正する法律(昭和60年法律第73号)による改正前の栄養士法第５条の４第３号の指定を受けたものを卒業して栄養士の免許を受けた者

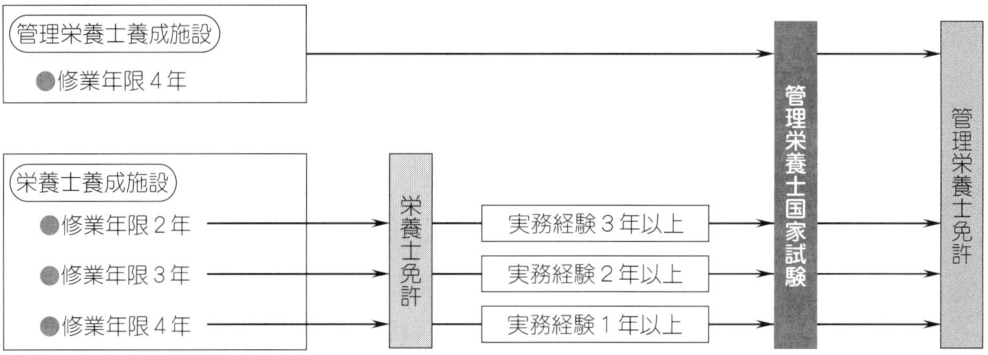

2 試験スケジュール

- 試験日：２月下旬(あるいは３月上旬)の日曜日
- 受験願書配布時期：９月中旬より
- 受験願書受付時期：11月中旬～12月上旬
- 合格発表：３月下旬

3 出題分野と出題数

（第38回の場合）

午前の部	社会・環境と健康	16問	計　97問（145分）
	人体の構造と機能及び疾病の成り立ち	26問	
	食べ物と健康	25問	
	基礎栄養学	14問	
	応用栄養学	16問	
午後の部	栄養教育論	13問	計　103問（160分）
	臨床栄養学	26問	
	公衆栄養学	16問	
	給食経営管理論	18問	
	応用力試験※	30問	
計　200問（305分）			

※応用力試験は状況設定問題です。

4 出題形式

5つの選択肢から1つないし2つの正解肢を問う形式と4つの選択肢から1つの正解肢を問う形式の混合（第26回国家試験より五肢択二式が、第30回国家試験より四肢択一式が導入されました。）

なお、第34回国家試験以降五肢択二式の出題はありません。

	第30回（H28年）	第31回（H29年）	第32回（H30年）	第33回（H31年）	第34回（R 2 年）	第35回（R 3 年）	第36回（R 4 年）	第37回（R 5 年）	第38回（R 6 年）
五肢択一式問題数	145問	143問	159問	166問	166問	167問	170問	170問	167問
五肢択二式問題数	33問	25問	14問	8 問	0 問	0 問	0 問	0 問	0 問
四肢択一式問題数	22問	32問	27問	26問	34問	33問	30問	30問	33問

5 合格基準

配点を1問1点として、正答率60％以上の者（200点満点中、総合点120点以上の者）

6 受験者数、合格者数、合格率の推移

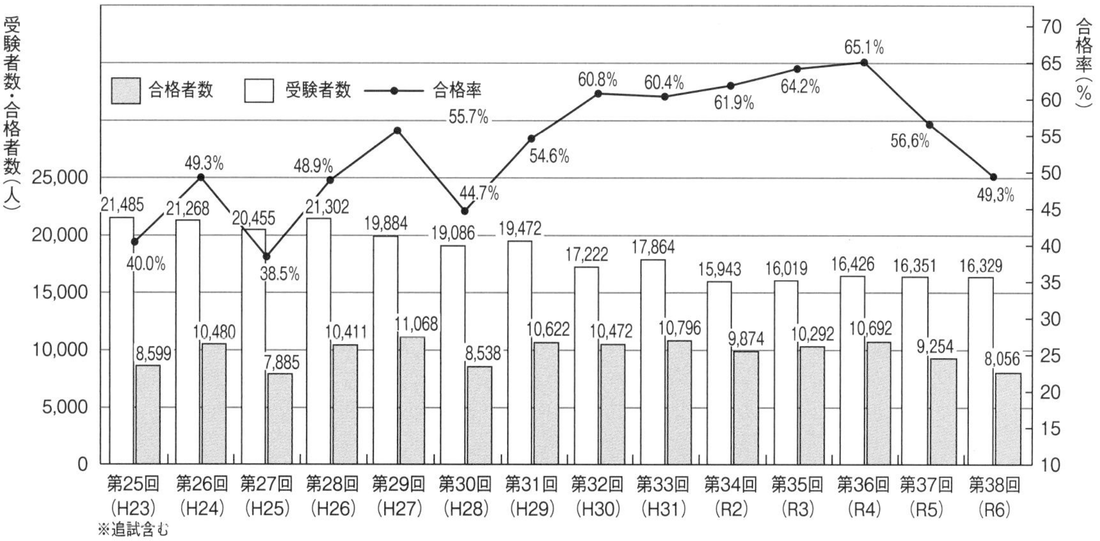

第39回国家試験の対策

社会・環境と健康

社会・環境の変化がどのように人々の健康に影響を与え、また、どのような対策が講じられているのかが問われます。

出題範囲が広い分野ではありますが、合計特殊出生率や年齢調整死亡率などの保健統計指標、医療保険制度・介護保険制度、保健所と市町村保健センターの役割など、ほぼ毎年出題される内容を重点的に学習することで、ある程度得点することが可能です。3～5年分の過去問を確認して、頻出内容を把握しましょう。

人々の健康状態とその決定要因を測定・評価する疫学は、「公衆栄養学」の栄養疫学を理解する上で基礎となる重要な単元です。代表的な疫学研究方法の特徴を理解しておきましょう。

法規・制度については、頻繁に細かな法改正等が行われるため、最新の情報を確認するとともに、実際の条文等に目を通して学習することをお勧めします。下巻の巻末に、国家試験で頻出の法規等を掲載していますので、こちらをご活用下さい。

人体の構造と機能及び疾病の成り立ち

人体の構造や機能についての系統的な理解と、主要疾患の成因・病態・診断及び治療についての基礎的知識が問われます。

他分野と比較して難問が出題されるイメージがあるかと思いますが、ここ数年は基本的事項からの出題が大半を占めており、易化傾向にあります。また、過去問題と類似あるいは同一の選択肢が出題される頻度も増加しています。

出題基準に準じてすべての大項目が満遍なく出題されますが、特にしっかり学習してほしいのは、たんぱく質・糖質・脂質の代謝、核酸、酵素、臨床検査、代謝疾患、消化器系、循環器系、腎・尿路系、内分泌系、呼吸器系、免疫系です。

対策としては、できるだけ早期から学習をスタートさせること、基本をしっかり身につけること、人体の構造・機能と疾患を結び付けて理解すること、そして、最後まで粘り強く学習をやり遂げることです。初めは難解だと感じたところも、学習を進めていくうちに“あっ、そういうことか！”と理解できる時が必ず訪れますのであきらめないでください。また、「基礎栄養学」と「臨床栄養学」との関連が非常に深い分野ですので、この3分野を横断的に学習することが効率性のよい学習方法です。

食べ物と健康

食品の特徴については、その成分内容にとどまらず、加工・調理・保存による食品成分の変化に関する理解も問われます。単に食品成分を暗記するだけでなく、アミノカルボニル反応や脂質の酸化など、食品成分の化学的な変化と関連づけた学習が必要となってきます。また、例年、食品の安全性、食品の表示といった単元から多数出題されています。法規等と関連づけて学習することで、知識の定着が期待できます。「食べ物と健康」は、他分野と比較して出題範囲が広範に及ぶため、早期から学習をスタートさせることをお勧めします。

頻出事項の理解とともに、日頃から食の安全や食料と環境問題、健康に関する話題に広く関心をもつよう心がけましょう。食品の規格基準や表示、食品の機能性・安全性を中心に法律や制度の最新情報をチェックすることも大切です。

基礎栄養学

栄養の概念、消化・吸収、エネルギー及び栄養素の代謝とその生理的意義についての基礎的な理解が問われます。

「人体の構造と機能及び疾病の成り立ち」の生化学分野と並行して、各栄養素の体内動態を確実に理解しましょう。特に、三大栄養素の食後・食間期の各組織での代謝については重要であるとともに頻出項目ですので、本書上巻 p. 81と p. 82の 2 つの図を参考にして、しっかり学習してください。

「基礎栄養学」は出題範囲が狭いので、 2 ～ 3 年周期で同じような選択肢が繰り返し出題されています。したがって、複数年の過去問題をしっかり復習することが最も効果的で確実な学習方法といえます。また、概ね基本的事項からの出題となっていますので、学習成果を早くから感じられる分野です。

応用栄養学

栄養管理の基本的な考え方、日本人の食事摂取基準、各ライフステージにおける栄養状態や心身機能の特徴に基づいた栄養管理についての基礎的な理解が問われます。

日本人の食事摂取基準からの出題は、ここ数年 2 ～ 4 題です。「公衆栄養学」「給食経営管理論」でも問われるところですので、詳細な内容までしっかりと読み込んでおくことをお勧めします。

各ライフステージの理解については、国家試験頻出ワードを本書上巻の p. 471に掲載しましたので参考にしてください。中でも、妊娠期の生理的変化、母乳成分、離乳の進め方、思春期女子・更年期女性の生理的変化、加齢変化については頻出です。

「基礎栄養学」と同様、複数年の過去問題をしっかり復習すること、及び「臨床栄養学」と関連づけて学習することが最も効果的で確実な学習方法です。

栄養教育論

人の食行動を科学的にとらえ、栄養教育に適切に活かす能力が問われます。今日の管理栄養士に求められている栄養教育とは、科学的根拠（エビデンス）に基づき人の行動変容を図るとともに、社会環境の変容にもつながるものでもあり、国家試験では、これを踏まえて、実践的な場面を想定した出題となっています。このため、提示された場面や状況の解釈によっては解答の絞り込みが難しいものが数題みられますが、悩んでいても時間を浪費するだけですので、ファーストインプレッションを大切にして解いていくことをお勧めします。

管理栄養士として、アセスメント、計画、方法、実施、評価にいたる一連のプログラムを立てて実践できるようになるためには、行動科学理論・モデル、栄養カウンセリング技法、目標や評価の種類などについて理解を深めることが大切であり、それが国家試験対策にもつながります。

「栄養教育論」の問題を解くにあたっては、他分野の基礎的知識、及び国語的な文章理解力、常識的なものの考え方も必要です。ある程度、全般的な基礎的知識を身につけた上で過去問題にあたることをお勧めします。そして、出題の意図を汲み取りながら、筋道を立てて解答する力を養いましょう。

臨床栄養学

疾病の治療・増悪防止や栄養・食事支援を目的として、個別の疾患・病態や栄養状態、心身機能の特徴に応じた適切な栄養管理の方法についての基礎的な理解が問われます。

例年、疾患・病態別栄養管理からの出題が全体の約７割(17〜19題程度)を占めています。この大項目における頻出疾患は、肥満症、糖尿病、脂質異常症、胃食道逆流症、炎症性腸疾患、肝硬変、高血圧症、CKD(慢性腎臓病)、甲状腺疾患、COPD(慢性閉塞性肺疾患)、貧血、食物アレルギー、嚥下障害、先天性代謝異常症です。他に、透析患者やがん患者の栄養管理、消化器手術とその合併症についても毎年のように出題されています。

「人体の構造と機能及び疾病の成り立ち」における各疾患の成因・病態・診断・治療の概要を理解した上で、適切な栄養管理の方法をイメージした学習を進めることが肝要です。また、各学会が出している疾患の『診療ガイド』『治療ガイド』等に示されている診断基準、病期分類、栄養・食事療法基準は頻出ですので、具体的な数値を暗記してください。

残りの３割は、主に経腸栄養法、静脈栄養法、栄養アセスメント指標、診療・介護報酬、医薬品からの出題です。経腸・静脈栄養法と診療報酬についてはかなり詳細な内容まで問われますので、細部までしっかりと学習しましょう。

公衆栄養学

わが国や諸外国の健康・栄養問題に関する動向と、それらに対応した栄養政策についての理解、及び集団や地域を対象として食と健康の関連性を明らかにし、望ましい食生活の実践に向けた公衆栄養活動を推進するための基本的な知識が問われます。

わが国の健康・栄養問題の状況や栄養疫学は「社会・環境と健康」と、公衆栄養マネジメントは「応用栄養学」「栄養教育論」と関連づけて分野横断的に学習することをお勧めします。

この分野では法規に関連する問題が多数出題されるため、公衆栄養関連法規(健康増進法、食育基本法、栄養士法など)についてはその内容を原文で確認することをお勧めします。また、代表的な公衆栄養施策である「健康日本21」「食育」「特定健診・特定保健指導」、公衆栄養活動で用いるツールの「食生活指針」や「食事バランスガイド」などにも必ず目を通しておきましょう。

わが国の健康・栄養問題では、「国民健康・栄養調査」の結果が毎年必ず出題されています。過去問題を参考に頻出の調査結果項目を確認することで、要点を絞った効率的な学習が期待できます。

給食経営管理論

給食施設における利用者の身体の状況、栄養状態、生活習慣などに基づいた食事の提供に関わる栄養・食事管理や給食の運営方法とそのマネジメントの基礎的知識が問われます。全体として一見、平易な問題が多いものの、その中に出題の意図を十分に汲み取らないと正答を絞りにくいものが混在しているのがこの分野の特徴です。

過去問題を解くことによって国家試験的な問題解釈に慣れるとともに、キーワードの理解に努めましょう。栄養・食事管理における栄養アセスメントや給与栄養目標量の設定では、食事摂取基準の活用能力が求められ、「応用栄養学」「公衆栄養学」と関連づけた分野横断的な学習が必要です。また例年、各種給食施設を規定する法規と「大量調理施設衛生管理マニュアル」から数題出題されていますので、これら法規の整理と「大量調理施設衛生管理マニュアル」をしっかり読み込むことが不可欠です。なお、「大量調理施設衛生管理マニュアル」はHACCPの概念に基づき作成されており、本マニュアルを理解する上でHACCPの学習は欠かせません。

さらに、2021年4月改訂の「学校給食実施基準」についても、旧基準と比較し改訂内容を確認しておきましょう。

応用力試験

応用力試験では、提示された事例文の内容や臨床検査値、食事内容、乳幼児の発育成長曲線、各種統計値、調査結果表、作業工程表、見取り図、その他図表などからその個人や集団の健康・栄養状態、病態、食環境等を判断・把握して、その対象に対して、最適な食生活の支援、栄養管理、社会資源に応じた栄養課題の解決を図る計画や方法・評価等を検討するといった実践的な理解が問われます。

全分野の総合的かつ横断的な理解が求められるため、まず各分野での基礎力を確立し、その上で数多くの事例問題にあたり、実践的な思考力、判断力及び課題対応力を養いましょう。また、事例文中の臨床検査値の判読や図表の読解、選択肢の絞り込みに時間を要するため、本試験での時間配分も重要になってきます。

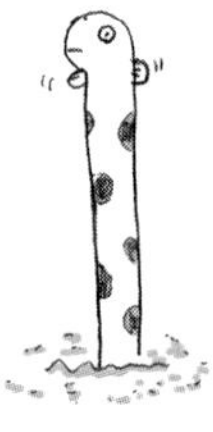
どこどこ？

part

V

社会・環境と健康

1 社会と健康

1 健康の概念

健康とは、単に病気や虚弱でないというだけでなく、**身体的・精神的・社会的**に完全に良好な状態をいう。健康と疾病は対立する概念ではなく、疾病であってもこれら3つの要素が良好な状態(well－being)であれば健康といえる。健康を享受することはすべての人の基本的な権利であり、人種・宗教・政治的信条・経済的及び社会的条件で差別されるものではないとされている(WHO 憲章より)。

WHO 憲章(1946年)

この憲章の当事国は、国連憲章に従い、次の諸原則がすべての人々の幸福と円満な関係と安全の基礎であることを宣言する。

(1)　健康とは、単に疾病や虚弱でないということではなく、身体的・精神的ならびに社会的に完全に良好な状態をいう。

(2)　到達しうる最高の水準の健康を享受することは、人種、宗教、政治的信条、社会的・経済的条件の如何を問わず、万人の基本的権利の一つである。

(3)　すべての国民の健康は、平和と安全を達成する基礎であり、個人と国家の完全な協力による。

(省略)

(9)　各国政府は、自国民の健康に対して責任を有し、この責任は、適切な保健的および社会処理を講じることによってのみ果たすことが出来る。

個人の健康状態を適切に捉え、効果的な介入内容を検討するために、次のようなモデルが活用されている。

●生物心理社会モデル

個人の発達や身体的・精神的健康に影響するさまざまな要因を、「生物」「心理」「社会」という3つの側面から捉え、これらの要因が複雑に相互作用し合い、個人に影響を及ぼしているというモデル。1977年に精神科医のジョージ・エンゲルが、病因→疾患という直線的な因果関係で捉える生物医学モデルに代わるモデルとして提唱した。

●国際生活機能分類(ICF)

個人の健康状態には、生活機能(心身機能・身体構造、活動、参加)と背景因子(環境因子と個人因子)が関与しており、これらの要因は複雑に相互作用し合っているというモデル。2001年にWHO 総会で、国際障害分類(ICIDH)に代わるモデルとして採択された。

2 社会的公正と健康格差の是正

人々の健康状態は、本人の生活習慣や遺伝といった生物学的要因だけで決まるのではなく、社会的、経済的、政治的または環境的な要因による影響も大きく受け、これらの要因を**健康の社会的決定要因**という。国家間、また国内においても、社会的不遇の程度と密接に関係した健康格差が存在するが、このような格差は決してあってはならない(**社会的公正**)。

社会的地位が最下層部に近いほど平均余命は短くなり、多くの病気にかかりやすい傾向があり、さらに、社会の最下層部に位置する者は最上層部に属する者に比べて疾病に罹患しやすい傾向にあるなど、社会的な格差が高齢者になった時の健康度に影響を及ぼす可能性が指摘されている。このようなことを踏まえ、わが国では、健康格差の是正を目指すべく、国民の健康づくり運動である**健康日本21（第三次）**の基本的な方向の１つとして**「健康格差の縮小」**を掲げるとともにその実現のため、**社会環境の整備**に関する目標を定めている。

■健康の社会的決定要因
WHO は健康の社会的決定要因として、「社会格差」「ストレス」「幼少期」「社会的排除」「労働」「失業」「ソーシャルサポート」「依存」「食品」「交通」の10種類があるとしている。

3　公衆衛生の概念

1　公衆衛生の定義と目標

ウィンスロー（Winslow）は、「公衆衛生とは、共同社会の組織的な努力を通じて、疾病を予防し、寿命を延長し、身体的・精神的機能の増進を図る科学・技術である」と定義している。その内容としては、疾病予防・環境保健・健康教育・健康管理・衛生行政・医療制度及び社会保障制度があげられる。

公衆衛生の目標は、対象とする地域に住むすべての人の QOL を向上させて疾病を予防し、健康を保持・増進することである。

〈公衆衛生の特徴〉
・一個人ではなく、**集団を対象**とする。
・疾病や障害の治療より、**予防を重視**する。
・人々と社会・環境の関わりを研究し、社会的制度として社会活動を通し実践される。

2　日本における公衆衛生活動

日本における公衆衛生活動としては、国・地方公共団体などの公的責任において進められる保健行政や、民間団体・住民組織などによる自主的な実践活動がある。健康は基本的人権であり、国家はこれに責任を負うが、国民もまた健康の増進に努めなければならない。

■日本国憲法　第25条
「すべて国民は、健康で文化的な最低限度の生活を営む権利を有する。国は、すべての生活部面について、社会福祉、社会保障及び公衆衛生の向上及び増進に努めなければならない。」
■健康増進法　第２条
「国民は、健康な生活習慣の重要性に対する関心と理解を深め、生涯にわたって、自らの健康状態を自覚するとともに、健康の増進に努めなければならない。」

3　公衆衛生と予防医学（一次・二次・三次予防）

予防医学とは、疾病の予防に関わる医学の一分野である。疾病はその進行段階から感受性期・疾病段階前期・疾病段階後期に分けられ、それぞれの段階に対応して、一次予防・二次予防・三次予防といわれる。

健康日本21(第三次)では、基本的な方向として「個人の行動と健康状態の改善」を掲げ、①生活習慣の改善、②生活習慣病(NCDs)の発症予防・重症化予防、③生活機能の維持・向上の3項目に分けて目標を設定し、特に**一次予防・二次予防**を重視した対策を推進している。

疾病の予防段階と目的・対策

	一次予防	二次予防	三次予防
目的	疾病予防と健康増進 (罹患防止)	健康障害の進展防止 (重症化防止)	社会復帰・QOL 向上
対策	●**特異的予防** 予防接種、アレルゲン対策、職業病防止のための作業環境改善 ●**健康増進** 健康教育、食育活動、運動教室、性教育、環境整備	●**早期発見・早期治療** 各種検診、人間ドック、スクリーニング検査	●**機能障害防止** 再発防止対策、後遺症予防対策 ●**リハビリテーション** 機能回復訓練、作業療法

4　プライマリヘルスケア(PHC)

プライマリヘルスケア(PHC)とは、すべての人々が最高の健康を達成することを目的として、住民に対して地域社会の保健機関や保健医療の専門家が行う総合的・統合的な保健医療活動をいう。PHC の根幹は「臨床医以外の保健スタッフによる**一次予防活動**」と「最小限の医薬品による**適切な疾病の治療**」を各地域の事情に応じて行うことである。1978年の**アルマ・アタ宣言**で提唱された概念で、「すべての人々に健康を」をスローガンとする。

〈プライマリヘルスケアの基本活動項目〉

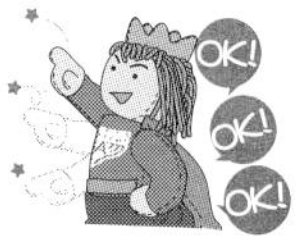

① 当面の健康問題とその予防対策に関する教育
② 食糧の供給と適正な栄養摂取の推進
③ 安全な水の供給と基本的な環境衛生
④ 家族計画を含む母子保健サービス
⑤ 主要な感染病に対する予防接種
⑥ 地方流行病の予防と対策
⑦ 一般的な疾病と傷害に対する適切な治療
⑧ 必要最小限の医薬品による疾病の治療

■**アルマ・アタ宣言(1978年)**
WHO(世界保健機関)と UNICEF(国連児童基金)によるプライマリヘルスケアに関する国際会議における宣言である。専門的な医療に関する項目は含まれていない。

5　ヘルスプロモーション

前述のプライマリヘルスケアは、開発途上国の医療資源不足を背景に「すべての人々に健康を」という目標を達成するための保健医療戦略として提唱されたが、疾病構造の変化に伴い生活習慣病などの慢性疾患が大きな問題となってきた。そこで、WHO は1986年の**オタワ憲章**において**ヘルスプロモーション**の概念を提唱した。

具体的には住環境と都市計画を関連させた環境の整備、住民の主体性を重視し市町村が住民参加のもと総合的な健康づくり政策を主体的に打ち出す方向、各個人が健康のための行動がとれるような政策の樹立と環境整備、保健医療サービス内容の検討など、技術支援や教育に重点が置かれている。また、女性の社会参画など社会的取り組みも含まれている。国民の健康の増進の総合的な推進を図るための基本的な方針である「健康日本21」は、このオタワ憲章の健康増進の考え方を推進手法として取り入れている。

〈定義〉

人々が自らの健康をコントロールし、改善することができるようにするプロセス

〈ヘルスプロモーション実現のための3大戦略〉

① 唱道（advocacy）

ヘルスプロモーション活動は、唱道によって健康に関わる政治的、経済的、社会的、文化的な諸要因を望ましいものへと作り変えていくことを目指している。

② 能力の付与（enabling）

ヘルスプロモーション活動は、健康における公正に焦点を当て、現在の健康状態の差異を減少させ、すべての人々が自らの健康の潜在能力を十分に発揮することを目的としている。

③ 調停（mediation）

ヘルスプロモーション活動は、保健部門にとどまらず、すべての関係部門を健康確保のための活動に巻き込みながら推進する。

〈ヘルスプロモーションの活動分野〉

① 健康的な公共政策の樹立
② 健康を支援するための環境づくり
③ 地域保健活動の強化
④ 自らの手による健康管理の強化
⑤ 保健サービスの方向転換

■バンコク憲章

2005年に提唱されたバンコク憲章では、従来のヘルスプロモーションの概念に**健康決定要因**の対策が追加され、それを遂行するための5つのプロセス（唱道・投資・能力形成・規則と法制定・パートナーと同盟形成）が新たに提示された。健康情報に適切にアクセスし活用するためのスキルである**ヘルスリテラシー**のうち、情報を批判的に分析し、自身や社会の状況をコントロールするために情報を活用する批判的ヘルスリテラシーは、健康の社会的決定要因と関連が深い。

※ヘルスプロモーションの実践モデルとして提唱されたプリシード・プロシードモデルについては、PartⅦ-2-1 栄養教育マネジメントで用いる理論やモデルを参照のこと。

6　公衆衛生活動の進め方

(1) PDCAサイクル

公衆衛生活動におけるマネジメントサイクルでは、「アセスメント→計画（Plan）→実施（Do）→評価（Check）→改善（Act）」の過程を踏む。改善（Act）を次の計画（Plan）に反映（フィードバック）させることにより**PDCAサイクル**となる。

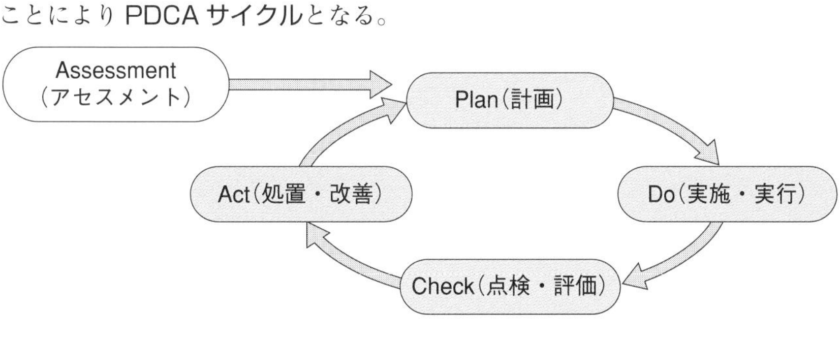

(2) ハイリスクアプローチとポピュレーションアプローチ

健康障害を起こす危険因子をもつ集団のうち、より高い危険度を有する者に対して疾病予防を働きかける方法を**ハイリスクアプローチ**、集団全体に働きかけることで疾病リスクを下げる方法を**ポピュレーションアプローチ**という。「健康日本21」では、両者を適切に組み合わせて対策を進めることを推奨している。

例・ハイリスクアプローチ：メタボリックシンドロームの該当者・予備群等が増加する40歳以上の者に対して、特定健康診査・特定保健指導を実施する。

・ポピュレーションアプローチ：すべての年齢を対象として、各年齢層に応じた健康づくりに関する普及啓発活動を行う。

■予防医学のパラドックス

小さなリスクを負った大多数の集団から発生する患者数は、大きなリスクを抱えた小数のハイリスク集団からの患者数よりも多い。これを「予防医学のパラドックス」という。このことは、多くの人がほんの少しリスクを軽減することで、全体には多大な恩恵をもたらすことを意味する。

4　公衆衛生活動の歴史

外国における公衆衛生活動の歴史

年		公衆衛生活動
古代	B. C. 400	ギリシャ：ヒポクラテス（医学の父）が「空気・水・場所について」を著す →科学としての医学の確立、疾病の原因と環境を関連づけて考える
	B. C. 300	ローマ：上・下水道の整備
中世	1300年代	ヨーロッパ：ペストの大流行 →世界初の検疫が行われる
近世・近代	1700	ラマッチーニ（産業医学の父）が「働く人の病気」を著す →特定の職業で特定の疾患が発生することを報告（労働衛生学の先駆的研究）
	1843	チャドウィック（近代公衆衛生の父）が「イギリスにおける労働者の衛生状態」を報告 →世界初の公衆衛生法がイギリスで成立
	1854	イギリス：ジョン・スノウ（疫学の父）がコレラの疫学研究を実施 →原因が不明の疾患でも疫学的知見により予防が可能であることを証明
	1920	アメリカ：ウィンスローが「公衆衛生の定義」を唱える
現代	1946	WHO 憲章 →「健康の定義」で精神的・社会的側面を含む健康観を提唱
	1948	世界保健機関（WHO）設立
	1978	アルマ・アタ宣言 →プライマリヘルスケアの提唱
	1986	オタワ憲章 →ヘルスプロモーションの提唱
	2000	国連サミット →MDGs（ミレニアム開発目標）の採択
	2005	バンコク憲章 →ヘルスプロモーションの戦略と公約を提唱
	2015	国連サミット →SDGs（持続可能な開発目標）の採択

日本における公衆衛生活動の歴史

年		公衆衛生活動
平安	984	丹波康頼が「医心方」（日本最古の医書）を著す →衛生、養生が風習として定着
江戸	1713	貝原益軒が「養生訓」を著す →儒教を基本とした健康観を提唱
	1858	伊東玄朴らが天然痘の予防・治療施設として種痘所を開設 →天然痘の予防接種が普及
明治	1874	医制※の公布 →政府による衛生政策方針の提示
	1884	高木兼寛が介入研究を実施 →食事を白米からパン食に変更することで脚気の減少に貢献
	1910	鈴木梅太郎がオリザニン（ビタミン B_1）を発見 →脚気対策に大きく貢献
大正	1919	結核予防法（旧）制定
昭和	1937	保健所法（旧）制定 →翌年（1938年）に厚生省が新設されるとともに、公衆衛生を司る機関として全国に保健所網が張られる
	1947	保健所法（新）制定 →公衆衛生の第一線機関としての保健所の基本的機能が充実強化される
	1948	予防接種法制定
	1951	世界保健機関（WHO）に加盟 結核予防法（新）制定
	1952	栄養改善法制定 →栄養改善活動が法的に規定
	1961	国民皆保険の実現
	1978	第一次国民健康づくり対策開始
	1988	第二次国民健康づくり対策〈アクティブ80ヘルスプラン〉開始
平成	1993	環境基本法制定
	1994	保健所法が地域保健法に改正 →保健所と市町村保健センターの役割を規定 （住民に身近な保健サービスの実施主体が都道府県から市町村へ）
	1996	生活習慣病の概念が導入される →二次予防から一次予防重視へ
	1998	伝染病予防法（1897年制定）が感染症法に改正
	2000	介護保険法（1997年制定）に基づく介護保険制度の開始 第三次国民健康づくり対策〈21世紀における国民健康づくり運動（健康日本21）〉開始
	2002	健康増進法制定 →栄養改善法の廃止
	2008	老人保健法（1982年制定）が高齢者の医療の確保に関する法律に改正 →後期高齢者医療制度の開始、特定健康診査・特定保健指導の開始
	2013	第四次国民健康づくり対策〈21世紀における第二次国民健康づくり運動（健康日本21（第二次））〉開始
	2014	医療・介護総合確保推進法制定
令和	2024	第五次国民健康づくり対策〈21世紀における第二次国民健康づくり運動（健康日本21（第三次））〉開始

※医制を起草するにあたり、長与専斎らは「衛生」という用語を生み出した。

練習問題

健康や予防の概念に関する記述である。正しいのはどれか。１つ選べ。

(1)　プライマリヘルスケアとは、患者が最初に接する医療の段階を指す。

(2)　食育活動は、特異的一次予防を目的としている。

(3)　高血圧患者に対する減塩指導は、ポピュレーションアプローチに該当する。

(4)　WHOの健康の定義には、宗教的な概念が含まれている。

(5)　所得水準は、健康の社会的決定要因に含まれる。

解　説　…………………………………………………………………………………　正答　(5)

(1)　誤り。プライマリヘルスケアとは、住民に対して地域社会の保健機関や保健医療の専門家が行う総合的・統合的な保健医療活動を指す。

(2)　誤り。食育活動は、一次予防を目的としているが、ある疾病のみを限定的に予防するものではないことから、特異的一次予防にはあたらない。

(3)　誤り。健康障害を起こす危険度が高い高血圧患者に限定した働きかけであるため、ハイリスクアプローチに当たる。

(4)　誤り。WHOの健康の定義に、宗教的な概念は含まれていない。

(5)　正しい。健康状態は、経済的な影響を受ける。WHOは健康の社会的決定要因として、「社会格差」「ストレス」「幼少期」「社会的排除」「労働」「失業」「ソーシャルサポート」「依存」「食品」「交通」の10種類があるとしている。

練習問題

公衆衛生活動とPDCAサイクルの組合せである。正しいのはどれか。１つ選べ。

(1)　地域において減塩教室を開催する――――――Plan

(2)　中間評価を実施する――――――――――――Do

(3)　運動しやすい生活環境を整備する――――――Do

(4)　最終評価を次期計画へ反映させる――――――Check

(5)　数値目標を設定する――――――――――――Act

解　説　…………………………………………………………………………………　正答　(3)

(1)　誤り。Do(実施・実行)にあたる。

(2)　誤り。Check(点検・評価)にあたる。

(3)　正しい。

(4)　誤り。Act(処置・改善)にあたる。

(5)　誤り。Plan(計画)にあたる。

2　環境と健康

1　環境汚染と健康影響

1　地球規模の環境

(1)　地球温暖化

原因　　　：大気中における**温室効果ガス**の増加

問題点　　：氷河の溶解による海水面の上昇、干ばつ、熱中症の増加、熱帯感染症の高緯度拡大

関連条約　：気候変動枠組条約(1992年採択)

→大気中における温室効果ガス濃度の上昇に伴う気候変動を防止するための国際的な対策の枠組みを定める

具体的対策：**京都議定書**(1997年の気候変動枠組条約第3回締約国会議(COP3)で採択)

→先進国における法的拘束力のある温室効果ガス削減目標を定める

パリ協定(2015年のCOP21で採択)

→京都議定書に続く2020年以降の新たな枠組みとして、すべての国が温室効果ガス削減に取り組むことを義務づける

> **■温室効果ガス**
> 大気を構成する気体であって、赤外線を吸収し再放出する気体。**二酸化炭素、メタン、一酸化二窒素、フロン**などがある。
> **■カーボンニュートラル**
> 温室効果ガスの排出量から、植林、森林管理などによる吸収量を差し引いて、合計を実質的にゼロにすることをいう。地球規模の課題である気候変動問題の解決に向けて、世界各国がカーボンニュートラルに取り組んでいる。

(2)　オゾン層の破壊

原因　　　：**フロン**、ハロンなどのオゾン層破壊物質

問題点　　：生物にとって有害な紫外線が地上にまで達し、**皮膚がん**や**白内障**が増加、生態系への影響が増加

関連条約　：**ウィーン条約**(1985年採択)

→オゾン層保護のための国際的な対策の枠組みを定める

具体的対策：**モントリオール議定書**(1987年採択)

→オゾン層破壊物質の生産削減などの規制措置を定める

2016年のキガリ改正により、オゾン層破壊への影響が低いと製造業で使用が普及していた代替フロン(HFC：ハイドロフルオロカーボン)も規制の対象となった。

(3)　酸性雨

原因　　　：化石燃料の燃焼による**硫黄酸化物、窒素酸化物**

問題点　　：湖沼・河川の酸性化による生態系の変動、土壌の酸性化による森林の枯渇

関連条約　：長距離越境大気汚染条約(1979年採択)

→加盟国に対して越境大気汚染の防止対策を義務づけた

(4)　その他

〈生物多様性〉

ラムサール条約(1971年採択)

→国際的に重要な湿地及びそこに生息・生育する動植物の保全を促進する

ワシントン条約(1973年採択)

→国際取引による野生動植物の過度な利用を防ぐために国際協力によって種を保護する

カルタヘナ議定書(2000年採択)

→遺伝子組換え生物(Living Modified Organisms、LMO)の国境を越える移動に焦点を当て、生物多様性の保全及び持続可能な利用に悪影響を及ぼさないよう、安全な移送、取扱い及び利用について、十分な保護を確保するための措置を規定する

〈有害廃棄物〉

バーゼル条約(1989年採択)

→一定の廃棄物の国境を越える移動等の規制について国際的な枠組み及び手続等を規定する

〈残留性有機汚染物質〉

ストックホルム条約(2001年採択)

→残留性有機汚染物質(アルドリン、エンドリン、PCBなど)を指定し、製造・使用・輸出の禁止または制限を行う

〈持続可能性〉

リオ宣言(1992年採択)

→持続可能な開発と地球環境の保全に関する27項目の原則を定めている。

SDGs(持続可能な開発目標、2015年採択)

→MDGs(ミレニアム開発目標)の後継として、貧困を撲滅し、持続可能な世界を実現するために17分野からなる目標について、国連開発計画(UNDP)が定めたものである。

※SDGsの目標については、PartⅧ-3-6 1を参照のこと。

2　環境汚染

(1)　大気汚染

①　硫黄酸化物(SO_x)・窒素酸化物(NO_x)

工場ボイラー・火力発電所を発生源とする硫黄酸化物や自動車を主な発生源とする窒素酸化物は慢性気管支炎など**呼吸器疾患の原因**となっており、特に硫黄酸化物による喘息や窒素酸化物による肺気腫はよく知られている。

※窒素酸化物は、強い紫外線により大気中で炭化水素と反応して二次汚染物質の**光化学オキシダント**へと変化し、粘膜刺激症状、頭痛、呼吸困難などを引き起こす。光化学オキシダントの環境基準達成率は極めて低い水準にある。

②　浮遊粒子状物質(SPM)

大気中に浮遊する粒子状物質であって、その粒径が10μm以下のものをいう。燃料の燃焼に伴い発生し、大気中で粒子状物質へと変化する。浮遊粒子状物質のうち、粒径が2.5μm以下

のものを微小粒子状物質（PM2.5）といい、肺の深部まで到達するため呼吸器系への影響が大きい。

③　ダイオキシン

炭素・塩素などが熱せられる過程で発生する物質で、200を超える異性体をもつ塩素化合物である。脂溶性で分解されにくく体内に蓄積されやすい特徴をもち、催奇形性や発がん作用を促進するとされている。2000（平成12）年にダイオキシン類対策特別措置法が制定され環境基準が設定されたことにより、現在日本の大気中濃度は低下している。

(2)　水質汚濁

私たちは河川などへ産業廃水や生活排水を放流することにより水質を悪化させて、生物や人間に大きな影響を与えている。水質汚濁の主な原因物質としては、有機物や窒素・リンなどの栄養塩類、カドミウム・有機水銀といった重金属、水中で分解されにくい有機塩素系農薬があげられる。汚染された水の排出や地下への浸透を規制するため、1970（昭和45）年に水質汚濁防止法が制定された。

有機物による汚染の程度の指標として、**生物化学的酸素要求量（BOD）**と**化学的酸素要求量（COD）**があり、その他水質汚濁の指標として**溶存酸素（DO）**、し尿混入の指標として**大腸菌群**などがある。

※窒素やリンによる水の**富栄養化**は、プランクトンを異常増殖させ、**赤潮**や**青潮**の原因となる。
※重金属の生体への影響については、PartⅥ-4-5 ❷**化学物質**を参照のこと。

主な水質汚濁の指標と内容

指標	内容
溶存酸素（DO）	水中に溶解している酸素量。汚染度が高いほど、有機物あるいは還元性物質により酸素が消費されるのでDO値は低下する。
生物化学的酸素要求量（BOD）	水中の有機物が好気性微生物により最終酸化物まで酸化分解される際に消費される酸素量。汚染度が高いほどBOD値は上昇する。
化学的酸素要求量（COD）	水中の有機物を化学酸化剤によって分解するのに必要な酸素量。汚染度が高いほどCOD値は上昇する。

3　公害

環境基本法で、事業活動などにより広範囲に発生する健康被害と生活環境の被害を公害と定義している。大気汚染、水質汚濁、土壌汚染、騒音、振動、地盤沈下、悪臭は典型７公害とされる。

主な公害病

公害		発生地域	原因物質	主な症状
四大公害病	四日市喘息	三重県四日市市臨海地域	硫黄酸化物等	気管支喘息
	イタイイタイ病	富山県神通川流域	カドミウム	関節痛、骨軟化症、腎臓障害
	水俣病	熊本県水俣湾流域	メチル水銀	言語障害、目や耳等の機能障害
	新潟水俣病（第２水俣病）	新潟県阿賀野川流域		
慢性ヒ素中毒		宮崎県土呂久地区 島根県笹ヶ谷地区	ヒ素	黒皮症、鼻中隔穿孔

2　環境衛生

1　温熱

人の温度感覚に影響を与える物理的要因としてあげられるのは、**気温・湿度(気湿)・気流・輻射熱**の4要素である。高温環境によって生じる健康障害には、**熱中症**があり、特に高温多湿下で起こりやすい。溶鉱炉やボイラー等の高温物体の環境下では、輻射熱の影響も大きく受ける。

■暑さ指数(WBGT；湿球黒球温度)

熱中症を予防することを目的として1954年にアメリカで提案された。人体の熱収支に与える影響の大きい、①湿度、②日射・輻射など周辺の熱環境、③気温の3つを取り入れた指標であり、労働環境や運動環境の指針として有効であると認められISO等で国際的に規格化されている。

WBGTが31以上では、外出はなるべく避け、運動は原則中止とされる。また、熱中症の危険性が極めて高くなるWBGTが33以上になると予測される場合、熱中症警戒アラートが気象庁の府県予報区等を単位として発表される。

〈屋外〉

WBGT(℃)＝0.7×湿球温度*＋0.2×黒球温度*＋0.1×乾球温度*

〈屋内〉

WBGT(℃)＝0.7×湿球温度＋0.3×黒球温度

＊湿球温度：水で湿らせたガーゼを温度計の球部に巻いて観測する。温度計の表面にある水分が蒸発した時の冷却熱と平衡した時の温度で、空気が乾いたときほど、気温(乾球温度)との差が大きくなり、皮膚の汗が蒸発する時に感じる涼しさ度合いを示す。

＊黒球温度：黒色に塗装された薄い銅板の球の中心に温度計を入れて観測する。直射日光にさらされた状態での球の中の平衡温度を観測しており、弱風時に日なたにおける体感温度と良い相関を示す。

＊乾球温度：通常の温度計を用いて、そのまま気温を観測する。

2　放射線

放射線は電離放射線(X線、γ線、α線、β線等)と非電離放射線(電波、マイクロ波、赤外線、紫外線、可視光線等)に大別されるが、放射線と一般的にいう場合、電離放射線のことをいい、ここでは電離放射線について解説する。

(1)　放射線と放射能の単位

放射線を出す物質を放射性物質といい、放射性物質が放射線を出す能力を放射能という。放射能の強さを「**ベクレル(Bq)**」、放射線の照射により人体が吸収するエネルギー量を「**グレイ(Gy)**」、人体に対する放射線の健康影響の大きさを「**シーベルト(Sv)**」という単位で表す。

(2)　放射線による人体への健康影響

放射線による人体への健康影響を考える際には、確定的影響と確率的影響の2つに分けて考える方法がある。**確定的影響**とは、一定量以上の放射線を受けると影響が現れる現象で、放射線を受ける量を一定量(しきい値)以下に抑えることで防ぐことができる。一方、**確率的影響**とは、少量の放射線に被曝するだけでも発生の可能性がゼロではないと考えられている影響で、しきい値はないと仮定される。

人体への放射線の影響

		潜伏期間	例	放射線影響の機序
影響の出現	身体的影響	数週間以内＝急性影響（早期影響）	急性放射線症候群※1 急性皮膚障害	細胞死／細胞変性で起こる 確定的影響※2
		数か月以降＝晩発影響	胎児の発生・発達異常（奇形）	
			水晶体の混濁	
			がん・白血病	突然変異で起こる 確率的影響
	遺伝性影響		遺伝性疾患	

※１：主な症状としては、被ばく後数時間以内に認められる嘔吐、数日から数週間にかけて生じる下痢、血液細胞数の減少、出血、脱毛、男性の一過性不妊症等。

※２：一定量以上の被ばくがないと発生しない。

（環境省「放射線による健康影響等に関する統一的な基礎資料（平成29年度版）」より引用）

(3)　放射性物質の半減期

放射性物質は放射線を出すが、時間の経過とともにその量は弱まる。放射能が弱まり、初めの半分になるまでの時間を**物理学的半減期**という。一方、体内に取り込まれた放射性物質が、代謝により排出されることによって半分になるまでの時間を**生物学的半減期**という。また、体内に取り込まれた放射性物質が、物理的な減衰と生物学的な排泄の両方により、実際に半分になるまでの時間を**実効半減期**という。

福島第一原発事故によって、環境中に放出された放射性物質で、健康や環境への影響において、主に問題となる核種の生物学的半減期、物理学的半減期及び実効半減期は、次の通りである。

放射性物質の半減期と蓄積部位

	トリチウム	ストロンチウム90	ヨウ素131	セシウム134	セシウム137	プルトニウム239
生物学的半減期	10日	50年	80日	70日～100日	70日～100日	肝臓：20年
物理学的半減期	12.3年	29年	８日	2.1年	30年	24,000年
実効半減期（生物学的半減期と物理学的半減期から計算）	10日	18年	７日	64日～88日	70日～99日	20年
蓄積する器官・組織	全身	骨	甲状腺	全身	全身	肝臓、骨

（環境省「放射線による健康影響等に関する統一的な基礎資料（平成29年度版）」より引用）

3　上水道と下水道

(1)　上水道

わが国の水道（上水道）は、横浜市に近代水道が布設されて以来130年近くが経過し、2021（令和３）年度末の水道普及率は**98.2％**となった。水源の約70％をダムや河川など表流水に依存しており、**沈殿→濾過→消毒**による浄水を経て、きれいな水を家庭などに配水している。

※わが国では、**薬品凝集沈殿－急速濾過法**が主流となっている。

水道法に基づく水質基準（一部抜粋）　(2020〈令和２〉年４月１日施行)

項目	基準値
一般細菌	**１mL の検水で形成される集落数が100以下**
大腸菌	**検出されない**
カドミウム及びその化合物	カドミウムの量に関して0.003mg/L 以下
水銀及びその化合物	水銀の量に関して0.0005mg/L 以下
セレン及びその化合物	セレンの量に関して0.01mg/L 以下
鉛及びその化合物	鉛の量に関して0.01mg/L 以下
ヒ素及びその化合物	ヒ素の量に関して0.01mg/L 以下
六価クロム化合物	六価クロムの量に関して0.02mg/L 以下
亜硝酸態窒素	0.04mg/L 以下
硝酸態窒素及び亜硝酸態窒素	10mg/L 以下
総トリハロメタン*	0.1mg/L 以下
pH 値	5.8以上8.6以下
味	異常でない
臭気	異常でない
色度	５度以下
濁度	２度以下
遊離型残留塩素	**給水栓における水が0.1mg/L 以上**

＊トリハロメタン　塩素消毒に伴って発生する発がん性の物質。

⑵　下水道

わが国の2022（令和４）年度末の下水道処理人口普及率は**81.0%**であり、地域格差が大きく、**欧米諸国と比較しても低い水準**にある。

下水の水質の主な指標としては、透明度、水素イオン濃度(pH)、浮遊物質(SS)、**溶存酸素(DO)**、**生物化学的酸素要求量(BOD)**、**化学的酸素要求量(COD)**、有害物質、一般細菌群、大腸菌群等があげられる。

※わが国における下水処理法は、好気性微生物を大量に含む活性汚泥を原水に加え、曝気槽で空気と混ぜ合わせ、好気性微生物により水中の有機物を分解する**活性汚泥法**が主流となっている。

4　廃棄物処理

廃棄物は、**一般廃棄物**と**産業廃棄物**に区分される。国民生活の向上と産業活動の拡大に伴って膨大な量になっており、発生回避（リフューズ）、発生抑制（リデュース）、再利用（リユース）、再生利用（リサイクル）の**４R** の推進は環境保全上重要なことである。

⑴　一般廃棄物

一般廃棄物は、主に家庭から発生する「家庭系ごみ」「し尿」と事業所から発生する「事業系ごみ」とがあり、産業廃棄物以外の廃棄物を指す。ごみ処理は**市町村に処理責任**がある。

⑵　産業廃棄物

産業廃棄物には事業活動に伴って排出される廃棄物のうち、燃え殻、汚泥、廃油、廃酸、廃アルカリ、廃プラスチック類、その他14種の合計20種類が定められている。**排出事業者の責任で処理**する。不法投棄等の問題があとを絶たない状況を踏まえて、すべての産業廃棄物に対するマニフェスト制度が実施されている。

＊特別管理産業廃棄物

主に医療機関から廃棄される使用済み注射器、針、血液の付着したガーゼ、ゴム手袋などは感染性廃棄物にあたり、点滴びん、消毒済み注射器、プラスチックは非感染性廃棄物にあたる。ともに、特別管理産業廃棄物として扱う。

練習問題

環境汚染物質に関する記述である。正しいのはどれか。１つ選べ。

(1)　代替フロンは、温室効果ガスに含まれない。

(2)　ダイオキシンは、紫外線により光化学オキシダントに変化する。

(3)　二酸化窒素は、中枢神経障害を引き起こす。

(4)　たばこの煙には、微小粒子状物質(PM2.5)が含まれる。

(5)　パリ協定は、規制する残留性汚染物質を指定している。

解　説　……………………………………………………………………　正答　(4)

(1)　誤り。代替フロンもフロンとともに温室効果ガスの一つであり、地球温暖化を促進する。

(2)　誤り。紫外線により光化学オキシダントに変化するのは、窒素酸化物や炭化水素である。

(3)　誤り。二酸化窒素は、呼吸器系疾患を引き起こす。

(4)　正しい。たばこの煙には多くの有害な微小粒子状物質が含まれており、喫煙室内のPM2.5濃度は数百$\mu g/m^3$以上に及ぶこともあることが報告されている。

(5)　誤り。パリ協定は、京都議定書の後継として、温室効果ガス排出量の削減目標など地球温暖化防止対策について定めている。規制する残留性汚染物質を指定しているのは、ストックホルム条約(POPs条約)である。

練習問題

上・下水道および水質に関する記述である。**誤っている**のはどれか。１つ選べ。

(1)　急速濾過法では、薬品による微粒子除去が行われる。

(2)　末端の給水栓では、消毒に用いた塩素が残留してはならない。

(3)　水道水の水質基準では、大腸菌は検出されてはならない。

(4)　活性汚泥法は、好気性菌による下水処理法である。

(5)　生物化学的酸素要求量は、水質汚濁の指標に用いられる。

解　説　……………………………………………………………………　正答　(2)

(2)　誤り。末端の給水栓では、遊離型残留塩素を0.1mg/L以上保持するよう、水道法で規定されている。

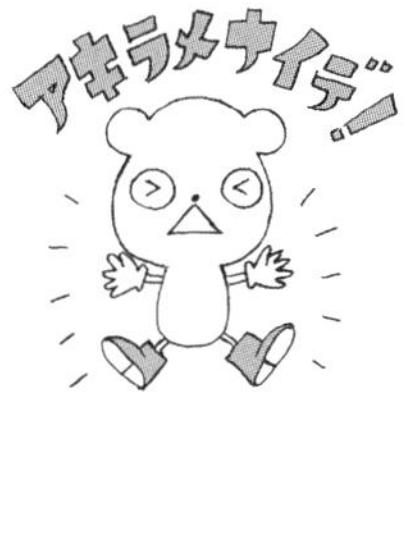

3　健康、疾病、行動に関わる統計資料

1　人口静態統計

人口静態統計とは、ある時点の人口状態を把握するための統計である。具体的には、**総務省が国勢調査**として行う、年齢・性・世帯・住所・職業といった**５年ごと**(10月１日時点)の人口の属性を統計にしたものである。これらのデータは義務教育を含む教育、選挙権、納税、健康保険、社会福祉、食料需給などに利用されている。

1　総人口

2005(平成17)年の国勢調査による10月１日現在のわが国の人口は約１億2777万人で、１年前の人口(2004[平成16]年10月１日現在の推計人口)を約２万人下回った。人口が前年を下回ったのは、戦後初めてである。2015(平成27)年の国勢調査による10月１日現在の人口は**１億2709万人**で、**国勢調査開始以来、初めての人口減少**となった。2022(令和４)年の人口推計による10月１日現在の人口は、約**１億2495万人**であり減少傾向が続いている。

■**自然増減数**
「**出生数−死亡数**」で算出される。わが国の自然増減数は2007(平成19)年に**マイナス**に転じている。

2　人口ピラミッド

わが国の人口ピラミッドは、第１次、第２次ベビーブームの出生数の突出と1975(昭和50)年以降の出生数の減少により２つの膨らみをもつ「**つぼ型**」となっている。

わが国の人口ピラミッドの推移

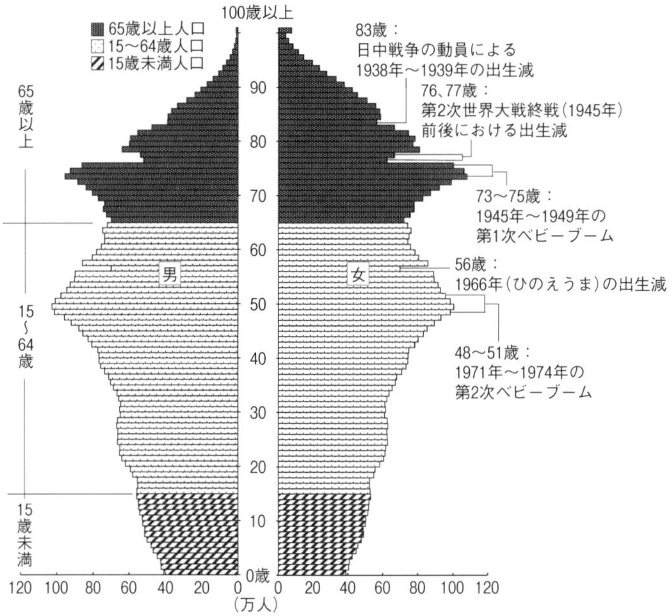

(総務省統計局「人口推計(2022年(令和４年)10月１日現在」)

3　人口指標

(1)　年齢３区分別人口の構成割合(2022〔令和４〕年)

- 年少人口(０～14歳)――――――11.6％(↓)
- 生産年齢人口(15～64歳)―――59.4％(↓)
- 老年人口(65歳以上)――――――29.0％(↑)

年少人口と生産年齢人口の割合は減少し続けているのに対し、老年人口の割合は増加し続けており、年齢構成の高齢化が急速に進行し、**少子高齢社会**となっている。なお、75歳以上人口は65～74歳人口を上回っている。

※老年人口割合が21％を超えた社会を**超高齢社会**といい、わが国は世界でも類をみない速度で高齢化が進行している。

わが国の年齢３区分別人口と諸指標の推移

	年齢３区分別人口（千人）				年齢３区分別構成割合（％）				指数			
	総　数	年少人口(０～14歳)	生産年齢人口(15～64歳)	老年人口(65歳以上)	総　数	年少人口(０～14歳)	生産年齢人口(15～64歳)	老年人口(65歳以上)	年少人口指数	老年人口指数	従属人口指数	老年化指数
昭25年('50)	83 200	29 428	49 658	4 109	100.0	35.4	59.7	4.9	59.3	8.3	67.5	14.0
35　('60)	93 419	28 067	60 002	5 350	100.0	30.0	64.2	5.7	46.8	8.9	55.7	19.1
45　('70)	103 720	24 823	71 566	7 331	100.0	23.9	69.0	7.1	34.7	10.2	44.9	29.5
55　('80)	117 060	27 507	78 835	10 647	100.0	23.5	67.4	9.1	34.9	13.5	48.4	38.7
平２　('90)	123 611	22 486	85 904	14 895	100.0	18.2	69.7	12.1	26.2	17.3	43.5	66.2
12　('00)	126 926	18 472	86 220	22 005	100.0	14.6	68.1	17.4	21.4	25.5	46.9	119.1
17　('05)	127 768	17 521	84 092	25 672	100.0	13.8	66.1	20.2	20.8	30.5	51.4	146.5
22　('10)	128 057	16 803	81 032	29 246	100.0	13.2	63.8	23.0	20.7	36.1	56.8	174.0
27　('15)	127 095	15 887	76 289	33 465	100.0	12.6	60.7	26.6	20.8	43.9	64.7	210.6
令２　('20)	126 146	15 032	75 088	36 027	100.0	11.9	59.5	28.6	20.0	48.0	68.0	239.7
3　('21)	125 502	14 784	74 504	36 214	100.0	11.8	59.4	28.9	19.8	48.6	68.5	245.0
4　('22)	124 947	14 503	74 208	36 236	100.0	11.6	59.4	29.0	19.5	48.8	68.4	249.9

（総務省統計局「国勢調査報告」「令和４年10月１日現在推計人口」）

$$\text{年少人口指数} = \frac{\text{年少人口}}{\text{生産年齢人口}} \times 100 \qquad \text{老年人口指数} = \frac{\text{老年人口}}{\text{生産年齢人口}} \times 100$$

$$\text{従属人口指数} = \frac{\text{年少人口} + \text{老年人口}}{\text{生産年齢人口}} \times 100 \qquad \text{老年化指数} = \frac{\text{老年人口}}{\text{年少人口}} \times 100$$

4　世界の人口

世界人口の激しい増加が始まったのは第二次世界大戦後で、その増加は**開発途上国**で著しい(**人口爆発**)。国連の推計によると、1950年に約25億人であった世界人口は、2000年には61億人、2020年には77億人となった。2050年には97億人、2086年には104億人でピークに達すると予測されている。

2　人口動態統計

人口動態統計とは、ある期間内(１年間)の人口の変動を把握するための統計である。具体的には、**厚生労働省**が人口の動きに影響する５事象の要因(**出生**、**死亡**、**婚姻**、**離婚**、**死産**)について、人口の動態を調査して統計にしたものである。届出により保健活動や公衆衛生活動の指針となっている。

1　出生

(1)　出生率

$$出生率 = \frac{出生数}{人口} \times 1,000$$

2022(令和４)年の出生率は人口1,000対6.3。出生数は77万759人であり、第二次ベビーブーム末期の1974(昭和49)年以降**低下傾向**にある。また、母親の年齢階級別出生率については、近年、30～40歳代の出生率が上昇傾向となっており、最も高い年齢層は**30～34歳**である。一方、20歳代の出生率低下が著しく、合計特殊出生率低下の原因となっている。

母の年齢階級別出生率推移

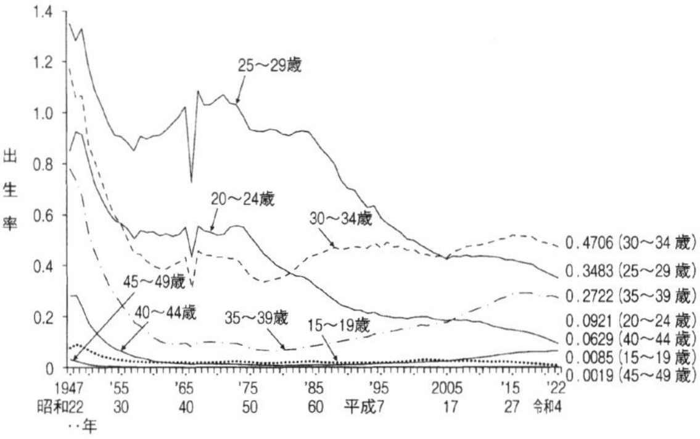

(厚生労働省「人口動態統計」)

(2)　再生産率

出生率を数学的に処理した、将来の人口増減の予測に用いられる指標。３種ある。

①　合計特殊出生率(粗再生産率)

$$合計特殊出生率 = \left\{ \frac{母の年齢別出生数}{年齢別女性人口} \right\} の15～49歳の合計$$

１人の女性が生涯に産む**平均子ども数**を表す。2.1未満が継続すると、将来の人口は減少するとされる。2022(令和４)年は1.26であり、**低下**している。

②　総再生産率

$$総再生産率 = \left\{ \frac{母の年齢別女児出生数}{年齢別女性人口} \right\} の15～49歳の合計$$

１人の女性が生涯に産む**平均女児数**を表す。1.0未満が継続すると、将来の人口は減少するとされる。2021(令和３)年は0.64であった。

③　純再生産率

総再生産率にさらに母親世代の死亡率を考慮した(この女児が妊娠可能な年齢を過ぎるまでの死亡を見込んだ)もの。1.0未満が継続すると、将来の人口は減少するとされる。2021(令和３)年は0.63であった。

出生数・出生率・再生産率の推移

	出生数	出生率（人口千対）	合計特殊出生率	総再生産率	純再生産率
昭25年('50)	2 337 507	28.1	3.65	1.77	1.50
35　('60)	1 606 041	17.2	2.00	0.97	0.92
45　('70)	1 934 239	18.8	2.13	1.03	1.00
55　('80)	1 576 889	13.6	1.75	0.85	0.83
平2　('90)	1 221 585	10.0	1.54	0.75	0.74
7　('95)	1 187 064	9.6	1.42	0.69	0.69
12　('00)	1 190 547	9.5	1.36	0.66	0.65
17　('05)	1 062 530	8.4	1.26	0.61	0.61
27　('15)	1 005 721	8.0	1.45	0.71	0.70
令2　('20)	840 835	6.8	1.33	0.65	0.64
3　('21)	811 622	6.6	1.30	0.64	0.63
4　('22)	770 759	6.3	1.26	…	…

（厚生労働省「人口動態統計」、国立社会保障・人口問題研究所「人口統計資料集」）

2　死亡

(1)　粗死亡率

人口1,000人当たりの死亡数で表現。単に「死亡率」といった場合、粗死亡率を指す。粗死亡率の上昇は、高齢化による死亡者数の増加を反映する。一般的に、粗死亡率は高齢者の多い集団ほど高くなる。このため、**年齢構成が異なる集団間の死亡状況を比較する指標にはならない**。

$$\text{粗死亡率} = \frac{\text{死亡数}}{\text{人口}} \times 1,000$$

①　現状：2022（令和4）年では人口1,000対12.9。死亡数は156万9,050人。

②　推移：粗死亡率は戦後急激に低下したが、高齢化の影響により緩やかに**上昇**。

(2)　年齢調整死亡率

①　現状：2022（令和4）年では人口1,000対で男性14.4、女性7.9。

②　推移：**低下傾向**。

年齢構成が基準集団の人口構成と同じと仮定して算出される死亡率で、年齢構成の異なる集団の死亡状況を比較するために考案された指標である。直接法と間接法がある。**観察集団が大きい場合**（国など）は、通常**直接法**を使用する。**観察集団が小さい場合**（市町村など）は、**間接法の標準化死亡比（SMR）**で比較されることが多い。計算に年齢階級別人口が必要であり、開発途上国では計算できない場合がある。また、用いる基準集団の人口の年齢構成により、値が変化することに留意する。

●直接法による算出

観察集団の年齢階級別死亡率が、基準集団の年齢構成で起きた場合の死亡率を算出する。

$$\text{直接法} = \frac{\{\text{観察集団の年齢階級別死亡率} \times \text{基準集団の年齢階級別人口}\}\text{の各年齢階級の合計}}{\text{基準人口}^{*}\text{の総和}} \times 1,000(\text{または}100,000)$$

＊基準人口：一般に、人口動態統計などの日本国内の比較では2015（平成27）年の国勢調査での人口を基にした「**平成27年モデル人口**」を用い、国際的な統計では、「世界人口」あるいは「ヨーロッパ人口」が用いられることが多い。

●間接法による算出

基準集団の年齢階級別死亡率が、観察集団の年齢構成で起きた場合の死亡率を算出する。

近年、**標準化死亡比**(SMR)が統計上よく利用されている。

$$\mathrm{SMR}=\frac{\text{観察集団の死亡数}}{\text{期待死亡数}^{*}}\times 100=\frac{\text{観察集団の死亡数}}{\{\text{基準集団の年齢階級別死亡率}\times\text{観察集団の年齢階級別人口}\}\text{の各年齢階級の合計}}\times 100$$

＊期待死亡数：観察集団が基準集団と同じ死亡率で死亡すると仮定した場合に、期待される死亡数
※SMR＞100：観察集団の死亡水準が基準集団の死亡水準より高い
SMR＝100：観察集団の死亡水準と基準集団の死亡水準が同じ
SMR＜100：観察集団の死亡水準が基準集団の死亡水準より低い

粗死亡率・年齢調整死亡率(人口千対)の推移

	粗死亡率			年齢調整死亡率	
	総数	男	女	男	女
昭25年('50)	10.9	11.4	10.3	42.2	32.8
35 ('60)	7.6	8.2	6.9	37.0	27.5
45 ('70)	6.9	7.7	6.2	32.0	23.4
55 ('80)	6.2	6.8	5.6	25.5	17.7
平2 ('90)	6.7	7.4	6.0	21.1	13.2
12 ('00)	7.7	8.6	6.8	17.5	9.7
22 ('10)	9.5	10.3	8.7	15.6	8.3
27 ('15)	10.3	10.9	9.7	14.3	7.9
令元 ('19)	11.2	11.7	10.6	13.5	7.5
2 ('20)	11.1	11.8	10.5	13.3	7.2
3 ('21)	11.7	12.4	11.1	13.6	7.4
4 ('22)	12.9	13.5	12.3	14.4	7.9

(厚生労働省「人口動態統計」)

(3) PMI(Proportional Mortality Indicator：50歳以上死亡割合)

年齢調整死亡率をより簡素化した指標である。年齢別死亡数のみで算出できるため、総人口が明らかでない開発途上国における衛生状況の把握に適する。衛生状態が改善されれば、若年者の死亡率が低下し、大半の人が50歳以上まで生存するためPMIは上昇する。日本のPMIは90%を超えている。

$$\mathrm{PMI}(\%)=\frac{\text{50歳以上の死亡数}}{\text{総死亡数}}\times 100$$

3　死因統計と死因分類(ICD)

1　死因順位

わが国では、2017(平成29)年より死因分類としてWHOによる**ICD-10***(2013年版)が用いられている。

2022(令和4)年の死因順位は次表の通りであった。

＊ICD-10　「疾病及び関連保健問題の国際統計分類第10回修正」のことである。

死因順位第10位までの死因・死亡の状況

死　　因	令和４年(2022)				令和３年(2021)				対前年増減	
	死因順位	死亡数(人)	死亡率	死亡総数に占める割合(%)	死因順位	死亡数(人)	死亡率	死亡総数に占める割合(%)	死亡数(人)	死亡率
全　死　因		1 569 050	1 285.8	100.0		1 439 856	1 172.7	100.0	129 194	113.1
悪性新生物〈腫瘍〉	(1)	385 797	316.1	24.6	(1)	381 505	310.7	26.5	4 292	5.4
心　疾　患[1]	(2)	232 964	190.9	14.8	(2)	214 710	174.9	14.9	18 254	16.0
老　　衰	(3)	179 529	147.1	11.4	(3)	152 027	123.8	10.6	27 502	23.3
脳血管疾患	(4)	107 481	88.1	6.9	(4)	104 595	85.2	7.3	2 886	2.9
肺　　炎	(5)	74 013	60.7	4.7	(5)	73 194	59.6	5.1	819	1.1
誤嚥性肺炎	(6)	56 069	45.9	3.6	(6)	49 488	40.3	3.4	6 581	5.6
不慮の事故	(7)	43 420	35.6	2.8	(7)	38 355	31.2	2.7	5 065	4.4
腎　不　全	(8)	30 739	25.2	2.0	(8)	28 688	23.4	2.0	2 051	1.8
アルツハイマー病	(9)	24 860	20.4	1.6	(9)	22 960	18.7	1.6	1 900	1.7
血管性等の認知症[1]	(10)	24 360	20.0	1.6	(10)	22 343	18.2	1.6	2 017	1.8

注：１）「心疾患」は「心疾患(高血圧性を除く)」、「血管性等の認知症」は「血管性及び詳細不明の認知症」である。
　　２）「熱中症」の死亡数は1,477、死亡総数に占める割合は0.1％である。

(厚生労働省「人口動態統計」)

戦後、衛生環境や保健・医療サービスの向上、食生活を中心とした生活習慣の変化により、わが国の疾病構造は大きく変化し、主な健康問題は感染症から生活習慣病へ移行した。現在、生活習慣病(がん、心疾患、脳血管疾患)は**死因の約５割**、**国民医療費の約３割**を占めており、その予防や改善が国民的課題となっている。

主要死因別にみた死亡率(人口10万対)の年次推移

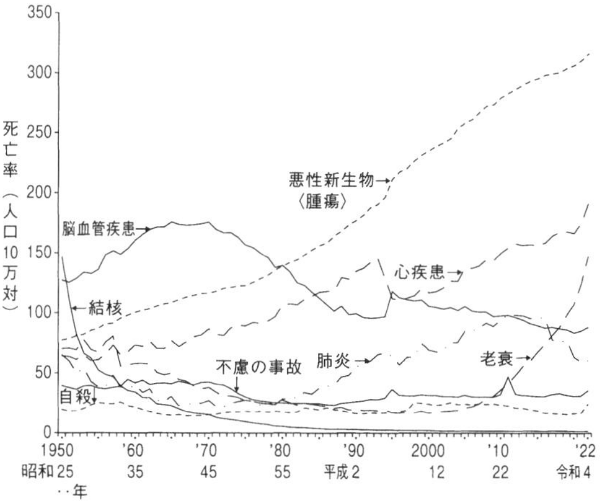

(厚生労働省「人口動態統計」)

性・主要死因別にみた年齢調整死亡率（人口10万対）の推移

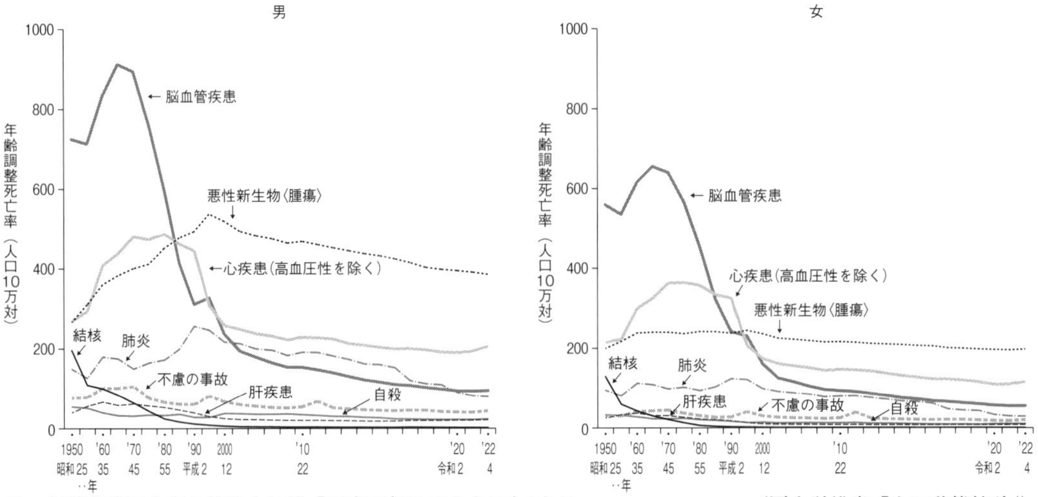

注　年齢調整死亡率の基準人口は「平成27年モデル人口」である。　　（厚生労働省「人口動態統計」）

年齢階級別死因第１位（令和４年）

年齢	死因
0～4歳	先天奇形、変形・染色体異常
5～9歳	悪性新生物
10～39歳	自殺
40～89歳	悪性新生物
90歳以上	老衰

（厚生労働省「人口動態統計」）

2　死産

$$死産率 = \frac{死産数}{出産（＝出生＋死産）数} \times 1,000$$

妊娠満12週以降の死児の出産を死産といい、自然死産と人工死産に分類される。死産率は出産1,000対で表される。2022（令和４）年の死産数は１万5,179胎、死産率（出産1,000対）は19.3で、ともに前年と比べて**減少**している。自然死産率（9.4）＜人工死産率（9.9）となっている。

人口動態統計における死産と周産期死亡の定義

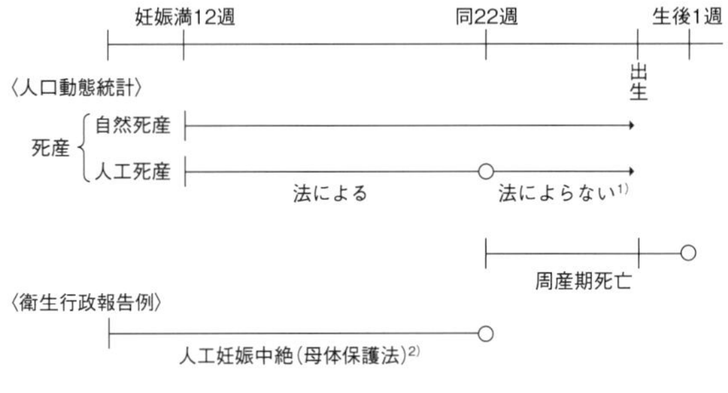

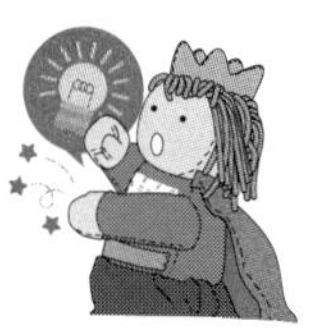

注　1)　母体の生命を救うための緊急避難の場合などに限られる（死亡診断書・出生証明書・死産証書記入マニュアル（平成７年版）から）。
　　2)　平成３年（1991）以降、従来の「妊娠満23週以前」が「妊娠満22週未満」となった。
　　3)　○は未満を示す。

3　周産期死亡

$$\text{周産期死亡率} = \frac{\text{周産期死亡数}}{\text{出生数} + \text{妊娠満22週以後の死産数}} \times 1,000$$

妊娠満22週以降の死産と**早期新生児死亡**を合わせて周産期死亡という。2022（令和４）年の周産期死亡率は3.3で、妊娠満22週以降の死産率（2.7）＞早期新生児死亡率（0.6）となっており、諸外国と比較すると低率となっている。

4　乳児死亡

$$\text{乳児死亡率} = \frac{\text{乳児死亡数}}{\text{出生数}} \times 1,000$$

$$\text{新生児死亡率} = \frac{\text{新生児死亡数}}{\text{出生数}} \times 1,000$$

$$\text{早期新生児死亡率} = \frac{\text{早期新生児死亡数}}{\text{出生数}} \times 1,000$$

※乳児死亡：**生後１年未満**の死亡
※新生児死亡：**生後４週未満**の死亡
※早期新生児死亡：**生後１週未満**の死亡

2022（令和４）年の乳児死亡率、新生児死亡率、早期新生児死亡率は人口1,000対でそれぞれ1.8、0.8、0.6となっており、諸外国と比較しても非常に低率となっている。乳児死亡の原因は、**先天奇形、変形及び染色体異常**が最多となっている。

5　妊産婦死亡

$$\text{妊産婦死亡率} = \frac{\text{妊産婦死亡数}}{\text{出産数（＝出生数＋死産数）}} \times 100,000$$

$$\left(\text{※国際比較の場合は、} \frac{\text{妊産婦死亡数}}{\text{出生数}} \times 100,000\text{を用いることが多い。}\right)$$

妊娠中または妊娠終了後満42日未満の死亡を妊産婦死亡といい、妊産婦死亡率は、出産10万対（国際比較の場合は出生10万対）で表される。

2022（令和４）年の妊産婦死亡数は33人、妊産婦死亡率は4.2となっており、諸外国と比較しても低率となっている。

4　生命表

1　生命表

生命表は、ある期間における死亡状況が今後変化しないと仮定したときに、各年齢の者が１年以内に死亡する確率や平均してあと何年生きられるかという期待値などを死亡率や平均余命などの指標（生命関数）によって表したものである。現実の年齢構成には左右されず、死亡状況のみを表しており、死亡状況を厳密に分析する上で不可欠なものとなっている。

厚生労働省では、**完全生命表**と**簡易生命表**の２種類を作成している。

●完全生命表

国勢調査による確定人口と、その年の人口動態統計(確定数)に基づいて、**5年ごと**に作成される。生命表の確定版である。

●簡易生命表

人口動態統計(概数)と推計人口に基づいて、毎年作成される。

2　平均余命と平均寿命の推移

●**平均余命**：X歳の者がその後生存する年数の期待値で、次の式で算出される。

$$\text{X 歳の平均余命}=\frac{\text{X 歳生存者の残り生存年数の総和(X 歳以上の定常人口)}}{\text{X 歳に達するまで生きると期待される者の数(X 歳の生存数)}}$$

●**平均寿命**：**0歳の平均余命**をいう。全年齢の死亡状況が集約されている。

わが国の平均寿命は、2021(令和３)年において、**男81.05年**、**女87.09年**となっており、世界有数の長寿国である。また、平均余命の年次推移をみると、男女とも全年齢で前年を下回っている。男女とも悪性新生物〈腫瘍〉、肺炎、交通事故などの死亡率の変化が平均寿命を延ばす方向に働いているが、老衰、新型コロナウイルス感染症(COVID-19)等などの死亡率の変化が平均寿命を縮める方向に働いている。

主な年齢の平均余命(令和４年)

(単位：年)

年齢	男			女		
	令和４年	令和３年	前年との差	令和４年	令和３年	前年との差
0歳	81.05	81.47	△ 0.42	87.09	87.57	△ 0.49
5	76.25	76.67	△ 0.42	82.28	82.76	△ 0.48
10	71.28	71.70	△ 0.42	77.30	77.78	△ 0.48
15	66.31	66.73	△ 0.42	72.33	72.81	△ 0.48
20	61.39	61.81	△ 0.42	67.39	67.87	△ 0.48
25	56.53	56.95	△ 0.42	62.48	62.95	△ 0.47
30	51.66	52.09	△ 0.43	57.56	58.03	△ 0.47
35	46.80	47.23	△ 0.43	52.65	53.13	△ 0.47
40	41.97	42.40	△ 0.43	47.77	48.24	△ 0.46
45	37.20	37.62	△ 0.42	42.93	43.39	△ 0.46
50	32.51	32.93	△ 0.42	38.16	38.61	△ 0.45
55	27.97	28.39	△ 0.43	33.46	33.91	△ 0.45
60	23.59	24.02	△ 0.43	28.84	29.28	△ 0.45
65	19.44	19.85	△ 0.41	24.30	24.73	△ 0.43
70	15.56	15.96	△ 0.41	19.89	20.31	△ 0.42
75	12.04	12.42	△ 0.38	15.67	16.08	△ 0.41
80	8.89	9.22	△ 0.33	11.74	12.12	△ 0.38
85	6.20	6.48	△ 0.29	8.28	8.60	△ 0.32
90	4.14	4.38	△ 0.24	5.47	5.74	△ 0.27

(厚生労働省「簡易生命表」)

3　健康寿命

健康寿命とは、一般的にADL(基本的日常生活動作)に障害のない生存期間のことであり、わが国では「**健康上の問題で日常生活が制限されることなく生活できる期間**」と定義されている。わが国は男女とも世界最長である。WHOでは、**障害調整生存年数(DALYs)**などを健康寿命の算出に用いている。DALYsとは、疾病によって失われた生命または生活の質を総合的に測定するための指標として用いられるもので、疾病による損失生存年数と障害生存年数を合計して算出する。わが国では、**国民生活基礎調査**における質問項目の「あなたは現在、健康上の問題で日常生活に影響がありますか」に対して「ない」と回答した者の割合及び生命表を用いた計算により「健康上の問題で日常生活に制限のない期間の平均（健康寿命）」を算出している（**サリバン法**）。

今後、平均寿命の延伸に伴い、平均寿命と健康寿命の差が拡大すれば医療費や介護給付費の多くを消費する期間が増大することになる。疾病予防と健康増進、介護予防などによって平均寿命と健康寿命の差を短縮することができれば、個人の生活の質の低下を防ぐとともに社会保障負担の軽減も期待できる。

健康日本21（第二次）最終報告書によると、2019（令和元）年の健康寿命は、ベースラインの2010（平成22）年と比較して男性で2.26年、女性で1.76年**増加**した。また、同期間における平均寿命は、男性で1.86年、女性で1.15年増加したことから、健康寿命の増加分は平均寿命のそれを上回っており、男女ともに**目標である「平均寿命の増加分を上回る健康寿命の増加」を達成した**と評価された。健康寿命の都道府県格差が最も長い県と短い県の差でみると、ベースラインの2010（平成22）年と比較した場合、2019（令和元）年のデータで、男性では縮小傾向であるが、女性では拡大している。最終評価は**男性で「目標値に達した」、女性で「悪化した」**となり、**総合評価としては「変わらない」**と評価された。

そこで、健康日本21（第三次）では、「健康寿命の延伸」を中心課題として位置づけ、「**平均寿命の増加分を上回る健康寿命の増加**」及び「**健康寿命の都道府県格差の縮小**」の実現を目指している。

平均寿命と健康寿命の推移

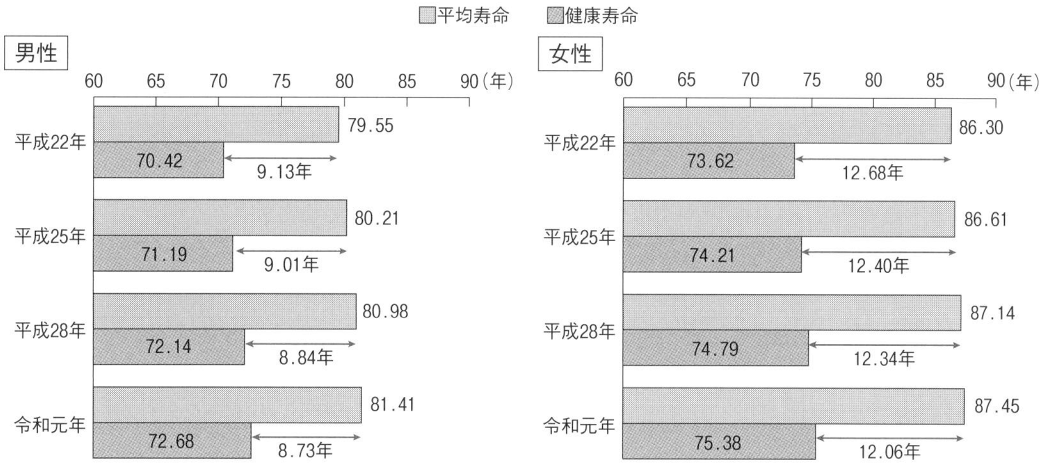

5　傷病統計

国民生活基礎調査と患者調査の比較

	国民生活基礎調査	患者調査
対象	世帯、世帯員(国勢調査区内)	医療施設を利用する患者
	国勢調査地区内から層化無作為抽出法により抽出	医療施設基本ファイルから層化無作為抽出法により抽出(500床以上の病院については悉皆調査)
調査時期	3年毎に大規模調査(直近では令和4年に実施) ⇒すべての分野(世帯票・健康票・介護票・所得票・貯蓄票) 中間の2年間は小規模・簡易調査 ⇒世帯票・所得票のみ	**3年に1回**(直近では令和2年に実施) 入院及び外来患者：10月の指定された1日 退院患者：9月1日～30日までの1か月間
調査目的	国民の生活状態の把握 厚生労働行政の基礎資料を得る	国民の傷病状態の把握 医療行政の基礎資料を得る
調査方法	あらかじめ調査員が配布した調査票に世帯員が自ら記入し、後日調査員が回収	医療施設管理者が記入
調査項目	有訴者率、通院者率、健康状態、人間ドックやがん検診の受診状況、介護の状況　など	受療率、推計患者数、総患者数、入院患者の入院期間、退院患者の平均在院日数　など

1　国民生活基礎調査

層化無作為抽出された全国の世帯を対象とした調査。2022(令和4)年に実施された大規模調査の主な結果は、次の通りである。

①　有訴者率

人口1,000対で276.5。症状別では、男女ともに「腰痛」が最も高い。

②　通院者率

人口1,000対で417.3。傷病別では、男女ともに「**高血圧症**」が最も高い。

③　がん検診の受診状況

受診率は、男女とも「肺がん検診」が最も高く、男性53.2%、女性46.4%となっている。健康日本21(第三次)では、がん検診の受診率の目標値を60%に設定している。

④　介護が必要となった主な原因

(単位：%)

現在の要介護度	第1位		第2位		第3位	
総　　数	認知症	16.6	脳血管疾患(脳卒中)	16.1	骨折・転倒	13.9
要支援者	関節疾患	19.3	高齢による衰弱	17.4	骨折・転倒	16.1
要支援1	高齢による衰弱	19.5	関節疾患	18.7	骨折・転倒	12.2
要支援2	関節疾患	19.8	骨折・転倒	19.6	高齢による衰弱	15.5
要介護者	認知症	23.6	脳血管疾患(脳卒中)	19.0	骨折・転倒	13.0
要介護1	認知症	26.4	脳血管疾患(脳卒中)	14.5	骨折・転倒	13.1
要介護2	認知症	23.6	脳血管疾患(脳卒中)	17.5	骨折・転倒	11.0
要介護3	認知症	25.3	脳血管疾患(脳卒中)	19.6	骨折・転倒	12.8
要介護4	脳血管疾患(脳卒中)	28.0	骨折・転倒	18.7	認知症	14.4
要介護5	脳血管疾患(脳卒中)	26.3	認知症	23.1	骨折・転倒	11.3

2　患者調査

層化無作為抽出された全国の医療施設(病院、一般診療所、歯科診療所)を対象とした調査。2020(令和２)年に実施された調査の主な結果は、次の通りである。

①　推計患者数[※1]

入院1211万人、外来7138万人、在宅医療174万人。傷病別では、入院は「**精神及び行動の障害**」、外来は「**消化器系の疾患**」が最も多い。

②　受療率[※2]

入院は960、外来は5,658。傷病別では、入院は「**精神及び行動の障害**」、外来は「**消化器系の疾患**」が最も高い。

③　主な傷病の総患者数[※3]

男女とも「**循環器系の疾患**」が最も多い。

④　退院患者の平均在院日数

施設種類別では、「病院」33.3日、「一般診療所」19.0日となっている。傷病分類別では、「**精神及び行動の障害**」が最も長く294.2日である。

※１　推計患者数：調査日当日に医療施設で受療した患者の推計数
※２　受療率：推計患者数を人口10万対で表した数
※３　総患者数：調査日現在において、継続的に医療を受けている者も含めて推計した患者数

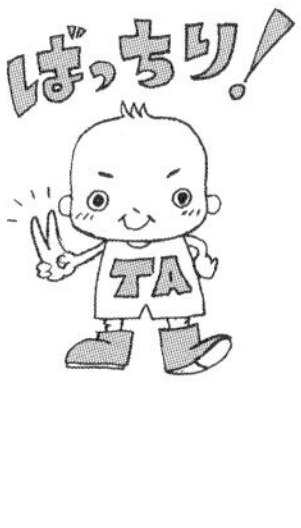

練習問題

保健統計で用いる指標とわが国の動向に関する記述である。正しいのはどれか。１つ選べ。

(1)　老年化指数は、総人口に占める老年人口の割合である。

(2)　合計特殊出生率は、１人の女性が生涯に産む女児の人数を意味する。

(3)　周産期死亡には、早期新生児死亡が含まれる。

(4)　自然増減数は、プラスの状況が続いている。

(5)　平均寿命と健康寿命の差は、拡大傾向にある。

解　説　……………………………………　正答　(3)

(1)　誤り。老年化指数は、年少人口に占める老年人口の割合である。これは、人口の高齢化を示す指標である。老年人口と年少人口が等しければ老年化指数は100で、老年人口が年少人口より多ければ100より大きく、逆ならば100より小さくなる。

(2)　誤り。合計特殊出生率は、１人の女性(15歳から49歳まで)が生涯に産む平均子ども数を意味する。なお、１人の女性が生涯に産む平均女児数を意味するのは、総再生産率である。

(3)　正しい。周産期死亡は、妊娠満22週以降の死産と生後１週未満の早期新生児死亡の合計である。

(4)　誤り。自然増減数は出生数から死亡数を引いたものであり、わが国はマイナスの状況が続いている。

(5)　誤り。平均寿命と健康寿命の差は、縮小傾向にある。

練習問題

傷病統計における患者調査で得られる指標である。**誤っている**のはどれか。１つ選べ。

(1)　受療率

(2)　通院者率

(3)　総患者数

(4)　推計患者数

(5)　退院患者平均在院日数

解　説　……………………………………　正答　(2)

(2)　誤り。通院者率は、国民生活基礎調査で得られる指標である。

練習問題

A 地域における年齢階級別人口と1年間の死亡数、並びに基準集団の年齢階級別人口を表に示した。直接法による A 地域の年齢調整死亡率(人口10万対)である。正しいのはどれか。1つ選べ。

年齢階級	A 地域		基準集団
	年齢階級別人口(千人)	死亡数(人)	年齢階級別人口(10万人)
0 ～39歳	200	400	400
40～64歳	300	600	400
65歳以上	500	1,500	200
合計	1,000	2,500	1,000

(1)　220

(2)　250

(3)　1,000

(4)　2,200

(5)　2,500

解　説 ………………………………………………………………………… 正答　(1)

設問中の表をわかりやすく整理すると、次の通りになる。

年齢階級	A 地域(観察集団)		基準集団
	年齢階級別人口(人)	死亡数(人)	年齢階級別人口(人)
0 ～39歳	200,000	400	40,000,000
40～64歳	300,000	600	40,000,000
65歳以上	500,000	1,500	20,000,000
合計	1,000,000	2,500	100,000,000

年齢調整死亡率(直接法)の計算式は「{観察集団の年齢階級別死亡率×基準集団の年齢階級別人口}の各年齢階級の合計／基準人口の総和×1,000(または100,000)」である。

まず、A 地域(観察集団)の年齢階級別死亡率を求める(死亡数÷人口)。

0 ～39歳：400÷200,000＝0.002

40～64歳：600÷300,000＝0.002

65歳以上：1,500÷500,000＝0.003

次に、A 地域(観察集団)の年齢階級別死亡率を基に、基準集団の年齢階級別死亡数を求める(死亡率×年齢階級別人口)。

0 ～39歳：0.002×40,000,000＝80,000

40～64歳：0.002×40,000,000＝80,000

65歳以上：0.003×20,000,000＝60,000

したがって、基準集団の各年齢階級死亡数の合計は、「80,000＋80,000＋60,000＝220,000」となる。これを基準人口の総和で除し、人口10万対で表すと、「220,000÷100,000,000×100,000＝220」となる。

(1)　正しい。

(2)　誤り。A 地域の粗死亡率(人口10万対)である。「2,500÷1,000,000×100,000＝250」で求められる。

(3)～(5)　誤り。

練習問題

K 市と県全体(基準集団)の50歳以上の男性の胃がん死亡者数と年齢階級別人口を表に示す。基準を100とした場合の、K 市のこの年齢層における標準化死亡比(SMR)と値と結果の解釈に関する記述である。正しいのはどれか。1つ選べ。

(単位：人)

年齢階級	県全体		K 市	
	死亡数	年齢階級別人口	死亡数	年齢階級別人口
50歳代	200	500, 000	10	20, 000
60歳代	250	500, 000	30	50, 000
70歳以上	500	350, 000	40	35, 000
合計	950	1, 350, 000	80	105, 000

(1)　標準化死亡比は100であり、K 市の死亡水準は県全体と等しい。
(2)　標準化死亡比は100以上であり、K 市の死亡水準は県全体と比べて低い。
(3)　標準化死亡比は100以上であり、K 市の死亡水準は県全体と比べて高い。
(4)　標準化死亡比は100以下であり、K 市の死亡水準は県全体と比べて低い。
(5)　標準化死亡比は100以下であり、K 市の死亡水準は県全体と比べて高い。

解　説 ………………………………………………………………………… **正答** (4)

まず、基準集団(県全体)の年齢階級別死亡率を観察集団(K 市)の人口に当てはめて期待死亡数を求める(県全体の年齢階級別死亡率×K 市の年齢階級別人口)。

50歳代　：(200÷500, 000)×20, 000＝ 8
60歳代　：(250÷500, 000)×50, 000＝25
70歳以上：(500÷350, 000)×35, 000＝50

以上より、期待死亡数の合計値は83人と算出できる。

次に、標準化死亡比(K 市の実際の死亡数÷期待死亡数)を算出する。

標準化死亡比＝(80/83)×100≒96. 4

したがって、標準化死亡比は100以下であり、K 市の死亡水準は県全体と比べて低い。

4　健康状態・疾病の測定と評価

1　疫学の概念

疾病の発生頻度をさまざまな要因(性別・年齢別・地域別・季節別)に分類して比較し、発生頻度の偏りを検討して疾病のリスクファクター(危険因子、リスク要因)を明らかにする学問を疫学という。疫学は、疾病の予防対策を講じる上で重要な学問となっている。

2　疾病頻度の指標

1　罹患率と累積罹患率

●罹患率

一定期間内に新たに疾病が発生した割合。分母は人年法*により求める。急性疾患の発生状況の把握に適する。

＊人年法　観察期間中に対象者が転出、死亡、拒否などで観察集団から脱落したり、逆に転入などで入ってきたりすることで追跡の偏りが生じる。そのため、観察された対象者数と各対象者についての観察期間を同時に考慮したものである。

1人1年間の観察　→　1人年

年の途中で事件(観察開始、観察中止、死亡、罹患など)が発生　→　0.5人年

同一年に2事件(観察開始と中止など)が発生　→　0.25人年

と計算する。

$$\text{罹患率}=\frac{\text{一定期間の観察期間内の新たな疾病の発生人数}}{\text{危険曝露人口}^{*}\text{一人一人の観察期間の総和(人年)}}$$

＊危険曝露人口　病気に罹りうる危険性(リスク)をもった集団のことをいう。たとえば、子宮がんの場合は女性、麻疹(はしか)の場合は既往歴がない者となる。

※感染症統計や食中毒統計では、罹患率は1年間に届出のあった新発生患者数を人口10万対で表している。

$$\text{罹患率}=\frac{\text{一定期間の新発生患者数}}{\text{対象集団の人口}}\times 100,000\text{(または}1,000\text{)}$$

※単位人口は率の大きさに応じて10万対(または千対)

●累積罹患率

一定期間内にその疾病に罹った者の割合。発症時点の特定が難しい疾患(高血圧や糖尿病など)で用いられる。

$$\text{累積罹患率}=\frac{\text{一定期間の観察期間内の新たな疾病の発生人数}}{\text{危険曝露人口の観察開始時点での人数}}$$

例題

人口10万人の市民のうち、５年間の観察期間で1,000人がＡ疾患に罹患した。この期間中の罹患率と累積罹患率は？

解答

人口10万人の市民を５年間観察　⇒　観察期間の総和＝50万人年

観察期間中の新たな疾病の発生人数　⇒　1,000人

観察開始時点での人数　⇒　10万人

$$\text{罹患率}=\frac{\text{一定期間の観察期間内の新たな疾病の発生人数}}{\text{危険曝露人口一人一人の観察期間の総和(人年)}}=\frac{1,000\text{人}}{50\text{万人年}}=0.002/\text{年}$$

$$\text{累積罹患率}=\frac{\text{一定期間の観察期間内の新たな疾病の発生人数}}{\text{危険曝露人口の観察開始時点での人数}}=\frac{1,000\text{人}}{10\text{万人}}=0.01$$

2　有病率

対象集団について、ある時点(調査日)においてある疾病をもつ者の割合。慢性疾患の罹患状況の把握に適する。

$$\text{有病率}=\frac{\text{調査日における有病者数}}{\text{対象集団の人口}}\times 100,000(\text{または}1,000)$$

※単位人口は率の大きさに応じて10万対(または千対)

3　死亡率(粗死亡率)

一定期間内における、対象集団の死亡者数の割合。

$$\text{死亡率(粗死亡率)}=\frac{\text{死亡者数}}{\text{対象集団の人口}}\times 100,000(\text{または}1,000)$$

※単位人口は率の大きさに応じて10万対(または千対)

4　致命率

ある疾病に罹患した者のうち、その疾病が原因で死亡した者の割合。

$$\text{致命率}=\frac{\text{死亡者数}}{\text{罹患者数}}\times 100$$

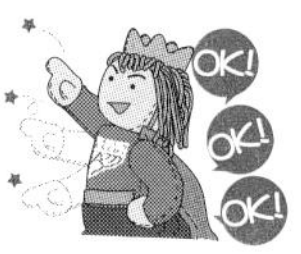

3　曝露効果の指標

曝露とは、一般に化学物質や物理的刺激などに生体が曝《さら》されることをいう。つまり、疾病発生の前に存在する特定の要因をいい、日常生活習慣や、年齢・性別・遺伝的要素などもすべて曝露要因にあたる。これらの曝露要因による生体・健康影響を評価する疫学指標として、次のようなものがある。

1　相対危険（リスク比）

リスク要因の曝露が罹患（または死亡）の危険を何倍に増減させたかを示す指標。曝露因子と疾患の関連の強さを示す。個人への影響をみたもの。

$$\text{相対危険}=\frac{\text{曝露群における罹患率（または死亡率）}}{\text{非曝露群における罹患率（または死亡率）}}$$

■ハザード比

ハザード比は相対危険に含まれる。相対危険は一定期間内の平均の発生率の比である。ハザード比はある瞬間における発生率の比であり、追跡期間を考慮したものである。

2　寄与危険（リスク差）

リスク要因の曝露によって、罹患（または死亡）の危険がどれだけ増減したかを示す指標。言い換えれば、曝露の除去による予防効果の大きさを示す。集団への影響をみたもの。

$$\text{寄与危険度}=\text{曝露群の罹患率（または死亡率）}-\text{非曝露群の罹患率（または死亡率）}$$

3　寄与危険割合

曝露群でみられる罹患（あるいは死亡）のうち、そのリスク要因と関連していると考えられる罹患（あるいは死亡）の割合である。言い換えれば、曝露の除去により予防可能な曝露群の人口割合を示す。

$$\text{寄与危険割合}=\frac{\text{曝露群の罹患率（または死亡率）}-\text{非曝露群の罹患率（または死亡率）}}{\text{曝露群の罹患率（または死亡率）}}\times 100$$

例題

喫煙と肺がんの因果関係を調べるために、非喫煙者10万人と喫煙者10万人に対してコホート研究を行った。その結果、非喫煙者のうち10人と喫煙者のうち200人が肺がんになった。そのときの相対危険・寄与危険・寄与危険割合は？

解答

喫煙者（曝露群）と非喫煙者（非曝露群）について、罹患傾向を比較すると、

	要因		疾患	
非曝露群	10万人	→	肺がん患者	10人
曝露群	10万人	→	肺がん患者	200人

$$\text{相対危険}=\frac{\text{曝露群の疾患発生率}}{\text{非曝露群の疾患発生率}}=\frac{200}{10}=20$$

したがって、「非喫煙者と比較して喫煙者では肺がんとなるリスクが20倍高い」ことになる。

寄与危険＝曝露群の疾患発生率－非曝露群の疾患発生率＝200－10＝**190**

したがって、「喫煙者の肺がん発生率200（人口10万対）のうち、190が喫煙による（残りは喫煙とは無関係）」ことになる。

$$\text{寄与危険割合}=\frac{\text{曝露群の疾患発生率}-\text{非曝露群の疾患発生率}}{\text{曝露群の疾患発生率}}\times 100=\frac{200-10}{200}\times 100=\mathbf{95(\%)}$$

したがって、「喫煙者で肺がんを罹った者のうち95％が喫煙によるもの、すなわち喫煙者で肺がんを罹った者のうち95％は喫煙しなければ肺がんの発生を予防できた」ことになる。

4　オッズ比

因果関係を知る上でも重要な相対危険を近似値として求める式。罹患率や死亡率を算出できず、相対危険を直接求めることができない症例対照研究で用いられることが多い。

		患者	対照
曝露	あり	a	b
	なし	c	d

$$\text{オッズ比}=\frac{\dfrac{\text{(患者)曝露あり}}{\text{(患者)曝露なし}}}{\dfrac{\text{(対照)曝露あり}}{\text{(対照)曝露なし}}}=\frac{a\times d}{b\times c}\fallingdotseq\text{相対危険}$$

例題

喫煙と肺がんの因果関係を調べるための症例対照研究で、下のような結果が得られた。オッズ比はいくつか？

（単位：人）

	肺がん患者	対照者
喫煙者	98	75
非喫煙者	2	25
計	100	100

解答

肺がん患者（症例群）と健康人（対照群）について、喫煙（曝露）の有無を過去にさかのぼって比較する。

		肺がん患者（症例群）	対照者（対照群）
曝露	あり（喫煙者）	98（a）	75（b）
	なし（非喫煙者）	2（c）	25（d）

$$\text{オッズ比}=\frac{a\times d}{b\times c}=\frac{98\times 25}{75\times 2}\fallingdotseq \mathbf{16.3}$$

4　疫学の方法

疫学研究は、研究対象を単に観察するか、何らかの介入を行うかにより観察研究と介入研究に大別される。

●**観察研究**：記述疫学、横断研究、生態学的研究(地域相関研究)、コホート研究、症例対照研究

●**介入研究**：ランダム化比較試験、非ランダム化比較試験、前後比較試験

1　記述疫学

疾病の発生頻度と分布をさまざまな要因(性別・年齢別・地域別・季節別など)ごとに記述して比較する研究方法。疾病発生のリスクファクターについて**仮説を打ち出す**基本的な疫学である。

例　胃がん罹患率の国際分布図を作成して地域差を調べる。

■ジョン・スノウによる疫学研究の始まり

1854年に、ロンドンでコレラ患者が大量発生した。1884年にコッホがコレラ菌を発見するまでコレラ菌は病原体による水系感染症であることは知られていなかったが、医師であるジョン・スノウはコレラ死亡者の居住地を地図上にプロットしていくことで、その分布から感染源と感染経路を突き止め、コレラの流行を終焉させた。この功績により、彼は「疫学の父」と呼ばれている。

2　横断研究

ある集団のある一時点におけるリスクファクターへの曝露状況と疾患(異常)の有無を同時に調査し、その関連性を明らかにする研究方法。罹患率や死亡率ではなく、**有病率**によって疾患と要因の関連性を評価する。断面研究ともいう。曝露と疾患発生の時間的関係が不明なため、リスクファクターの推定にとどまることに留意する。また、交絡因子の影響も受けやすい。

例　1日のエネルギー摂取量を曝露要因とした場合：エネルギー摂取量とBMIや肥満者率などとの関連性

3　生態学的研究

地域や国を1つの単位とする複数の集団を対象に、集団間でリスクファクターへの曝露状況と疾病の関連性を観察する研究方法。地域相関研究ともいう。横断研究と同様で、曝露と疾患発生の時間的関係が不明なため、リスクファクターの推定にとどまることや交絡因子の影響も受けやすいことに留意する。

例　国別の平均脂肪摂取量と乳がん死亡率の関連性

4　分析疫学

記述疫学で設定した**仮説(作業仮説という)を検証する**ために行う疫学である。コホート研究と症例対照研究に分類される。疫学的因果関係を証明するために必要である。

(1)　コホート研究

母集団と考えられる集団から無作為抽出によって、対象者となる集団(コホート)を選び出し、ある疾病のリスクファクターと考えられる要因に、「現在曝露している集団(曝露群)」と「曝露していない集団(非曝露群)」に分ける。そしてこの2集団を一定期間追跡して、目的とする疾病の発生率を比較する研究方法。原則として、現在から未来に向かって追跡調査するので、「前向

き調査」となる。

(2)　**症例対照研究**

ある疾病に、「現在罹患している集団(症例群)」と「罹患していない集団(対照群)」に分ける。そしてこの2集団の過去を既存の資料や聴き取りによって調査し、目的とする要因に曝露されていた者の割合を比較する研究方法。原則として、現在から過去にさかのぼって調査するので、「後ろ向き調査」となる。

コホート研究と症例対照研究の比較

項目	コホート研究	症例対照研究
グループ分けに必要な情報	曝露情報	罹患情報
関連性を表す統計量	リスク比(相対危険)	オッズ比(相対危険の近似値)
長所	・1つの要因に対して同時に複数の疾患が調査可能 ・罹患率や死亡率を正確に求めることができる ・要因と疾病との間の時間的順序が観察できる ・バイアスが生じにくい ・研究結果の信頼度が高い	・1つの疾患に対して同時に複数の要因が調査可能 ・調査にかかる時間、費用、労力が少なくてすむ ・まれな疾患の調査も対応可能 ・疾病の判定が確実 ・対象者が少なくてすむ
短所	・調査に時間、費用、労力がかかる ・対象者が多くなりやすい ・まれな疾病の調査に向いていない	・選択バイアスや情報バイアスが生じやすく、研究結果の信頼度が低い ・罹患率や死亡率を算出できないため、相対危険、寄与危険が求められない

5　介入研究

介入研究は、対象者を意図的に曝露させた群(介入群)と非曝露群(対照群)とに分けて追跡し、その前後の疾病の発生や予後の変化を確かめる研究方法。群分けが無作為(ランダム)に行われたか否かによって、**ランダム化比較試験**、**非ランダム化比較試験**に分類される。また、対照群を設定しないで、介入前後の変化を調べて介入の効果を確かめる研究方法(**前後比較試験**)もある。仮説の因果関係の検証には最も優れた研究であるが、倫理的・規範的問題が伴う。

●ランダム化比較試験(RCT)

対象者を乱数表やくじ引きでランダム(無作為)に介入群と対照群に分け、介入群には有益と思われる治療や予防を実施し、対照群にはそれらを行わずに従来の治療やプラセボ(偽薬)を与えて経過を追跡調査する研究方法。対象者を無作為に分けることで、研究者の偏った考えや対象者の希望で生じる選択バイアスを制御できる。また、群間の交絡因子の分布を均等にできることから、ランダム化比較試験で得られる結果は、疫学的仮説検定としては根拠に基づく医療にとって**最も科学的に信頼できる方法**である。

※介入研究の種類については、**PartⅦ-2-4 ❷栄養教育の評価デザイン**も参照のこと。

■高木兼寛による介入研究(日本の栄養疫学の始まり)

1882(明治15)年、この頃の日本の海軍では、乗組員のなかに**脚気**の患者が続出していた。脚気は、当時は細菌による伝染病と考えられていたが、**高木兼寛**は食事の栄養欠陥から起こるものと考え、白米中心食から麦飯と大豆、牛肉を多くする「**兵食改善**」に取り組んだ。そして改善後に航海した艦からは病者が1人も出なかったことにより、海軍の脚気問題はほぼ解決した。この高木の研究は、その後の脚気の真の原因(ビタミンB_1欠乏)究明に大きく貢献することとなった。

※高木兼寛の功績については、**同シリーズ「上巻」PartⅡ-1-2「栄養学の歴史」**も参照のこと。

6　疫学研究の評価

根拠(エビデンス)レベルの分類にはさまざまなものがあるが、一般に次のように分類され、上位にあるものほど質が高いとされる。

レベルⅠ	複数のランダム化比較試験による系統的レビュー/メタアナリシス
レベルⅡ	１つ以上のランダム化比較試験
レベルⅢ	非ランダム化比較試験
レベルⅣa	分析疫学的研究(コホート研究)
レベルⅣb	分析疫学的研究(症例対照研究、横断研究)
レベルⅤ	記述研究(症例報告やケースシリーズ)
レベルⅥ	患者データに基づかない、専門委員会や専門家個人の意見

7　系統的レビューとメタアナリシス

ある曝露要因が疾患への罹患や死亡に影響するかどうかの総合的な判断は、単一の疫学研究ではなく、多くの研究成果の総合評価によってなされなくてはならない。その手法の一つとして**系統的レビュー**があり、複数の研究成果を量的に総合評価する方法として**メタアナリシス**がある。

(1)　系統的レビュー(システマティック・レビュー)

対象となるトピックスに関する論文をあらかじめ決められた基準に従って収集し、各論文の信頼性・妥当性、結果の解釈などについて批判的に吟味し要約すること。

(2)　メタアナリシス(メタ分析)

複数のデータを統合して総合的に評価する統計学的手法。系統的レビューで得られたデータを数量的に統合し、相対危険やオッズ比、95%信頼区間などで図示される。

■信頼区間

ある標本調査から得た結果は、あくまでも標本内での結果であり、母集団の値(真の値)はその周辺のどこかに存在する。母集団の相対危険やオッズ比は、一般に**標準誤差**(標本から母集団の性質を推定した統計量と母集団の実際の統計量の差)を考慮してある一定の信頼度(通常95%)を満たすように推定値に幅をもたせて推定され、この幅を「信頼区間」(通常「95%信頼区間」)という。分布が正規分布に従う場合、95%信頼区間は**平均値±1.96×標準誤差**となる。信頼区間の幅が広いほど統計学的精度が低く、**標本サイズを大きくすることで標準誤差が小さくなり幅を狭くすることが可能**である。

・**「95%信頼区間」の解釈**
　：100回の調査による計算値が95回まではこの範囲内に入る。
　　(＝母集団の変数は95%の確率でこの範囲内に入る。)

・「95%信頼区間」を考慮した曝露効果指標の解釈

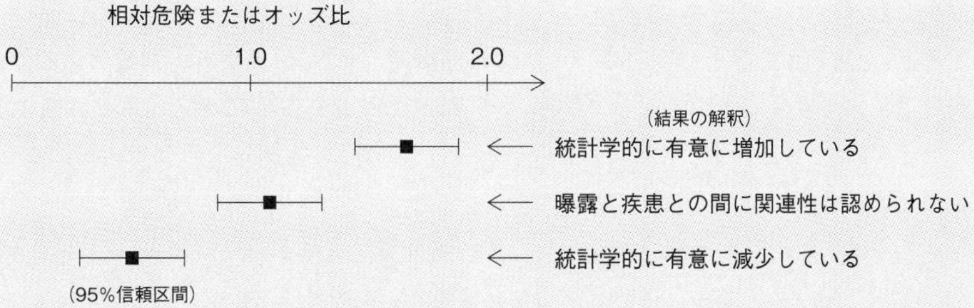

※相対危険度やオッズ比の信頼区間は**1をまたいでいる**場合に「有意な増減はない」と解釈するが、平均値の信頼区間は**0をまたいでいる**場合に「有意な増減はない」と解釈する。

<メタアナリシスの例>

研究名	治療A 発症数	治療A 症例数	治療B 発症数	治療B 症例数	各研究の重み	オッズ比［95% 信頼区間］
①Okada 2006	12	526	25	524	45.7%	0.47 [0.23,0.94]
②Stevens 2007	7	132	8	138	13.8%	0.91 [0.32,2.58]
③Lee 2009	2	68	4	66	7.4%	0.47 [0.08,2.66]
④Mizutani 2010	10	616	18	618	33.0%	0.55 [0.25,1.20]
合計		1,342		1,346	100.0%	0.56 [0.36,0.87]
イベント数合計	31		55			

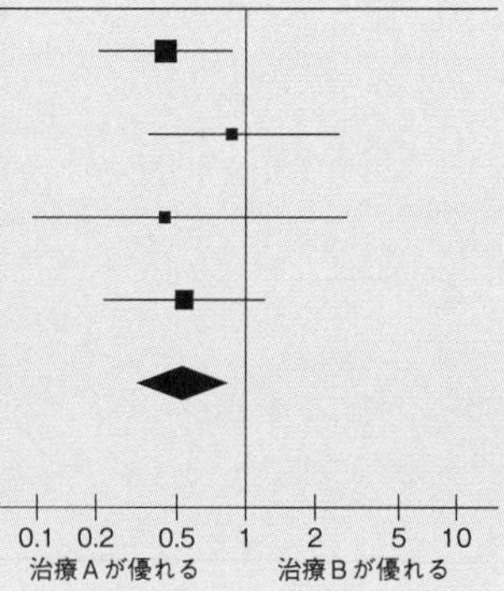

②～④の単独の研究では治療Ａと治療Ｂの間に有意差が認められるとは言い切れないが、メタアナリシスを行い複数の研究結果を統合することで、治療Ａが治療Ｂよりも有意に優れているという結果が導かれた。

5　バイアス・交絡の制御と因果関係

1　バイアス

「偏り」「系統誤差」ともいい、結果や推定値の真の値から一定方向へのずれやそれを生じる過程を指し、仮説要因と疾病との真の関連を歪めて、誤った研究結果を導く原因となる。データの収集、選択、分析、解釈、発行、見直しなどあらゆる段階で生じる。

⑴　選択バイアス

研究の対象者の選択方法に問題があるために、仮説要因と疾病の真の関連が正しく評価されず、歪められてしまう現象であり、研究への参加者と非参加者の特性が異なることから生じるバイアスである。**症例対照研究**や**非ランダム化比較試験**で問題になりやすい。

⑵　情報バイアス

曝露の程度や結果測定の質が、比較される集団間で異なるために、得られた情報が事実と異なる場合に生じるバイアスである。情報バイアスには、**記憶バイアス**（食べていないのに「食べた」というなど、記憶を想起するときに生じるバイアス）・**面接者バイアス**（面接者の意識的あるいは無意識的な資料選択により生じるバイアス）・**診断バイアス**（曝露者を安易に特定疾患と診断することで生じるバイアス）といったものがある。選択バイアスと同様に、**症例対照研究**で問題になりやすい。

⑶　出版バイアス

効果があるという研究が出版されやすいため、研究者が文献を用いる場合に都合の良い偏った結果だけを扱う場合に生じる。**メタアナリシス**で問題になりやすい。

2　交絡因子

交絡因子とは、観察する曝露と疾病発生の関係に影響を与え、誤った観察結果をもたらす第３の因子をいう。実際には疾患と無関係であっても、関連があるようにみえる因子のこと。たとえば、アルコールと肺がんの因果関係を調べるとき、飲酒者は喫煙者であることが多いため、飲酒が肺がんを起こすわけではないのに、飲酒者に肺がんが多くなるという結果をもたらしてしまう。この場合の喫煙のような因子を**交絡因子**と呼ぶ。他に交絡因子となり得るものとしては、年齢・性・社会階級などがある。特に無作為割付けが困難な研究では、調査時点における群間の背景因子の均質化ができていないため問題になりやすい。

〈交絡因子の制御法〉

●計画段階

限定：交絡因子をもつ対象者を取り除く。

マッチング：比較する２群の対象者を交絡因子の構成が同じになるように選出する。

無作為化：交絡因子が群間に均等になるように無作為に割付ける。

●分析段階

層化：交絡因子となりうる因子について、男女別・年齢階級別などの層に分けて解析を行う。

標準化：２群以上の集団でみられる疾病の発生頻度を比較する場合に、基準となる集団を定め、各々の観察集団の性・年齢の分布をそろえて比較する。

多変量解析：調べたい要因以外の要因についても変量として統計学的に処理を行う（重回帰分析など）。

3　因果関係のとらえ方

原因とそれによって生じる結果との関係を因果関係という。疫学研究で示されたリスク要因が、疾病の発生と因果関係があると判断するための基準として、Hill の判定基準がある。

＜Hill の判定基準＞

① 強固性

要因と疾病が強く関連すること。

② 一致性

異なる研究者によって、異なる地域・条件・時間に、関連性が繰り返し観察されること。

③ 特異性

特定の要因のみから疾病が発症したり、特定の疾病のみがある要因から発症したりするような、要因と疾病の間に特異的な関係性が存在すること。

④ 時間的前後関係

原因と考えられる要因が、疾病の発症に時間的に先行すること。

⑤ 量反応関係

要因の程度が強くなるほど疾病の頻度も高くなること。

⑥ 妥当性

観察された関連性を支持する生物学的知見が存在すること。

⑦ 一貫性

観察された関連性が、疾病の自然史や生物学に関する既知の事実と一致すること。

⑧ 実験的研究

観察された関連性を支持する実験で得られた研究が存在すること。

⑨　類似性

既に認められている因果関係でよく似たものが存在すること。

6　スクリーニング

1　スクリーニングの定義

迅速に実施可能な試験・検査その他の手技を用いて、無自覚の疾患を暫定的に識別すること。この目的は診断ではなく、精密検査の要否の判断である。有病率の高い疾患に適する。

2　スクリーニングの条件

・公衆衛生上重要な疾患で、無症状期がある。
・確定診断法、治療方法が存在する。
・簡便かつ安価に実施できる。
・侵襲性が低い。
・検査の信頼性(再現性、精度)が高い。
・検査の妥当性(有効性)が高い(敏感度・特異度が高く、偽陰性率・偽陽性率が低い)。

3　スクリーニング検査の指標

スクリーニング検査は、検査の能力を表現するのにさまざまな指標が用いられる。各指標の説明にあるアルファベットは下の表に示したａ～ｄ(検査結果の数)を表す。

ａ：真陽性(疾病があり異常と判定)
ｄ：真陰性(疾病はなく正常と判定)
ｃ：偽陽性(疾病がないのに異常と判定)
ｂ：偽陰性(疾病があるのに正常と判定)

		疾病	
		あり	なし
検査	陽性	a	c
	陰性	b	d

(1)　**敏感度(感度)**

疾病罹患者に占める検査陽性者の割合、または疾病罹患者を検査で陽性とする率。

$$敏感度(感度)=\frac{a}{a+b}\times 100(\%)$$

(2)　**特異度**

疾病に罹患していない者に占める検査陰性者の割合、または疾病に罹患していない者を陰性とする率。

$$特異度=\frac{d}{c+d}\times 100(\%)$$

(3)　**偽陽性率**

疾病に罹患していない者に占める検査陽性者の割合。

$$偽陽性率=\frac{c}{c+d}\times 100(\%)=100-特異度$$

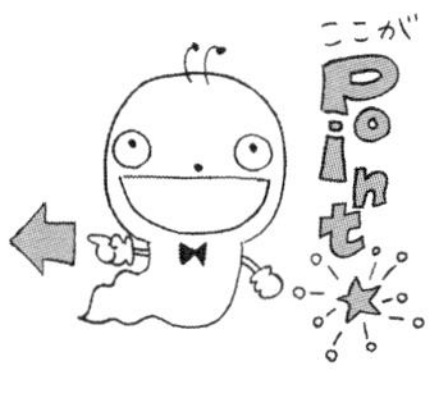

(4)　**偽陰性率**

疾病罹患者に占める検査陰性者の割合。

$$偽陰性率=\frac{b}{a+b}\times 100(\%)=100-敏感度$$

⑸　陽性反応的中度

敏感度や特異度はその検査自体の有効性を示す指標である。しかし、実際の現場では陽性所見者が本当に疾病に罹患しているかどうかということが重要になる。この場合、検査結果で陽性となった者の中で、真に疾病を有する者の割合を示す陽性反応的中度が用いられる。

$$陽性反応的中度=\frac{a}{a+c}\times 100(\%)$$

⑹　陰性反応的中度

陽性反応的中度と同様に、検査結果で陰性となった者の中で、真に疾病が存在しない割合を示すものである。陽性反応的中度、陰性反応的中度ともに検査を行った結果に基づいて新たにわかった確率という意味で事後確率ともいう。

$$陰性反応的中度=\frac{d}{b+d}\times 100(\%)$$

⑺　有病率

対象集団中に疾病罹患者が存在する割合で、検査前より疾病が存在する確率を示すところから、事前確率ともいう。

$$有病率=\frac{a+b}{a+b+c+d}\times 100(\%)$$

例題

スクリーニング検査で下のような結果が得られた。敏感度、特異度、陽性反応的中度、陰性反応的中度、偽陽性率、偽陰性率をそれぞれ求めよ。

（単位：人）

		疾患		計
		あり	なし	
検査	陽性	40	60	100
	陰性	10	890	900
計		50	950	1,000

解答

		疾患	
		あり	なし
検査	陽性	a	c
	陰性	b	d

敏感度（感度）$=\frac{a}{a+b}\times 100=\frac{40}{40+10}\times 100=80.0\%$

特異度$=\frac{d}{c+d}\times 100=\frac{890}{60+890}\times 100\fallingdotseq 93.7\%$

陽性反応的中度$=\frac{a}{a+c}\times 100=\frac{40}{40+60}\times 100=40.0\%$

陰性反応的中度$=\frac{d}{b+d}\times 100=\frac{890}{10+890}\times 100\fallingdotseq 98.9\%$

偽陽性率$=\frac{c}{c+d}\times 100=\frac{60}{60+890}\times 100\fallingdotseq 6.3\%$

偽陰性率$=\frac{b}{a+b}\times 100=\frac{10}{40+10}\times 100=20.0\%$

■的中度と有病率

疾患の有無を識別する検査の能力を示す指標である**敏感度・特異度は有病率の影響を受けない**が、**的中度は有病率の影響を受ける**。前述の例題（有病率５％〔＝50/1,000×100〕）と同じスクリーニング検査を別の集団（有病率25％）に行った場合、当然、敏感度と特異度は同じであるから、その結果は次表のようになる。

（単位：人）

		疾患		計
		あり	なし	
検査	陽性	200	47	247
	陰性	50	703	753
計		250	750	1,000

したがって、陽性反応的中度は200/（200＋47）×100≒**81.0％**となる。このように、スクリーニングを実施する場合には対象集団の有病率を考慮する必要がある。

4　ROC 曲線

いくつかのカットオフ値ごとに、**敏感度を縦軸**に、**偽陽性率（100－特異度）を横軸**にプロットして、それをつなげて描いたもの。

理想的なスクリーニング検査は、敏感度・特異度ともに100％の検査法であるが、**敏感度と特異度はトレードオフの関係にあり**、一方を高くするともう一方は低くなる。そのため、敏感度・特異度を同時に上昇させようとすれば、検査方法を変えなければならない。スクリーニング検査の有効性を視覚的に判定するために用いられるのが、ROC 曲線である。有効性が高い（敏感度と特異度が高い）検査法ほど曲線は**左上方**に位置し、次図では検査 A＞B＞C の順となる。

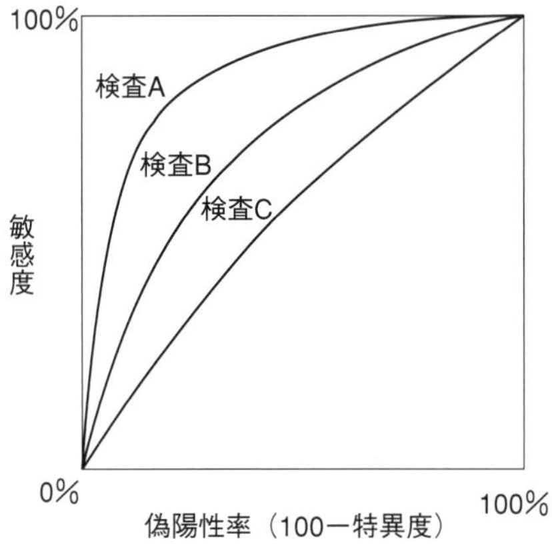

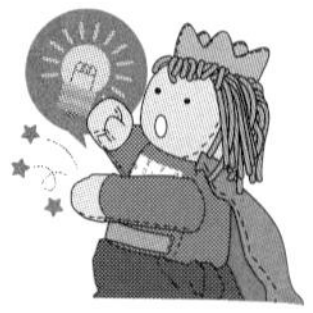

7　疫学研究と倫理

「人を対象とする生命科学・医学系研究に関する倫理指針」が文部科学省、厚生労働省、経済産業省により策定され、2021（令和３）年６月30日から施行されている。

●**倫理審査委員会**[※1]による審査

●**インフォームド・コンセント**[※2]の徹底

●個人情報、匿名加工情報の保護

●研究者等が教育・研修を受ける義務

●安全管理体制の整備

●個人情報の本人への開示

●研究の信頼性確保（**利益相反**[※3]**の開示**、研究に係る試料・情報の保管、モニタリング[※4]と監査）

2022（令和４）年に一部改正が行われ、一定の要件を満たした場合には、インフォームド・コンセントの手続きを簡略化して、**オプトアウト**[※5]による研究の実施や既存試料・情報の提供が認められた。

※１　倫理審査委員会：研究の実施又は継続の適否その他研究に関し必要な事項について、倫理的及び科学的な観点から調査審議するために設置された合議制の機関

※２　インフォームド・コンセント：研究対象者が、実施又は継続されようとする研究に関して、その理解力に応じた分かりやすい言葉で説明を受け、当該研究を実施又は継続されることを理解し、賛意を表すること

※３　利益相反：一方の利益が他方の不利益になる関係にある状態

※４　モニタリング：研究が適正に行われることを確保するため、研究の進捗状況及び本指針及び研究計画書に従って行われているかについて、研究責任者が指定した者に行わせる調査

※５　オプトアウト：文書で説明を行い同意を得る代わりに、研究の概要を通知又は公開し、研究が実施又は継続されることについて研究対象者が拒否できる機会を保障する方法。

練習問題

コホート研究に関する記述である。**誤っている**のはどれか。１つ選べ。

(1)　曝露群と非曝露群のそれぞれについて、罹患率を求めることができる。

(2)　曝露要因と当該疾患との間に時間的順序が成立している。

(3)　研究開始時に、当該疾患に罹患している人を観察コホートから除外する。

(4)　症例対照研究よりも時間と経費がかかる。

(5)　ランダム化比較試験（RCT）よりも未知の交絡因子を制御しやすい。

解　説 ………………………………………………………………………… **正答**　(5)

(1)　正しい。追跡調査を行うため、罹患率や死亡率を求めることができる。

(2)　正しい。当該疾患に罹患する前に、要因への曝露が観察される。

(3)　正しい。コホート研究は、曝露群と非曝露群で罹患や死亡の出現率が異なるか否かを調べる研究であるため、当該疾患に罹患している人は対象から当然除外される。

(4)　正しい。

(5)　誤り。無作為割付けを行うランダム化比較試験（RCT）の方が、未知の交絡因子を制御（均一化）しやすい。

練習問題

研究結果(図)の解釈である。正しいのはどれか。**2つ選べ。**

(1)　穀物由来の食物繊維摂取量が多いと、糖尿病の発症率が低くなる。

(2)　果実類由来の食物繊維摂取量が多いと、糖尿病の発症率が高くなる。

(3)　果実類由来の食物繊維摂取量が多いと、糖尿病の発症率が低くなる。

(4)　野菜類由来の食物繊維摂取量が多いと、糖尿病の発症率が高くなる。

(5)　野菜類由来の食物繊維摂取量と、糖尿病の発症の関連はない。

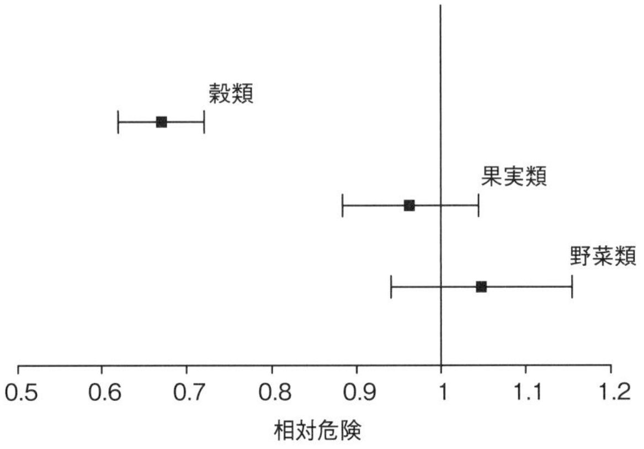

図　摂取源別食物繊維摂取量と糖尿病発症との関連

摂取量が少なかった人たちと比べた、摂取量が多かった人たちの糖尿病発症の相対危険（■）と95%信頼区間（横線）。

解　説 ……………………………………………………………………… 正答　(1)、(5)

(1)　正しい。穀類由来の食物繊維摂取量と糖尿病発症に関する研究における相対危険は95%信頼区間を考慮しても1未満であるため、穀類由来の食物繊維摂取量が多いと糖尿病の発症率が低くなるといえる。

(2)・(3)　誤り。果実類由来の食物繊維摂取量と糖尿病発症に関する研究における相対危険は、95%信頼区間が1をまたいでいるため、果実類由来の食物繊維摂取量と糖尿病の発症の関連はないといえる。

(4)　誤り。野菜類由来の食物繊維摂取量と糖尿病発症に関する研究における相対危険は、95%信頼区間が1をまたいでいるため、野菜類由来の食物繊維摂取量と糖尿病の発症の関連はないといえる。

(5)　正しい。(4)の解説参照。

練習問題

空腹時血糖値による糖尿病スクリーニング検査に関する記述である。正しいのはどれか。1つ選べ。

(1)　敏感度は、糖尿病である者のうち、検査が陰性になる者の割合である。
(2)　偽陽性率は、「100－特異度」で算出される。
(3)　陽性反応的中度は、有病率の影響を受けない。
(4)　カットオフ値を110mg/dL から120mg/dL に上げると、特異度は低くなる。
(5)　ROC 曲線は、縦軸を敏感度、横軸を判定基準（カットオフ値）とする。

解　説 ………………………………………………………………………… 正答 (2)

(1)　誤り。設問は、偽陰性率の説明である。敏感度は、糖尿病である者のうち、検査が陽性になる者の割合である。
(2)　正しい。特異度と偽陽性率の和は100％である。
(3)　誤り。的中度の指標は有病率の影響を受け、陽性反応的中度は有病率の高い集団で、陰性反応的中度は有病率の低い集団で高くなる。
(4)　誤り。検査値が高いと陽性と判定される検査の場合、カットオフ値を上げると真陽性者の割合が減るため、敏感度は低くなる。敏感度と特異度はトレードオフの関係にあるため、特異度は高くなる。
(5)　誤り。ROC 曲線は、縦軸を敏感度、横軸を100－特異度（偽陽性率）とする。

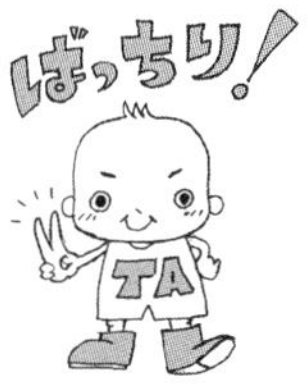

練習問題

ある疾病の有病率が10%である1,000人の集団に対して、敏感度70%、特異度80%のスクリーニング検査を行ったときに、検査陽性となる者の期待人数である。正しいのはどれか。1つ選べ。

(1)　70人
(2)　80人
(3)　150人
(4)　180人
(5)　250人

解説 …………………………………………………… 正答 (5)

		疾病	
		あり	なし
検査	陽性	a	c
	陰性	b	d

a：真陽性(疾病があり異常と判定)
d：真陰性(疾病はなく正常と判定)
c：偽陽性(疾病がないのに異常と判定)
b：偽陰性(疾病があるのに正常と判定)

敏感度とは、疾病罹患者に占める検査陽性者の割合である。したがって、この場合、有病者100人に対する70%であるから70人となる。上図aに該当する。

特異度とは、疾病に罹患していない者に占める検査陰性者の割合である。したがって、この場合、非有病者900人に対する80%であるから720人となる。上図dに該当する。

有病者100人のうち検査陽性者が70人であるから、残りの30人が検査陰性者となる。上図bに該当する。

非有病者900人のうち検査陰性者が720人であるから、残りの180人が検査陽性者となる。上図cに該当する。

		疾病		計
		あり	なし	
検査	陽性	70	180	250
	陰性	30	720	750
計		100	900	1,000

(1)〜(4)　誤り。
(5)　正しい。検査陽性者は真陽性者と偽陽性者の合計である。

5　生活習慣(ライフスタイル)の現状と対策

1　身体活動・運動

1　身体活動・運動の現状

2019(令和元)年国民健康・栄養調査によると、**運動習慣のある者**※**の割合**は、男性33.4%、女性25.1%で、年齢階級別にみると、男女ともに**65歳以上で高い**傾向にあった。また、**身体活動量を客観的に評価する指標として歩数の測定を実施**しており、その平均値は男性6,793歩、女性5,832歩であり、男女とも**60歳以上になると大きく減少**する傾向にあった。

また同年の調査によると、運動習慣改善の意思について、**「関心はあるが改善するつもりはない」**と回答した者の割合が最も高く、男性で23.9%、女性で26.3%であった。BMIの状況別に見た場合、肥満の者では男女とも**「関心はあるが改善するつもりはない」**と回答した者の割合が最も高かった。

※「運動習慣のある者」とは、1回30分以上の運動を週2回以上実施し、1年以上継続している者を指す。

2　身体活動・運動と健康増進

(1)　身体活動と健康増進

身体活動とは、骨格筋の収縮により安静時よりも多くのエネルギー消費を伴う身体の状態のことをいう。日常生活における労働、家事、通勤・通学、趣味などの**生活活動**と、体力の維持・向上を目的として計画的・意図的に実施する**運動**の2つに分けられる。これらの身体活動は、生活習慣病の予防やストレスの解消などに有効であるとされている。

(2)　運動と健康増進

健康増進の効果は、運動の**強度・時間・頻度**に関係する。運動は有酸素運動と無酸素運動に大きく分けられる。

※有酸素運動と無酸素運動の詳細については、**同シリーズ「上巻」PartⅢ応用栄養学13-1 3「有酸素運動と無酸素運動」**を参照のこと。

3　健康づくりのための身体活動・運動ガイド2023

本ガイドは、2013(平成25)年3月に公表された「健康づくりのための身体活動基準2013」を最新の**科学的知見**に基づき身体活動・運動分野の取組を推進するために改訂したもので、運動指導者(健康運動指導士、保健師、管理栄養士、医師等)、政策立案者(健康増進部門、まちづくり部門等)、職場管理者、その他健康・医療・介護分野における身体活動を支援する関係者等に向けて策定された。**対象者別(成人・こども・高齢者)の身体活動・運動の推奨事項**及び、**身体活動・運動に関する参考情報**について示されている。大きな改定点として、身体活動の一つに**座位行動**が追加されたこと、成人・高齢者の運動の推奨内容に**週2～3日の筋力トレーニング**が追加されたこと等が挙げられる。

〈本ガイドで推奨している身体活動の種類とその定義〉

・**身体活動**：安静にしている状態よりも多くのエネルギーを消費する、骨格筋の収縮を伴う全ての活動。

・**生活活動**：日常生活における家事・労働・通勤・通学などに伴う活動。

・**運動**：健康・体力の維持・増進を目的として計画的・定期的に実施する活動。

・**座位行動**：座位や臥位の状態で行われるエネルギー消費が1.5メッツ※以下の全ての覚醒中の行動。座ったり寝転んだりして過ごすこと(例えば、デスクワークをすることや、座ったり寝ころんだ状態でテレビやスマートフォンを見ること)

※**メッツ**：**身体活動の強度**を表し、安静座位時を1メッツとし、その何倍のエネルギーを消費するかという指標。身体活動によるエネルギー消費量(kcal)は、**メッツ×時間(h)×体重(kg)**で推定できる。

身体活動・運動の推奨事項一覧

全体の方向性	個人差を踏まえ、強度や量を調整し、可能なものから取り組む 今よりも少しでも多く身体を動かす

対象者※1	身体活動		座位行動
高齢者	歩行又はそれと同等以上の (3メッツ以上の強度の) 身体活動を1日40分以上 (1日約6,000歩以上) (=週15メッツ・時以上)	**運動** 有酸素運動・筋力トレーニング・バランス運動・柔軟運動など多要素な運動を週3日以上 【筋力トレーニング※2を週2〜3日】	座りっぱなしの時間が長くなりすぎないように注意する (立位困難な人も、じっとしている時間が長くなりすぎないように、少しでも身体を動かす)
成人	歩行又はそれと同等以上の (3メッツ以上の強度の) 身体活動を1日60分以上 (1日約8,000歩以上) (=週23メッツ・時以上)	**運動** 息が弾み汗をかく程度以上の (3メッツ以上の強度の) 運動を週60分以上 (=週4メッツ・時以上) 【筋力トレーニングを週2〜3日】	
こども (※身体を動かす時間が少ないこどもが対象)	(参考) ・中強度以上(3メッツ以上)の身体活動(主に有酸素性身体活動)を1日60分以上行う ・高強度の有酸素性身体活動や筋肉・骨を強化する身体活動を週3日以上行う ・身体を動かす時間の長短にかかわらず、座りっぱなしの時間を減らす。特に余暇のスクリーンタイム※3を減らす。		

※1　生活習慣、生活様式、環境要因等の影響により、身体の状況等の個人差が大きいことから、「高齢者」「成人」「こども」について特定の年齢で区切ることは適当でなく、個人の状況に応じて取組を行うことが重要であると考えられる。

※2　負荷をかけて筋力を向上させるための運動。筋トレマシンやダンベルなどを使用するウエイトトレーニングだけでなく、自重で行う腕立て伏せやスクワットなどの運動も含まれる。

※3　テレビやDVDを観ることや、テレビゲーム、スマートフォンの利用など、スクリーンの前で過ごす時間のこと。

〈身体活動・運動に関する参考情報〉

本ガイドでは、下記の8項目について参考情報が示されているが、ここでは⑥について解説する。

① 筋力トレーニングについて

② 働く人が職場で活動的に過ごすためのポイント

③ 慢性疾患(高血圧、2型糖尿病、脂質異常症、変形性膝関節症)を有する人の身体活動のポイント

④ 身体活動・運動を安全に行うためのポイント

⑤ 身体活動による疾患等の発症予防・改善のメカニズム

⑥ 全身持久力(最高酸素摂取量)について

⑦ 身体活動支援環境について

⑧ 身体活動とエネルギー・栄養素について

【全身持久力（最高酸素摂取量）について】

最高酸素摂取量（$\dot{V}O_2$peak/kg、単位：mL/kg/分もしくはメッツ）とは、肺で大気から取り込んだ酸素を心臓から血液に乗せて運搬し、筋肉で糖や脂肪を分解することで身体活動の遂行に必要なエネルギーを産生する能力のことで、より厳密に測定される最大酸素摂取量と同様に全身持久力の指標である。様々な要因による死亡や疾患発症の強力な予測因子であることから、身体活動・運動を通してその維持・向上が推奨される。最高酸素摂取量の向上には有酸素性身体活動の習慣的実施が有効で、中高強度で１回30分間、週当たり３回以上の継続実施が推奨される。安全と効果のバランスから、強度は最高酸素摂取量の50～75％程度が適切である。

本ガイドでは、全身持久力について**日本人を対象とした研究のレビュー**を行い、性・年代別の基準値を次のように設定した。

性・年代別の全身持久力の基準値

	男性	女性
	メッツ※1	メッツ※1
10～19歳	14.5※2	12.0※2
20～29歳	12.5	9.5
30～39歳	11.0	8.5
40～49歳	10.0	7.5
50～59歳	9.0	7.0
60～69歳	8.0	6.5
70～79歳	7.5	6.0

※１　表のメッツ値の強度の運動あるいは生活活動を約３分間継続できた場合、全身持久力の基準を満たすと考えられる。メッツ値を3.5倍することで最高酸素摂取量（mL/kg/分）の基準値に換算することが可能である。
※２　10～19歳の値は死亡や疾患発症のリスクとの関係が明確でないため参考値とする。

4　健康日本21（第三次）における身体活動・運動の目標

健康日本21（第三次）では、身体活動・運動に関して次の４つの具体的な目標項目を設定している。

- **日常生活における歩数の増加**
- **運動習慣者の割合の増加**
- **運動やスポーツを習慣的に行っていないこどもの減少**
- **「居心地が良く歩きたくなる」まちなかづくりに取り組む市町村数の増加**

2　喫煙行動

1　喫煙の現状

2019（令和元）年国民健康・栄養調査によると、現在習慣的に喫煙している者※の割合（20歳以上）は16.7％、男女別にみると男性27.1％、女性7.6％で、この10年間でみるといずれも有意に**減少**している。先進諸国と比較した場合、男性の喫煙者率は極めて**高い**水準に、女性の喫煙者率は比較的**低い**水準になっている。

また同年の調査によると、受動喫煙を有する者（現在喫煙者を除く）の割合について場所別にみると、**「飲食店」**では29.6％と最も高く、次いで「遊技場」「路上」では27.1％となっており、すべての場所で有意に**減少**している。

※「現在習慣的に喫煙している者」とは、たばこを「毎日吸っている」又は「時々吸う日がある」と回答した者を指す。

2 喫煙の健康影響と社会的問題

(1) たばこ煙中の有害物質

たばこ煙中には多種多様な有害物質が含まれており、その影響は主流煙よりも**副流煙**の方が大きい。次の3つは三大有害物質と呼ばれている。

- **タール**：発がん物質
- **ニコチン**：ニコチン依存症、血管収縮作用、プロラクチン分泌抑制作用
- **一酸化炭素**：ヘモグロビンの酸素運搬阻害

(2) 喫煙の健康影響

① 能動喫煙による健康影響

喫煙は、**悪性新生物**※、**2型糖尿病**、**循環器疾患**(**虚血性心疾患**、**脳血管疾患**)、**呼吸器疾患**(**COPD**)、**歯周疾患**などの発症リスクを増加させる。

※厚生労働省が2016(平成28)年に公表した「喫煙と健康　喫煙の健康影響に関する検討会報告書」の中で、**肺、口腔・咽頭、喉頭、鼻腔・副鼻腔、食道、胃、肝臓、膵臓、膀胱、子宮頸部のがん**について、喫煙とがんの因果関係は明らかであるとしている。

② 受動喫煙による健康影響

健康増進法では、受動喫煙を「人が他人の喫煙によりたばこから発生した煙にさらされること」と定義している。この受動喫煙により、たばこを吸わない人の肺がん、虚血性心疾患、呼吸器疾患の危険性が高まるとともに、子どもに対しては、低出生体重児の出産、乳幼児突然死症候群や小児の呼吸器疾患などの危険が発生する。受動喫煙による影響を避けるため、分煙(非喫煙場所に煙が流出しないように配慮した状態)の対策が重要になっている。

3 たばこ対策

(1) WHOによるたばこ対策

2003(平成15)年5月のWHO総会において、保健分野で初めての国際条約となる「**たばこ規制枠組条約(FCTC)**」が採択され、2005(平成17)年2月に発効した。この条約は、締結国に対して、**たばこ価格・たばこ課税政策**、**受動喫煙防止対策の実施**、**たばこ広告の制限**、たばこ製品の包装における**健康警告表示の強化**、受動喫煙対策、喫煙状況の調査などの実施を課している。わが国は、この条約を批准しており、この条約を受けてたばこに関する情報提供、未成年者の喫煙防止対策、受動喫煙防止対策、禁煙希望者への禁煙支援などを実施している。

また、毎年5月31日を**世界禁煙デー**と定め、年ごとにテーマを決め、たばこ対策の推進を加盟国に呼びかけている。

(2) 健康日本21(第三次)におけるたばこ対策

健康日本21(第三次)では、たばこに関して次の4つの具体的な目標項目を設定している。

- **喫煙率の減少**
- **20歳未満の者の喫煙をなくす**
- **妊娠中の喫煙をなくす**

●望まない受動喫煙の機会を有する者の減少

※未成年者の喫煙は、1900（明治33）年に制定された**未成年者喫煙禁止法**で禁止されている。
※たばこに関する数値目標は、**健やか親子21（第２次）**や**がん対策推進基本計画**においても設定されている。

(3)　受動喫煙防止対策

①　健康増進法の改正

2003（平成15）年施行の**健康増進法**に受動喫煙の防止に関する規定が盛り込まれ、**多数の者が利用する施設を管理する者は受動喫煙を防止するために必要な措置を講ずるよう努めなければならない（努力義務）**とされた。また、さらに受動喫煙対策を推進するため、2018（平成30）年に同法が改正され、2020（令和２）年４月から全面施行された。主な改正内容としては、屋内での喫煙は原則禁止、20歳未満の喫煙エリアへの立ち入り禁止、屋内での喫煙には喫煙室を設置、喫煙室の標識掲示義務、義務違反を行い指導や命令による改善がみられない場合は行政罰（過料）を科す、等が挙げられる。

②　労働安全衛生法の改正

2014（平成26）年には労働安全衛生法が改正され、職場における受動喫煙防止対策の実施が盛り込まれ、**事業者は労働者及び事業場の実情に応じ適切な措置を講ずるよう努めるものとする（努力義務）**とされた。

(4)　禁煙支援

国民全体としてたばこによる健康被害の低減を達成するため、禁煙希望者に対する支援の積極的な推進が重要かつ効果的である。こうしたなか、禁煙希望のあるニコチン依存症患者に対する一定期間の禁煙指導について、2006（平成18）年度診療報酬改定において、**ニコチン依存症管理料**が新設された。また、**禁煙補助薬のOTC**（一般用医薬品）も増えてきている。一般用医薬品とは、医師の処方せんなしで薬局などでの購入が可能な医薬品のことである。

〈禁煙治療が保険適用となる条件（下記の４条件をすべて満たして医師が必要と認めた場合）〉

①「禁煙治療のための標準手順書」に記載されているニコチン依存についてのスクリーニングテスト（TDS）の結果が５点以上（10点満点中）で、**ニコチン依存症**と診断
②　**ブリンクマン指数**（１日の喫煙本数×喫煙年数）が200以上*
③　直ちに禁煙することを希望
④「禁煙治療のための標準手順書」に則った禁煙治療について説明を受け、その禁煙治療を受けることを文書により同意

＊**平成28年度診療報酬改定において、35歳未満については、ブリンクマン指数200以上の要件が廃止**され、若年者に対する禁煙治療が可能となった。

3　飲酒行動

1　飲酒の現状

わが国のアルコール消費量は、経済成長、国民所得の増加、生活様式の変化等により昭和20年代から急激な増加を示したが、近年は減少傾向にある。また、未成年者の飲酒の割合も減少している。ただし、2019（令和元）年国民健康・栄養調査では、生活習慣病のリスクを高める量を飲酒して

いる者※の割合は、男性14.9%、女性9.1%で、その割合は男性では40歳代、女性では50歳代で最も高くなっており、一部の多量飲酒者が多くのアルコールを消費している。これにより、アルコール依存症の患者は増加傾向を示している。なお、生活習慣病のリスクを高める量を飲酒している女性の割合は有意に増加している。

※「生活習慣病のリスクを高める量を飲酒している者」とは「1日当たりの純アルコール摂取量が男性で40g 以上、女性で20g 以上」と回答した者を指す。

2　飲酒の健康影響と社会的問題

アルコール(酒類)は適量であれば「百薬の長」にもなり得るが、アルコール乱用によって様々な健康問題が引き起こされる。

アルコールの離脱症状及びアルコールがもたらす代表的な疾患

離脱症状(身体依存)	頭痛、イライラする、嘔気、手指の振戦、食欲低下、寝汗、微熱、眠れなくなる、脈が速くなる
脳	うつ、不安障害、認知症、アルコール依存症、ウェルニッケ脳症
心臓	高血圧、不整脈
膵臓	糖尿病、膵炎、膵臓がん
肝臓	脂肪肝、肝炎、肝硬変、肝細胞がん
大腸	大腸がん(結腸がん、直腸がん)
喉・食道	口腔がん、咽頭がん、食道がん
その他	脂質異常症、高尿酸血症、末梢神経障害、乳がん、胎児性アルコール症候群

■飲酒とJカーブ

既存の疫学研究から、飲酒量と健康リスクとの関係は高血圧や脳出血は正比例関係を示すといわれている。しかし、**非飲酒者に比べて少量飲酒者のリスクがむしろ低く、飲酒量が増えればリスクが高くなる**という**Jカーブパターン**をとるものもあり、**総死亡数・虚血性心疾患・脳梗塞・2型糖尿病**などでこのような関係が認められており、飲酒の健康面での利点とされている。

■アルコール・ハラスメント

飲酒に関連した嫌がらせや迷惑行為、人権侵害を指し、アルコール薬物問題全国市民協会(ASK)は以下の5項目と定義している。

・飲酒の強要
・場を盛り上げるためのイッキ飲みや早飲み競争などをさせる行為
・意図的な酔いつぶし
・飲めない人への配慮を欠く行為
・酔ったうえでの迷惑行為

3　アルコール対策と適正飲酒

(1)　健康日本21(第三次)におけるアルコール対策

健康日本21(第三次)では、飲酒に関して次の2つの具体的な目標項目を設定している。

●生活習慣病(NCDs)のリスクを高める量を飲酒している者の減少

●20歳未満の者の飲酒をなくす

※生活習慣病のリスクを高める飲酒量：1日当たりの純アルコール摂取量が**男性40g 以上**、**女性20g 以上**

※飲酒に関する数値目標は、**健やか親子21(第二次)**や**アルコール健康障害対策推進基本計画**においても設定されている。

※20歳未満の者の飲酒は、1922(大正11)年に制定された**未成年者飲酒禁止法**で禁止されている。

※自動車及び自転車の酒気帯び運転は、**道路交通法**違反となり刑事罰の対象となる。

(2)　アルコール健康障害対策基本法

多量飲酒者が増え、健康増進のためにも、包括的な社会全体の取組みが必要とされている。こうした動きを受け、2013(平成25)年12月に**アルコール健康障害対策基本法**が制定され、2014(平成26)年６月に施行された。この法律に基づき、現在、アルコール健康障害の発生予防を重点課題とする**アルコール健康障害対策推進基本計画**(第２期)が進行中である。なお、都道府県は本基本計画に基づき、当該地域の実情に即した「**都道府県アルコール健康障害対策推進計画**」の策定に努めなければならない(**努力義務**)。

(3)　飲酒教育へのアルコールパッチテストの活用

低活性型及び非活性型の２型アルデヒド脱水素酵素(ALDH２)をもつ人(≒赤型体質；酒に弱い体質)と、活性型 ALDH２をもつ人(≒白型体質；酒に強い体質)とを簡単に弁別するテストで、体質を視覚に訴えることができることから、飲酒教育などに活用されている。

4　睡眠、休養、ストレス

十分な睡眠や余暇活動は、心身の健康に欠かせない。睡眠不足を含め様々な睡眠の問題が慢性化すると、肥満、高血圧症、糖尿病、循環器疾患の発症リスクの上昇や症状悪化をもたらすほか、うつ病などの精神障害の発症や再発リスクが高まる。また、長時間にわたる過重な労働は、疲労の蓄積をもたらす最も重要な要因と考えられ、さらには循環器疾患との関連性が指摘されている。

1　睡眠と生活リズム

(1)　睡眠習慣と生活リズム

ヒトの睡眠と覚醒には、**約25時間**を周期とする**概日リズム**(**サーカディアンリズム**)があり、このリズムは**視床下部**にある生体時計によって調節されている。約25時間周期の生体時計は、**メラトニン**や24時間周期の太陽光、食事、運動、社会生活などの外部刺激と同調して生体リズムをつくる。生体時計を同調させる最も強い要因は**光**であり、明け方に太陽光を浴びることで、体内時計を１時間前進させ、約25時間を周期とする概日リズムをリセットしている。このため、昼夜が逆転する生活を続けると生体時計による睡眠の調節がうまくいかなくなる。

(2)　睡眠サイクル

ノンレム睡眠とレム睡眠があり、ヒトはこの２つを１セットとして約90～120分の周期で繰り返す。

- **●ノンレム(non REM)睡眠**：脳は休息状態にあり、眼球の動きはほぼ停止し、脳波の活動も低下する。また、成長ホルモン(GH)の分泌やたんぱく質の同化が行われる。
- **●レム(REM)睡眠**：脳は活動状態にあり、**急速眼球運動**(Rapid Eye Movement)がみられる。夢をみていることが多い。また、**骨格筋の活動は低下**する。

2　睡眠・休養の現状

日本人の睡眠時間は、諸外国に比べ短く、さらに短縮傾向にあり、睡眠不足に起因する経済損失は指摘されている。2019(令和元)年国民健康・栄養調査によると、１日の平均睡眠時間は、男女とも「６時間以上７時間未満」が最も高く、男性32.7％、女性36.2％であった。また、平均睡眠時間が６時間未満の者の割合は、男性37.5％、女性40.6％であり、性・年齢階級別にみると、男性の30～50歳代、女性の40～50歳代では４割を超えている。さらに、2018(平成30)年調査において、ここ１か月間、睡眠で休養が十分にとれていない者の割合は21.7％であった。

日本人の総労働時間は減少傾向にあるが、引き続き長時間労働対策を進め、労働者が健康を保持しながら、労働以外の生活のための時間を確保して働くことができるような労働環境を整備する必要がある。

3　睡眠・休養の対策

(1)　健康日本21(第三次)における睡眠・休養・こころの健康に関する目標

健康日本21(第三次)では、睡眠・休養・こころの健康に関して主に次の目標項目を設定している。

- ●睡眠で休養がとれている者の増加
- ●睡眠時間が十分に確保できている者の増加
- ●週労働時間60時間以上の雇用者の減少
- ●メンタルヘルス対策に取り組む事業場の増加
- ●心のサポーター数の増加

(2)　健康づくりのための睡眠ガイド2023

睡眠・休養分野における国民の健康づくりのための取組みとして、厚生労働省は「健康づくりのための睡眠指針2014」を策定し、睡眠・休養分野に関する普及啓発等に取り組んできた。しかし、健康日本21(第二次)の最終評価において、睡眠による休養を十分とれていない者の割合は増加していると評価され、また、近年の日本人の平均睡眠時間は先進国の中でも短いことが指摘されており、国民一人ひとりの睡眠休養感の向上と十分な睡眠の確保は重要な健康課題といえる。こうした状況を踏まえ、休養・睡眠分野の取組みをさらに推進するため、2023年度に「健康づくりのための睡眠指針2014」を見直し、最新の科学的知見に基づき「**健康づくりのための睡眠ガイド2023**」が策定された。

大きな改定点として、健康日本21(第三次)において目標として掲げられた**適正な睡眠時間**と**睡眠休養感の確保**に向けた推奨事項が年代別(成人・こども・高齢者)にとりまとめられたこと、必要な睡眠時間の確保といった定量的な推奨事項だけでなく、良質な睡眠確保に向けた睡眠環境や生活習慣等の見直しといった定性的な推奨事項を含むこと、光・温度・音等の環境因子、食生活・運動等の生活習慣、睡眠に影響を与える嗜好品との付き合い方について、科学的知見に基づきこれらについて留意が必要な点が参考情報として示されていること等が挙げられる。

睡眠の推奨事項一覧

全体の方向性	個人差を踏まえつつ、日常的に質・量ともに十分な睡眠を確保し、心身の健康を保持する

対象者※	推奨事項
高齢者	●長い床上時間が健康リスクとなるため、床上時間が８時間以上にならないことを目安に、必要な睡眠時間を確保する。 ●食生活や運動等の生活習慣や寝室の睡眠環境等を見直して、睡眠休養感を高める。 ●長い昼寝は夜間の良眠を妨げるため、日中は長時間の昼寝は避け、活動的に過ごす。
成人	●適正な睡眠時間には個人差があるが、６時間以上を目安として必要な睡眠時間を確保する。 ●食生活や運動等の生活習慣、寝室の睡眠環境等を見直して、睡眠休養感を高める。 ●睡眠の不調・睡眠休養感の低下がある場合は、生活習慣等の改善を図ることが重要であるが、病気が潜んでいる可能性にも留意する。
こども	●小学生は９～12時間、中学・高校生は８～10時間を参考に睡眠時間を確保する。 ●朝は太陽の光を浴びて、朝食をしっかり摂り、日中は運動をして、夜ふかしの習慣化を避ける。

※生活習慣や環境要因等の影響により、身体の状況等の個人差が大きいことから、「高齢者」「成人」「こども」について特定の年齢で区切ることは適当でなく、個人の状況に応じて取組を行うことが重要であると考えられる。

〈睡眠に関する参考情報〉

本ガイドでは、下記の６項目について参考情報が示されている。

① 良質な睡眠のための環境づくりについて

・日中にできるだけ日光を浴びると、体内時計が調節されて入眠しやすくなる。
・寝室にはスマートフォンやタブレット端末を持ち込まず、できるだけ暗くして寝ることが良い睡眠につながる。
・寝室は暑すぎず寒すぎない温度で、就寝の約１～２時間前に入浴し身体を温めてから寝床に入ると入眠しやすくなる。
・できるだけ静かな環境で、リラックスできる寝衣・寝具で眠ることが良い睡眠につながる。

② 運動、食事等の生活習慣と睡眠について

・適度な運動習慣を身につけることは、良質な睡眠の確保に役立つ。
・しっかり朝食を摂り、就寝直前の夜食を控えると、体内時計が調整され睡眠・覚醒リズムが整う。
・就寝前にリラックスし、無理に寝ようとするのを避け、眠気が訪れてから寝床に入ると入眠しやすくなる。
・規則正しい生活習慣により、日中の活動と夜間の睡眠のメリハリをつけることで睡眠の質が高まる。

③ 睡眠と嗜好品について

・カフェインの摂取量は１日400mg（コーヒーを700cc程度）を超えると、夜眠りにくくなる可能性がある。
・カフェインの夕方以降の摂取は、夜間の睡眠に影響しやすい。
・晩酌での深酒や、眠るためにお酒を飲むこと（寝酒）は、睡眠の質を悪化させる可能性がある。
・喫煙（紙巻きたばこ、加熱式たばこ等のニコチンを含むもの）は、睡眠の質を悪化させる可能性がある。

④ 睡眠障害について

・睡眠に関連する症状は、「睡眠環境、生活習慣、嗜好品」によるものと「睡眠障害」によるものがある。
・睡眠環境や生活習慣、嗜好品に起因する睡眠関連症状は、本ガイドの実践で改善する可能がある。
・本ガイドを実践しても睡眠に関連する症状が続く場合、睡眠障害が潜んでいる可能性がある。
・睡眠障害が疑われる場合は、速やかに医療機関を受診する。

⑤ 妊娠・子育て・更年期と良質な睡眠について

・睡眠は月経周期の影響を受ける。
・妊娠中の睡眠は妊娠経過とともに変化し、胎児の健康にも影響する可能性がある。
・子育て期の睡眠も健康増進・維持には重要である。
・更年期には睡眠の悩みが再び増えやすい傾向がある。

⑥ 就業形態（交替制勤務）と睡眠の課題について

・交替制勤務では、睡眠の不調などの健康リスクに注意が必要である。
・不眠や睡眠休養感の低下、業務中の眠気が続き、日常生活に支障を来している場合は速やかに医療機関を受診する。

(3)　休養指針

生活のリズムを保つことの重要性や、長期休養をとることの効用などの普及を目的として、旧厚生省は1994(平成６)年に「**健康づくりのための休養指針**」を策定した。

〈健康づくりのための休養指針〉

1．生活にリズムを
・早めに気づこう、自分のストレスに
・睡眠は気持ちよい目覚めがバロメーター
・入浴で、からだもこころもリフレッシュ
・旅に出かけて、心の切り換えを
・休養と仕事のバランスで能率アップと過労防止
2．ゆとりの時間でみのりある休養を
・１日30分、自分の時間をみつけよう
・活かそう休暇を、真の休養に
・ゆとりの中に、楽しみや生きがいを
3．生活の中にオアシスを
・身近な中にもいこいの大切さ
・食事空間にもバラエティを
・自然とのふれあいで感じよう、健康の息ぶきを
4．出会いときずなで豊かな人生を
・見出そう、楽しく無理のない社会参加
・きずなの中ではぐくむ、クリエイティブ・ライフ

休養法

消極的休養法	主として疲労した器官や組織の活動を休止させることにより、疲労を回復させる方法。くつろぎ、睡眠、入浴、マッサージなどがある。入浴はぬるめの低温(40℃程度)が効果的であるとされる。
積極的休養法	気分転換により疲労を回復させる方法。慢性疲労の回復に有効である。スポーツ、旅行、散歩、趣味を楽しむなど精神的・身体的活動がある。

5　歯科口腔保健行動

1　歯・口腔の健康に関する状況

2022(令和４)年の歯科疾患実態調査によると、80歳で20歯以上の自分の歯を有する者(8020達成者)の割合は、51.6%であった。また、過去１年間に歯科検診を受診した人の割合は、58.0%であった。歯周病の評価指標である４mm 以上の歯周ポケットをもつ人の割合(47.9%)は、高齢になるにつれて増加傾向であるが、歯肉出血を有する者の割合(44.9%)は、加齢とともに増加あるいは減少するような一貫した傾向は認められなかった。

小児の歯の健康状態については**学校保健統計調査**からも把握でき、「むし歯」の者の割合は、幼稚園、小学校、中学校、高等学校の**全ての学校段階で年々減少**している。

2　歯・口腔と全身の健康

甘味食品・飲料の摂取頻度は**むし歯**の発生に大きく関与しており、摂取回数が多くなるほど、むし歯の発生リスクは高くなる。特に砂糖については、口腔内細菌により菌体表面で不溶性グルカン

を合成する際の基質となるなど、他の糖質よりもむし歯の発生に深く関わっている。また、**歯周病**のリスク因子としては、**喫煙**、**過度の飲酒**なども示されている。さらに、歯周病は動脈硬化を促進して**心筋梗塞**や**脳梗塞**の発症リスクを高めるほか、TNF-αの産生を亢進させることでインスリン抵抗性を上昇させて**糖尿病**の発症リスクを高めるなど、**生活習慣病との関連性**が指摘されている。

3　歯科口腔保健対策

むし歯や歯周病などによる歯の喪失は咀嚼機能や構音機能の低下をもたらし多面的な影響を与え、最終的に生活の質(QOL)に大きく関連する。

健康日本21の最終評価では歯の喪失防止に関する目標値を達成したが、健康寿命の延伸のため、さらなる歯・口腔の健康を推進する必要がある。現在わが国では、従来のう蝕予防対策に加え、歯周疾患予防対策にも重点を置き、各ライフステージに応じたさまざまな歯科保健対策を展開している。

(1)　健康日本21(第三次)における歯科口腔保健対策

健康日本21(第三次)では、歯・口腔の健康に関して次の3つの具体的な目標項目を設定している。

- ●歯周病を有する者の減少
- ●よく噛んで食べることができる者の増加
- ●歯科検診の受診者の増加

(2)　乳児期における歯科口腔保健対策

母子保健法に基づき、市町村は**1歳6か月歯科健康診査**、**3歳児歯科健康診査**を実施している。

(3)　成人期・高齢期における歯科口腔保健対策

健康増進法に基づき、市町村は健康増進事業の一環として**歯周疾患検診**、歯の健康教育、健康相談を実施している。また、市町村は介護保険法に基づく**地域支援事業**(介護予防・日常生活支援総合事業)の一環として**口腔機能向上プログラム**を実施している。

(4)　歯科衛生思想の普及

①　8020(ハチマルニイマル)運動

80歳で20歯以上の自分の歯を保ち、生涯自分の歯で食べることを目標とした運動。健康日本21(第三次)では、「80歳で20歯以上の自分の歯を有する者の割合の増加」を目標の一つとして掲げている。

②　噛ミング30(カミングサンマル)運動

一口30回以上噛むことを目標とした運動で、歯科保健分野からの食育の推進を図っている。

③　う蝕の原因とならない代用甘味料の利用推奨

う蝕の予防として、砂糖などの発酵性(酸産生性)糖質に替わって、発酵性がなくう蝕の原因にならない代用甘味料を上手に利用することが有用である。発酵性のない代用甘味料として、**糖アルコール**(**キシリトール**など)や**非糖質系甘味料**(**アスパルテーム**など)が挙げられる。

※甘味料については、PartⅥ-2-3「砂糖及び甘味料」を参照のこと。

練習問題

「健康づくりのための身体活動・運動ガイド2023」に関する記述である。**誤っている**のはどれか。１つ選べ。

(1)　全体の方向性として、今よりも少しでも多く身体を動かすことを推奨している。
(2)　高齢者には、多要素な運動を行うことを推奨している。
(3)　身体を動かす時間が少ないこどもには、何らかの身体活動を少しでも行うことを推奨している。
(4)　全身持久力の基準値は、諸外国の研究結果の数値を用いて設定している。
(5)　働く人が職場で活動的に過ごすためのポイントが示されている。

解　説 ………………………………………………………………………………… 正答　(4)

(1)　正しい。この他、個人差を踏まえ、強度や量を調整し、可能なものから取り組むことも全体の方向性として推奨している。
(2)　正しい。高齢者には、筋力・バランス・柔軟性など多要素な運動を週３日以上行うことを推奨している。
(3)　正しい。身体を動かす時間が少ないこどもは、学校や家庭、放課後に自宅近隣など様々な場面において、１週間を通じて、１日平均60分以上を目安にして、何らかの身体活動を行うことが健康につながる、としている。
(4)　誤り。全身持久力の基準値は、日本人を対象とした研究のレビューを行い、性・年代別の基準値を設定している。
(5)　正しい。社会生態学モデルとCOM－Bモデルを組み合わせた、働く人が職場で活動的に過ごすための具体的な対策とその事例が、身体活動・運動に関する参考情報として示されている。

練習問題

喫煙・飲酒に関する記述である。正しいのはどれか。１つ選べ。

(1)　健康増進法では、多数の者が利用する施設の類型ごとに受動喫煙防止対策を定めている。
(2)　たばこ煙中のタールは、依存症の原因となる。
(3)　禁煙指導の方法として、低ニコチンたばこの活用がある。
(4)　総死亡の相対危険は、飲酒量がゼロの時に最も低い。
(5)　飲酒した20歳未満の者は、未成年者飲酒禁止法により罰せられる。

解　説 ………………………………………………………………………………… 正答　(1)

(1)　正しい。健康増進法では、多数の者が利用する施設の類型に応じ、その利用者に対して一定の場所以外での喫煙を禁止している。
(2)　誤り。依存症の原因となるのは、たばこ煙中のニコチンである。タールは、発がんの原因となる。
(3)　誤り。禁煙指導では、完全禁煙を徹底する。
(4)　誤り。総死亡の相対危険は、非飲酒者よりも少量飲酒者で低くなる。
(5)　誤り。20歳未満の者への酒類の販売は未成年者飲酒禁止法により禁止されており、販売した者には罰則が科せられるが、飲酒した20歳未満の者を罰する規定は定められていない。

練習問題

睡眠に関する記述である。最も適当なのはどれか。１つ選べ。
(1)　必要な睡眠時間は、季節によらず一定である。
(2)　必要な睡眠時間は、年齢によらず一定である。
(3)　睡眠休養感は、生活習慣による影響を受ける。
(4)　アルコールの摂取は、閉塞性睡眠時無呼吸を改善する。
(5)　就寝前の夜食は、翌朝の睡眠休養感を向上させる。

解　説 ……………………………………………………………………………… 正答 (3)

(1)　適当でない。睡眠時間は季節によっても変動し、夏季に比べて冬季に10～40分程度、睡眠時間が長くなる。
(2)　適当でない。必要な睡眠時間は、年齢によって変化する。夜間に実際に眠ることのできる時間は加齢により徐々に短くなる。また、加齢が進むと徐々に早寝早起きの傾向が強まり朝型化する。
(3)　適当。睡眠休養感は、睡眠時間の不足だけでなく、睡眠環境、生活習慣、日常的に摂取する嗜好品、睡眠障害の有無等、様々な要因により影響を受ける。
(4)　適当でない。アルコールの摂取は、閉塞性睡眠時無呼吸をはじめとした様々な睡眠障害を増悪させる。
(5)　適当でない。就寝前の夜食や間食は、朝食の欠食と同様に体内時計を後退させ、翌朝の睡眠休養感や主観的睡眠の質を低下させる。さらに、夜食や間食の過剰摂取は、糖尿病や肥満をもたらし、閉塞性睡眠時無呼吸の発症リスクも高める。

練習問題

わが国の歯科保健に関する記述である。**誤っている**のはどれか。１つ選べ。
(1)　喫煙は、歯周疾患のリスク因子である。
(2)　児童のむし歯の者の割合は、減少している。
(3)　80歳で20歯以上の自分の歯を有する者の割合は、約20％である。
(4)　１歳６か月児、３歳児に対して、歯科健康診査が実施されている。
(5)　介護予防・日常生活支援総合事業には、「口腔機能の向上」に関する事業が含まれる。

解　説 ……………………………………………………………………………… 正答 (3)

(1)　正しい。
(2)　正しい。小児のむし歯の者の割合は学校保健統計調査から把握でき、幼稚園、小学校、中学校、高等学校の全ての学校段階で減少している。
(3)　誤り。2022（令和４）年の歯科疾患実態調査によると、80歳で20歯以上の自分の歯を有する者の割合は、51.6％である。
(4)　正しい。母子保健法に基づき実施されている。
(5)　正しい。

6 主要疾患の疫学と予防対策

1 がん(悪性新生物)

1 主要部位のがんの現状

がんの死亡数と罹患数は、人口の高齢化を主な要因として共に増加し続けており、がんによる死亡者は年間約38万人で、全死因の約25%を占める。人口の高齢化の影響を除いた年齢調整死亡率は、1990年代半ばをピークに減少している。2022(令和４)年において、部位別死亡者数が最も多い部位は、総数では**肺**、また男性では**肺**、女性では**大腸**である。また、同年の部位別年齢調整死亡率が最も高い部位は、男性では**肺**、女性では**大腸**である。

性・部位別にみた悪性新生物死亡数割合の推移

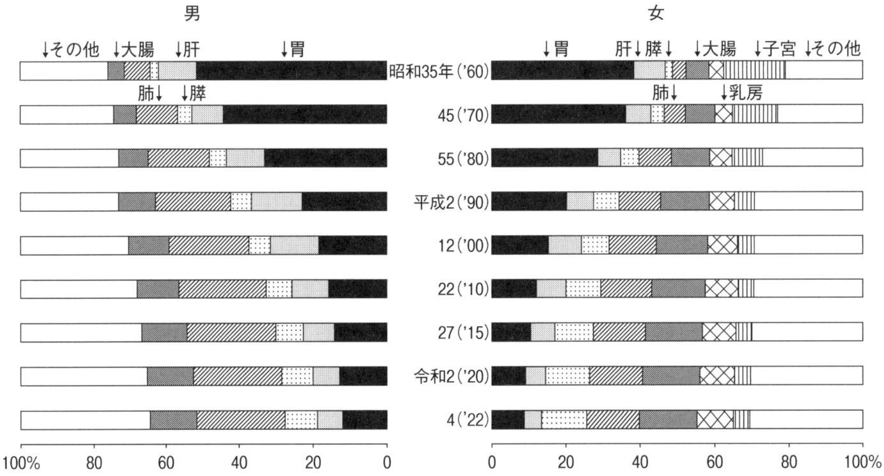

(厚生労働省「人口動態統計」)

部位別にみた悪性新生物の年齢調整死亡率(人口10万対)の推移

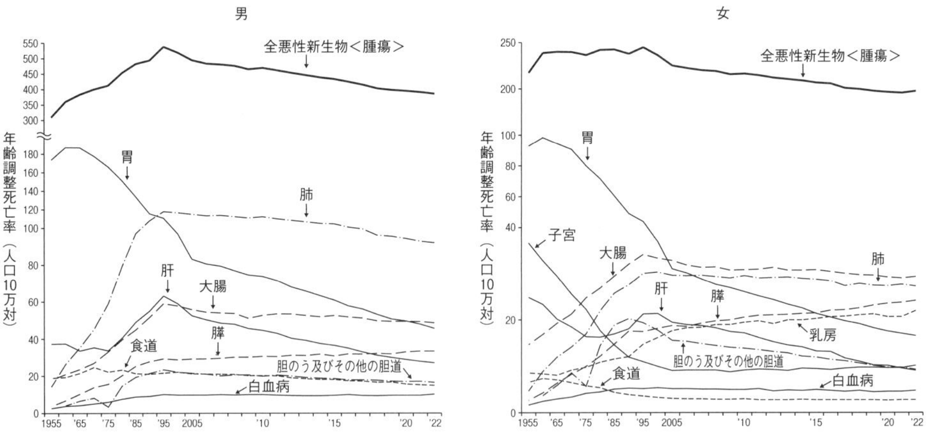

注　年齢調整死亡率の基準人口は「平成27年モデル人口」である。　(厚生労働省「人口動態統計」)

主要部位別年齢調整死亡率の近年の傾向

男性	**増加**	膵臓
	減少	食道、胃、結腸、直腸、大腸(結腸および直腸)、肝臓、胆のう・胆管、肺、前立腺、甲状腺、悪性リンパ腫、白血病
	横ばい	なし
女性	**増加**	膵臓、子宮頸部、子宮体部
	減少	食道、胃、結腸、直腸、大腸(結腸および直腸)、肝臓、胆のう・胆管、肺、卵巣、甲状腺、白血病
	横ばい	悪性リンパ腫

(国立がん研究センター)

2　がんのリスクファクター

〈各種がんとその主なリスクファクター〉

肺がん――――――喫煙、受動喫煙

食道がん―――――飲酒、喫煙

上咽頭がん――――EB ウイルス、飲酒、喫煙

肝臓がん―――――飲酒、喫煙、低栄養、B 型・C 型肝炎ウイルス、アフラトキシン(カビ毒)

胃がん――――――塩辛い食品(食塩)、喫煙、穀類・でんぷんの過剰摂取、ヘリコバクター・ピロリ菌

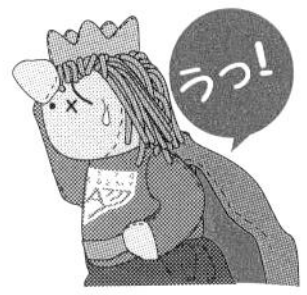

膵臓がん―――――喫煙、高脂肪食

大腸がん―――――コレステロールの過剰摂取、赤身・加工肉、飲酒

結腸がん―――――高脂肪食、低食物繊維食、運動不足

乳がん――――――コレステロールの過剰摂取、閉経後の肥満、運動不足、出産・授乳経験がない

子宮頸がん――――多産、ヒトパピローマウイルス、喫煙

子宮体がん――――出産経験がない、閉経が遅い、肥満

膀胱がん―――――喫煙

成人 T 細胞白血病―――HTLV-1(ヒト T 細胞白血病ウイルス 1 型)

3　がん対策

(1)　健康日本21(第三次)におけるがん対策

健康日本21(第三次)では、がんに関して次の 3 つの具体的な目標項目を設定している。

- **がんの年齢調整罹患率の減少**
- **がんの年齢調整死亡率の減少**
- **がん検診の受診率の向上**

(2)　がん検診

市町村は、**健康増進法**に基づく健康増進事業の一環としてがん検診を実施している。

■市町村によるがん検診の対象者

胃がん検診：50歳以上(2 年に 1 回)
肺がん検診・大腸がん検診：40歳以上(年 1 回)
乳がん検診：40歳以上の女性(2 年に 1 回)
子宮頸がん検診：20歳以上の女性(2 年に 1 回)

⑶　がん対策基本法とがん対策推進基本計画

①　がん対策基本法

がん対策を総合的かつ計画的に推進することを目的に2006(平成18)年に制定され、翌年に施行された。本法律では、関係者(国、地方公共団体、医療関係者、国民及び医師等)の責務を明らかにするとともに、**国によるがん対策推進基本計画の策定及び都道府県によるがん対策推進計画の策定を義務付けている**。

②　がん対策推進基本計画

2023(令和５)年度から2028(令和10)年度までの６年を実行期間とする第４期がん対策推進基本計画では、全体目標を「誰一人取り残さないがん対策を推進し、全ての国民とがんの克服を目指す」と定め、「がん予防」「がん医療」及び「がんとの共生」を３つの柱として分野別目標と個別目標を定めている。

⑷　がん登録等の推進に関する法律

2013(平成25)年12月に**がん登録等の推進に関する法律(がん登録推進法)**が制定され、2016(平成28)年１月１日より施行された。

従来、健康増進法に基づき地域がん登録が都道府県において実施されてきたが、都道府県ごとにデータを収集していると、住んでいる都道府県以外の医療機関で診断・治療を受けた人や、がんにかかってから他県に移動した人などのデータが重複する可能性があり、正しい情報が把握できないことが指摘されていた。また、地域がん登録に協力していない医療機関も存在し、すべてのがん患者のデータを収集することができていなかった。そこで、本法律施行に伴い、**全国がん登録**として国が中心となって実施するとともに、病院に罹患情報の届け出を義務づけ(患者の同意は不要)、生存率等の正確な情報を得られるようにした(**院内がん登録**)。また、それらの情報が都道府県を通じて国立がん研究センターへ提出され、全国がん登録データベースにおいて一元的に管理されることで、より正確なデータに基づいたがん対策の実施、がん患者とその家族への適切な情報提供の実施が可能となった。

2　循環器疾患

1　高血圧

高血圧は、腎臓病あるいはホルモン異常の疾患等により血圧が高くなる**二次性高血圧**(全体の10％未満)と、遺伝及び生活習慣によって起こる**本態性高血圧**(全体の90％以上)に分けられる。後者の原因となる生活習慣としては、**塩分の過剰摂取**、野菜・海藻などに多く含まれる**カリウムの摂取不足**、**多量飲酒**、**肥満**(内臓脂肪型)、**運動不足**、**ストレス**などが挙げられる。

通常、自覚症状はなく、高血圧を放置すると、脳出血・脳梗塞などの**脳血管疾患**、狭心症・心筋梗塞などの**虚血性心疾患**を引き起こすほか、**CKD(慢性腎臓病)**の原因にもなる。

2019(令和元)年国民健康・栄養調査では、収縮期血圧が140mmHg以上の者の割合は、男性29.9％、女性24.9％であり、この10年間でみると男女とも有意に**減少**している。しかし、近年の**国民生活基礎調査における傷病別通院者率では男女とも「高血圧症」が最多**となっており、わが国の高血圧症有病者の割合は非常に高い。

2　脳血管疾患

1951（昭和26）年から30年間、死因の第１位を占めていたが、1970（昭和45）年頃から死亡率が**低下**し、2022（令和４）年現在では**死因の第４位**となっている。死亡率低下の要因としては、食塩摂取量の減少、高血圧治療の普及、治療技術の向上などが挙げられる。

脳血管疾患は、脳梗塞、脳内出血、くも膜下出血に大別され、**脳梗塞が脳内出血を大きく上回っている**。また、男性の脳血管疾患の年齢調整死亡率は女性の**約２倍**となっている。死亡率の推移は次図の通りである。

脳血管疾患の死亡率（人口10万対）の推移

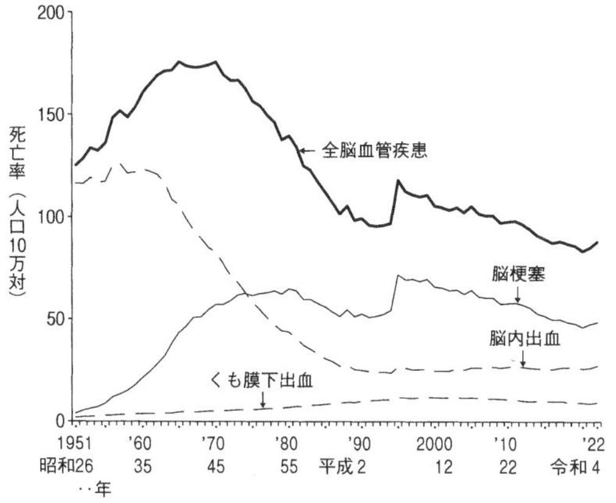

（厚生労働省「人口動態統計」）

3　心疾患

2022（令和４）年現在**死因の第２位**となっており、心不全による死亡が最も多くなっている。また、男性の心疾患の年齢調整死亡率は女性の**約２倍**となっている。死亡率の推移は次図の通りである。

心疾患の死亡率（人口10万対）の推移

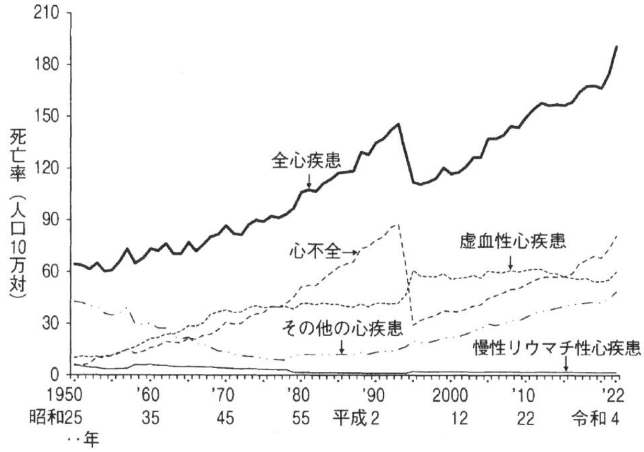

（厚生労働省「人口動態統計」）

注　平成７年前後のグラフの変動は死亡診断書の様式が改正されたことによる。心不全の記載が減少し、より明確な疾患である「虚血性心疾患」の記載が増えた。

■心疾患

心疾患には、心筋梗塞・狭心症のような虚血性心疾患のみならず、慢性リウマチ性心疾患・心不全等も含まれる。しかし、高血圧による心不全のような**高血圧性心疾患は心疾患には含まれず**、高血圧性疾患として別の分類項目となる。

4　循環器疾患対策

循環器疾患の予防は基本的には危険因子の管理であり、国際的に確立している危険因子としては、制御できない性、年齢を除くと、高血圧、脂質異常症(特に高LDLコレステロール血症)、喫煙、糖尿病などがある。循環器疾患の予防はこれらの危険因子の管理が中心となるため、それぞれの改善を図り、その結果として循環器疾患の予防対策を進めていくという視点で健康日本21(第三次)を展開している。

健康日本21(第三次)では、循環器疾患の項目として次の6つの具体的な目標を設定している。

●**脳血管疾患・虚血性心疾患の年齢調整死亡率の減少**

●**高血圧の改善(収縮期血圧の平均値の低下)**

●**脂質(LDLコレステロール)高値の者の減少**

●**メタボリックシンドロームの該当者及び予備群の減少**

●**特定健康診査の実施率の向上**

●**特定保健指導の実施率の向上**

3　代謝疾患

1　肥満、メタボリックシンドローム

肥満は、内臓脂肪型肥満と皮下脂肪型肥満に分類されるが、前者はアディポサイトカインの分泌異常をもたらし健康障害の合併リスクが高い。メタボリックシンドロームは、内臓脂肪蓄積に高血圧・高血糖・脂質代謝異常が組み合わさり、虚血性心疾患や脳血管疾患などの動脈硬化性疾患をきたしやすい病態をいう。

(1)　現状

①　肥満の現状

2019(令和元)年国民健康・栄養調査によると、20歳以上における肥満者(BMI≧25kg/m^2)の割合は男性33.0%、女性22.3%であった。また、年齢階級別の肥満者の割合は、男性は40歳代、女性は年齢と共に増加する傾向にあり60歳代で最も高かった。

また、小児における肥満の状況については学校保健統計調査で明らかにされており、肥満傾向児の割合は**小学校において年齢とともに増加**する傾向にある。

②　メタボリックシンドロームの現状

2019(令和元)年国民健康・栄養調査によると、20歳以上におけるメタボリックシンドロームが強く疑われる者及び予備群と考えられる者の割合は、31.9%と増加傾向にある。

(2)　対策

健康日本21(第三次)では、肥満者の割合を減らすため次のような目標項目を設定している。

●**適正体重を維持している者の増加(肥満、若年女性のやせ、低栄養傾向の高齢者の減少)**

●児童・生徒における肥満傾向児の減少

内臓脂肪型肥満を中核とするメタボリックシンドローム対策を行うことで、多くの生活習慣病の予防が期待でき、国民の生活の質(QOL)の改善及び医療費の適正化を同時に実現することが可能である。2008(平成20)年４月より、**高齢者の医療の確保に関する法律**に基づきメタボリックシンドロームに注目した**特定健康診査・特定保健指導**を開始するとともに、健康日本21(第三次)では、メタボリックシンドローム対策として次のような目標項目を設定している。

●メタボリックシンドロームの該当者及び予備群の減少

●特定健康診査の実施率の向上

●特定保健指導の実施率の向上

※特定健康診査・特定保健指導については、PartⅧ-５-５ 2 を参照のこと。

2 糖尿病

(1) 糖尿病とは

糖尿病は、１型糖尿病と２型糖尿病に分けられる。１型が生活習慣とは無関係に主に小児期から発症するのに対し、２型の発症には運動や食事(動物性たんぱく質・脂肪の過剰摂取)などの生活習慣と遺伝要因が大きく関係している。わが国では、**２型が大部分を占める**。

糖尿病は死因順位はそれほど高くはないが、動脈硬化を引き起こし、脳卒中や虚血性心疾患の危険因子であるため注意が必要である。また、糖尿病は神経障害、網膜症、腎症、足病変といった合併症を併発するなどによって、生活の質(QOL)ならびに社会経済的活力と社会保障資源に多大な影響を及ぼす。糖尿病腎症は現在、**新規透析導入の最大の原因疾患**であるとともに、成人中途失明の原因疾患としても第２位に位置している。

(2) 現状

2019(令和元)年国民健康・栄養調査によると、糖尿病が強く疑われる者の割合は男性19.7%、女性10.8%であり、男女とも有意な増減はみられなかった。年齢階級別にみると、男女とも**年齢と共に増加**する傾向にある。また、2016(平成28)年調査では、糖尿病が強く疑われる者(糖尿病有病者)、糖尿病の可能性を否定できない者(糖尿病予備群)はいずれも約1000万人と推計されている。

(3) 対策

健康日本21(第三次)では、糖尿病の項目として次の７つの具体的な目標を設定している。

●糖尿病の合併症(糖尿病腎症)の減少

●治療継続者の割合の増加

●血糖コントロール不良者の減少

●糖尿病有病者の増加の抑制

●メタボリックシンドロームの該当者及び予備群の減少

●特定健康診査の実施率の向上

●特定保健指導の実施率の向上

3　脂質異常症

血中のLDLコレステロール、non－HDLコレステロール、トリグリセリド(TG)が多い、またはHDLコレステロールが少ない状態を総称して、脂質異常症という。脂質異常症では、動脈の内側の壁にコレステロールを主体とした成分が沈着しやすくなり、動脈硬化を引き起こす。その最終段階では血管内腔が閉塞し、**虚血性心疾患**(心筋梗塞)、**脳梗塞**などを引き起こす要因の１つとなる。脂質異常症は、遺伝体質の他、動物性脂肪の過剰摂取や過食、過量の飲酒、運動不足などの不適切な生活習慣により起こる。

通常、自覚症状はなく、脂質異常症が長期にわたると動脈硬化が進行し、その症状として胸痛(心臓の動脈硬化)、長時間の歩行での足の痛み(足の動脈硬化)、一時的な手足の麻痺(脳の動脈硬化）などの症状が現れる。

(1)　現状

2019(令和元)年国民健康・栄養調査によると、血清総コレステロールが240mg/dL以上の者の割合は、男性12.9%、女性22.4%と、**男性より女性の方が高かった**。

(2)　対策

脂質異常症は虚血性心疾患のリスク因子であるため、健康日本21(第三次)では循環器病の目標項目の一つとして「**脂質(LDLコレステロール)高値の者の減少**」を掲げている。

4　骨・関節疾患

1　骨粗鬆症、骨折

骨粗鬆症とは、骨量が減少して、骨組織の微細構造の変化により骨が脆くなり、骨折しやすくなる状態をいう。男性よりも**女性の有病率が高い**。これは閉経期以降に起こるエストロゲンの急激な減少が要因の１つとして挙げられる。また、骨折のうち**大腿骨頸部骨折**は、加齢とともに発生率が増加する。転倒などで起こり、**寝たきりの原因**ともなっている。予防には、十分なカルシウム、ビタミンD・Kの摂取、適正体重の維持(**やせ**の防止)、禁煙、適度な運動が効果的とされている。なお、市町村は、**健康増進法**に基づき健康増進事業の一環として**骨粗鬆症検診**を実施している。

2　変形性関節症

関節軟骨の摩耗や変形により、痛みや腫れをきたす疾患で、進行すると、動作開始時や歩行に支障をきたすようになり生活の質に大きく影響を及ぼす。関節は加齢とともに変性が進行するため、高齢者に発生しやすい。また、男性よりも**女性の有病率が高い**。これは、女性の方が男性よりも関節を支える筋力が弱く関節への負荷が大きいことや、エストロゲンの影響が要因として挙げられる。この他、**肥満(過体重)**も下半身の関節に過剰な負荷を与えるため、変形性関節症のリスク要因となる。

3　ロコモティブシンドローム

運動器(骨、筋肉、関節など)の障害により移動機能が低下し、介護が必要となるリスクが高い状態をいう。生活機能の中でも移動機能は、健康寿命の延伸の観点からも特に重要項目と考えられ、その予防・改善には、**スクワットによる下肢の筋力強化**、**開眼片足立ちによるバランス力の強化**が勧められる。

■ロコモ度テスト

①**立ち上がりテスト**（下肢筋力を調べる）、②**2ステップテスト**（歩幅を調べる）、③**ロコモ25**（身体状態・生活状況を調べる）の3項目から成る「ロコモ度テスト」の結果から、ロコモティブシンドロームの進行状況を判定する。平成27（2015）年に日本整形外科学会が公表した。

4　運動器疾患対策

運動器の障害による疼痛があると、活動量が低下し移動機能の低下を来すため、健康日本21(第三次)では、生活機能の維持・向上の目標項目の中に次のような目標を設定している。

●ロコモティブシンドロームの減少[※1]

●骨粗鬆症検診受診率の向上[※2]

※1　高齢者の目標項目の一つでもある。

※2　女性の目標項目の一つでもある。

5　感染症

1　感染症法

感染症は、人・物の移動、開発等による環境変化、社会活動様式の変容、保健医療サービスの高度化により大きく様変わりし、エボラ出血熱などこれまで知られていなかった感染症(**新興感染症**)が出現し、近い将来克服されると考えられていた結核、マラリア等の感染症(**再興感染症**)が再び脅威を与えている。このような状況に対応すべく、厚生労働省は1999(平成11)年に**感染症法**(感染症の予防及び感染症の患者に対する医療に関する法律)を施行した。

感染症法に基づく感染症の種類は、次の通りである。

感染症法の対象となる感染症の定義・類型　(2024〈令和６〉年４月１日現在)

	感染症名等	性格
感染症類型	［１類感染症］ ・エボラ出血熱 ・クリミア・コンゴ出血熱 ・南米出血熱 ・ペスト ・マールブルグ病 ・ラッサ熱 ・痘そう(天然痘)	感染力、罹患した場合の重篤性等に基づく総合的な観点からみた危険性が極めて高い感染症
	［２類感染症］ ・重症急性呼吸器症候群(SARS) ・急性灰白髄炎(ポリオ) ・結核 ・ジフテリア ・特定鳥インフルエンザ(H５N１、H７N９) ・中東呼吸器症候群(MERS)	感染力、罹患した場合の重篤性等に基づく総合的な観点からみた危険性が高い感染症
	［３類感染症］ ・腸管出血性大腸菌感染症 ・腸チフス ・パラチフス ・コレラ ・細菌性赤痢	感染力、罹患した場合の重篤性等に基づく総合的な観点からみた危険性は高くないが、特定の職業への就業によって感染症の集団発生を起こし得る感染症
	［４類感染症］ ・E 型肝炎 ・A 型肝炎 ・黄熱 ・Q 熱 ・狂犬病 ・炭疽 ・ボツリヌス症 ・野兎病 ・鳥インフルエンザ(特定鳥インフルエンザを除く) ・マラリア ・ジカウイルス感染症 ・その他の感染症(政令で規定)	動物、飲食物等の物件を介して人に感染し、国民の健康に影響を与えるおそれのある感染症(人から人への伝染はない)
	［５類感染症］ ・インフルエンザ (鳥インフルエンザ及び新型インフルエンザ等感染症を除く) ・ウイルス性肝炎 (E 型肝炎及び A 型肝炎を除く) ・新型コロナウイルス感染症 (病原体がベータコロナウイルス属のコロナウイルスであるものに限る) ・クリプトスポリジウム症 ・後天性免疫不全症候群(AIDS) ・性器クラミジア感染症 ・梅毒 ・麻疹 ・風疹 ・メチシリン耐性黄色ブドウ球菌感染症(MRSA) ・その他感染症 (４類感染症を除く、省令で規定)	国が感染症発生動向調査を行い、その結果等に基づいて必要な情報を一般国民や医療関係者に提供・公開していくことによって、発生・拡大を防止すべき感染症
新型インフルエンザ等感染症	［新型インフルエンザ等感染症］ ・新型インフルエンザ ・再興型インフルエンザ	新たに人から人に伝染する能力を有することとなったウイルスを病原体とするインフルエンザ かつて、世界的規模で流行したインフルエンザであって、その後流行することもなく長期間が経過しているものとして厚生労働大臣が定めるものが再興した感染症 両型ともに、全国的かつ急速なまん延により国民の生命・健康に重大な影響を与えるおそれがあると認められるもの
指定感染症	政令で１年間に限定して指定された感染症	既知の感染症の中で上記１～３類に分類されない感染症において１～３類に準じた対応の必要が生じた感染症

	感染症名等	性格
新感染症	［当初］ 　都道府県知事が厚生労働大臣の技術的指導・助言を得て個別に応急対応する感染症 ［要件指定後］ 　政令で症状等の要件指定をした後に１類感染症と同様の扱いをする感染症	人から人に伝染すると認められる疾病であって、既知の感染症と症状等が明らかに異なり、その伝染力及び罹患した場合の重篤度から判断した危険性が極めて高い感染症

■感染症法に基づき実施できる措置等

１類感染症	・対人：**入院**（都道府県知事が認める時）等 ・対物：消毒等の措置 ・交通制限等の措置が可能
２類感染症	・対人：**入院**（都道府県知事が認める時）等 ・対物：消毒等の措置
３類感染症	・対人：**就業制限**（都道府県知事が認める時）等 ・対物：消毒等の措置
４類感染症	・動物への措置を含む消毒等の措置
５類感染症	・発生動向調査

■感染症法に基づく届出基準

	把握	届出期間	届出先
１類感染症	全数把握	診断後直ちに	最寄りの保健所長を経由して都道府県知事へ
２類感染症	全数把握	診断後直ちに	
３類感染症	全数把握	診断後直ちに	
４類感染症	全数把握	診断後直ちに	
５類感染症	全数把握	７日以内に （侵襲性髄膜炎菌感染症、風しん及び麻しんは診断後直ちに）	
	定点把握	翌週月曜日まで／翌月初日まで	

※全数把握：全ての医師が、全ての患者の発生について届出を行う。
※定点把握：指定した医療機関が、患者の発生について届出を行う。

2　検疫法

　検疫とは、国内に常在しない感染症の病原体の国内侵入及びまん延を防止するため、海港や空港において人、貨物及び乗物の検査を行い、必要な措置をとることをいう。検疫の対象となる感染症は、検疫法で次のように定められている。

検疫感染症と実施できる措置

類　型	実施できる措置
感染症法に規定する１類感染症	質問、診察・検査、隔離、停留、消毒等
感染症法に規定する新型インフルエンザ等感染症	質問、診察・検査、隔離、停留、消毒等
上記のほか、国内に常在しない感染症のうちその病原体が国内に侵入することを防止するためその病原体の有無に関する検査が必要なものとして政令で定めるもの（中東呼吸器症候群〈MERS〉、ジカウイルス感染症、チクングニア熱、鳥インフルエンザ（H５N１・H７N９）、デング熱、マラリア）	質問、診察・検査、消毒等

3　予防接種法

　予防接種法は、「伝染のおそれのある疾病の発生及びまん延を予防するために、公衆衛生の見地から予防接種の実施その他必要な措置を講ずることにより、国民の健康の保持に寄与するとともに、予防接種による健康被害の迅速な救済を図ること」を目的とした法律である。

　予防接種法における予防接種の類型には、**定期接種・臨時接種・新たな臨時接種**の３つがある。

●定期予防接種の対象疾病

A 類疾病（集団予防目的に比重、被接種者に予防接種を受ける努力義務あり）

：ジフテリア、百日咳、破傷風、急性灰白髄炎（ポリオ）、麻疹、風疹、日本脳炎、結核、肺炎球菌（小児）、b 型インフルエンザ菌（Hib）、ヒトパピローマウイルス（HPV）、水痘、B 型肝炎、ロタウイルス

B 類疾病（個人予防目的に比重、被接種者に予防接種を受ける努力義務なし）

：インフルエンザ（高齢者）、肺炎球菌（高齢者）

■結核

結核は、結核菌の感染によって主に肺に炎症を起こす病気であり、再興感染症の一つである。かつては死因の第 1 位を占める病気であったが、1951（昭和26）年に結核予防法が制定され対策が強化されたことなどにより患者数は急速に減少し、近年は20位以下となっている。

わが国における結核対策は、結核予防法を経て、現在は感染症法と予防接種法に基づき行われている。

〈感染症法に基づく対策〉

●結核を 2 類感染症に分類し、届出、強制入院、対物処置、就業制限について規定

●結核に関する特定感染症予防指針（地域DOTS※1の推進など）の策定

●結核医療の公費負担

●結核の健康診断※2（定期健康診断、接触者健康診断）

●結核患者の就業制限・入院勧告

●結核患者の届出・登録　など

※1　DOTS とは Directly Observed Treatment, Short-course の略で、直接監視下短期化学療法のことであり、医療関係者の直接監視下での薬剤の服用、不規則な治療や治療中断・脱落の防止によって、患者の治癒率を向上し、多剤耐性結核菌の出現抑制をねらいとする事業。

※2　定期健康診断は、事業所、学校、施設においてはその長が、それ以外の一般住民については市町村長が実施義務者となっている。また、接触者健康診断については都道府県知事などが接触者に健診の受診勧告を行い、所在地の保健所を通じて実施されている。

〈予防接種法に基づく対策〉

●結核の予防接種

満 1 歳に至るまでの間に BCG 接種を 1 回実施、接種前のツベルクリン反応検査は行わない。

※児童・生徒に対するツベルクリン反応検査と BCG 接種は、2005（平成17）年 4 月より廃止されている。

6　自殺

(1)　現状

人口動態統計によると、2022(令和４)年の自殺死亡数は約２万人で、死因順位は全体では第10位以下であるが、年齢階級別では**10〜39歳で第１位**となっている。自殺は性差が大きく、自殺者数、粗死亡率は男性が女性の２倍以上となっている。

性・年齢階級別自殺死亡率（人口10万対）

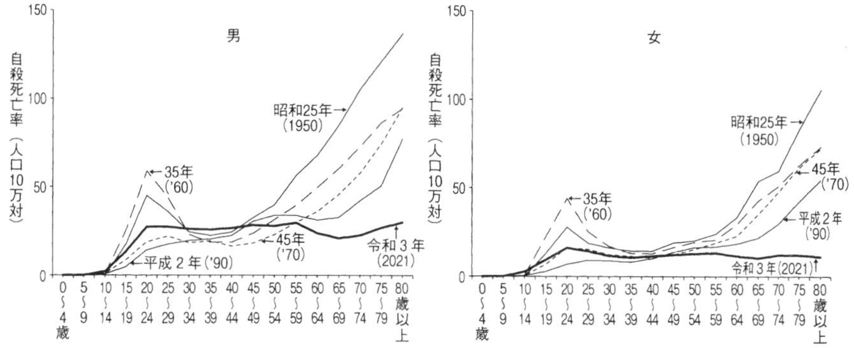

（厚生労働省「人口動態統計」）

(2)　対策

①　健康日本21(第三次)

健康日本21(第三次)では、生活機能の維持・向上の目標項目の一つとして「**心理的苦痛を感じている者の減少**」と社会とのつながり・こころの健康の維持及び向上の目標項目の一つとして「**メンタルヘルス対策に取り組む事業所の増加**」「**心のサポーター数の増加**」を掲げている。

②　自殺対策基本法

自殺の防止と自殺者の親族の支援の充実を目的として、2006(平成18)年に自殺対策基本法が制定された。自殺を個人の問題ではなく社会全体としての問題としてとらえ、国・地方公共団体・事業主・国民の責務を明確にし、自殺対策に取り組むことを掲げている。

なお、2016(平成28)年に改正が行われ、「誰も自殺に追い込まれることのない社会の実現」を目指すこと、自殺対策は**生きることの包括的な支援**として行うことが明記されるとともに、**都道府県と市町村への自殺対策計画の策定が義務付けられた**。

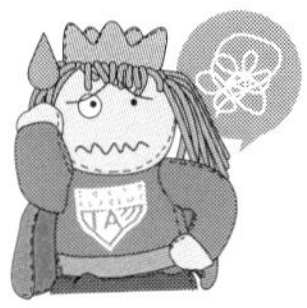

練習問題

ウイルス対策が重要とされているがんである。正しいのはどれか。1つ選べ。

(1)　胃がん
(2)　乳がん
(3)　肝細胞がん
(4)　子宮体がん
(5)　大腸がん

解　説 ………………………………………………………………………… 正答 (3)

(1)　誤り。胃がんはヘリコバクター・ピロリ菌(細菌)感染との関連が強いといわれている。その他のリスク要因として、塩辛い食品(食塩)、穀類・でんぷんの過剰摂取、喫煙などが挙げられる。

(2)　誤り。乳がんのリスク要因としては、コレステロール・アルコールの過剰摂取、閉経後の肥満などが挙げられる。

(3)　正しい。肝細胞がんはＢ型・Ｃ型肝炎ウイルス(HBV·HCV)対策が重要とされている。その他のリスク要因として、飲酒、喫煙、低栄養などが挙げられる。

(4)　誤り。子宮体がんのリスク要因としては、出産経験がない、遅い閉経、肥満などが挙げられる。なお、子宮頸がんは、ヒトパピローマウイルス(HPV)対策が重要とされている。

(5)　誤り。大腸がんのリスク要因としては、コレステロールの過剰摂取、飲酒、赤身・加工肉の過剰摂取などが挙げられる。

練習問題

循環器疾患に関する記述である。正しいのはどれか。1つ選べ。

(1)　LDL－コレステロール低値は、虚血性心疾患のリスク因子である。
(2)　多量飲酒は、脳出血のリスク因子である。
(3)　脳血管疾患による死亡者数は、脳梗塞より脳内出血が多い。
(4)　脳血管疾患の年齢調整死亡率は、増加傾向である。
(5)　心疾患の年齢調整死亡率は、増加傾向である。

解　説 ………………………………………………………………………… 正答 (2)

(1)　誤り。血中LDL－コレステロール高値、血中HDL－コレステロール低値が、虚血性心疾患のリスク因子である。

(2)　正しい。

(3)　誤り。死亡者数は、脳内出血より脳梗塞が多い。

(4)　誤り。脳血管疾患の年齢調整死亡率は、低下傾向である。

(5)　誤り。心疾患の年齢調整死亡率は、低下傾向である。

練習問題

骨・関節疾患に関する記述である。最も適当なのはどれか。1つ選べ。

(1)　骨粗鬆症は、女性よりも男性で多い。

(2)　変形性膝関節症は、高齢者よりも若年者で多い。

(3)　高齢者が寝たきりの原因となる骨折で最も多いのは、脊椎圧迫骨折である。

(4)　健康日本21(第三次)では、ロコモティブシンドロームの認知度を向上させる目標が設定されている。

(5)　健康日本21(第三次)では、足腰に痛みのある高齢者の人数の目標値が示されている。

解　説　…………　正答　(5)

(1)　適当でない。骨粗鬆症や変形性関節症は、男性よりも女性で多い。

(2)　適当でない。変形性膝関節症は、若年者よりも高齢者で多い。

(3)　適当でない。高齢者が寝たきりの原因となる骨折で最も多いのは、大腿骨頸部骨折である。

(4)　適当でない。健康日本21(第二次)では、ロコモティブシンドロームの認知度を向上させる目標が設定されていたが、健康日本21(第三次)では設定されていない。

(5)　適当。健康日本21(第三次)では、生活機能の維持・向上の目標項目の一つである「ロコモティブシンドロームの減少」の評価指標となっている。

練習問題

予防接種法による定期予防接種に関する記述である。正しいのはどれか。1つ選べ。

(1)　都道府県が実施主体として行う。

(2)　65歳以上の者のインフルエンザ予防接種は、努力義務である。

(3)　小児の肺炎球菌予防接種は、努力義務である。

(4)　風しんの初回接種は、中学校1年生に相当する年齢時に行う。

(5)　結核のワクチン(BCG)は、不活化ワクチンである。

解　説　…………　正答　(3)

(1)　誤り。定期予防接種は、市町村が実施主体として行う。

(2)　誤り。B類疾病に該当するため、接種は任意である。

(3)　正しい。A類疾病に該当するため、接種は努力義務である。なお、高齢者の肺炎球菌予防接種はB類疾病に該当するため、接種は任意である。

(4)　誤り。現行では、1歳児(第1期)と小学校入学前1年間(第2期)に、原則として麻しん・風しん混合ワクチン(MR)を接種することとされている。

(5)　誤り。BCGは、生ワクチンである。このほか、定期接種の対象となっている生ワクチンには、麻しん・風しん・水痘・ロタウイルスのワクチン、MRがある。

7　保健・医療・福祉・介護の制度

1　社会保障の概念

1　社会保障とは

人生には、病気、けが、障害、失業、労働災害など、個人の努力(自助)のみでは対応できないさまざまな生活上の危険・困難が存在する。社会保障とは、国民が制度化された相互扶助により連帯して支え合い(共助)、また国が中心となって、生活保障を必要とする人に対し、一定の金銭や医療・福祉などのサービスを提供する(公助)ことによって、**日本国憲法第25条**が規定する「**生存権**」を保障するための制度である。

＊日本国憲法第25条については、PartV-1-3 2を参照のこと。

2　わが国の社会保障制度

わが国の社会保障制度は、**社会保険**、**公的扶助**、**社会福祉**、**保健医療・公衆衛生**を四本柱としている。

社会保険	失業・疾病・労働災害などが発生したときや、老齢になったときに、あらかじめ拠出しておいた積立金(保険料)から必要に応じて所得やサービスの給付を受ける制度	医療	健康保険(民間サラリーマンなど) 共済組合(公務員、教員など) 船員保険(船員) 国民健康保険(自営業者、農業従事者など) 後期高齢者医療(75歳以上)
		年金	厚生年金(民間サラリーマンなど) 国民年金(全国民共通の基礎年金、20歳以上)
		介護	介護保険(40歳以上)
		労災	労働者災害補償保険(民間サラリーマンなど)
		雇用	雇用保険(失業等給付、育児休業給付など)

公的扶助	生活が困難な国民に、必要な金銭や現物を支給し、最低限度の生活を保障する制度	生活保護法に基づく8つの扶助 (生活、生業、教育、住宅、医療、介護、出産、葬祭)

社会福祉	高齢者、児童、障害者など、社会的保護や援助を必要とする人々に対してサービスを提供する制度	高齢者福祉、児童福祉、母子福祉、障害者福祉

保健医療 ・ 公衆衛生	感染症の予防など国民の健康を守る医療と、上下水道の整備など生活環境の整備・保全	医療	健康増進対策、難病・感染症対策、保健所サービスなど
		環境	生活環境整備、公害対策、自然保護など

3　社会保障給付費

社会保障給付費の総額は、調査開始以来、一貫して**増加**している。2021(令和3)年度社会保障費用統計における社会保障給付費の現状は、次の通りであった。

・総額：**138兆7433億円(対国内総生産比25.2%、対国民所得比は35.0%、国民1人当たりでは110万5,500円)**

・部門別：**年金**(40.2％)＞医療(34.2％)＞福祉その他(25.6％)
・機能別(上位３位)：**高齢**(42.3％)＞保健医療(33.1％)＞家族(9.4％)
・財源別※：**社会保険料**(46.2％)＞公費負担(40.4％)＞資産収入(8.8％)
　※社会保障財源の総額は163兆4389億円

2　医療制度

1　医療保険制度

(1)　医療保険制度の概要

医療保険制度は、国民が病気やけが、出産、死亡したときに、必要な医療給付や手当金の支給などを行うものである。1958(昭和33)年の国民健康保険法の全面改正により、全国民が何らかの医療保険に加入することが義務付けられ、1961(昭和36)年から**「国民皆保険」**が実現している。

(2)　医療保険の種類

職域・年齢によって加入する制度が異なり、**被用者保険**(職域保険)、**国民健康保険**(地域保険)、**後期高齢者医療制度**の３つの制度に大別される。

公的医療保険の種類

<table>
<tr><th colspan="3">制度名</th><th>被保険者</th><th>保険者</th><th>根拠法</th></tr>
<tr><td rowspan="4">被用者保険</td><td rowspan="2">健康保険</td><td>全国健康保険協会管掌健康保険（協会けんぽ）</td><td>主に中小企業被用者とその扶養者</td><td>全国健康保険協会</td><td rowspan="2">健康保険法</td></tr>
<tr><td>組合管掌健康保険（組合健保）</td><td>主に大企業被用者とその扶養者</td><td>健康保険組合</td></tr>
<tr><td colspan="2">船員保険</td><td>船員とその扶養者</td><td>全国健康保険協会</td><td>船員保険法</td></tr>
<tr><td colspan="2">共済保険</td><td>公務員、私学学校職員とその扶養者</td><td>共済組合</td><td>各共済組合法</td></tr>
<tr><td colspan="3" rowspan="2">国民健康保険</td><td>特定業種の自営業者※1</td><td>国民健康保険組合</td><td rowspan="2">国民健康保険法</td></tr>
<tr><td>上記以外の一般住民※2</td><td>都道府県、市町村</td></tr>
<tr><td colspan="3">後期高齢者医療制度</td><td>75歳以上の者および65～74歳で一定の障害のある者</td><td>後期高齢者医療広域連合</td><td>高齢者医療確保法</td></tr>
</table>

※１　国民健康保険組合を設立している同種の事業または業務に従事する自営業者。医師、歯科医師、弁護士、美容師、土木建築業など、職種別に組合が設立されている。
※２　**農業従事者**はここに含まれる。

(3)　療養の給付

病気やけがをして医療機関で治療を受けた場合、被保険者には現金ではなく、治療や看護というサービス(現物)が提供される(**現物給付**)。被保険者は、かかった費用の一部を自己負担分として医療機関の窓口で支払う。自己負担割合は**３割**で、義務教育就学前の乳幼児は**２割**、70～74歳は**２割**(現役並み所得を有する者は３割)である。なお、後期高齢者医療制度における自己負担割合は、**１～３割**である(所得によって異なる)。

(4)　財源

①　保険料

被用者保険の保険料は、**被保険者の所得**に応じて決定され、原則として**事業主と被保険者がそれぞれ２分の１ずつ負担**する。国民健康保険の保険料は、都道府県により**市(区)町村**ごとに決定され、全国一律ではない。後期高齢者医療制度の保険料は、全市町村が都道府県単位で加入する**広域連合**ごとに異なる。

② 公費

健康保険では、運営費の一部が国の予算によりまかなわれている。国民健康保険と後期高齢者医療制度では、国庫負担・国庫補助に頼る部分が大きい。

③ 後期高齢者支援金

後期高齢者医療制度では、保険料と公費のほかに、現役世代(国民健康保険・被用者保険)から徴収した後期高齢者支援金も財源の一部(約4割)となっている。

(5) 医療保険者の役割

●被保険者の適用(資格管理)

適正に被保険者の適用・資格管理を行う。

●保険料の設定・徴収

加入者のニーズを把握し、保険給付費等に見合った保険料率の合意・決定を自律的に行い、確実に保険料を徴収することにより安定的な財政運営を行う。

●保険給付(付加給付も含む)

必要な法定給付を行うほか、加入者のニーズを踏まえ付加給付を行う。

●診療報酬の支払

レセプト*の点検や療養費の点検・審査強化などを通じて、診療報酬の適正な支払を行う。診療報酬の審査支払機関として、社会保険診療報酬支払基金と国民健康保険団体連合会がある。主に、前者は被用者保険、後者は国民健康保険と後期高齢者医療制度を担当している。

＊レセプト：患者が受けた保険診療について、医療機関が医療保険者に請求する診療報酬明細書である。

●保健事業等を通じた加入者の健康管理

レセプトデータ・健診データを活用し、加入者のニーズや特徴を踏まえた保健事業等を実施し、加入者の健康の保持増進を図る。

加入者に対し、保険制度や疾病予防・健康情報、医療機関の選択に役立つ情報について啓発や情報提供を行う。

医療機関等との連携を密にし、加入者に適切な医療を提供する。

●医療の質や効率性向上のための医療提供側への働きかけ

医療費通知や後発医薬品の使用促進などにより医療費の適正化を図り、加入者の負担を減らす。

レセプトデータ等の活用による医療費等の分析、医療関連計画の策定への参画、診療報酬の交渉などにより良質な医療を効率的に提供するよう医療提供側へ働きかける。

(6) データヘルス計画

レセプト・健診情報等の**データ分析に基づく効率的・効果的な保健事業**をPDCAサイクルで実施するための事業計画を指し、健康保険法、国民健康保険法、高齢者の医療の確保に関する法律に基づいて**医療保険者が作成**する。保険者は、加入者のレセプト情報と健診結果を電子データとして保有している。保険者が両者のデータを関連付けて加入者の健康課題を分析することで、効率的・効果的な保健事業の展開が期待され、「健康寿命の延伸」と「医療費の適正化」を同時に図ることが可能となる。現在、保険者ごとにデータヘルス計画を作成し、実施するとともに、その内容を公表している。

	レセプト情報・特定健診等情報データベース(NDB)	国保データベース(KDB)
保有主体	国(厚生労働大臣)	保険者(国民健康保険団体連合会)
機能	国・都道府県が主体的に医療費適正化計画に資する分析を行い、施策立案に活用する。	市町村・後期高齢者医療広域連合が個人の保健・医療・介護に関する情報を閲覧でき、保健指導や保健事業の実施に活用する。国保連が統計情報の作成及び保険者への情報提供に活用する。
保有情報	・医療保険レセプトデータ ・特定健診・特定保健指導データ ※匿名化処理	・医療保険レセプトデータ ・特定健診・特定保健指導データ ・介護保険レセプトデータ ・要介護認定データ ※国保と後期高齢者のみ

2　医療提供施設と医療従事者

(1)　医療提供施設

医療法において次のように規定されている。

病　　院	患者**20人以上**の入院施設のあるもの。 **特定機能病院**：患者400人以上の入院施設があり、高度の医療技術を提供、開発、評価するとともに、高度の医療に関する研修を行う。**厚生労働大臣**が承認。 **地域医療支援病院**：患者200人以上の入院施設があり、地域の医療確保に必要な支援(地域のかかりつけ医の支援、救急医療の提供、地域医療従事者への研修体制の整備など)を行う。**都道府県知事**が承認。
診　療　所	患者の入院施設のないもの、または患者**19人以下**の入院施設のあるもの。

※この他、**介護老人保健施設**、**介護医療院**、調剤薬局なども医療法において医療提供施設として規定されている。

(2)　医療従事者

医療には様々な専門職種が関わっており、それらの資格は大きく業務独占、名称独占に分けられる。

●**業務独占**：無資格者がその業務を行うことを禁止する。

例　医師、歯科医師、看護師、助産師、薬剤師など

●**名称独占**：無資格者がその資格の名称または紛らわしい名称を使用することを禁止する。

例　**管理栄養士**、**栄養士**、保健師、社会福祉士、精神保健福祉士、介護福祉士、理学療法士、作業療法士など

医療従事者のうち、自ら診療を行うことができるのは医師と歯科医師であり、その指示の下に管理栄養士、看護師、薬剤師などの医療スタッフ(コメディカル)が資格に基づいた業務を行う。

3　医療費

(1)　国民医療費

①　国民医療費の定義

国民医療費は、医療機関などにおける保険診療の対象となる傷病の治療に要した年間の費用の合計で、自己負担分や医療保険・老人保健からの支払金額などを合わせたものである。

■国民医療費の範囲

診療費、調剤費、入院時食事・生活医療費、訪問看護医療費、療養費、健康保険等で支給される移送費等は国民医療費に含まれる。しかし、その**範囲を保険診療の対象となる傷病の治療費に限定**しているため、正常な妊娠や分娩等に要する費用、健康の維持・増進を目的とした健康診断・予防接種等に要する費用、固定した身体障害のために要する義眼や義肢等の費用、老人保健施設における食費・おむつ代等の利用料、選定療養(患者が負担する入院時室料差額分、歯科差額分等の費用)、評価療養(先進医療等の費用)は含まれていない。

■国民医療費の財源

公費、保険料、その他(ほとんどが患者負担で、治療の際に家計から支出する額)の３つに区別され、**約50%を保険料**が占めている。

②　国民医療費の動向

国民皆保険を達成した1961(昭和36)年度以降、国民医療費は急速に増大している。2000(平成12)年度に減少しているのは、介護保険導入に伴い、国民医療費の一部が介護保険に移行されたためである。また、2020(令和２)年度は４年ぶりの減少となったが、これは新型コロナの感染拡大に伴う受診控えの影響と考えられる。

国民医療費と対国内総生産比率の年次推移

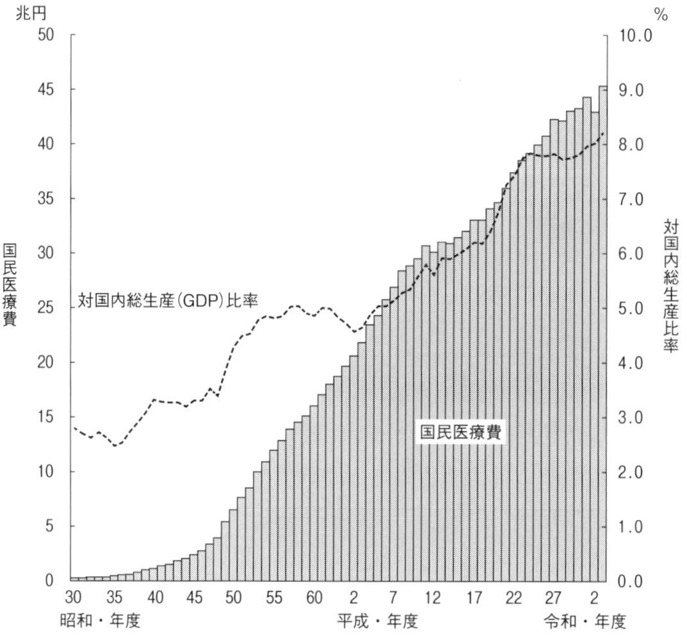

(厚生労働省「国民医療費の概況」)

③　2021(令和３)年度国民医療費の現状

・総額：**45兆359億円(対国内総生産比は8.2%、人口１人当たりでは35万8,800円)**

・制度区分別：**医療保険等給付分**(45.7%)＞後期高齢者医療給付分(34.9%)＞患者等負担分(12.1%)＞公費負担医療給付分(7.4%)

・財源別：**保険料**(50.0%)＞公費(38.0%)＞患者負担(11.6%)

・診療種類別：**医科診療医療費**が最も多く71.9%を占め、入院医療費(37.4%)、外来医療費(34.5%)となっている。なお、入院時食事・生活医療費は1.6%となっている。

・年齢階級別：65歳以上が全体の**60.6%**を占める。

人口１人当たり国民医療費は、65歳以上（75万4,000円）が65歳未満（19万8,600円）の約４倍

・傷病分類別：**循環器系の疾患**＞新生物＞筋骨格系及び結合組織の疾患（医科診療医療費上位３位）

⑵　医療費適正化計画

医療費適正化計画は、超高齢社会の到来に対応した**医療構造改革**を目指す計画である。**高齢者の医療の確保に関する法律（高齢者医療確保法）**に基づき、**厚生労働大臣**の定める**医療費適正化基本方針**に即して、**６年を１期**として**都道府県**ごとに定める。

第４期医療費適正化計画（2024〈令和６〉年度～2029〈令和11〉年度）における医療費適正化基本方針の目標にメタボリックシンドローム対策に関連する目標がある。

●特定健康診査の実施率

2029（令和11）年度に、対象者の70％が受診することとする。

●特定保健指導の実施率

2029（令和11）年度に、対象者の45％以上が受けることとする。

●メタボリックシンドロームの該当者及び予備群の減少率

2008（平成20）年度と比べた2029（令和11）年度時点での該当者及び予備群の減少率を25％以上とする。

4　医療法と医療計画

医療法は、わが国の医療供給体制の基本となる法律であり、前述した医療機関の定義や開設のほか、適切な医療資源の配置や地域医療の体系的な整備の推進を目的とする**医療計画の策定**についても定めている。

医療計画は、厚生労働大臣が定めた医療提供体制の確保に関する基本方針に則して、**６年を１期**として**都道府県**が地域の実情に応じて策定することとされており、2024（令和６）年度より第８次計画が開始された。

〈第８次医療計画の主な記載項目〉

●５疾病・６事業及び**在宅医療**に係る医療連携体制

５疾病：がん、脳卒中、心筋梗塞等の心血管疾患、糖尿病、精神疾患

６事業：救急医療、災害時医療、へき地医療、周産期医療、小児医療、新興感染症への対応

●医療圏の設定（二次医療圏、三次医療圏）

■医療圏

地域の実情に応じた医療を提供する体制を確保するために、都道府県が設定する地域単位。**二次医療圏、三次医療圏は、医療法に基づく医療計画で規定**される。

３つの医療圏

一次医療圏	住民の日常生活に密着した、**身近で頻度の高い保健・医療・福祉サービス**を提供する市町村の地域単位
二次医療圏	一般的な疾患の**入院**に係る医療が急性期から慢性期に至るまで完結して提供できる圏域として**病院病床**及び**診療所の整備**を進める地域単位
三次医療圏	**高度で専門的な保健・医療・福祉サービス**を提供する地域単位

●基準病床数

基準病床数とは、**地域において整備すべき病床数**であり、医療圏に病床をどの程度整備するべ

きかという整備目標としての性格と、過剰な病床数の増加を抑制するという規制的性格を併せもっている。

一般病床、療養病床：**二次医療圏単位**で設定

精神病床、結核病床、感染症病床：**都道府県単位**で設定

●**地域医療構想**

病床の機能分化・連携を推進し、効率的な医療提供体制を構築するために、将来人口推計をもとに**都道府県単位**で2025年※に必要となる病床数（病床の必要量）を**４つの医療機能**ごとに推計する。

４つの医療機能：**高度急性期機能、急性期機能、回復期機能、慢性期機能**

※2025年問題：団塊の世代が75歳以上の後期高齢者となり、医療や介護などの社会保障費の増大が懸念される。

3　福祉制度

1　社会福祉とは

身体障害、老齢、母子家庭など、生活を営む上での社会的ハンディキャップをもつ者に対して、更生あるいは育成の医療、施設への入所、居宅での介護などの公的給付を行うことで、生活上のハンディキャップを軽減・緩和するための制度である。

従来の社会福祉は弱者救済の意味合いが強かったが、今日では**ノーマリゼーション**の実現を基本理念としている。

■**ノーマリゼーション**

障害者や高齢者など、社会的に不利を受けやすい人が、普通の人と同じように生活したり、活動する社会が正常な姿であるとする考え方。1950年代にデンマークで生まれた思想理念。

2　社会福祉施設

(1)　老人福祉施設

老人福祉法に基づく老人福祉施設には、次の７種類がある。

老人デイサービスセンター	日常生活を営むのに支障がある65歳以上の者に対し、日帰り（**通所**）の方式で、入浴、食事の提供、日常動作訓練、機能訓練などのサービスを提供する。
老人短期入所施設	養護者の疾病などの理由により、居宅での介護が一時的に困難となった65歳以上の者を**短期間入所**（**ショートステイ**）させ、養護を行う。
養護老人ホーム	**環境上の理由**や**経済的理由**などにより、居宅において養護を受けることが困難となった65歳以上の者を**入所**させ、養護や訓練その他の援助を行う。入所は市町村の措置。
特別養護老人ホーム※	**常時の介護**を必要とし、かつ居宅において適切な介護を受けることが困難である65歳以上の者などを**入所**させ、養護を行う。
軽費老人ホーム	家庭環境や住宅事情などの理由により、居宅で生活することが困難な60歳以上の者を、無料または低額な料金で入所させ、食事の提供その他日常生活上必要なサービスを行う。
老人福祉センター	無料または低額な料金で、高齢者に関する各種の相談に応じるとともに、高齢者に対して、**健康の増進**、**教養の向上**及び**レクリエーション**のための各種サービスを総合的に提供する。
老人介護支援センター	在宅介護に関する相談や指導、必要な保健福祉サービスの情報提供を行うとともに、各種の保健福祉サービスが受けられるよう、関係行政機関やサービス実施機関などとの連絡調整、その他の援助を総合的に行う。

※介護保険法上は、指定介護老人福祉施設と呼ばれる。やむを得ない理由で介護保険を利用できない場合には「福祉の措置」として老人福祉法に基づく特別養護老人ホームへの入所という扱いとなる。

(2) その他の主な福祉施設

	根拠法令	種類
生活保護	生活保護法	救護施設、更生施設、医療保護施設、授産施設、宿所提供施設
児童福祉	児童福祉法	助産施設、乳児院、母子生活支援施設、保育所、児童厚生施設、児童養護施設、障害児入所施設、児童発達支援センター、情緒障害児短期治療施設、児童自立支援施設、児童家庭支援センター　など
母子・父子福祉	母子及び父子並びに寡婦福祉法	母子・父子福祉センター　など
身体障害者福祉*	身体障害者福祉法	身体障害者更生施設、身体障害者授産施設、身体障害者福祉ホーム、身体障害者福祉センター、盲導犬訓練施設　など
知的障害者福祉*	知的障害者福祉法	知的障害者デイサービスセンター、知的障害者更生施設、知的障害者通勤寮など
精神障害者福祉*	精神保健福祉法	精神障害者生活訓練施設、精神障害者福祉工場、精神障害者地域生活支援センター　など

＊障害者福祉施設については、障害者総合支援法により再編・統合が進められている。

※各施設への管理栄養士・栄養士の配置規定については、PartⅨ-1-2を参照のこと。

3 障害者福祉

(1) 障害者福祉関連法規

障害者福祉制度の概要

<table>
<tr><td colspan="5">障害者基本法
（障害者福祉施策の基本事項を定める）</td></tr>
<tr><td>身体障害者福祉法
（身体障害者）</td><td>知的障害者福祉法
（知的障害者）</td><td>精神保健福祉法
（精神障害者）</td><td>発達障害者支援法
（発達障害者・児）</td><td>児童福祉法
（障害児）</td></tr>
<tr><td colspan="5">障害者総合支援法
（障害種別に関わらない共通した自立支援、障害者・児に必要な障害者福祉サービスに関わる給付を定める）</td></tr>
</table>

① 障害者基本法

障害者の自立及び社会参加の支援等のための施策を総合的かつ計画的に推進することを目的としており、**共生社会の実現**に向けた障害者福祉施策を築いていくための基本事項を定めている。主な内容は次の通りである。

●障害者の定義

身体障害、知的障害、精神障害（発達障害を含む）その他の心身の機能の障害がある者であって、障害及び社会的障壁により継続的に日常生活又は社会生活に相当な制限を受ける状態にある者

●地域社会における共生

社会参加の機会の確保、生活の選択の機会の確保

●障害を理由とする差別の禁止

●障害者週間

毎年12月３日から12月９日までの１週間

●障害者基本計画

政府は障害者基本計画、都道府県は都道府県障害者計画、市町村は市町村障害者計画を定めなければならない。

② 障害者総合支援法（障害者の日常生活及び社会生活を総合的に支援するための法律）

障害者基本法の基本理念にのっとり、障害者・児が基本的人権を享有する個人としての尊厳にふさわしい日常生活、社会生活を営むことができるよう、必要な障害福祉サービスに係る給

付、地域生活支援事業などについて定めている。主な内容は次の通りである。

●障害者・児の定義

障害者：**18歳以上の身体障害者、知的障害者、精神障害者（発達障害者を含む）、難病患者**

障害児：児童福祉法に規定する障害児

●サービス利用の申請から支給決定までの過程

サービス利用を希望する障害者は**市町村**に申請を行う。

↓

市町村が、コンピュータ判定（一次判定）、市町村審査会が行う障害支援区分に関する審査及び判定（二次判定）の結果に基づき、**障害支援区分（区分１～区分６）の認定を行う**。

↓

利用者は、指定特定相談支援事業者に計画案の作成を依頼し、**市町村**に提出する。

↓

市町村が、計画案などを踏まえてサービスの**支給決定を行う**。

※訓練等給付のみの利用では、障害支援区分認定を受ける必要なし。

●自立支援給付

障害の種類に関わらず、**全国一律**に給付される障害者福祉サービスで、介護給付、訓練等給付、自立支援医療、補装具の給付などがある。サービス利用時の自己負担は**応能負担**が原則で、**所得に応じて月額負担上限額が設定**されている。

●地域生活支援事業

障害者が自立した日常生活、社会生活を営むことができるよう支援する事業で、相談支援事業、移動支援事業、日常生活用具給付等事業などがある。

障害者総合支援法における給付・事業の全体像

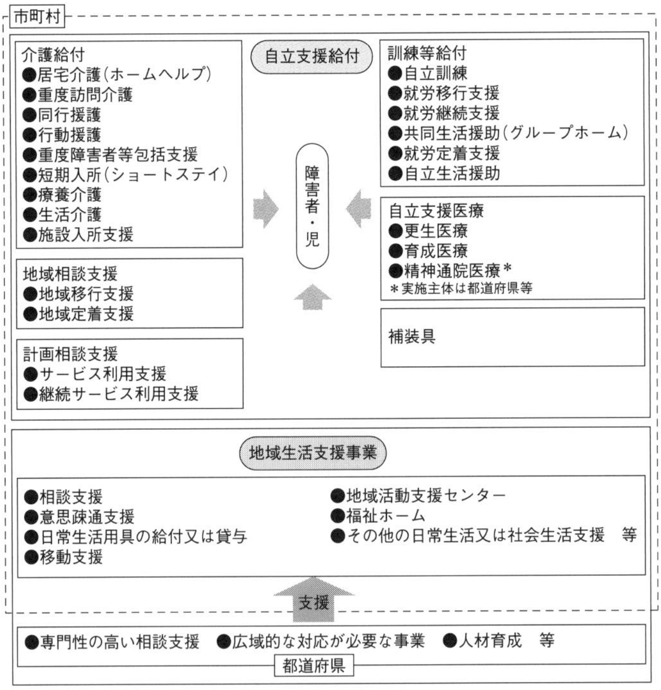

4 地域保健

1 地域保健活動の概要

地域保健活動は、地域住民の健康の維持・向上を目的として**地域保健法**に基づく基本指針に沿って実施される。基本指針は社会的背景に応じて改正が行われており、2012(平成24)年の改正では、**ソーシャルキャピタル**を活用した自助・共助の支援の推進、医療・介護・福祉等の関連施策との連携などが盛り込まれた。

※地域保健法については、PartⅧ-3-1 1を参照のこと。

2 保健所

(1) 役割と設置

保健所は、疾病の予防、健康増進、環境衛生など**地域における広域的・専門的な公衆衛生活動**を担う中心的な行政機関であるとともに**市町村保健センターへの技術的援助**も行っている。2000(平成12)年からは、地域における**健康危機管理**の拠点としての機能が追加された。**地域保健法**に規定されており、**都道府県、政令指定都市、中核市、政令で定める市、特別区(東京23区)**に設置される。なお、都道府県が設置する保健所の所管区域は、医療法で規定する**二次医療圏**及び介護保険法で規定する都道府県介護保険事業支援計画を参酌して設定される。

(2) 業務

地域保健法の定める保健所の主な業務は、次の14項目の企画、調整、指導及びこれらに必要な事業の実施である。

① 地域保健に関する思想の普及及び向上に関する事項
② 人口動態統計その他地域保健に係る統計に関する事項
③ 栄養の改善及び食品衛生に関する事項
④ 住宅、水道、下水道、廃棄物の処理、清掃その他の環境の衛生に関する事項
⑤ 医事及び薬事に関する事項
⑥ 保健師に関する事項
⑦ 公共医療事業の向上及び増進に関する事項
⑧ 母性及び乳幼児ならびに老人の保健に関する事項
⑨ 歯科保健に関する事項
⑩ 精神保健に関する事項
⑪ 治療方法が確立していない疾病その他の特殊の疾病により長期に療養を必要とする者の保健に関する事項
⑫ エイズ、結核、性病、伝染病その他の疾病の予防に関する事項
⑬ 衛生上の試験及び検査に関する事項
⑭ その他地域住民の健康の保持及び増進に関する事項

3 市町村保健センター

(1) 役割と設置

市町村保健センターは、地域住民に対する**身近な対人保健サービス**を総合的に行う地域保健の第一線機関である。保健所と同様、**地域保健法**に規定されており、**市町村**が設置することができる。

⑵　業務

生活習慣病予防や母子保健、歯科保健、成人・高齢者保健、栄養指導、健康相談などの対人サービスを主に行う。保健師が活動の中心となっている。

保健所と市町村保健センター

	保健所	市町村保健センター
根拠法令	地域保健法	
設　置	都道府県、政令市(政令指定都市、中核市、その他政令で定める市)、特別区(23区)	市町村(ただし、設置義務はない)
役　割	疾病の予防、健康増進、環境衛生等、公衆衛生活動の中心的な機関、健康危機管理の拠点	地域住民に身近な対人サービスを総合的に行う拠点
対人サービス	広域的、専門的(精神、難病、感染症対策)	地域的・一般的(乳幼児健診、予防接種、がん検診、健康相談、訪問指導、健康診査、機能訓練教室)
所長・センター長	原則、一定の基準を満たした医師(公衆衛生医の確保が困難な場合に限って同等の知識を有する者でも可)	医師である必要はない
配置される専門職員	医師、歯科医師、獣医師、薬剤師、保健師、臨床検査技師、診療放射線技師、管理栄養士等	保健師、看護師、管理栄養士等
監督的機能	食品衛生、環境衛生、医療機関・薬事等の監視	なし
その他の業務	関係情報の収集・分析、統計調査の実施、市町村への専門的・技術的支援	健康日本21に代表される各種市町村計画への参画、その他施策に結びつく活動

※2023(令和５)年４月１日現在、保健所の設置数は468か所(このうち都道府県が設置しているのは352か所)、市町村保健センターの設置数は、2,419か所となっている。
※保健所における管理栄養士・栄養士の配置については、地域保健法施行令第５条第１項に次の通り規定されている。
＜地域保健法施行令第５条第１項＞
保健所には、医師、歯科医師、薬剤師、獣医師、保健師、助産師、看護師、診療放射線技師、臨床検査技師、管理栄養士、栄養士、歯科衛生士、統計技術者その他保健所の業務を行うために必要な者のうち、当該保健所を設置する法第５条第１項に規定する地方公共団体の長が必要と認める職員を置くものとする。

5　母子保健

1　母子保健事業

わが国の母子保健事業は、**母子保健法**などに基づき思春期から妊娠、出産、新生児期、乳幼児期を通して一貫した体系の下に総合的に行われ、それぞれの時期にふさわしいサービスが行われるよう事業が展開されている。

2　健やか親子21(第二次)

健やか親子21は、21世紀の母子保健の主要な取り組みを提示した国民運動計画であり、2001(平成13)年～2014(平成26)年までを計画期間としていた。2013(平成25)年に「健やか親子21」最終報告書がまとめられ、**約８割の目標項目で改善**がみられたが、**悪化した項目(10代の自殺率、低出生体重児の割合)**も存在した。

この報告書で示された今後の課題や提言をもとに、「**健やか親子(第二次)**」の基本的な考え方、課題・指標等が公表された(第２次計画期間：平成27～令和６年度)。10年後の目指す姿を「**すべての**

子どもが健やかに育つ社会」とし、その実現に向けて3つの基盤課題と2つの重点課題が設定されている。

「健やか親子21(第二次)」イメージ図

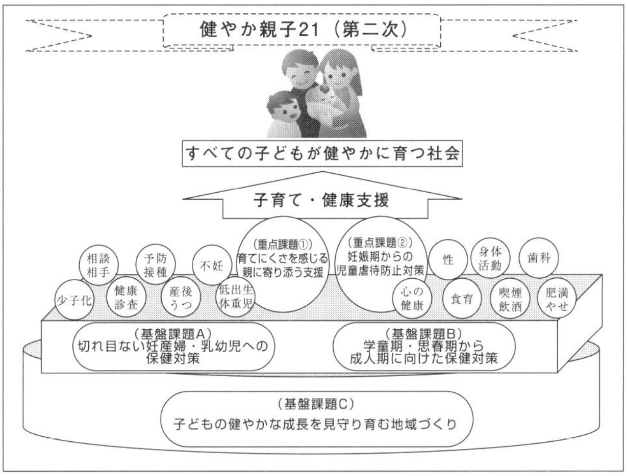

「健やか親子21(第二次)」における課題の概要

課題名		課題の説明
基　盤 課題A	切れ目ない妊産婦・乳幼児への保健対策	妊娠・出産・育児期における母子保健対策の充実に取り組むとともに、各事業間や関連機関間の有機的な連携対策の強化や、情報の利活用、母子保健事業の評価・分析体制の構築を図ることにより、切れ目ない支援体制の構築を目指す。
基　盤 課題B	学童期・思春期から成人期に向けた保健対策	児童生徒自らが、心身の健康に関心を持ち、より良い将来を生きるため、健康の維持・向上に取り組めるよう、多分野の協働による健康教育の推進と次世代の健康を支える社会の実現を目指す。
基　盤 課題C	子どもの健やかな成長を見守り育む地域づくり	社会全体で子どもの健やかな成長を見守り、子育て世代の親を孤立させないよう支えていく地域づくりを目指す。具体的には、国や地方公共団体による子育て支援施策の拡充に限らず、地域にある様々な資源(NPOや民間団体、母子愛育会や母子保健推進員等)との連携や役割分担の明確化が挙げられる。
重　点 課題①	育てにくさを感じる親に寄り添う支援	親子が発信する様々な育てにくさのサインを受け止め、丁寧に向き合い、子育てに寄り添う支援の充実を図ることを重点課題の一つとする。
重　点 課題②	妊娠期からの児童虐待防止対策	児童虐待を防止するための対策として、①発生予防には、妊娠届出時など妊娠期から関わることが重要であること、②早期発見・早期対応には、新生児訪問等の母子保健事業と関係機関の連携強化が必要であることから重点課題の一つとする。

3　母子保健法に基づく施策

母子保健法では、母性及び乳幼児の健康の保持・増進を図るため、母と子の保健指導、健康診査、医療などについて規定されている。1965(昭和40)年に本法が制定され、これまで対象を児童と妊産婦に限定していた母子保健対策から、妊産婦になる前段階の女性の健康管理を含めた、母子の一貫した総合的な母子保健対策として推進されることとなった。主な内容は次の通りである。

●妊娠の届出

妊娠した者は、速やかに、**市町村長**に妊娠の届出をするようにしなければならない。

●母子健康手帳

市町村は、妊娠の届出をした者に対して、母子健康手帳を交付しなければならない。

■**母子健康手帳**

妊産期から乳幼児期までの一貫した健康記録で、転居による再交付はない。記載事項は次の通りである。

①**必須記載事項(省令様式)：妊産婦・乳幼児の健康診査、保健指導に関する記録等**
・必ず記載しなければならない全国一律の内容
・厚生労働省令で様式を規定している
例妊婦の職業と環境、妊娠中の経過、出産後の母体の経過、乳幼児期の健康診査の記録、予防接種の記録、乳幼児身体発育曲線(乳幼児身体発育調査報告書に基づき作成)　など

②**任意記載事項(通知様式)：妊産婦の健康管理、乳幼児の養育にあたり必要な情報等**
・自治体の任意で記載する内容
・厚生労働省令で記載項目のみを定め、通知で様式を示している
・自治体独自の制度等に関する記載も可能
例日常生活上の注意、育児上の注意、予防接種に関する情報、妊産婦・乳幼児の栄養の摂取方法など

●**低出生体重児の届出**

体重が**2,500g未満**の乳児が出生したときは、その保護者は、速やかに、**市町村**に届け出なければならない。

●**健康診査**

市町村は、**1歳6か月児健康診査**、**3歳児健康診査**を行わなければならない。この他、市町村は、必要に応じ、妊産婦、乳幼児に対して、健康診査を行い、又は健康診査を受けることを勧奨しなければならない。

●**訪問指導**(妊産婦、新生児、未熟児)

市町村長は、医師、保健師、助産師などによる訪問指導を行う。

※児童福祉法に基づく、小児慢性特定疾病医療費助成制度の対象疾病に罹患している児童に対する訪問指導は、保健所が行う。

●**産後ケア事業**

市町村は、出産後1年を経過しない女子及び乳児の心身の状態に応じた保健指導、療養に伴う世話又は育児に関する指導、相談その他の援助を必要とする出産後1年を経過しない女子及び乳児につき、**産後ケア事業**を行うよう努めなければならない。

※**産後ケア事業**：産後ケアを必要とする出産後1年を経過しない女子及び乳児に対して、心身のケアや育児のサポート等を行い、産後も安心して子育てができる支援体制を確保するもの。予算事業として実施していた市町村事業の「産後ケア事業」は、2021(令和3)年4月から母子保健法上に位置付けられた。

●**養育医療**

市町村は、入院の必要な未熟児に対し、必要な医療の給付または医療費の支給を行う。

●**こども家庭センター**

市町村は、こども家庭センターの設置に努めなければならない(児童福祉法)。

※こども家庭センターは、**児童福祉法**と**母子保健法**に規定されている。母性並びに乳児及び幼児の健康の保持及び増進に関する包括的な支援を行うことを目的とする(母子保健法)。

4　その他の母子保健医療施策に関する事業等

⑴　新生児マススクリーニング

放置されれば重大な障害をきたす疾患を新生児期に早期発見し、発症前に治療を行い、障害を予防することを目的として都道府県及び政令指定都市において、血液を用いての新生児マススクリーニングが実施されている。検査費用は公費負担となっている。生後４～７日の新生児の踵を穿刺して採血し、専用の濾紙に血液を染み込ませ乾燥させたものを検査機関に送付する。

2014(平成26)年度より、**タンデムマス法**を用いた新しい分析法が全国的に導入されており、従来の６疾患(フェニルケトン尿症、メープルシロップ尿症、ホモシスチン尿症、ガラクトース血症、先天性副腎過形成症、先天性甲状腺機能低下症〈クレチン症〉)に加え、アミノ酸代謝異常、有機酸代謝異常や脂肪酸代謝異常など新たに多くの疾患について検査できるようになった。なお、これらの疾患のうち有所見者発見数が最多であるのは、**先天性甲状腺機能低下症(クレチン症)**である。

⑵　妊産婦と乳幼児の栄養、食育の推進

妊産婦と乳幼児の栄養、食育の推進に関する主な施策は、次の通りである。

2006(平成18)年	**妊産婦のための食生活指針**の公表
2007(平成19)年	**授乳・離乳の支援ガイド**の公表
2010(平成22)年	**乳幼児身体発育調査**の実施
2012(平成24)年	**乳幼児身体発育評価マニュアル**の公表
2015(平成27)年	**乳幼児栄養調査**の実施
2019(平成31)年	授乳・離乳の支援ガイドの**改定**
2021(令和３)年	母子保健法に市町村が実施する**産後ケア事業**の位置づけ 妊産婦のための食生活指針の**改定**

⑶　成育基本法

2019(令和元)年に**子どもの健やかな成長を切れ目なく支援することを目的**として、「成育過程にある者及びその保護者並びに妊産婦に対し必要な成育医療等を切れ目なく提供するための施策の総合的な推進に関する法律(**成育基本法**)」が施行された。また、本法律に基づき、2021(令和３)年に「成育医療等の提供に関する施策の総合的な推進に関する基本的な方針(**成育医療等基本方針**)」が閣議決定され、2023(令和５)年に内容が見直された。

基本方針では、成育医療等の提供に当たっては、医療、保健、教育、福祉などのより幅広い関係分野での取組の推進が必要であることから、各分野における施策の相互連携を図りつつ、その需要に適確に対応し、こどもの権利を尊重した成育医療等が提供されるよう、成育過程にある者等に対して横断的な視点での総合的な取組を推進するとしている。成育医療等の提供に関する施策の推進に関する事項では、①成育過程にある者及び妊産婦に対する医療、②成育過程にある者等に対する保健、③教育及び普及啓発、④記録の収集等に関する体制等、⑤調査研究、⑥災害時等における支援体制の整備、⑦成育医療等の提供に関する推進体制等、について各々の方向性が示されている。

●成育過程にある者及び妊産婦に対する医療

・周産期医療の体制、小児医療の体制、小児やAYA世代(思春期・若年成人)のがん治療に必要な医療体制等の整備

●**成育過程にある者等に対する保健**

・不妊、予期せぬ妊娠、性感染症等への適切な相談支援や、妊娠・出産、産後の健康管理に係る支援を行うため、需要に適確に対応した**切れ目のない支援体制**を構築する。

・妊娠期からこどもがおとなになるまでの一連の成長の過程の様々なニーズに対してワンストップで総合的な相談支援を行うことができるよう、**こども家庭センター**等の機能の整備を図るとともに、地域の関係医療機関等と連携しつつ、地域における相談支援体制の整備を推進する。

・母子保健情報の**デジタル化**と利活用を進め、健康管理の充実や母子保健事業の質の向上等を図る。

・すべての成育過程にある者等が健やかに育つ社会の実現に向け、「健やか親子21」を通じ、国民への啓発と実施状況の評価を推進する。

●**教育及び普及啓発**

・地域社会全体でこどもの健やかな成長を見守り育む地域づくりの観点から、「健やか親子21」を通じ、こどもの成長や発達に関して、国民全体の理解を深めるための普及啓発を促進する。

・こどもの健やかな成長及び発達並びに健康の維持及び増進のため、「早寝早起き朝ごはん」国民運動や「健やか親子21」の普及啓発等を通じて、**保育所、幼稚園、学校等と、家庭や地域等が連携した食育を推進**する。

5　児童虐待防止

2000(平成12)年に、児童虐待の防止とそれに関する政策を推進することを目的として、**児童虐待の防止等に関する法律(児童虐待防止法)**が策定された。この法律では、保護者が監護する児童(18歳に満たない者)に行う虐待行為を**児童虐待**と定義し、次の4つに分類している。

児童虐待の分類と定義

身体的虐待	児童の身体に外傷が生じ、又は生じるおそれのある暴行を加えること。
性的虐待	児童にわいせつな行為をすること又は児童をしてわいせつな行為をさせること。
ネグレクト	児童の心身の正常な発達を妨げるような著しい減食、長時間の放置、保護者以外の同居人による身体的・性的・心理的虐待の放置など、保護者としての監護を著しく怠ること。
心理的虐待	児童に対する著しい暴言や著しく拒絶的な対応、児童が同居する家庭における配偶者に対する暴力など、児童に著しい心理的外傷を与える言動を行うこと。

■各法律で規定されている虐待の種類
障害者虐待(障害者虐待防止法)・高齢者虐待(高齢者虐待防止法)の種類
：身体的虐待、性的虐待、ネグレクト(放置・放任)、心理的虐待、経済的虐待の5種類
児童虐待(児童虐待防止法)
：身体的虐待、性的虐待、ネグレクト(放置・放任)、心理的虐待の4種類

虐待を受けた子どもの保護は、**児童福祉法**及び**児童虐待防止法**に基づき行われる。要保護児童を発見した者は、これを市町村、都道府県の設置する**福祉事務所**若しくは**児童相談所**又は児童委員を介して市町村、都道府県の設置する**福祉事務所**若しくは**児童相談所**に通告しなければならない(児童福祉法第25条第1項、児童虐待防止法第6条第1項)。学校、児童福祉施設、病院、都道府県警察、教育委員会など児童の福祉に職務上関係のある者は、児童虐待を発見しやすい立場にあることを自覚し、**児童虐待の早期発見に努めなければならない**(児童虐待防止法第5条第1項)。

6　高齢者保健・介護

1　老人保健事業の概要

老人保健事業は老人保健法に基づいて行われてきたが、老人保健法は**高齢者の医療の確保に関する法律(高齢者医療確保法)**へと改正された(2008〈平成20〉年４月施行)。これに伴い、老人保健事業に次のような変更点が生じた。

(1)　後期高齢者医療制度の創設

原則として75歳以上(一定の障害状態にある場合は65歳以上)の者が医療を受ける場合は、後期高齢者医療制度において受療することとなる。医療給付については従来と同じである。自己負担割合は原則として**１割**で、現役並みの所得を有する者は３割となっており、残りは医療保険給付となる。給付の財源負担は、後期高齢者の保険料が**約１割**、後期高齢者支援金(現役世代からの支援金)が**約４割**、公費負担が**約５割**(国：都道府県：市町村＝４：１：１)となっている。

※PartⅤ-７-２ 1 **医療保険制度**を参照のこと。

(2)　老人保健事業の再編

法改正に伴う生活習慣病予防の観点からの取組みについては、次の通りである。

①　これまで老人保健事業として市町村が担ってきた基本健康診査等については、次のように改められた。

- 40～74歳までの者については、**高齢者医療確保法**に基づく**特定健康診査**及び**特定保健指導**として、**医療保険者**にその実施が義務付けられる。

※特定健康診査・特定保健指導の詳細については、PartⅧ-５-５ 2 を参照のこと。

- 75歳以上の者については、後期高齢者医療広域連合に努力義務が課されている事業の一環として、健康診査を実施する。

②　これまで老人保健事業として実施されてきた以下の事業については、**健康増進法**に基づき、**市町村**が引き続き実施することとされた(努力義務)。

- **歯周疾患検診**
- **骨粗鬆症検診**
- **肝炎ウイルス検診**
- **がん検診**
- 40歳以上65歳未満の住民に対する健康手帳の交付、健康教育、健康相談、機能訓練、訪問指導等

なお、介護予防の観点からの取組みについては、**介護保険法**の改正に伴い、**65歳以上を対象とする介護予防に資する事業**(健康教育、健康相談、機能訓練、訪問指導、生活機能評価)は、**地域支援事業**の一環として**市町村**によって実施される。

2　介護保険制度

(1)　介護保険制度の概要

従来、社会福祉と老人保健(医療等)という異なる制度によって行われてきた高齢者介護を再編成し、介護に対する社会的支援制度として2000(平成12)年４月より**介護保険法**に基づく介護保険制度が導入された。**40歳以上の者**が保険料を納め、介護が必要となったときに保険給付を受けて

介護保険サービスを利用する仕組み、すなわち**社会保険方式**で運営されている。

⑵　**保険者（運営主体）**

市町村及び特別区（東京23区）

⑶　**被保険者**

第１号被保険者と**第２号**被保険者とに分けられる。

	第１号被保険者	第２号被保険者
対象者	**65歳以上の者**	**40歳以上65歳未満**の医療保険加入者
サービス利用の対象者	**要介護認定**を受け、要支援・要介護と認定された者（介護が必要となった原因は問われない）	初老期認知症や脳血管疾患などの老化に起因する**特定疾病**※が原因で**要介護認定**を受け、要支援・要介護と認定された者

※介護保険法で定める特定疾病

①がん（医師が一般に認められている医学的知見に基づき回復の見込みがない状態に至ったと判断したものに限る。）
②関節リウマチ
③筋萎縮性側索硬化症
④後縦靱帯骨化症
⑤骨折を伴う骨粗鬆症
⑥初老期における認知症
⑦進行性核上性麻痺、大脳皮質基底核変性症及びパーキンソン病
⑧脊髄小脳変性症
⑨脊柱管狭窄症
⑩早老症
⑪多系統萎縮症
⑫糖尿病性神経障害、糖尿病性腎症及び糖尿病性網膜症
⑬脳血管疾患
⑭閉塞性動脈硬化症
⑮慢性閉塞性肺疾患
⑯両側の膝関節又は股関節に著しい変形を伴う変形性関節症

⑷　**財源**

利用者は介護サービス費用の**１割*を自己負担**する。残りは保険料（市町村・特別区ごとに決定）と公費で折半。公費のうち、国が25％（施設サービスは20％）、都道府県が12.5％（施設サービスは17.5％）、市町村・特別区が12.5％の割合で負担する。なお、保険料の負担割合は政令で３年ごとに定められる（第８期〈令和３～５年度〉：第１号保険料23％、第２号保険料27％）。

＊2015（平成27）年８月より、第１号被保険者で一定以上の所得がある人を対象に、１割から２割に引き上げられた。また、2018（平成30）年８月より、２割負担者のうち所得の高い人は３割負担となった。

⑸　**給付の手続き**

①　**要介護認定の仕組み**

要介護認定（要支援認定を含む。）は、介護の必要量を**全国一律の基準**に基づき、客観的に判定する仕組みであり、一次判定及び二次判定の結果に基づき、**市町村が申請者について要介護認定を行う**。なお、認定の結果に不服がある場合は、都道府県に設置される**介護保険審査会**に不服申し立てを行うことができる。

●**一次判定**：市町村の認定調査員による心身の状況調査（認定調査）及び主治医意見書に基づく**コンピュータ判定**を行う。

●二次判定：一次判定結果・主治医意見書等に基づき、保健・医療・福祉の学識経験者により構成される**介護認定審査会**（市町村等に設置）が審査判定を行う。

要介護認定の申請から結果の通知まで

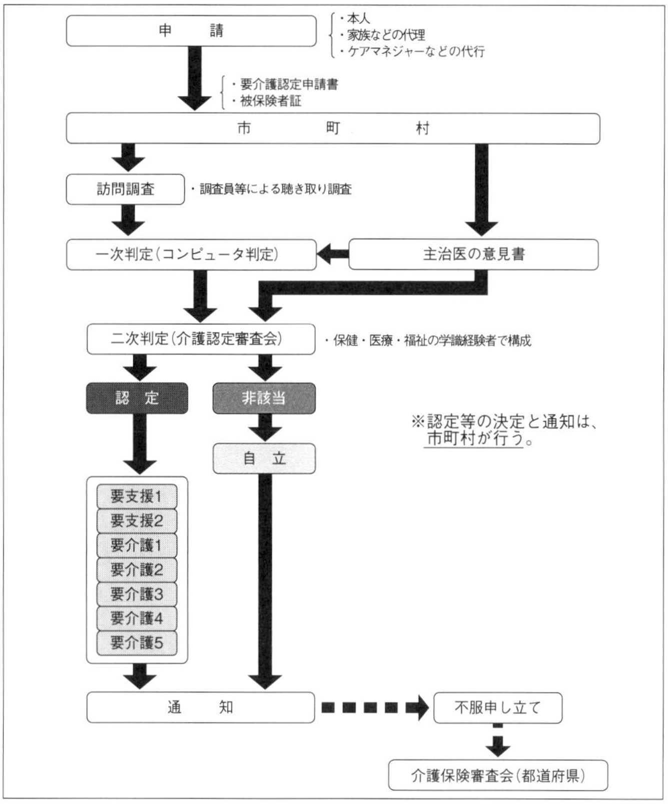

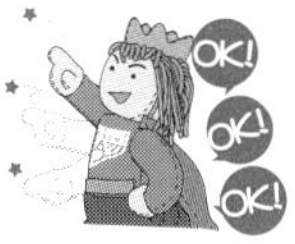

②　ケアプラン（介護サービス計画）の作成

介護保険サービス利用者は、サービスの種類や内容を定めた**ケアプラン**（**介護サービス計画**）に基づき介護保険サービス事業者等と契約を結び、その給付を受けることとなっている。ケアプランとは、個々の要支援者・要介護者の心身状態や生活環境、意向などに応じて作成される、サービスの種類、内容、スケジュール、実施者等を含めた計画のことであり、**作成費用は全額介護保険から給付**される。

要支援者・要介護者等からの依頼に基づき、要支援１～２と認定された場合は、**地域包括支援センター**の担当者が作成し、要介護１～５と認定された場合は、居宅介護支援事業者の**介護支援専門員**（**ケアマネジャー**）が作成する。居宅サービスや介護予防サービスを利用する場合、**本人や家族が作成することも可能**である。なお、施設入所者に対しては、施設サービス計画が作成される。

■介護支援専門員（ケアマネジャー）

介護支援専門員とは、介護保険法に規定された専門職で、要介護者や要支援者の人の相談や心身の状況に応じるとともに、サービス（訪問介護、通所介護など）を受けられるようにケアプラン（介護サービス等の提供についての計画）の作成や市町村・サービス事業者・施設等との連絡調整を行う。居宅介護支援事業所や介護保険施設に必置とされている。

(6)　サービス等の種類

介護保険の給付対象となるサービスは、①**要支援者を対象とした予防給付**におけるサービス、②**要介護者を対象とした介護給付**におけるサービスに大別される。

	予防給付におけるサービス	介護給付におけるサービス
都道府県が指定・監督を行うサービス	◎介護予防サービス 【訪問サービス】 ○介護予防訪問入浴介護 ○介護予防訪問看護 ○介護予防訪問リハビリテーション ○介護予防居宅療養管理指導 【通所サービス】 ○介護予防通所リハビリテーション 【短期入所サービス】 ○介護予防短期入所生活介護 ○介護予防短期入所療養介護 ○介護予防特定施設入居者生活介護 ○介護予防福祉用具貸与 ○特定介護予防福祉用具販売	◎居宅サービス 【訪問サービス】 ○訪問介護 ○訪問入浴介護 ○訪問看護 ○訪問リハビリテーション ○居宅療養管理指導 【通所サービス】 ○通所介護 ○通所リハビリテーション 【短期入所サービス】 ○短期入所生活介護 ○短期入所療養介護 ○特定施設入居者生活介護 ○福祉用具貸与 ○特定福祉用具販売 ◎施設サービス ○介護老人福祉施設 ○介護老人保健施設 ○介護医療院
市町村が指定・監督を行うサービス	◎介護予防支援 ◎地域密着型介護予防サービス ○介護予防小規模多機能型居宅介護 ○介護予防認知症対応型通所介護 ○介護予防認知症対応型共同生活介護（グループホーム）	◎居宅介護支援 ◎地域密着型サービス ○小規模多機能型居宅介護 ○夜間対応型訪問介護 ○地域密着型通所介護 ○認知症対応型通所介護 ○認知症対応型共同生活介護（グループホーム） ○地域密着型特定施設入居者生活介護 ○地域密着型介護老人福祉施設入所者生活介護 ○定期巡回・随時対応型訪問介護看護 ○看護小規模多機能型居宅介護
その他	○住宅改修	○住宅改修

〈介護給付におけるサービス〉

①　施設サービス

施設サービスは、次の4種類の**介護保険施設**の入所者に対して提供される。要介護者を対象としており、**要支援者は利用できない**。都道府県が指定・監督を行う。

介護保険施設

介護老人福祉施設 （特別養護老人ホーム）	**老人福祉法**に規定する特別養護老人ホームで、かつ、**介護保険法**による都道府県知事の指定を受けた施設。常に介護が必要で、自宅での生活が困難な者に対して、生活全般の介護を行う。
介護老人保健施設	**介護保険法**による都道府県知事の開設許可を受けた施設。病状安定期にあり入院治療は必要ないが、看護・介護、リハビリテーションを必要とする要介護状態の高い者に対して、医学的管理下における慢性期医療と機能訓練により在宅への復帰を目指す。
介護医療院	**介護保険法**による都道府県知事の開設許可を受けた施設。主として長期にわたり療養が必要である要介護者に対し、療養上の管理、看護、医学的管理下における介護および機能訓練その他必要な医療ならびに日常生活上の世話を行う。

②　居宅サービス

居宅サービスは、さまざまなサービスの中から希望するサービスを組み合わせて利用する。都道府県が指定・監督を行う。

1．在宅で利用できるサービス

訪問介護 （ホームヘルプ）	ホームヘルパーなどが訪問し、入浴・排せつ・食事の介助や、調理・洗濯・掃除といった家事など日常生活上の世話を行う。
訪問入浴介護	入浴設備や簡易浴槽を積んだ移動入浴車などで訪問し、入浴の介助を行う。
訪問看護	訪問看護ステーションの看護師などが訪問し、主治医の指示で療養上の世話や必要な診療の補助を行う。
訪問リハビリテーション	理学療法士や作業療法士が訪問し、日常生活の自立を助けるためのリハビリテーション（機能訓練）を行う。
居宅療養管理指導	医師・歯科医師などが訪問し、療養上の管理や指導を行う。

※管理栄養士は、医師の指示に基づき月2回を上限として居宅療養管理指導を行うことができる。

2．通所して利用できるサービス

通所介護 （デイサービス）	デイサービスセンター（日帰り介護施設）などに通い、入浴・食事の提供といった日常生活上の世話や機能訓練を受ける。
通所リハビリテーション （デイケア）	主治医の指示で、介護老人保健施設や介護医療院、病院・診療所などに通い、理学療法・作業療法、その他心身の機能維持・回復のために必要なリハビリテーション（機能訓練）を受ける。
短期入所生活介護 （ショートステイ）	特別養護老人ホーム等の福祉施設に短期間入所し、入浴・排せつ・食事等の介護や日常生活上の世話、機能訓練を受ける。
短期入所療養介護 （ショートステイ）	介護老人保健施設や介護医療院等に短期間入所し、看護、医学的管理下における介護や機能訓練などを受ける。

3．その他のサービス

特定施設入居者生活介護	養護老人ホーム、軽費老人ホーム、有料老人ホームなどに入居している高齢者が、特定施設サービス計画に基づき、入浴、食事などの介助、機能訓練・療養上の世話などを受ける。
福祉用具貸与	介護ベッドや車椅子などの福祉用具のレンタルを行う。
福祉用具購入費	入浴・排せつ用の福祉用具の購入費の一部を支給する。
住宅改修費	手すりの取付けや段差の解消など小規模な住宅改修を行った際、費用の一部を支給する。

③ 地域密着型サービス

地域密着型サービスは、住み慣れた地域での生活を支え、地域の特性に応じた多様で柔軟なサービスを提供するため創設された。市町村が指定・監督を行う。

夜間対応型訪問介護	定期巡回や随時対応など夜間帯専用訪問介護
小規模多機能型居宅介護	通い、訪問、泊まりのサービスを一体的に提供
地域密着型通所介護	居宅要介護者が老人デイサービスセンター等に通って受ける入浴、排せつ、食事等の介護その他の日常生活上の世話と機能訓練
認知症対応型通所介護	認知症の要介護者に対する通所での機能訓練など
認知症対応型共同生活介護 （グループホーム）	認知症の要介護者に対する共同生活をしながらの日常生活上の世話や機能訓練など
地域密着型介護老人福祉施設入所者生活介護	特別養護老人ホームにおける地域密着型施設サービス計画に基づく、日常生活上の世話や機能訓練、健康管理、療養上の世話など
地域密着型特定施設入居者生活介護	介護専用型特定施設において、地域密着型サービス計画に基づく、療養上の世話など
定期巡回・随時対応型訪問介護看護	定期的な巡回訪問や通報により、居宅において、入浴、排泄、食事等の介護、日常生活上の世話及び看護師等による療養上の世話又は必要な診療の補助を行うこと。
看護小規模多機能型居宅介護	小規模多機能型居宅介護と訪問介護など、複数の居宅サービスや地域密着型サービスを組み合わせて提供する。

④ 居宅介護支援

居宅で介護を受ける者の心身の状況、意向等を踏まえ、居宅サービス計画（ケアプラン）を作成し、確実に提供されるよう提供事業者等との連絡調整等を行う。市町村が指定・監督を行う。

※障害者総合支援法における障害福祉サービスと重複するサービスについては、原則として介護保険が優先される。

■「共生型サービス」の導入

高齢者と障害者(児)が同一事業所でサービスを受けやすくするため、2018(平成30)年度より介護保険制度と障害福祉制度に**「共生型サービス」**が導入された。介護保険又は障害福祉のいずれかの指定を受けている事業所が、もう一方の制度の指定も受けやすくするもので、指定を受けた**共生型サービス事業所**では、**介護保険サービスと障害福祉サービスが一体的に提供**される。対象となるサービスは、**ホームヘルプサービス、デイサービス、ショートステイ**等である。

(7) 給付方式

●法定代理受領方式(現物給付)

利用者は事業者や施設に**一部負担金(介護サービス費用の1～3割)**を納め、残りの利用料を市町村が被保険者に代わり事業者や施設に支払うことで、保険給付を行ったとみなす方式。事業者や施設は給付分を代理受領し、利用者には現物給付が行われることになる。

該当する給付：施設介護サービス費、居宅介護サービス費、居宅介護サービス計画費、特定入所者介護サービス費、地域密着型介護サービス費

●償還払い方式

利用者がサービスに要した費用を事業者や施設に**全額**支払い、後に市町村から利用者に対して保険給付分が支払われる方式。

該当する給付：福祉用具購入費、住宅改修費

(8) 地域包括ケアシステムの構築と地域支援事業

重度な要介護状態となっても住み慣れた地域で自分らしい暮らしを人生の最後まで続けることができるよう、**医療・介護・予防・住まい・生活支援(見守り、配食、買い物)**が包括的に確保される体制(**地域包括ケアシステム**)の構築が進められている。

総合的な介護予防システム確立のためには、要支援状態又は要介護状態となる前からの介護予防を推進するとともに、ニーズに応じた住宅を提供し、その住宅を中心に営まれる日常生活の場で受けられる介護サービス、医療サービス、生活支援サービスの整備が求められる。この観点から、**市町村**において**介護保険法**に基づく**地域支援事業**を展開している。地域支援事業は、**①介護予防・日常生活支援総合事業(総合事業)、②包括的支援事業、③各市町村の判断により行う任意事業**に分けられる。なお、総合事業の介護予防・生活支援サービス事業の対象者の把握には、**基本チェックリスト**が用いられる。

〈地域包括支援センター〉

地域包括支援センターは、高齢者を保健・医療・福祉・介護など様々な面から総合的に支援する拠点となる機関で、**①総合相談支援、②虐待の早期発見・防止などの権利擁護、③包括的・継続的ケアマネジメント支援、④介護予防ケアマネジメント**という4つの機能を担っている。設置の根拠法は**介護保険法**で、運営主体は、**市町村**または市町村から委託を受けた法人である。**保健師、社会福祉士、主任介護支援専門員**の3職種が必置となっている。地域支援事業の中の**包括的支援事業**の多くは、地域包括支援センターに委託されている。また、介護予防支援事業者の指定を受けた地域包括支援センターは、**予防給付のケアマネジメント(介護予防支援)**を行っている。

地域支援事業

介護予防・日常生活支援総合事業（必須事業）	○介護予防・生活支援サービス事業 （要支援認定を受けた者と基本チェックリストの該当者が対象） ・訪問型サービス ・通所型サービス ・その他の生活支援サービス（配食、見守り等） ・介護予防ケアマネジメント ○一般介護予防事業 （第１号被保険者の全ての者及びその支援のための活動に関わる者が対象） ・介護予防把握事業 ・介護予防普及啓発事業 ・地域介護予防活動支援事業 ・一般介護予防事業評価事業 ・地域リハビリテーション活動支援事業
包括的支援事業（必須事業）	○総合相談支援業務 地域の高齢者の実態把握、介護以外の生活支援サービスとの調整等 ○権利擁護業務 虐待防止・早期発見のための事業等 ○包括的・継続的ケアマネジメント支援業務 支援困難事例に関する介護支援専門員への助言、地域の介護支援専門員のネットワークづくり等 ○在宅医療・介護連携推進事業 多職種協働で在宅医療・介護を一体的に提供できる体制の構築を推進 ○認知症総合支援事業 認知症初期集中支援チーム、認知症地域支援推進員の整備 ○生活支援体制整備事業 生活支援コーディネーター（地域支え合い推進員）、協議体の整備 ○地域ケア会議推進事業
任意事業	○介護給付等費用適正化事業 ○家族介護支援事業（介護方法の指導等） ○その他の事業（成年後見制度利用支援事業等）

※構成財源
介護予防・日常生活支援総合事業：公費、第１号保険料、第２号保険料
包括的支援事業、任意事業：公費、第１号保険料

※介護予防訪問介護、介護予防通所介護は、以前は予防給付として行われていたが、すべての市町村において2018（平成30）年度から総合事業（訪問型サービス、通所型サービス）へと移行した。

※**基本チェックリスト**は、生活機能低下のおそれがある高齢者を早期に把握し、総合事業につなげることを目的とした**生活機能評価**に活用される。

※介護予防・生活支援サービス事業の対象者は、要支援者及び事業対象者とされており、要介護認定を受けると、それまで受けていた総合事業のサービスの利用が継続できなくなるという問題点があった。本人の希望をふまえて地域とのつながりを継続することを可能とする観点から、2021（令和３）年度より「要介護認定による介護給付に係るサービスを受ける前から介護予防・生活支援サービス事業を受けていた者のうち、継続的にサービスを受ける要介護者（市町村が必要と認める者に限る）」が対象者に追加された。

■地域ケア会議

包括的・継続的ケアマネジメント業務を効率的に実施し、高齢者個人に対する支援の充実と、それを支える社会基盤の整備とを同時に進め、地域包括ケアシステムの実現に寄与することを目的に、地域包括支援センター等が主催する。介護支援専門員、保健医療及び福祉に関する専門的知識を有する者、民生委員その他の関係者、関係機関及び関係団体により構成される。地域ケア会議には、①個別課題解決機能、②ネットワーク構築機能、③地域課題発見機能、④地域づくり・資源開発機能、⑤政策形成機能の５つの機能がある。**介護保険法**で設置の努力義務が市町村に課せられている。

基本チェックリストの質問項目

No.	質問項目	回答：いずれかに○をお付けください	
1	バスや電車で１人で外出していますか	0. はい	1. いいえ
2	日用品の買い物をしていますか	0. はい	1. いいえ
3	預貯金の出し入れをしていますか	0. はい	1. いいえ
4	友人の家を訪ねていますか	0. はい	1. いいえ
5	家族や友人の相談にのっていますか	0. はい	1. いいえ
6	階段を手すりや壁をつたわらずに昇っていますか	0. はい	1. いいえ
7	椅子に座った状態から何もつかまらずに立ち上がっていますか	0. はい	1. いいえ
8	15分位続けて歩いていますか	0. はい	1. いいえ
9	この１年間に転んだことがありますか	1. はい	0. いいえ
10	転倒に対する不安は大きいですか	1. はい	0. いいえ
11	６ヶ月間で２～３kg 以上の体重減少がありましたか	1. はい	0. いいえ
12	身長　　　cm　体重　　　kg　（BMI＝　　　）（注）		
13	半年前に比べて固いものが食べにくくなりましたか	1. はい	0. いいえ
14	お茶や汁物等でむせることがありますか	1. はい	0. いいえ
15	口の渇きが気になりますか	1. はい	0. いいえ
16	週に１回以上は外出していますか	0. はい	1. いいえ
17	昨年と比べて外出の回数が減っていますか	1. はい	0. いいえ
18	周りの人から「いつも同じ事を聞く」などの物忘れがあると言われますか	1. はい	0. いいえ
19	自分で電話番号を調べて、電話をかけることをしていますか	0. はい	1. いいえ
20	今日が何月何日かわからない時がありますか	1. はい	0. いいえ
21	（ここ２週間）毎日の生活に充実感がない	1. はい	0. いいえ
22	（ここ２週間）これまで楽しんでやれていたことが楽しめなくなった	1. はい	0. いいえ
23	（ここ２週間）以前は楽にできていたことが今はおっくうに感じられる	1. はい	0. いいえ
24	（ここ２週間）自分が役に立つ人間だと思えない	1. はい	0. いいえ
25	（ここ２週間）わけもなく疲れたような感じがする	1. はい	0. いいえ

（注）BMI＝体重（kg）÷身長（m）÷身長（m）が18.5未満の場合に該当とする

事業対象者に該当する基準

①	No. 1～20までの20項目のうち10項目以上に該当	（複数の項目に支障）
②	No. 6～10までの５項目のうち３項目以上に該当	（運動機能の低下）
③	No. 11～12の２項目のすべてに該当	（低栄養状態）
④	No. 13～15までの３項目のうち２項目以上に該当	（口腔機能の低下）
⑤	No. 16～17の２項目のうち No. 16に該当	（閉じこもり）
⑥	No. 18～20までの３項目のうちいずれか１項目以上に該当	（認知機能の低下）
⑦	No. 21～25までの５項目のうち２項目以上に該当	（うつ病の可能性）

7　産業保健

1　労働安全衛生法

労働安全衛生法は、職場における労働者の安全と健康を確保するとともに、快適な職場環境の形成を促進することを目的として、主に労働者の健康管理に関する活動を規定している。主な内容は次の通りである。

●産業医・衛生管理者などの産業保健従事者

●作業環境管理・作業管理・健康管理（労働衛生の３管理）

●健康診断

●トータル・ヘルスプロモーション・プラン（THP）

■産業医
・職場の衛生管理体制の中心となって労働者の健康の保持増進に努める義務がある。
・産業医の必要人数は、常時使用する労働者数50～999人に１名(嘱託可)、1,000～2,999人に専属１名、3,000人以上に２名以上の専属医が必要である。ただし、有害業務では500人以上の職場で専属産業医を選任しなければならない。
■衛生管理者
・健康障害を防止する専門家で、週１回の職場巡視、職場内の健康異常者の発見及び処置、安全衛生教育及び健康診断の実施のための企画立案等を主な業務とする。
・衛生管理者の必要人数は、常時使用する労働者数50～200人に１名、201～500人に２名、501～1,000人に３名、1,001～2,000人に４名、2,001～3,000人に５名、3,001以上に６名である。

2　労働安全衛生対策

労働安全衛生の基本は、次の３つである。

①　**作業環境管理**：有害要因を除去し、良好な作業環境を確保する。
②　**作業管理**：作業内容・方法を適切に管理し、労働者への影響を減らす。
③　**健康管理**：健康診断により労働者の健康状態を把握し、労働者の健康障害を予防する。

これに安全管理と生産管理を一体のものとする**総括管理**、労働衛生の３管理について労働者が理解を深めることを目的として実施される**労働衛生教育**を加えて５管理とすることもある。

3　職業病

職業病とは、従事している職業の適正や職場環境により罹る、あるいは罹る確率が非常に高くなる疾病の総称をいう。労働基準法では**業務上疾病**に当たり、具体的な病名とその原因については労働基準法施行規則に規定されている。

主な職業病

病名	原因となる作業環境・有害物質
白内障	赤外線、マイクロ波、電離放射線
潜函病(減圧症)	高圧室内作業、潜水作業
肺がん・中皮腫	石綿(アスベスト)
白血病	電離放射線、ベンゼン

4　健康診断

(1)　一般健康診断

一般健康診断は、労働者の一般的な健康状態を調べる健康診断で、次の５種類について労働安全衛生規則に規定されている。

雇入時の健康診断	入社時に実施
定期健康診断	**１年以内ごとに**、定期的に実施。
特定業務従事者の健康診断	特定業務(深夜業など)従事者。 配置替えの際及び半年以内ごとに実施。
海外派遣労働者の健康診断	６か月以上海外に派遣される労働者。
給食従業員の検便	事業に附属する食堂などにおける給食の業務に従事する労働者。

(2)　特殊健康診断

特殊健康診断は、労働衛生上有害であるとされる業務に従事する労働者に対して行われる健康診断で、粉じん作業(じん肺法)、高圧室内業務と潜水業務、放射線業務、特定化学物質の製造・取扱業務、鉛業務、四アルキル鉛等業務、有機溶剤業務、石綿等業務について、各法律で実施が義務づけられている。また、振動業務、VDT作業、騒音業務等の有害業務についても、行政により健康診断の実施が指導・推奨されている。

(3)　**有所見率の現状**(厚生労働省「業務上疾病発生状況等調査」)

①　**定期健康診断**

有所見率は近年50%台後半で推移しており、2022(令和４)年は58.3%であった。また、項目別では「**血中脂質**」が最も高かった。

②　**特殊健康診断**

有所見率は近年５～６%で推移しており、2022(令和４)年は5.1%であった。また、法定特殊健康診断における対象作業別では「**電離放射線**」が最も高かった。

5　職域における健康づくり

(1)　トータル・ヘルスプロモーション・プラン

トータル・ヘルスプロモーション・プランとは、働く人の健康の保持増進を図ることを目的として、個人の生活習慣を見直し、若い頃から継続的・計画的に**心とからだの両面からトータルな健康づくり**を進める運動である。その原則を示した**労働安全衛生法**第69条・70条と、1988(昭和63)年に労働省(現厚生労働省)が策定した「事業場における労働者の健康保持増進のための指針(健康づくり指針)」に沿って、健康測定やその結果に基づく運動指導、栄養指導、保健指導、メンタルヘルスケアなどが実施される。

健康づくりスタッフと役割

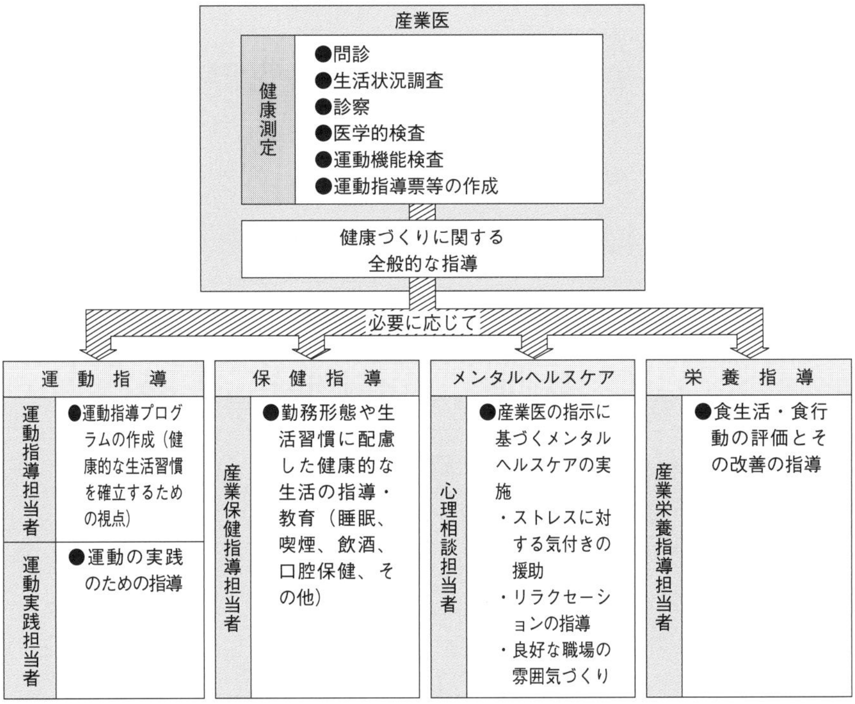

(2)　メンタルヘルス対策・過労死対策

2014(平成26)年には労働安全衛生法が改正され、労働者のメンタル不調の未然防止等を目的として、**常時50人以上の労働者を使用する事業者に対してストレスチェックを実施すること(ストレスチェック制度)が義務化**され、2015(平成27)年より施行された。

また、2019（令和元）年度から**働き方改革関連法**が順次施行され、**時間外労働の上限規制の導入**（原則月45時間、年360時間）、**年次有給休暇の確実な取得**（10日以上の年次有給休暇が付与される全ての労働者に対し、使用者は毎年５日、時季を指定して有給休暇を与えなければならない）、**勤務間インターバル制度の導入**（事業主の努力義務）などの対策が進められている。

「職場における心の健康づくり～労働者の心の健康の保持増進のための指針～」（厚生労働省）では、職場でのメンタルヘルス対策を進めるため次の４つのケアが継続的かつ計画的に行われることが重要であるとしている。

４つのメンタルヘルスケア

セルフケア	事業主が労働者・管理監督者に対して行うケアのこと。 事業主は、労働者・管理監督者が自身のストレスに気づき、対処できるように、教育研修や情報提供などの支援を行う。
ラインによるケア	管理監督者が行うケアのこと。 管理監督者が、職場環境の把握や従業員からの相談対応・職場復帰の支援などを行う。
事業場内産業保健スタッフ等によるケア	産業医や保健師、人事・労務部が行うケアのこと。 中立的な立場で、労働者や管理監督者のケアを支援、また具体的なメンタルヘルス対策の計画を行う。
事業場外資源によるケア	専門機関から支援を受けて実施するケアのこと。 事業場外の医療機関や保健機関等から助言や情報提供を受けたり、サービスを活用したりしてメンタルヘルスケアに役立てる。

※事業主は、月80時間を超えた労働者に当該超えた時間に関する情報の通知及び申出をした労働者に対する医師による面接指導を実施しなければならない。

⑶　健康日本21（第三次）における対策

企業が経営理念に基づき、従業員の健康保持・増進に取り組むことは、従業員の活力向上や生産性の向上等の組織の活性化をもたらし、結果的に業績向上や組織としての価値向上及び健康寿命の延伸に繋がる。そこで健康日本21（第三次）では、職域における健康づくり対策として次の目標を設定している。

- **週労働時間60時間以上の雇用者の減少**
- **メンタルヘルス対策に取り組む事業場の増加**
- **スマート・ライフ・プロジェクト[※1]活動企業・団体の増加**
- **健康経営[※2]の推進**
- **利用者に応じた食事提供をしている特定給食施設の増加[※3]**
- **必要な産業保健サービスを提供している事業場の増加**

※１　スマート・ライフ・プロジェクトについては、PartⅧ-３-５❶を参照のこと。

※２　健康経営とは、従業員等の健康保持・増進の取組が、将来的に収益性等を高める投資であるという考えの下、健康管理を経営的視点から考え、戦略的に実践することである。

※３　管理栄養士・栄養士を配置している特定給食施設の割合は、事業所では50％以下と種類別では最も低い。

8　学校保健

❶　学校保健の概要

学校保健とは、「学校における**保健教育**及び**保健管理**」をいう。保健教育は**学校教育法**に基づいた教育活動であり、保健学習と保健指導に大別される。一方、保健管理は**学校保健安全法**に規定されているもので、児童・生徒・学生、幼児、教職員の健康の保持増進、学校教育の円滑な実施などを目的とする。

2　学校保健安全法

学校保健安全法は、児童生徒等及び職員の健康の保持増進、児童生徒等の安全の確保を図り学校教育の円滑な実施と成果を確保するため、学校における保健管理・安全管理に関して必要な事項を定めている。主な内容(学校保健安全法施行規則を含む)は次の通りである。

●「学校」の定義

学校教育法第１条に規定する学校(幼稚園、小学校、中学校、高等学校、中等教育学校、特別支援学校、大学及び高等専門学校)をいう。　※保育所は含まれない。

●学校保健計画の策定

学校においては、児童生徒等及び職員の心身の健康の保持増進を図るため、**児童生徒等**及び**職員**の健康診断、環境衛生検査などについて計画を策定し、実施しなければならない。

●学校安全計画

学校においては、児童生徒等の安全の確保を図るため、当該学校の施設及び設備の安全点検、児童生徒等に対する**通学を含めた**学校生活その他の日常生活における安全に関する指導などについて計画を策定し、実施しなければならない。

●学校環境衛生基準

文部科学大臣は、学校環境衛生基準を定めるものとする。

●学校環境衛生基準の項目

学校薬剤師は、学校環境衛生基準に基づく学校環境衛生検査を実施する。

●健康診断

就学時健康診断、**児童生徒等**の定期・臨時健康診断、**職員**の定期・臨時健康診断の実施について次のように規定している。

学校保健安全法で規定されている健康診断

	対象者	実施者	実施期間
就学時健康診断	小学校就学予定者	市町村教育委員会	**就学４か月前まで** ※就学の手続きに支障がない場合は３か月前まで
定期健康診断	児童生徒等	学校	**毎学年６月30日まで**
職員健康診断	学校職員	学校の設置者	学校の設置者が定める適切な時期
臨時健康診断	児童生徒等	学校	特に必要があるとき
	学校職員	学校の設置者	

※定期健康診断の必須項目は、学校保健安全法施行規則で次の通り規定されている。なお、2016(平成28)年度から必須項目より座高、寄生虫の有無の検査は削除された。
〈定期健康診断の項目〉
身長及び体重、栄養状態、脊柱及び胸郭の疾病及び異常の有無並びに四肢の状態、視力及び聴力、眼の疾病及び異常の有無、耳鼻咽頭疾患及び皮膚疾患の有無、歯及び口腔の疾病及び異常の有無、結核の有無、心臓の疾病及び異常の有無、尿、その他の疾病及び異常の有無

●感染症の予防

・**校長**は、感染症にかかっている児童生徒等(疑い・おそれを含む)の**出席を停止**させることができる。
・**学校の設置者**は、感染症の予防上必要があるときは、臨時に、学校の全部又は一部の**休業**を行うことができる。

学校における感染症罹患者の出席停止基準

（2023〈令和５〉年５月施行）

種別	感染症	出席停止期間
第一種	**●感染症法における１類及び２類感染症（結核を除く）**	
	エボラ出血熱 クリミア・コンゴ出血熱 重症急性呼吸器症候群（SARS） 中東呼吸器症候群（MERS） 痘そう 南米出血熱 ペスト マールブルグ病 ラッサ熱 急性灰白髄炎 ジフテリア 特定鳥インフルエンザ（Ｈ５Ｎ１及びＨ７Ｎ９）	治癒するまで（原則入院）
第二種	**●飛沫感染しやすく、学校において流行しやすいもの**	
	インフルエンザ（特定鳥インフルエンザを除く）	発症した後５日を経過し、かつ、解熱した後２日（幼児にあっては、３日）を経過するまで
	百日咳	特有の咳が消失するまで、または５日間の適正な抗菌性物質製剤による治療が終了するまで
	麻疹	解熱後、３日を経過するまで
	流行性耳下腺炎	耳下腺、顎下腺、または舌下腺の腫脹が発現した後５日を経過し、かつ、全身状態が良好になるまで
	風疹	発疹が消失するまで
	水痘	すべての発疹が痂皮化するまで
	咽頭結膜熱	主要症状が消退後、２日を経過するまで
	新型コロナウイルス感染症（病原体がベータコロナウイルス属のコロナウイルスであるものに限る）	発症した後５日を経過し、かつ、症状が軽快した後１日を経過するまで
	結核 髄膜炎菌性髄膜炎	症状により学校医その他の医師が感染のおそれがないと認めるまで
第三種	**●その他学校において流行しやすいもの**	
	コレラ 細菌性赤痢 腸管出血性大腸菌感染症 腸チフス パラチフス 流行性角結膜炎 急性出血性結膜炎 その他の感染症	症状により学校医その他の医師が感染のおそれがないと認めるまで

※新型インフルエンザ等感染症、指定感染症、新感染症は第一種の感染症とみなす。

●学校三師（学校医、学校歯科医、学校薬剤師）

・学校には、学校医を置くものとする。

・大学以外の学校には、学校歯科医及び学校薬剤師を置くものとする。

・学校医、学校歯科医及び学校薬剤師は、それぞれ医師、歯科医師又は薬剤師のうちから、学校の設置者が任命し、又は委嘱する。

3　学校保健従事者

学校保健活動の総括責任者は、**校長**である。保健管理に関係する主な職員としては、**学校教育法**に規定されている**保健主事**や**養護教諭**、**学校保健安全法**に規定されている**学校医**、**学校歯科医**、学

校薬剤師、**学校給食法**で規定されている**学校給食栄養管理者**(**学校栄養職員・栄養教諭**)が挙げられる。保健主事及び養護教諭は、学校において保健活動を推進する中心的職員であり、児童生徒の健康の保持増進が学校教育の大きな課題となってきている今日、極めて重要な役割を担うものである。

学校給食栄養管理者(学校栄養職員・栄養教諭)の定数については、**公立義務教育諸学校の学級編制及び教職員定数の標準に関する法律**で次の通り規定されている。

学校給食栄養管理者の定数

区分	配置基準
自校調理方式	調理場がある学校に下記の基準で配置 ・児童または生徒数550人未満の学校：４校に１人 ・児童または生徒数550人以上の学校：１人
親子調理方式	調理場がある親校のみに下記の基準で配置されるが、子校には配置なし ・児童または生徒数550人未満の学校：４校に１人 ・児童または生徒数550人以上の学校：１人
民間調理場活用方式	配置なし
センター方式	給食センターに下記の基準で配置 ・児童または生徒数1,500人以下：１人 ・児童または生徒数1,501人～6,000人：２人 ・児童または生徒数6,001人以上：３人

※学校給食栄養管理者の役割については、PartⅨ-１-２5(6)を参照のこと。

4　学校保健統計調査

児童・生徒、及び幼児の発育・健康状態を明らかにし、学校保健における行政上の基礎資料を得ることを目的とした、学校における定期健康診断の結果についての抽出調査であり、**文部科学省**が毎年実施している。

●疾病・異常の被患率(令和４年度)

学校種別被患率の順位(上位３位)

	幼稚園	小学校	中学校	高等学校
第１位	**裸眼視力1.0未満の者**	**裸眼視力1.0未満の者**	**裸眼視力1.0未満の者**	**裸眼視力1.0未満の者**
第２位	むし歯(う歯)	むし歯(う歯)	むし歯(う歯)	むし歯(う歯)
第３位	鼻・副鼻腔疾患	鼻・副鼻腔疾患	鼻・副鼻腔疾患	鼻・副鼻腔疾患

※**「むし歯」の者の割合(処置完了者を含む)は**、幼稚園・中学校が20%台、小学校・高等学校が30%台で、**毎年減少している。**

●肥満傾向児・痩身傾向児の出現率(令和４年度)

年齢別肥満傾向児及び痩身傾向児の出現率(%)

		肥満傾向児		痩身傾向児	
		男子	女子	男子	女子
幼稚園	5歳	3.56	3.73	0.15	0.23
小学校	6歳	5.74	5.50	0.28	0.44
	7歳	8.02	7.23	0.41	0.46
	8歳	11.14	9.07	0.58	1.01
	9歳	13.17	9.57	1.41	1.87
	10歳	15.11	9.74	2.36	2.53
	11歳	13.95	10.47	2.91	2.40
中学校	12歳	13.27	9.51	3.21	3.85
	13歳	12.25	9.05	2.59	3.28
	14歳	11.31	7.71	2.87	3.09
高等学校	15歳	12.51	7.68	4.43	3.13
	16歳	11.13	6.98	3.71	2.94
	17歳	11.42	7.45	3.32	2.38

※性別、年齢別、身長別標準体重から肥満度を算出し、肥満度が**20%以上**の者を**肥満傾向児**、**−20%以下**の者を**痩身傾向児**としている。
肥満度＝〔実測体重(kg)－身長別標準体重(kg)〕／身長別標準体重(kg)×100(%)

9　国際保健

1　国際保健医療協力

国際保健医療協力は、次の２つに大別される。

●**国際交流**：技術・情報の交換、人的交流を通して両国の生活向上を図る。

●**国際協力**：開発途上国に対して自国の人的・物的・技術的資源を提供し、相手国の生活向上を図る。また、その方法はWHOなどの国際機関を介して**多国間**で間接的に行うものと、相手国と**二国間**で直接行うものとがある。

2　主な国際協力機関

世界保健機関(WHO)	世界の人々の健康保持と増進を目的とし、国際保健事業の調整・援助，伝染病・風土病の撲滅や公衆衛生の向上などを図る国連専門機関
国連食糧農業機関(FAO)	世界の人々の栄養・生活水準の向上、食糧・農林水産物の生産分配の効率改善を通して食糧安全保障の達成を目的とする国連専門機関
国連児童基金(UNICEF)	子どもたちの生存と健やかな発達を守ることを目的として、開発途上国や被災地の児童に対し、保健・栄養・教育などの諸分野における支援事業を実施
国際労働機関(ILO)	世界の労働者の労働条件や生活水準の改善を目的とし、労働問題や社会保障などを取り扱う国連専門機関
世界銀行(IBRD)	開発途上国の貧困削減に向け支援することを目的とし、経済構造改革のための長期融資などを行う国連専門機関

※WHOは食品、生物製剤、医薬品等に関する国際基準の策定も行っている。
※各機関の取組みについては、**PartⅧ-３-６ 1 公衆栄養活動に関係する国際的な栄養行政組織**も参照のこと。

■WHO（世界保健機関）
・国際連合の保健医療分野における専門機関として1948年４月７日に設立された。
・設立日を記念して、毎年４月７日を**世界保健デー**と定めた。
・本部は**スイスのジュネーブ**にある。
・世界を６地域（ヨーロッパ、アフリカ、東地中海、南東アジア、西太平洋、アメリカ）に分け、それぞれに地域事務局がある。
・日本はフィリピンのマニラに設置された**西太平洋地域事務局**に属している。
・WHOの取り組む重要課題には、**感染症対策、たばこ対策、NCD対策、ユニバーサル・ヘルス・カバレッジ（UHC）**などがある。
・1980年に**天然痘（痘瘡）撲滅宣言**がなされた。
・2001年10月に日本を含む西太平洋地域においてポリオの根絶が確認されたが、世界撲滅には至っていない。

3　日本の国際協力

日本の国際経済協力は、政府をはじめ、国際機関、NGO、民間企業などさまざまな組織や団体によって行われている。これらの国際協力のうち、政府が開発途上国に対して行う資金協力や技術協力のことを**政府開発援助（ODA）**という。ODAのうち**二国間協力**は主として**国際協力機構（JICA）**を通して行われる。

〈JICAの活動内容〉

●**技術協力**（贈与）：青年海外協力隊（医師、看護師、薬剤師、栄養士など）の派遣、研修員の受け入れ、機材の供与

●**無償資金協力**（贈与）

●**有償資金協力**（貸付）

※2008（平成20）年度からは、JICAが技術協力だけでなく、有償資金協力、無償資金協力を一元的に担うこととなった。

4　NPO、NGOの役割

(1)　NPO（非営利組織）

NPOとは、継続的・自発的に社会貢献活動を行う、営利を目的としない団体の総称のことをいう。わが国においてNPO法人という場合には、特定非営利活動促進法（NPO法）に基づき法人格が付与された特定非営利活動法人を指す。

(2)　NGO（非政府組織）

NGOとは、開発問題、人権問題、環境問題、平和問題など、地球的規模の諸問題の解決に向けて、非政府・非営利の立場から取り組む国内・国際組織のことをいう。国連の場で使われはじめた言葉であり、NPOが主に国内規模の問題を扱うのに対して、NGOは地球規模の問題に取り組む組織に対して使われる。

※地球規模の環境問題に対する国際的な目標である「持続可能な開発目標（SDGs）」については、PartⅧ-３-６ 1を参照のこと。

練習問題

わが国の医療制度に関する記述である。正しいのはどれか。１つ選べ。

(1)　全国健康保険協会は、健康保険の保険者である。
(2)　被用者保険においては、事業主が保険料を全額負担する。
(3)　医療機関受診の際に、被保険者は医療費の全額を支払う。
(4)　予防接種の費用は、国民医療費に含まれる。
(5)　診療所は、20床の病床をもつことができる。

解　説　……………………………………………………………………　正答　(1)

(1)　正しい。健康保険には、全国健康保険協会管掌健康保険(協会けんぽ)と組合管掌健康保険(組合健保)があり、前者は全国健康保険協会、後者は健康保険組合が保険者である。
(2)　誤り。被用者保険の保険料負担は、原則、労使折半である。
(3)　誤り。被保険者は医療費の一部を負担し、残りは保険医療機関を介して医療保険から給付される。
(4)　誤り。国民医療費は、その範囲を保険診療の対象となる傷病の治療に要した費用に限定しているため、予防接種の費用は含まれない。
(5)　誤り。医療法において、診療所とは入院施設をもたない医療機関(無床診療所)か病床数が19床以下の医療機関(有床診療所)と規定されている。

練習問題

母子保健についての記述である。正しいのはどれか。１つ選べ。

(1)　学童期の健康管理は、母子保健法に基づいて行われる。
(2)　母子健康手帳は、都道府県知事より交付される。
(3)　産後ケア事業の実施主体は、都道府県である。
(4)　「健やか親子21(第二次)」には、思春期の保健対策が含まれている。
(5)　先天性代謝異常等検査による有所見者発見数が最も多い疾患は、フェニルケトン尿症である。

解　説　……………………………………………………………………　正答　(4)

(1)　誤り。学校における学童期の健康管理は、学校保健安全法に基づいて行われる。
(2)　誤り。母子健康手帳は、妊娠の届出をした者に対して市町村より交付される。
(3)　誤り。産後ケア事業は、母子保健法に基づき市町村が主体となり実施する。
(4)　正しい。「健やか親子21(第二次)」には、将来的に親となる思春期世代の保健対策が含まれている。
(5)　誤り。先天性代謝異常等検査による有所見者発見数が最も多い疾患は、先天性甲状腺機能低下症(クレチン症)である。

練習問題

介護保険制度と地域支援事業に関する記述である。正しいのはどれか。１つ選べ。

(1)　要支援者は、介護保険で提供される施設サービスを利用できない。

(2)　要介護者は、予防給付の対象となる。

(3)　要介護認定の一次判定は、主治医の意見書をもとに行われる。

(4)　介護老人保健施設は、老人福祉法に定める特別養護老人ホームである。

(5)　介護予防・日常生活支援総合事業は、市町村が任意で行う事業である。

解　説 ……………………………………………… 正答 (1)

(1)　正しい。施設サービスは、要介護者のみが利用できる。

(2)　誤り。要支援者は予防給付の対象、要介護者は介護給付の対象となる。

(3)　誤り。一次判定は、高齢者の心身の状況に関する調査と主治医の意見書をもとにコンピュータによる判定が行われる。二次判定では、一次判定の結果と主治医の意見書をもとに、保健・医療・福祉の専門家より構成される「介護認定審査会」において、介護の必要度を総合的に判断する。

(4)　誤り。老人福祉法に定める特別養護老人ホームは、介護保険法に定める介護老人福祉施設である。

(5)　誤り。介護予防・日常生活支援総合事業と包括的支援事業は、必須事業である。

練習問題

労働者の安全・衛生に関する記述である。正しいのはどれか。１つ選べ。

(1)　常時50人以上の労働者がいる事業場では、専属の産業医を置かなければならない。

(2)　給食従業員の検便は、特殊健康診断に含まれる。

(3)　事業者は、常時雇用する労働者には保健指導を受けさせなければならない。

(4)　業務中における保護具の装着は、労働衛生の３管理の作業環境管理にあたる。

(5)　健康日本21(第三次)では、社会環境の質の向上に関する目標の一つとして「健康経営の推進」を掲げている。

解　説 ……………………………………………… 正答 (5)

(1)　誤り。専属の産業医を置かなければならないのは、常時1,000人以上の労働者がいる事業場である。

(2)　誤り。給食従業員の検便は、一般健康診断として労働安全衛生規則に規定されている。

(3)　誤り。保健指導は、必要に応じて受けさせると規定されている。

(4)　誤り。保護具の装着は、労働衛生の３管理の作業管理にあたる。

(5)　正しい。

part

Ⅵ

食べ物と健康

1　人と食べ物

1　食物連鎖

無機物から有機物を同化できる植物と違い、動物は、植物の作り出す光合成産物（炭酸同化産物）や窒素同化産物を食べることで生命を維持している。生物間の「食べるものと食べられるもの」の関係を一つの系列に示したものが**食物連鎖**である。植物が生産者であり、植物をえさにする草食動物が**一次消費者**、それを食べる肉食動物が**二次消費者**、さらに**三次消費者**…という順にピラミッドを形成している。ピラミッドの上位の高次消費者になるほど個体数は少ない。

食物連鎖の最上位は本来猛獣や猛禽であるが、知能によって他の生物を事実上支配しているヒトは、現在食物連鎖の頂点に立っているといえる。このことは同時に、**生物濃縮***により高濃度となった有害化学物質をヒトが体内に取り込む危険も含んでいる。

＊**生物濃縮**　特定の物質が、個体の生理的な働きや食物連鎖を通じて生物の個体や器官に蓄積され、環境中にあったときより高濃度となる現象のこと。

2　食料と環境問題

1　フードマイレージ

農林水産省が提唱している**フードマイレージ（食料総輸送距離）**は、**食料の輸入量（t）×輸送距離（km）**で算出される。食料輸送はCO_2ガス排出により環境負荷を与えるので、フードマイレージが大きいほど環境負荷が大きく、フードマイレージが小さいほど環境負荷は小さいといえる。わが国は先進諸国の中でもフードマイレージが突出して大きく、低減させることが求められている。

2　地産地消

地域で作り収穫された食材を、その地域で消費するという考え方が**地産地消**である。地産地消はフードマイレージを低減させ、地場食品を保護する取り組みである。

3　食品ロス

食品ロスとは、不可食部分を除いた食品のうち、廃棄されるものをいう。製造段階での規格外品、流通・販売段階での過剰在庫や期限切れによる返品、消費段階での調理くずや食材の余り、食べ残しなどが食品ロスとなる。わが国の食品ロスは年間約500～800万トンであり、資源の有効活用、廃棄物処理のコスト・環境負荷の低減のために、食品ロスの削減は喫緊の課題である。

食品ロス削減の方法として**フードバンク活動**がある。品質には問題がないが包装の不備などで市場での商品価値を失った食品を、企業から無償で提供を受け、それを必要とする人や団体に届ける活動である。

※食品ロスの詳細については、PartⅧ-2-2 1(1)「食品ロス」を参照のこと。

4　トレーサビリティシステム

食品の生産から消費に至るすべての段階での安全確保の対策として、最終商品(食品)から原材料へと追跡するシステムを**トレーサビリティ**という。BSEや鳥インフルエンザなど、食品の安全が危惧される状況から、需要が高まっている。

練習問題

食料と環境問題に関する記述である。正しいのはどれか。1つ選べ。

(1)　生物濃縮は、環境よりも高い濃度で生体内に外界の物質を蓄積する現象をいう。
(2)　フードマイレージは、食料の輸入量を輸送距離で除した値である。
(3)　地産地消の輸送コストは、輸入の輸送コストに比べて一般的に増大する。
(4)　食品ロスの増大は、環境に対する負荷を減少させる。
(5)　食物連鎖における高次消費者の個体数は、一次消費者の個体数に比べて多い。

解　説 ………………………………………………………………………… 正答 (1)

(1)　正しい。生物濃縮は、個体の生理的な働きや食物連鎖によって起こる。
(2)　誤り。フードマイレージ(食料総輸送距離)は、「食料の輸入量(t)×輸送距離(km)」で算出される。
(3)　誤り。地産地消は、輸入に比べて輸送距離が短いため、輸送コストは少なくなる。
(4)　誤り。食品ロスは廃棄物として処理する際に、環境に負荷をかける。
(5)　誤り。無機物から有機物を同化できる植物(生産者)をえさにする草食動物などを一次消費者、そして、それを食べる動物を二次消費者、さらにそれを食べるものを三次消費者という。高次消費者になるほど個体数は少なくなる。

2　食品の分類、成分及び物性

1　穀類　　植物性食品

1　米(イネ科)

栽培種は、**日本型、ジャワ型、インド型**の３つに分化している。日本型は飯にしたとき粘性が高い短粒種であり、主に日本、韓国、中国、台湾、アメリカで栽培されている。ジャワ型は粘性が低い大粒種で、インドネシアやイタリアで栽培されている。インド型は最も粘性の低い長粒種で、東南アジア、中国南部、インドなど栽培地域は広い。

うるち米はアミロースを約20%、アミロペクチンを約80%含有し、もち米はアミロペクチン約100%である。

(1)　精白米の栄養特性

玄米から果皮と種皮、胚芽を取り除き、残った胚乳からさらに糊粉層を除いた部分(でんぷん貯蔵組織)が精白米である。もとの玄米重量に対する精白後の米の重量の割合を**搗精《とうせい》歩《ぶ》留《どま》り(精白歩留り、歩留り)**といい、搗精歩留りの小さくなっていく順に、玄米、半つき米(歩留り96%)、七分つき米(歩留り94%)、精白米(歩留り92%)となる。

- **炭水化物**：ほとんどはでんぷんで、他にデキストリン(でんぷん部分分解物)やペントサン(細胞壁成分のヘミセルロース)などが存在する。
- **食物繊維**：含有量0.5%で、玄米の３%、胚芽米の1.3%と比べるとかなり少ない。
- **たんぱく質**：含有量6.1%で小麦より少なく、そのうちの約80%が**オリゼニン**(グルテリンの一種)である。**リシンが第一制限アミノ酸で、精白米のアミノ酸価(2007年 FAO/WHO/UNU アミノ酸評点パターンによる、以下同様)は81である。**
- **脂質**：玄米に比べると精白米には少ないが、脂質から生成した遊離脂肪酸が古米臭の原因になる。
- **ビタミン**：**ビタミンＢ群**が玄米の糠層と胚芽層に比較的多いが、精白による損失が大きい。米粒中のビタミン B_1 量は、玄米＞半つき米＞七分つき米＞精白米の順である。

※水稲精白米と陸稲精白米の成分を比較すると、炭水化物は水稲に、たんぱく質は陸稲に、それぞれより多く含まれている。

(2)　精白米の調理特性

①　炊飯

炊飯は、煮る、蒸す、焼くの複合的な加熱料理である。「炊く」とは仕上がり時に液体が蒸発または食品に完全に吸収される調理をいう。

炊飯によって米飯の甘味が増加するのは、**アミラーゼ**の作用によりでんぷんが糖化するからである。

ｉ）洗米

水溶性栄養成分の流出を伴うので手早く洗う。洗米により米重量の約10%の水が吸収される。胚芽精米は洗米により胚芽が取れやすいので、洗わずに使用する。無洗米は、精白米表面のぬかを取り除いたもので、洗米の際の水の使用と手間が省ける。

ⅱ）加水

うるち米ともち米の加水量の違い

	加水量	炊き上がり重量	吸水率
うるち米	米重量の1.5倍 （体積の1.2倍）	米重量の2.3倍	20～25%
もち米*	米重量の0.8～1倍	米重量の1.6～1.9倍	30～40%

＊もち米　もち米は炊くのではなく蒸す。振り水2回程度。
※新米・軟質米は加水量を少なめにし、古米は多めにする。

ⅲ）浸漬

水温が高いほど吸水速度は速く、吸水量も増加する。30分～2時間の吸水時間が望ましい。胚芽精米は吸水しにくいので長めに浸漬する。なお、塩やしょうゆは吸水を妨げるので、加える場合は加熱直前にする。

ⅳ）加熱

でんぷんの糊化開始温度は60～70℃であるので、温度上昇期の後半から米でんぷんの糊化が始まる。沸騰期、蒸し煮期を通して炊飯液がほぼ消失するまで加熱し、消火後、ほぼ100℃近い高温を保つ蒸らし期を経て、米の内部まで完全に糊化する。

うるち米の加熱

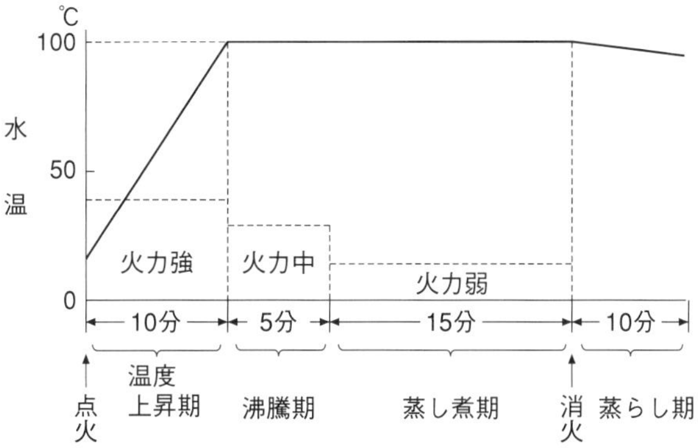

② 味付け飯

●調味料は加熱直前に加える。

●塩分量は米重量の約1.5%（加水量の約1%）、酒量は米重量の約5%が目安とされる。

※ピラフは、米をバターなどで炒めた後、水を加えて煮る。

③ すし飯

●加水量を米重量の1.3倍強として普通より硬めに炊き、蒸らし時間は短くする。

●白米が熱いうちに合わせ酢を混ぜる。

●余分な水分を飛ばし、つやを出すために、うちわで扇ぐなどして急冷する。

④ 粥《かゆ》

粥の種類	米容量に対する加水量
全粥	5倍
7分粥	7倍
5分粥	10倍
3分粥	20倍

2　主な米加工品

(1)　上新粉

うるち米を製粉したもの。串団子や柏もちの材料として用いられる。さらにふるい分けしたものが**上用粉**、逆に粒子の大きい半乾き状のものが**かるかん粉**である。上新粉は粒度が粗く吸水しにくいため、**湯でこねて**吸水を促す。米粉の粒子が細かいほど吸水率が高く、こね回数が多いほど生地は軟らかく滑らかになる。また、白玉粉を加えると軟らかくなり、片栗粉を加えると硬く歯切れがよくなる。砂糖は米粉でんぷんの老化を遅らせ、軟らかさを保つ。

(2)　ビーフン

うるち米を原料とする麺の一種。米を粉砕して蒸した後、押し出し機の孔から高圧で沸騰水に押し出してつくる。冷水で冷やしてから天日乾燥させる。

(3)　白玉粉

もち米を砕き、ふるいに通してから乾燥したもので、**寒ざらし粉**ともいう。白玉団子や求肥の材料として用いられる。白玉粉は粒度が細かく吸水しやすいので、**水でこねる**。

(4)　道明寺粉・寒梅粉

蒸したもち米を乾燥させて粗く粉砕したものが**道明寺粉**、細かく粉砕したものが**寒梅粉(焼きみじん粉)**である。和菓子や豆菓子の材料として用いられる。

(5)　α化米

精白米を適量の水とともに100℃以上で炊飯し、80〜130℃常圧または減圧で急速脱水して水分5％前後に乾燥させる。α化したまま固定され、常温で長期間保存できる。

3　小麦(イネ科)

小麦は米のように粒食はせず、必ず製粉し、小麦粉として利用される(粉食)。穀粒の硬さにより、**硬質(ガラス質)小麦**、**中間質小麦**、**軟質(粉状質)小麦**に分けられる。硬質小麦からはたんぱく質含量の多い**強力粉**、中間質小麦からは**中力粉**、軟質小麦からはたんぱく質含量の少ない**薄力粉**が得られる。

小麦粉の用途別分類

種類	たんぱく質含量	グルテン		粒度	主な用途
		量	質		
強力粉	12％前後	極多	強靭	粗	食パン、麸
準強力粉	11％前後	多	強	やや粗	菓子パン、中華麺
中力粉	9％前後	中	やや軟	やや細	日本麺(うどん、そうめん)
薄力粉	8％前後	少	粗弱	細	菓子、天ぷらの衣
デュラム粉	11〜14％	多	軟	極粗	パスタ類

※小麦粉の等級(特等、1等、2等、3等)は、胚乳純度、灰分含量による分類である。等級が下がるにつれ酵素類を多く含むため、酵素活性が高くなって、加工性が低下する。

(1)　小麦粉の栄養特性

小麦粉の主成分は、でんぷんとたんぱく質である。小麦のでんぷんはアミロースが約25％、アミロペクチンが約75％である。たんぱく質は**グルテニン**と**グリアジン**が主たるもので、他にアルブミンやグロブリンを含む。**第一制限アミノ酸はリシン、アミノ酸価は42〜50である。**脂質は非常に少ないが、胚芽部分には多く、胚芽油中にはビタミンＥも含まれる。また、**アルカリ性で黄色を呈するトリシン(フラボノイド系色素の一種)**を含むため、製造にかん水(アルカリ性)を使用する中華麺は黄白～黄色になる。

(2)　小麦粉の調理特性

①　グルテンの形成

小麦粉に水を加えてこねると粘性が生じる。これは、**グルテニン**、**グリアジン**の分子がシステイン残基間で**S－S結合**(**ジスルフィド結合**)し、**網目構造**をもった**グルテン**が形成されたことによる。グルテニンは弾力性、グリアジンは結着性がそれぞれ高く、これらが絡み合ったグルテンは**粘弾性**と**伸展性**をもつため、幅広い料理に利用できる。**グルテン形成能は他の穀類ではみられず、小麦たんぱく質に特有の性質である。**グルテンは、麩質ともいわれる。

小麦粉に重量の**50～60%の水**を加えてこねた粘弾性のある塊を**ドウ**といい、パン、麺、パイなどに用いられる。一方、小麦粉重量の**100～400%の水**を加えた流動性のある生地を**バッター**といい、ケーキや天ぷらの衣などに用いられる。

〔グルテン形成に影響する要因〕

- ●**小麦粉の種類**：たんぱく質含量の多い小麦粉ほどグルテン形成量は増加する。
- ●**水温**：約70℃までは**水温が高いほうがグルテンの形成を促進**するが、生地が軟化するため加水量を減らす。ただし、70℃以上の温度では、たんぱく質の変性とでんぷんの糊化がおこるため、生地が硬くなる。
- ●**混捏**：ある程度までは強く、速く、長時間混捏したほうがグルテンの形成を促進するが、こねすぎるとグルテンが損傷する。
- ●**ねかし**：ねかすことによりグルテンの網目構造が緩和され、**伸展性や成形性が高まる**(伸張抵抗が減少する)。
- ●**添加材料**：**食塩**……グルテンの形成を**促進**し、**ドウのこしを強く**する。
  砂糖……グルテンの形成を**抑制**する。←砂糖は親水性のため、生地中の水を奪うから。
  油脂……グルテンの形成を**抑制**する。←油脂は疎水性のため、水と小麦粉の接触を妨げるから。

②　膨化調理

ｉ)　酵母による膨化……例パン、中華まんじゅう、ピザ

酵母(イースト菌)のアルコール発酵によって発生する炭酸ガスによって生地を膨化させる。強力粉を用い、酵母の発酵に適した温度28～30℃、湿度75%前後で調理する。

$C_6H_{12}O_6 \longrightarrow 2\,C_2H_5OH$(アルコール)$+ 2\,CO_2$(炭酸ガス)

ⅱ)　化学膨化剤による膨化……例クッキー、ドーナッツ

重曹(炭酸水素ナトリウム)やベーキングパウダーなどの膨化剤を用いて、炭酸ガスを発生させて生地を膨化させる。薄力粉を用いる。

> **■ベーキングパウダー(BP)**
>
> 重曹に酸性剤である第一リン酸カルシウム、酒石酸、重酒石酸カリウム、ミョウバンや、緩和剤である乾燥でんぷんなどを配合したもので、ふくらし粉ともいう。重曹単独では生地がアルカリ性となるため、生地が黄変したり、多量に使用すると苦味が生じたりするが、ベーキングパウダーではこれを防ぐことができる。

ⅲ)　気泡の熱膨化による膨化……例スポンジケーキ、スフレ、かるかん

卵白、卵黄、やまのいもなどを泡立て、これにより生じた気泡の熱膨化を利用して生地を膨化させる。薄力粉を用い、手早く調理する。

ⅳ）蒸気圧による膨化……例シュー、パイ

生地に含まれる水の蒸気圧によって膨化させる。シューのような空洞状やパイ生地のような層状に膨化する。

③　非膨化調理

ⅰ）ルー

小麦粉をバターなどの油脂で炒めたものをルーといい、主としてでんぷんの糊化による粘性を利用する調理である。炒め温度120～130℃のルーをホワイトルー、140～150℃のルーをブロンドルー、170～180℃のルーをブラウンルーと呼び、炒め温度が高いほど粘度は減少する。これは、温度上昇によってグルテンが失活するとともに、でんぷん粒が崩壊(デキストリン化)して溶解しやすくなるためである。

ⅱ）天ぷらの衣

天ぷらの衣は主としてでんぷんの糊化性を利用する調理である。高温の油で揚げることで、**衣の水分が蒸発し、代わって油脂が衣に吸着**され、サクサクとしたテクスチャーが生じる。からりと揚げるためには、極力、**グルテンの形成を抑制**する必要がある。そのため、たんぱく質含量の少ない**薄力粉**を用いて**冷水**で溶き、**短時間で軽く混ぜる**。また、**重曹**などの膨化剤を加えることにより、衣が多孔質に膨れあがり、サクサクとした口当たりになる。

4　主な小麦加工品

(1)　パン

主材料は小麦粉、水、イースト、食塩である。これらに砂糖、油脂(ショートニングやバター)などを配合する。食パン、菓子パン、フランスパン、クロワッサン、デニッシュペストリー、ブラウンブレッド、ハンバーガーバンズ、パン粉などの種類がある。

(2)　麺類

主材料は、小麦粉、水、食塩である。麺の種類によって使用する小麦粉の種類(たんぱく質含量)が異なる。また、でんぷんの性質は麺のなめらかさやコシに影響を与える。

※麺を細長く線状にする方法として、引き延ばす(手延べそうめん・中華麺)、平板に延ばして線状に切る(麺一般)、シリンダーに詰めて孔から押し出す(スパゲティ・マカロニ・ビーフン)などがある。

①　生麺

うどんや中華麺など。中華麺はフラボノイド系色素がかん水のアルカリ性によって黄色に発色する。冷凍うどんは、茹でた後すぐに冷凍したものである。

②　乾麺

生麺をそのまま乾燥させたもの。うどん、そうめん、ひやむぎ、日本そばなど。手延べそうめんは植物油を練り込みながら細く延ばし、屋外で乾燥させてつくる。

※冬期に製造したそうめんを梅雨明けまで貯蔵すると、「厄《やく》」という熟成が行われて食感がよくなる。

③　即席麺

袋入りとカップ入りがある。麺を蒸してα化させ、これを油で揚げる(**フライ麺**)か、熱風乾燥(**ノンフライ麺**)させる。

④　パスタ

強力粉の一種、**デュラムセモリナ**を原料とする。JASではマカロニ類と分類される。デュラム粉はたんぱく質量が多いが、グルテンの弾性は強くない。また、カロテノイドが多く、透明感のある黄色を呈する。

5　大麦(イネ科)

大麦には、二条大麦(野生種・栽培種、ビールなどの麦芽原料)と六条大麦(栽培種、食品として利用)があり、穀粒が皮から外れやすいかどうかで、**皮麦**と**裸麦**の区別をする。麦飯にする**押し麦**は、六条大麦を精白後に加圧圧扁したものである。六条大麦は麦飯のほか、麦こがし(はったい粉)、金山寺(径山寺)みそ、麦茶の原料になる。大麦の主なたんぱく質はホルデインで、第一制限アミノ酸はリシン、アミノ酸価は押麦で79である。

6　えん麦(イネ科)

えん麦は、イネ科カラスムギ属に分類され、オート麦、オーツ麦、カラス麦とも呼ばれる。オートミールの原料である。オートミールは、全粒穀物のため、食物繊維やミネラルが豊富である。

7　とうもろこし(イネ科)

とうもろこしは、米、小麦とともに世界の三大穀物の一つである。粒質の種類によって次のように分類される。なお、未熟なスイートコーンは野菜類に分類される。

とうもろこしの種類と用途

種類	用途	備考
デントコーン(馬歯種)	**飼料用**、コーンスターチ	**生産量が最も多い**
フリントコーン(硬粒種)	食用、コーンフレーク	
ソフトコーン(軟粒種)	食用、缶詰	
スイートコーン(甘味種)	**食用、缶詰**	**未成熟のものを使用する**
ポップコーン(爆裂種)	ポップコーン	加熱すると爆裂する
ワキシーコーン(もち種)	工業用	

●**たんぱく質**：含有量８％で、そのうち45％はプロラミンの一種**ゼイン(ツェイン)**である。アミノ酸組成ではロイシンに富むが、リシン、**トリプトファンが少ない**。第一制限アミノ酸はリシン、アミノ酸価は38(コーングリッツ)である。

※とうもろこしを常食する中南米やアフリカの人にナイアシン欠乏症の**ペラグラ**が多いのは、体内でナイアシン生合成の材料となるトリプトファンの不足が原因である。また、高ロイシンもナイアシンの正常な利用を妨げる。

●**脂質**：含有量５％で、そのほとんどが胚芽に含まれる。リノール酸、オレイン酸、パルミチン酸が多い。コーン油として用いられ、ビタミンＥが比較的多い。

●**炭水化物**：含有量約70％で、そのほとんどがでんぷんである。

●**色素**：黄色を呈する種は、ビタミンＡ効力をもつ**クリプトキサンチン**や**ゼアキサンチン**などカロテノイド系色素のキサントフィル類を含んでいる。

コーンスターチは、主として**湿式粉砕**で得たとうもろこしでんぷんを回収したものである。また、**コーングリッツ**、**コーンミール**、**コーンフラワー**は、とうもろこしの胚乳部を**乾式粉砕**したもので、粒度は順に細かくなる。加工食品に広く利用され、コーングリッツはシリアルやビールに、コーンフラワーは製菓、水産練り製品、糖化製品などに用いられる。

8　そば(たで科)

そばは、胚乳と胚、糊粉層を含む全粒粉として用いられる。たんぱく質を12％含む。**アミノ酸価は100(全層粉)である。**無機質やビタミンＢ群も比較的豊富である。また、そばには抗酸化作用や降圧作用のあるフラボノイド系色素の**ルチン**が含まれる。

果皮・種皮だけを除いて製粉したものがそば粉であり、そば粉をお湯でこねたものがそばがき、麺状にしたものがそば(そばきり)である。小麦粉を加えない十割そばもあるが、そばの生地は粘性に乏しいので、小麦粉を30～70％(多くは35％程度)混ぜたり、つなぎにやまのいもや卵白を用いたりする。

2　いも及びでん粉類　　植物性食品

1　じゃがいも(ナス科)

じゃがいもの食用部は塊茎である。食用種としては**男爵**(粉質種)と**メイクイーン**(粘質種)が二大品種であるが、他にもキタアカリなどの新品種、でんぷん原料種、ポテトチップス・フレンチフライ用種など品種が多い。粉質性のものはでんぷんが多く煮崩れしやすいため粉ふきいもやマッシュポテトに適し、粘質性のものは煮崩れしにくいので煮物に適する。

じゃがいもの主成分はでんぷんであり、その不消化性とプロテアーゼインヒビターの存在により生食されない。**じゃがいものビタミンＣは、その含有量がいも類で最も多く、加熱によっても分解されにくいのが特徴である。**食物繊維含有量は約10％で、いも類としては比較的多い。

いも類は加熱を中断すると、その後十分に加熱しても軟らかくならない。これは細胞壁に存在するペクチンメチルエステラーゼの作用により、ペクチン質がカルシウムやマグネシウムなどと不溶化するためと考えられている。また、じゃがいもの温度が下がると、ペクチンは流動性を失い、強い力をかけると細胞膜が破れてでんぷんが押し出され、粘りを生じるようになるため、**マッシュポテト**の**裏ごしはじゃがいもが熱いうちに行う。**

じゃがいもやさつまいもの切り口は空気に触れると褐変[*1]するが、切断後、直ちに水に浸すことで褐変は防止できる。

じゃがいもの芽や緑化した皮部には**ソラニン**という有毒なアルカロイド配糖体が含まれ、大量に摂取すると中毒を起こす。収穫直後のじゃがいもは５～10日間キュアリング処理され、その後、用途に応じた貯蔵を行う。また、発芽防止のためにγ《ガンマ》線照射[*2]が行われる。

＊1　褐変　じゃがいもの褐変については、PartⅥ-6-1 2◆酵素による成分変化◆(1)「酵素的褐変」を参照のこと。
＊2　現在わが国で放射線照射が許可されているのは、じゃがいもの発芽防止の目的のみである。

■キュアリング処理

じゃがいもやさつまいもは、収穫時に傷が生じやすい。その傷口にコルク層を発達させることによって傷を治癒し、耐病性、耐寒性、貯蔵性を高める処理をいう。その条件は、じゃがいもの場合18℃、湿度90％、さつまいもでは30～32℃、湿度95％である。

2　さつまいも(ヒルガオ科)

さつまいもの食用部は塊根である。さつまいもは品種が多く、皮・可食部の色ともバラエティに富んでいる。

じゃがいも同様、主成分はでんぷんで、**ビタミンC**を多く含み、調理加熱によるビタミンCの損失は比較的少ない。さつまいもはじゃがいもに比べて水分が少なく、**糖質**を多く含む。また、食物繊維含有量は約2.8%と比較的多い。さつまいもには**β−アミラーゼ**が含まれているため、**貯蔵中や加熱中**にマルトースが生成して**甘味を増す**。蒸し加熱やオーブン加熱のようにゆっくりと加熱する調理法ではβ−アミラーゼが長時間作用するため糖量が多くなるが、**電子レンジによる短時間加熱では糖量が少なく、甘味は弱くなる**。

可食部や皮の色は、カロテノイド系(黄〜橙黄色)やアントシアニン系(紫色)色素によるものである。また、切断面から出る白い液は樹脂配糖体の**ヤラピン**で、空気に触れると黒変する。さらに、クロロゲン酸を含み、これにポリフェノールオキシダーゼが作用すると褐変する。ヤラピンやポリフェノールオキシダーゼは表皮から維管束までの間に多く存在するため、色よく仕上げるためには皮を厚めに剥くとよい。

重曹入りの衣でさつまいもを揚げたり、重曹を膨化剤として用いた蒸しパンにさつまいもを入れたりしたときに、いもの表面が緑色になることがある。これは、**クロロゲン酸がアルカリと反応して緑色を呈する**ためである。

さつまいもは青果として流通するだけでなく、蒸して切り干しに加工されたり、ブドウ糖、水あめ、アルコールの原料になる。

3　さといも(サトイモ科)

いもの上部に葉柄がついているのが親いもで、それに付いてできるのが子いも、さらに孫いも、と連なっていく。さといもの食用部は球茎である。

主成分はでんぷんであり、消化がよい。煮たときの粘質物は**ガラクタン**(ガラクトースの重合体)を主体としたもので、**ふきこぼれ**の原因になったり、調味料の浸透を妨げたりする。ふきこぼれを防ぐには、**一度茹でこぼした後十分水洗いしてから再加熱する**。また、茹で水に食塩、食酢、ミョウバンを加えると、粘質物の溶出が抑制される。えぐ味は**ホモゲンチジン酸**と**シュウ酸カルシウム**によるものである。また、シュウ酸カルシウムが針状の結晶をしているため、皮膚に触れるとかゆくなることがある。

4　やまのいも(やまのいも科)

やまのいもには**ながいも類**と**じねんじょ(野生種)**の2種類がある。やまのいもの食用部は塊根である。

主成分はでんぷんで、**糖たんぱく質の粘質物**を含むのが特徴である。やまのいもの粘質物は**起泡性**をもつので、かるかんやじょうよまんじゅうの皮などの膨化に利用される。また、粘質物はつなぎ性をもつので、そばやはんぺんなどのつなぎとしても用いられる。細胞壁の層が薄く構造がもろくやわらかいため、いも類では珍しく生食が可能である。

5 こんにゃくいも(サトイモ科)

主成分は**グルコマンナン(コンニャクマンナン)**という多糖類で、グルコースとマンノースが約2：3で結合したものである。いもを乾燥させて粉にし、水を混ぜて膨潤させた後、水酸化カルシウム(石灰乳)を加えて固める。これを沸騰水の中でさらに硬くして、冷水にさらす。グルコマンナンはほとんど消化されないので、低エネルギー食品として、また食物繊維として有用である。水から茹でることによって、アルカリ性のあく成分を除くことができる。

6 きくいも(キクイモ科)

主成分として**イヌリン**(フルクトースの重合体)を含み、果糖製造やアルコール発酵の原料となる。

7 キャッサバ(トウダイグサ科)

中米から南米原産で、でんぷんの原料になる。イモに青酸配糖体のリナマリンを含むため、煮沸して毒抜きをする。キャッサバでんぷんはタピオカと呼ばれ、タピオカ粉やタピオカパール(糊化させたタピオカを球状に加工したもの)として利用される。

8 でんぷん

(1) でんぷんの種類

でんぷんは、じゃがいも、さつまいも、くずなどのように根茎に貯蔵される**地下でんぷん**と、小麦、米、とうもろこしなどのように種子に貯蔵される**地上でんぷん**とに大別される。一般に、**地下でんぷんの糊は粘度が高く透明で、地上でんぷんの糊は粘度が低く不透明である**。また、じゃがいもでんぷんは糊化開始温度が低く、粘度が急激に上昇して高い最高粘度を示すが、**ブレークダウン**[*]が著しい。

＊ブレークダウン　加熱を続けるとでんぷんが崩壊して粘度が低下すること。

でんぷんの種類と特性

でんぷんの種類		糊化開始温度[*1]	ゲルの状態	粘度	糊の透明度	用途例
地下でんぷん	じゃがいも	低(63.5℃)	ゲル化しにくい	高	透明	**片栗粉**、水産・畜産練り製品
	さつまいも	中(68.0℃)	弾力のあるゲル	高	透明	わらびもち
	くず	中(66.2℃)	弾力のあるゲル	高	透明	和菓子、ごま豆腐
	タピオカ[*2]	低(62.8℃)	ゲル化しにくい	高	透明	タピオカパール
地上でんぷん	小麦	高(76.7℃)	もろく軟らかい	低	微不透明	練り製品、カスタードクリーム
	米	中(67.0℃)	もろく硬い	低	微不透明	打ち粉
	とうもろこし	高(73.5℃)	もろく硬い	中	不透明	**ブラマンジェ**、カスタードクリーム

＊1　**糊化開始温度**　でんぷん濃度6％のときの糊化開始温度
＊2　**タピオカ**　キャッサバの根茎から製造したでんぷん

(2) でんぷんの糊化・老化

生でんぷん(β-でんぷん)に水を加えて加熱すると、水分子がでんぷん粒子内部に入り込んで水素結合を切断し、でんぷん分子が膨潤して互いに絡み合い粘度と透明度を増す。この現象を**糊化(α化)**といい、糊化でんぷんをα-でんぷんともいう。糊化でんぷんは、分子鎖が押し広げられているため消化酵素アミラーゼの作用を受けやすくなる。したがって、糊化によりでんぷんの消化性は著しく向上する。また、糊化でんぷんを放置すると、水分子が離漿して硬くなり、元の生でんぷんに近い構造に戻る。この現象を**老化（β化）**といい、老化でんぷんをβ'-でんぷんともいう。

〔でんぷんの老化に影響を及ぼす因子〕

①　水分

●**水分含量30〜60%で最も老化しやすい**。米飯、パン、ゆで麺などが該当する。

●**水分含量10〜15%以下の乾燥状態では糊化構造が固定され、老化は起こりにくい**。α化米、せんべいなど、糊化でんぷんを高温で急速に乾燥させて老化を防いだ食品を糊化食品という。

②　温度

●60℃以下〜凍結点では温度低下とともに老化が進みやすくなり、0〜5℃で最も老化しやすい。

●**60℃以上および−20℃以下では老化は起こりにくい**。

③　でんぷんの構成成分

●**アミロペクチン**は複雑な分岐構造をもつため、**アミロースに比べ老化しにくい**。

※じゃがいもやタピオカでんぷんはアミロペクチン含量が多いので老化しにくいが、とうもろこしや小麦でんぷんはアミロペクチン含量が少ないので老化しやすい。

④　pH

●低pH（酸性）条件で老化しやすい。

⑤　砂糖・乳化剤などの添加

●砂糖は親水性が高く、でんぷん粒子の間に存在する水を保持することで**老化を抑制する**。

●モノアシルグリセロール等の乳化剤は、でんぷん−脂質複合体を形成して、**老化を防止する**。

(3)　でんぷんの調理性

●低濃度（0.5〜1％）で汁にとろみをつけることによって、温度降下を防ぎ、口当たりをよくし、嚥下しやすくする。また、具を均一に分散させて沈みにくくする。

●3〜5％濃度のでんぷんを加熱した粘度の高い汁は、あんかけなどに用いる。

※汁やあんかけには、透明度の高いじゃがいもやくずでんぷんを用いる。

●高濃度（20％程度）ではゲルを形成する。

●**砂糖を添加することによって、ゲル強度と透明度が高まる**。

●デキストリン化すると、でんぷん粒が溶解しやすくなり、粘度が低下する。

●食酢を添加することによって、粘度が低下する。

●じゃがいもでんぷんのゲルは、油脂の添加により粘度が高まり、食塩の添加により粘度が低下する。

3　砂糖及び甘味料　　植物性食品

主な甘味料

種　類		甘味度*	備　考
糖質天然甘味料	ショ糖(スクロース)	1	砂糖の主成分。
	果糖(フルクトース)	1.2～1.8	低温において甘味が増す。
	ブドウ糖(グルコース)	0.6～0.7	でんぷんを加水分解して得られる。ショ糖より甘味度が低い。
	麦芽糖(マルトース)	0.3～0.5	でんぷんをアミラーゼで加水分解して得られる。
	水飴	0.3～0.4	でんぷんを酸または酵素で加水分解して得られる。
	はちみつ	0.9～1.2	主成分は果糖とブドウ糖。
	転化糖	1.3	ブドウ糖と果糖の混合物。吸湿性がある。
	異性化糖	1～1.2	ブドウ糖と果糖の混合物。液糖。低温において甘味が増す。
糖アルコール	ソルビトール	0.4～0.7	還元ブドウ糖。吸湿性がある。低カロリー甘味料。
	マルチトール	0.8～0.95	還元麦芽糖。非う蝕性がある。低カロリー甘味料。
	キシリトール	0.85～1.2	還元キシロース。非う蝕性がある。低カロリー甘味料。
オリゴ糖	カップリングシュガー(グルコオリゴ糖)	0.5～0.6	非う蝕性がある。
	フラクトオリゴ糖(ネオシュガー)	0.3～0.6	非う蝕性、整腸作用がある。低カロリー甘味料。
	パラチノース	0.5～0.6	非う蝕性がある。
	ラクチュロース	0.5～0.6	整腸作用がある。低カロリー甘味料。
非糖質天然甘味料	ステビオシド	200～300	ステビアの葉に含まれ、苦味がある。非う蝕性がある。低カロリー甘味料。
	グリチルリチン	150	甘草の根に含まれ、苦味がある。低カロリー甘味料。
合成甘味料	サッカリン	300～500	トルエンが原料。苦味がある。低カロリー甘味料。
	アスパルテーム	200	アスパラギン酸とフェニルアラニンから成るジペプチド。非う蝕性がある。低カロリー甘味料。
	アセスルファムカリウム	200	低カロリー甘味料。
	スクラロース	600	低カロリー甘味料。

＊ショ糖を1としたときの甘味度を表す。ショ糖は非還元糖で、温度による変化がほとんどなく甘味がほぼ一定であるため、甘味度の基準となっている。

1　砂糖

砂糖は、糖質天然甘味料の代表であり、主成分はショ糖(スクロース)である。

① 砂糖の種類

ⅰ) 原料植物による分類

甘蔗糖《かんしょとう》(さとうきびの茎)、甜菜糖《てんさいとう》(ビートの根)、メープルシュガー(かえで)、やし糖などがある。このうち生産が多いのは甘蔗糖と甜菜糖である。

ⅱ) 製造法による分類

●**分蜜糖**…濃縮した糖液を結晶化し、遠心分離機で砂糖結晶だけを取り出したもの。結晶粒子の大きさにより、**車《くるま》糖**(ソフトシュガー)と**双目《ざらめ》糖**(ハードシュガー)に分類される。車糖は結晶が小さくてしっとりしており、色調によって**上白糖**(純白)、**中白糖**(薄い褐色)、**三温糖**(褐色)に分けられる。一方、双目糖は結晶が大きくざらざらしており、糖度100%に近い。

●含蜜糖…糖液を濃縮・固化したもので、不純物も含む。黒糖のショ糖含有量は約80%で、褐色または黒褐色である。

●和三盆…遠心分離の代わりに糖液を布袋に入れて重しをかけて糖蜜をこし出したもの。日本古来の方法により四国地方でつくられる国産の砂糖で、卵色で結晶が細かく、高級和菓子の原料に用いられる。分蜜糖と含蜜糖の中間に分類される。

iii）製造段階による分類

●精製糖…原料糖から不純物を取り除き砂糖の結晶だけを取り出したもの。

●加工糖…精製糖をさらに加工したもの。

甘蔗糖の種類

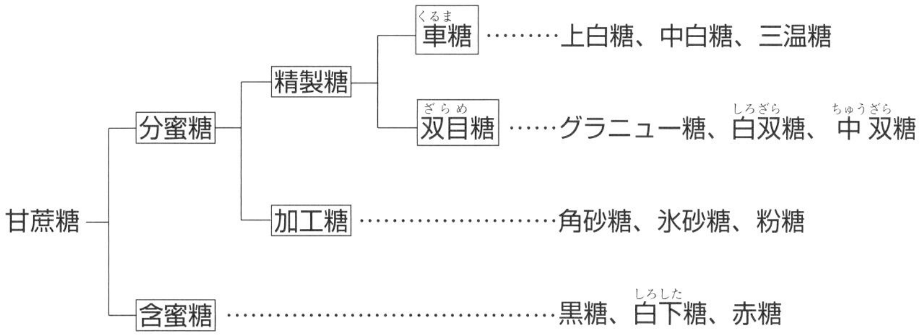

② 砂糖の調理

砂糖には食材に甘味をつける以外に、次のような調理特性がある。

砂糖の調理特性

調理特性		利用例
たんぱく質への作用	卵白の泡を安定させる。	メレンゲ
	熱凝固を抑制し、軟らかく仕上げる。	プディング、卵焼き
炭水化物への作用	でんぷんの老化を遅らせる。	ようかん、和菓子
	ペクチンをゼリー化する。	ジャム、マーマレード
	アミノカルボニル反応*を促進し、よい焼き色と香りを出す。	ホットケーキ、カステラ、クッキー
物性への作用	ゼリーのゲル強度(安定性)と透明度を高める。	寒天ゼリー、ゼラチンゼリー
	つやを出し、粘性を高める。	きんとん、あめ
	結晶をつくる。	金平糖、ボンボン
防腐作用	水分活性を低下させ、微生物の繁殖を抑制する。	砂糖漬け
その他	比重を高める。	杏仁豆腐、奶豆腐
	高温で加熱するとカラメル化し、着色する(褐色になる)。	カラメルソース

＊アミノカルボニル反応については、PartⅥ-6-1 2◆非酵素的褐変◆(1)「アミノカルボニル反応」を参照のこと。

また、砂糖溶液は次の表のように加熱によってその性質を大きく変化させる。

砂糖溶液の加熱による状態変化

温度(℃)	加熱中の状態	冷却時の状態	調理例
100～105	細かい泡がところどころに立つ。	液状	シロップ
105～115	多くの細かい泡が一面に立つ。	水飴状	フォンダン、ボンボン
115～120	粘りのある泡が立つ。	水飴状	砂糖衣
120～125		固まるが軟らかい	キャラメル
130～135[*1]	ゆっくりと大きく泡立つ。少し冷めると糸を引く。	硬く固まる	ヌガー
140～145		固まり、ややもろく破砕	抜絲《パースー》(銀絲《インスー》)
150～155	粘く細かい泡が立つ。かすかに淡黄色に色づく。	固まり、もろく破砕	ドロップ、あめ
160～165[*2]	黄色に色づく。少し冷めると長い糸を引く。	固まり、もろく破砕	抜絲《パースー》(金絲《ジンスー》)
170～180	茶褐色に色づき、香ばしいカラメル臭がする。	カラメル	カラメルソース

＊1　130℃以上になると砂糖はあめとなる。あめの状態では一部が転化糖に分解されるため、結晶化が抑制される。

＊2　160℃以上になると砂糖は急激に分解して転化糖が増える。さらに果糖が脱水されて褐色のヒドロキシメチルフルフラールを生じる。

2　果糖（フルクトース）

果実やはちみつに多く含まれ、ショ糖の1.2～1.8倍の甘味をもっている。立体異性体のα型とβ型があり、**β型はα型の3倍の甘味をもつ。低温になるとβ型が多くなるので、温度が低下すると甘味が増す**。甘味の質がよく、保水性もあるので、カステラやスポンジケーキ等に用いられる。

3　ブドウ糖（グルコース）

でんぷん液を液化型**α-アミラーゼ**と糖化型**グルコアミラーゼ**で加水分解し、得られたブドウ糖液を脱色・脱塩したものを濃縮・結晶化させる。この結晶ブドウ糖には、1分子の結晶水をもつ含水結晶ブドウ糖と無水結晶ブドウ糖がある。**甘味度はショ糖よりも低い**。

4　転化糖

ブドウ糖と果糖の等量混合物で、ショ糖を酸または**インベルターゼ**で加水分解することで得られる。甘味度はショ糖よりも高い。吸湿性があるため、焼き菓子に配合すると、しっとりとした状態を保つことができる。

5　異性化糖

ブドウ糖と果糖の混合物で、でんぷん糖化液（あるいは精製ブドウ糖液）を**グルコースイソメラーゼ**で処理して、ブドウ糖の一部を**果糖に転換（異性化）**させた液状の糖である。異性化糖は、砂糖とは味質が異なり飲料用に適している。液状で扱いやすい、浸透圧が高く微生物に汚染されにくい、価格が安いなどの特長があり、広く利用されている。特に**低い温度帯で甘味を強く感じる**ため、清涼飲料水や冷菓に用いられる。

6　糖アルコール

糖アルコールとは、還元糖のアルデヒド基が還元された、直鎖状の多価アルコールである。**ショ糖に比べて甘味度は低い**が、吸収されにくいため低カロリー甘味料として使用される。さらに、**非**

う蝕性を有する。ただし、大量摂取すると下痢を誘発する。

①　ソルビトール(ソルビット)

ブドウ糖を還元して得られる糖アルコールである。自然界では干し柿などに含まれる。吸湿性があるため、保湿性・保存性向上の目的で生菓子、水産練り製品、煮豆などに使用される。

※干し柿の表面に析出する白い粉状物がソルビトールである。

②　マルチトール(還元麦芽糖水飴)

麦芽糖から水素接触還元によって作られる。ショ糖と同程度の甘味度でありながら、体内での消化吸収が行われにくいことから、低カロリー甘味料として使用されている。非う蝕性を有する。

③　キシリトール(キシリット)

キシロースを原料とする五炭糖の糖アルコールで、甘味度はショ糖と同等である。低カロリー性であるとともに高い非う蝕性を有することから、菓子などに広く使用されている。

7　オリゴ糖

①　カップリングシュガー(グルコオリゴ糖)

ショ糖のブドウ糖側にブドウ糖が数個結合したものである。非う蝕性を有する。

②　フラクトオリゴ糖(ネオシュガー)

ショ糖の果糖側に果糖が数個結合したものである。低カロリー性で、腸内細菌である**ビフィズス菌の増殖促進効果がある**ことから、**プレバイオティクス**としての利用が盛んである。

※プレバイオティクスとは、生体に有用な腸内細菌(善玉菌)を増殖させる効果のある物質のことである。

③　パラチノース

ショ糖に転移酵素を作用させて、ブドウ糖と果糖の結合の仕方を変化させた二糖類である。**非う蝕性**を有する。

※ショ糖はα-1,β-2結合、パラチノースはα-1,6結合である。

④　ラクチュロース

乳糖のブドウ糖部分が果糖に置き換わった二糖類である。低カロリー性で、**ビフィズス菌の増殖促進機能を有する**。

8　非糖質天然甘味料

①　ステビオシド

キク科植物**ステビア**の葉に含まれる配糖体甘味成分である。後味に苦味を伴うので、ブドウ糖を付加して味質を改良したものが使用される。**甘味度はショ糖の約200～300倍**で、漬物、水産加工品、菓子類等の製造に使用されている。

②　グリチルリチン

マメ科植物**甘草**《かんぞう》の根に含まれる配糖体甘味成分である。**甘味度はショ糖の約150倍**である。苦味があるため、通常の甘味料としては不向きである。塩味を丸くするために、みそ、しょうゆの製造に使用されている。

9　合成甘味料

①　サッカリン

トルエンを原料として合成される。**甘味度はショ糖の約300～500倍**である。苦味を伴うため、他の甘味料と併用される。

②　アスパルテーム

アスパラギン酸と**フェニルアラニン**が結合したジペプチドである。**すっきりとした甘み**をもち、**甘味度はショ糖の約200倍**である。合成甘味料としては最も使用量が多い。糖尿病や肥満症等の患者向けの甘味料としてもよく使用されている。ただし、加熱により分解されやすいので、煮物には適さない。また、フェニルケトン尿症の人の摂取を避けるため、フェニルアラニン化合物を含む旨を表示しなくてはならない。

③　アセスルファムカリウム

甘味度はショ糖の約200倍である。単独で用いると甘味とともに少し苦味を感じる。他の甘味と用いると相乗効果を示す。

④　スクラロース

ショ糖（スクロース）の水酸基の一部を塩素に置換したものである。甘味度はショ糖の約600倍である。不快な味のマスキング効果や香気増強効果などの目的でも利用される。

4　豆類　　植物性食品

豆類は種子を食用とし、胚乳は発達せず子葉の部分に養分を蓄えている。未熟種子（枝豆、グリーンピース）や未熟なさやごと（さやいんげん、スナップえんどう）、あるいはもやしにして食べる場合は野菜扱いになる。

1　大豆

(1)　大豆の栄養特性

成分的な特徴は、穀類、他の豆類と比較して**たんぱく質及び脂質含量が多い**ことである。

- **たんぱく質**：含有量は約35％で、その大部分はグロブリン様たんぱく質の**グリシニン**である。構成アミノ酸にはリシンやトリプトファンが多いので、これらの含有量が少ない穀類と組み合わせて摂取することで**アミノ酸補足効果**が得られる。アミノ酸価は100（国産、乾）である。
- **脂質**：大豆の約20％を占める脂質の大部分は中性脂肪（トリアシルグリセロール）で、構成脂肪酸のうち約50％は**リノール酸（*n*－6系不飽和脂肪酸）**である。次いでオレイン酸、パルミチン酸、リノレン酸の順に多く含まれており、不飽和脂肪酸が多いのが特徴である。他に**レシチン**などのリン脂質、ステロールなどを含む。**大豆レシチン**は、卵黄レシチンとともに、**乳化剤**として食品加工に広く利用されている。
- **炭水化物**：約30％を占める（利用可能炭水化物は100g当たり7.0g〈国産黄大豆〉）。**でんぷんはほとんど含まず**、スクロース、**スタキオース**、**ラフィノース**、グルカン類などである。スタキオース、ラフィノースは大豆に特異的に多く含まれる**オリゴ糖**で、腸内細菌叢の改善などの効果を示す。

●**ビタミン**：ビタミンB_1・B_2・E(α-トコフェロール)、葉酸の含量が多い。大豆に含まれるビタミンEとしては、γ-トコフェロールが最も多い。もやしにするとビタミンC含量が増える。

この他、大豆は**サポニン**や**イソフラボン**などの配糖体を含む。サポニンは水に溶けると著しい**起泡性**を示し、生理機能としてがんや動脈硬化症の予防、血清コレステロール低下、排便促進などの作用をもつ。また、イソフラボンは女性ホルモンのエストロゲンと類似の働きをもち、**骨粗鬆症予防**効果が期待されている。

生大豆には、**トリプシンインヒビター**や**レクチン**(血液凝固因子)が存在するため栄養的価値が低く、食用にするには加熱処理が必要である。また、大豆は消化率が悪いのが難点で、消化率はいり豆で60%、煮豆で65%とされている。細胞を破壊したり、発酵させたり、たんぱく質だけを凝固させたりする加工によって、きな粉、納豆、みそ、豆腐などでは消化率が向上する。

⑵　大豆の調理特性

①　吸水・膨潤

大豆は組織が硬いので、少なくとも5～7時間は水に浸漬してから加熱する。十分に吸水すると乾燥時の重量の2倍強に膨潤する。**浸漬水に食塩(1%程度)や重曹(0.3%程度)を添加すると、吸水が速やかに起こり、その後の加熱による軟化も速くなる**。吸水速度は水温の上昇に伴って増大し、新しい豆ほど吸水速度、吸水率ともに大きい。

※食塩添加により吸水が速やかに進み軟らかくなるのは、大豆たんぱく質の**グリシニン**が塩溶性であるため食塩水に溶けて、子葉が膨潤しやすくなるからである。

②　煮豆

煮汁の**砂糖濃度が高くなると浸透圧が高まり、子葉は収縮し種子にしわができて硬くなる**ので、砂糖は豆が十分軟らかくなってから2～3回に分けて加える。重曹を加えたアルカリ性の煮汁で加熱するとペクチンのβ脱離が促進されて軟らかくなるが、ビタミンB_1が破壊され、さらに味も悪くなる。また、常圧加熱より圧力鍋による加熱のほうが、時間が短縮されるだけでなく、感触も味もよくなる。

黒豆を煮るとき、鉄鍋を用いたり**鉄くぎ**を入れたりすると、黒豆の皮に含まれる**アントシアニン系色素クリサンテミン**と**鉄イオン**が結合して錯塩を作り、美しい黒色に仕上がる。

2　主な大豆加工品

⑴　きな粉

大豆を高温加熱し、冷却後に微粉砕した後、外皮を除いたもの。

⑵　豆乳

十分吸水させた大豆を磨砕し、水とともに加熱した後、布袋に入れて絞り、繊維分(おから)を除いてつくる。大豆固形分8%以上の豆乳、調味料を添加できる調整豆乳(6%以上)、果汁や乳製品、コーヒーなどを添加できる豆乳飲料(2～4%以上)に区分される。

⑶　豆腐

豆乳が熱いうちに、**にがり***(**塩化マグネシウム**)、**すまし粉**(**硫酸カルシウム**)、**グルコノデルタラクトン**などの凝固剤を加えて固める。**薄い豆乳を布でこして凝固させ、圧搾して成形するのが木綿豆腐、濃い豆乳を容器の中でそのまま固めるのが絹ごし豆腐である。**

豆腐を加熱すると、内部に空洞ができて収縮硬化する**すだち**が起こるが、**食塩**(0.5～１％)の添加によりすだちが防止される。これは、食塩中のナトリウムイオンが、豆腐中に遊離しているカルシウムイオンによるたんぱく質の再会合を阻害するからである。

＊**にがり**　海水を煮詰めて製塩した後に残る母液で、塩化マグネシウムが主成分。

(4)　油揚げ

水分の少ない硬めの豆腐を薄く切って油で二度揚げしたもの。揚げることで豆腐が膨化し、容積はもとの３倍になり、内部は海綿状になる。膨化するのは豆腐中の水蒸気によりゲルが膨らむためである。使用する前に、熱湯処理して油抜きをする。

(5)　がんもどき

水気を切って崩した豆腐に、すった山芋や卵をつなぎとして加え、ひじきや野菜などの副材料を混ぜ合わせ、成形して油で揚げたもの。煮物にされる。飛龍頭、ひろうすともいう。

(6)　凍り豆腐

水分の少ない硬めの豆腐を切って凍結する。これを乾燥させると海綿状になり、もとの組織状態には戻らない。高野豆腐ともいう。

(7)　湯《ゆ》葉《ば》

豆乳を加熱したときに表面に張る膜をすくいとったものが生湯葉で、それを乾燥させたものが干し湯葉である。たんぱく質、脂質に富み、消化もよい。

(8)　納豆

蒸煮した大豆に**納豆菌**を接種して保温、発酵させてつくる。納豆菌によって繊維などがある程度分解されて消化性が向上するとともに、ビタミンK_2(メナキノン-７)が生合成されて栄養価が高くなる。納豆の粘質物は**ポリグルタミン酸**(グルタミン酸のポリマー)と**フラクタン**(果糖のポリマー)の混合物である。

※塩辛納豆(塩納豆、大徳寺納豆、浜納豆)は、大豆をこうじ菌で発酵させた後、乾燥させてつくり、糸引納豆のような粘着物は生成しない。

(9)　大豆たんぱく質

大豆のたんぱく質を抽出した植物性たんぱく質が、食品の素材として使用されている。脱脂大豆から糖類と灰分を除いたものを**濃縮大豆たんぱく質**(たんぱく質含量58.2％*)、さらに繊維質も除いたものを**分離大豆たんぱく質**(同79.1％*)と呼ぶ。大豆たんぱく質は粉末状、ペースト状、粒状、繊維状などに加工され、食肉加工品、水産練り製品、冷凍食品、惣菜類、パン、菓子、健康食品などに幅広く利用されている。

＊日本食品標準成分表2020年版(八訂)による

3　小豆

小豆の主成分は炭水化物(約60％)で、その**大部分はでんぷん**である(利用可能炭水化物は100g当たり46.5g)。たんぱく質含有量は約20％と大豆に比べると少なく、主としてグロブリンである。また、大豆と同様に**サポニン**を含むので、茹でると**起泡性**を示す。

小豆の種皮は強靭で珠孔部の小さな穴から少しずつ吸水するため、他の豆類に比べ**吸水に時間を要する**。また、子葉が先に膨潤して胴割れを起こしやすいなどの理由から、**浸漬せずに直接加熱する**ことが多い。

小豆を茹でる場合は、水から茹で、煮立ったら一度茹で汁を捨てる。これはあずきに含まれるサポニンやタンニン、カリウムなどのあくや渋味成分を除去するために行うもので、**渋切り**という。

●**あん**

小豆のでんぷん粒は、その表面を熱凝固性のたんぱく質(グロブリン)に覆われているため、加熱によってもでんぷんが糊状になりにくい。この特性により、穀類やいも類のように粘性が出ることなくホクホクしたあんができる。

豆類の吸水曲線

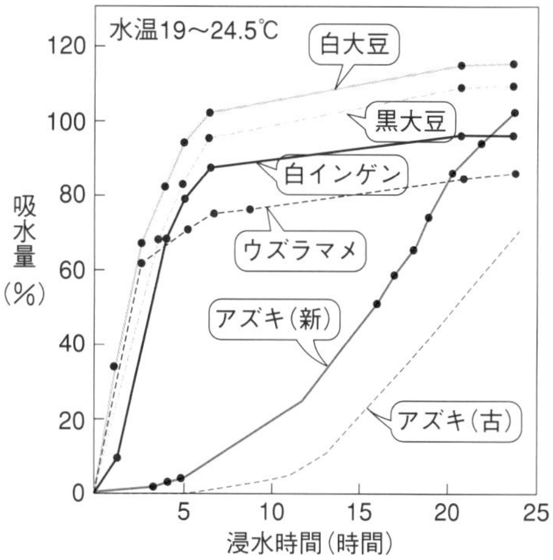

4　緑豆

主に豆もやしやはるさめの原料になる。**中国のはるさめは緑豆でんぷん**を取り出し、糊化後、麺状にして乾燥させたものである。日本でははるさめの原料としてじゃがいもやさつまいものでんぷんも多く利用されている。緑豆はるさめは腰が強くて伸びにくいが、じゃがいもはるさめは腰が弱くて伸びやすい。

5　種実類　植物性食品

種実類の特徴は、水分含量が少なく、エネルギーが高く、ビタミン B_1、B_2、ナイアシンに富むことである。糖質に富むものと、たんぱく質・脂質に富むものの2つに大別される。前者は、くり、ぎんなん、しいの実などであり、後者はアーモンド、カシューナッツ、くるみ、ココナッツ、ごま、ひまわりの実、落花生、へーゼルナッツ、マカダミアナッツなどである。

ごまの微量成分(ゴマリグナン)である**セサミン**や**セサミノール**などは**抗酸化作用が強く**、老化防止、動脈硬化症の予防、解毒作用などの効果がある。また、落花生はマメ科の植物であるが、成分、利用法ともに豆類と異なるため、食品成分表では種実類に分類される。

6　野菜類　植物性食品

1　野菜の栄養特性と分類

野菜は一般に水分が多く、エネルギー、たんぱく質、脂質、糖質の含量は少ない。また、**ビタミン***、**無機質**、**食物繊維**の供給源として重要である。緑黄色野菜には**ビタミン K_1(フィロキノン)**が多く、葉物野菜には**硝酸イオン**が含まれる。

野菜の**ビタミンC**は熱により破壊されるが、特に“茹でる”“煮る”の調理では茹で汁への溶出も加わり、その損失は大きくなる。一方、緑黄色野菜に多く含まれる**β-カロテン**は、“揚げる”“炒める”等の油脂を用いる調理によって吸収率が増大する。また、野菜のカリウムは、ゆでる操作で溶出する。

***ビタミン**　わが国では、ビタミンAの約60%、ビタミンCの約50%が野菜から摂取されている。

■硝酸イオン　NO_3^-

硝酸イオンは唾液の硝酸還元菌によって亜硝酸イオンを生成し、これがヘモグロビンなどに結合すると中毒症状を起こす。また消化管内でのN-ニトロソ化合物生成の要因ともなる。

野菜は、食用とする部分によって、次の5群に分けられる。

野菜類の分類

	食用にする部分	例
葉菜類	葉	キャベツ、はくさい、ほうれんそう、カラシナ　など
茎菜類	茎	コールラビ、うど、アスパラガス、たけのこ　など
	地中の鱗茎	たまねぎ、らっきょう、にんにく　など
根菜類	肥大した根	だいこん、にんじん、ごぼう、かぶ　など
	肥大した地下茎	れんこん、くわい、しょうが　など
	地中の鱗葉	ゆり根　など
果菜類	完熟果実	かぼちゃ、トマト　など
	未熟果実	なす、とうがらし、ピーマン、きゅうり、オクラ、かんぴょう　など
	未熟種子	グリンピース、さやえんどう、さやいんげん、とうもろこし(スイートコーン)　など
花菜類	花・つぼみ	ブロッコリー、カリフラワー、アーティチョーク　など

2　野菜の調理特性

(1)　調理操作によるテクスチャーの変化

①　生食調理

野菜の細胞内液より**低い浸透圧**の溶液中では、細胞内に**水が入り**、膨圧が高まって野菜は**パリッとした歯ざわり**になる。(例千切りキャベツ、白髪だいこんなどを冷水に浸すとパリッとする)

これに対し、野菜の細胞内液より**高い浸透圧**の溶液に入れると、細胞内の**水分が外に出ていき**、野菜は張りを失い**しんなりした歯ざわり**になる。(例きゅうりの塩もみ、生野菜にドレッシングをかけて放置するとパリパリ感がなくなりしんなりする)

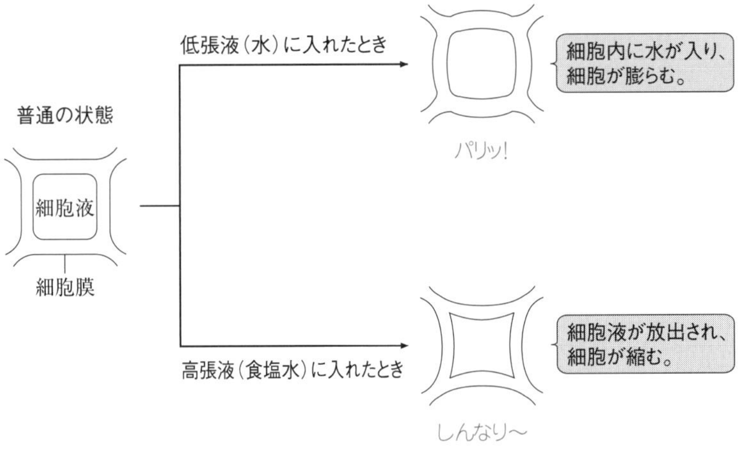

②　加熱調理

多くの野菜は加熱により軟らかくなる。これは、細胞間隙にある**ペクチン**のグリコシド結合が**β脱離**〔中性やアルカリ性条件下〕や**加水分解**〔酸性条件下〕により開裂し、ペクチンが**分解・**

溶解することで細胞間の結着力が失われるためである。ただし、じゃがいもの加熱と同様に、60〜70℃の比較的低温域で加熱するとペクチンメチルエステラーゼが作用して野菜は硬化し、100℃で再加熱しても軟化しにくい(煮くずれ防止にも利用される)。

■pH と野菜の軟化

アルカリ性ではペクチンのβ脱離が促進されるため、重曹を加えて茹でると水煮よりも軟らかくなる。わらびやよもぎなどの山菜を茹でる場合には重曹を用いるとよいが、青野菜では軟らかくなりすぎるので不適である。また、**弱酸性**(pH 4 付近)ではペクチンのβ脱離や加水分解が起こりにくいため、適量の酢を加えてれんこんやごぼうなどを煮ると、シャキシャキとした歯ざわりになる。

(2)　調理操作による色の変化

①　クロロフィル

クロロフィルの色の変化

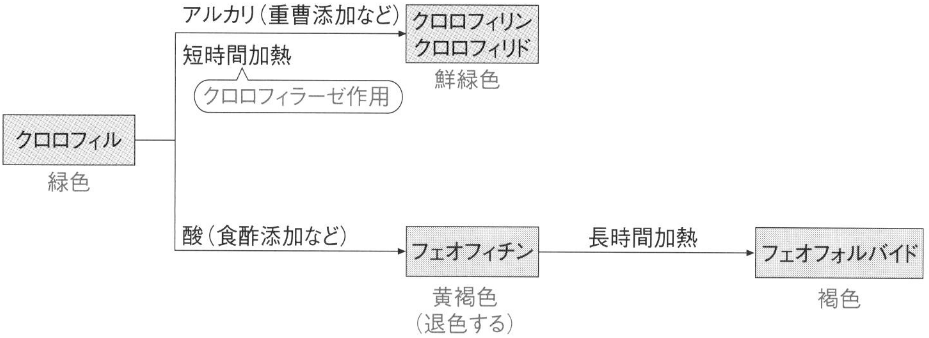

※クロロフィルの構造と色の変化については、PartⅥ-3-2 1(3)「ポルフィリン系色素」を参照のこと。

緑色野菜を茹でるときは、茹で汁の pH が野菜の有機酸によって低下しないよう(茹で汁が酸性にならないよう)、蓋をせず有機酸を揮発させる。

②　カロテノイド

カロテノイドは二重結合が多く、酸化されやすいが、調理において退色することはほとんどない。

③　フラボノイド

フラボノイドの色の変化

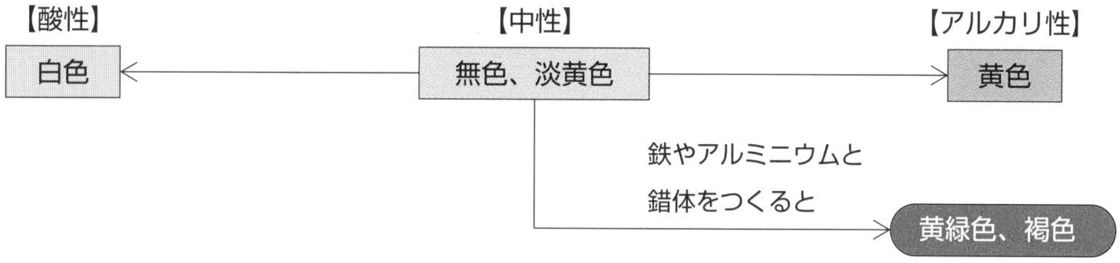

④　アントシアン

アントシアンの色の変化

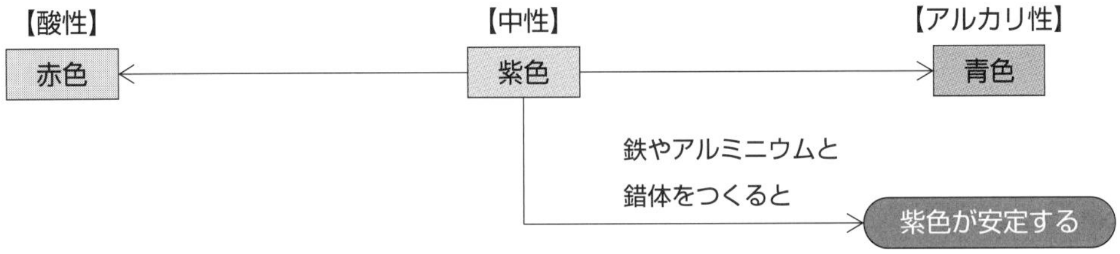

なすを煮ると水溶性のアントシアンが溶出し退色するが、油で揚げてアントシアンを安定にしてから煮ると退色を防ぐことができる。

⑶　野菜をゆでる際の添加材料

野菜	添加材料	効果
青菜	塩	あく抜き、色鮮やかに、下味
たけのこ、大根	米糠	あく抜き
カリフラワー	小麦粉	あく抜き
山菜	重曹、木灰	あく抜き、色鮮やかに
れんこん、カリフラワー、ごぼう	酢	白く発色、褐変防止、歯触りをよくする
野菜一般	焼きみょうばん	煮くずれ防止

3　主な野菜類

⑴　キャベツ類

キャベツ類には、結球性キャベツのほか、芽キャベツ、コールラビ、カリフラワー、ブロッコリーなども含まれる。キャベツははくさいに比べると炭水化物がやや多く、この糖分の甘味はキャベツの味の主要素であり、低温期に高まる。緑黄部にはビタミンCやβ-カロテンが含まれ、芽キャベツやブロッコリーのビタミンC含量は極めて高い。また、キャベツには、**抗潰瘍因子**である**S-メチルメチオニン(ビタミンU)**が含まれる。キャベツの加熱香気成分はジメチルジスルフィドなどによるものである。

⑵　カラシナ

和がらしは、カラシナの種子を用いたものである。辛み成分は無味無臭の**シニグリン**が**ミロシナーゼ**で分解されて生成する**イソチオシアネート**である。変種としてタカナ、ザーサイがある。

⑶　ほうれんそう

ほうれんそうは代表的な緑黄色野菜であり、β-カロテンやビタミンC、ビタミンKなどの**ビタミン類**、カリウムや鉄などの**無機質**が豊富である。ビタミンC含量は**季節による変動**が大きく、夏採り(20 mg)に比べて冬採り(60 mg)の方が3倍多い。**シュウ酸**や**硝酸**はカルシウムの吸収を阻害し、えぐ味やアクの原因となるので、茹でてそれらを流出させる。

⑷　ねぎ類

ねぎ類には、長ねぎ、たまねぎ、にら、にんにく、らっきょうなどが属する。にんにくは硫化アリルのアリインを含み、これが酵素アリイナーゼの作用でアリシンに分解されて匂い成分となる。たまねぎを刻むと生じる催涙性は、アリイナーゼの作用を受けて生成するチオプロパナール-S-オキシドが原因物質である。また、その匂いはジプロピルジスルフィドなどのスルフィド類やチオスルフィネート類による。

※香気物質については、PartⅥ-3-2 3「香気・におい成分」を参照のこと。

⑸　**たけのこ**

たけのこにはチロシン、グルタミン酸が豊富であり、ビフィズス菌増殖因子のキシロオリゴ糖も含まれる。たけのこを水煮したときに析出するのは**チロシン**である。**えぐ味**の原因である**ホモゲンチジン酸**や**シュウ酸**を含むため、茹でてあく抜きをする。

※中国産のたけのこマチクを蒸して塩漬けにし、発酵させて天日乾燥したものが**めんま（しなちく）**である。

⑹　**だいこん**

だいこんの品種は多様であるが、近年では**青首総太型**に集約してきている。根部にはカリウム、ビタミンＣがやや多く、糖類を含む。葉はカロテン、ビタミンＣに富み、カルシウム、カリウム、鉄を含む。おろしたときの辛味成分は**アリルイソチオシアネート**である。これは**シニグリン**というイソチオシアネートの配糖体が、細胞が破壊されて出てくる酵素**ミロシナーゼ**により遊離したものである。ハツカダイコンの赤色色素はアントシアニンである。また、だいこんに特有の香気成分はイソチオシアネート類の**スルフォラフェイン**である。

⑺　**にんじん**

東洋種と西洋種がある。東洋種の金時にんじんには**リコペン**やキサントフィル類、アントシアニン類が多く含まれ、西洋種にんじんには*α*-、*β*-、*γ*-カロテンなど**カロテン類**が多く含まれる。リポキシゲナーゼが存在するため、おろして放置するとカロテンが酸化されてＡ効力が低下する。また、含まれる**アスコルビン酸オキシダーゼ**は、共存する他の食材に含まれる還元型ビタミンＣを、分解されやすい酸化型ビタミンＣに変化させる。

⑻　**ごぼう**

現代では日本でしか食用とされない独特の作物であり、長根類と短根類に大別される。成分としてはカリウムがやや多い。フルクトースの重合体である**イヌリン**や、リグニンなどの**不溶性食物繊維**に富み、整腸作用がある。フェノール類のタンニン、クロロゲン酸などが多く、切って放置すると**ポリフェノールオキシダーゼ**により酸化されて褐変するが、これは**酢水につけてpHを3以下に下げること**で防止できる。

⑼　**トマト**

欧米では加工用に色の濃い品種が多く栽培されているが、日本では生食用の桃色系が好まれている。糖類はグルコース、フルクトース、多量のペクチンである。うま味を呈するアミノ酸のグルタミン酸、アスパラギン酸を含んでいる。また、加熱によって核酸系うま味成分の5′-グアニル酸が生成される。カリウム、ビタミンＣも比較的多い。トマトの色はカロテノイドで、赤色は**リコペン**とキサントフィル類、黄色は*δ*《デルタ》-カロテンである。

トマト加工品には次のようなものがある。

- **トマトピューレ**……濃縮トマト*のうち、無塩可溶性固形分が24％未満のもの。
- **トマトペースト**……濃縮トマトのうち、無塩可溶性固形分が24％以上のもの。
- **トマトケチャップ**…濃縮トマトに食塩、香辛料、食酢、砂糖類、たまねぎ、にんにくなどを加えて調味したもので、可溶性固形分が25％以上のもの。

＊**濃縮トマト**　トマトを破砕して搾汁または裏ごしし、皮、種子等を除去した後濃縮したもので、無塩可溶性固形分が８％以上のもの。

⑽　**なす**

果皮やへたの紫黒色はアントシアニン類の**ナスニン**とヒヤシンで、酸性では赤色となるが、鉄などの金属イオンと**安定な錯体**を形成すると濃い紫色となる。

※ぬかみそ漬けを作るとき、きれいな色にするために鉄くぎやみょうばんを入れる。

⑾ きゅうり

栄養的価値はほとんど認められないが、利用範囲の広い作物である。未熟なものを料理の彩りに用いるほか、サラダ、酢の物、漬け物、ピクルスなどに用いる。苦味成分は**ククルビタシン**で、これには抗がん作用がある。きゅうりの香気成分は**キュウリアルコール**や**菫葉《きんよう》アルデヒド**である。

⑿ かぼちゃ

かぼちゃには日本かぼちゃ、西洋かぼちゃ、ペポかぼちゃの３種類がある。**日本かぼちゃ**は扁球形かひょうたん形で稜があり、果肉は**水分が多く**、粘質で煮物に適している。**西洋かぼちゃ**は表面が滑らかな球形で、果皮は緑色のものと橙色のものがある。**水分が少なく**、でんぷん質で甘味が強い。ペポかぼちゃには、そうめんかぼちゃ(金糸瓜《きんしうり》)やズッキーニなどがある。

かぼちゃは野菜の中で炭水化物、特に糖質の含量がかなり高い。色素成分は、β-カロテン、ルテインなどのカロテノイドであり、栄養機能とともに抗酸化機能も期待できる。他にはカリウムやビタミンＣが比較的多い。

⒀ アスパラガス

茎を食用とする野菜で、旨味成分であるアスパラギンが多く、フラボノイドのルチンも含む。グリーンアスパラガスは地上で収穫し、ホワイトアスパラガスは遮光のために土を被せたり、遮光フィルムのトンネルで覆ったりして栽培する。

7　果実類　　植物性食品

果実の多くは水分を80～90％含むため腐りやすく、保存性は低い。成分では糖分(グルコース、フルクトース、スクロースなど)が多く、エネルギーも高い。ビタミン類は種類により異なるが、概して、**ビタミンＣ**[*1]や**カロテン**が多い。無機質では**カリウム**に富み、**食物繊維**[*2]の供給源としても重要である。甘味の他に有機酸(クエン酸、リンゴ酸、酒石酸など)による酸味や、芳香(エステル類、アルデヒド類)、色素(アントシアニン、カロテノイド、フラボノイド)、食感など独特の特徴をもち、嗜好的食品といえる。

未熟果実は一般にクロロフィルによる緑色を示すが、成熟に伴ってクロロフィルが分解されると同時に、含まれているカロテノイドの色が現れたり、アントシアニン類が生成されて果実らしい色になる。成熟から追熟の段階で、果実自体から発生する**エチレン**ガスにより、呼吸量が増えて、**クロロフィル分解、でんぷん糖化、有機酸減少、香気成分合成、果肉軟化**などが進んで食するのに適するようになる。

被子植物の子房部が肥大したものを**真果**、子房部以外の花托(果托)や花序の部分が肥大したものを**偽果**という。果実は、その形態により次のように分類される。ただし、分類には説の分かれるところもある。

果実類の分類

種類	属する果物	特　徴
仁果	りんご、なし	子房と子房の周囲の肥大した花托を食べる。
準仁果	柑橘類	子房の外果皮が皮に、中果皮が果実になったもの。
核果	もも、さくらんぼ	肥大した中果皮が食用。内果皮が硬い核となり中にある種子を仁という。
漿果	ぶどう、いちじく	中・内果皮が多汁質で小さい種子をもつ真果。
堅果	くり、くるみ	(種実類に分類)
熱帯果	バナナ、パイナップル	熱帯産の果物
その他	いちご、すいか、メロン	――――――

＊1　りんご、なし、ぶどう、バナナなどはポリフェノールオキシダーゼ活性が高く、ポリフェノールの酸化による褐変や、ビタミンCの酸化が起こりやすい。(ポリフェノールオキシダーゼによる褐変については、PartⅥ-6-1 2◆酵素による成分変化◆を参照のこと。)また、果実に含まれるビタミンCはミキサーやジューサーによる粉砕により破壊されるが、食塩の添加によって抑制できる。

＊2　食物繊維の大部分は**ペクチン**である。未熟な果実ではヘミセルロースや糖、たんぱく質に結合した**不溶性ペクチン(プロトペクチン)**として存在するが、果実の成熟に伴い遊離して**水溶性ペクチン**となり、組織が軟化する。**ペクチンは酸(低pH条件)と糖との共存によりゼリーを形成**する。

■ペクチン

果実の成熟とペクチンの変化

未熟な果実 →	適熟果実 →	過熟果実
プロトペクチン	ペクチニン酸(狭義のペクチン)	ペクチン酸
不溶性	水溶性	不溶性
ゲル化(ゼリー化)しない	ゲル化(ゼリー化)する	ゲル化(ゼリー化)しない

■クライマクテリック型果実

収穫後にエチレンを放出して追熟が進むタイプのものを**クライマクテリック型果実**(りんご、もも、西洋なし、バナナ、メロン、マンゴーなど)、エチレン放出量が少なくなるタイプを**非クライマクテリック型果実**(柑橘類、ぶどう、パイナップル、ブルーベリーなど)という。

1　りんご

水分以外の主成分は炭水化物で、その80%がフルクトース、グルコース、スクロースなどの糖類である。有機酸としてリンゴ酸とクエン酸、芳香成分としてイソアミルアルコール、酢酸イソアミル、酪酸メチルなどを含み、果皮の紅色系色素はアントシアニン色素である。

完熟果実の果心部周辺の**蜜入り**は、一種の生理障害で**ソルビトール**が異常蓄積したものである。また、切り口の**褐変**＊は、ポリフェノールのクロロゲン酸が**ポリフェノールオキシダーゼ**によって酸化するためである。りんごの品種は多いが、日本では生産量の2分の1を**ふじ**が占める。

＊ジュースの場合は**ビタミンC**の添加により、剝皮の場合は**1%食塩水**に浸すことにより、それぞれ酵素活性を抑制し褐変を防ぐことができる。

2　なし

なしには日本なし、中国なし、西洋なしの3種類がある。日本なしの糖質にはスクロース、フルクトース、グルコースが含まれ、**糖アルコールのソルビトール**も多いのが特徴である。日本なしの果肉には**リグニン、ペントサン**で構成される細胞壁が厚くなった**石細胞**の集合体が点在し、ざらざらした独特の食感をつくっている。

3　柿

ビタミンA(β-カロテン)、ビタミンCを多く含み、抗酸化作用が強い。未熟な甘柿に含まれる渋味成分のタンニンが成熟に伴って不溶性コロイドを生成すると渋味を感じられなくなるが、**渋柿のタンニン(シブオール)は成熟しても水溶性**のままであるため、渋味を感じる。このため、**アルコール**や炭酸ガスなどにさらしてタンニンを不溶化させ、**渋抜き**をする。

4　柑橘類

主成分はスクロース、フルクトース、グルコースの糖類である。ビタミンCは多いが、種類による差が大きい。アミノ酸が比較的多く、不可欠アミノ酸の供給源になる。酸味の主成分は**クエン酸**、果皮や果肉の色素成分はクリプトキサンチン、ルテイン、カロテン、ヘスペリジン*、ナリンギンなど、香気成分は**リモネン、シトラール**などである。

＊ヘスペリジンはみかん缶の液汁の白濁の原因となる。白濁を防ぐためにヘスペリジン分解酵素のヘスペリジナーゼを添加する。

柑橘類には、さまざまな生理作用をもつ成分が含まれている。フラボノイド系色素のヘスペリジンには血管の抵抗性を高める働き、カロテノイド系色素のβ-クリプトキサンチンには発がん抑制や活性酸素による血管内皮傷害の予防の働きがある。柑橘類に特有の苦味は、グレープフルーツや夏みかんに多い**ナリンギン**(フラボノイド)、レモンやライムに多い**リモニン**によるが、これらには発がん抑制作用がある。これらの苦味成分は果肉部よりも果皮部に多く、マーマレードにして摂取するとよい。ナリンギンは、**ナリンギナーゼの添加**によって分解され、苦味が消失する。また柑橘類には**血清脂質低下効果、血栓予防作用**もあるとされている。

5　もも

生食用の白肉種と加工用の黄肉種とに大別される。**ネクタリン**は果実の表面が無毛のものである。糖類は主にスクロースで、鮮紅色を呈する色素成分は**クリサンテミン類**(アントシアニン系)、香気成分は**γ-ウンデカラクトン**などである。

6　ぶどう

糖質の含量が高く、大半がグルコースとフルクトースである。酸味の主成分は**酒石酸**、果皮の赤色色素成分はアントシアニン類の**エニン**などである。干しぶどう用のトムソン・シードレスは種なし種であるが、日本ではデラウエア、巨峰などが**ジベレリン処理**で種なしに加工される。ワインの渋みは種子と果皮の**タンニン**による。

■ジベレリン処理

ジベレリンは植物ホルモンの一種である。開花前に花房をジベレリン溶液に浸して花粉を失活させ、開花後にもう一度ジベレリン処理をして子房を肥大化させ、種子の形成を抑制する。

7　バナナ

現在、大部分のバナナは野生種の単為結果性(受精なしで実を結ぶ)果実である。果実の中では糖類の含有量が高く、ビタミン類も比較的多く、水分の少ない果実である。未熟果で出荷される時には、糖質の大部分がでんぷんでタンニンによる渋みが強いが、エチレン処理により追熟が進み、数日後にはでんぷんが糖化して生食できるようになる。

8　パイナップル

甘味が強くビタミン類が比較的多い。生果実にはたんぱく質分解酵素の**ブロメライン**が多く含まれ、肉類の消化を助ける。パイナップル缶の液汁の白濁は、果実の繊維(果肉パルプ)である。

※パイナップルでゼリーをつくるときはブロメラインがゼラチンの固化を妨げるので、果実をいったん加熱して酵素を失活させるとよい。

9　キウイフルーツ

たんぱく質分解酵素の**アクチニジン**が含まれる。パパイヤの**パパイン**、いちじくの**フィシン**も同じくたんぱく質分解酵素である。

10　いちご

いちごは偽果であるが、漿果に分類する場合もある。**ビタミンC**が多いのが特徴である。色素成分はアントシアニン類の**カリステフィン、フラガリン**である。独特の香気は**イソペンタン**などによる。

11　すいか

すいかには赤色系と黄白色系の品種があり、赤色系が一般的である。約90%が水分で、赤色種の色素は**カロテン類**と**リコペン**によるものである。アミノ酸としては、利尿作用と関係するシトルリンが含まれる。

12　メロン

グルコース、フルクトース、スクロースなどの糖質を多く含み、強い芳香がある。近年開発が進んでいる赤色系メロンの色素成分は**β-カロテン**であり、ビタミンA効力をもつ。

13　果実類の主な加工品

(1)　ジャム類

果実等を砂糖類、糖アルコールまたははちみつとともに**ゼリー化**するようになるまで加熱したものをいう。果実中の**ペクチン**含量0.5%以上、糖濃度60%以上、pH2.8～3.2のとき、最もゼリー化しやすい。JAS法では、次のように定義・分類されている。

JAS規格によるジャム類の分類

ジャム類	1．果実等を砂糖類、糖アルコールまたははちみつとともにゼリー化するまで加熱したもの 2．1に酒類、柑橘類の果汁、ゲル化剤、酸味料、香料等を加えたもの
ジャム	ジャム類のうち、マーマレード及びゼリー以外のもの
マーマレード	柑橘類の果実を原料としたもので、柑橘類の果皮が認められるもの
ゼリー	果実等の搾汁を原料としたもの
プレザーブスタイル	ベリー類(いちごを除く)では全形、いちごは全形または2つ割り、ベリー類以外は5mm以上の厚さの果肉片の原形を保持するもの

(2)　果実飲料

JAS法では、果実飲料は次の表のように定義・分類されている。また、**「生、フレッシュ」「天然、自然」**等の意味を示す用語はその**表示が禁止**されている。**「純正、ピュアー」**の用語については、果実ジュースであって果実の搾汁以外のものを使用していない場合にのみ表示できるとされている。

JAS 規格による果実飲料の種類

果実ジュース	**１種類の果実の搾汁**[*1]もしくは**還元果汁**[*2]またはこれらに砂糖類、はちみつ等を加えたもの。
果実ミックスジュース	２種類以上の果実の搾汁もしくは還元果汁を混合したものまたはこれらに砂糖類、はちみつ等を加えたもの。
果粒入り果実ジュース	果実の搾汁もしくは還元果汁に果粒（柑橘類以外の果肉も含む）を加えたものまたはこれらに砂糖類、はちみつ等を加えたもの。
果実・野菜ミックスジュース	果実の搾汁もしくは還元果汁に野菜汁を加えたものまたはこれらに砂糖類、はちみつ等を加えたものであって、**果汁の割合が50％を上回るもの**。
果汁入り飲料	果実の搾汁もしくは還元果汁を希釈したものまたはこれらに砂糖類、はちみつ等を加えたものであって、**果汁の割合が10％以上100％未満のもの**。

＊１ **果実の搾汁**　果実を破砕して搾汁または裏ごし等をし、皮、種子等を除去したもの。**ストレート果汁**のこと。

＊２ **還元果汁**　濃縮果汁に水分を補い元の搾汁の状態（果汁100％）に戻したもの。**濃縮還元果汁**のこと。

8　きのこ類　　植物性食品

きのこ類は全般に低エネルギーで**食物繊維**を豊富に含む。おおよその割合は、生で水分90％、たんぱく質１～４％、脂質0.4％、炭水化物５％（うち食物繊維３％）である。

プロビタミンD_2の**エルゴステロール**を多く含み、**紫外線**に当たるとビタミンD_2に変化する。ナイアシン、パントテン酸、ビタミンB_1、B_2、葉酸も多い。無機質ではカリウムとリンが比較的多く、カルシウムは少ない。

きのこにはさまざまな生理調節機能が認められている。主要成分の食物繊維による体調改善効果のほか、きのこ全般に**抗酸化性**、**抗変異原性**などがある。個々のきのこには、次のような作用がある。

- **血清 LDL-コレステロール低下作用**…しいたけ（**エリタデニン**）、まいたけ、えのきたけ、なめこ、きくらげ　など
- **抗腫瘍活性**……………………………まいたけ（**β-グルカン**）、しいたけ、ひらたけ、なめこ、えのきたけ、まつたけ、きくらげ、アガリクスブラゼイ　など
- **血圧上昇抑制作用**………………………アガリクスブラゼイ、しいたけ、えのきたけからの抽出物（**γ-アミノ酪酸（GABA）**）　など
- **血栓溶解酵素の活性化**…………………しいたけ、えのきたけ、ひらたけ、ぶなしめじ、まいたけ、なめこ、マッシュルーム　など
- **消臭作用**…………………………………マッシュルーム　など

1　しいたけ

もともと古い広葉樹に自生するきのこであるが、市販品のほとんどは**榾木**《ほだぎ》か**おがくず**で人工栽培されている。干ししいたけは、菌傘が70％程度開いたもので冬から早春に製造される**冬菇**《どんこ》と、春または秋に菌傘が90～100％開いたものを採取して製造される**香信**《こうしん》がある。

しいたけのうま味成分として**5′-グアニル酸（5′-GMP）**が生しいたけに70mg/100g、干ししいたけに146mg/100g含まれ、同じく呈味に関与する**グルタミン酸**、アラニン、アスパラギン酸などの遊離アミノ酸との**相乗効果**によりうま味が強く感じられる。干ししいたけの香気成分は含硫化合

物の**レンチオニン**である。

2　まつたけ

主にアカマツに菌根共生し、**人工栽培できない**ため高価なきのこである。傘が中開きで柄が短く、太いものが良品とされる。きのこのなかでは水分が少なく、鉄やリンが多く、ビタミンB_1、B_2、Cを含む。まつたけ独特の香気成分は**マツタケオール**（1-オクテン-3-オール）と**桂皮酸メチル**である。加熱すると旨味成分の5′-グアニル酸が生成する。

3　なめこ

全体が**ムコ多糖の粘着物**で覆われている。市販品のほとんどは菌床栽培によるものである。天然ものと栽培ものではまったく異なる形状を示す。

4　きくらげ

広葉樹の枯れ木、倒木に生える耳型のきのこである。生では表面が軟らかくゼラチン質で短毛があり、乾燥すると硬く薄い皮のようになる。食物繊維を豊富に含み、クラゲに似た特有の**歯ごたえ**がある。

9　藻類　　植物性食品

藻類とは、水中に生息して光合成を営んでいる、根、茎、葉の区別のない下等な隠花植物のことである。一般に藻類は、色調によって緑藻類、褐藻類、紅藻類、藍藻類に分類され、このうち、褐藻類と紅藻類の利用が多い。

1　藻類の栄養特性と機能特性

(1)　水分

生の藻類は水分含量が90%以上と高いため、ほとんどが乾燥品あるいは塩蔵品として流通されている。

(2)　たんぱく質

多くの藻類では乾燥重量当たりのたんぱく質含量は10～20%であるが、のり類は40%以上含む。アミノ酸価は、わかめ100、あまのり91、こんぶ82、ひじき62で、第一制限アミノ酸はいずれもリシンである。

(3)　脂質

脂質含量は低い。脂肪酸組成では、飽和脂肪酸のパルミチン酸、不飽和脂肪酸のオレイン酸、アラキドン酸、EPA（エイコサペンタエン酸）が多い。

(4)　炭水化物

藻類の乾燥重量当たり40～60%を占める炭水化物のほとんどは**難消化性の多糖類**であり、**食物繊維**としての整腸作用や血清LDL-コレステロール上昇抑制作用等の生理機能が注目されている（食物繊維量は乾燥重量当たり30～45%）。主な多糖類には、**アルギン酸**、**フコイダン**、**寒天**、**カラギーナン**等がある。このうち**マンヌロン酸**と**グルロン酸**の重合体であるアルギン酸は**こんぶな**

どの粘質成分であり、アルギン酸ナトリウムは食品添加物（増粘剤、安定剤、糊料）としても利用されている。

(5) ビタミン

プロビタミンAであるカロテン、ビタミンE、ビタミンK、ビタミンB群、ビタミンCが多く含まれている。

(6) 無機質

藻類は水中のミネラルを吸収し、濃縮する性質があるため、**ヨウ素**、ナトリウム、**カリウム**、**カルシウム**、マグネシウム、**鉄**等の無機質を多く含んでいる。

2 主な藻類

(1) こんぶ（褐藻類）

こんぶのうま味成分は**グルタミン酸**、**アスパラギン酸**、**アラニン**などのアミノ酸である。乾燥したこんぶ表面の白い粉は糖アルコールの**マンニトール（マンニット）**で、甘味を呈する。

こんぶを煮るとき、食酢を加えると早く軟らかくなる。これは、酸によってこんぶの細胞壁成分の溶出が促進されるためである。

(2) わかめ（褐藻類）

素干し、灰干し、塩蔵品などに加工される。生長したわかめの茎部にできるひだ状の胞子葉は、**めかぶ**と呼ばれる。

灰をまぶして天日乾燥させた灰干しわかめは、灰のアルカリにより、クロロフィルがクロロフィリンに変化し鮮やかな緑色が保たれる。また、灰干しわかめは、アルギン酸が灰のカルシウムと結合して不溶化しているので、素干しわかめより硬く、コリコリとした歯ごたえがある。

(3) ひじき（褐藻類）

渋味や色素を取り除くため、水煮した後に乾燥される。藻類の中でも**カルシウム**の含量が高い。

(4) あまのり（紅藻類）

わが国で養殖の中心となっているのはすさびのりであり、干しのり、焼きのり、味つけのり、佃煮などに加工される。クロロフィル、カロテノイド、フィコビリン（フィコシアニン、フィコエリスリン）などの色素を含む。干しのりを軽く火であぶると青緑色に変化するのは、加熱によって赤い色素のフィコエリスリンが変性して退色し、熱に安定なクロロフィル（緑色）やフィコシアニン（青色）優勢になるからである。

(5) てんぐさ（紅藻類）

てんぐさのうち、マクサ、オオブサ、ヒラクサなどが寒天やところてんの原料となる。

てんぐさから粘性の多糖類成分（寒天成分）を熱水で抽出し、冷却して得られるゲル状のものが**ところてん**であり、ところてんを凍結、天日乾燥させたものが**寒天**である。寒天の成分は多糖類の**アガロース**（約70%）と**アガロペクチン**（約30%）であり、ゼリーやようかんをつくるときの原料になる。製菓用としての利用の他に、ゲル化剤として食品、工業、医療等多方面で利用されている。

10　肉類　　動物性食品

1　食肉の組織と構造

- 筋肉
  - 横紋筋
    - **骨格筋**（結合組織と脂肪組織を含む）
    - 心筋
  - 平滑筋（消化器、血管などの壁を構成）

食肉は主に骨格筋である。その基本構造は太さ0.2～2 μm の**筋原線維**が多数集まってできた**筋線維**である。筋原線維は**アクチン**と**ミオシン**からなり、筋肉の収縮に関与する。筋線維が束状に集合して結合組織に包まれ一次筋束となる。数十本の一次筋束が結合組織性の**膠原《こうげん》線維（コラーゲン）**で包まれて**二次筋束**となり、血管、リンパ管、神経を包み込んで骨格に付着して骨格筋が形成される。

一次および二次線維の断面積の大小が「**肌理《きめ》**」であり、肉質判定の基準になる。肥育された肉では筋束の周囲の結合組織に脂肪が蓄積し、いわゆる「**霜降り**」になる。また、結合組織が集合したものが、肉眼で見える「**筋《すじ》**」である。

■コラーゲン
動物の結合組織を構成する硬たんぱく質。加熱するとポリペプチド鎖がほどけて水溶性のゼラチンに変わる（ゼラチンは冷却しても元のコラーゲンには戻らない）。家畜の加齢に伴い肉質が硬くなるのは、結合組織のコラーゲンの分子内、分子間架橋が増加して不溶化していくためである。

2　食肉の熟成

(1)　死後硬直

と殺により個体は死んでも、細胞は一定期間活動を続けるので ATP が消費される。筋肉への酸素の供給が断たれるとグリコーゲンから乳酸が生成され、と殺直後は約7.0だった pH が**最低到達 pH**（牛・豚で pH5.5、鶏で pH6.0）まで低下する。pH の低下に伴い、筋肉では**アクチン**と**ミオシン**が結合して**アクトミオシン**を生成し、肉は硬い状態になる。これが**死後硬直**である。筋肉が最も収縮した状態を**最大硬直期**という。筋肉を 0 ～ 4 ℃で冷蔵した場合、牛は24時間、豚は12時間、鶏は 2 時間程度で**最大硬直期**を迎える。死後硬直期の食肉は硬くて保水力が低く、食肉としては適さない。死後硬直終了前の食肉を冷凍すると、解凍の際に硬直が進み、多量のドリップを生じる。

(2)　硬直解除とうま味成分の生成

死後硬直が完了した筋肉は、再び軟化する。この現象が**硬直解除（解硬）**である。これは、細胞内に残存している分解酵素が**自己消化**を起こし、**筋原線維**が**小片化**することによる。自己消化に関わるプロテアーゼには、**酸性**において活性の高い**カテプシン**や、**カルシウム**で活性化される**カルパイン**等がある。この過程で食肉は pH が上昇し、風味を増し、保水性が高まり、うま味が出てくる。これは、自己消化の過程で ATP が酵素分解されてうま味成分の**イノシン酸（5′-IMP）**を生成し、さらに筋肉たんぱく質が酵素によって**ペプチド**や**遊離アミノ酸**を生成するためである。また、**糖質**や**有機酸**も生成される。2 ～ 5 ℃の貯蔵条件で、硬直解除に要する時間は、牛で 7 ～10日、豚で 3 ～ 5 日、鶏で 1 ～ 2 日である。死後硬直から硬直解除、自己消化の一連の過程を**食肉の熟成**という。

※ATPからのイノシン酸の生成過程については、PartⅥ-6-1 **2**◆酵素による成分変化◆⑸酵素によるヌクレオチドの変化を参照のこと。

3 食肉の色

生肉の赤色は**ミオグロビン**に由来し、その含量が高い肉は濃い赤を呈す。ミオグロビン含量は、家畜の種類、家畜の年齢、筋肉の部位、筋肉の運動量などによって決まり、一般には牛肉0.5%(濃赤色)>豚肉0.06%(淡赤色)である。

と殺直後の新鮮肉ではミオグロビン〔図①〕の**暗赤色**を呈するが、空気に触れる状態でしばらく放置すると、表層部でのみ酸素と結合する**酸素化(ブルーミング)**により**オキシミオグロビン**〔図②〕に変化し、**鮮赤色**になる。さらに長時間空気にさらすと酸化が進み、**赤褐色**の**メトミオグロビン**〔図③〕になる(**メト化**)。また、食肉を加熱すると**灰褐色**の**メトミオクロモーゲン**〔図④〕に変化する。ハム・ソーセージの製造においては、発色剤として**硝酸塩**や**亜硝酸塩**を添加し、ミオグロビンを色調が安定な**ニトロソミオグロビン(鮮赤色)**〔図⑤〕に変化させる。ニトロソミオグロビンが加熱変性したニトロソミオクロモーゲン〔図⑥〕は赤色で安定である。

ミオグロビンの色調変化

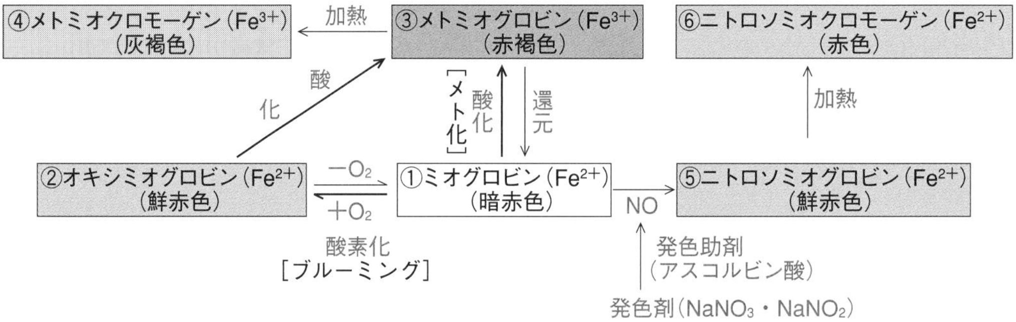

4 食肉の成分

⑴ たんぱく質

種　類	主な構成たんぱく質	特　徴
筋原線維たんぱく質(約60%)	ミオシン、アクチン、トロポミオシン	筋収縮や肉の硬直に関与。
筋形質(筋漿)たんぱく質(約30%)	ミオグロビン、ミオゲン、ヘモグロビン、解糖系酵素	筋原線維の間に溶解している。肉の色に関係。
筋基質(肉基質)たんぱく質(約10%)	コラーゲン、エラスチン(硬たんぱく質)	結合組織の成分。肉の硬さに影響。

⑵ 脂質

食肉の脂質は**蓄積脂肪**と**組織脂肪**に大別される。蓄積脂肪はほとんどが**中性脂肪(トリアシルグリセロール)**で、皮下、胃、肝臓等の周辺に存在し、品種や年齢、栄養状態によって**変動する**。一方、組織脂肪は中性脂肪のほか**リン脂質**、**糖脂質**、**ステロール**等を含み、骨格筋組織や臓器組織にあって、栄養状態などの外的因子による**変動がない**。

構成脂肪酸で最も多いのは一価不飽和脂肪酸の**オレイン酸**で、次いで飽和脂肪酸の**パルミチン酸**や**ステアリン酸**が多い。$n-6$系の多価不飽和脂肪酸であるリノール酸は豚肉と鶏肉に多く、他の食肉には少ない。脂質の融点は動物によって異なり、牛脂（ヘット）で40～50℃、豚脂（ラード）で33～46℃である。融点が人間の体温に近い豚脂の方が舌触りがよい。

⑶　炭水化物

食肉中の炭水化物の量は１％以下と非常に少なく、そのほとんどが**グリコーゲン**である。ほかに結合組織に含まれる**コンドロイチン硫酸**や**ヒアルロン酸**等がある。

⑷　無機質

無機質含量は１～２％であり、主要なものとしてはカリウム、ナトリウム、リン、マグネシウム、カルシウム、鉄、硫黄などで、たんぱく質や脂質、糖質と結合した形で存在する。カルシウムとマグネシウムは筋肉の収縮・弛緩作用に関与する。

⑸　ビタミン

食肉にはビタミンＢ群が比較的多い。**特に豚肉にはビタミンB_1が多く含まれる**。また、**肝臓をはじめ内臓類には脂溶性ビタミンＡ、Ｄ、Ｋが豊富である**。

5　食肉の軟化方法

⑴　長時間加熱

結合組織の多い肉は、長時間加熱により**コラーゲンがゼラチン化**して軟らかくなる。

⑵　調味料の利用

肉の保水性はたんぱく質の等電点付近（pH5.4～6.2）で最も低いので、**等電点よりも酸性側あるいはアルカリ性側にすれば保水性が向上**し、軟らかくなる。マリネしてから加熱すると肉が軟らかくなるのはこのためである。また、加熱前の肉に１％程度の食塩を添加すると、たんぱく質分子間の結合が緩んで食肉の保水性が向上する。

⑶　プロテアーゼの利用

プロテアーゼ（たんぱく質分解酵素）を含むしょうが、パイナップル、パパイア、キウイフルーツなどの搾汁を肉にかけると軟らかくなる。

⑷　機械的切断

肉叩きで叩く、筋切りをする、繊維方向に対して直角に薄切りする、ひき肉にするなどの機械的操作により肉は軟らかくなる。

6　主な食肉

⑴　牛肉

主な牛の品種

- 牛
  - 肉用牛
    - 肉専用種
      - 和牛*1 ― 黒毛和種、褐色和種、日本短角種、無角和種の４種
      - 外国種 ― アンガス種、ヘレフォード種など
    - 交雑種*2
    - 乳用種*3 ― ホルスタイン種（雄）など
  - 乳用牛 ― 乳用種 ― ホルスタイン種、ジャージー種など

＊1　和牛　和牛とは、飼育場所にかかわらず、この４品種を指すものである。外国産和牛も飼育されてはいるが、食肉流通業界の自主規制と農林水産省の指導により、実際には流通していない。

＊２　**交雑種**　肉専用種と乳用種を交配したもので、比較的低コストで良質な肉質。
＊３　**肉用牛の乳用種**　ホルスタイン種の雄を去勢して肥育したもので、低コスト。市販通称名が「国産牛」と表示されて流通している牛肉の多くはこれに該当する。食品成分表では「乳用肥育牛肉」と表記される。
※「国産牛」とは、国内で最も長く育てられた牛のこと。

和牛の肉質は軟らかく、きめ細かく、弾力性に富んでいる。また、白い脂肪が肉全体に広がり、細く網目状となった霜降り肉になりやすい。

牛肉の肉質や成分値は、品種や部位によって大きく異なる。

⑵　豚肉

現在の豚の飼育は、温度・湿度や衛生状態が管理されている閉鎖された豚舎で行われる。**SPF豚**(specific pathogen free pig：特定病原菌不在豚)は、病原菌の感染の心配がない環境で飼育することにより、抗生物質等の投薬を控えて生産される豚である。

豚肉の成分で特徴的なのは、**ビタミンB_1**の含量が多い(0.2～0.3mg/100g)ことである。

⑶　鶏肉

鶏は、卵用種、肉用種、卵肉兼用種に分類される。肉用種には**ブロイラー**と日本在来種(コーチン種やシャモ種等の**地鶏**)とがある。鶏肉の一般成分を牛肉や豚肉と比べると、若干水分とたんぱく質が多く、脂質が少ない。

ブロイラーと地鶏の違い

種　類	飼育期間	肉　質	味
ブロイラー	8～10週	軟らかい	水っぽい
地鶏	3～5か月	硬い	うま味が強い

※地鶏とは、JAS規格では「在来種由来血液百分率が50％以上で、飼育期間が80日間以上、28日齢以降は平飼いで、1 m^2当たり10羽以下で飼育されたもの」と規定される。

7　主な食肉加工品

⑴　ハム

本来、ハムとは豚の骨付きもも肉を塩漬*、燻煙したもののことをいうが、実際は、豚肉の各部位を塩漬、充填、乾燥、燻煙、加熱して製造する。JAS規格では、ハム類は**骨付きハム**(骨付きのもも肉)、**ボンレスハム**(除骨したもも肉)、**ロースハム**(ロース肉)、**ショルダーハム**(肩肉)、**ラックスハム**(肩・ロース・もも肉を湯煮や蒸煮をせずにつくる)について規格されている。**プレスハム**は、各種畜肉の肉塊に調味料やつなぎを加えて作るもので、ハム類とは区別される。

ハム・ソーセージ類の製造においては、一般に肉色を保つために硝酸塩や亜硝酸塩を添加し、ミオグロビンをニトロソミオグロビンに変化させる。

＊塩漬の目的は、製品への風味、色、保水性や保存性の付与である。

⑵　ベーコン

一般的には豚肉のばら肉などを成型し、塩漬、燻煙したものをベーコンという。ハムとの製造の違いは、長時間の乾燥と燻煙を行うこと、湯煮を行わないことである。

⑶　ソーセージ

塩蔵肉、生肉をひき肉にして、調味料、香辛料、結着材料を加えて練り合わせ、**ケーシング**に充填後、加熱処理したものを**ソーセージ**という。なお、ドライソーセージは加熱処理しない。

牛、豚、羊などの腸管をケーシングに利用する。

水分含量によるソーセージの分類

種　類	水分	風味	保存性	例
ドメスティックソーセージ	多（水分含量55～60%）	多	不良	ボロニアソーセージ、フランクフルトソーセージ、ウインナーソーセージ
ドライソーセージ	少（水分含量35%以下）	少	良	サラミソーセージ

ケーシングによるソーセージの分類（JAS 規格）

ソーセージの種類	ケーシングの種類ないしサイズ
ウインナーソーセージ	羊の腸ないし20mm 未満の太さ
フランクフルトソーセージ	豚の腸ないし20mm 以上36mm 未満の太さ
ボロニアソーセージ	牛の腸ないし36mm 以上の太さ

(4)　缶詰食肉製品

牛肉の大和煮、焼き鳥、コンビーフなどがある。コンビーフは、牛肉を塩漬けにし、煮熟した後に缶詰めしたもので、ほぐしたもの／ほぐさないもの、調味料を加えたもの／加えないものがある。

(5)　乾燥食肉製品

牛肉を塩漬後乾燥させたビーフジャーキーが代表的である。

11　魚介類　動物性食品

1　魚介類の組織と構造

食用とされる筋肉は基本的には畜肉と同じ横紋筋である。筋原線維の集合体である筋線維の束が集まったものを筋節といい、筋節と筋節の間を接合している薄い結合組織を筋隔（腱状隔膜）という。加熱すると、筋隔が軟らかいゼラチン質になり、加熱変性した筋節がはがれやすくなる。

魚類の筋肉の特徴として、**普通筋（普通肉）**と**血合筋（血合肉）**の存在がある。普通肉は、可食部の筋肉の大部分を占める色の淡い部分であり、血合肉は、体側筋の表面にある赤褐色の筋肉である。血合肉は、普通肉と比べて水分やたんぱく質は少ないが、チトクローム、ミオグロビン、ヘモグロビンなどの**色素たんぱく質**や**脂質**、ビタミン類、無機質を多く含む。

いかやたこ等の軟体動物は、頭に見える部分が胴にあたり、胴部の筋肉は魚肉と異なり平滑筋からなる。えびやかに等の甲殻類の筋肉は魚肉同様の横紋筋である。

■赤身魚（青魚）と白身魚

赤身魚とは、まぐろ、かつお、さば、さんまのような回遊性魚類のことで、魚肉中の色素たんぱく質含量が高く、**血合肉**が発達している。一方、白身魚とは、かれい、ひらめ、たい、たら、ふぐのような底生魚類や沿岸魚類等のことをいう。

2　魚介類の死後変化と鮮度

魚肉も、畜肉と同様の機構で、死後硬直から解硬に至る。ただし、死後硬直が始まる時間は畜肉（12～24時間後）に比べて**早く（1～7時間後）**、その持続時間も**短い（2～20時間）**。最低到達 pH は筋肉中のグリコーゲン量に依存し、グリコーゲンの多い赤身魚で pH5.6～6.0、少ない白身魚で pH6.0～6.4である。

魚の場合、一般に鮮度がよいとされるのは、**漁獲直後から死後硬直中**のものであり、この期間の魚介類は刺身に適しているといえる。

解硬後の魚肉は生きが悪く、刺身には適さない。解硬とともにたんぱく質分解物が蓄積し、魚体に付着している微生物によって**アンモニア**や**トリメチルアミン**、**ジメチルアミン**などの**揮発性塩基窒素(VBN)量**が増加して腐敗へと進む。

※魚介類の鮮度については、PartⅥ-4-2 1(2)「鮮度・腐敗の判定」を参照のこと。

3 魚介類の成分

魚介肉中の一般成分組成は、水分が65〜85%、たんぱく質15〜20%、脂質0.5〜20%、炭水化物0.1〜1.0%(貝類は1.0〜5.0%)、無機質1.0〜2.0%である。畜肉の成分は部位による変動が大きいが、魚介肉の場合は**部位**はもとより、**季節(産卵期か否か)**、**漁場**、**年齢**、**魚体の大きさ**、**天然・養殖の違い**などの影響を大きく受け、同一種であっても個体間での変動が非常に大きい。脂質含量が高くなる時期を**旬**《しゅん》といい、産卵期と関係していることが多い。

(1) 水分

魚肉の水分は、畜肉に比べてやや高い。水分活性は0.98〜0.99と非常に高いので、微生物による腐敗が起こりやすい。

(2) たんぱく質

種　類	溶解性	主な構成たんぱく質	特　徴
筋原線維たんぱく質(約60〜75%)	塩溶性	ミオシン、アクチン、トロポミオシン	筋収縮や肉の硬直に関与。
筋形質(筋漿)たんぱく質(約20〜35%)	水溶性	ミオグロビン、ミオゲン、ヘモグロビン、解糖系酵素	筋原線維の間に溶解している。肉の色に関係。
筋基質(肉基質)たんぱく質(約2〜5%)	不溶性	コラーゲン、エラスチン(硬たんぱく質)	結合組織の成分。肉の硬さに影響。

筋漿たんぱく質(筋形質たんぱく質)は、白身魚より赤身魚の方が多い。また**畜肉と比べて肉基質たんぱく質が少ない**ので、一般に魚肉は肉質が軟らかく、身が崩れやすい。肉基質たんぱく質のコラーゲンは白身魚に多いため、生の状態では赤身魚より白身魚の方が肉質が硬い。煮汁中で加熱するとコラーゲンが溶け出して、身がほぐれやすく(煮崩れしやすく)なる。

魚肉のたんぱく質はそのほとんどの**アミノ酸価が100**ないし100に近く、良質なたんぱく質供給源である。魚介肉の制限アミノ酸は**トリプトファン**や**バリン**であることが多い一方、**リシン**含量に富んでいることが特徴的である。白米や小麦のたんぱく質の第一制限アミノ酸がリシンであることから、副食として魚介類を摂ることでアミノ酸補足効果が期待できる。

(3) 脂質

脂質は、**特に季節や飼料等の影響を受けやすく**、変動が激しい成分である。脂質含量は、同一魚体内でも部位によって大きく異なり、一般的に、**白身魚より赤身魚**の方が、**普通肉より血合肉**の方が、**魚体前部より尾部**の方が、**背部より腹部**の方が、**天然魚より養殖魚**の方が、それぞれ脂質含量が高い。

魚介肉の脂質は**蓄積脂質**と**組織脂質**に大別される。総脂質の80〜90%を占める蓄積脂質はトリアシルグリセロール(中性脂肪)からなり、季節による変動が大きい。特に産卵前には蓄積脂質含量が高まり味がよくなる。また、組織脂質は総脂質の10〜20%で、これは季節等による変動が小さい。リン脂質やコレステロールなどで構成され、細胞膜や血液中で生命の維持に関与する。

　魚類脂質の脂肪酸組成の大きな特徴は、$n-3$ **系不飽和脂肪酸**である**EPA（エイコサペンタエン酸）**や**DHA（ドコサヘキサエン酸）**が多く、総脂肪酸の20～50％を占めることである。$n-3$ 系脂肪酸は、血中中性脂肪値の低下、不整脈の発生防止、血管内皮細胞の機能改善、血栓生成防止作用等の生活習慣病を予防する生理作用を有している。その他の脂肪酸では、畜肉と同様に、パルミチン酸やオレイン酸が多く、リノール酸やリノレン酸が少ない。魚類脂質はその構成脂肪酸の**70～80％が不飽和脂肪酸**なので、常温で液体であり、容易に酸化される。長期保存の塩蔵品や干物でみられる**油焼け**と呼ばれる現象は、脂質の酸化により生成したカルボニル化合物がアミノ－カルボニル反応を起こして褐変したものである。

⑷　炭水化物

　魚介肉の炭水化物はほとんどが**グリコーゲン**であり、その含量は非常に少ない。**貝類**（特にカキ、しじみ、とり貝）はグリコーゲン含量が高く、特に旬の時期にはその量が増える。

⑸　ビタミン

　脂溶性ビタミンが多く、水溶性ビタミンが少ない。一般に筋肉よりも皮や内臓に多く、また普通肉よりも血合肉に多い。**ビタミンA**（うなぎ）、**D_3**（いわし、さば）、**E**（あゆ、うなぎ）、**B_1**、**B_2**、**ナイアシン**等が豊富であり、ビタミンＣはほとんど含まれない。なお、淡水魚、甲殻類、貝類にはビタミン B_1 分解酵素の**アノイリナーゼ（チアミナーゼ）**が含まれる。

⑹　無機質

　魚介類は、リンと**カルシウム**の比率がカルシウム吸収に最良といわれる１：１に近いこと、カルシウム吸収に関わる**ビタミンD_3（コレカルシフェロール）**も多く含むこと、小魚等骨ごと殻ごと食べるものも多いこと、などの理由により、畜肉に比べるとはるかに優れたカルシウムの給源である。

　赤身魚は**鉄**含量が高く、貝類や甲殻類には鉄、**亜鉛**、**銅**の含量が高いものが多い。

⑺　食物繊維

　えびやかになどの甲殻類の殻には、動物性食品由来では珍しい**不溶性食物繊維**である**キチン**が含まれている。

⑻　色素成分

　魚肉の赤色は一般にミオグロビン、チトクローム、ヘモグロビン等の**ヘム色素**による。ただし、さけ・ます類の赤色は例外であり、カロテノイド系色素の**アスタキサンチン**によるものである（さけ・ます類は白身魚に分類）。魚類の血液色素は**ヘモグロビン**で、軟体動物や節足動物は銅を含んだ**ヘモシアニン**であり、酸化型が青色、還元型が無色を呈する。

　えびやかにの殻には、**アスタキサンチン**がたんぱく質と結合した形で存在する（暗緑色）。これを加熱すると、たんぱく質部分が熱変性してアスタキサンチン（赤色）が遊離し、さらに酸化されて**アスタシン（赤色）**になる。

⑼　呈味成分

●かつお節・とびうお（あごだしの原料）のうま味成分……………**イノシン酸**〔ヌクレオチド〕

●えびの甘味・うま味成分………………グリシン、プロリン、**ベタイン**〔すべて遊離アミノ酸〕

●かにのうま味成分………………………グリシン、アルギニン〔すべて遊離アミノ酸〕

●貝類、たこのうま味成分………………**タウリン**〔遊離アミノ酸〕

●貝類のうま味成分………………………**コハク酸ナトリウム**〔有機酸〕

魚介類の死後に生成される**イノシン酸**などの**ヌクレオチド類**のうま味は、グルタミン酸との**相乗作用**により増強される。

なお、貝類やたこに多く含まれる**タウリン**は、血中LDL-コレステロール低下作用、血圧低下作用、肝機能向上などの生理機能をもつ。ビタミンCはタウリンの吸収を高める。

⑽　香り成分

海水魚の鮮度低下による生ぐさ臭は、体内の**トリメチルアミンオキシド**が微生物や酵素の働きで**トリメチルアミン**や**ジメチルアミン**となるためである。

淡水魚の生ぐさ臭の主成分は**ピペリジン**やピロリジン等の揮発性塩基による。天然のアユはきゅうり様の香気が、養殖のアユはすいか様の香気がすることから、アユは**香魚**とも呼ばれる。

4　魚介類の調理特性

⑴　酢じめ

魚肉の身を**食塩**でしめた後、**食酢**に浸してさらに肉質を引き締める調理法で、食酢に浸すことで魚肉が白く、**肉質は硬くなる**。食酢だけに浸した場合は、魚肉たんぱく質の等電点よりpHが低いため膨潤度が増し肉質は硬くならない。食塩によって表面は脱水変性して身が締まり、また、食酢によって**魚臭成分のトリメチルアミンが減少し**、酸により**保存性も向上する**。さばなどの脂肪分の多い魚の処理として行われる(**しめさばが代表的**)。

⑵　あらい

ごく新鮮な魚肉をそぎ切りにして氷水中で洗う調理法であり、魚肉の**身が収縮し弾力性を増す**。この収縮は、筋肉中のATPが水に急激に流出・分解することによって、たんぱく質が変性するためと考えられている。

⑶　煮魚

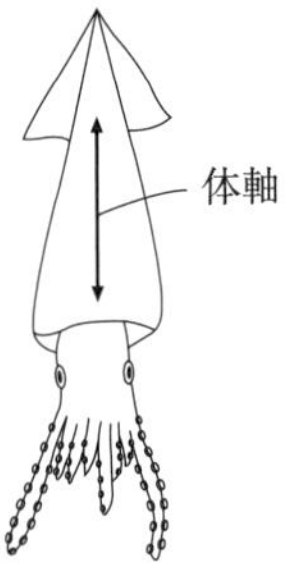

煮魚では、魚のエキス分が流出するのを防止するため、魚肉の表面のたんぱく質を急激に加熱変性させる目的で沸騰した煮汁に魚を入れて加熱する。一般的に、白身魚は魚の味を引き立てるように薄味で短時間加熱し、赤身魚は魚臭を抑えるために濃いめに味つけし、加熱時間を長めにとる。

⑷　いか肉の調理

いかの表皮は4層からなっており、色素胞を含む1、2層は簡単に取り除くことができるが、3、4層を完全に取り除くことは難しく身に残ってしまう。4層目に強い熱収縮性があるため、いか肉は**加熱により体軸方向に著しく収縮・硬化する**。体軸と直角に切断したり、いかの表面側に切り目を入れたりすることで噛み切りやすくなり、硬化も抑えられる。

5　水産加工品

⑴　乾燥品(干物)

乾燥品には素干し、煮干し、塩干しがある。素干しは原料をそのまま水洗して乾燥させたもので、スルメ、身欠きニシン、田作り、フカヒレ等がある。煮干しは原料を煮熟後に乾燥させたもので、しらす干し、煮干しイワシ、干しえび、ほたて貝柱等がある。塩干しは原料を調理し、塩漬けしてから乾燥させたものであり、塩干しイワシ、**クサヤ**(ムロアジ等をクサヤ汁に漬けてつくる)、**カラスミ**(ボラの卵巣)等がある。かつお節は、煮熟、骨抜き、焙乾、成形、さらに焙乾を繰り返し、最後に天日乾燥、かびつけをしたものである。かつお節のうち、茹でて骨を抜き軽く乾燥させたものが**なまり節**、焙煎を繰り返して完全に乾燥させたものが**さつま節**、**荒節**、さらにカビをつけたものが**枯れ節**、**本枯れ節**である。

⑵　塩蔵品

新巻さけ、塩さば、塩蔵かたくちいわし(アンチョビー)、魚卵の塩蔵品等がある。よく利用される魚卵には、**たらこ(スケトウダラの卵巣)**、**イクラ(さけ・ます類の卵粒)**、**数の子(ニシンの卵巣)**、**キャビア(チョウザメの卵巣)**がある。

⑶　練り製品

魚肉に２～３％の食塩を加えてすり混ぜ、成形して加熱したものをいう。**筋原線維たんぱく質**の**アクチンとミオシン**が**アクトミオシン**となって粘度の高いすり身ができ、これを加熱するとゲル化して弾力性をもつようになる。筋原線維たんぱく質の多い**白身魚**から弾力ある製品ができるとされる。かまぼこ、ちくわ、魚肉ソーセージ、魚肉ハム、はんぺん、だて巻き、さつま揚げ等がある。なお、**トランスグルタミナーゼ**は魚肉すり身のゲルの弾力性を向上させる。

⑷　塩辛

塩辛は魚介類の肉や内臓などを食塩とともに漬け込み、腐敗を抑制しながら、自己消化酵素と微生物由来の酵素によってたんぱく質を分解熟成させたものであり、発酵食品といえる。

⑸　魚醤油

魚を長期間塩蔵して熟成させてつくられる。秋田県の**しょっつる**(はたはた、いわし)、石川県の**いしる**(するめいかの内臓)、タイの**ナンプラー**、ベトナムの**ニョクマム**が有名である。

⑹　節とそぼろ

かつお等の赤身魚は筋漿たんぱく質の割合が多いため、加熱すると身がしまって**「節《ふし》」**になりやすいが、筋漿たんぱく質が少ない白身魚は、加熱すると身がほぐれて**「そぼろ(デンブ)」**になりやすい。

12　乳類　　動物性食品

飲用乳の種類は乳等省令で定められている。牛乳と名がつくのは、「牛乳」「特別牛乳」「成分調整牛乳」「低脂肪牛乳」「無脂肪牛乳」で、その他「加工乳」と「乳飲料」がある。

「牛乳」は生乳のみを原料とした成分無調整の製品である。生乳中の脂肪球は凝集してクリーム層を形成しやすいので、これを防ぐために平均サイズが１μm 以下になるよう**均質化処理**(ホモジナイズ)を行う。「牛乳」は**乳脂肪分3.0％以上**、**無脂肪乳固形分8.0％以上**の成分規格があり、**生菌数は１mL 当たり50,000個以下**と規定されている。牛乳のアミノ酸価は100である。

1　牛乳の性状

牛乳は、成分の**カゼイン粒子**や脂質小粒子の光散乱により乳白色に見える。飲んだときに感じるわずかな塩味は無機質、甘味は乳糖による。乳脂肪やたんぱく質が**コロイド**として分散しているため、まろやかである。普通牛乳(常乳)の pH は約6.6である。

2　牛乳の成分

常乳の栄養組成は、水分87.4%、たんぱく質3.3%、脂質3.8%、炭水化物4.8%、無機質0.7%等である。

(1)　たんぱく質

①　カゼイン(乳たんぱく質の約80%)

牛乳に酸を加えて沈澱するたんぱく質が**カゼイン(等電点4.6)**である。カゼインの**ホスホセリン残基**にコロイド性リン酸カルシウムが結合して安定な複合体(**カゼインミセル**)を形成する。代表的なカゼインにはα_{S1}-、α_{S2}-、β-、κ《カッパ》-カゼインがある。κ-カゼインの親水性によってカゼインミセルは親水性が保たれ、乳中に安定したコロイド状態で分散している。

カゼインミセルは**凝乳酵素キモシン**(レンニン)の作用で凝固する。つまり、キモシンがκ-カゼインの105番目のフェニルアラニンと106番目のメチオニンの間のペプチド結合を**限定的に分解**し、切断されたκ-カゼインが親水性を失うことで、ミセル同士が凝集して沈殿するのである。この凝固物(**カード**)はカゼインと乳脂肪が主成分で、チーズの原料になる。カードを取り除いた後の半透明の上澄みを**乳清(ホエー)**と呼ぶ。

なお、カゼインは加熱に安定で130℃以下では凝固しない。

また、機能性成分であるカゼインホスホペプチド(CPP)やカゼインドデカペプチドは、乳カゼイン分解物である。

②　乳清たんぱく質(乳たんぱく質の約20%)

乳清(ホエー)に含まれるたんぱく質を総称して乳清たんぱく質という。その約半分は**β-ラクトグロブリン**であり、他には**α-ラクトアルブミン**、**ラクトフェリン**、**免疫グロブリン**等で構成されている。

β-ラクトグロブリンは、システインを含むため**加熱臭**の原因になる。また、牛乳アレルギーの主要な**アレルゲン**であるが、ビタミンAの吸収に寄与していると考えられている。

ラクトフェリンは強い**鉄結合能**をもっているため、鉄を要求する細菌の成育に対し静菌作用を示す。

牛乳を加熱すると、ラクトグロブリンとラクトアルブミンが熱変性して、**表面に皮膜**を形成する。

> **■レンネット**
> 本来、子牛の第四胃から抽出されるたんぱく質分解酵素キモシンを主成分とする凝乳酵素剤である。**微生物由来**の凝乳酵素や、**遺伝子組換え**によるバイオキモシンも利用されている。

(2)　脂質

牛乳の脂質は中性脂肪(トリアシルグリセロール)が約98%、残りはリン脂質、ステロール、糖脂質、脂溶性ビタミンである。これらの乳脂肪は脂肪球として**水中油滴型(O/W型)のエマルション**の形でコロイド分散している。**ホスファチジルコリン(レシチン)**、**ホスファチジルエタノールアミン(ケファリン)**、**スフィンゴミエリン**などのリン脂質がエマルションを安定させる乳化剤として働く。

脂肪酸組成は、品種、個体、飼料、泌乳期、季節によって変動するものであるが、一般に炭素数4～10の**短鎖・中鎖脂肪酸(特にブタン酸)が多く**、リノール酸やリノレン酸等の不飽和脂肪酸が少ない。ジャージー種の方がホルスタイン種よりも脂質含有量が多い。

⑶　炭水化物

牛乳の炭水化物の約99%は**ラクトース（乳糖）**である。ラクトースは、乳児の重要なエネルギー源であるほか、腸内でビフィズス菌の増殖を促したり、カルシウムやマグネシウム、鉄の吸収を促進するなどの働きがある。

ラクトースはヒトの小腸内で**β-ガラクトシダーゼ（ラクターゼ）**により加水分解される。乳児期には強いラクターゼ活性があるが、成長に伴い低下する場合がある。ラクターゼ活性が低下していたり欠損している大人が牛乳を摂取して、ラクトースが分解されずに下痢や腹痛を起こす症状を**乳糖不耐症（低ラクターゼ症）**という。

⑷　無機質

主な無機質は、**カリウム**、**カルシウム**、リン、ナトリウム、マグネシウムである。特に、**牛乳カルシウムは消化・吸収率が高い**ので、カルシウムの供給源として優れた食品である。牛乳カルシウムの吸収性がよいのは、共存するリンとの比率がほぼ1：1で理想的な構成比であること、共存するラクトース（乳糖）やカゼイン消化生成物である**カゼインホスホペプチド（CPP）**にカルシウム吸収促進作用があることによる。

⑸　ビタミン

牛乳はビタミンも豊富で、脂溶性ビタミンは脂質中に、水溶性ビタミンは乳清（ホエー）中に存在する。特に給源として優れているのは**ビタミンＡ**と**ビタミンB**$_2$である。ビタミンＣは含量が少ない上、殺菌工程でほとんど分解されてしまう。

3　牛乳の調理特性

●料理の色を白く仕上げる。（例ブラマンジェ、ホワイトソース、牛奶《にゅうない》豆腐）

●コロイド溶液であるため、なめらかな物性を与える。

●牛乳中のカルシウムイオンが卵たんぱく質の凝固を促進するため、ゲル強度を高める。（例カスタードプディング）

●牛乳中に含まれる乳糖とたんぱく質がアミノカルボニル反応*を起こし、ほどよい焦げ色をつける。（例ホットケーキ、クッキー）

　＊アミノカルボニル反応については、PartⅥ-6-1 2◆非酵素的褐変◆⑴「アミノカルボニル反応」を参照のこと。

●牛乳中のたんぱくコロイドが臭気を吸着するので、魚やレバーの生臭みをとることができる。

4　牛乳の加熱による変化

⑴　皮膜形成

60～65℃以上で長く加熱すると、脂肪球が乳清たんぱく質を吸着して浮き上がり、皮膜を形成する。加熱中に撹拌することにより皮膜形成を防ぐことができる。

⑵　ふきこぼれ

加熱により牛乳の表面張力が小さくなると、たんぱく質は液と空気の界面に集まるため、ふきこぼれやすくなる。

⑶　**酸凝固**

乳たんぱく質の**カゼインは等電点であるpH4.6で凝固**するため、有機酸、塩類、タンニンの多い野菜・果物(トマト、にんじん、はくさい、いちご、柑橘類など)や、コハク酸、カルシウムの多い貝類を牛乳とともに加熱すると、凝固することがある。

⑷　**じゃがいもの硬化**

じゃがいもを牛乳で煮ると水煮に比べて硬くなる(煮くずれしにくくなる)。これはじゃがいものペクチン質が牛乳のカルシウムと結合して、ペクチン質が不溶化するためである。

5　加工乳

加工乳とは、牛乳を主原料として、脱脂粉乳、濃縮乳、無塩バター、クリーム等の**乳製品**と水を加えて乳成分の一部を調整したものである。**無脂乳固形分8.0%以上**の成分規格がある。ローファットミルクや濃厚還元牛乳などがある。

6　乳飲料

乳飲料は、牛乳や乳製品を主原料として、糖類、色素、ビタミンや無機質、その他の食品等を添加した飲料である。乳固形分3.0%以上の成分規格がある。コーヒー乳飲料、フルーツ乳飲料、**乳糖分解乳**(乳糖不耐症者用)などがある。

7　主な乳製品

主な乳製品と加工法

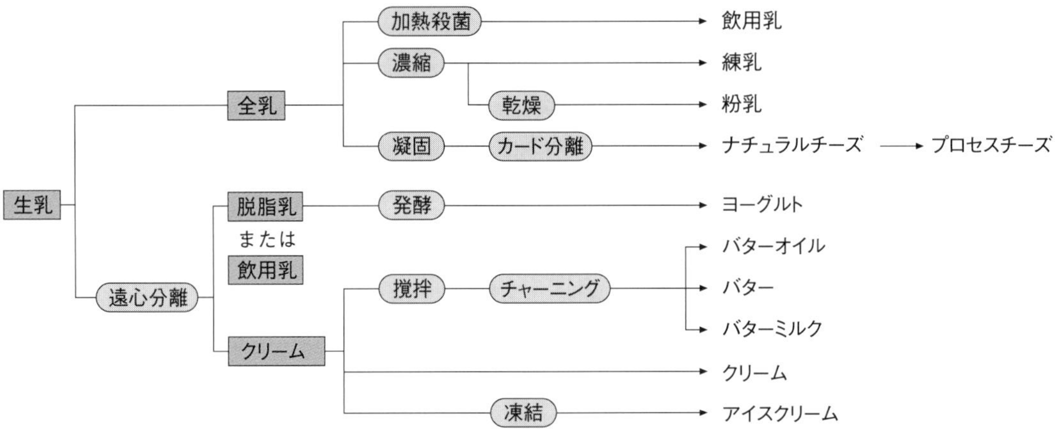

⑴　ヨーグルト

ヨーグルトは発酵乳の代表である。全乳や脱脂乳を主原料として、殺菌・冷却後、**乳酸菌**により**乳酸発酵**させ、乳たんぱく質の**カゼインを凝固**させたものである。全脂無糖で甘味料などを加えないものをプレーンヨーグルトと呼び、またドリンクタイプは凝固したヨーグルトを機械的に均一の液状にしたものである。

⑵　**乳酸菌飲料**

これも発酵乳の一種で、原料乳を乳酸菌あるいは酵母で発酵させた後、飲用に適するように調整した飲料である。

⑶　チーズ

①　ナチュラルチーズ

一般的には、原料乳に**レンネット**を添加してできた**カード**から余分な乳清(ホエー)を除去し、加塩したカード固形物(生チーズ)を一定期間**熟成**させてつくる。熟成中に微生物や酵素の作用で乳成分が分解され、原料や熟成条件の違いにより個性的なナチュラルチーズができる。

②　プロセスチーズ

1種類または2種類以上のナチュラルチーズを粉砕・混合し、乳化剤を加えて加熱溶解した後、成型してつくる。ゴーダチーズやチェダーチーズ、エダムチーズなどの比較的温和な風味のナチュラルチーズを原料とすることが多い。加熱殺菌されるので、ナチュラルチーズに比べ保存性がよい。

⑷　クリーム(生クリーム)

クリームは牛乳を遠心分離して得られる**水中油滴型(O/W 型)のエマルション**である。

乳脂肪分30%以上のクリームは撹拌すると、気泡を抱き込み脂肪球が泡のまわりに凝集し、可塑性を有するようになる。乳脂肪分が多く、粒子が大きいものほど凝集が起こりやすく、泡立ちが安定する。また、泡立ての温度が低い(5℃程度)ほうが、泡立ち時間は長くかかるが、**オーバーラン**は大きく、乳清の分離も少ない。泡立て過ぎると水溶性成分と脂溶性成分が分離する。砂糖の添加は起泡性を低下させる。

■オーバーラン

オーバーランはクリーム、アイスクリーム、バターの起泡性(体積増加)の指標として用いられる値で、抱き込まれている空気(あるいは水分)の割合を示す。クリームのオーバーラン(%)は次式で求められる。アイスクリームのオーバーランは、風味、舌ざわりの面から約100%が適当とされている。

$$\text{オーバーラン}=\frac{\text{一定容量のクリームの重量}-\text{同容量の起泡クリームの重量}}{\text{同容量の起泡クリームの重量}}\times 100$$

⑸　バター

バターの原料はクリームである。原料乳から**脂肪率35%前後のクリーム**を分離して加熱殺菌した後、冷却して脂肪を結晶化させる。これを撹拌して乳化している乳脂肪をバター粒に融合させ(**チャーニング**)、液成分(**バターミルク**)を排除し、加塩し、練り合わせて(**ワーキング**)つくる。チャーニングの過程でエマルションの形態が**水滴油中型(O/W 型)**から**油中水滴型(W/O 型)**に**転相**する。原料クリームの乳酸発酵の有無により**発酵バター**と**非発酵バター**に、また食塩添加の有無により**加塩バター**と**無塩バター**に分類される。

⑹　アイスクリーム

全乳、クリーム、練乳などに、卵黄、糖類、香料、乳化剤、安定剤などを加えた**アイスクリームミックス**を、加熱殺菌後、撹拌しながら凍結させてつくる。乳等省令では、**アイスクリーム**(乳固形分15%以上、乳脂肪分8.0%以上)、**アイスミルク**(乳固形分10%以上、乳脂肪分3%以上)、**ラクトアイス**(乳固形分3%以上)の3種に区分している。

13 卵類　動物性食品

食用に流通している家禽類の卵には、鶏卵、うずら卵、あひる卵がある。ここでは、最も一般的で、栄養的にも調理的にもまた経済的にも重要な**鶏卵**について述べる。

1 鶏卵の構造

鶏卵の構造

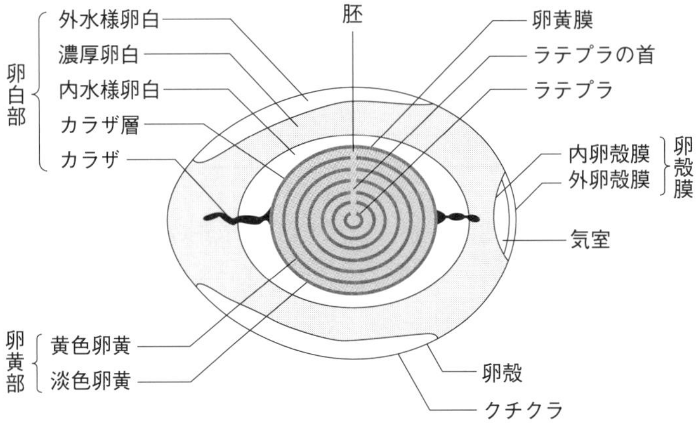

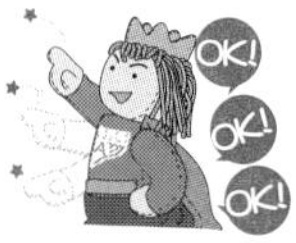

(1)　**卵殻部**(卵重量の10%)

表面から**クチクラ、卵殻、卵殻膜(内卵殻膜と外卵殻膜)**の順に構成されている。クチクラは糖たんぱく質、卵殻は炭酸カルシウムが主成分である。卵殻の表面には、**気孔**といわれる細孔が存在するので、貯蔵中にクチクラが失われるとガスの出入りや水分の蒸発が簡単に起きたり、細菌が侵入したりする。気孔が多い卵殻鈍端部では、外部からの空気が外膜と内膜の間に入り込み、**気室**が形成される。

(2)　**卵白部**(卵重量の60%)

卵白、カラザ、カラザ層から成る。卵白は、卵殻側から外水様卵白、濃厚卵白、内水様卵白に分けられる。粘性の高い濃厚卵白は、卵の両端で卵殻膜と結合して卵黄を卵の中心に保持している。カラザ層は卵黄が中心部分にくるように、また卵が回転しても胚盤が常に上部にくるように調節している。

(3)　**卵黄部**(卵重量の30%)

卵黄膜、胚盤、卵黄から形成されている。卵黄は黄色卵黄と白色卵黄とが中央のラテブラを中心に交互に層状となっている。

2 鶏卵の成分

卵白は水分約90%、たんぱく質約10%で、固形成分のほぼすべてをたんぱく質が占める。卵白には脂質がほとんど存在せず、少量の糖質(主としてグルコース)と無機質が含まれる。**卵黄**は水分約50%、たんぱく質約17%、脂質約33%の構成比である。

(1)　**たんぱく質**

鶏卵のたんぱく質の栄養価はきわめて高く、**全卵、卵白、卵黄のいずれのアミノ酸価**も100である。卵白には10数種類のたんぱく質が、卵黄には5種類程度のたんぱく質が含まれる。卵白たんぱく質は卵黄たんぱく質よりもアレルギーを起こしやすい。

① 卵白

●オボアルブミン

卵白たんぱく質の約55％を占め、**熱凝固**の主体となる。**起泡性(特に起泡力)**に関与する。

●オボトランスフェリン(コンアルブミン)

鉄やアルミニウム等二価金属と結合する。鉄を要求する微生物の増殖を抑制する。**起泡性(特に起泡力)**に関与する。

●オボムコイド

トリプシンインヒビターの一つで、微生物によるたんぱく質の分解を抑制する(ただしヒトのトリプシンは阻害しない)。また、アレルギー物質であり、熱安定性が高い糖たんぱく質である。

●オボムチン

濃厚卵白に含まれる繊維状たんぱく質で、可溶性と不溶性とがあり、卵白の構造形成や、**起泡性(特に泡沫安定性)**に関与する。

●リゾチーム

塩基性アミノ酸含量が高い。一部のグラム陽性菌の細胞壁を溶解する作用(**溶菌作用**)をもつ。

●アビジン

ビオチンと結合し、ビオチンの吸収を阻害する。

② 卵黄

脂質と結合している**リポたんぱく質(LDL－コレステロールやHDL－コレステロール)**と、**水溶性たんぱく質(リベチン、ホスビチン)**とに分けられる。LDL－コレステロールは卵黄たんぱく質の65％を占め、卵黄の**乳化性**に関係する。

⑵ 脂質

脂質のほとんどは**卵黄**に含まれる。卵黄の脂質組成は、中性脂肪(トリアシルグリセロール)65％、リン脂質30％、コレステロール５％である。卵黄リン脂質のほとんどは**レシチン**(ホスファチジルコリン)で、大豆レシチンよりも顕著に多く、卵黄の**乳化性**に影響する。100g当たりのコレステロール量は、全卵370mg、卵黄1,200mg、卵白１mgで、全卵でも肉類、魚介類、乳製品などより多い。構成する脂肪酸は**オレイン酸が主**で、パルミチン酸、ステアリン酸、リノール酸が多い。

⑶ その他の成分

① 無機質

ほとんどすべての無機質を含んでいる。**カルシウム、鉄、リンは、卵白より卵黄に多く含まれる**。ただし卵黄中の**ホスビチン**が鉄と強く結合するため、卵の鉄は利用率が低い。卵殻は大部分がカルシウムであり、微粒子に粉砕されてカルシウム強化食品の素材に利用されている。

② ビタミン

新鮮卵には、ヒトに必要なビタミンが**ビタミンＣ以外すべて**含まれている。ビタミンB_1は卵黄に多く、ビタミンB_2は卵黄・卵白に同程度含まれている。脂溶性のビタミンＡ、Ｄ、Ｅ、Ｋは卵黄に含まれる。

③　色素成分

卵黄の色素の主成分は**ルテイン、クリプトキサンチン**などのキサントフィル類(カロテノイド系色素)であるが、これは、鶏の飼料であるとうもろこし等から移行したものである。

3　鶏卵の調理特性

(1)　流動性・希釈性・粘着性・吸着性

●**流動性**：他の食材や調味料などと混合して用いることができる。

●**希釈性**：生の卵液は、その流動性のため、必要とする濃度に希釈することができる。卵豆腐や茶碗蒸し、カスタードプリンなど、希釈卵液を熱凝固させるには、卵液濃度は20～25%以上であることが必要である。

●**粘着性**：複数の材料を相互に接着することができる(つなぎ効果がある)。

●**吸着性**：**卵白はアクを吸着**して熱凝固させるので、卵白の熱凝固物を除去することによって清澄なスープを得ることができる。

(2)　熱凝固性

卵は**加熱**により**たんぱく質の変性**が起こり、凝固する。一般に、**卵白の凝固は約60℃で始まり、62～65℃でゲル状となって流動性を失い、80℃以上で完全に固まる**。一方、**卵黄は65℃前後でゲル化が始まるが、ゲル化速度が卵白よりも速く、70～75℃で完全に凝固する**。すなわち、70～75℃で加熱すると、卵黄だけが凝固し、卵白は半透明のゼリー状で軟らかいままの温泉卵ができる。ゲルの硬さは、濃厚卵液ほど硬く、1%までの食塩添加はゲルを硬くし、**砂糖の添加はゲルを軟らかくする**。

すだちは、卵液中に含まれる微小な気泡に水蒸気が入り込んで気泡が大きくなり、そのままたんぱく質が凝固することによって形成される。すだちを防止するには、卵液を濾し、温度上昇速度を緩慢にして90℃以下で蒸すとよい。

> **■ゆで卵**
>
> 卵をゆでるときは、殻が割れるのを防ぐため、水に入れて加熱を始める。水から入れることで温度上昇が緩慢になり、内部の体積が膨張する圧力を抑えることができる。
>
> また、卵をゆですぎると卵黄表面が暗緑色になる。これは、加熱により卵白中のジスルフィド結合(S－S結合)が還元されて生じた**硫化水素(H_2S)**が、卵黄中に含まれる**鉄**と結合して**硫化第一鉄**(FeS)を生成するためである。15分以上の加熱や**古い卵**(pHが高くなっているため硫化水素が生じやすい)を用いた場合に生じやすい。

(3)　起泡性

起泡性には、起泡力と泡沫安定性の2つの要因がある。**卵白中のオボアルブミン、オボトランスフェリン(コンアルブミン)、オボグロブリンは起泡力に、オボムチン、リゾチームは泡沫安定性に、それぞれ寄与している**。濃厚卵白量の多い新鮮卵白は、始め泡立ちにくいが起泡力及び泡沫安定性に優れているため、製菓や製パンの材料に適している。

〈卵白の起泡性に影響を与える要因〉

●**pH**

オボアルブミンの等電点であるpH4.7付近での起泡性が最大である。実際の調理では、レモン汁や酒石酸、ヨーグルトなどを加えてpHを下げる。

●温度

30～40℃で起泡力は高まるが、泡沫安定性は低下する。一方、10～15℃で起泡力は低下するが、泡沫安定性は高まる。

●砂糖

砂糖の添加により起泡力は低下するが、泡沫安定性は高まる。このため、ある程度泡立ててから砂糖を加え、再び泡立てる。

●食塩

少量の食塩の添加はたんぱく質の水和性を高め、網目構造を密にして安定な泡となる。しかし、多量の食塩の添加は逆に泡沫安定性を低下させる。

●油脂・卵黄

油脂や卵黄の存在は起泡力も泡沫安定性も著しく低下させる。

(4) 乳化性

卵白も乳化性を示すが、卵黄の乳化性が特に強い。これはLDLの**リン脂質**が**界面活性剤**として作用しているためである。卵黄の乳化性はマヨネーズづくりに利用されている。

4 鶏卵の貯蔵中の変化

卵をそのまま保存すると、クチクラがはがれて、気孔を通じて**水分が蒸発**して重量が大きく減少する。貯蔵中には水分とともに二酸化炭素も放散され、卵白の**pH が上昇**する。これとともに**濃厚卵白が水様化**し、卵黄膜の強度も低下する。卵白が水様化するとカラザが脆弱化し、卵白が卵黄を卵の中央に保持できなくなって、卵黄が卵殻膜に密着して**微生物汚染**を受けやすくなる。

新鮮卵は、割って平板に置くと卵白と卵黄が盛り上がるが、卵が古くなると卵白は水様化して大きく広がり、卵黄も扁平になる。この性質を利用した卵の鮮度判定の方法に、**ハウユニット**と**卵黄係数**がある。それぞれ濃厚卵白の高さ、卵黄の高さをもとにした判定値で、**いずれも鮮度が低下するとその値は小さくなる**。

5 主な卵加工品

食品用素材として加工される液卵や乾燥粉末卵などを**鶏卵加工品(一次加工品)**といい、加工卵あるいは殻付き卵を主原料として製造されるプリン、メレンゲ、マヨネーズなどの食品を**鶏卵製品(二次加工品)**と呼んでいる。また、卵からは**リゾチーム、卵黄油、卵黄レシチン、卵殻カルシウム**等が分離精製されて、食品のみならず化粧品や医薬品素材としても利用されている。

(1) マヨネーズ

卵黄リポたんぱく質の乳化性を利用したサラダ油と酢と卵から調製する**水中油滴型(O/W 型)乳化製品**である。卵黄に酢など調味料を加え、撹拌しながら油を少しずつ加えて調製する。コロイド粒子径は小さい方が保存安定性が高く、粘性も高い。JAS法では卵黄や卵白以外の乳化安定剤や着色料の使用が禁止されている。成分規格として水分30%以下、油脂65%以上と設定されている。

(2) 燻製卵

燻製卵とは、調味液に漬けて味付けした殻付き卵を加熱した後、スモーク風味の付与と卵殻からの微生物侵入防止を目的として燻煙したものである。

(3)　ピータン

ピータンは、中国で古くからつくられているあひるの卵の加工品である。石灰等を使い、**強アルカリ**条件下(pH12以上)でたんぱく質を変性凝固させる。

14　油脂類　　その他

油脂は、炭水化物、たんぱく質に比べてエネルギー価が高い(9 kcal/g)ことが特徴である。さらに、油脂は水より比熱が小さいので温度上昇が速く、また100℃以上の温度になるので高温で食品を加熱することができる。揚げる、炒める等の調理操作における油脂の役割は、食品に滑らかな風味やショートネス(砕けやすさ)、乳化特性等を付加し、物性を改善して嗜好性の向上にも寄与している。

1　食用油脂の特徴

油脂の分類

	常温での形態	所在	多く含む脂肪酸
油	液　体	植物性油脂 魚介類由来の動物性脂肪(魚油)	***n***－6系不飽和脂肪酸 ***n***－3系不飽和脂肪酸
脂	固　体	陸上動物由来の動物性油脂	飽和脂肪酸

また、油脂は不飽和脂肪酸の割合を示すヨウ素価*によって次の3種類に分類される。

＊ヨウ素価については、PartⅥ-3-1 3(3)②「ヨウ素価」を参照のこと。

●**乾性油**(ヨウ素価130以上)

一価不飽和脂肪酸のオレイン酸が少なく、多価不飽和脂肪酸のリノール酸が多い。大気中の酸素を吸収し、固化する。あまに油、サンフラワー油、イワシ油等がある。

●**半乾性油**(ヨウ素価100～130)

リノール酸、オレイン酸が主成分で、乾性油と不乾性油の中間の性質をもつ。加工油脂のサラダ油、てんぷら油、マーガリン等の原料になる。なたね油、ごま油、コーン油、綿実油、米ぬか油等がある。

●**不乾性油**(ヨウ素価100以下)

主に**オレイン酸**や飽和脂肪酸からなり、大気中で固化しないため、化粧品や医薬品にも用いられる。オリーブ油、落花生油、やし油等がある。

2　食用油脂の製造・精製

植物性油脂の製造方法(搾油)には、**圧搾法**と**抽出法**がある。一般的に、原料中の油分が多い場合や風味が強い油を採取する場合(なたね、ごま等)は、圧搾法(加圧・圧搾)によって製造し、油分が少ない場合(大豆等)は、有機溶媒(ヘキサン等)による抽出法によって製造する。

原料から得られた**原油**は不純物を含み、色や臭いが不快なため、リン脂質や炭水化物、たんぱく質、遊離脂肪酸、色素成分や有臭成分を除去するための**精製**操作を行う。**ウインタリング**(脱ろう)とは、サラダ油の製造に必要な精製工程で、冬期などの低温時に析出しやすい固体脂(グリセリド、ロウ)を除去することをいう。

動物性油脂は、原料を釜で加熱融解する方法、熱湯に原料を入れ油脂を溶け出させて取る方法、高圧釜で100℃以上の蒸気によって加熱溶出する方法などにより製造される。

3　主な植物性油脂

(1)　大豆油

世界の食用油脂の中で最も多く生産されている。植物性油脂の中ではビタミンEが多く、特にγ－トコフェロールに富む。てんぷら油、サラダ油としてそのまま食用に、またマーガリンやショートニングの原料としても利用される。n－6系の**リノール酸**含量が最も高く(50%以上)、他にオレイン酸、パルミチン酸、n－3系のα-リノレン酸も含む。不飽和脂肪酸が多いため、酸化されやすく、戻り臭が生じやすい。

■戻り臭(においの戻り)

精製後、保存中に青豆臭、枯草様の不快臭を生じることである。リノレン酸が光酸化により生成するフランが原因の一つともいわれている。また、保存中に淡色からだんだん濃色に変わることを**色の戻り**という。

(2)　なたね油

なたね油は、淡白な風味で熱安定性が高く保存性がよい。**オレイン酸**含量が最も高く、リノール酸やα-リノレン酸も豊富である。なたね油に含まれる**エルシン酸(エルカ酸)**が健康障害を起こす危険性が指摘されていたが、現在は品種改良によって作り出されたエルシン酸の少ない品種(**キャノーラ種**)が用いられている。

(3)　ごま油

ごま油には、ごまを炒ってから搾油する方法(**焙煎ごま油**)と、生の種子から搾油する方法(**ごまサラダ油**)の二通りの製法がある。いずれのごま油も他の油に比べて酸化安定性がよいのは、セサモール、**セサミノール**というごま特有のフェノール性物質の抗酸化作用による。ラジカルの消去作用や肝臓機能亢進など生理機能があり、摂取するとアルコールの分解を促進するといわれている。リノール酸やオレイン酸を多く含む。

(4)　オリーブ油

独特の香気をもち、イタリア料理に多用される油である。搾油後精製しないものをバージンオイルという。**オレイン酸**を80%近く含み、安定性もよい。オリーブ油は酸化されにくいこと、HDL－コレステロールを低下させずにLDL－コレステロールを減少させること、**トコフェロール(ビタミンE)**や**ポリフェノール**などの強力な抗酸化物質が含まれることから、特に生理機能が注目されている。

(5)　パーム油

油やしの果実から採油する。パルミチン酸とオレイン酸を多く含み、室温で固体の植物脂である。カレー用の脂肪、チョコレートにも使われている。

(6)　カカオバター

カカオ豆の油脂で、チョコレートの原料である。室温で固体の植物脂である。特有の香気と、口に入れたときちょうど体温で融ける融点のシャープさ(**口どけの良さ**)が特徴である。

4　主な動物性油脂

(1)　豚脂(ラード)

豚の皮下脂肪のラード(融点34～40℃、ヨウ素価57～66)や、内臓脂肪のラード(融点27～30℃、ヨウ素価67～70)がある。**牛脂に比べて融点が低い**。**オレイン酸**、パルミチン酸、ステアリン酸を多く含む。抗酸化物質を含まないので、酸化防止剤を添加する。風味もあり、**ショートニング性**(クッキーなどの砕けやすさ)があるので、製菓にも利用される。

(2)　牛脂(ヘット)

豚脂より飽和脂肪酸が多い。融点が高い(融点40～50℃、ヨウ素価42～48)ので舌触りが悪く、加工油脂の原料になる。

(3)　魚油

魚油には、いわし油、さば油などの魚体から分離するものと、たら肝油、さめ肝油のように魚の肝臓中の脂質から分離するものがある。まぐろ、いわし、さば、うなぎ、さんまなどの魚油には、生活習慣病を予防する***n*－3系不飽和脂肪酸**の**DHA(ドコサヘキサエン酸)**や**EPA(エイコサペンタエン酸)**が特に多く含まれている。酸化が早いので注意が必要である。

5　主な加工油脂

(1)　硬化油

液状の原料油脂(植物油や魚油)に**水素添加**をして、不飽和脂肪酸の二重結合の一部を単結合に変える(油脂の不飽和度を低下させる)ことで融点を上昇させ、固体化したものが硬化油である。硬化油では、二重結合の一部が天然のシス型とは異なる**トランス型***となり、酸化安定性が高くなる。魚油では水素添加によって魚臭を除去することができる。固体油のマーガリン、ショートニングの原料として利用される。

＊トランス型不飽和脂肪酸については、PartⅥ-4-7 1「トランス型不飽和脂肪酸」を参照のこと。

(2)　マーガリン

牛乳からつくられるバターと同じ物性を目指して、精製した動植物油や**硬化油**に、水、食塩などを加え、乳化させた**油中水滴型のエマルション**である。融点の違いによってソフト型とハード型に分けられる。ソフト型は家庭用の大部分を占め、ハード型は主に業務用に用いられる。

※ファットスプレッド：マーガリン類に属するもので、油脂含有率が80％未満のもの。マーガリンに比べて油脂分が少なく水分が多いため、柔らかく塗りやすいのが特徴である。

(3)　ショートニング

精製した動植物油や**硬化油**に、窒素ガスを吹き込んで練り合わせながら冷却したもので、マーガリンとの違いは、油脂100％で水などの副原料をほとんど使用しないことである。ショートニングは、**ショートニング性**と**クリーミング性**の２つの特性を備えており、製菓・製パンに利用される。ショートニング性とは、もろく砕けやすいサクサクした食感を与える性質、クリーミング性とは、空気を抱き込む性質のことである。

(4)　その他

フライ用油脂は、液体油にパーム油等の固体油や乳化剤を配合し、カラッと揚がり酸化しにくい工夫がされている。**ジアシルグリセロール**や中鎖脂肪酸を含む油脂(MCT)を主成分として「体脂肪がつきにくい」機能や、**植物ステロール**を配合して「血中コレステロールを下げる」機能を付与するなど、機能性食用油脂の開発も盛んである。特定保健用食品として許可されているものもある。

15 調味料及び香辛料　その他

1 食塩

食塩の原料は海水または岩塩である。日本では主に、海水を原料として**イオン交換膜法(電気透析法)**により製造されている。食塩の主成分は**塩化ナトリウム**で、微量の炭酸マグネシウムを含む。一般的には、0.8～1.2%の食塩濃度(生理的食塩濃度付近)がおいしいとされる。また、しょうゆやみそで塩味を等価にするためには、**しょうゆは食塩の約6倍**、みそは8～9倍の重量が必要である。

食塩には食材に塩味をつける以外に、次のような調理特性がある。

食塩の調理特性

調理特性		利用例
たんぱく質への作用	熱凝固を促進する。	肉・魚・卵料理
	小麦グルテンの形成を促進し、粘弾性を高める。	パン、めん
	アクトミオシンの形成を促進し、魚肉や畜肉の弾力性を高める。	練り製品、すり身料理
	保水性・結着性を向上させる。	食肉製品、肉料理
酵素活性の抑制	ポリフェノールオキシダーゼの活性を抑制して、褐変を防止する。	野菜・果物を塩水につける(1％食塩水)
脱水作用	食材の水分を引き出し、テクスチャーを変える。	漬物、野菜の塩もみ(野菜の1～1.5%)
	魚の臭みをとる。	魚のふり塩
味への作用	甘味およびうま味を強める。⬅対比効果 ●砂糖＋少量の食塩 ●うま味成分＋少量の食塩	ぜんざい、だし汁
	酸味を弱める。⬅相殺効果(抑制効果) ●酢＋食塩	すし酢
防腐作用	水分活性を低下させ、微生物の繁殖を抑制する。	塩蔵品
その他	ぬめりをとる。	魚介類、さといも
	クロロフィルの色(緑色)を保持する。	青菜の塩ゆで
	砂をはかせる。	はまぐり、あさり(3％食塩水)

2 食酢

食酢とは、**酢酸**を主成分とする**酸度4～5％**の酸味の強い調味料であり、酢酸のほかに乳酸、コハク酸、リンゴ酸などの有機酸や、アミノ酸、糖類などを含む。その製造方法により醸造酢と合成酢に、原料により穀物酢と果実酢に分けられる。

醸造酢は、でんぷんや糖質をこうじカビで糖化した後、酵母によるアルコール発酵、酢酸菌によるアルコールの酸化発酵を経て作られる。一方、合成酢は、氷酢酸または酢酸を希釈して4～5％濃度にしたものに、甘味料、うま味成分、有機酸、食塩等を加えて作られる。合成酢は廉価であるが、風味には乏しい。

果実酢の代表的なものに、ブドウからつくられるワインビネガーやバルサミコ酢、リンゴからつくられるリンゴ酢(アップルサイダービネガー)がある。

食酢には食材に酸味をつける以外に、次のような調理特性がある。

食酢の調理特性

調　理　特　性		利用例
たんぱく質への作用	熱凝固を促進する。	ポーチドエッグ
	たんぱく質を凝固させ、身をしめる。	魚の酢じめ
物性への作用	食材の水分を引き出し、テクスチャーを変える。	なます、酢の物
	こんぶを軟らかくする。	こんぶの煮物、こぶ巻
	魚の骨を軟らかくする。	小魚のマリネ、氷頭《ひず》なます
酵素活性の抑制	ポリフェノールオキシダーゼの活性を抑制して、褐変を防止する。	れんこん・ごぼうなどを酢水につける
	ミロシナーゼの活性を抑制して、辛味を抑える。	だいこんおろし
色素の変化	アントシアニン色素を赤く発色させる。	筆しょうが、紫じそ
	フラボノイド色素を白くする。	カリフラワー、酢蓮《すばす》
	クロロフィルを黄褐色にする（フェオフィチン生成）。	きゅうりのピクルス
味への作用	塩味を弱める（塩味をまるくする）。⬅相殺効果（抑制効果）	漬物
防腐作用	pH を下げて微生物の繁殖を抑制する。	酢漬け、魚の酢洗い
魚臭除去	トリメチルアミンを酢酸化合物にし、生臭みをとる。	酢漬け、魚の酢洗い

3　しょうゆ

しょうゆの種類には、濃口、淡口《うすくち》(薄口)、溜《たま》り、再仕込、白しょうゆがある。また、製造方法の違いにより、本醸造、新式醸造、酵素処理、アミノ酸式混合に分類される。しょうゆのうま味は、プロテアーゼの作用による大豆たんぱく質由来の**ペプチド**や、**アミノ酸**であり、全窒素分を指標とし、窒素分の含有量が多いしょうゆほど、うま味成分が多い。

(1)　濃口しょうゆ

蒸煮した大豆と炒って割砕した**小麦**を混合したものにこうじ菌を加えて**こうじ**をつくる。さらに**食塩水**を加えて**もろみ**とし、**半年から1年発酵・熟成**させる。この熟成期間にこうじ菌や酵母、乳酸菌の働きによってアミノ酸や糖質、エチルアルコール、高級アルコール、有機酸が精製するとともに、**アミノカルボニル反応***によって独特の色、うま味、香気等もできる。熟成したもろみを圧搾したものが**生揚げしょうゆ（生じょうゆ）**であり、これに火入れを行い滓引《おりび》きして製品にする。**塩分濃度は15%前後**である。

＊アミノカルボニル反応については、PartⅥ-6-1 2◆非酵素的褐変◆(1)「アミノカルボニル反応」を参照のこと。

(2)　淡口しょうゆ

色を淡く仕上げるために、食塩水量を多くし、発酵・熟成の温度を低めにしてつくる。また、圧搾前に甘酒や水飴を加えるのが特徴的である。**塩分濃度は濃口しょうゆよりも高く**16%前後である。

(3)　溜りしょうゆ

大豆が主原料で、小麦をほとんど使用せずに製造する。濃口しょうゆより窒素分が多く濃厚なうま味と香気が特徴である。刺身用、米菓・佃煮用に使用される。

⑷　再仕込しょうゆ(甘露しょうゆ)

濃口しょうゆのもろみに、食塩水の代わりに生揚げしょうゆを加えて２度目のもろみとして再熟成を行う。塩分濃度は濃口しょうゆよりも低く(13%前後)、色や味は濃厚である。刺身・寿司用、蒲焼用たれ、高級料理用である。

⑸　白しょうゆ

小麦が主原料(大豆：小麦＝１：４)で、大豆は炒って粉砕、小麦は精白したものを使うため、淡口しょうゆよりさらに色が薄く、糖度が高い。火入れを行わないので香気も強く、野菜料理や吸い物、麺つゆ等に向く。

⑹　減塩しょうゆ

食塩含量は普通しょうゆの50%以下(塩分濃度９%以下)で、他の成分は同等であることと規定されている。普通しょうゆをイオン交換膜によって脱塩する方法または低塩仕込み法により製造される。

4　みそ

蒸煮した大豆に、**米や麦などのこうじ**と**食塩**を混ぜて熟成させた発酵食品である。製麹《せいきく》原料により米みそ(米こうじ)、麦みそ(麦こうじ)、豆みそ(豆こうじ)などに分類され、また、味により甘口みそ、辛口みそに分類される。みその色調は**アミノカルボニル反応**によるところが大きく、大豆が多く熟成期間が長いと赤～濃褐色になり、米こうじが多く熟成時間が短いと白く、甘いみそになる。米みその食塩濃度は一般には約12%であるが、甘みその食塩濃度は５%内外で、保存性が低い。みそ汁は長く加熱すると香気成分が減少し、風味が低下する。

みそには食材に塩味、うま味、かおり、色をつける以外に、次のような調理特性および機能性がある。

●コロイド粒子が魚や肉の臭みを吸着する。(例 さばのみそ煮、カキの土手鍋)
●酸性やアルカリ性の物質を加えても pH の変動が少ない。
●体内の活性酸素を消失させる。

5　うま味調味料

⑴　L-グルタミン酸ナトリウム

こんぶに含まれるアミノ酸系のうま味成分である。pH７付近で最もうま味が強い。核酸系の5′-イノシン酸ナトリウムや5′-グアニル酸ナトリウムと併用すると、うま味が強められる(相乗効果)。

⑵　5′-イノシン酸ナトリウム

かつお節や牛肉、豚肉等に含まれる核酸系のうま味成分である。

⑶　5′-グアニル酸ナトリウム

しいたけに含まれる核酸系のうま味成分である。

6　香辛料

香辛料(スパイス)とは、植物の種子、果実、根茎、葉、花、樹皮等を原料とし、そのまま、あるいは乾燥品や抽出したエキスを利用する食材である。香りや特有の刺激性によって、料理の風味を向上させ、食欲増進や消化吸収を促進させる。また、防腐効果や、消臭・抑臭効果、着色効果もある。

主な香辛料

香辛料名		主な成分	特徴・効能	用途
辛味性	こしょう	**辛味成分：ピペリン、チャビシン** 香気成分：α-ピネン、β-ピネン、リモネン	利尿、食欲増進	肉料理、スープ
	からし	**辛味成分：アリルイソチオシアネート** （黒がらし、和がらし）	殺菌、消化促進、神経刺激	肉料理
	とうがらし	**辛味成分：カプサイシン**、ジヒドロカプサイシン	消化促進、食欲増進、血管拡張	韓国料理、東南アジア料理、メキシコ料理
	わさび	**辛味成分：アリルイソチオシアネート**	殺菌、消化促進、神経刺激	刺身、寿司、薬味
	しょうが	**辛味成分：ジンゲロン、ショウガオール、ジンゲロール** 香気成分：ジンギベレン	抗菌、消化促進、神経刺激、鎮痛、鎮咳、抗酸化	薬味、魚料理、飲料
	にんにく	**香気成分：ジアリルジスルフィド**	殺菌、食欲増進、鎮咳	肉料理、ドレッシング
芳香性	クローブ（丁字）	香気成分：オイゲノール	抗菌、抗酸化	肉料理、菓子類
	シナモン（桂皮）	香気成分：シンナムアルデヒド	抗菌、抗酸化	菓子類、紅茶
	オールスパイス	香気成分：オイゲノール	抗菌、消化促進	魚・肉料理
	ナツメグ	香気成分：α-ピネン、β-ピネン	消臭	ひき肉料理、菓子類
	ローリエ（月桂樹）	香気成分：シネオール	健胃	煮込み料理
	山椒	**辛味成分：サンショオール** 香気成分：シトロネラール	健胃、食欲増進、消炎	鰻料理、佃煮、薬味
着色性	ターメリック（うこん）	**色素成分：クルクミン〔黄〕**	抗酸化、発がん抑制	カレー、たくあん
	サフラン	色素成分：クロシン〔黄〕 香気成分：サフラナール	消化促進、利尿	パエリア、リゾット
	パプリカ	色素成分：カプサンチン〔赤〕、β-カロテン〔黄赤〕、ルテイン〔紅〕、クリプトキサンチン〔黄橙〕	消化促進、抗酸化、血管拡張	肉料理、ケチャップ、ドレッシング

■黒こしょうと白こしょう

未熟な実（緑色）を果皮ごと乾燥させたものが**黒こしょう**（ブラックペッパー）、**完熟の実**（赤色）の外層を除いて乾燥させたものが**白こしょう**（ホワイトペッパー）である。黒こしょうの方が、香味、辛味が強い。

■カレー粉

カレーの原料となる粉末状の調合香辛料（混合調味料）である。辛味材料としてとうがらし、しょうが、こしょう、からし等、香味料としてコリアンダー、カルダモン、クミン、シナモン、ナツメグ、オールスパイス、クローブ等、着色料としてターメリック、サフラン、パプリカ等、20～30種類の香辛料が調合されている。

16 嗜好飲料類　その他

1 アルコール飲料

アルコール飲料とは酒税法上、**1%以上**のエチルアルコールを含有する飲料のことをいう。

アルコール飲料の分類

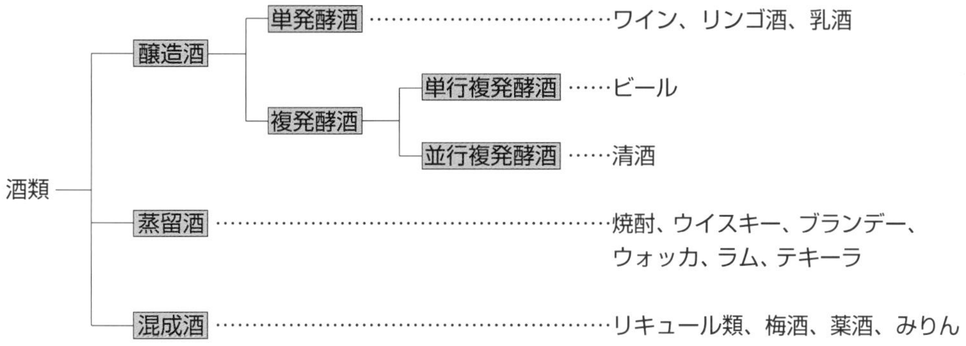

※酒税法では、発泡性酒類、醸造酒類、蒸留酒類、混成酒類の4つに分類されている。

●醸造酒

醸造酒とは、果実や穀類を原料として発酵させたものを、そのままあるいはろ過して製品としたものである。原料のエキスを多く含むので味がまろやかで、アルコール度数は4～5%と低く、高くても20%までである。ワイン、ビール、清酒などがある。

醸造酒は、原料の糖類を直接酵母でアルコール発酵させる**単発酵式**と、穀類等のでんぷんをまず糖化させて、得られた糖分を発酵させる**複発酵式**とに分けられる。後者はさらに、糖化した後アルコール発酵させる**単行複発酵式**と、糖化と発酵を同時に進める**並行複発酵式**の2つに分けられる。

●蒸留酒

醸造酒を蒸留して**アルコール度数を高く**(20～70%)した酒類である。エキス分が少ないので味が淡白である一方、独特の強い**香気**をもっている。香気成分は、アルデヒド類、エステル類、高級アルコール類である。ウイスキー、ジン、ウォッカ、焼酎、泡盛、ブランデー、ラム酒などがある。

●混成酒(再製酒)

醸造酒や蒸留酒に、糖類や果実、植物の根茎、葉、香料など種々の材料を加えてつくられる。果実酒、薬酒、リキュール類などがあり、酒税法上では、みりんも混成酒として扱われる。

(1) ワイン

ぶどうを原料とする醸造酒、**単発酵酒**の一つである。アルコール度数は10～14%のものが多く、**白ワイン**、**赤ワイン**、**ロゼワイン**という種類がある。

白ワインは、**緑黄色系または赤色系ブドウ**を原料にして、**果皮及び種子を除いた果汁**に雑菌の繁殖抑制と酸化防止の目的で**亜硫酸塩**を加えた上で、ワイン酵母による発酵を行う。20～25℃で7～10日間主発酵を行った後、圧搾ろ過して密閉樽に移して2～3年後発酵(熟成)させる。熟成の間に、特有の風味や香気、酸味が生成する。白ワインは、製品中に1～2%の糖分が残るため甘味のあるワインとなる。

赤ワインは、**赤色系または黒色系のブドウを果肉、果皮、種子を一緒に**して発酵させる。発酵以降の工程は白ワインと同じだが、赤ワインには製品中に残糖はほとんどないため酸味が強く感じられる。赤色は果皮から出る**アントシアン系色素**である。また、**タンニン**から出る渋みや香りなどの複雑な風味が特徴である。

ロゼワインは、皮ごと破砕したものを原料とし、発酵中に**ピンク色**になった時点で果皮を取り除き、さらに発酵を進めたものである。

■発泡ワインの製法

初発酵の終わったワインに糖分やアルコールを添加し、びん詰めした後さらに発酵させて、びんの中で糖分を炭酸ガスとアルコールに分解させる。フランスのシャンパーニュ地方でつくられるシャンパンが有名である。

⑵　ビール

大麦麦芽、**ホップ**、**水**を主原料としてつくられる**単行複発酵酒**で、炭酸ガスを含む発泡性アルコール飲料の一つである。アルコール度数は**4～8％**で、ホップ由来の苦味と芳香をもっている。この苦味と芳香の成分は、ホップの**フムロン**が工程中の煮沸により苦味の強い**イソフムロン**に変化することで生成する。発酵に使う酵母の種類によって、**上面発酵ビール**と**下面発酵ビール（ラガービール）**に分けられる。

上面発酵ビールは、発酵が進むにつれ上面に浮上する上面酵母を使用し、**室温**で数日間発酵・貯蔵しただけで飲むビールである。イギリスのスタウト、エール、ドイツのアルトビール等がこれに該当する。一方、下面発酵ビールは、発酵とともに沈降する下面酵母を使用し、沈んだ酵母を取り除いた後、樽に詰めて**低温**で熟成する。日本を含め、世界的には下面発酵ビールが主流である。

ビールの一般的な製法は、まず粉砕した麦芽、副原料及び水を混ぜ、約50℃で保温して糖化させた後ろ過し、麦汁をつくる。これにホップを加えて煮沸、ろ過後、ビール酵母を加えて**2段階発酵**（8～10日の主発酵と約2か月の後発酵）を行う。その後、精密ろ過機でろ過して酵母や酵素を取り除き、さらに63～65℃で30分間加熱殺菌したものを充填して製品とする。加熱処理をせず、そのまま容器に充填したものが**生ビール（ドラフトビール）**である。生ビールは香味は強いが、各種酵素の活性が残っているため、製品の賞味期限は短い。

※ラガービールとは低温熟成させたビールのことで、生ビールと加熱処理したものの両方がある。

■ビールと発泡酒

わが国の酒税法では、使用原料と原料(水、ホップを除く)における**麦芽の使用割合**や副材料により、ビールと発泡酒を区分している。

〈ビール〉

・麦芽、ホップ及び水を材料として発酵させたもの(麦芽の使用割合100%)

・麦芽、ホップ、水及び麦、米などの特定の副材料を使用して発酵させたもので、麦芽の使用割合が約50%以上のもの

〈ビールの製造に使用できる原料〉

・発酵助成や品質調整が目的…麦芽、ホップ、水、麦、米、とうもろこし、こうりゃん、ばれいしょ、でんぷん、糖類、カラメル

・香り付けや味付けが目的*…果実、コリアンダー・コリアンダーシード、香辛料、ハーブ、野菜、そば、ごま、含糖質物、食塩、みそ、花、茶、コーヒー、ココア、かき、こんぶ、わかめ、かつお節

＊重量の合計は、麦芽の重量の５%まで。

〈発泡酒〉

・麦芽の使用割合が約50%未満のもの

・ビールの製造に認められない原料を使用したもの

・麦芽を使用せず麦を原料の一部としたもの

※**第三のビール**とは、麦芽以外の原料を使ったり、発泡酒に別のアルコール飲料(麦由来のスピリッツや焼酎)を混ぜたりして作られた、ビール風味の発泡アルコール飲料のことである。新ジャンルとも呼ばれ、酒税法上は製法により「その他の醸造酒」または「リキュール」に分類される。

(3)　清酒(日本酒)

日本独特の醸造酒で、**米**、**米こうじ**、**水**を原料とし、こうじカビによる糖化と酵母によるアルコール発酵を同時に行う**並行複発酵酒**である。アルコール度数が15%以上で、醸造酒としては最も高い。主なうま味成分は**ブドウ糖**などの糖類、**コハク酸**、**乳酸**、**リンゴ酸**などの有機酸、**グルタミン酸**などのアミノ酸で、香気成分は**イソアミルアルコール**や**酢酸イソアミル**等である。

清酒の一般的な製造は、蒸米、こうじ、水を混ぜ、酵母と乳酸を加えて酒母《もと》をつくり、これにさらに蒸米、こうじ、水を３回に分けて加え、**清酒もろみ**を造る。約20日間発酵・熟成させる間に米でんぷんの糖化とアルコール発酵が同時進行する。発酵が完了したもろみを圧搾・ろ過後、滓引したものを**生酒**(**新酒**)という。これを殺菌処理して製品とする。

■清酒の製法品質表示基準

特定名称	使用原料	精米歩合	香味等の要件
吟醸酒	米、米こうじ、 醸造アルコール	60％以下	吟醸造り* 固有の香味、色沢が良好
大吟醸酒	米、米こうじ、 醸造アルコール	50％以下	吟醸造り* 固有の香味、色沢が特に良好
純米酒	米、米こうじ	—	香味、色沢が良好
純米吟醸酒	米、米こうじ	60％以下	吟醸造り* 固有の香味、色沢が良好
純米大吟醸酒	米、米こうじ	50％以下	吟醸造り* 固有の香味、色沢が特に良好
特別純米酒	米、米こうじ	60％以下又は特別な製造方法 (要説明表示)	香味、色沢が特に良好
本醸造酒	米、米こうじ、 醸造アルコール	70％以下	香味、色沢が良好
特別本醸造酒	米、米こうじ、 醸造アルコール	60％以下又は特別な製造方法 (要説明表示)	香味、色沢が特に良好

＊吟醸造り　特別に吟味して醸造することをいい、伝統的に、よりよく精米した白米を低温でゆっくり発酵させ、かすの割合を高くして、特有な芳香(吟香)を有するように醸造することをいう。

※こうじ米の使用割合は、上記の清酒において、すべて「15％以上」と定められている。

⑷　焼酎

穀類、**いも**、**糖蜜**などを原料として**もろみ**をつくり、これを蒸留してつくられる**蒸留酒**である。蒸留の方法により**連続式蒸留焼酎**(**甲類**)と**単式蒸留焼酎**(**乙類**、**本格焼酎**)に分けられる。**連続式蒸留焼酎**は、蒸留して得たほとんど純粋なエタノール(アルコール度数は約95％)を希釈してアルコール分36％未満に調整したものである。味や香りに癖がなく、**果実酒**に使用される。

これに対し、**単式蒸留焼酎**は、アルコール分45％以下で、原料の種類によって個性ある香気を有する。

⑸　みりん

みりんには**本みりん**と**本直し**の２種類がある。本みりんはアルコール度数が約14％であり、酒税法上アルコール飲料として扱われる。もち米に米こうじ、焼酎を加えて熟成させた後ろ過したものである。一方、本直しは、本みりんの熟成前に焼酎を加えてアルコール度数を22％以上にしたものである。飲用みりんとして正月用屠蘇のベースなどに用いる。

2　茶類

ツバキ科の常緑樹の若葉や若芽が原料である。発酵の度合いにより**不発酵茶**、**半発酵茶**、**発酵茶**に分類される。お茶の発酵とは、主として**茶葉自体に含まれる**クロロフィラーゼ、ポリフェノールオキシダーゼ、アスコルビナーゼ等の**酵素による酸化反応**のことである。

茶の分類

- 茶
  - 不発酵茶
    - 蒸す〔日本式〕
      - 露天茶……煎茶、番茶、ほうじ茶
      - 被覆茶*……玉露、碾茶、抹茶
    - 炒る〔中国式〕……嬉野茶、中国緑茶
  - 半発酵茶……ウーロン茶、鉄観音
  - 発酵茶……紅茶

＊被覆茶　太陽光をさえぎる覆いをかけて育てられた茶葉。露天茶に比べ、うま味成分のテアニンが多く含まれる。

⑴　不発酵茶………緑茶

酸化酵素を蒸気や熱風で失活させた後乾燥させたもので、茶葉の**緑色**が保たれている。

緑茶の主な成分

渋味成分	カテキン（エステル型）
苦味成分	カフェイン、カテキン（遊離型）
うま味・甘味成分	テアニン*、グルタミン酸、アスパラギン酸など
その他	ビタミンC、ビタミンE、γ-アミノ酪酸（GABA）など

＊テアニン　緑茶に特有のアミノ酸で、新茶に多く含まれる。

カテキンには抗酸化、抗がん、炎症抑制作用が、**カフェイン**には覚醒、利尿作用が、**γ-アミノ酪酸**には血圧上昇抑制作用がある。

なお、**低温**ではテアニンやグルタミン酸などの**うま味・甘味成分**が、**高温**ではカテキンなどの**苦渋味成分**が抽出されやすいので、玉露や上煎茶は50～60℃の低温でいれる。

⑵　半発酵茶………ウーロン茶など

茶葉を日光にさらした後発酵させ、**中途**で釜炒りを行って乾燥させる。ウーロン茶では、緑茶や紅茶にはみられない、抗う蝕作用のある高分子ポリフェノールが生成する。

⑶　発酵茶…………紅茶

茶葉を陰干しにしてしおれさせ、よく揉んで**完全に発酵**させる。葉をしおれさせて揉むことで組織を破壊し、細胞内の酸化酵素の働きを十分に引き出す。発酵の過程で葉緑素やビタミンCは分解される。浸出した紅茶の色は、ポリフェノールオキシダーゼによってカテキン類が酸化した**テアフラビン**（橙赤色）、さらに酸化重合した**テアルビジン**（赤褐色）の生成に由来する。

〔紅茶の特徴〕

- ●沸騰湯を用いて高温でいれるとよい香りが浸出する。
- ●温度低下によりカフェインとタンニンの化合物が析出して白濁する（**クリームダウン**）。クリームダウンは急冷することで防止できる。
- ●レモンを入れると溶液が酸性になり、テアルビジンが退色して色が薄くなる。
- ●ミルクを入れるとタンニンとたんぱく質が結合し、こくが出て、渋味が弱まる。

3　コーヒー・ココア類

(1)　コーヒー

コーヒーの樹の完熟果実の種子から内果皮を除いたものがコーヒー豆で、これを200～250℃で約15分間焙煎して粉砕したものをレギュラーコーヒーと呼ぶ。レギュラーコーヒーを熱湯で浸出したものがコーヒーである。噴霧乾燥あるいは凍結乾燥によってコーヒーから水分を除去したものをインスタントコーヒーという。

コーヒー豆は、焙煎中のアミノカルボニル反応やカラメル化によって茶褐色に変化する。また、コーヒーには、香気成分のカフェオール、苦味成分の**カフェイン**、渋味成分の**クロロゲン酸**が含まれている。カフェインは、抽出期間が長く、お湯の温度が高いほど多く抽出される。

(2)　ココア

カカオ果実の種子を焙煎したものを粉砕して胚乳部分を集めたものをカカオニブと呼び、カカオニブをそのまま磨砕したものがカカオマス(ビターチョコレート)である。カカオニブを圧搾してカカオバターの一部を除いて微粉砕したものがピュアココアである。

ココアには、苦味成分の**テオブロミン**やカフェインが含まれている。テオブロミンはカフェインと似た構造であるが、カフェインより興奮作用が穏やかである。

ピュアココアに砂糖や粉乳等を混合したものがインスタントココア、カカオマスにカカオバター、砂糖、香料等を加えて練り上げて固めたものがチョコレートである。

17　ゲル形成素材　その他

主なゲル形成素材として、海藻抽出物の多糖類である**寒天**や**カラギーナン**、動物性たんぱく質である**ゼラチン**、植物抽出物の多糖類である**ペクチン**などがある。

ゲル形成素材の調理特性

	寒　天	ゼラチン
成　分	**多糖類**(アガロース、アガロペクチン)	**たんぱく質(コラーゲン)**
原　料	**海藻(テングサ、オゴノリ)**	**動物の骨や皮**
溶解の下準備	水に浸して吸水させる。	水に浸して膨潤させる。
ゲル形成のための濃度	1～2％(3％が溶解限度)	約3～4％
溶解温度	80～89℃ **(一度沸騰させる)**	**33～45℃ (湯煎60℃で溶かす)** **※沸騰させるとゲル強度は低下する。**
凝固温度	28～35℃ **(室温)**	5～12℃ **(冷蔵・氷水)**
ゲル化における酸の影響	酸味の強い果汁などによりゲル化能は低下する。	酸味の強い果汁などによりゲル化能は低下する。
ゲル化における砂糖の影響	砂糖濃度が高くなるほど、ゲル強度、透明度は増す。	砂糖濃度が高くなるほど、ゲル強度、透明度は増す。
ゲル化におけるその他の影響	牛乳(脂肪・たんぱく質)はゲル強度を低下させる。	**たんぱく質分解酵素を含むパイナップルやキウイフルーツなどはゲル化を妨げる。**牛乳(塩類)はゲル強度を高める。
ゲルの特徴	**弾力がなく、硬くてもろい。透明度はゼラチンより低い。**	**弾力があり、軟らか。滑らかで口溶けがよい。** 接着性がよく、2色ゼリーに向く。
保水性	**離漿しやすい。** **※砂糖の添加は離漿を少なくする。**	**保水性が高く、離漿しない。**
融解温度	68～80℃ **(室温で安定)**	23.5～25℃ **(夏期には崩れやすい、口の中で溶ける)**
消化吸収	**消化されない。**	**消化吸収される。**
用途例	羊かん、和菓子、ゼリー	ゼリー、ババロア、マシュマロ

	カラギーナン	ペクチン（高メトキシペクチン*）
成　分	**多糖類**（ガラクタン）	**多糖類**（ガラクツロン酸）
原　料	**海藻**（スギノリ、ツノマタ）	**柑橘類、りんご**
溶解の下準備	砂糖と混合する。	砂糖と混合する。
溶解温度	70～80℃	90～100℃（煮沸）
凝固温度	37～45℃（室温）	加熱することによりゲル化する。
ゲル化における酸の影響	酸味の強い果汁などによりゲル化能は低下する。	**酸がなければゲル化しない。** （pH2.5～3.5でゲル化）
ゲル化における砂糖の影響	砂糖濃度が高くなるほど、ゲル強度、透明度は増す。	**砂糖がなければゲル化しない。** （糖濃度50～70％でゲル化）
ゲル化におけるその他の影響	**牛乳（塩類・たんぱく質）はゲル強度を高める。たんぱく質やカルシウムイオン、カリウムイオンによりゲル化能は高まる。**	―
ゲルの特徴	寒天とゼラチンの中間の性状。透明度は寒天より高い。	透明感があり、軟らかで粘稠性がある。
保水性	種類により低濃度で離漿する。 ※砂糖の添加は離漿を少なくする。	pHと糖濃度が適切でない場合は離漿する。
融解温度	50～55℃（室温で安定）	煮沸により融解（室温で安定）
消化吸収	消化されない。	消化されない。
用途例	ゼリー、アイスクリーム、ドレッシング	ジャム、マーマレード、ゼリー

＊**高メトキシペクチン**　メトキシ基含量７％以上のペクチンのことをいう。７％未満のものは低メトキシペクチンという。ペクチンについては、PartⅥ-３-１ 2 (5)⑤「ペクチン」を参照のこと。

18　食品の物性

食品において、**舌ざわり**、**歯ざわり**、**歯ごたえ**、**喉ごし**などの**食感を総称してテクスチャーと呼ぶ**。物理的食感要素であるテクスチャーは、食品の**物性**（組織、構造、成分の存在状態）によってもたらされる。テクスチャーは、おいしさを決める要因（食品の二次機能）である。

食品のテクスチャーのうち、食品を咀嚼する際に感じる力学的特性を測定するには、**テクスチュロメーター**を使い、硬さ、凝集性、付着性、弾力性、咀嚼性、ガム性などのテクスチャー値を得る。

1　食品の物性

(1)　コロイド

分子より大きい直径10^{-5}～10^{-7}cm 程度の大きさのコロイド粒子が、空気中、水中、固体中で浮遊している状態をコロイドという。コロイド粒子を**分散相**、溶媒を**分散媒**と呼ぶ。

コロイドの代表的な性質として、**ブラウン運動**、**半透性**、**チンダル現象**がある。分散媒が液体であるコロイド溶液では、コロイド粒子の径が小さいほど安定し、コロイド粒子の相互作用が強くなり粘度が高くなる。

主なコロイドの種類と食品例

分散媒	分散相	名　称	食品例
気体	固体	粉末	小麦粉、粉ミルク、粉砂糖、ココア
液体	気体	泡	ビールの泡、ホイップクリーム、ソフトクリーム
	液体	エマルション	【O/W型】牛乳、生クリーム、卵黄、マヨネーズ 【W/O型】バター、マーガリン
	固体	サスペンション	味噌汁、スープ、ジュース、ソース
		ゾル（流動性あり）	ポタージュ
		ゲル（流動性なし）	ゼリー、ババロア、水ようかん
固体	気体	キセロゲル	棒寒天、凍り豆腐、パン、スポンジケーキ
	液体	ゲル	豆腐、こんにゃく

■親水コロイドと疎水コロイド
水を分散媒とするコロイドのうち、電解質の投入によって沈殿しやすいものを疎水コロイド、粒子が水分子を結合していて電解質の投入に対しても安定で、沈殿しにくいものを親水コロイドと呼ぶ。

(2)　エマルション（乳濁液）

エマルションとは、互いに溶け合わない2種類の液体の、一方が微粒子となって他方の液体中に分散した**コロイド**のことをいう。

エマルションには、水の中に油の微粒子が分散した**水中油滴型（O/W型）**と、油の中に水の分子が分散した**油中水滴型（W/O型）**とがある。O/W型の食品の例として、牛乳、生クリーム、卵黄、マヨネーズなどがあり、W/O型にはバター、マーガリンがある。

エマルションの型

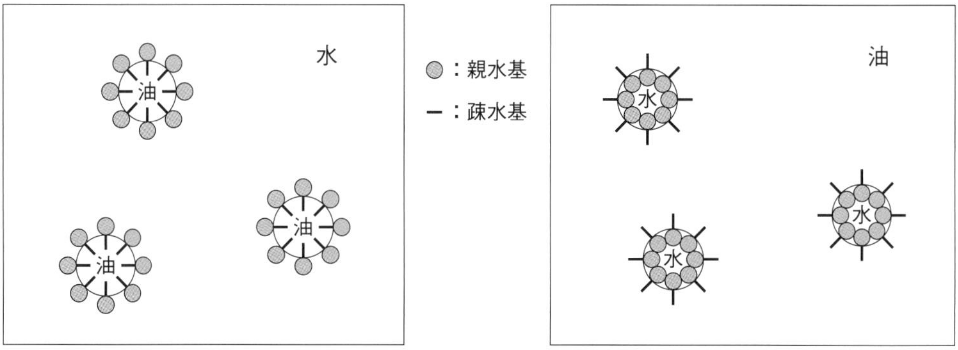

水中油滴型（O/W型）
牛乳、生クリーム、卵黄、マヨネーズなど

油中水滴型（W/O型）
バター、マーガリンなど

(3)　サスペンション（懸濁液）

サスペンションとは、**液体を分散媒**として、**固体粒子が分散**したものである。食品では味噌汁やスープ、ジュースなどがある。

(4)　ゾルとゲル

液体を分散媒、**固体を分散相**とするコロイドの中で、流動性のあるものを**ゾル**といい、流動性を失ったものを**ゲル**という。加熱するとゾルになり、冷却するとゲルになる**熱可逆性**のゲルには、寒天、ゼラチン、煮こごりなどがある。また、加熱によりゲルになるとゾルには戻らない**熱不可逆性**のゲルには、卵白、わらびもち、加熱片栗粉などがある。同じ砂糖濃度の場合、ゲルではゾルや水溶液より甘味が弱い。

ゲルを放置してゲルの網目構造から水が分離することを**離水**または**離漿**といい、ヨーグルトの表面に水が浮いてくるのは、このためである。また、ゲル中の分散相が乾燥によって減少して、隙間のある網目構造になったものを**キセロゲル**といい、棒寒天や凍り豆腐などがその例である。

2 レオロジー

レオロジーとは、「変形と流動に関する科学」のことである。固体は変形して弾性を示し、液体は流動して粘性を示す。多くの食品は、力学的には**固体と液体の中間の性質**を示すものが多い。

(1) 弾性

物体に、一定の外力をかけると変形が生じ、外力を取り除くともとに戻る性質を**弾性**という。弾性体の変形は、**伸び弾性**、**ずり弾性**、**圧縮弾性**の３つに分類される。

【フックの弾性の法則】　**加えた力(応力)＝弾性率×変形量(ひずみ)**

※フックの法則は一定の範囲内で成立するが、変形がさらに大きくなると成立しなくなる。外力を除いてももとに戻らないひずみを**塑性**といい、このような変形を**塑性変形**という。バター、マーガリンは塑性を示す。

(2) 粘性

粘性とは、流れに抵抗する性質のことであり、液体の内部摩擦を表す物性である。ニュートンの粘性の法則は、ずり応力とずり速度が比例し、応力の大小によって粘性率(粘度)が変化しないことを表す。ニュートンの法則に従う流体を**ニュートン流体**(水、サラダ油、コンソメスープなど)、従わない流体を**非ニュートン流体**(ホワイトソース、マヨネーズなど)という。

【ニュートンの粘性の法則】　**粘性率(粘度)＝ずり応力/ずり速度**

■流動曲線

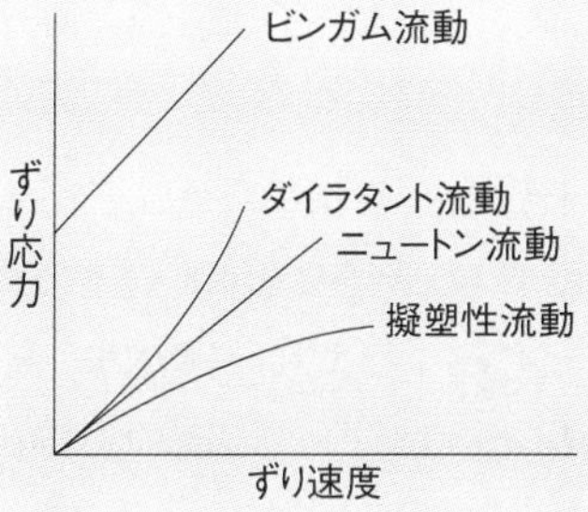

		特　徴	食品の例
ニュートン流体		ずり応力とずり速度が比例関係にあり、粘度が一定	水、シロップ、サラダ油、コンソメスープ
非ニュートン流体	**ビンガム流体**	降伏値*をもち、流動を始めるためにある程度の力が必要	マーガリン、プディング
	擬塑性流体	力が加わるにつれ粘度が低下する	ケチャップ、マヨネーズ、コンデンスミルク
	ダイラタント流体	力が加わるにつれ粘度が増す	高濃度の片栗粉の懸濁液

***降伏値**　流動させるために必要な力の値

(3) 粘弾性

多くの食品は、弾性と粘性の両方の性質をもつ。このように、物体に外力を加えると変形し、外力を除くと弾性を回復するが、外力を加えたまま放置すると流動する性質を粘弾性という。パン生地、つきたてのもち、チューインガムなどが相当する。ゲル状食品の粘弾性の測定には、**応**

力緩和曲線や**クリープ曲線**の解析が行われる。また、個々の食品の物性の測定の例として、**ファリノグラフ**、**エクステンソグラフ**、**アルベオグラフ**(以上小麦粉生地の物性測定)や**アミログラフ**(でんぷんの糊化に伴う粘度変化解析)がある。

食品における力学的現象の例

物　性	現　象	食品例
ダイラタンシー	弱く撹拌すると流動し、強く撹拌すると固体のように硬くなる。	高濃度のでんぷん懸濁液
チキソトロピー	振動や撹拌によって流動性が増し、静置すると流動性が減少する。	トマトケチャップ マヨネーズ
レオペクシー	振動や撹拌によってずり速度を増すとゲル化する。逆チキソトロピーとして扱われることが多い。	卵白の泡立て (でんぷん糊)

練習問題

穀類に関する記述である。正しいのはどれか。１つ選べ。

(1)　白玉粉はうるち米から、上新粉はもち米からそれぞれつくられる。

(2)　たんぱく質のアミノ酸スコアは、そばよりとうもろこしの方が高い。

(3)　たんぱく質含量は精白米の方が小麦粉(強力粉)よりも少ないが、アミノ酸スコアは精白米の方が高い。

(4)　とうもろこしに含まれるゼイン(ツェイン)は、単純たんぱく質のグロブリンの一つである。

(5)　小麦粉グルテンは、グルテニンとグリシニンからなる。

解　説 ……………………………………………………………… 正答 (3)

(1)　誤り。白玉粉はもち米から、上新粉はうるち米からそれぞれつくられる。

(2)　誤り。アミノ酸スコア(2007年 FAO/WHO/UNU パターン)は、そば(全層粉)100、とうもろこし(コーングリッツ)38で、とうもろこしよりそばの方が高い。

(3)　正しい。たんぱく質含量は精白米6.1%、小麦粉(強力粉)12%前後、アミノ酸スコア(同上)は精白米81、小麦粉(強力粉)42である。

(4)　誤り。ゼイン(ツェイン)は、単純たんぱく質のプロラミンの一つである。

(5)　誤り。小麦粉グルテンは、グルテニンとグリアジンからなる。グリシニンは大豆の主要たんぱく質で、単純たんぱく質のグロブリンの一つである。

練習問題

野菜・果物・いも類の収穫後の変化に関する記述である。**誤っている**のはどれか。１つ選べ。

(1)　ほうれんそうは、収穫後の呼吸作用が大きい。

(2)　さつまいもは、キュアリングにより長く貯蔵できる。

(3)　かきは、脱渋の過程でタンニンが水溶性になる。

(4)　きゅうりには、低温障害が認められる。

(5)　バナナには、追熟現象が認められる。

解　説 ……………………………………………………………………………………… 正答　(3)

(1)　正しい。呼吸作用は根菜類＜果菜類＜葉菜類の順に活発である。なかでも非結球性のほうれん草は呼吸作用が大きい。

(2)　正しい。キュアリングにより、耐病性、耐寒性、貯蔵性が高まる。

(3)　誤り。渋みを呈する水溶性タンニン(シブオール)が不溶化することで、渋みを感じなくなる。

(4)　正しい。低温障害は熱帯・亜熱帯原産の野菜や果物に多く起こる。

(5)　正しい。収穫後にエチレンを放出して追熟が進むタイプの果実をクライマクテリック型果実という。

練習問題

魚介類に関する記述である。正しいのはどれか。１つ選べ。

(1)　魚肉は畜肉に比べ、筋原線維たんぱく質と肉基質たんぱく質が多く、肉質は軟らかく、もろいのが特徴である。

(2)　魚の体側筋の表面には、ミオグロビンやチトクロームに富む血合肉が存在している。普通肉に比べ、ビタミンＢ群や鉄の含有量が低い。

(3)　マグロのような大型の魚では、部位により脂質含有量に違いがあり、一般に腹側に比較して背側の脂質含有量が高い。

(4)　エビ類の甘味のある独特のうま味は、グリコーゲンやその分解物に由来する。

(5)　サケ、マスの普通肉の赤色は、カロテノイド類のアスタキサンチンに由来する。

解　説 ……………………………………………………………………………………… 正答　(5)

(1)　誤り。魚肉は畜肉に比べ、肉基質たんぱく質(コラーゲン、エラスチンなどの硬たんぱく質)が少ないので、肉質は軟らかく、もろい。

(2)　誤り。ミオグロビンもチトクロームも鉄を含むたんぱく質である。

(3)　誤り。マグロ類は背側に比較して腹側の脂質含有量が高い。

(4)　誤り。エビ類の甘味のある独特のうま味は、遊離アミノ酸のグリシンやベタインに由来する。

(5)　正しい。赤身魚の魚肉の赤色は、一般にはミオグロビンなどのヘム色素に由来する。

練習問題

牛乳の成分に関する記述である。正しいのはどれか。1つ選べ。

(1)　牛乳中のカルシウムは、不溶性より可溶性が多い。

(2)　カゼインホスホペプチド(CPP)は、乳清たんぱく質から作られる。

(3)　ラクトフェリンは、鉄結合性たんぱく質である。

(4)　カゼインミセルは、加熱により凝固して、薄膜を形成する。

(5)　牛乳にはコレステロールは含まれない。

解　説 ………………………………………………………………………… 正答　(3)

(1)　誤り。可溶性カルシウム(約30%)より不溶性カルシウム(約70%)の方が多い。

(2)　誤り。CPP は乳固形分のカゼインの消化生成物である。

(3)　正しい。強い鉄結合能をもつため、鉄を要求する細菌に対して静菌作用を示す。

(4)　誤り。薄膜は、脂肪球が熱変性した乳清たんぱく質を吸着して形成される。カゼインミセルは熱に安定である。

(5)　誤り。普通牛乳のコレステロールの成分値は12mg/100g である。

練習問題

発酵食品に関する記述である。正しいのはどれか。1つ選べ。

(1)　たまりしょう油の主原料は、大豆である。

(2)　ぶどう酒のアルコール含量は、ブランデーより多い。

(3)　みりん風調味料は、混成酒である。

(4)　しょう油の色は、こうじかびの持つ酵素のはたらきにより生じる。

(5)　納豆のビタミン K は、主にフィロキノンである。

解　説 ………………………………………………………………………… 正答　(1)

(1)　正しい。たまりしょう油は大豆が主原料で、小麦をほとんど使用せずに製造される。

(2)　誤り。アルコール度数は、ぶどう酒が約10～14%、ブランデーが約40～50%で、ブランデーの方が高い。

(3)　誤り。みりん風調味料はアルコール飲料ではなく調味料に分類される。本みりんはアルコール飲料の混成酒である。

(4)　誤り。しょう油の色は、アミノカルボニル反応によって生じたメラノイジンによる。

(5)　誤り。納豆のビタミン K はメナキノン(ビタミン K_2)である。

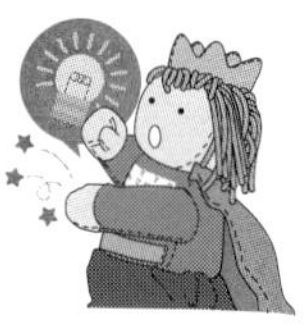

練習問題

食品コロイドに関する記述である。**誤っている**のはどれか。1つ選べ。

(1)　卵白は、親水コロイドである。

(2)　加熱した寒天は、冷やすとゾルに変化する。

(3)　ショートニングは、窒素ガスが分散したコロイドである。

(4)　クリームからバターを作るとき、エマルションはO/W型からW/O型に転移する。

(5)　ヨーグルトは、たんぱく質が酸で凝固した沈殿ゲルである。

解　説 ………………………………………………………… 正答 (2)

(1)　正しい。親水コロイドとは、分散媒の水の分子と結合して、電解質の投入にも安定で沈殿しにくいものをいう。

(2)　誤り。寒天を加熱後に冷やすと、流動性を失いゲルになる。

(3)　正しい。ショートニングは、動植物油や硬化油に窒素ガスを吹き込み、練り合わせてつくる。

(4)　正しい。牛乳や生クリームはO/W型(水中油滴型)エマルション、バターはW/O型(油中水滴型)エマルションである。

(5)　正しい。乳酸菌が産生する酸を利用して凝固させる。

3　食品の機能

1　一次機能

生命の維持に不可欠なエネルギーや栄養素を供給する機能を、食品の**一次機能**という。主要な働きと、それを担う主な成分は次のとおりである。

- エネルギー源となる…糖質、脂質、たんぱく質
- 身体の構成成分となる…たんぱく質、カルシウム、リンなど
- 身体の調子を整える…ビタミン、無機質

1　たんぱく質

たんぱく質は炭水化物、脂質とともに生体を構成する主要成分であり、体組織や酵素、ホルモン、抗体、栄養素運搬物質、エネルギー源として働いて、さまざまな生命活動において重要な機能を果たしている。

たんぱく質は多数の**アミノ酸**が直鎖状に並んだアミノ酸の重合体である。炭素(C)、水素(H)、酸素(O)の3元素で構成される炭水化物と脂質に対し、たんぱく質はこれら3元素に加えて**窒素(N)**を含むのが特徴である。他に少量の硫黄(S)やリン(P)、鉄(Fe)を含むものもある。

(1)　アミノ酸

アミノ酸は、1つの分子内に塩基性の**アミノ基($-NH_2$)**と酸性の**カルボキシル基($-COOH$)**の両方をもつ化合物で、カルボキシル基が結合している炭素をα-炭素と呼び、α-炭素にアミノ基が結合したアミノ酸を**α-アミノ酸**という。たんぱく質を構成するアミノ酸はすべてα-アミノ酸である。図のRは**側鎖**と呼ばれ、Rの化学構造の違いによりアミノ酸の種類が決定する。

α-アミノ酸の一般式

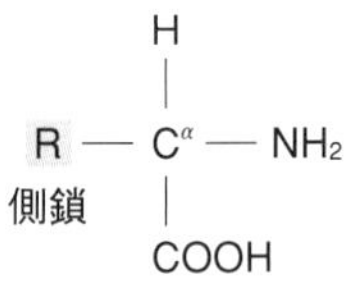

また、グリシン以外のアミノ酸では、α-炭素は**不斉炭素***であるので、D型とL型の2種の立体異性体(光学異性体)が生じる。たんぱく質を構成するアミノ酸はすべて**L型**である。

＊不斉炭素については、PartⅥ-3-1 2(3)「単糖類」を参照のこと。

アミノ酸は、酸と塩基の両方の性質を示す**両性電解質**であり、水に溶けるとイオン化する。一般には水に溶けやすく、有機溶媒には溶けにくいが、疎水性の側鎖をもつものは水に溶けにくい。アミノ酸は側鎖の官能基の性質によって次のように分類される。なお、天然のアミノ酸は300種以上あるが、たんぱく質を構成するアミノ酸は**20種類**に限られている。

たんぱく質を構成する20種類のアミノ酸の分類と構造

分類			名称	側鎖Rの構造	備考
中性アミノ酸	脂肪族アミノ酸		グリシン (Gly)	$H-$	甘味がある。 立体異性体をもたない。
			アラニン (Ala)	CH_3-	肉類、魚介類、大豆製品など多くの食品に広く分布。
		分枝アミノ酸	バリン (Val)	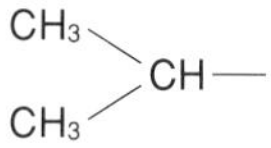	貝類に不足しがちなアミノ酸。
			ロイシン (Leu)	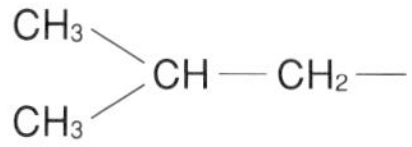	いも類、野菜類で不足しがちなアミノ酸。
			イソロイシン (Ile)	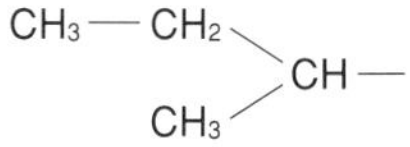	
		ヒドロキシアミノ酸	セリン (Ser)	$HO-CH_2-$	
			スレオニン (Thr)	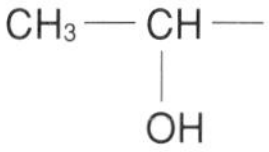	
	含硫アミノ酸		システイン (Cys)	$HS-CH_2-$	ジスルフィド結合してシスチンとなることが多い。
			メチオニン (Met)	$CH_3-S-CH_2-CH_2-$	豆類に不足しがちなアミノ酸。
	酸アミドアミノ酸		アスパラギン (Asn)	$H_2N-CO-CH_2-$	
			グルタミン (Gln)	$H_2N-CO-CH_2-CH_2-$	
	イミノ酸		プロリン (Pro)	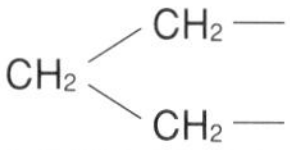	環状の第2級アミノ酸で特異な構造をしている。
	芳香族アミノ酸		フェニルアラニン (Phe)	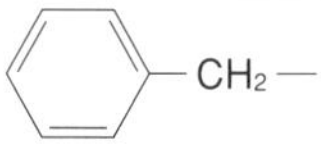	
			チロシン (Tyr)	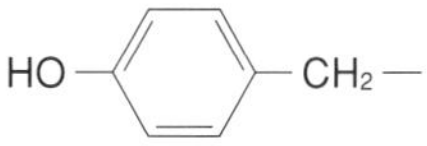	
			トリプトファン (Trp)	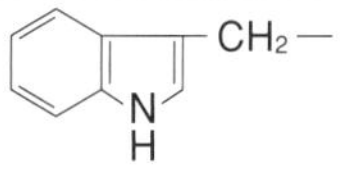	体内で一部がナイアシンに変わる。
酸性アミノ酸			アスパラギン酸 (Asp)	$HOOC-CH_2-$	種実類、豆類、魚介類、肉類、乳類など多くの食品に分布。神経障害を引き起こすアクリルアミドの基質。
			グルタミン酸 (Glu)	$HOOC-CH_2-CH_2-$	うま味がある。
塩基性アミノ酸			リシン (Lys)	$H_2N-CH_2-CH_2-CH_2-CH_2-$	穀類で不足しがちなアミノ酸。
			アルギニン (Arg)	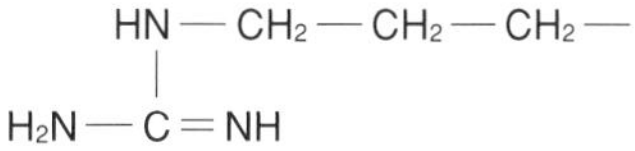	
			ヒスチジン (His)	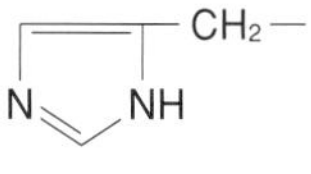	赤身魚に多く含まれる。 脱炭酸反応によりアレルギー様食中毒の原因となるヒスタミンが生成する。

※色文字の9つのアミノ酸は**不可欠アミノ酸**。不可欠アミノ酸とは、体内で合成されないか、合成できても必要量をまかなえないため、食物から摂取しなければならないアミノ酸のこと。

■たんぱく質の等電点

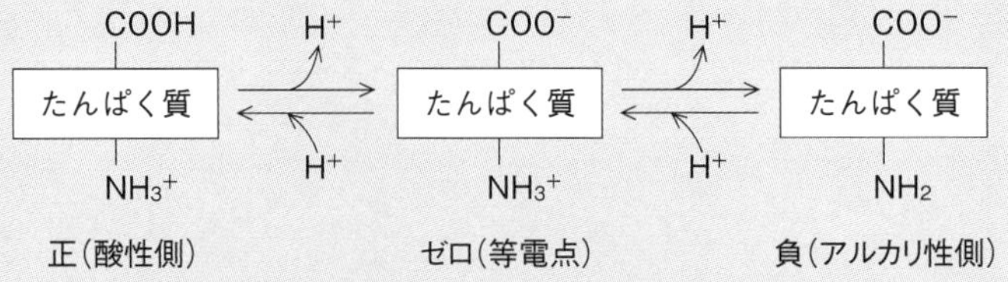

上記のように、たんぱく質が電荷ゼロの状態となる時のpHを等電点という。水に溶けにくくなり、溶解度が低下し、沈殿（ゲル化、凝固）しやすい。

たんぱく質	等電点	特徴・食品加工への利用
大豆グリシニン	pH4.5	・豆腐凝固剤グルコノデルタラクトンは酸性凝固剤（等電点付近でゲル化）
乳カゼイン	pH4.6	・酸を加えて沈殿するたんぱく質 ・ヨーグルトは乳酸菌発酵でゲル化
食肉たんぱく質	pH5.4～6.2	・等電点付近では保水性が低く、硬く旨味成分が溶出（等電点付近を避けて調理）
卵白オボアルブミン	pH4.7	・等電点付近で起泡性最大（レモン汁などを添加）

たんぱく質を構成していない、1個ずつバラバラになっているアミノ酸を**遊離アミノ酸**という。遊離アミノ酸の中には味に関与するものがあり、うま味のグルタミン酸（海藻、野菜、きのこ、動物性食品）、タウリン（貝類、たこ）、苦味のリシン、アルギニン、ヒスチジン、甘味のグリシン、アラニン、プロリンなどがある。

⑵　ペプチド

1つのアミノ酸のカルボキシル基と、他のアミノ酸のアミノ基から1分子の水が取れて生ずる結合を**ペプチド結合**という。アミノ酸が2個、または3個ペプチド結合したものを、それぞれ**ジペプチド**、**トリペプチド**、2～10個結合したものを**オリゴペプチド**、それ以上結合したものを**ポリペプチド**という。ポリペプチドのうち、アミノ酸数が50以上のものをたんぱく質と呼ぶことが多い。

⑶　たんぱく質の構造

たんぱく質は、**共有結合**であるジスルフィド結合（S－S架橋）や**水素結合**、**イオン結合**、**疎水結合**などにより、立体構造が保持されているときにのみ、本来の生物活性を発揮する。以下の二次・三次・四次構造を合わせて、**たんぱく質の高次構造**という。

①　一次構造

アミノ酸配列。ペプチド結合で連結した骨格を**主鎖**といい、アミノ酸残基の官能基が側鎖として配置されている。

②　二次構造

主鎖の部分部分での規則正しい折れ曲がり方。水素結合によって安定した構造である。**α-ヘリックス構造**（右巻きの一重らせん）と**β-シート構造**（折り畳まれたひだ状）、**ランダムコイル構造**（一定の規則性なし）がある。

③　三次構造

二次構造のポリペプチドが、さらに折れ曲がったり畳まれたりしてできる、球状や繊維状の複雑な立体構造。三次構造の内側に疎水性の側鎖が集まり、表面には親水性の側鎖が出ているので、たんぱく質は分子量が大きくても水に溶ける。

④　四次構造

三次構造をもつポリペプチド鎖を基本単位(**サブユニット**)として、これらがさらにいくつか会合してできた空間的集団。

(4)　たんぱく質の分類

①　構成成分による分類

●**単純たんぱく質**…アミノ酸のみからなる。

●**複合たんぱく質**…単純たんぱく質にアミノ酸以外の物質が結合したもの。

●**誘導たんぱく質**…単純たんぱく質や複合たんぱく質が作用を受けて二次的に生成したもの。

単純たんぱく質の種類

種　類	特　徴	例
アルブミン	水に可溶。熱により凝固。球状たんぱく質。	**ミオゲン**(筋肉) **オボアルブミン**(卵白) **ラクトアルブミン**(乳汁)
グロブリン	水に不溶。熱により凝固。球状たんぱく質。	**オボグロブリン**(卵白) **ラクトグロブリン**(乳汁) **ミオシン**(筋肉) **グリシニン**(大豆)
グルテリン	水に不溶。熱により凝固。	**グルテニン**(小麦) **オリゼニン**(米)
プロラミン	水に不溶。熱により凝固しない。アルコール可溶。	**グリアジン**(小麦) **ゼイン**(とうもろこし)
アルブミノイド	硬たんぱく質ともいわれる。水に不溶。繊維状たんぱく質。	**コラーゲン**(皮膚、結合組織) **エラスチン**(動脈、腱、皮膚)

複合たんぱく質の種類

種　類	アミノ酸以外の物質	例
糖たんぱく質	糖及び糖誘導体	**オボムコイド**(卵白)
リンたんぱく質	リン酸	**カゼイン**(乳汁)
リポたんぱく質	脂質(トリアシルグリセロール、コレステロールなど)	**リポビテリン**(卵黄)
色素たんぱく質	鉄、銅、色素	**ヘモグロビン**(赤血球) **ミオグロビン**(筋肉)

②　分子形態による分類

●**球状たんぱく質**…親水基が表面に出ていて水に溶けやすい。**機能たんぱく質**に多い。

●**繊維状たんぱく質**…水に溶けにくい。**構造たんぱく質**に多い。

(5)　たんぱく質の変性

物理的または化学的処理によってたんぱく質の**高次構造が変化すること**を**たんぱく質の変性**といい、その結果生じるたんぱく質を**変性たんぱく質**という。**一次構造は変化しない**。変性を起こす要因として、物理的要因には撹拌、超音波処理、X線照射、加熱、圧力、冷凍、乾燥などがあり、化学的要因には酸、アルカリ、有機溶媒、金属・塩類などの化学作用がある。**可逆的変性**の場合は変性たんぱく質が**再生**して元に戻るが、**不可逆的変性**の場合は元の構造には戻らない。

変性の種類とそれを利用して製造される食品

変性の要因	変性を利用した食品例
加熱	ゆで卵、卵焼き、湯葉、かまぼこ、ちくわ
凍結	凍り豆腐
表面張力（撹拌）	スポンジケーキ、アイスクリーム、メレンゲ
酸	しめさば、ヨーグルト、豆腐*
アルカリ	ピータン
酵素	チーズ、納豆、しょうゆ、味噌
金属・塩類	豆腐*

＊凝固剤の種類により異なる（グルコノデルタラクトンを用いた場合は酸変性、にがりやすまし粉を用いた場合は金属・塩類による変性）

■リシノアラニンの生成

食品のアルカリ処理によるたんぱく質変性に伴い、リシノアラニンが生成される。リシノアラニンが生成すると、有効性リシンが減少して栄養価が低下すると共に、腎臓障害などの健康障害を誘発する。

■たんぱく質の窒素含量

たんぱく質の窒素含量は、たんぱく質を構成しているアミノ酸の組成によって異なるが、平均的に質量比率**16%**とされる。また、その逆数である**6.25**を**窒素係数**という。

食品中の窒素含量　×　窒素係数（6.25）　＝　食品のたんぱく質量

2　炭水化物

(1)　炭水化物の定義と分類

炭水化物という名称は、元素の構成が$C_n(H_2O)_m$と表され、「炭素の水和物」であることからつけられたものである。化学構造からみた定義は、「同一分子内に2個以上のヒドロキシル基（－OH）と少なくとも1個のアルデヒド基（－CHO）あるいはケトン基（>CO）をもつ化合物と、その誘導体及びそれらの縮合体」となる。

炭水化物は、**糖質**と**食物繊維**に分けられる。糖質はさらに、**単糖類**、**少糖類**、**多糖類**に分類される。

炭水化物の分類

<table>
<tr><td rowspan="5">炭水化物</td><td rowspan="4">糖　質</td><td>単糖類</td><td colspan="2">グルコース、フルクトース、ガラクトースなど</td></tr>
<tr><td rowspan="2">少糖類</td><td>二糖類</td><td>スクロース、ラクトース、マルトース、パラチノース、トレハロースなど</td></tr>
<tr><td>オリゴ糖</td><td>ラフィノース（三糖類）、スタキオース（四糖類）など</td></tr>
<tr><td>多糖類</td><td colspan="2">でんぷん、グリコーゲンなど</td></tr>
<tr><td>食物繊維</td><td>多糖類</td><td colspan="2">ペクチン、ガム質、アガロース、アガロペクチン、グルコマンナン、アルギン酸、カラギーナン、キチン、セルロース、ヘミセルロースなど
※非炭水化物系の食物繊維としてリグニンがある。</td></tr>
</table>

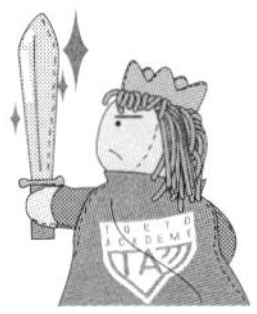

(2)　食品成分としての炭水化物

食品成分としての炭水化物の主な役割には、次のようなものがある。

- ●栄養素としてのエネルギー源、またアミノ酸や脂質などとともに生体成分の構成素材になる。
- ●食品に独特の物性を与える（安定剤や増粘剤として利用される）。
- ●食品に甘味を与えたり、着色反応や着香反応を起こしたりする。
- ●生理機能に関わる（食物繊維の整腸作用やカルシウム吸収促進活性など）。

(3)　単糖類

単糖とは、これ以上加水分解を受けない、糖質の最小かつ基本的な単位である。単糖を構成している炭素の数によって、三炭糖、四炭糖、五炭糖、六炭糖、七炭糖などに分類される。食品において重要なのは五炭糖と六炭糖である。

単糖は**不斉炭素**を含むため、同じ構造式をもちながら立体構造の異なるD型、L型の**立体異性体（光学異性体）**が存在する。

不斉炭素

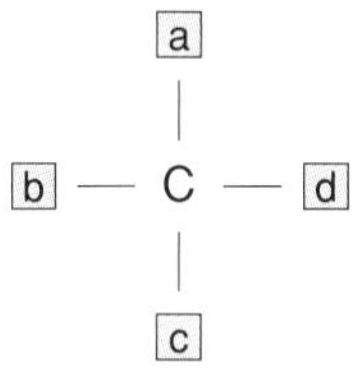

a〜dがすべて異なる原子または原子団の場合、Cを不斉炭素という。

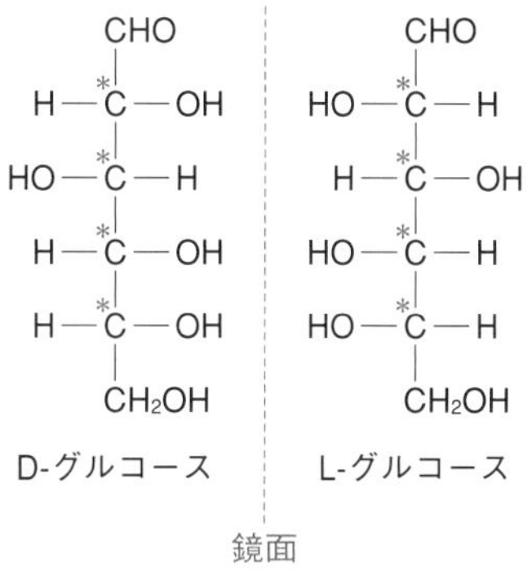

＊Cは不斉炭素原子

三炭糖は**鎖状構造**であるが、四炭糖以上では**環状構造**を形成することが多く、**五員環（フラノース環）**または**六員環（ピラノース環）**が支配的となる。

> **■変旋光**
> 単糖の結晶を水に溶かした溶液を放置すると、比旋光度が時間の経過と共に徐々に変化して、最終的には一定の値を示す。このような比旋光度の変化のことを変旋光という。たとえば、α-D-グルコピラノースとβ-D-グルコピラノースの溶液の比旋光度は、当初それぞれ＋112°と＋19°を示すが、約24時間でいずれも＋53°を示すようになる。これは、α型とβ型が互いに変化し合い、一定時間経過後にある割合の平衡状態に至る現象である。

単糖類には、次のような性質がある。

- ●無色の結晶あるいはシロップで水に溶けやすく、甘味を呈するものが多い。
- ●還元力がある（**還元糖**）。
- ●水酸基が酸と反応してエステルを生成する。
- ●170〜180℃で加熱すると、重合反応で褐色のカラメルが生成される。
- ●D-グルコースを異性化酵素で処理すると、甘味の強い**異性化糖**＊になる。

＊異性化糖については、PartⅥ-2-3 5「異性化糖」を参照のこと。

食品中に存在する主な単糖類

分類	名　称	構　造	存在・性質
五炭糖（ペントース）	D-リボース	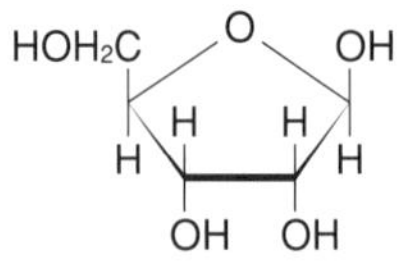	核酸(RNA)、補酵素、核酸系うま味成分などの構成成分。
	D-キシロース（木糖）	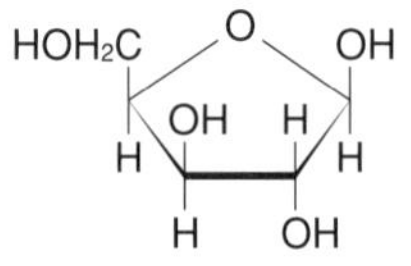	たけのこに遊離の状態で存在、ヘミセルロース、粘質多糖の構成成分。
	L-アラビノース	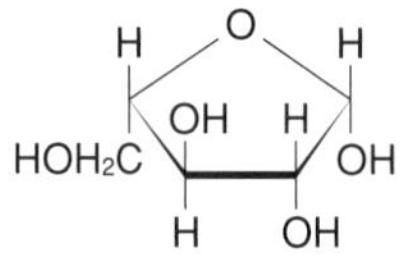	大豆多糖が分解して、遊離のアラビノース、キシロースが生成される。スクラーゼの働きを阻害して、食後血糖値の上昇を抑制する。
六炭糖（ヘキソース）	D-グルコース（ブドウ糖）	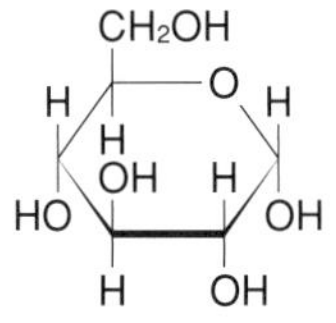	二糖類やオリゴ糖(少糖類)、多糖類の構成成分。ぶどうをはじめとする果汁中に多く含まれる。
	D-ガラクトース	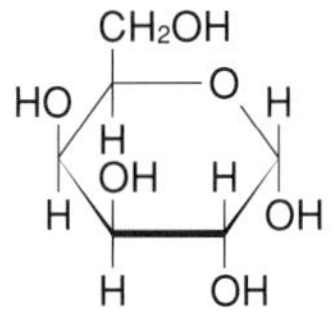	遊離状態での存在はまれである。ラクトース、ラフィノース、スタキオース、多糖類の構成成分。
	D-マンノース	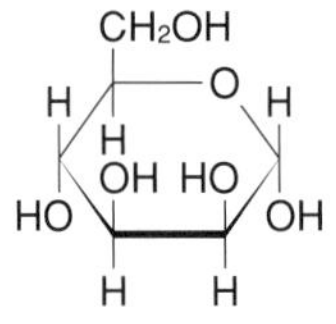	遊離状態での存在はまれである。こんにゃくの多糖(グルコマンナン)の構成成分。
	D-フルクトース（果糖）	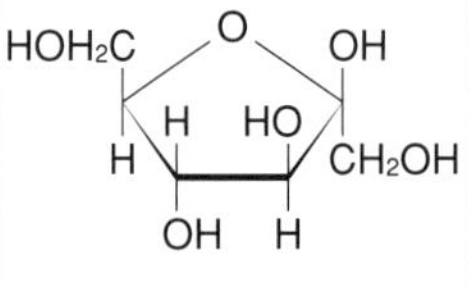	果汁やはちみつに遊離した形で存在する。スクロース、ラフィノース、多糖類の構成成分。低温にすると甘味が増す。

(4)　オリゴ糖（少糖類）

オリゴ糖とは、2～9個の単糖が**グリコシド結合**で脱水縮合したものである。結合した単糖の数により、**二糖類**、**三糖類**、**四糖類**、…と分類するが、食品中に多いのは**二糖類**である。でんぷんやスクロースなどに微生物の産出する酵素を作用させると、新しい機能をもったオリゴ糖が得られる。

食品中に存在する主な二糖類

	名　称	構成する単糖	存在・性質
還元性	マルトース (麦芽糖)	グルコース＋グルコース (α-1,4グリコシド結合)	麦芽など発芽中の種子に含まれる。でんぷんにアミラーゼが作用して生じる。水飴、こうじ中に存在する。
	イソマルトース	グルコース＋グルコース (α-1,6グリコシド結合)	清酒、みりん、水飴に存在する。
	ラクトース (乳糖)	グルコース＋ガラクトース (β-1,4グリコシド結合)	乳汁中に含まれる。
	セロビオース	グルコース＋グルコース (β-1,4グリコシド結合)	遊離状態では存在しない。セルロースの加水分解物から得られる。
	パラチノース	グルコース＋フルクトース (α-1,6グリコシド結合)	スクロースに酵素を作用させて製造する。低う歯性の甘味料として使用される。
非還元性	スクロース (ショ糖)	グルコース＋フルクトース (α-1,β-2グリコシド結合)	砂糖の主成分である。さとうきび、テンサイ、果物に存在する。
	トレハロース	グルコース＋グルコース (α-1,1グリコシド結合)	酵母、きのこに存在する。工業的に製造できる。低う歯性の甘味料として使用される。

①　シクロデキストリン

でんぷんを化学的または酵素的処理で低分子化したものを総称して**デキストリン**といい、このうちα-1,4結合の再結合により**環状**をなすものが**シクロデキストリン**である。グルコース残基が6、7、8個で構成されるものをそれぞれα-、β-、γ-シクロデキストリンという。これらの分子は円筒型で、その内部は疎水性なので、**疎水性化合物を包接**する。食品の保香、保色、酸化防止、乳化などに利用されている。

②　カップリングシュガー

スクロースのグルコース側に、グルコースやマルトースがいくつかグリコシド結合した少糖類である。通常の口腔内細菌では分解されないため、**う歯(虫歯)予防**の甘味料となる。

③　フラクトオリゴ糖

スクロースのフルクトース側のヒドロキシル基に、フルクトースが1～3個グリコシド結合した非還元性少糖類である。**う歯になりにくく、難消化性であり、**腸内ビフィズス菌のえさとなるため、**腸内細菌叢の改善作用**がある。

(5)　多糖類

多糖とは、単糖またはその誘導体が10個以上、一般的には100個以上が、グリコシド結合した高分子化合物である。多糖は機能の面で、植物や動物の細胞構造を維持している**構造多糖**(セルロース、ペクチン、キチンなど)と、生体内でエネルギー源として蓄えられる**貯蔵多糖**(でんぷん、グリコーゲンなど)に分類される。また構造的には、単一の構成糖からなるでんぷん、セルロースなど**単純(ホモ)多糖**と、2種類以上の構成単糖からなるグルコマンナン、寒天など**複合(ヘテロ)多糖**に分類される。

①　でんぷん

穀類、いも類、豆類などの貯蔵多糖で、**グルコースのみ**からなる**アミロース**と**アミロペクチン**の混合物である。アミロースは、グルコースがα-1,4グリコシド結合で直鎖状に連なったもので、規則正しい右巻きらせんのヘリックス構造をとっている。またアミロペクチンは、アミロースの直鎖のところどころがα-1,6グリコシド結合で枝分かれした分岐多糖である。アミロース、アミロペクチンともに、アミラーゼによってマルトースなどに分解される。

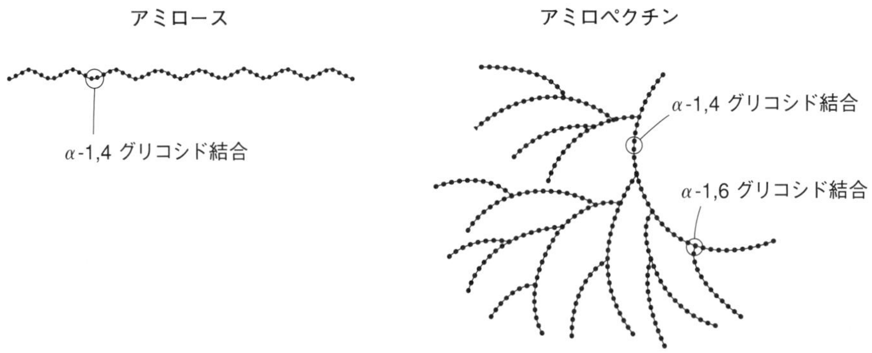

■でんぷんのヨウ素反応

でんぷんにヨウ素を反応させると呈する青色は、アミロースのらせん内にヨウ素が取り込まれた包接化合物の色である。色調はアミロース鎖の長さに関係し、グルコース残基が12個以下では無色、12～15個で褐色、20～30個で赤、35～45個で紫、45個以上で青となる。アミロースを加熱するとらせん構造がゆるんでヨウ素の抱合が悪くなるので、青色が消え、冷やすと再び発色する。

② **グリコーゲン**

動物の貯蔵多糖。**グルコースのみ**からなり、アミロペクチンと似た構造であるが、さらに枝分かれが多く、球状である。ヨウ素反応で赤褐色を呈す。

③ **セルロース**

植物の細胞壁の主成分。**グルコース**がβ-1, 4グリコシド結合で直鎖状に連なっており、分子同士が互いに水素結合して繊維を形成する。哺乳動物は、セルロース分解酵素のセルラーゼをもたないためセルロースを消化できないが、牛やヤギなど反芻胃をもつ草食動物は、胃内に寄生する微生物がセルロースを分解するので、生じた水溶性の糖をエネルギー源として利用できる。

④ **キチン**

N-アセチル-D-グルコサミンがβ-1, 4結合で脱水縮合した多糖で、甲殻類の表皮などに存在する。ヒトは分解酵素をもたないので、消化できない。

⑤ **ペクチン**

ガラクツロン酸がα-1, 4グリコシド結合で直鎖状につながった複合多糖。野菜や果物の細胞壁などに、**不溶性のプロトペクチン**として存在する。果物の成熟などに伴いプロトペクチンが分解されると、**水溶性のペクチン**になる。ポリガラクツロン酸のカルボキシル基の一部はメチルエステル化されており、メトキシ基が７％以上のものを**高メトキシペクチン**、７％未満のものを**低メトキシペクチン**、０％(カルボキシル基のみ)のものを**ペクチン酸**と呼ぶ。高メトキシペクチンは、pH2. 5～3. 5、糖度50％以上の条件でゲル化し、ゼリーやジャムが作られる。一方低メトキシペクチンは、カルシウムやマグネシウムなど二価の金属イオンの存在があれば**低糖度**でもゲル化するため、低糖度ジャムの製造に用いられる。

⑥ **寒天**

寒天の成分は、中性の**アガロース**(構成糖はD-ガラクトースと3, 6-アンヒドロ-L-ガラクトース)と酸性の**アガロペクチン**(寒天に含まれるアガロース以外の多糖類の総称、アガロースの構造中に硫酸エステル、メトキシル基、ピルビン酸基、カルボキシル基を含み、ゲル化能をもたない)に分類される。寒天は熱水に溶けて室温に冷やすと**ゲル化**し、また微生物によって分解されない性質があるので、製菓用ゲル化剤や微生物培養用の固形培地として利用される。ヒトが消化吸収できない食物繊維である。

⑦　**アルギン酸**

こんぶやわかめなどに含まれる粘性成分。マンヌロン酸とグルロン酸の2種類のウロン酸が重合した酸性多糖である。

⑧　**グルコマンナン**

こんにゃくいもの主成分で、**マンノース**と**グルコース**が主にβ-1,4グリコシド結合した多糖である。ヒトは分解酵素をもたないので、消化吸収できない。水を吸収させ、水酸化カルシウムを加えるとゲル化してこんにゃくができる。

⑨　**グリコサミノグリカン(酸性ムコ多糖)**

アミノ糖とウロン酸からなる複合多糖類。動物の皮膚、腱、軟骨など結合組織に広く存在する。粘性物質の成分であり、たんぱく質と結合して**プロテオグリカン**という糖たんぱく質を形成している。グリコサミノグリカンには**コンドロイチン硫酸**(構成糖はアセチルガラクトサミンとグルクロン酸)、**ヒアルロン酸**(構成糖はアセチルグルコサミンとグルクロン酸)、**ヘパリン**(構成糖はグルコサミンとグルクロン酸あるいはイズロン酸)などがある。

(6)　食物繊維(ダイエタリーファイバー)

食物繊維とは、ヒトの消化酵素で消化吸収されない食品成分のことをいい、主として**難消化性多糖類**であるが、**難消化性オリゴ糖**、**糖アルコール**、**レジスタントスターチ(難消化性でんぷん)**も含む。野菜、果実、海藻、きのこ類、いも類などの植物性食品に多く含まれ、動物性食品では甲殻類に含まれるキチンがある。水溶性食物繊維と不溶性食物繊維に分けられる。

水溶性食物繊維と不溶性食物繊維

	物質名	所在	備考
水溶性食物繊維	ペクチン(水溶性)	野菜、果物	
	コンニャクマンナン	こんにゃくいも	
	アルギン酸	褐藻類(こんぶ・わかめ)	
	カラギーナン	紅藻類	
	難消化性デキストリン	飲料、スープ、ゼリー	でんぷんから合成
不溶性食物繊維	セルロース	ごぼう、小麦ふすま	
	ペクチン(不溶性)	未熟果物	
	ヘミセルロース	米ぬか、小麦ふすま、とうもろこし外皮	
	リグニン	ココア、豆類、野菜	**非炭水化物の高分子化合物**
	キチン	えび・かにの表皮、きのこ類	**動物性食物繊維**
	寒天(アガー)	紅藻類	水溶性食物繊維も含む

食物繊維は、消化吸収されることなく大腸に達するが、腸内細菌によってその一部が分解されてエネルギー源として利用されたり、さまざまな生理作用を発揮する。主な生理作用としては、次のようなものが挙げられる。

●咀嚼の増加、唾液分泌の促進

●消化管の活発化による整腸作用と便秘予防

●血清コレステロール上昇抑制

●糖吸収の遅延による血糖値上昇抑制

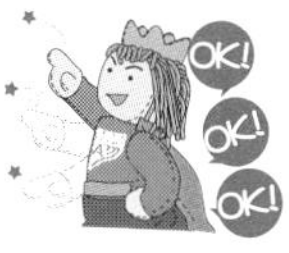

- ナトリウム排出促進による高血圧予防
- 有害物質の排出促進による大腸がん予防
- 腸内細菌の増殖促進による腸内環境改善

3　脂質

脂質とは、一般に、水に溶けず有機溶媒に可溶な化合物の総称である。生体内においては、次のような機能がある。

- 生体の構成要素
- エネルギー源
- 生理活性物質の前駆体
- 脂溶性物質の担体　など

(1)　脂質の分類

①　単純脂質

脂肪酸とアルコール類のエステル*である。

＊エステル　アルコールと酸が脱水縮合して生成する化合物のこと。

- **アシルグリセロール**：グリセロールと脂肪酸のエステル
- **ロウ（ワックス）**：高級アルコールと脂肪酸のエステル
- **ステロールエステル**：ステロールと脂肪酸のエステル

②　複合脂質

単純脂質の一部が、リン酸、アミノ酸、糖などの極性基で置換されたもの。１つの分子内に疎水性と親水性の両方の性質をあわせもつ**両親媒性物質**で、**界面活性作用**をもつ。

- **リン脂質**：グリセロリン脂質、スフィンゴリン脂質など
- **糖脂質**：グリセロ糖脂質、スフィンゴ糖脂質など

③　誘導脂質（不ケン化物）

単純脂質や複合脂質の加水分解で生成する化合物のうち、脂溶性のもの。

- **ステロール**
- **脂溶性ビタミン**
- **カロテノイド色素**
- **炭化水素**

> **■不ケン化物**
> アルカリ加水分解（**ケン化**）されない脂質のうち、脂肪酸を除いたもの。ステロール（不ケン化物の50%）、炭化水素、脂肪族アルコール、脂溶性ビタミンなどが含まれる。

(2)　脂肪酸

脂肪酸とは、末端にカルボキシル基を１つもつ鎖状炭化水素である（一般式：R－COOH）。脂肪酸は、脂質の構成成分の中で量的に最大であり、**脂質の形態や性質の決定因子**として重要である。１分子中に親水基（カルボキシル基）と疎水基（炭化水素基）が共存するので、強い**界面活性作用**がある。

炭素鎖中に**二重結合（C=C）**をもたないものを**飽和脂肪酸**、１つもつものを**一価不飽和脂肪酸**、２つ以上もつものを**多価不飽和脂肪酸**という。**飽和脂肪酸は、不飽和脂肪酸よりも融点が高**

い。**飽和脂肪酸を多く含む動物性脂肪は常温では固体**であり、**多価不飽和脂肪酸を多く含む植物油や魚油は常温で液体**である。

炭素数20の多価不飽和脂肪酸からは、生理活性脂質（**エイコサノイド**[*1]）が生成される。

不飽和脂肪酸においては、二重結合の位置によって位置異性体が、また立位配置によって幾何異性体（シス型とトランス型）が存在する。**天然の不飽和脂肪酸はほとんどシス型**であるが、食品加工時の水素添加の過程で一部トランス型が生成する。これを**トランス型不飽和脂肪酸（トランス脂肪酸）**といい、**シス型よりも融点が高い**。

不飽和脂肪酸は**二重結合が多いほど酸化されやすい**。脂質の過酸化物はがんの発生、老化、動脈硬化などを促進する。

天然に存在する脂肪酸の大部分は、２炭素鎖単位で生合成されるので、炭素数は偶数である。その炭素数によって**短鎖（低級）、中鎖（中級）、長鎖（高級）脂肪酸**に分類[*2]される。**鎖が長い脂肪酸ほど融点は高くなる**。

＊１　エイコサノイドについては、同シリーズ「上巻」Part Ⅰ 人体・疾病３‐８「エイコサノイド」を参照のこと。

＊２　一般に、炭素数が６以下のものを短鎖、８～12のものを中鎖、14以上のものを長鎖脂肪酸という。

食品に含まれる主な脂肪酸

分類			名　称	炭素数	二重結合数	融　点	多く含む食品
飽和脂肪酸		短鎖	ブタン酸（酪酸）	4	0	−7.9℃	バター
			ヘキサン酸（カプロン酸）*	6	0	−3.4℃	バター
		中鎖	オクタン酸（カプリル酸）*	8	0	16.7℃	やし油
			デカン酸（カプリン酸）*	10	0	31.6℃	バター、やし油
			ラウリン酸	12	0	44.2℃	バター、やし油
		長鎖	ミリスチン酸	14	0	53.9℃	バター、やし油
			パルミチン酸	16	0	63.1℃	動物油脂
			ステアリン酸	18	0	69.6℃	動物油脂
不飽和脂肪酸	一価	長鎖	パルミトレイン酸（n－７系）	16	1	2.0℃	魚油
			オレイン酸（n－９系）	18	1	13.4℃	動植物油（オリーブ油、なたね油）
	多価 n－6系	長鎖	リノール酸　必須脂肪酸	18	2	−5.0℃	植物油全般
			γ-リノレン酸	18	3	−10.7℃	ー
			アラキドン酸	20	4	−49.5℃	魚油、肝油
	多価 n－3系	長鎖	α-リノレン酸　必須脂肪酸	18	3	−10.7℃	あまに油、えごま油
			EPA（エイコサペンタエン酸）	20	5	−54.1℃	魚油
			DHA（ドコサヘキサエン酸）	22	6	−44.3℃	魚油

＊慣用名のカプロン酸、カプリル酸、カプリン酸は廃止された。

(3)　油脂とその性質

脂肪酸とグリセロール（グリセリン）がエステル結合したものをアシルグリセロール（グリセリド）といい、結合している脂肪酸の数により、モノアシルグリセロール（１個）、ジアシルグリセロール（２個）、**トリアシルグリセロール**（３個）に分けられる。親水性である脂肪酸のカルボキシル基（－COOH）とグリセロールの水酸基（－OH）が結合に使われるため、トリアシルグリセロールは**疎水性**を示す。

通常の食用油脂は95％以上がトリアシルグリセロール（中性脂肪）で構成されている。常温で液体のものを**油**（oil）、固体のものを**脂**（fat）と呼ぶが、この分類は厳密ではない。

油脂には、物理化学的性質を表す**特数**と呼ばれる定量値がある。

◆脂肪酸組成によって決まる油脂固有の特数◆

①　ケン化価(SV)

油脂１gをケン化するのに要する水酸化カリウム(KOH)のmg数。構成脂肪酸の分子量を反映し、たとえばやし油や乳脂のように分子量の小さい脂肪酸を多く含む油脂では値が高く、分子量の大きい脂肪酸を多く含む魚油では低い。

②　ヨウ素価(IV)

油脂100gに付加するヨウ素のg数。油脂中の二重結合にヨウ素のようなハロゲン元素が付加する性質を利用した値で、脂肪酸の不飽和度(二重結合数)の指標である。ヨウ素価が高いほど二重結合が多く、軟らかく(融点が低く)酸化されやすい油脂であるといえる。ヨウ素価が130以上の油脂を乾性油、100～130を半乾性油、100以下を不乾性油という。油脂の酸化が進むとヨウ素価は低くなる。

③　ライヘルト・マイスル価(R価)

水に可溶な揮発性脂肪酸(炭素数４と６の脂肪酸)の含有量を示す。短鎖脂肪酸の多いバター脂の純粋度をはかる特数で、値が高いほど短鎖脂肪酸含量が多く、混入物が少ない純粋なバターであるといえる。

④　屈折率

構成脂肪酸の種類により固有の数値を示す。長鎖・不飽和脂肪酸を多く含む油脂では値が高い。油脂の酸化が進むと屈折率は高くなる。

◆油脂の酸敗の程度を表し、履歴により変化する特数◆

⑤　酸価(AV)

油脂１g中の遊離脂肪酸を中和するのに要する水酸化カリウム(KOH)のmg数。酸化によって増加する遊離脂肪酸の量を示すので、油脂の酸化が進むと酸価は高くなる。

⑥　過酸化物価(POV)

脂肪酸の自動酸化によって生成するヒドロペルオキシド(過酸化物)の量を示し、自動酸化の初期の指標となる。

※即席麺や菓子類、食用油脂類には、酸価、過酸化物価の成分規格が規定されている。

⑦　カルボニル価(CV)

油脂の酸化によって二次的に生成されるカルボニル化合物(アルデヒドやケトン類)の量を表す特数である。

⑷　リン脂質

①　グリセロリン脂質

グリセロールを分子骨格とし、２個の脂肪酸とリン酸及び塩基などが結合したもの。有機塩基であるコリンが結合したものをホスファチジルコリン(レシチン)という。レシチンは卵黄や大豆に多く含まれ乳化性をもつ。

②　スフィンゴリン脂質

スフィンゴシンを分子骨格とし、脂肪酸とリン酸及び塩基などが結合したもの。コリンがついたものをスフィンゴミエリンといい、神経線維のミエリンの構成成分として脳や神経組織に多く存在する。また、スフィンゴシンと脂肪酸が結合したものをセラミドといい、糖脂質の前駆体になる。

4 ビタミン

ビタミンとは、「**微量**で動物体の**生理機能を正常に調節**する**有機化合物**で、動物体内ではほとんど合成されず、体外から摂取しなければならない必須栄養素である」と定義されている。

ビタミンは分類上、**脂溶性ビタミン**と**水溶性ビタミン**に大別される。脂溶性ビタミンはビタミン**A、D、E、K**の４つで、水溶性ビタミンは**B群**と**C**に分けられる。ビタミンＫとＢ群は**補酵素**として生体反応に直接関与する。また、生体内で酵素的あるいは非酵素的にビタミンに転換する前駆体を**プロビタミン**と呼ぶ。

主なビタミン

分類		ビタミン名	化学名	主な生理作用	欠乏症	主な給源
脂溶性ビタミン		ビタミンA	レチノール	ロドプシン（視紅）の生成に関与（明暗順応）、皮膚や粘膜の維持、正常な成長の維持、制がん作用、抗酸化作用、感染予防	夜盲症、眼球乾燥症、皮膚・粘膜の角質化、発育障害、細菌に対する抵抗力の低下	うなぎ、肝臓、魚肝油、卵黄、乳製品、緑黄色野菜（にんじん）
脂溶性ビタミン		ビタミンD	エルゴカルシフェロール、コレカルシフェロール	腸管や腎臓でのカルシウムとリンの吸収促進、骨の形成と成長促進	乳幼児期ではくる病、成人では骨軟化症や骨粗鬆症	魚、きのこ類、肝臓
脂溶性ビタミン		ビタミンE	トコフェロール	抗酸化作用（特に生体膜脂質の酸化を防止）	動物の不妊症、人間では位置感覚障害	胚芽油、綿実油、緑葉野菜
脂溶性ビタミン		ビタミンK 腸内細菌	フィロキノン、メナキノン	肝臓におけるプロトロンビンなどの血液凝固因子の生成に関与、骨形成促進	血液凝固の遅延、新生児の出血性疾患	肝臓、納豆、緑葉野菜（ほうれん草、ブロッコリー）、油脂類
水溶性ビタミン	ビタミンB群	ビタミンB_1 腸内細菌	チアミン	補酵素として糖質や分枝アミノ酸の代謝に関与	脚気（食欲不振、末梢神経障害、心不全など）、ウェルニッケ・コルサコフ症候群	胚芽（米、小麦）、豆類、酵母、豚肉
水溶性ビタミン	ビタミンB群	ビタミンB_2 腸内細菌	リボフラビン	補酵素としてエネルギー代謝や酸化還元反応に関与	口内炎、口角炎、舌炎、脂漏性皮膚炎、成長抑制	肝臓、卵黄、肉、酵母、緑葉野菜
水溶性ビタミン	ビタミンB群	ナイアシン トリプトファン 腸内細菌	ニコチン酸、ニコチンアミド	補酵素としてエネルギー代謝や酸化還元反応に関与	ペラグラ（皮膚炎、下痢、精神神経症状など）	肝臓、肉、魚、酵母、豆類
水溶性ビタミン	ビタミンB群	ビタミンB_6 腸内細菌	ピリドキシン、ピリドキサール、ピリドキサミン	補酵素としてアミノ酸代謝のアミノ基転移・脱炭酸反応に関与	ペラグラ様症候群、脂漏性皮膚炎、舌炎、口角症、リンパ球減少症	肉、魚、肝臓、卵
水溶性ビタミン	ビタミンB群	ビタミンB_{12} 腸内細菌	コバラミン	補酵素としてアミノ酸代謝に関与	巨赤芽球性貧血、神経障害（亜急性連合脊髄変性症）、舌炎	肉、魚、肝臓、貝類、乳製品
水溶性ビタミン	ビタミンB群	葉酸 腸内細菌	プテロイルグルタミン酸	補酵素として１炭素単位の転移や核酸塩基・アミノ酸・たんぱく質の生合成に関与	巨赤芽球性貧血	肝臓、緑葉野菜、豆類
水溶性ビタミン	ビタミンB群	パントテン酸 腸内細菌	−	コエンザイムＡ（CoA）の構成成分として脂質・糖質・アミノ酸代謝に関与	成長停止、副腎障害	肝臓、肉、魚、牛乳
水溶性ビタミン	ビタミンB群	ビオチン 腸内細菌	−	カルボキシラーゼの補酵素として脂肪酸合成や糖新生・エネルギー代謝に関与	皮膚炎、萎縮性舌炎、食欲不振	肝臓、肉、胚芽、えんどう
水溶性ビタミン		ビタミンC	アスコルビン酸	コラーゲンの生成、抗酸化作用、非ヘム鉄の吸収促進	壊血病（皮下出血）、出血傾向	果実類、野菜類、いも類

※ 腸内細菌 ：腸内細菌からも合成される　トリプトファン ：トリプトファンからも合成される

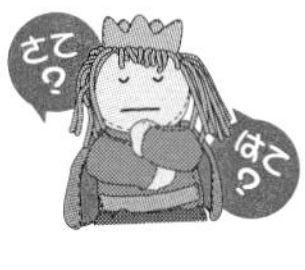

◆脂溶性ビタミン◆

⑴　ビタミンA（レチノール）

ビタミンAとしての効力を示す化合物は、動物性食品に含まれる**レチノール**（ビタミンA_1）、レチノールから脱水素反応によって生じる**デヒドロレチノール**（ビタミンA_2）、及び生体内でレチノールに変換される一部のカロテノイド（**α-**、**β-**、**γ-カロテン、クリプトキサンチン**）である。これらのカロテノイドは**プロビタミンA**と呼ばれ、なかでも効力が大きいのは**β-カロテン**である。

淡黄色の結晶で、酸、アルカリには比較的安定であるが、**二重結合**を多くもつため酸化されやすく、特に光、熱、重金属イオン、オキシダーゼに対して不安定である。

目の網膜で明るさを感じる**ロドプシン（視紅）**の生成に必須であるので、欠乏すると暗反応が低下し、**夜盲症**や眼球乾燥症になる。この他の生理作用には、正常な成長の維持、皮膚・粘膜の維持、制がん作用、抗酸化作用、感染予防などがある。

⑵　ビタミンD（カルシフェロール）

ビタミンDには、植物由来の**ビタミンD_2（エルゴカルシフェロール）**と動物由来の**ビタミンD_3（コレカルシフェロール）**とがあり、両者の生理活性はほぼ等しい。エルゴカルシフェロールの前駆体は、きのこ類に含まれるエルゴステロール、コレカルシフェロールの前駆体は、動物の皮膚に存在する7－デヒドロコレステロールであり、それぞれ紫外線照射によりビタミンDに変化する。

白色の結晶で、酸、アルカリには比較的安定であるが、二重結合をもつため酸化されやすく、光にも不安定である。

肝臓と腎臓で水酸化され**活性型ビタミンD**になってはじめて生理作用を発揮する。生体内での**カルシウムやリンの吸収・再吸収、骨の形成と成長**に関与するほか、がん細胞の増殖抑制と分化促進、ホルモン分泌調節、免疫調節などの作用をもつ。欠乏症は、乳幼児では**くる病**、成人では**骨軟化症**であり、閉経後の女性では**骨粗鬆症**の予防に重要なビタミンである。ただし、ヒト体内ではコレステロールが紫外線によってビタミンD_3に変換されるため、日光にあたる生活をしていれば不足することはない。

⑶　ビタミンE（トコフェロール）

ビタミンE効力をもつ物質のうち、生理活性が最大であるのは**α-トコフェロール**である。

非常に酸化されやすいため、**強い抗酸化能力**をもつ。抗酸化作用によってフリーラジカルの捕捉や過酸化物の分解を行うことで、生体膜を構成するリン脂質中の**多価不飽和脂肪酸の酸化を防止**し、生体膜を正常に保っている。また、酸化力の強い**活性酸素を除去**する働きもある。

過剰障害が認められない脂溶性ビタミンであり、脂質を多く含む食品に抗酸化剤として用いられる。

⑷　ビタミンK（フィロキノン、メナキノン）

天然のビタミンKには、**植物由来のビタミンK_1（フィロキノン）**と、**微生物由来のビタミンK_2（メナキノン）**とがあり、ビタミンK_2は**腸内細菌**からも合成される。

プロトロンビンなどの**血液凝固因子**や、**骨形成に関与するオステオカルシン**の生合成に**補酵素**として作用する。

通常の食生活において、成人では不足することはないが、腸内細菌の少ない新生児や抗生物質治療患者で血液凝固の遅延や出血傾向の欠乏症がみられることがある。新生児の欠乏症として、**頭蓋内出血**や**新生児メレナ**(消化管出血)が知られている。

◆水溶性ビタミン◆

(5)　ビタミンB_1(チアミン)

生細胞中ではビタミンB_1の大半は**チアミンジリン酸(TDP)**の形で酵素たんぱく質と結合しているが、食品の調理・加工過程や胃酸環境下でほとんどのTDPは遊離する。ビタミンB_1は酸や光には安定だが、中性～アルカリ性では不安定である。

わらびや生の貝類、ある種の細菌には、**アノイリナーゼ(チアミナーゼ)**というビタミンB_1分解酵素が存在する。一方、にんにくの匂い成分である**アリシン**はビタミンB_1の吸収を高める。

TDPは**グルコース代謝と分枝アミノ酸代謝の補酵素**なので、糖質摂取が増えたりエネルギー代謝が亢進したりすると、ビタミンB_1の要求量が増大する。ビタミンB_1が不足すると、代謝系が停滞してピルビン酸や乳酸が蓄積し、**脚気**(食欲不振、末梢神経障害、心不全など)や**ウェルニッケ・コルサコフ症候群**を発症する。

(6)　ビタミンB_2(リボフラビン)

ビタミンB_2は蛍光を有する黄色の結晶で、光やアルカリに極めて不安定で分解されやすい。生体内では、主としてクエン酸回路や脂肪酸のβ酸化における**酸化還元反応の補酵素**として作用する。

欠乏症は**成長抑制、口角炎、口内炎、舌炎、脂漏性皮膚炎**などである。

(7)　ナイアシン(ニコチン酸、ニコチンアミド)

ニコチン酸と**ニコチンアミド**を総称してナイアシンといい、熱、光、酸、アルカリに安定で、調理・加工中の損失がほとんどない。動物は、肝臓において**トリプトファン**60mgからナイアシン1mgを合成することができる。

ナイアシンは、生体内でニコチンアミドアデニンジヌクレオチド(NAD)やニコチンアミドアデニンジヌクレオチドリン酸(NADP)の形態で、多くの**酸化還元酵素の補酵素**として作用する。

ナイアシンの欠乏症は**ペラグラ**で、皮膚炎、下痢、精神神経症状などを呈する。

(8)　ビタミンB_6(ピリドキシン、ピリドキサミン、ピリドキサール)

ビタミンB_6活性を示す化合物は、**ピリドキシン、ピリドキサミン、ピリドキサール**の3種であり、生体内ではそれらの5′-リン酸エステルとなって存在している。

アミノ酸代謝に関わる酵素の**補酵素**として作用するので、たんぱく質摂取量が増大すると、ビタミンB_6の要求量も増加する。

欠乏症はペラグラ様症候群、脂漏性皮膚炎、舌炎、口角症、リンパ球減少症などである。

(9)　ビタミンB_{12}(コバラミン)

ビタミンB_{12}は分子中にコバルト(Co)を含むので**コバラミン**と呼ばれ、赤色で、水やアルコールに溶けやすい物質である。植物性食品には含まれない。

アミノ酸代謝やメチル基転移反応、葉酸代謝や**核酸**の合成に関わる酵素の**補酵素**として作用する。摂取されたビタミンB_{12}は、**胃の壁細胞**から分泌される糖たんぱく質(**内因子**)と結合して、回腸末端で吸収される。

通常、腸内細菌によって合成されるので不足することはまれだが、**胃切除者や高齢者**(内因子が不足してビタミンB_{12}の吸収が悪くなる）、**菜食主義者**で欠乏症がみられることがある。欠乏症は**巨赤芽球性貧血**や**神経障害（亜急性連合脊髄変性症）**である。

⑽　葉酸（プテロイルグルタミン酸）

ほうれんそうの葉から初めて分離されたので、葉に因んで命名された。**核酸**の生成やアミノ酸の代謝系などに関与する**補酵素**である。

葉酸は腸内細菌により合成されるが、抗生物質などで腸内細菌叢が変わってしまうと不足することがあり、欠乏症は**巨赤芽球性貧血**である。また、葉酸の不足は、動脈硬化の引き金等になる**血中ホモシステイン濃度を上昇**させる。妊娠前からの葉酸摂取により、**胎児の神経管閉鎖障害**の発症リスクを低減できる。

⑾　パントテン酸

パントテン酸は、黄色の油状物質で、酸、アルカリ、熱に不安定である。

コエンザイムA（CoA）の構成成分で、コエンザイムAは、**アシル基転移反応の補酵素**である。パントテン酸は動植物食品に広く分布し、腸内細菌によっても合成されるので、欠乏症になることは珍しい。

⑿　ビオチン

ビオチンは他の水溶性ビタミンとは異なり、代謝されずにそのままの形で酵素たんぱく質と強く結合し、**ビオチン酵素（ビオシチン）**を形成する。**炭酸固定**、炭酸転移、脱炭酸反応に作用する**補酵素**で、脂肪酸合成や糖新生、エネルギー代謝などに関与している。

生卵白を過食するとビオチン欠乏となり、皮膚炎、脱毛、食欲不振などを起こす（**卵白障害**）。これは生卵白中の糖たんぱく質**アビジン**が、ビオチンと不可逆的に結合して吸収を阻害するためである。卵を加熱する（アビジンが変性する）か、生でも全卵（卵黄にはビオチンが豊富）を食することで欠乏症を防げる。

⒀　ビタミンC（L-アスコルビン酸）

ビタミンCには、**アスコルビン酸（還元型ビタミンC）**と**デヒドロアスコルビン酸（酸化型ビタミンC）**があり、動物体内では相互変換が起こっている。（その効力は両者同等とされている。）

L-アスコルビン酸は非常に酸化されやすく、熱やアルカリ、光、重金属イオンによって酸化が促進される。最も不安定な栄養素といえる。ただし、いも類のビタミンCはでんぷん質で守られているため加熱しても破壊されにくい。ビタミンCはその**強い還元性**のため、ビタミンAの酸化防止、肉製品の発色時の還元剤、酵素的褐変反応の阻害などの効果が期待され、食品加工や食品の品質改善のため広く利用されている。

柑橘類などの果実類、緑黄色野菜類に多く含まれるほか、じゃがいも、キャベツ、茶葉などにも高濃度で存在する。きゅうり、キャベツ、にんじんなどには**アスコルビン酸オキシダーゼ**が存在し、還元型ビタミンCを分解されやすい酸化型ビタミンCに変化させる。

ビタミンCは、ビタミンEとともに**抗酸化作用（還元力）**をもち、**活性酸素を消去**する。また、**コラーゲンの生合成**、**非ヘム鉄の吸収促進**、生体異物の代謝、コレステロールの胆汁酸への代謝、脂肪酸の代謝などにも関与している。代表的な欠乏症は**壊血病**と**血管がもろくなることによる出血傾向**である。

5 ミネラル

人体を構成する元素のうち、主要元素である**酸素**、**炭素**、**水素**、**窒素**の４種類以外の元素を総称して**ミネラル(無機質)**という。食品を500～550℃で加熱すると、有機物中の酸素、炭素、水素、窒素は酸化され、H_2O、CO_2、NO_2となって揮散し、無機質が酸化物や塩の形で**灰分**中に残る。

ミネラルのうち、**カルシウム**、**リン**、**マグネシウム**、**カリウム**、**ナトリウム**、**塩素**、**硫黄**の７つは、人体に比較的多く含まれることから**多量ミネラル**と呼ばれ、**鉄**、亜鉛、銅、ヨウ素などはごく少量しか存在しないことから**微量ミネラル**と呼ばれる。ミネラルの主な機能は、次の通りである。

●骨や歯の構成成分…カルシウム、リン、マグネシウムなど

●筋肉、臓器、血液の構成成分…鉄、リン、硫黄など

●体液恒常性(浸透圧やpHなど)の維持…ナトリウム、カリウム、カルシウム、塩素、リン、硫黄など

●酵素、ホルモン、ビタミンの補助因子…マグネシウム、銅、亜鉛、ヨウ素、コバルトなど

●神経の興奮伝達や筋収縮の調節…カリウム、ナトリウム、マグネシウム、カルシウムなど

主なミネラル(無機質)

無機質名		主な生理作用	欠乏症	主な給源
多量ミネラル	カルシウム	骨・歯の形成、神経の刺激伝達、血液凝固、筋肉の収縮、酵素の活性化	成長不良、骨や歯の強度低下、くる病、骨軟化症、骨粗鬆症、テタニー ●過剰症はミルクアルカリ症候群	牛乳、乳製品、小魚、大豆、野菜、海藻類
	リン	骨・歯の形成、浸透圧・酸塩基平衡の調節、リン脂質・核酸の成分	骨・歯の発育不全	魚介類、牛乳、乳製品、肉類、卵黄、穀類
	マグネシウム	骨・歯の形成、酵素の活性化、筋肉の収縮、神経興奮	吐き気、嘔吐、眠気、脱力感 ●過剰症は下痢	海藻類、種実類、豆類、バナナ
	ナトリウム	細胞外液の浸透圧・酸塩基平衡の調節、グルコース・アミノ酸の腸管吸収に関与	筋肉痛、熱けいれん、疲労感、低血圧 ●過剰症は高血圧、浮腫	食塩、みそ、しょうゆ
	塩素	浸透圧・酸塩基平衡の調節、胃酸の成分	胃酸分泌低下	食塩、みそ、しょうゆ
	カリウム	細胞内液の浸透圧・酸塩基平衡の調節、神経や筋肉の興奮伝導、高血圧予防	筋無力症、不整脈	野菜、いも類、果物、海藻類
微量ミネラル	鉄	酸素の運搬・保持(ヘモグロビン・ミオグロビンの成分)、酸化還元反応に関与(チトクロム、カタラーゼの成分)	鉄欠乏性貧血、倦怠感、免疫機能低下 ●過剰症はヘモクロマトーシス	**【ヘム鉄】** 肝臓、魚介類、肉類 **【非ヘム鉄】** 卵、豆類、緑黄色野菜
	銅	酵素(SODなど)の成分、造血時の鉄代謝に不可欠(セルロプラスミン)、骨強度・白血球の成熟に関与	鉄投与に反応しない貧血、白血球減少、メンケス病 ●過剰症はウイルソン病	肝臓、肉類、魚介類(カキ)、種実類
	亜鉛	多種の酵素(RNAポリメラーゼ、SODなど)の成分、たんぱく質合成に関与	皮膚炎、味覚障害、慢性下痢、免疫機能障害、成長遅延、性腺発育障害	魚介類(カキ)、肉類、豆類、全粒穀類
	マンガン	酵素(SODなど)の成分、酵素の活性化、骨形成促進	成長抑制、びまん性の骨の脱石灰化	茶葉、豆類、穀類
	セレン	体内の抗酸化(グルタチオンペルオキシダーゼの成分)	成長障害、克山《ケシャン》病、カシン・ベック病 ●過剰症は毛髪・爪の脱落	魚介類(うるめいわし、あわび)、穀類
	モリブデン	酵素(キサンチンオキシダーゼなど)の成分	成長遅延、頻脈、多呼吸、夜盲症	乳製品、豆類、穀類、肝臓
	ヨウ素	成長促進(甲状腺ホルモンの成分)	甲状腺腫、クレチン症 ●過剰症も甲状腺腫	海藻類、海産類
	クロム	耐糖因子、糖・脂質代謝に不可欠	耐糖能低下、昏迷、脂質代謝異常	ビール酵母、ひじき、牛肉、まいわし
	フッ素	虫歯予防	虫歯 ●過剰症は斑状歯	飲料水、煮干、抹茶
	コバルト	造血機能に不可欠(ビタミンB_{12}の成分)	巨赤芽球性貧血	肝臓、魚介類、肉類、乳製品、豆類

⑴　カルシウム

カルシウムは、生体内に**最も多く存在する**無機質で、約99％がリン酸塩、炭酸塩、フッ化物として骨や歯などの**硬組織**に含まれ、残りは血液や筋肉に存在して血液凝固や筋収縮において重要な働きを担う。骨は、吸収と形成を常に繰り返しており、それに伴って骨へのカルシウムの取込みと溶出（骨吸収）が行われている。血漿中のカルシウム濃度は一定に保たれていて、カルシウムの骨への取込みと骨吸収によって調整されている。

カルシウムの吸収率は、年齢や妊娠・授乳の影響を受け、また食品により異なる（牛乳：約40～50％、小魚：約30％、野菜：約20％）。カルシウムを効率よく吸収するためには**カルシウム：リン比が１：１～２**がよいとされる。また生体のカルシウム要求量が増えるときにはカルシウム吸収率も高まる。他に吸収を促進する物質としては、**ビタミンD**、**乳酸**、**塩基性アミノ酸（リシン、アルギニン）**、**糖質（ラクトース、スクロース）**、**カゼインホスホペプチド（CPP）**、**エストロゲン**などがあり、逆に吸収を阻害する物質としては、**シュウ酸**（ほうれん草などの野菜）や**フィチン酸**（穀類、豆類）などの**有機酸**、**食物繊維**などがある。

カルシウムの欠乏により、骨粗鬆症、高血圧、動脈硬化などを招くことがある。

※フィチン酸はカルシウムのほか、マグネシウム、鉄、亜鉛などの吸収も阻害する。

⑵　リン

生体内のリンは、約85％がカルシウムと結合して骨や歯を形成し、残りは、リンたんぱく質、リン脂質、核酸などとして筋肉、脳、神経、肝臓、肺などに存在する。

リン化合物は、粘着剤や乳化安定剤、pH 調整剤など**食品添加物**として**加工食品**に広く用いられているので、加工食品の多食によるリンの**過剰摂取が問題**である。リンの過剰摂取が長期に続くと、カルシウムの腸管吸収が低下し、低カルシウム血症を起こす。

⑶　マグネシウム

マグネシウムは、成人の組織中では約50～60％が主にリン酸塩として骨に存在し、他には筋肉や腎臓、脳、肝臓、肺、血液、細胞外液などに存在する。通常、マグネシウムは欠乏することはないが、欠乏して低マグネシウム血症になると吐き気、嘔吐、眠気、脱力感、筋肉のけいれん、ふるえ、食欲不振の症状をきたす。

マグネシウムイオンはカルシウムイオンとともに、大豆たんぱく質の**グロブリンを凝固**させるので、豆腐製造の際に**にがり（塩化マグネシウム）**として使用される。

⑷　ナトリウム

ナトリウムは**細胞外液中**に多く存在する陽イオンで、浸透圧の維持、酸塩基平衡の調節に関与している。ナトリウムの細胞内外の濃度差は、**ナトリウムポンプ**によって保たれている。

一般食品中には塩化ナトリウム（食塩、NaCl）、リン酸ナトリウム（Na_2PO_4）、炭酸ナトリウム（Na_2CO_3）として含まれ、**動物性食品**、海藻類に多く含まれるが、植物性食品には少ない。また、**食品添加物**としても多量のナトリウム塩が用いられている。ナトリウムの過剰摂取による**高血圧症**や**脳卒中**といった**生活習慣病**が大きな問題となっている。

⑸　カリウム

カリウムは、**細胞内**に最も多い陽イオンである。細胞外に多いナトリウムとのバランスは、**ナトリウムポンプ**による能動輸送により保たれている。

カリウムの重要な生理作用として、浸透圧維持と**神経や筋肉の興奮伝導**への関与がある。また、カリウムの経口摂取は、効果的に**血圧を下げる**とされている。主に**植物性食品**に多く含まれ、通常の食生活では欠乏症、過剰症ともに起こらないが、下痢や嘔吐によって排泄量が増大する場合や、腎疾患によるカリウム排泄異常の場合などに、**低カリウム血症**、**高カリウム血症**が起こる。前者では呼吸困難、頻脈や不整脈、興奮性麻痺から心停止に、後者では骨格筋の筋力低下と弛緩性麻痺、徐脈や不整脈から心停止に、それぞれ至る。

⑹　鉄

鉄は約70％が血液中の**ヘモグロビン**、筋肉中の**ミオグロビン**、細胞内の鉄含有酵素として存在し、残りが**フェリチン**やヘモシデリンなど肝臓・脾臓に存在する**貯蔵鉄**である。

食品中の鉄は、肉や赤身の魚に含まれる、ヘモグロビン、ミオグロビン由来の**ヘム鉄**と、卵や豆、緑黄色野菜に含まれる**非ヘム鉄**に分けられ、**ヘム鉄の方が吸収がよい**。**ビタミンC(アスコルビン酸)**や胃の塩酸は、非ヘム鉄中の**三価鉄**を、より吸収されやすい**二価鉄に還元して吸収を促進する**。一方、**フィチン酸**、**タンニン**(お茶)、シュウ酸、食物繊維は非ヘム鉄の吸収を阻害する。

鉄の代表的な生理作用は、**酸素の運搬**である。また、**酸化還元反応**に関与し、ATP合成にも関わる。

鉄が欠乏すると赤血球の生成が妨げられ、貧血になる。**鉄欠乏性貧血**は、出血(月経、潰瘍・がんによる消化管出血)、成長期、妊娠・出産・授乳期などでしばしばみられる。

この他、鉄は、色素とのキレート結合による**食品の色調の安定化や劣化**、**肉の褐変**、**脂質の酸化促進**にも関与している。

⑺　その他のミネラル

銅は、多くの酵素の成分として重要であり、また、たんぱく質と結合した**セルロプラスミン**として**鉄の吸収に関与**しているため、欠乏すると鉄投与に反応しない**貧血**が起こる。貝類、甲殻類、肝臓などに多く含まれ、欠乏症はほとんどみられない。**亜鉛**や**モリブデン**は銅の吸収を阻害する。

亜鉛は、300種類以上の**酵素**や**ホルモン**の成分として重要であり、肉類、貝類(特に**カキ**)、豆類、海藻などに多く含まれる。**食物繊維**、**フィチン酸**、**シュウ酸**、**ポリフェノール**は亜鉛の吸収を阻害する。欠乏すると**味覚障害**や皮膚炎、成長遅延、免疫機能障害、性腺発達障害などが起こる。

ヨウ素は、**甲状腺ホルモン**の構成成分である。世界的には不足しやすい元素であるが、ヨウ素を多く含む海藻類を食べる日本人では、欠乏症はほとんどみられない。

6　水分

水は、食品の最も基本的な成分の一つであり、食品のさまざまな特性に影響を与える。また、栄養素ではないが、生物の生命維持に不可欠なものでもある。成人が1日に必要とする水の量は2～2.5Lで、その摂取源は食物由来と飲物由来がそれぞれ約50％であり、残りは体内の代謝過程で生成される水(代謝水)である。

⑴　水の特性

水(H_2O)は酸素原子(O) 1 個と水素原子(H) 2 個とが、それぞれ電子を 1 個ずつ出し合って**共有結合**してできた化合物である。水素に比べて酸素の電気陰性度が大きいため、共有電子対(結合電子対)は酸素側に偏り、酸素原子はいくらか負(−)に、水素原子はいくらか正(+)に帯電している。このように、水分子は部分的に正と負に分極している**極性分子**であるため、水分子と他の極性分子や隣接した水分子同士は水素原子を介して結合する。これを**水素結合**という。この水素結合のために、融点は低く沸点は高い。また他の液体と比べて蒸発熱や融解熱、表面張力、熱容量、熱伝導率、溶解能などがいずれも大きい。

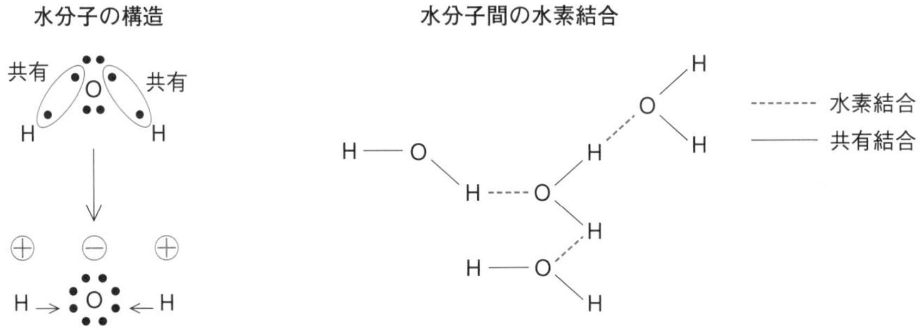

⑵　結合水と自由水

食品中の水には、**結合水**と**自由水**の 2 種類がある。結合水は、食品水分の10〜30%を占め、その運動性の束縛の程度により、**単分子層吸着水**と、**多層(多重)吸着水**に分けて考えられる。単分子層吸着水は、食品成分のたんぱく質や糖質のヒドロキシル基やアミノ基、カルボニル基などと水素結合やイオン結合で結びついて、食品成分の表面に層状に固定された運動できない水(狭義の結合水)である。多層吸着水は、単分子層の外側のさらに 2 〜 3 分子からなる層を形成し、束縛の程度はやや低いが自由には運動できない水(準結合水)である。

結合水の特徴として、次の点が挙げられる。

● 生体高分子の構造維持に貢献
● **0 ℃で凍結せず、100℃で蒸発しない(凍結乾燥によって除去できない)**
● 溶媒としての働きがない
● 誘電率が低い
● **酵素反応や微生物の繁殖に利用されない**
● 加熱などによっても脱水されにくい

※結合水は−80℃、準結合水は−20℃まで凍結しないことがあるので不凍水とも呼ばれる。

一方、自由水は、食品成分とは直接結合せず物理的に閉じ込められているだけで、純水同様の性質をもつ水である。自由水の特徴として、次の点が挙げられる。

● **搾汁や蒸発が容易で、溶媒になることができる**
● **微生物の繁殖に利用される**

⑶　水分活性

食品の貯蔵性、安定性、物性などは、水分含量よりも**自由水の量**に影響を受ける。この食品中の自由水の割合を反映する指標となるのが**水分活性(Aw : water activity)**である。

水分活性(Aw)＝食品の蒸気圧(P)/純水の蒸気圧(P_0)

＝相対湿度(RH)/100

食品中の自由水が多いほど蒸気圧(P)は高くなるが、純水(すべて自由水)以上になることはないので、水分活性の最大値は1.0である。また、食品ごとの水分活性と水分含量は必ずしも相関していない。

食品の変質に関わる各種反応の速度と水分活性の関係は次の通りである。

食品の変質と水分活性

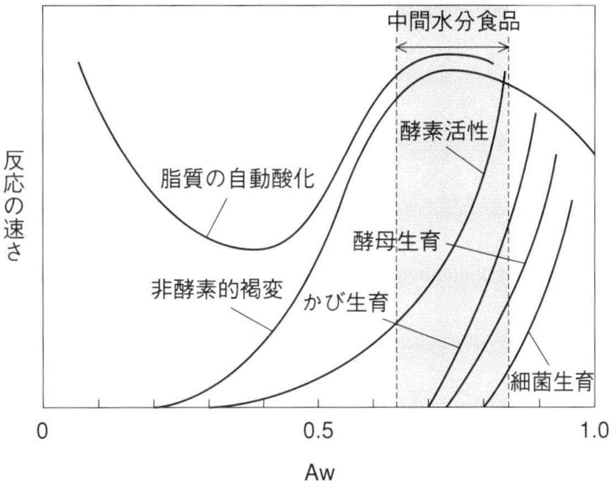

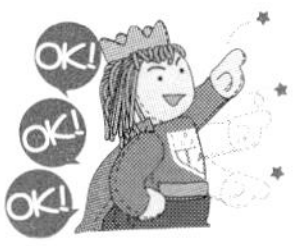

① **微生物の生育**は水分活性が低いほど抑制される。微生物の生育に必要な最低水分活性値は

かび(0.75)＜酵母(0.85)＜細菌(0.90)

の順に大きくなる。

② **非酵素的褐変**のアミノカルボニル反応*は、水分活性が高いほど反応速度は大きい。ただし、水分活性が1に近くなると反応基質が希釈されるため反応は遅くなる。

*アミノカルボニル反応については、PartⅥ-6-1 2◆非酵素的褐変◆⑴「アミノカルボニル反応」を参照のこと。

③ **加水分解酵素**が関与する反応は、水分活性が高いほど速く進む。

④ **脂質の自動酸化**は水分活性0.3付近で最も抑制される。水分活性がそれより低い領域では、水の単分子層が剥ぎ取られ、空気中の酸素と脂質が直接触れて酸化が進みやすくなる。水分活性が0.3より高い領域では水分活性が高いほど酸化は促進され、酸敗は0.65≦Aw≦0.85(中間水分食品：後述)で最も速く進行する。これは、酸化の触媒である重金属イオンと酸素の接触機会が、水を介することで増えるからである。さらに高水分活性域では反応系が希釈されるため反応性が低下する。

⑷ 中間水分食品

乾燥剤や保水剤を使って**水分活性を0.65～0.85に調整**した食品を、**中間水分食品(IMF：intermediate moisture foods)**という。これらは、保存性が高いながら水分量も10～40%あり、水を加える(復水させる)ことなくそのまま食べられる。代表的な中間水分食品は、ジャム、ゼリー、乾燥果物、ドライソーセージ、ようかん、魚介干物、求《ぎゅう》肥《ひ》などである。

■保水剤（保湿剤）

食品中の自由水を減らし、結合水の割合を高めるために添加される食塩やリン酸、あるいはスクロースや糖アルコールなどのこと。塩類はイオンに解離してクーロン力による水和を起こし、糖類は分子内のヒドロキシル基が自由水を水素結合で拘束する。

2　二次機能

おいしさに関わるものを食品の**二次機能**という。

●**色**：食欲を増進させるだけでなく、鮮度や品質を判定する基準となる。

●**味**：甘味、酸味、塩味、苦味、うま味、辛味、渋味、えぐ味など。

●**香り**：食品を口に入れる前に知覚され、食物選択に影響する。

●**テクスチャー**：食品の物性によりもたらされる、舌ざわり、歯ざわり、歯ごたえ、喉ごしなど食感の総称。

1　色素成分

食品に含まれる色素成分は、**天然色素**と**合成色素**に大別でき、さらに、天然色素は**植物性色素**と**動物性色素**に分けられる。

(1)　カロテノイド系色素

カロテノイドは黄～赤色の脂溶性色素で、炭素と水素のみからなる**カロテン類**と、酸素も含む**キサントフィル類**とに分けられる。光や酸素に対して不安定で、分子中の二重結合が酸化あるいは異性化すると退色・変色が起こる。油を用いた調理で消化管からの吸収が高まる。これらのカロテノイドのうち**α-**、**β-**、**γ-カロテン**及び**クリプトキサンチン**はプロビタミンＡとしての効力をもつ。カロテノイドは光合成を行っている器官でのみ生合成されるので、動物性食品中のカロテノイドは飼料やプランクトンなどの植物成分に由来している。

①　カロテン類

α-、β-、γ-、δ-、ε-カロテンやリコペンがある。なかでも**β-カロテン**は緑黄色野菜や卵黄に多く含まれ、プロビタミンＡである。**リコペン**はトマト、すいか、柿などに含まれる赤色色素で、さまざまな生理作用をもつが、プロビタミンＡではない。

②　キサントフィル類

α-、β-クリプトキサンチン、ルテイン、カプサンチン、アスタキサンチンなどがある。**アスタキサンチン**は、えび、かにの色素である。生ではグロブリンと結合しているため**灰黒色**を呈し、**加熱**によってたんぱく質が外れると色素本来の**赤色**が現れる。また、アスタキサンチンは、えびやかにを餌とするさけやますに移行して、その肉色の発現に寄与する。

食品中の主なカロテノイド系色素

種類	色素名	色調	主な所在
カロテン類	α-カロテン	黄橙	にんじん、オレンジ
	β-カロテン	黄橙	緑黄色野菜、さつまいも、卵黄
	γ-カロテン	黄橙	さつまいも、あんず
	リコペン	赤	トマト、すいか、柿
キサントフィル類	ルテイン	黄橙	オレンジ、とうもろこし、卵黄
	クリプトキサンチン	黄橙	みかん、パパイヤ、とうもろこし、卵黄
	カプサンチン	赤	とうがらし、パプリカ
	アスタキサンチン	赤	えび・かにの殻、さけ、ます
	フコキサンチン	赤	こんぶ、わかめ

※色文字の色素はビタミンA活性をもつカロテノイド(プロビタミンA)である。

(2)　フラボノイド系色素

「フラボノイド」とは、本来は植物色素という意味であり、多くは**配糖体(グリコシド)**として存在する。結合糖のないもの(遊離型)を**アグリコン**という。

①　狭義のフラボノイド

狭義のフラボノイドとは、フラボン類、フラボノール類、フラバノン類、イソフラボン類のことである。これらは通常**淡黄色から無色**であるが、**アルカリ性で黄色が鮮やか**になる(例中華麺)。

食品に含まれる主なフラボノイド系色素

分類	配糖体			アグリコン		
	名称	色調	主な所在	名称	色調	主な所在
フラボン類	アピイン	無色	セロリ、パセリ	アピゲニン	淡黄色	コーリャン
フラボノール類	ルチン	無色	そば、トマト アスパラガス	ケルセチン	黄色	たまねぎの皮
	アストラガリン	無色	いちご	カンフェロール	黄色	わらび
フラバノン類	ヘスペリジン	無色	柑橘類の皮	ヘスペレチン	無色	みかん
	ナリンギン	無色	柑橘類の皮	ナリンゲニン	無色	柑橘類の皮

※イソフラボン類には、大豆に多く含まれるゲニステイン、ダイゼイン等があり、女性ホルモン様の作用がある。

②　アントシアン系色素(広義のフラボノイドに含まれる)

アントシアニジン(アグリコン)とアントシアニン(配糖体)を総称してアントシアンという。アントシアンは、しそ、なす、赤かぶ、赤たまねぎ(紫たまねぎ)、ぶどう、いちごなどに含まれる。一般に、**酸性で赤**、**アルカリ性で青**になる。アントシアンは金属を**キレート**しやすい。なすを漬けたり黒豆を煮たりするときに、ミョウバンや鉄くぎを加えると色鮮やかになるのは、アルミニウムや鉄をキレートして色素が安定するからである。

食品に含まれる主なアントシアン系色素

分　類	配糖体名	色調	主な所在
ペラルゴニジン系	カリステフィン	明赤色	いちご、赤ラズベリー
	ペラルゴニン	赤色	ざくろ
シアニジン系	クリサンテミン	暗赤色	黒豆や小豆の皮、ブルーベリー
	シソニン	赤紫色	赤しそ
	シアニン	赤色	赤かぶ
デルフィニジン系	ナスニン	青紫色	なすの皮
マルビジン系	エニン	暗赤色	ぶどう

③　フラバノール類(広義のフラボノイドに含まれる)

カテキン類は、果実、野菜、茶葉に多く含まれるフラバノールで、柿や茶の渋味成分であり、ポリフェノールオキシダーゼの基質として、**酵素的褐変**に関与する。ポリフェノールオキシダーゼによりカテキン類が酸化重合してできるテアフラビン(橙赤色)、さらに酸化重合したテアルビジン(赤褐色)は、紅茶に含まれる。

(3)　ポルフィリン系色素

①　クロロフィル

クロロフィルは**葉緑素**ともいい、植物の光合成で光エネルギーを捕らえる重要な役割を担っている。ポルフィリン環の中央に**マグネシウム**原子をもち、疎水性のフィトールが結合しているので**脂溶性**である。クロロフィルの各種条件による構造変化とそれぞれの色調は次の通りである。なお、クロロフィルが脱フィトール・脱マグネシウムされた**フェオフォルバイド***は、光増感作用があり、光過敏症の原因物質である。

＊フェオフォルバイド　あわびやとこぶしなどの中腸腺に含まれ、食べた後で日光に当たると、顔面や手指の発赤、腫れ、痛み、かゆみなどの光過敏症を起こす。

クロロフィルの構造と色の変化

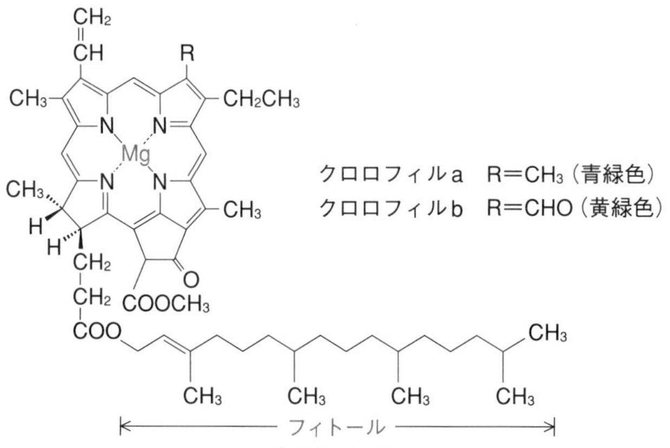

クロロフィル

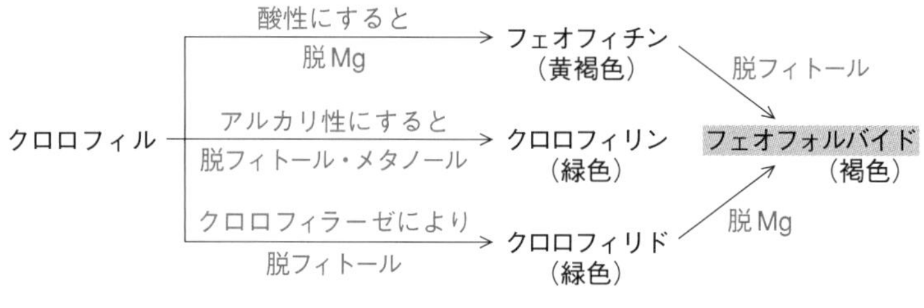

② **ヘム**

ヘムは、ポルフィリン環の中心に**鉄**が配位した構造をもつ。食肉や血色素の赤色は、それぞれ**ヘムたんぱく質**の**ミオグロビン**と**ヘモグロビン**に由来する。

※食肉の色の変化については PartⅥ-２-10❸「食肉の色」を参照のこと。

※その他、香辛料に含まれる色素成分については PartⅥ-２-15❻「香辛料」を参照のこと。

⑷ その他の色素成分

藻類に含まれるフィコシアニンは青色、フィコエリスリンは赤色、サフランに含まれるクロシンは黄色、うこん(ターメリック)に含まれるクルクミンは黄～赤褐色、赤ビートに含まれるベタニンは赤色を、それぞれ呈する。

❷ 呈味成分

食品の味には、基本味として、**甘味**、**酸味**、**塩味**、**苦味**、**うま味**の５つがあり、他に補助味として、**辛味**、**渋味**、**えぐ味**がある。

味覚物質の味の強さを表現するために、味の**閾値**がある。閾値には**刺激閾値**(味覚刺激を感知できる味覚物質の最低濃度)と、**弁別閾値**(２種類の刺激の違いを認識できる味覚物質の最低濃度)がある。

食品中の２種類以上の味覚物質が相互作用を示すことがある。

① **相乗効果**

同種の味をもつ２種類以上の呈味物質の刺激を同時に与えることにより、それぞれ単独で存在する場合の感覚量の和ではなく、それ以上の感覚が感知される。グルタミン酸ナトリウムに核酸系のうま味物質を加えると、うま味は相乗的に高まる。

② **対比効果**

少量の異なる呈味物質を同時にまたは継続して与えたときに、主なる味が強められる。スクロースに少量の食塩を添加すると、甘味は強くなる。

③ **相殺効果・抑制効果・マスキング効果**

複数の異なる味が共存するとき、一方または双方の味が弱まる(あるいはまったく感じられなくなる)ことをいう。酸味の強い果物にショ糖を加えると酸味も甘味も弱まる例や、塩味と甘味を加えることで酢の酸味を弱めるすし酢の例などが挙げられる。

④ **味覚修飾(味覚変革)**

ミラクルフルーツに含まれる**ミラクリン**というたんぱく質は、それ自身は甘くないが、これを口に入れた後は、酸味を甘味として感じる。

⑤ **味覚抑制**

トリテルペン配糖体である**ギムネマ酸**を口に含んだ後では、スクロースの甘さを感じない。腸からの糖の吸収を遅らせる作用もある。

⑥ **変調効果**

異種の味を継続摂取した場合に、本来の味とは異なる味に感じられることをいう。塩辛い食品を食べた後では、水に甘味を感じる例が挙げられる。

⑴　甘味物質

主な甘味物質の種類と所在

種　類	物質名	原料・所在	甘味度
糖　　類	スクロース	さとうきび・てんさい	1
	異性化糖	グルコースにイソメラーゼ処理	1～1.2
	グルコース	果物・はちみつ	0.6～0.7
	フルクトース	果物・はちみつ	1.2～1.8
	トレハロース	カビ・酵母	0.45
糖アルコール	マルチトール	麦芽糖	0.8～0.95
	ソルビトール	グルコースの還元	0.4～0.7
	キシリトール	キシロースの還元	0.85～1.2
砂糖の誘導体	カップリングシュガー	スクロース・グルコース・マルトース	0.5～0.6
	フラクトオリゴ糖	スクロース・フルクトース	0.6
	パラチノース	イソマルチュロース	0.4
たんぱく質・アミノ酸	アスパルテーム	アスパラギン酸＋フェニルアラニン	200
配糖体・その他	サッカリン	合成甘味料	300～500
	ステビオシド	天然甘味料(ステビアの葉)	200～300
	グリチルリチン	天然甘味料(甘草の根)	150
	アセスルファムカリウム	合成甘味料	200
	スクラロース	合成甘味料	600

⑵　酸味物質

酸味は、酸味物質が水溶液中で解離する水素イオンH^+の解離度の違いによって引き起こされる味覚である。

主な酸味物質の種類と所在

分類	物質名	所　在
無機酸	炭酸	炭酸飲料、ビール
	リン酸	清涼飲料水
有機酸	酢酸	食酢、漬物
	乳酸	乳酸飲料、ヨーグルト、漬物
	コハク酸	日本酒、貝類
	リンゴ酸	りんご、なし、もも、さくらんぼ
	クエン酸	柑橘類、梅干し
	酒石酸	ぶどう、パイナップル
	L-アスコルビン酸	果実類、野菜類

⑶　塩味

代表的な塩味は**食塩(NaCl)**である。ナトリウム摂取を制限する目的で、塩化カリウムや塩化アンモニウムが用いられている。

⑷　苦味

苦味は、一般には嫌われる味であるが、適度な苦味が食べ物の味を引き立てたり、苦味そのものが好まれる場合もある。苦味物質には、**カフェイン**(緑茶、紅茶、コーヒー)、**テオブロミン**(ココア、チョコレート)、**フムロン**(ビール)、**ナリンギン**(なつみかん、グレープフルーツ、柑橘類果皮)、**リモニン**(柑橘類種子)、**ククルビタシン**(きゅうり)、**苦味ペプチド**(チーズ、豆みそ、しょうゆ）などがある。

⑸　**うま味**

主なうま味物質の種類と所在

系列	物質名	所在
アミノ酸系	L-グルタミン酸	昆布、食酢、チーズ、みそ、しょうゆ
	L-アスパラギン酸	野菜類、みそ、しょうゆ
	テアニン	緑茶
核酸系	5′-イノシン酸	かつお節、煮干し、肉類
	5′-グアニル酸	干ししいたけ、きのこ類、肉類
その他	コハク酸	貝類、日本酒
	ベタイン	えび、たこ

⑹　**辛味、渋味、えぐ味**

辛味物質は、そのままで辛味のある、酸アミド類やバニリルケトン類などの**第１群**と、植物体内には**前駆体**（そのままでは辛味がない）として存在するイソチオシアネート類の**第２群**とに大別される。第１群には、**カプサイシン**（とうがらし）、**ピペリン・チャビシン**（こしょう）、**サンショオール**（さんしょう）、**ジンゲロン・ショウガオール**（しょうが）などがある。第２群の**シニグリン**（わさび、黒がらし）という配糖体は、すりつぶしたときに共存する酵素**ミロシナーゼ**の作用で**アリルイソチオシアネート**が生じると辛味が出てくる。

渋味の代表的な物質には、カテキン類（茶）、アントシアニジン（ワイン）、シブオール（柿）などがある。

えぐ味は、いわゆる「灰汁《あく》」の味であり、えぐ味物質には、**ホモゲンチジン酸**（たけのこ）、**タンニン**（お茶）、**シュウ酸**（ほうれんそう）などがある。

3　香気・におい成分

食品の香り物質は、一般的に、カルボニル基、水酸基、エステル基などの官能基や不飽和結合を構造に有し、分子量300以下で、ある程度の揮発性をもつ。

食品の香りは、通常、数十から数百もの香気物質が混ざり合ったもので、その組合せの違いによって個々の食品に特徴的な香りが形成される。しかし、ある種の食品では、特定の一香気物質によって、その食品の香りが決定づけられるものもある。このような特異的な香気物質を、その食品の香りの**キーコンパウンド**という。

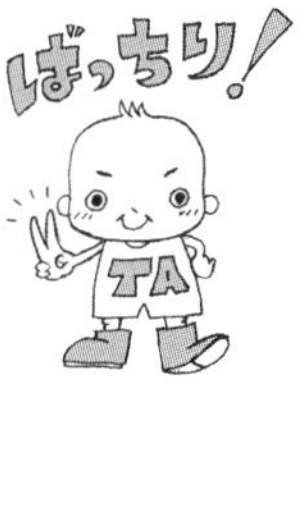

植物性食品中の主な香気物質

食品名	香気物質				
	アルコール類	アルデヒド類	エステル類	テルペン類	含硫化合物
緑黄色野菜	ヘキセノール（青葉アルコール）	ヘキサナール（青葉アルデヒド）			
きゅうり	キュウリアルコール	菫葉《きんよう》アルデヒド			
キャベツ	ヘキセノール	ヘキサナール			ジメチルジスルフィド、アリルイソチオシアネート
だいこん					ブテニルイソチオシアネート、メチルメルカプタン
わさび、からし					アリルイソチオシアネート、メチルメルカプタン
たまねぎ、ねぎ					ジプロピルジスルフィド、チオスルフィネート類
ニンニク					ジアリルジスルフィド、アリシン、アリルメルカプタン
青しそ		ペリルアルデヒド		ピネン、リモネン	
大豆	ヘキセノール	ヘキサナール			
まつたけ	1-オクテン-3-オール（マツタケオール）		桂皮酸メチル		
干ししいたけ					レンチオニン
オレンジ		オクタナール	酪酸エチル、酪酸ブチル、酢酸エチル	リモネン、シトラール	
温州みかん		ノナナール	酪酸エチル、酪酸ブチル、酢酸エチル	リモネン、シトラール	
バナナ	イソアミルアルコール		酢酸イソアミル、酢酸メチル		
ぶどう			アントラニル酸メチル		
もも		γ-ウンデカアルデヒド、ノナナール	γ-ウンデカラクトン等のラクトン類		
グレープフルーツ	オクタノール			ヌートカトン	

動物性食品中の特徴ある匂い

食品名	匂い物質
海水魚	鮮度低下とともに増加：トリメチルアミン、アンモニア、硫化水素
淡水魚	ピペリジン（生臭さ、泥臭さ）
食　肉	鮮度低下とともに増加：δ-アミノ吉草酸、アンモニア、硫化水素、メルカプタン
バター	ジアセチル、アセトイン
チーズ	酪酸、プロピオン酸

■加熱香気

加熱により生じる、香ばしいよい香りのこと。焼肉やうなぎの蒲焼きの香り、パンやクッキーの香り、しょうゆやコーヒーの香りなどがその例で、香気物質はストレッカー分解により生じる**ピラジン化合物**である。ストレッカー分解とは、アミノカルボニル反応の中間生成物のジカルボニル化合物が、アミノ酸と反応してアルデヒドとアミノレダクトンを生じる反応のことである。

3　三次機能

生体防御、体調リズム調節、老化の抑制、疾病の予防・回復など、健康の維持・増進に寄与する生体調節機能のことを、食品の**三次機能**(保健機能)という。単に「食品の機能」というとき、この三次機能を指すことが多い。

三次機能をもつ主な食品成分とその作用

機能性成分の分類		成分名　※(　)内は主な所在	作　用
ポリフェノール類	アントシアニン類	プロアントシアニジン(赤ワイン、黒豆)、デルフィニジン(ブルーベリー、赤ワイン)、シアニジン(ブルーベリー)、ナスニン(なす)	抗酸化、血圧上昇抑制、肝機能回復、眼精疲労回復
	カテキン類(フラバノール類)	エピガロカテキンガレート(緑茶、ウーロン茶、赤ワイン)	抗酸化、抗がん、抗アレルギー、炎症抑制
	フラボノイド類	**ルチン**(そば、トマト、たまねぎ)、ヘスピリジン(柑橘類)	抗酸化、抗がん、高血圧・脳血管障害予防
		イソフラボン[*1](大豆、納豆)	骨粗鬆症予防
	リグナン類	セサミン・セサミノール(ごま)	血清コレステロール低下、肝機能活性化、抗酸化
	その他のポリフェノール類	クロロゲン酸(杜仲茶、りんご、コーヒー)、テアフラビン(紅茶)	抗酸化、抗がん
		クルクミン(うこん)	肝機能強化、肝障害予防
		サポニン(大豆)	動脈硬化症予防
カロテノイド類		**β-カロテン**(緑黄色野菜)、**リコペン**(トマト)、**クリプトキサンチン**(柑橘類)、フコキサンチン(褐藻類)	抗酸化、抗がん
ビタミン		**アスコルビン酸**(野菜、果実、緑茶)、**トコフェロール**(植物性油脂、胚芽、豆類)	抗酸化、抗がん
食物繊維		**ペクチン**(果実、野菜)、グルコマンナン(こんにゃく)、アルギン酸(海藻)、セルロース(ごぼう、小麦ふすま)、ヘミセルロース(とうもろこし)、リグニン(ココア、豆類、野菜)、**キチン**(えび・かに)	血糖上昇抑制、血清コレステロール低下、腸内細菌叢改善、大腸がん発生抑制、排便促進
オリゴ糖		**フラクトオリゴ糖**、イソマルトオリゴ糖、大豆オリゴ糖	腸内細菌叢改善(プレバイオティクス)、血清コレステロール低下、抗う歯
ペプチド・アミノ酸		**乳カゼイン分解物**[*2](牛乳)	カルシウム吸収促進、血圧上昇抑制
		γ-アミノ酪酸(緑茶、発芽玄米)	血圧上昇抑制、神経抑制
		タウリン(たこ、貝類)	血清コレステロール低下、中性脂肪低下
脂質		**EPA・DHA**(青魚)	血栓溶解、血清コレステロール低下、中性脂肪低下、抗炎症
		レシチン(大豆、卵黄)	動脈硬化症予防、認知症予防
その他		硫化アリル類(にんにく、ねぎ、たまねぎ)	殺菌、疲労回復、血栓生成予防、肥満予防
		カプサイシン(とうがらし)	疲労回復、血行促進、肥満予防
		ビフィズス菌、乳酸菌(ヨーグルト、乳酸菌飲料、キムチ、ぬか漬などの発酵食品)	腸内環境の改善、免疫力(プロバイオティクス)

＊1　**イソフラボン**　成分はゲニステイン、ダイゼインである。
＊2　**乳カゼイン分解物**　カルシウム吸収促進作用をもつカゼインホスホペプチド(CPP)や、血圧上昇抑制作用をもつカゼインドデカペプチドなどがある。
※**植物性抗酸化物質**には、活性酸素の発生を抑えることでがんや生活習慣病等の発生や進行を抑制する働きがある。
※保健用途の表示を許可された機能性成分については、PartⅥ-5-4 2「特定保健用食品」を参照のこと。

練習問題

食品の水分に関する記述である。正しいのはどれか。１つ選べ。

(1)　水分活性は、必ず水分含量と相関がある。
(2)　水分含量は水蒸気圧と相関がある。
(3)　水分活性が1.0より高い食品がある。
(4)　水分活性が低くなるほど脂質の酸化が抑制される。
(5)　細菌の増殖に必要な最低の水分活性は、カビの場合よりも高い。

解　説　……………………………………………………………………………………… 正答　(5)

(1)　誤り。水分活性は食品中の水分のうち、自由水の割合を反映する指標であるため、必ずしも水分含量と相関があるとは限らない。
(2)　誤り。水蒸気圧と直接相関があるのは水分含量ではなく水分活性である。
(3)　誤り。水分活性の最大値は1.0である。
(4)　誤り。脂質の酸化反応は、水分活性が極端に低くなると反応速度が上がる。これは、水分活性が0.3以下に低くなると、単分子層の結合水もはがれて食品成分の脂質が直接酸素に触れるようになり、脂質の酸化が起こりやすくなるからである。
(5)　正しい。微生物の増殖に必要な最低の水分活性は、カビ0.75＜酵母0.85＜細菌0.9である。

練習問題

油脂の酸化に関する記述である。正しいのはどれか。１つ選べ。

(1)　動物性油脂は、植物性油脂より酸化されやすい。
(2)　酸化は、不飽和脂肪酸から酸素が脱離することで開始される。
(3)　過酸化脂質は、酸化の終期に生成される。
(4)　発煙点は、油脂の酸化により低下する。
(5)　酸化の進行は、鉄などの金属によって抑制される。

解　説　……………………………………………………………………………………… 正答　(4)

(1)　誤り。動物性油脂は、植物性油脂に比べて飽和度が高く(二重結合数が少なく)、酸化しにくい。
(2)　誤り。油脂の酸化は、不飽和脂肪酸から水素が引き抜かれてラジカルが生じることで開始される。
(3)　誤り。過酸化脂質は、酸化の初期に生成される。
(4)　正しい。発煙点は、油脂が酸化して劣化すると低下する。また、元々の油脂の精製度が低い場合にも低くなる。
(5)　誤り。油脂の酸化に対して、金属イオンは促進要因である。

練習問題

食品の色素に関する記述である。正しいのはどれか。１つ選べ。

(1) クロロフィルは、鉄を含んでいる緑色の色素である。
(2) アスタキサンチンは、とうがらしに含まれる赤色の色素である。
(3) ナスニンは、アントシアニン系の色素である。
(4) ルテインは、フラボノイド系の色素である。
(5) カリステフィンは、カロテノイド系色素である。

解説 …………………………………………………………………………………………… 正答 (3)

(1) 誤り。クロロフィルは鉄ではなくマグネシウムを含む色素である。
(2) 誤り。アスタキサンチンは、えびやかにの殻、さけ、ますなどの赤色系色素である。とうがらしの赤色色素はカプサンチンである。
(3) 正しい。
(4) 誤り。ルテインはオレンジやとうもろこし、卵黄に含まれるカロテノイド系色素である。
(5) 誤り。カリステフィンは、いちごなどに含まれるアントシアニン系色素である。

4　食品の安全性

1　食品衛生と法規

1　食品衛生関連法規

食品衛生行政は主として**「食品衛生法」**と**「食品安全基本法」**に基づいて行われているが、この他、「食品表示法」「健康増進法」「食鳥処理の事業の規則及び食鳥検査に関する法律」「JAS法」「水道法」「と畜場法」「栄養士法」「調理師法」「製菓衛生師法」などをはじめとする数多くの法律が食品衛生対策と関連している。

(1)　食品衛生法

食品衛生法は「食品の安全性の確保のために公衆衛生の見地から必要な規制その他の措置を講ずることにより、飲食に起因する衛生上の危害の発生を防止し、もって国民の健康の保護を図ること」を目的としている。

食品衛生法には、販売用の食品・食品添加物、新開発食品の販売禁止、包括的輸入禁止、食品等の規格基準、食品衛生監視指導指針・計画、輸入食品の届出、食品衛生監視員、営業施設基準、営業許可、食中毒の調査・報告、罰則などについて定められている。なお、食品衛生法が対象としているものはすべての飲食物だけでなく、食品添加物、食品に使用する器具や容器包装、食器や食材に使用する洗浄剤、乳幼児が口にするおもちゃなども含まれる。

※食品衛生法の条文については、巻末資料を参照のこと。

■食品衛生法の改正(平成30年6月13日公布)の概要

我が国の食をとりまく環境変化や国際化等に対応し、食品の安全を確保するため大きく分けて以下7項目について改正された。

1．広域的な食中毒事案への対策強化
2．HACCP(ハサップ)に沿った衛生管理の制度化
3．特別の注意を必要とする成分等を含む食品による健康被害情報の収集
4．国際整合的な食品用器具・容器包装の衛生規制の整備
5．営業許可制度の見直し、営業届出制度の創設
6．食品リコール情報の報告制度の創設
7．その他(乳製品・水産食品の衛生証明書の添付等の輸入要件化、自治体等の食品輸出関係事務に係る規定の創設等)

(2)　食品安全基本法

食品安全基本法はBSE問題や偽装表示問題を契機に制定された法で、「食品の安全性の確保に関し、基本理念を定め、関係者の責務及び役割を明らかにするとともに、施策の策定に係る基本的な方針を定めることにより、食品の安全性の確保に関する施策を総合的に推進すること」を目的としている。施策の実施に係る基本的な方針として、新たに**リスク評価**(リスクアセスメント)、**リスク管理**(リスクマネジメント)、**リスクコミュニケーション**から構成される**リスク分析**(リスクアナリシス)手法の導入が図られている。本法に基づき**内閣府**に設置された**食品安全委員会**が**リスク評価**を実施する。

食品安全行政

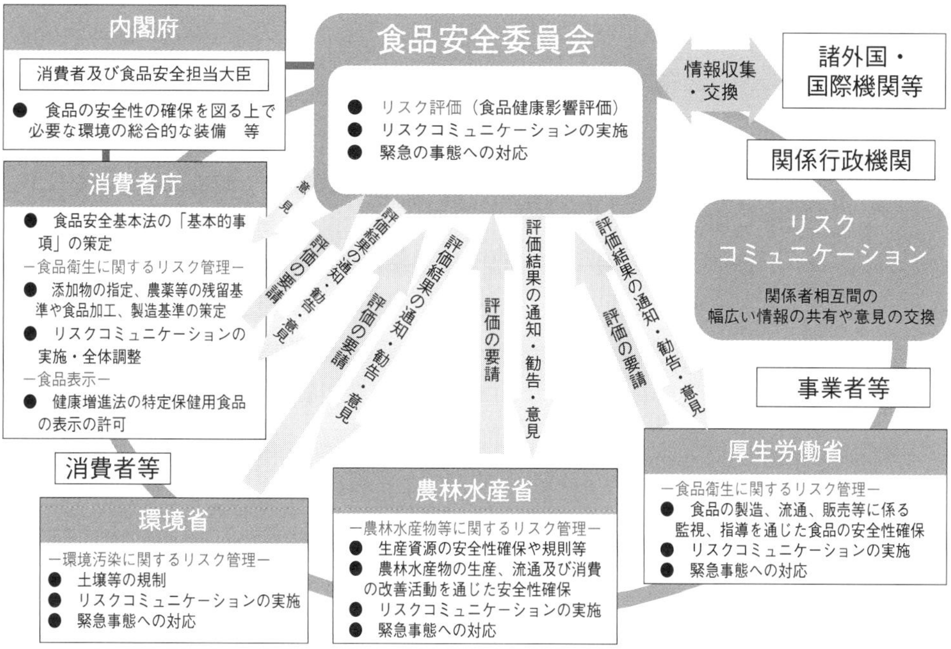

■食品安全に係るリスク分析

●リスク評価…食品中の有害物質によって、どのくらいの確率でどの程度ヒトの健康への悪影響が起こるかを科学的に評価すること。

●リスク管理…すべての関係者と協議しながら、リスク低減のために適切な政策・措置（規格や基準の設置等）について、科学的な妥当性をもって検討・実施すること。

●リスクコミュニケーション…リスク分析の全過程において、行政機関、食品事業者、消費者等関係者間で、それぞれの立場からリスクについての情報の共有・意見交換をすること。

2　食品衛生監視員と食品衛生管理者

(1)　食品衛生監視員（食品衛生法第30条）

食品衛生監視員とは、食品の安全性及び衛生確保のための業務に従事する公務員であり、厚生労働大臣、内閣総理大臣または都道府県知事等により任命される。国家公務員としての食品監視員は、人事院による専門職試験により採用され、全国の主要な海・空港の検疫所において輸入食品の監視・検査・検疫衛生業務に当たるほか、地方厚生局や消費者庁などに配属されている。一方、地方自治体に所属する食品衛生監視員は、都道府県庁や市役所、保健所などで食品営業施設の許認可・監視指導・収去検査・行政処分、食中毒の調査、消費者の苦情・相談の対応等の業務を行っている。

■食品衛生監視員の資格

(1)　医師、歯科医師、薬剤師、獣医師
(2)　大学において医学、歯学、薬学、畜産学、獣医学、水産学又は農芸化学の課程を修めて卒業した者
(3)　都道府県知事の登録を受けた食品衛生監視員の養成施設において所定の課程を修了した者
(4)　栄養士で２年以上食品衛生行政に関する事務に従事した経験を有する者

(2)　食品衛生管理者（食品衛生法第48条）

食品の製造または加工の過程で、特に衛生上の考慮を必要とする11業種（全粉乳、加糖粉乳、調整粉乳、食肉製品、魚肉ハム、魚肉ソーセージ、放射線照射食品、食用油脂、マーガリン、ショートニング、添加物）の営業者には、その施設ごとに**専任の食品衛生管理者を設置する**こと、並びにその食品衛生管理者氏名等を所在地の**都道府県知事へ届け出る**ことが義務づけられている。食品衛生管理者は、施設において食品衛生法に係る違反が行われないよう監督する。

食品衛生管理者の資格は、前述した食品衛生監視員の資格要件を満たす者に加え、厚生労働省が指定した講習会を受講した者などに与えられる。

■食品衛生推進員（食品衛生法第67条第２項、第３項）

食品衛生推進員とは、飲食店営業の衛生管理などの食品衛生に関する事項について、保健所と協力して営業者からの相談に応じたり、助言などを行い、食品衛生の向上のために活動するボランティアリーダーである。都道府県などが、社会的信望があり、かつ食品衛生の向上に熱意と識見を有する者の中から委嘱する。

3　消費者庁

2009（平成21）年９月１日、消費者が安心して安全で豊かな消費生活を営むことができる社会の実現に向けて、消費者庁が発足した。

消費者庁は内閣府の外局として設置され、その長は**消費者庁長官**である。主任の大臣となる**内閣総理大臣**のほか、**内閣府特命担当大臣（消費者及び食品安全担当）**が常設される。

消費者庁は食品に関連して主に以下の２つの事務を取り扱う。

● **食品安全行政**

食品安全基本法による**食品安全行政**における**リスクコミュニケーション関係機関との調整**、**リスク管理**などを行う。

● **食品表示**

食品表示に関する制度を一元的に所掌する（食品表示課）。なお、食品表示に関する規定は、食品衛生法、JAS法及び健康増進法の３法によって定められていたが、2015（平成27）年４月に食品表示法が施行され、制度が一元化された。

※PartⅥ-５-１「食品表示法」を参照のこと。

■消費者委員会

消費者委員会とは、消費者庁の発足と同時に内閣府に設置され、関係省庁から独立して消費者問題の調査・審議や建議・提言等を行い、消費者行政全般を監視する第三者機関である。食品関連では、表示基準などの作成にあたっての建議や、健康増進法に基づく特定保健用食品の許可申請に対して安全性・有効性の調査審議を行う。

4 国際機関

現在、国際的な食品規格を策定している唯一の国際機関は、**コーデックス委員会**である。コーデックス委員会(CAC)は、消費者の健康を保護し、食品貿易の公正を確保することを目的として、国連食糧農業機関(FAO)と世界保健機関(WHO)が共同で設立した合同委員会である。わが国も加盟しており、代表を送っている。現在200を超える国際食品規格の他、食品表示等のガイドラインや衛生規範などが作成されている。コーデックス規格(コーデックス委員会が定める規格等の総称)は、拘束力はもたないが重要度は高く、日本の認証制度や表示基準などにも影響を与えている。

2 食品の変質

1 腐敗

食品が自己消化あるいは微生物の酵素作用により分解し、悪臭や有害物質を生じて可食性を失うことを**腐敗**という。なお狭義では、食品成分のたんぱく質や窒素化合物の分解を腐敗、炭水化物や脂質の変質を**変敗**、有機物が大量に発生するようになった状態を**酸敗**という。なお、油脂が空気中の酸素により酸化されて変質する場合も酸敗という。

食品の腐敗に関与する微生物の種類は多い。代表的な腐敗細菌の特徴を次に示す。

- ●シュードモナス属：偏性好気性の低温細菌。魚介類、食肉類、牛乳、卵など冷蔵庫で保存される食品の腐敗に広く関与する。
- ●バシラス属：偏性好気性から通性嫌気性の桿菌。耐熱性の芽胞を形成する。セレウス菌、炭疽菌など。
- ●クロストリジウム属：偏性嫌気性の桿菌。食肉加工品や缶詰などの嫌気的条件下で増殖する。耐熱性の芽胞を形成する。ボツリヌス菌やウェルシュ菌など。
- ●ミクロコッカス属：偏性好気性の球菌。ヒトの口腔内にも常在する。

(1) 食品の変質に関与する微生物の生育条件

① 温度

微生物は生育至適温度によって、次のように低温菌、中温菌、高温菌に分類される。食中毒の原因となる微生物の多くは**中温菌**である。

微生物と至適温度

分　類	至適温度	最高温度（上段） 最低温度（下段）	特　徴
低温菌	10〜20℃	25〜30℃ －５〜５℃	・海水、河川水、土壌に分布 ・冷蔵庫内でも増殖する
中温菌	30〜40℃	40〜45℃ ５〜10℃	・ヒトや動物の糞便に分布 ・**かび、酵母、細菌(腐敗菌、病原菌、食中毒菌など)の多くがこれに属する**
高温菌	50〜60℃	70〜80℃ 25〜45℃	・温泉に分布 ・温蔵庫や保温ジャー内で増殖する

■フラットサワー変敗

コーヒーや畜肉・魚肉のびん詰や缶詰などで起こる、耐熱性の芽胞形成細菌による変敗である。これらの細菌はガスを発生せずに増殖し、乳酸を生成する。原因菌の１つ Geobacillus stearothermophilus は、その芽胞の耐熱性が高く、高圧蒸気滅菌の指標菌として用いられている。

缶詰食品の変敗ではガスが発生して缶が膨張することが多いが、この変敗ではガスを発生せず缶のふたが平ら（フラット）なままで変化がなく、pH が低下することからフラットサワーと呼ばれる。

② 酸素

微生物はその生育に必要な酸素の要求性によって次のように分類される。

微生物と酸素要求性

分　類	性　質	微生物例	検出される食品
偏性好気性菌	酸素がないと増殖できない。	かび	パン表面、もち表面、干物表面など
微好気性菌	酸素濃度が３～15%の低い状態で増殖する。	カンピロバクター	魚介類、肉類、卵、牛乳、乳製品、穀類、野菜など
通性嫌気性菌	酸素の有無にかかわらず増殖できるが、酸素があったほうが増殖しやすい。	酵母、多くの食中毒菌や病原菌	
偏性嫌気性菌	酸素がない状態かまたは非常に少ない状態で増殖する。	ボツリヌス菌、ウェルシュ菌	缶詰、瓶詰、真空包装食品など

③ pH

多くの微生物は pH５～９の範囲で生育する。一般的に、**細菌類の至適 pH は6.8～8.0(中性～弱アルカリ性)**、**かびや酵母は5.0～6.0(弱酸性)** である。なお、pH3.0以下の強酸性および pH 10.0以上の強アルカリ性では、多くの微生物の生育が抑制される。

④ 水分活性

食品中の**自由水**が微生物の生育に利用される。一般に、水分活性0.65以下では微生物は生育することができない。微生物の生育に必要な最低水分活性値は、

かび 0.75　＜　酵母 0.85　＜　細菌 0.90

の順に大きくなる。

※自由水および水分活性については、PartⅥ-３-１❻(2)「結合水と自由水」(3)「水分活性」を参照のこと。

⑤ 栄養分

微生物はその生育に必要な栄養分の要求性によって、**独立栄養菌**と**従属栄養菌**に分類される。独立栄養菌は無機物だけで生育する菌で、従属栄養菌は有機物がないと生育できない菌である。酵母、かびは独立性が強く、細菌は従属性が強い。

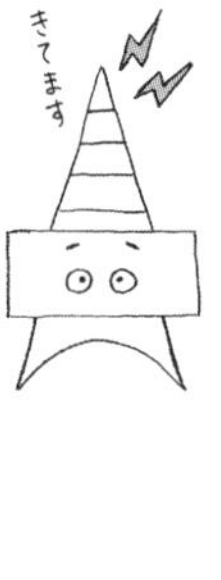

⑥　増殖曲線

微生物を増殖に適した培地に接種し、至適温度におくと、右図のような**増殖曲線**を描く。増殖曲線は、ある時期まではほとんど増殖しない**誘導期**(準備期間)、活発に増殖する**対数期**、分裂と死滅が相殺され増殖が停止する**定常期**、死滅する菌が増加する**死滅期**の4段階に区分される。

微生物の増殖曲線

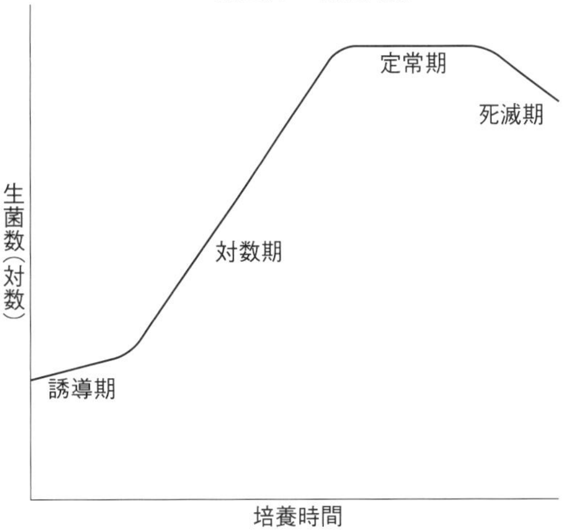

(2)　鮮度・腐敗の判定

①　揮発性塩基窒素(VBN)量

たんぱく質食品(魚介類、肉類等)の分解が進むと、アンモニアやアミン類などの**揮発性塩基窒素**が生成されるので、この量の測定によって腐敗を判定することができる。なお、サメやエイなどは尿素含量が多く、はじめからアンモニアを含んでいるため、この方法は適用できない。

新鮮	普通	**初期腐敗**	**腐敗**
5～10mg/100g	15～20mg/100g	**30～40mg/100g**	**50mg/100g以上**

②　*K*値

魚肉や畜肉に含まれる**ATP**は、死後硬直によりATP→ADP→AMP→IMP(イノシン酸)→H_xR(イノシン)→H_x(ヒポキサンチン)と分解していくが、このうちH_xRとH_xの割合によって鮮度の劣化を判定することができる。

以下の計算式により*K*値を求める。

$$K\text{値}=\frac{H_xR+H_x}{ATP+ADP+AMP+IMP+H_xR+H_x}\times 100$$

水揚げ直後	生食用	煮焼き用	**初期腐敗**
10%以下	20%前後	40%前後	**60%以上**

※鮮度判定に*K*値は有効であるが、揮発性塩基窒素の測定に比べ、分析に時間を要する。

※PartⅥ-6-1 2◆酵素による成分変化◆(5)「酵素によるヌクレオチドの変化」を参照のこと。

③　トリメチルアミン量

魚介類の腐敗が進むとトリメチルアミンオキシドが**トリメチルアミン**に変化するので、トリメチルアミン量の測定によって腐敗を判定することができる。4～5mg/100gを超えたところで初期腐敗と判定される。

④　一般細菌数(生菌数)の測定

好気性条件で増殖する中温細菌数を計測する。主に生鮮食品の衛生指標として用いられ、一般に食品中の生菌数が10^7～10^8/gで初期腐敗と判定される。

※**大腸菌群**：衛生行政上用いられる名称で、細菌学上の大腸菌とは必ずしも一致しない。「グラム陰性無芽胞性の短桿菌であり、乳糖を分解して酸とガスを産生する好気性または通性嫌気性の細菌群」と定義される。ヒトや家畜の糞便のほか下水、汚物などに存在するので、腸管系病原菌汚染の可能性や、食品の加熱後の二次汚染を判断するための衛生指標となり、清涼飲料水、魚肉ねり製品、冷凍食品などの規格基準に用いられる。

※**糞便系大腸菌**(EC)：大腸菌群のうち、E. C. 発酵管で44.5℃で24時間以内に発育し、酸とガスを産生する菌を指す。食品衛生では、新しい糞便汚染の可能性を判断する指標であり、「食肉製品や生食用カキ、冷凍食品で凍結直前加熱以外のもの」の成分規格では陰性であることと定められている。

※**腸球菌**：ヒトを含む哺乳類の腸内常在菌のうち球菌であるものを指す。腸管以外では増殖しにくいので、人畜の糞便で汚染されない限り環境中にはほとんど存在しないと考えられる。大腸菌よりも加熱や冷凍に対する耐性が強いため、特に冷凍食品における冷凍以前の糞便汚染の指標として有用である。

2　油脂酸敗

PartⅥ-6-1 2◆酸化反応◆(1)「脂質の酸化」を参照のこと。また、脂質の自動酸化と水分活性の関係については、PartⅥ-3-1 6(3)「水分活性」を参照のこと。

(1)　油脂酸敗の予防

油脂の酸敗を促進する因子には、**酸素**、**光**、**温度**、**金属**などがある。したがって、油脂食品の保存には、これらの影響を防ぐために以下のような工夫が必要である。

- 脱酸素剤の使用や**不活性ガス**(窒素や二酸化炭素などのガス)置換により、酸素との接触を防ぐ。
- 不透明な容器や包装を施した容器に保存して、**光を遮断**する。
- 冷蔵保存して温度が上昇しないようにする。
- 金属製の容器は使用しない。キレート剤(クエン酸など)の使用により金属の触媒作用を封鎖する。

(2)　油脂酸敗の判定

①　酸価(AV)

酸価とは、長時間貯蔵及び加熱による加水分解や酸敗によって生成する**遊離脂肪酸**の量を示す値である。油脂1g中の遊離脂肪酸を中和するのに要する**水酸化カリウム**のmg数で示される。精製された食用油脂では1以下である。

食品衛生法では、即席めん類の成分規格を「酸価3以下」と規定している。

②　過酸化物価(POV)

過酸化物価とは、脂肪酸の自動酸化によって生成する**ヒドロペルオキシド**(過酸化物)の量を示す値である。油脂にヨウ化カリウムを加えた場合に遊離される**ヨウ素**をチオ硫酸ナトリウムで滴定し、油脂1kg中のmg当量で示す。過酸化物価は、自動酸化の**初期**の指標となる。

食品衛生法では、即席めん類の成分規格を「過酸化物価30以下」と規定している。

3　食品の変質の防止法

(1)　冷蔵・冷凍・チルド法

食品を低温状態に保つと、酵素活性や食品汚染微生物の増殖が抑制されることによって変質が防止され、保存性が高まる。食品を0〜10℃で保存することを**冷蔵**、0℃以下で**凍結**させて保存することを**冷凍**(一般には−18〜−15℃以下で保存する)という。

ただし、低温でも増殖する微生物(低温菌)の存在や、長期間の冷凍保存で起こる冷凍焼け(乾燥、変色、酸化)に注意が必要である。

また、食品を凍結すると、食品内部で形成される氷結晶により食品細胞が損傷を受けて、解凍時に品質や風味の低下を招くことがある。**最大氷結晶生成温度帯(−5〜−1℃)**において食品中の水分が凍結し、氷結晶が育つので、冷凍による食品細胞の損傷を防ぐには最大氷結晶生成帯をできるだけ速く通過させる**急速冷凍法**が有効である。

食品の凍結曲線

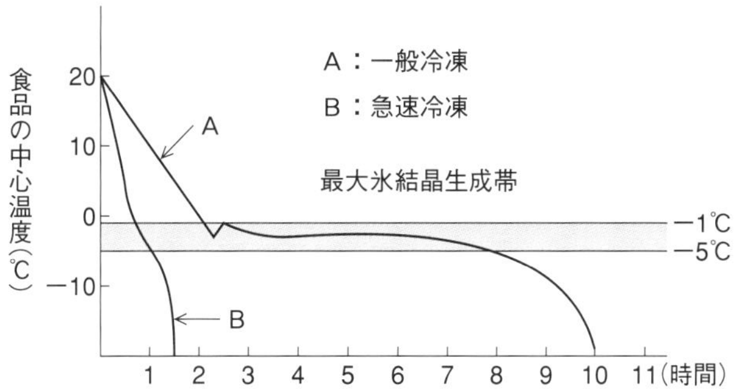

チルドあるいは**氷温貯蔵**とは、氷結点付近で、なおかつ食品が凍結しない程度の低温(－1～0℃)で保存する方法である。また、**パーシャルフリージング**は、－3℃付近の温度で食品の表面だけを氷結して保存する方法である。

(2) 加熱殺菌・滅菌法

食品を加熱すると、食品汚染微生物が殺菌されると同時に酵素活性も抑制されて、食品の変質を防ぐことができる。しかし、強い耐熱性をもつ有芽胞細菌を殺菌するには、120℃以上、15分以上の加熱が必要である。食品の加熱殺菌温度は、食品の pH や成分の安定性、微生物汚染状況等を考慮して設定する必要がある。

●殺菌……細菌などの微生物、特に病原菌を死滅させること(無菌状態ではない)。

●滅菌……細菌をはじめすべての微生物を死滅させて無菌状態にすること。

■牛乳の殺菌方法

方法	加熱温度	加熱時間
低温長時間殺菌法(LTLT 製法)	63℃	30分
高温短時間殺菌法(HTST 製法)	72℃以上	15秒以上
超高温殺菌法(UHT)	120～130℃	2～3秒
超高温滅菌殺菌法(LL)	135～150℃	1～4秒

(全国乳業協同組合連合会 HP より)

■缶詰の殺菌

食品の酸性度	加熱温度
pH4. 5以下の酸性及び強酸性 (トマト製品、みかんなど)	100℃以下
pH5. 3～4. 5の弱酸性	120℃以上
pH5. 3以上の非酸性	

■加熱殺菌理論の用語

●D 値……一定温度で元の微生物数を10分の 1 に減少させるのに要する加熱時間。

●Z 値……D 値を10分の 1 にするために要する温度。

●F 値……基準温度で一定数の微生物を死滅させるのに要する加熱時間。

(3) 乾燥・脱水法

乾燥・脱水法は、**水分活性を低下**(一般には0. 65以下に)させて食品の変質を防ぐ方法である。細菌類は乾燥に弱く、かびは比較的乾燥に強い。

乾燥法には、天日干しや日陰干し等による自然乾燥法(例干物、切干し大根、干し柿)と、人工乾燥法(真空凍結乾燥法、常圧噴霧乾燥法など)がある。

■真空凍結乾燥法（freeze dry）

あらかじめ加熱・味付けなどの処理をした食品を、－30℃程度で急速凍結し、さらに減圧し真空状態で水分を昇華させて乾燥させる方法。**多孔質**のポーラス状になるため、水や熱湯が浸透しやすく、復元性・溶解性が高い。乾燥による形態の変化や、熱に不安定な成分の損失が小さいのが特長である。

⑷　紫外線・放射線照射法

①　紫外線照射法

紫外線は微生物のDNAに損傷を与えて殺菌作用を示す。波長260nm付近の短波長の紫外線が最も強い殺菌効果を示す。ただし、紫外線は透過力が弱いためその殺菌効果は照射表面にしか及ばない。殺菌効果は微生物の種類によって異なるが、芽胞を含むほとんどすべての微生物に効果があるとされている。

②　放射線照射法

放射線の殺菌作用も紫外線と同様に微生物のDNAへの作用と考えられているが、放射線は透過力が強く、食品内部の殺菌も可能である。食品への放射線照射は殺菌のみならず、殺虫、発芽防止、成熟遅延、生育抑制等の目的でも行われる。

※PartⅥ-4-9 3「放射線照射食品」を参照のこと。

3　食中毒

1　食中毒の定義

飲食物や容器・器具・包装などを通して、体内に入った有毒・有害な物質や微生物によって起こる比較的急性の胃腸炎症状を主とする健康障害を食中毒という。なお、1999年施行の「**感染症法**」を踏まえ、コレラ、赤痢、腸チフス等の感染症も、食物を介して発生した場合は行政的には食中毒として扱うことになった。

食中毒の分類

<table>
<tr><td rowspan="4">微生物性食中毒</td><td rowspan="3">細菌性</td><td>感染型</td><td>生菌の経口的感染によるもの
例　サルモネラ属菌、エルシニア菌、カンピロバクター</td></tr>
<tr><td>毒素型</td><td>細菌の菌体外毒素によるもの
例　ブドウ球菌、ボツリヌス菌、嘔吐型セレウス菌</td></tr>
<tr><td>生体内毒素型</td><td>腸管内で毒素を産生するもの
例　腸炎ビブリオ、腸管出血性大腸菌、ウェルシュ菌、
下痢型セレウス菌</td></tr>
<tr><td>ウイルス性</td><td colspan="2">ノロウイルス、A型肝炎ウイルスなど</td></tr>
<tr><td rowspan="2">自然毒食中毒</td><td>植物性</td><td colspan="2">毒きのこ、じゃがいも、青梅など</td></tr>
<tr><td>動物性</td><td colspan="2">ふぐ、二枚貝など</td></tr>
<tr><td>化学性食中毒</td><td colspan="3">有害な化学物質や重金属によるもの
例　メタノール、ヒ素、PCB、銅、水銀、カドミウム、スズ、鉛</td></tr>
<tr><td>アレルギー様
食中毒</td><td colspan="3">いわしやさんまなどのヒスチジンを多く含む赤身魚が腐敗する過程で、細菌による脱炭酸反応で生成されるヒスタミンが原因物質。発疹、じんましんなどの症状を呈する。</td></tr>
</table>

※アレルギー様食中毒を化学性食中毒に含める場合もある。

2　食中毒の発生状況

医師は食中毒と診断した場合、直ちに**保健所**へ届け出をする義務があり、**保健所長**から**都道府県知事**を経由して**厚生労働大臣**へ報告される。この調査の集計結果が、毎年厚生労働省から公表されている。

(1)　年次別発生状況

食中毒事件数・患者数等の推移

	事件数	患者数	死者数	1事件当たり患者数	罹患率(人口10万対)	死亡率(人口10万対)
昭和50年('75)	1 783	45 277	52	25.4	40.4	0.0
60　('85)	1 177	44 102	12	37.5	36.4	0.0
平成2　('90)	926	37 561	5	40.6	30.4	0.0
7　('95)	699	26 325	5	37.7	21.2	0.0
12　('00)	2 247	43 307	4	19.3	34.1	0.0
17　('05)	1 545	27 019	7	17.5	21.1	0.0
22　('10)	1 254	25 972	0	20.7	20.3	－
27　('15)	1 202	22 718	6	18.9	17.9	0.0
28　('16)	1 139	20 252	14	17.8	16.0	0.0
29　('17)	1 014	16 464	3	16.2	13.0	0.0
30　('18)	1 330	17 282	3	13.0	13.7	0.0
令和元　('19)	1 061	13 018	4	12.3	10.3	0.0
2　('20)	887	14 613	3	16.5	11.6	0.0
3　('21)	717	11 080	2	15.5	8.8	0.0
4　('22)	962	6 856	5	7.1	5.5	0.0

(厚生労働省「食中毒発生状況」)

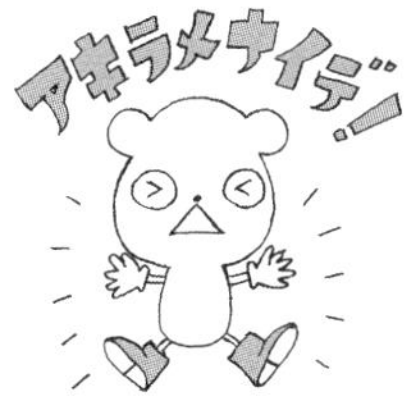

(2)　病因物質別発生状況

病因物質別の食中毒事件・患者・死者数

令和4年('22)

病因物質	総数		
	事件	患者	死者
総数	962	6858	5
細菌	258	3545	1
サルモネラ属菌	22	698	−
ぶどう球菌	15	231	−
ボツリヌス菌	1	1	−
腸炎ビブリオ	−	−	−
腸管出血性大腸菌(VT 産生)	8	78	1
その他の病原大腸菌	2	200	−
ウェルシュ菌	22	1467	−
セレウス菌	3	48	−
エルシニア・エンテロコリチカ	−	−	−
カンピロバクター・ジェジュニ／コリ	185	822	−
ナグビブリオ	−	−	−
コレラ菌	−	−	−
赤痢菌	−	−	−
チフス菌	−	−	−
パラチフスA菌	−	−	−
その他の細菌	−	−	−
ウイルス	63	2175	−
ノロウイルス	63	2175	−
その他のウイルス	−	−	−
寄生虫	577	669	−
クドア	11	91	−
サルコシスティス	−	−	−
アニサキス	566	578	−
その他の寄生虫	−	−	−
化学物質	2	148	−
自然毒	50	172	4
植物性自然毒	34	151	3
動物性自然毒	16	21	1
その他	3	45	−
不明	9	102	−

(厚生労働省「食中毒発生状況」)

(3)　月別発生状況

病因物質別月別　食中毒発生件数　(令和4年)

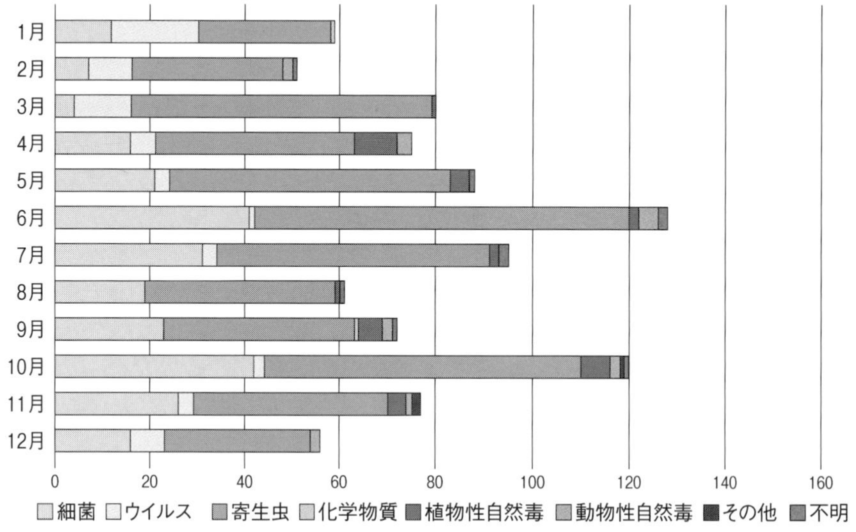

3　細菌性食中毒

原因細菌	細菌の特徴	主な原因食品	潜伏期・主症状
サルモネラ属菌 〈感染型〉	・通性嫌気性グラム陰性桿菌 ・**60℃20分で死滅（熱に弱い）** ・８℃以下では増殖しない ・乾燥に強く、冷凍食品中でも生存 ・近年、**エンテリティディス（SE、ゲントネル菌）**によるものが多発 ・腸チフス菌やパラチフスＡ菌もサルモネラ属菌	**特に卵とその加工品、**食肉、まれに魚介類 ※家畜、ネズミ、鳥などほとんどすべての動物に広く分布	６～48時間（平均15時間） SE：３～４日の場合もあり --- **発熱**、下痢、腹痛
腸炎ビブリオ 〈生体内毒素型〉	・通性嫌気性グラム陰性桿菌 ・腸管内で毒素を産生 ・**３％食塩濃度で最もよく増殖（微好塩菌、**水および10％以上の食塩濃度では増殖しない） ・**60℃10分で死滅（熱に極めて弱い）** ・10℃以下では増殖しない ・アルカリ環境で増殖する（至適 pH8.0） ・**増殖速度が極めて速い**（世代時間[*1]10分） ・**食中毒は夏期に多発する**	**海産魚介類と二次汚染食品**（漬物など） ※海水中に多く存在し、海水温度が20℃を超えると菌数が増加する	８～24時間（平均12時間） --- 下痢、上腹部痛、嘔吐 一般に症状は軽い
腸管出血性大腸菌[*2] （O157：H７） 〈生体内毒素型〉	・通性嫌気性グラム陰性桿菌で、鞭毛をもつ ・**腸管内でベロ毒素を産生** ・**75℃１分以上で死滅（熱に弱い）** ・**少量の菌で感染** ・感染症法で３類感染症に分類 ・食中毒は小児と高齢者に多く、重症に至る場合もある	食肉（特に**牛肉**）、井戸水	４～９日と**長い**（平均５日前後） --- 下痢、腹痛 重症な場合は**血便**や**溶血性尿毒症症候群（HUS）**、脳症を続発し、死亡することもある
カンピロバクター 〈感染型〉	・**微好気性**グラム陰性らせん菌で、鞭毛をもつ（酸素濃度３～15％で増殖） ・**60℃20分で死滅（熱に弱い）** ・乾燥、酸に弱い ・100個程度の菌で感染 ・増殖温度域が31～46℃と高い ・低温でも生存するため、冷蔵・冷凍では死滅しない ・ペットからの感染、ヒトからヒトへの感染もある	食肉（特に**鶏肉**とその加工品）、牛乳、水 ※ニワトリやウシの腸内常在菌	１～７日と**長い**（平均３日） --- 下痢、腹痛、発熱 感染から１～３週間後にギラン・バレー症候群（GBS）を発症することがある

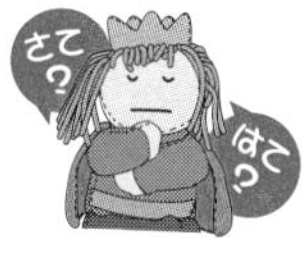

原因細菌	細菌の特徴	主な原因食品	潜伏期・主症状
ブドウ球菌（黄色ブドウ球菌）〈毒素型〉	・通性嫌気性グラム陽性球菌 **・食品中で増殖する際に、毒素エンテロトキシン**[*3]**を産生** ・15％食塩濃度でも増殖可能（**耐塩菌**） **【毒素の特徴】** **・100℃30分の加熱でも不活化しない（耐熱性がきわめて高い）** ※加熱調理によってブドウ球菌は殺菌できるが、エンテロトキシンは不活化できないので、調理後は速やかに食べるかまたは低温で保存する	穀類とその加工品（にぎり飯、和菓子など）、牛乳、乳製品、畜産製品 ※健康なヒトの皮膚、鼻腔、咽頭に常在。ヒトの**化膿創**が汚染源となる。	0.5～6時間と**短い**（平均2～3時間） 唾液分泌亢進、悪心、嘔吐、下痢、腹痛
ボツリヌス菌〈毒素型〉	・**偏性嫌気性**グラム陽性桿菌で、鞭毛をもつ **・耐熱性の芽胞**[*4]**を形成する** ・食品中で増殖する際に、ボツリヌス毒素を産生 **・微生物性食中毒の中で最も致死率が高い** **【毒素の特徴】** **・極めて毒性の強い神経毒** ・80℃30分の加熱、又は中心温度85℃に到達後室温で30分保持することで失活する（**易熱性**）	いずし、からしれんこん、ソーセージ、缶詰・瓶詰 ※土壌、河川、湖沼、海水中に広く分布	5～72時間 悪心、嘔吐、下痢、めまい、頭痛、散瞳、**発声困難、四肢運動麻痺、呼吸困難などの麻痺性神経症状**
ウェルシュ菌〈生体内毒素型〉	・**偏性嫌気性**グラム陽性桿菌 ・増殖至適温度43～45℃ **・耐熱性の芽胞を形成する** ・腸管内で芽胞を形成する際に、毒素**エンテロトキシン**を産生	**加熱調理食品**（シチューなどの煮込み料理） **※大量調理し、長時間常温で放置された食品で発生しやすい** →集団給食で注意が必要	5～24時間 下痢（水様便）、腹痛 一般に症状は軽い
セレウス菌	・通性嫌気性グラム陽性桿菌で、鞭毛をもつ **・耐熱性の芽胞を形成する** ・臨床症状から**嘔吐型**と**下痢型**に分類され、日本では嘔吐型が大半を占める	**加熱調理食品** ※土壌、空気、水、植物などに広く分布	一般に症状は軽い
	◆嘔吐型◆〈毒素型〉 ・食品中で増殖する際に産生した毒素セレウリドによる ・セレウリドは100℃30分の加熱でも不活化しない	米飯類（チャーハンなど）、麺類	1～5時間と短い 悪心、嘔吐 **※ブドウ球菌食中毒に類似**
	◆下痢型◆〈生体内毒素型〉 腸管内で産生した毒素エンテロトキシンによる	調理肉、カスタード、プリン、スープ	8～16時間 下痢、腹痛 **※ウェルシュ菌食中毒に類似**

原因細菌	細菌の特徴	主な原因食品	潜伏期・主症状
エルシニア菌 **〈感染型〉**	・通性嫌気性グラム陰性桿菌 ・**4℃以下でも増殖可能（低温微生物）** ・ペットからヒト、ヒトからヒトへの感染もある	豚肉、淡水魚介類	3〜7日と**長い** 症状は多彩で、年齢により異なる 一般的には発熱、下痢、腹痛

＊1　**世代時間**　分裂から分裂までの時間

＊2　下痢性疾患の原因となる大腸菌のことを、ヒトの腸内常在菌と区別して病原性大腸菌と呼ぶ。腸管出血性大腸菌を含め以下の5種類に分類される。

①　腸管出血性大腸菌（EHEC）

②　腸管病原性大腸菌（EPEC）…サルモネラ属菌感染症と似た急性胃腸炎の原因となる。乳幼児の散発的な下痢症や集団食中毒が報告されている。

③　腸管侵入性大腸菌（EIEC）…感染すると赤痢と似た症状を呈する。

④　腸管毒素原性大腸菌（ETEC）…産生されるエンテロトキシンにより、コレラに似た激しい水様性の下痢をもたらす。

⑤　腸管凝集付着性大腸菌（EAggEC）…耐熱性エンテロトキシンを産生し、水様性下痢、腹痛、嘔吐などの原因となる。

＊3　**エンテロトキシン**　腸管に作用して生体に異常反応（**下痢**など）を引き起こす毒素の総称。

＊4　**芽胞**　不都合な環境下において形成される厚い皮膜のこと。細菌の休眠形と考えられ、この状態で数年ないし十数年生存することができる。**乾燥、熱、消毒剤に強い抵抗性を示す**。

■**細菌の分類**

①**細胞表層部の染色性**

●**グラム陽性菌**……グラム染色により紫色に染まる菌

●**グラム陰性菌**……グラム染色により赤色に染まる菌

※染色性により抗生物質に対する感受性が異なる。

②**形態**

●**球菌**………………球状

●**桿（かん）菌**………棒状

●**らせん菌**…………らせん状

③**空気環境**

●**偏性好気性菌**……増殖に酸素が必要な菌。

●**微好気性菌**………酸素濃度が3〜15％の低い状態で増殖する菌。

●**通性嫌気性菌**……酸素の有無にかかわらず増殖できる菌。酸素があったほうが増殖しやすい。多くの細菌がこれに属する。

●**偏性嫌気性菌**……酸素がない状態かまたは非常に少ない状態で増殖する菌。

■**乳児ボツリヌス症**

乳児ボツリヌス症は1歳未満の乳児にみられる感染症で、食品中の毒素による一般のボツリヌス食中毒と異なり、経口摂取されたボツリヌス菌の芽胞が腸内で発芽して産生する毒素によって引き起こされる（生体内毒素型食中毒）。便秘、吸乳力の低下、筋肉の弛緩性麻痺などの症状を呈するが致死率は高くない。原因食品は**はちみつ**、コーンシロップ、野菜ジュースなど。厚生労働省は1歳未満の乳児にははちみつを与えないよう指導している。

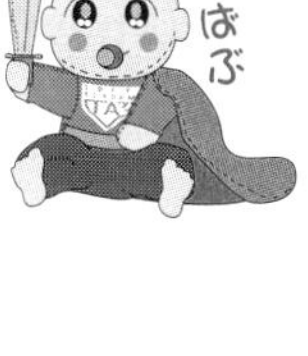

4　ウイルス性食中毒

原因ウイルス	ウイルスの特徴	主な原因食品	潜伏期・主症状
ノロウイルス	・**ヒトの腸管内でしか増殖できず、食品中では増殖しない** ・**ヒトからヒトへ感染する（接触感染、経口感染、空気感染、飛沫感染）** ・少量のウイルス量（10～100個程度）で感染・発症 ・**85℃ 1分以上の加熱で不活化する** ・酸（酢、レモン）では死滅しない ・乾燥に強い ・エタノールや逆性せっけんは失活に対して効果が期待できない（消毒には次亜塩素酸ナトリウムを用いる） ・低温でも生存するため、冷蔵・冷凍では死滅しない ・**食中毒は冬～春期に多発する**	**二枚貝（特に生ガキ）** ※二枚貝の中腸腺にウイルスが濃縮される ※患者の糞便中に存在 ※ヒトからヒトへの感染、汚染された水や非加熱食品を介した感染も多い	24～48時間 嘔吐、下痢 直接死に至ることはない ※不顕性感染は10～50％程度
A型肝炎ウイルス	・耐熱性がある ・酸やアルコールに強い ・ヒトからヒトへ感染する ・食中毒は冬～春期に多発する	水、魚介類 ※患者の糞便中に存在	2～6週間 発熱、感冒様症状、黄疸
E型肝炎ウイルス	・食品中では増殖しない ・妊婦では劇症化しやすい	生または加熱不足のブタ、イノシシ、シカなどの肉や内臓 ※患者の糞便中に存在	3～8週間（平均6週間） 発熱、悪心、腹痛、黄疸

5　自然毒食中毒

(1)　植物性自然毒

植　物		有毒成分	特徴と主な症状
毒きのこ	ツキヨタケ	イルジンS、 イルジンM、 セスキテルペン	・**日本での毒きのこ中毒の大半を占める** ・食用のヒラタケ、シイタケと誤認する ・嘔吐、下痢などの**胃腸炎症状**を呈する（死亡することはない）
	クサウラベニタケ （他にイッポンシメジ）	コリン、 **ムスカリン**、 ムスカリジン	・日本での毒きのこ中毒で、ツキヨタケに次いで多い ・腹痛、嘔吐、下痢などの**胃腸炎症状**を呈する
	タマゴテングタケ （他にドクツルタケ）	アマトキシン、 ファロトキシン	・**致死率が高く**、欧米での毒きのこ中毒死の90％を占める ・激しい**コレラ様症状**と肝・腎機能障害を呈する
	テングタケ ベニテングタケ	イボテン酸、 ムスカリン	・**胃腸炎症状**に加え、めまい、錯乱、幻覚、けいれんなどの**神経症状**を呈する。

植　物	有毒成分	特徴と主な症状
じゃがいも	ソラニン、チャコニン〔アルカロイド〕	・**発芽部および緑色部に含まれる** ・嘔吐、頭痛、めまい、軽い意識障害を呈する
あんず、梅、もも、すもも、ビターアーモンド、びわ	**アミグダリン**〔青酸配糖体〕	・**種子や未熟な果実に含まれる** ・アミグダリンは咀嚼、消化の過程で有毒なシアン化水素に分解される ・**中枢神経麻痺**、呼吸困難、けいれんなどの症状を呈する ※青梅(未熟)を梅干し、梅酒、梅漬けなどに加工するとアミグダリン含量が減少する
キャッサバ ビルマ豆	**リナマリン**〔青酸配糖体〕	・リナマリンは咀嚼、消化の過程で有毒なシアン化水素に分解される ・**中枢神経麻痺**、呼吸困難、けいれんなどの症状を呈する
ぎんなん	4'-メトキシピリドキシン	・けいれんなどの症状を呈する ・小児で起こりやすい
ハシリドコロ	ヒヨスチアミン、スコポラミン〔アルカロイド〕	・**若芽をふきのとうやイタドリなどと誤認する** ・胃痛、嘔吐、めまいなどの症状を呈する ・興奮期に**狂騒状態**になる
トリカブト	アコニチン〔アルカロイド〕	・山菜やヤマゴボウなどと誤認する ・けいれん、散瞳などの症状を呈し、中には呼吸困難を起こして死亡することもある
スイセン	リコリン、タゼチン	・葉をニラと誤認する ・嘔吐、胃腸炎、下痢、頭痛などを呈する
ジギタリス	ジギトキシン、ギトキシン	・葉をコンフリーと誤認する ・胃腸障害、嘔吐、下痢、不整脈、頭痛、めまいを呈し、重症になると心臓機能停止で死亡することもある
イヌサフラン	コルヒチン〔アルカロイド〕	・葉をギボウシやギョウジャニンニクと誤認する ・嘔吐、下痢、呼吸困難を呈し、死亡することもある

■オゴノリ中毒

紅藻類のオゴノリによる食中毒の原因は、オゴノリ自身が生成するプロスタグランジン、あるいはプランクトンに由来する毒素などの説がある。石灰で処理した市販品では毒性は問題にならないが、生のオゴノリは摂食30分後に腹痛、嘔吐、下痢などを起こす。

(2)　動物性自然毒

	名称	有毒種と有毒部位	有毒成分	特徴・症状
魚類	フグ毒	フグ〔卵巣・肝臓〕	テトロドトキシン	・**致死率が高い** ・テトロドトキシンは熱に比較的強く(100℃30分で20%の破壊)、強酸やアルカリに弱い ・食後20分から3時間以内にしびれや知覚麻痺、運動麻痺などが現れ、重症の場合中枢神経麻痺により呼吸困難で死に至る ・8時間以上呼吸が確保できれば回復する

	名称	有毒種と有毒部位	有毒成分	特徴・症状
魚類	シガテラ毒	シガテラ魚[*1](オニカマス、バラフエダイなど)〔筋肉・内臓〕	シガトキシン	・毒素を産生した有毒渦鞭藻類(プランクトン)を草食魚が食べ、さらに肉食のシガテラ魚が食べて毒化する(食物連鎖による) ・神経症状の**ドライアイス・センセーション**[*2](温度感覚失調)が主症状で、筋肉・関節痛、胃腸炎症状、不整脈などを呈することもある ・死亡例は極めて稀
	パリトキシンおよび関連毒	アオブダイ、ハコフグなど〔筋肉・内臓〕	パリトキシン様毒	・潜伏時間は12～24時間 ・主症状は横紋筋融解症、ミオグロビン尿症 ・死に至ることもある
	ビタミンA	イシナギ〔肝臓〕	ビタミンA	・イシナギ肝臓のビタミンA含量は10～20万IU/g、中毒量は100万IU以上と推定される ・症状はビタミンA過剰症（頭痛、発熱、吐気、嘔吐など）
	異常脂質	アブラボウス、バラムツ、アブラソコムツ〔筋肉〕	トリグリセリド、ワックスエステル	・症状は下痢 ・バラムツは1970年、アブラソコムツは1981年に食用禁止
二枚貝	麻痺性貝毒	アサリ、カキ、ホタテ貝など〔中腸腺〕	サキシトキシン、ゴニオトキシン	・毒素を産生した有毒渦鞭藻類(プランクトン)を食べた二枚貝が毒化する ・症状はフグ毒に似て、重症の場合死に至ることもある
	下痢性貝毒	ムラサキイガイ、アサリ、ホタテ貝など〔中腸腺〕	オカダ酸、ジノフィシストキシン	・毒素を産生した有毒渦鞭藻類(プランクトン)を食べた二枚貝が毒化する ・食後30分から4時間以内に下痢、吐気、嘔吐、腹痛 ・死亡例はない
巻貝	唾液腺毒	エゾバイ科巻貝(ヒメエゾボラ、エゾボラモドキなど)〔唾液腺〕	テトラミン	・食後30分から1時間で頭痛、めまい、ふらつき、吐気などの症状 ・死亡例はない
	フグ毒	バイ、キンシバイなど肉食性巻貝〔筋肉、内臓〕	スルガトキシン、プロスルガトキシン、ネオスルガトキシン	・フグ毒中毒と同じ
	光過敏症	アワビ類〔中腸腺〕	フェオホルバイド	・摂取後日光に当たることで発症 ・顔面や手指の発赤、腫れ、痛み、かゆみ

＊1　**シガテラ魚**　熱帯、亜熱帯の珊瑚礁に生息する毒魚のこと。
＊2　**ドライアイス・センセーション**　温かいものを冷たいと感じ、冷たいものに触れるとドライアイスに触れたような電気ショックに似た刺激痛を感じる症状。

6 マスターテーブル法

マスターテーブル法とは、食中毒が発生した場合に、その原因食品を決定するために用いられる統計的手法で、個々の食品について食べた人と食べなかった人の発病率を比較し、両群間で発病率に有意差があるかどうかを検定して推定原因食品を割り出す。一般に有意差検定にはχ^2検定(カイ2乗検定)が使用される。

4 食品による感染症・寄生虫症

1 経口感染症

細菌性食中毒のうち、コレラ菌、赤痢菌、チフス菌、パラチフスA菌などは食中毒を起こす微生物の感染症として定義されている。**感染症病原体は病原性が強く、微量の菌でも発病する。**主に、生水や氷、水で洗った野菜や果物によって感染する。

主な消化器系感染症

種　類	特徴と主な症状	潜伏期
コレラ 〔3類感染症〕	・腸管内で毒素**エンテロトキシン**(コレラエンテロトキシン)を産生 ・**米のとぎ汁様の激しい下痢**、嘔吐、腹痛、脱水などの症状を呈する ・東南アジアやインドの旅行者で散発的に発生がみられる(近年、海外渡航歴のない人の発症例もみられる)	数時間～5日
細菌性赤痢 〔3類感染症〕	・10～100個の微量の菌で感染する ・発熱、下痢、腹痛、膿粘血便、テネスムス(しぶり腹：便意は強いがなかなか排便できない)などの症状を呈する ・東南アジアやインドの旅行者で散発的に発生がみられる	2～4日
腸チフス パラチフス 〔3類感染症〕	・高熱(40℃)、比較的徐脈、バラ疹(皮膚発疹)、脾腫などの症状を呈する ・**パラチフスの症状は腸チフスに比べて軽い** ・アジアやアフリカの旅行者で散発的に発生がみられる	7～14日

2 人畜共通感染症

人畜共通感染症とは、脊椎動物とヒトとの間で自然に伝播するすべての感染症のことをいい、寄生虫疾患や細菌性食中毒も含まれる。例として、サルモネラ症、カンピロバクター症、腸管出血性大腸菌感染症、牛海綿状脳症(BSE)、エボラ出血熱、インフルエンザなどが挙げられ、世界的には200～400種存在すると考えられている。

※厚生労働省は人の視点に立って「**動物由来感染症**」という言葉を使用している。

(1) 炭《たん》疽《そ》

牛、馬、羊などの草食動物が、**炭疽菌の芽胞**で汚染された草や飼料を摂取することで感染する。ヒトでは、次の3つの病型があるが、いずれも最終的には**敗血症**を起こし、**致死率は高い**。感染症法で4類感染症に分類されている。

●**皮膚炭疽**：芽胞で汚染された毛皮などに直接接触することで、傷口などから感染する。

●**肺炭疽**：羊毛などに付着した芽胞を吸い込むことで感染する。1日以内に死亡する。

●**腸炭疽**：芽胞で汚染された食肉を摂食することで感染する。

⑵　結核

牛型結核菌に感染した牛の牛乳やその乳製品を摂食することでヒトに感染する。結核菌は低温殺菌で死滅するため、日本では牛型結核菌がヒトに感染する可能性は低い。結核は感染症法における２類感染症である。

⑶　ブルセラ症

ブルセラ菌は、**家畜(牛、豚、山羊など)やペット動物(犬など)**に感染し流産を起こす。ブルセラ菌に汚染されたものに接触したり、汚染された乳や乳製品を摂食したりすることでヒトに感染する。ヒトブルセラ症では流産は起こらず、特徴的な症状として、発熱と解熱を長期にわたり繰り返す**波状熱**がある。感染症法で４類感染症に分類されている。

⑷　リステリア症

リステリア菌は、牛、豚、山羊、羊、猫、ニワトリなどに感染し、流産や脳炎、敗血症を起こす。リステリア菌に汚染された乳や乳製品、食肉を摂食したりすることでヒトに感染する。ヒトでは、髄膜炎、敗血症、流産などを起こし、死亡する場合もある。加熱により死滅する、４℃以下の低温で増殖可能である、12％食塩濃度下でも増殖することが特徴である。ナチュラルチーズや生ハム、スモークサーモンを原因食品とする集団食中毒が報告されている。

⑸　レプトスピラ症

保菌・感染動物の腎臓に保菌されたレプトスピラ菌が尿中に排菌され、水など環境を汚染する。ヒトに感染した場合、軽症では風邪と似た症状を呈するが、重症になると黄疸、出血、肝臓・腎臓障害などがみられ、全身出血や播種性血管内凝固症候群を起こすこともあり、死亡例もある。感染症法で４類感染症に指定されている。

3　食品から感染する寄生虫症

食品からの寄生虫感染は、生のまま、あるいは加熱が不十分な食材に付着する虫卵や寄生する幼虫等を経口的に摂取することにより発症する。感染予防のためには、喫食前の十分な冷凍または加熱を行うことが有効である。

主な寄生虫感染症

寄生虫		食品例	寄生部位	主な症状
魚介類	裂頭条虫[*1]	さけ、ます	小腸	貧血、腹痛、下痢、食欲不振
	肺吸虫	モクズガニ、サワガニ	肺	肺結核様症状
	横川吸虫	あゆ、しらうお	小腸	腹痛、下痢
	アニサキス[*2]	さば、あじ、さんま、かつお、いわし、さけ、いか	胃腸壁	腹痛、悪心、嘔吐、じんましん
	肝吸虫	フナ、コイ	胆管	下痢、黄疸
	有棘顎口虫《ゆうきょくがくこうちゅう》	どじょう、ライギョ	小腸	皮膚爬行症
	クドア	ヒラメ	ヒラメの筋肉	下痢、嘔吐
野菜類	回虫	野菜、水	小腸	腹痛、下痢
	鞭虫《べんちゅう》	野菜	盲腸	腹痛、下痢、貧血
	鉤虫《こうちゅう》	野菜	小腸	貧血
	クリプトスポリジウム[*3]	野菜、水	腸管	腹痛、水様性下痢、発熱
	サイクロスポーラ	野菜、果物、水	小腸	水様性下痢、食欲不振、発熱
獣肉類	無鉤条虫《むこうじょうちゅう》	牛肉	小腸	腹痛、下痢、食欲不振
	有鉤条虫《ゆうこうじょうちゅう》	豚肉	小腸	腹痛、下痢、食欲不振
	旋毛虫	豚肉、馬肉	小腸	発疹、発熱
	トキソプラズマ	豚肉 ※ネコの糞便にオーシストを含む	臓器、脳	成人では無症状なことが多い 胎児感染では死産・早産・水頭症
	サルコシスティス	馬肉	ウマの筋肉	下痢、嘔吐、腹痛

＊1　**裂頭条虫**　**広節裂頭条虫**と**日本海裂頭条虫**がある。

＊2　**アニサキス**　一般的な料理で使う食酢での処理、塩漬け、醤油やわさびをつけてもアニサキス幼虫は死滅しない。**幼虫移行症**(ヒトを最終宿主としない寄生虫がヒトの体内に侵入した場合、成虫にならず幼虫のまま体内を移動して様々な症状を引き起こす疾患)である。ヒトの感染源となる海産魚介類は、アニサキス幼虫が寄生する中間宿主、待機宿主であり、最終宿主はクジラやイルカなどの海生哺乳類である。

＊3　**クリプトスポリジウム**　哺乳類の小腸に寄生、増殖して**オーシスト**(接合子嚢)を形成し、感染性をもつオーシストが糞便と共に排出され水源などを汚染する、塩素に耐性を示す寄生虫である。環境中のオーシストは増殖しないが、ヒト、ウシ、ネコなどに経口摂取されると消化管細胞に寄生して増殖する。クリプトスポリジウム症は**人畜共通感染症**であり、感染症法で**5類感染症**に指定されている。

■アメーバ赤痢

感染症法で5類感染症に指定されている。赤痢アメーバ(原虫)のシスト(嚢子《のうし》；固い膜に覆われた休眠型)に汚染された食品や水の経口摂取によって発症するが、性感染症でもある。イチゴゼリー状粘血便を主症状とする腸管アメーバ症と、アメーバが血行性に転移して発症する腸管外アメーバ症がある。後者では肝膿瘍が高頻度で起こる。

4　牛海綿状脳症(BSE)

(1)　BSEとは

牛海綿状脳症(BSE)は、牛の脳に**異常プリオン**という**特殊なたんぱく質**がたまって組織がスポンジ状に変化し、起立不能などの運動失調を呈する悪性の中枢神経系の疾病で、2～8年の潜伏期を経て発症し、２週間から６か月後に死亡する。1986年にイギリスで初めて発見され、その後世界各国に広まり、日本でも2001年９月に最初の１頭が確認され、その後も散発的に発生している。感染の拡大には「プリオン」が混入した肉骨粉を飼料として牛など家畜に与えたことが関係している。BSEと同じように海綿状脳症を起こす**プリオン病**として、羊やヤギのスクレイピー、**ヒトのクロイツフェルト・ヤコブ病**などが知られている。BSEに罹患した牛の脳や脊髄等を摂食することなどにより、ヒトにも感染し変異型クロイツフェルト・ヤコブ病の発症が報告されている。

※異常プリオンは、焼却あるいは高温高圧処理をしない限り、通常の調理操作では無害化されない。

⑵　わが国におけるBSE対策

日本では、2001年より食肉として処理されるすべての牛について異常プリオンの有無を検査する**全頭検査**が実施されてきたが、BSE発生リスク低減に伴い検査の対象範囲が段階的に縮小している。2017年４月から、と畜場における**健康牛のBSE検査を廃止し**、24か月齢以上の牛のうち、神経症状が疑われるもの及び全身症状を呈するものについてはBSE検査を実施することになった。なお、検査の実施にかかわらず、**特定危険部位**(SRM)*は食品等への利用が禁止されている。

また、外国産牛肉に関しては、オーストラリア、ニュージーランドなど過去にBSEが発生していない国以外からの牛の輸入は一旦禁止されたが、食品安全委員会の安全評価を踏まえて条件つきで輸入を再開してきた。2013年度以降、フランスやオランダをはじめとするヨーロッパ各国からの輸入も順次解禁されている。従来からの輸入国であるアメリカ、カナダについても、輸入の規制条件が一部緩和された。

2003年には**牛肉トレーサビリティ法**が施行され、国内で飼育された牛の精肉には、牛の個体識別番号(ロット番号)が表示され、その番号により、その牛がいつ・どこで生まれ育てられ食肉処理されたかなどが確認できる仕組みになっている。

＊**特定危険部位**　生後30か月齢超の牛の場合、「頭部(舌・頬肉・皮以外、扁桃は含む)、せき髄、せき柱、回腸遠位部」、30か月齢以下の牛の場合、「回腸遠位部、扁桃」となっている。

5　食品中の有害物質

1　かび毒(マイコトキシン)

かび類(真菌類)が産生する有毒代謝物を**マイコトキシン**といい、これによる疾病を真菌中毒症(かび毒症)と呼んでいる。かび毒は、消化器障害だけでなく、肝臓、腎臓、神経、造血器障害をもたらすものもあり、特に**発がん**との関連性が指摘されている。一般に、かび毒は**熱に対して安定**で、通常の加熱調理・加工では完全に分解されない。なお、かび自体に病原性はない。かび毒の中で最も重要なのは**アフラトキシン**である。

⑴　アフラトキシン類

アフラトキシンは、**コウジカビ**の一種であるアスペルギルス属の産生するかび毒で、**肝臓障害**や**肝臓がん**を引き起こす。アフラトキシンは**熱に対して安定**で、高圧釜で処理しても分解しない(270℃以上で分解する)。アフラトキシンの中でも**アフラトキシン** B_1 **の毒性が最も強く**、天然物質中、**最も発がん性が高い物質**と考えられている。

アフラトキシンを産生するアスペルギルス属のカビの生育の至適温度は高く、アフラトキシンの汚染は、南米、アフリカ、東南アジアで多く発生している。ピーナッツなどのナッツ類、とうもろこし、香辛料、ナチュラルチーズなどの輸入食品から検出され、日本ではほとんど汚染が発生しないとされていたが、その後国産米からも検出された。

わが国におけるアフラトキシンの規制は、暫定的に総アフラトキシン（アフラトキシン B_1、B_2、G_1、G_2の総和）として食品全般で10 μg/kg を超えないこととされている。ただし、乳についてはアフラトキシン M_1が0.5 μg/kg を超えるものも規制される。

⑵　オクラトキシン

オクラトキシン A は、アスペルギルス属やペニシリウム属の産生するかび毒で、肝臓・腎臓障害や肝臓・腎臓がんを引き起こす。とうもろこしや麦などの穀類、コーヒー豆、煮干などから検出されている。

⑶　トリコテセン類

フザリウム属菌（赤かび）が産生する**デオキシニバレノール**とニバレノールは、消化器系症状や造血系機能障害、免疫機能抑制などをもたらす。デオキシニバレノールについては、小麦について成分規格が設定されている（1.0mg/kg を超えて含有するものであってはならない）。

⑷　パツリン

パツリンはペニシリウム属やアスペルギルス属のかびによって産生される。りんご果汁の成分規格として0.05ppm 以下と定められている。柑橘類にはパツリン汚染はみられない。臓器出血性のほか、遺伝毒性や発がん性の可能性が示されている。

⑸　ゼアラレノン

フザリウム属が産生するマイコトキシンで、とうもろこし飼料によるブタの過エストロゲン症による死亡例が報告され、ヒトに対する内分泌撹乱物質として危惧されている。飼料中の管理基準は設定されているが、食品に対する基準値は設定されていない。

⑹　フモニシン

フザリウム属により産生され、とうもろこしや干しぶどうを汚染する。家畜への影響のほか、とうもろこし加工品を主食とする地域で新生児の神経管への催奇形性が報告されている。動物実験では肝臓や腎臓への発がん性が認められている。

⑺　黄変米毒素

黄変米毒素とは、青かびであるペニシリウム属の菌が産生するかび毒の総称である。米に着生して黄変させ、その米を摂食した人に肝臓・腎臓障害や肝臓がん、神経障害を引き起こす。過去に日本でも輸入された黄変米による中毒事件が起きている。

2 化学物質

化学物質		特　徴	主な症状・毒性
農薬	**有機リン系**(パラチオン*、マラチオンなど)	・残留性は低いが毒性は強い ・コリンエステラーゼ作用が阻害される	頭痛、寒気、肺水腫、呼吸困難、縮瞳、痙攣《けいれん》
	有機塩素系(DDT*、リンデン*、アルドリン*、ジクロロベンゼンなど)	・残留性が高いため生物濃縮が起こりやすい	中枢神経障害、染色体異常、発がん性
ダイオキシン類		・ゴミの焼却(特に低温の焼却)により発生し、大気中に放出される ・脂溶性で熱、酸、アルカリに極めて安定なため、環境に蓄積しやすい ・ヒトの体内には**魚介類**を介して入ることが多い ・ヒトの体内に入ると**脂肪内に蓄積**する	生殖器障害、催奇形性、発がん性、内分泌撹乱作用
PCB(ポリ塩化ビフェニル)		・以前は熱触媒、印刷インキなどに使用されていた ・脂溶性で熱に安定、環境中で分解されにくいため、生物濃縮が起こりやすい ・ヒトの体内には**魚介類**を介して入ることが多く、脂肪に蓄積される ・**カネミ油症事件**は食用油に混入したPCBが原因 ・日本では現在は**使用禁止**	頭痛、しびれ、発熱、皮膚の色素沈着、肝機能障害、免疫抑制

＊現在、わが国では使用禁止になっているもの

※「**残留性有機汚染物質に関するストックホルム条約(POPs条約)**」では、難分解性・高蓄積性・長距離移動性・有害性(人の健康・生態系)を持つ**有機汚染物質(POPs**：Persistent Organic Pollutants)を定めて、それらの製造及び使用の廃絶・制限、排出の削減、廃棄物等の適正処理等が規定され、各国に対して製造・使用の原則禁止(アルドリン、エンドリン、PCBなどが対象)、原則制限(DDTなどが対象)など対策を講ずべきとしている。

化学物質		特　徴	主な症状・毒性
重金属	カドミウム	・メッキ、顔料、電池などに使用されている ・ヒトの体内には**米**を介して入ることが多い ・**イタイイタイ病**の原因物質 ・玄米及び精米で0.4ppm 以下、ミネラルウォーター類0.003 mg/L 以下の基準が設定されている ・溶出限度が定められている	嘔吐、下痢、腹痛、腎機能障害、カルシウムやリンの代謝異常、骨軟化症、前立腺がん
重金属	有機水銀（メチル水銀）	・有機水銀は無機水銀に比べ毒性が強い ・ヒトの体内には**魚介類**を介して入ることが多い ・胎盤透過性が高く、胎児への影響が大きい* ・**水俣病**の原因物質	感覚麻痺、言語障害、運動失調
重金属	ヒ　素	・毒性が問題になるのは無機ヒ素化合物 ・海藻などに多く含まれる有機ヒ素化合物に毒性はない	鼻中隔穿孔、黒皮症、皮膚がん
重金属	ス　ズ	・スズメッキした缶詰の缶材料から硝酸イオンによりスズが溶出し、ヒトの体内に入る ・金属性容器包装入り清涼飲料水は、スズの含有量が150ppm を超えないことと規定されている	嘔吐、下痢、腹痛、頭痛、疲労感
重金属	鉛	・メッキ用金属、ホウロウ、顔料などから鉛が溶出し、ヒトの体内に入る ・溶出限度が定められている	貧血、関節痛、嘔吐、下痢、めまい
重金属	シアン化合物	・大豆、小豆類、えんどう、そら豆、落花生、その他の豆類の規格基準では、不検出とされている ・生あんの成分規格では、不検出とされている ・シアン化合物が検出される豆類は、生あんの原料以外に使用してはならない	悪心、めまい、頭痛、顔が赤くなる

＊厚生労働省は「妊婦への魚介類の摂食と水銀に関する注意事項」で、クロマグロ、メカジキ、キンメダイなどメチル水銀含量の高い魚を一定以上摂取しないように注意喚起している。
※ミネラルウォーター以外の清涼飲料水は、成分規格により、ヒ素、鉛は「**検出しない**」ことが規定されている。

3　放射性物質

2011年３月11日の東京電力福島第一原子力発電所の事故を受け、食品中の放射性物質の規制値として、**放射性セシウム**（セシウム134、セシウム137）の新基準値（2012年４月施行）が定められた。設定に当たっての考え方は以下のとおりである。

●食品からの被ばくの年間許容線量を１mSv[*1]とする。

※コーデックス委員会の指標で、年間１mSv を超えないように設定されている。

●食品のうち、特別な配慮が必要と考えられる「飲料水」「乳児用食品」「牛乳」を区分し、それ以外を「一般食品」として、全体で４区分とする。

食品中の放射性セシウムの新基準値

食品区分	食品の範囲	基準値(Bq[*2]/kg)
飲料水	・飲用水、調理用の水および飲用茶	10
乳児用食品	・特別用途食品の「乳児用調整粉乳」 ・乳児の飲食に供することを目的として販売されるもの	50
牛乳	・乳等省令における「乳」(牛乳、低脂肪乳、加工乳等）および「乳飲料」	50
一般食品	・上記以外の食品	100

＊1　Sv（シーベルト）ヒトの体が放射線を受ける量の単位。
＊2　Bq（ベクレル）　物質から放出される放射線量を表す単位。

製造食品、加工食品については、原材料だけでなく、製造・加工された状態でも一般食品の基準値を満たすものとする。ただし、以下①・②については、実際に食べる状態を考慮して基準値を適用する。

① 乾燥きのこ類／海藻類／魚介類／野菜類(水戻しをして食べる食品)

→原材料の状態と水戻しをした状態で基準値を適用する。

② 茶、米油など(原料から抽出して飲む、または使用する食品)

→原材料は基準値の適用対象としない。茶は、最終的に飲む状態で飲料水の基準値を適用し、油は、油の状態で一般食品の基準値を適用する。

なお、新基準値の対象核種は次の５種である。セシウム以外の放射性核種については、それぞれのセシウムの寄与率を算出して、５種の合計が１mSv を超えないようにセシウムの基準値を設定している。

新基準値の対象核種

規制対象核種	物理的半減期	体内で蓄積しやすい臓器・組織
セシウム134	2.1年	全身、筋肉
セシウム137	30年	
ストロンチウム90	29年	骨
プルトニウム	14年～	骨、肝臓
ルテニウム106	374日	―

※放射性ヨウ素は、体内では甲状腺に蓄積しやすい。

■放射線

放射性物質から放出される主な放射線には、α線、β線、γ線がある。これらの透過力を比べると、α線＜β線＜γ線の順になる。透過力の小さいα線は、**外部被曝**しても人体内部まで透過しにくいが、**内部被曝**する(放射性物質を体内に取り込む)と臓器や組織の狭い範囲で長く放射し続け、人体への影響が大きいと考えられる。一方、透過力が大きいγ線は、外部被曝をした場合の影響が大きいと考えられる。

4 食品成分の変化により生ずる有害物質

(1) ニトロソ化合物

ニトロソジメチルアミンやニトロソピロリジンなどのニトロソアミン類は、**発がん性物質**である。食肉加工品の**発色剤である亜硝酸ナトリウム**と**肉中のアミン類**が、N-ニトロソアミン類を生成する反応が代表的である。この他、野菜に含まれる硝酸塩が、微生物や口腔内バクテリアによって亜硝酸に還元され、胃の中で食品中のアミンと反応する場合もある。

しかし、食生活で生成するニトロソアミンの量はわずかであり、それよりも喫煙で摂取する**揮発性ニトロソアミン**の方がはるかに多い。

⑵　加熱により生成する有害物質

①　ベンゾ［a］ピレン

発がん性物質が多い**多環芳香族炭化水素**の一つで、食品の加熱や燻煙処理で生成する。焼肉や焼き魚の焦げの部分、燻製肉製品、コーヒー、焙焼した穀類、野菜類、カキや海藻類からも検出される。

同時に大気汚染物質の主要な成分でもあり、経口摂取よりも、喫煙や大気汚染による経気道摂取の方が危険性が高いといわれる。

②　ヘテロサイクリックアミン

複素環アミンともいい、食品の高温加熱の過程でアミノ酸とクレアチンが反応して生成する物質で、肉や魚、大豆製品の焼けこげ中に存在する。ヘテロサイクリックアミンは二次発がん物質であり、代謝を受けることによって発がん性を示すようになる。ヘテロサイクリックアミンとして加熱によってトリプトファンからTrp-P-1が生じ、グルタミン酸からはGlu-P-1が生じる。

③　アクリルアミド

炭水化物を多く含む野菜や穀類を120℃以上の高温で加熱調理したときに、アスパラギンと還元糖がアミノカルボニル反応を起こして生成すると考えられており、ポテトチップス、フライドポテト、ビスケット、クッキー、コーヒー豆などに高濃度に含まれていることが確認されている。市販の加工食品だけでなく、家庭で調理された炒めものやトーストなどにも存在する。アクリルアミドは神経障害を起こすことが確認されているほか、動物実験では発がん性が認められている。食品安全委員会は、ヒトに対してがん発症を増やす懸念がないとはいえず、できる限り低減に努める必要があるという評価書を報告した。

⑶　アミノカルボニル反応により生成する有害物質

アミノカルボニル反応の(中間)生成物である**5-ヒドロキシメチルフルフラール**や**メチルグリオキザール**、**グリオキザール**は変異原性をもつことが確認されている。

⑷　脂質酸化により生成する有害物質

自動酸化によって、不飽和脂肪酸から種々の有害物質が生成される。**ラジカル類**や**過酸化物**は**発がん**や**老化**と深く関わっている。また**マロンジアルデヒド**は変異原性とともに強い発がん性を示し、**4-ヒドロキシ-2-ノネナール**や**アクロレイン**も疾病や老化に関与している。

5　ポジティブリスト制度

一般に「ポジティブリスト制度」とは、原則禁止した上で、使用を認めるものだけをリスト化する制度である。「ネガティブリスト制度」（規制・禁止するものをリスト化する方式）では基準が設定されていないものについての規制が困難であるため、これを克服するために導入される。

⑴　残留農薬、飼料添加物及び動物用医薬品

わが国の**残留農薬、飼料添加物及び動物用医薬品のポジティブリスト制度**では、**一律基準(0.01ppm)**を超えて残留量のある食品の販売等を原則禁止とした上で、一律基準とは別に残留基準を設定するものをリストアップしている。対象となる物質は、①農薬、②飼料添加物、③動

物用医薬品であり、対象となる食品は、生鮮食品と加工食品を合わせたすべての食品である。

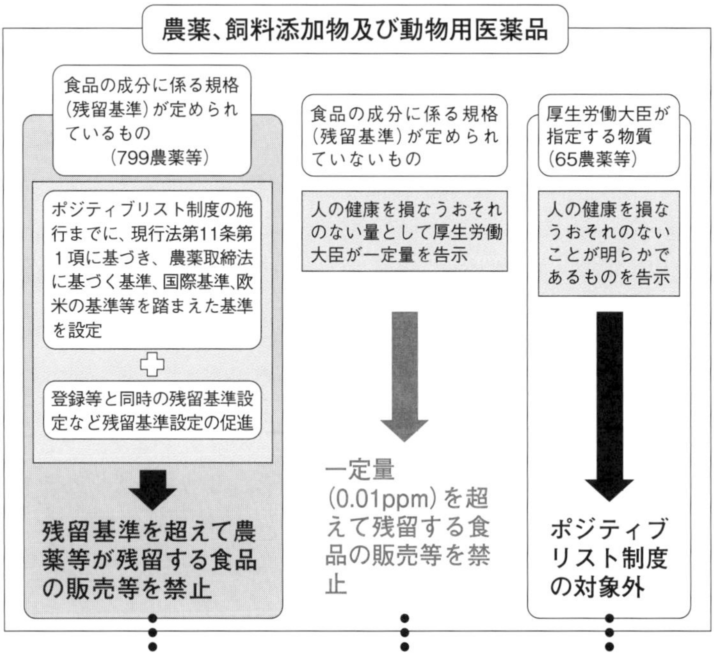

■特定農薬

特定農薬とは「その原材料に照らし農作物等、人畜及び水産動植物に害を及ぼすおそれがないことが明らかなものとして農林水産大臣及び環境大臣が指定する農薬」と定義され、ポジティブリスト制度の対象外物質である。「特定防除資材」と呼ぶこともある。

■ポストハーベスト農薬（収穫後処理農薬）

ポストハーベスト農薬とは、収穫後の農作物に害虫やかびが発生したり、病原菌が増殖したり、貯蔵中に発芽したりするのを防ぐために収穫後に用いる殺菌剤、殺虫剤、防かび剤などのことをいう。収穫前に使用する農薬に比べて、食品中への残留性は高くなる。日本では、ポストハーベスト農薬を農薬ではなく、食品添加物として位置づけている。

⑵　食品用器具、容器包装

わが国では、2018（平成30）年６月の食品衛生法改正により、食品用器具・容器包装の安全性や規制の国際整合性の確保のため、規格が定まっていない物質を使用した食品用器具・容器包装の販売等の禁止等を行い、安全が担保されたもののみ使用可能とする**ポジティブリスト制度が導入**され、その対象の材質について食品衛生法施行令に**合成樹脂**と定められた。また、器具・容器包装の製造事業者における製造管理や事業者間の情報伝達についても、当該改正において新たに規定された。

＜合成樹脂が対象となった主な理由＞

①　様々な器具及び容器包装に幅広く使用され公衆衛生に与える影響を考慮すべきこと

②　欧米等の諸外国においてポジティブリスト制度の対象とされていること

③　事業者団体による自主管理の取組の実績があること

合成樹脂の分類

	熱可塑性樹脂	熱硬化性樹脂
プラスチック	熱可塑性プラスチック 例）ポリエチレン、ポリスチレン	熱硬化性プラスチック 例）メラミン樹脂、フェノール樹脂
エラストマー	熱可塑性エラストマー 例）ポリスチレンエラストマー、スチレン・ブロック共重合体	ゴム（熱硬化性エラストマー） 例）ブタジエンゴム、ニトリルゴム

・「ゴム」は「熱可塑性をもたない高分子の弾性体」とし、合成樹脂とは区別する。
・「ゴム」を除く部分については合成樹脂として取り扱い、ポジティブリスト制度の対象とする。

6　食品添加物

1　食品添加物のメリット・デメリット

食品衛生法では、食品添加物は「食品の製造過程においてまたは食品の加工もしくは保存の目的で、食品に添加、混和、浸潤その他の方法によって使用するもの」と定義されている。

(1)　メリット

●食品の保存時間の延長　　●食中毒やかび毒の予防
●食品の価格安定　　●食料資源の有効利用

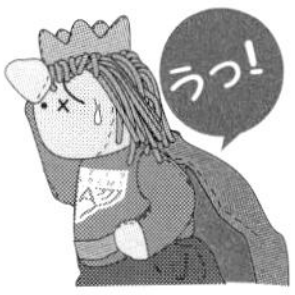

(2)　デメリット

●安全性の問題（特に保存料）
●効果の過信による衛生管理の不徹底
●過剰摂取によるアレルギーや食中毒の危険（着色料や調味料）

2　安全性評価

(1)　毒性試験

食品添加物の安全性評価には、ラットやイヌなどの**実験動物**で毒性試験を行い、その結果を**ヒトに外挿**し、ヒトに対する毒性を推定する方法が用いられている。主な毒性試験として、急性毒性試験、亜急性毒性試験、慢性毒性試験、突然変異原性試験、発がん性試験、催奇形性試験などがある。

(2)　一日摂取許容量（ADI）

ヒトが一生涯にわたって毎日摂取し続けても、健康に影響を及ぼさないと推定される量を**一日摂取許容量（ADI）**といい、**mg/kg 体重/日**の単位で表される。一日摂取許容量（ADI）は、慢性毒性試験の結果から得られた**最大無毒性量**（**実験動物**が一生涯にわたって毎日摂取し続けても有害な影響がみられない最大の量で、最大無作用量ともいう）を**安全係数**＊（通常は**100**）で除して求められる。

一日摂取許容量（ADI）＝最大無毒性量÷安全係数（通常は100）

わが国では、リスク評価の組織である**食品安全委員会**が、国際的機関の「FAO/WHO合同食品添加物専門家委員会（JECFA）」の助言も参考にして、一日摂取許容量（ADI）を設定する。それをもとに、厚生労働省が食品添加物の指定や使用基準の設定などのリスク管理を行う。

＊**安全係数**　基本的に、動物とヒトの種差を10、ヒト同士の個体差を10とし、双方を乗じた100を使用することが多い。

(3)　使用基準

食品添加物には、使用できる食品や使用量、使用目的などに制限が設けられており、この制限を**使用基準**という。食品添加物の使用基準は、**国民健康・栄養調査**により得られた添加物の1日平均摂取量に基づき、**一日摂取許容量(ADI)を超えないように定められている**。指定添加物や既存添加物には使用基準のあるものとないものがあり、天然香料には使用基準が定められていない。

また、食品添加物への不純物や有害物質の混入により消費者が危害を受けないよう、食品添加物そのものの**成分規格**も定められている。

3　食品衛生法による分類

食品衛生法では食品添加物を次の4つに分類している。

① **指定添加物**……472品目(令和3年1月現在)

内閣総理大臣(消費者庁※)が安全性と有効性を確認して指定したもの。**化学的に合成されたものも天然のものも含む**。

例　亜硝酸ナトリウム(発色剤)

② **既存添加物**……357品目(令和2年2月現在)

天然の食品添加物として使用実績が認められており、「既存添加物名簿」に収載されるもの。

例　甘草抽出物(甘味料)

③ **天然香料**……約600品目

動植物から得られたものまたはその混合物で、食品の**着香**の目的で使用されるもの。

基原物質例　イカ、クスノキ、トリュフ

④ **一般飲食物添加物**……約70品目

一般に食品として飲食に供されているもので、添加物として使用されるもの。

例　サフラン(着色料)

※令和5年の法改正に伴い、添加物の指定を行うのは厚生労働大臣(厚生労働省)から内閣総理大臣(消費者庁)に変更された。

4　添加物表示

容器包装された加工食品において、原則として**使用したすべての食品添加物(化学合成品・天然成分共に)名の表示が義務づけられている**。ただし、製造工程では使用したが、最終食品には残留しないものなどは表示が免除されている。

食品表示法の施行に伴い、添加物については、「添加物」と添加物以外の「原材料(食品)」とを明確に区分して表示することとなった(「添加物」欄を設ける、スラッシュを入れる、改行する、線を入れて別欄とするなど)。

① **物質名による表示**

正式な物質名で表示するのを基本とするが、名称が長いもの、あるいは一般的でなく分かりにくい場合は、簡略名や類別名を使用してもよいとされている。

【表示例】(物質名)L-アスコルビン酸──→(簡略名、類別名)ビタミンC、V.C

② 用途名併記による表示

次の８つの目的で使用した食品添加物は、「物質名」だけでなく「**用途名**」も併せて表示する必要がある。

甘味料、着色料、保存料、糊料（安定剤・ゲル化剤・増粘剤）、発色剤、酸化防止剤、漂白剤、防かび剤（防ばい剤）

【表示例】甘味料（アスパルテーム・L-フェニルアラニン化合物）、保存料（安息香酸 Na）

↑ 用途名　↑ 物質名　↑ 用途名　↑ 物質名

③ 一括名による表示

個々の物質名を表示するのを基本とするが、通常複数の組合せで使用する以下の14種類（用途）は一括名で表示できる。

イーストフード、ガムベース、かんすい、酵素、光沢剤、香料、酸味料、軟化剤、調味料、豆腐用凝固剤、苦味剤、乳化剤、pH 調整剤、膨張剤

【表示例】調味料（アミノ酸等）

④ 表示の免除

以下の場合には表示を省略できるとされている。

●栄養強化剤：ビタミン、ミネラル、アミノ酸など

●加工助剤*1

●キャリーオーバー*2

●バラ売り食品：ただし、防かび剤（防ばい剤）、甘味料のサッカリン、サッカリンカルシウムとサッカリンナトリウムは表示の義務あり

●小包装（表示面積30cm²以下）：ただし、L-フェニルアラニンを含む場合は省略できない。

＊１ 加工助剤 食品の加工工程で使用され、最終的には中和されたり除去されて食品中には残留しないか、残留しても微量なものをいう。（例：油脂製造時の抽出溶剤のヘキサン、豆腐製造時の消泡剤のシリコーン樹脂など）

＊２ キャリーオーバー 原料中の食品添加物で、その原料を用いて製造された食品に移行した量ではその効果を発揮できない残留する微量な食品添加物のことをいう。たとえば、せんべいに塗るしょうゆの防腐剤で、せんべいの防腐効果まではない食品添加物などをいう。

5　種類と用途

主な食品添加物の種類

使用目的	種類（用途）	主な食品添加物例
変質防止	保存料[*1]	安息香酸とそのナトリウム塩、ソルビン酸とそのカリウム塩、亜硫酸ナトリウム、ナイシン
	殺菌料	過酸化水素、次亜塩素酸ナトリウム
	防かび剤[*2]	ジフェニル、オルトフェニルフェノール、イマザリル、チアベンダゾール、フルジオキソニル
	酸化防止剤	*dl*-α-トコフェロール、L-アスコルビン酸[*5]、エリソルビン酸[*6]、ブチルヒドロキシアニソール(BHA)、ジブチルヒドロキシトルエン(BHT)
	品質保持剤	プロピレングリコール、D-ソルビトール
嗜好性の向上	甘味料	サッカリンとそのカルシウム塩・ナトリウム塩、アスパルテーム、甘草抽出物、ステビア抽出物、D-ソルビトール
	着色料	タール色素[*7]とそのアルミニウムレーキ、β-カロテン、コチニール色素
	発色剤[*3]	亜硝酸ナトリウム、硝酸ナトリウム、硝酸カリウム
	漂白剤	亜硫酸ナトリウム、亜塩素酸ナトリウム
食品の品質改良と保持	増粘剤	ペクチン、カルボキシメチルセルロースナトリウム
	乳化剤	グリセリン脂肪酸エステル、レシチン
食品そのものの製造	豆腐用凝固剤	塩化マグネシウム、グルコノデルタラクトン
	膨張剤[*4]	炭酸水素ナトリウム、硫酸アルミニウムカリウム
栄養強化	栄養強化剤	各種ビタミン、アミノ酸、ミネラル

＊1　**保存料**　かびや細菌などの生育を抑制し、食品の保存性を高める。

＊2　**防かび剤**　柑橘類やバナナのかび発生防止に使用する。

＊3　**発色剤**　肉類の鮮紅色を保持する。

亜硝酸イオンとしての最大残存量の基準値

食品	基準値
食肉製品、鯨肉ベーコン	0.070g/kg
魚肉ソーセージ、魚肉ハム	0.050g/kg
いくら、すじこ、たらこ	0.0050g/kg

＊4　**膨張剤**　ケーキなどを膨らませる。

＊5　**L-アスコルビン酸(ビタミンC)**　清涼飲料水、ジャム、飴、野菜、ソーセージなどに酸化防止剤として使用される。栄養強化の目的でも用いられる。

＊6　**エリソルビン酸**　アスコルビン酸の立体異性体で強い還元作用をもつ。

＊7　**タール色素**　使用対象食品は、菓子、漬物、魚介加工品、畜産加工品などに限られている。

7　食品の安全性に関するその他の物質

1　トランス型不飽和脂肪酸(トランス脂肪酸)

天然の不飽和脂肪酸はほとんどシス型で存在するが、マーガリンやショートニングの原料である硬化油の製造工程(水素添加)、植物油の精製工程(高温による脱臭処理時)でトランス型不飽和脂肪酸が生成される。

コーデックス委員会では、「共役型二重結合がなく、少なくとも一つのメチレン基によって離されたトランス型の炭素－炭素二重結合がある不飽和脂肪酸のすべての幾何異性体」と定義されている。

トランス脂肪酸はシス型の脂肪酸に比べて融点が高く、飽和脂肪酸よりもLDLコレステロール／HDLコレステロール比を大きく上昇させ、冠動脈疾患発症のリスクを高めるとの報告がある。

2003年のFAO/WHO合同専門家会議報告書で、トランス脂肪酸の摂取量を摂取エネルギー比率１％未満とするように勧告された。欧米では、トランス脂肪酸の表示を義務付けたり、使用を制限したりする国（または都市）が増えている。一方、我が国では、摂取量の平均値は0.3％エネルギーと報告されており、現在のところ使用規制や表示の義務づけは行われていない。

※オレイン酸（シス型）の異性体であるエライジン酸は、代表的なトランス脂肪酸である。

※トランス脂肪酸は、植物油を高温で長時間加熱したときにも生成される。また、自然界では反芻動物の肉や乳に含まれ、バターなど乳製品にも少量のトランス脂肪酸が含まれている。ただし、冠動脈疾患や脂質系のトランス脂肪酸の影響は、工業由来のものに限られると報告されている。

8　食品衛生管理

1　HACCP

HACCP（Hazard Analysis and Critical Control Point　危害分析重要管理点）とは、1960年代に米国で宇宙食の安全性を確保するために開発された**食品の衛生管理の手法**である。従来の作業環境の衛生管理や最終製品のサンプル検査とは異なり、調査・分析された危害要因に対して管理すべきポイントを定め、それらを重点的に監視・改善・検証・記録することで食品の安全性、健全性及び良好な品質を確保するという方法である。この方式は国連の国連食糧農業機関（FAO）と世界保健機関（WHO）の合同機関である**コーデックス委員会**から発表され、各国にその採用を推奨されている。

危害分析（微生物、異物など）	食品の製造工程（原材料から最終製品に至るまでのすべての工程）で発生する恐れのある微生物汚染等の危害要因について調査・分析する
重要管理点（殺菌工程、包装工程など）	製造工程の段階で、より安全性が確保された製品を得るために、特に重点的に管理すべきポイント

HACCPの**「７つの原則」**は次のとおりである。

1．危害分析（HA）
2．重要管理点（CCP）の設定
3．管理基準の設定
4．CCPの監視（モニタリング）方法の設定
5．改善措置の設定
6．検証方法の設定
7．記録の維持・管理

※2018（平成30）年の食品衛生法の改正により、2021（令和３）年６月１日から、原則としてすべての食品等事業者（食品の製造・加工、調理、販売等）に、HACCPに沿った衛生管理の実施が義務付けられた。

2　一般的衛生管理プログラム

一般的衛生管理プログラムとは、HACCP手法の導入の前提条件として実施されるべき、作業環境を衛生的に確保するための管理プログラムのことである。

一般的衛生管理に関する基準として、以下14項目が挙げられている。

①食品衛生責任者の選任、②施設の衛生管理、③設備等の衛生管理、④使用水等の管理、⑤ねずみ及び昆虫対策、⑥廃棄物及び排水の取扱い、⑦食品または添加物を取り扱う者の衛生管理、⑧検食の実施、⑨情報の提供、⑩回収・廃棄、⑪運搬、⑫販売、⑬教育訓練、⑭その他

適切な一般衛生管理を実施するために、衛生標準作業手順書(SSOP)をつくり、「いつ、どこで、誰が、何を、どのようにするか」について、わかるようにする必要がある。

3　総合衛生管理製造過程

総合衛生管理製造過程とは、厚生労働省による、HACCPの概念を取り入れた衛生管理の認証制度である。

※2018(平成30)年の食品衛生法の改正により、2020(令和2)年6月1日をもって総合衛生管理製造過程承認制度は廃止となった。なお、2020(令和2)年5月31日以前に承認・更新の手続きが完了している場合は、その有効期間満了日までは効力が維持される。

4　国際標準化機構(ISO)

ISO(International Organization for Standardization)とは、電気・電子技術分野を除く全産業分野(鉱工業、農業、サービス業等)の国際規格を作成している民間の審議団体である。あるいは、ISOが策定する国際標準化規格及びその認証制度のことを指す場合もある。

ISOで策定された国際規格は、品質系(**ISO9000シリーズ「品質マネジメントシステム」**など)、環境系(**ISO14000シリーズ「環境マネジメントシステム」**など)、情報系(ISO20000「ITサービスマネジメントシステム」など)、その他に分類される。

食品関連の規格として**ISO22000「食品安全マネジメントシステム－フードチェーンに関わる組織に対する要求事項」**がある。これは、原材料の確保から最終消費者に渡るまでのフードチェーン全体を対象とし、HACCPの概念をISO9000と統合させて、食品の安全と品質を管理するためのマネジメントシステムである。

9　新しい食品の安全性問題

1　有機栽培食品

JAS法に基づき、認証された事業者に「有機JASマーク」の使用を認める「有機JAS制度」がある。農産物、畜産物及び加工食品は、有機JASマークが付されたものでなければ、「有機○○」と表示できない。有機JASは、諸外国と同様に、コーデックス(食品の国際規格を定める機関)のガイドラインに準拠し、農畜産業に由来する環境への負荷を低減した持続可能な生産方式の基準を規定している。

※有機農産物：堆肥等で土作りを行い、化学合成肥料及び農薬の不使用を基本として栽培されたもの

※有機畜産物：有機農産物等の給与、過剰な動物医薬品等の使用の制限、動物福祉への配慮等により飼養されたもの

2 遺伝子組換え食品

遺伝子組換え食品とは、他の生物から有用な性質をもつ遺伝子を取り出し、その性質をもたせたい植物などに組み込む技術を利用して作られた食品である。たとえば、**除草剤の影響を受けない**大豆、菜種、トウモロコシ、**害虫に強い**トウモロコシなどがある。また、遺伝子を微生物に組み込んで、特定の物質を大量に生産させて**食品添加物として利用**するものに、チーズ製造に用いられる凝乳酵素であるキモシン、でんぷん糖製造に用いられる加水分解酵素であるα-アミラーゼなどがある。

(1) 遺伝子組換え食品の安全性と表示

遺伝子組換え食品の安全性は、輸入品も含め、内閣府食品安全委員会が「**組換えDNA技術応用食品および食品添加物の安全性評価指針**」に基づいて評価している。また、「食品」としての安全性を確保するために、食品衛生法及び食品安全基本法、「飼料」としての安全性を確保するために、飼料安全法及び食品安全基本法、「生物多様性」への影響がないようにカルタヘナ法に基づき、それぞれ科学的な評価を行い、問題のないもののみが栽培・流通できる仕組みとなっている。日本において安全性が確認され、輸入・販売・栽培が許可されている農作物は、**じゃがいも、大豆、トウモロコシ、菜種、綿《わた》、アルファルファ、てんさい、パパイヤ、からしな**である。

遺伝子組換え農産物やこれを主な原材料とした食品には**表示が義務づけられ**、表示基準が定められている。

※遺伝子組換え食品の表示については、PartⅥ-5-2 3「遺伝子組換え食品表示」を参照のこと。

3 放射線照射食品

放射線照射食品とは、殺菌・殺虫、食品に含まれる酵素の不活化、発芽の防止を目的として、コバルト60のような放射性物質から出る放射線やあるいは電子線をあてた食品のことをいう。放射線照射によって、新たに有害な物質が生成したり、栄養成分や風味、色、テクスチャーなどが損なわれたりすることが懸念される。

日本では唯一、**じゃがいもの発芽防止**を目的とするコバルト60からの**γ《ガンマ》線照射**が認められているのみで、**他の食品への放射線照射は認められていない**。他国では、果実、香辛料、乾燥野菜、水産物、畜産物などを対象に放射線照射が実用化されている。

練習問題

食品衛生行政に関する記述である。正しいのはどれか。１つ選べ。

(1)　食品のリスク評価は、農林水産省が行う。
(2)　食品のリスク管理は、食品安全委員会が行う。
(3)　食品添加物のADI(１日摂取許容量)は、厚生労働省が設定する。
(4)　指定添加物は、消費者庁長官が指定する。
(5)　食品中の農薬の残留基準は、内閣総理大臣が設定する。

解　説 ………………………………………………………………………………… 正答 (5)

(1)　誤り。リスク評価は、内閣府の食品安全委員会が行う。
(2)　誤り。リスク管理は、農林水産省、厚生労働省、消費者庁、環境省などが担当する。
(3)　誤り。ADIは、食品安全委員会が設定する。
(4)　誤り。指定添加物を指定するのは、内閣総理大臣である。
(5)　正しい。

練習問題

食品の腐敗・変敗に関する記述である。正しいのはどれか。１つ選べ。

(1)　細菌によってヒスタミンからヒスチジンが生成する反応は脱炭酸反応である。
(2)　10℃を増殖至適温度とする微生物を中温菌という。
(3)　食品の水分活性は、腐敗・変敗の速度に関係する。
(4)　偏性好気性菌は関与しない。
(5)　揮発性塩基窒素の判定法は、ATP分解を指標とする。

解　説 ………………………………………………………………………………… 正答 (3)

(1)　誤り。魚介類に含まれるヒスチジンは、細菌のもつ脱炭酸酵素により脱炭酸されてヒスタミンになる。
(2)　誤り。中温菌の増殖至適温度は30〜40℃である。10℃を増殖至適温度とする微生物は低温菌である。
(3)　正しい。食品中の自由水が微生物の生育に利用されるので、水分活性が高いほど増殖速度が増す。
(4)　誤り。増殖に酸素を必要とする偏性好気性菌の中に、腐敗・変敗に関与する微生物は多く存在する。
(5)　誤り。ATP分解物を指標とするのは*K*値の判定法であり、揮発性塩基窒素(VBN)の判定法は、たんぱく質の分解産物を指標とする。なお、揮発性塩基窒素とは、たんぱく質食品の分解によって生じるアンモニアやアミン類のことを指す。

練習問題

細菌性食中毒に関する記述である。正しいのはどれか。１つ選べ。

(1)　ブドウ球菌の毒素は100℃30分の加熱で分解される。

(2)　潜伏期は感染型の方が毒素型より短い。

(3)　カンピロバクターは低温菌である。

(4)　ボツリヌス菌は嫌気性菌である。

(5)　病原大腸菌は芽胞を形成する。

解　説 ………………………………………………………… 正答　(4)

(1)　誤り。ブドウ球菌自体は熱に弱いが、毒素エンテロトキシンは耐熱性であり、100℃30分の加熱では分解されない。

(2)　誤り。潜伏期は一般に、毒素型の方が感染型より短い。毒素型食中毒には、ブドウ球菌や嘔吐型セレウス菌による食中毒のように潜伏期が短いものが多い。

(3)　誤り。カンピロバクターは25℃以下では増殖できず、増殖至適温度が31～46℃であるので、中温菌に分類される。

(4)　正しい。ボツリヌス菌は偏性嫌気性のグラム陽性桿菌である。

(5)　誤り。大腸菌は芽胞を形成しない。

練習問題

ノロウイルス食中毒に関する記述である。正しいのはどれか。１つ選べ。

(1)　食品の加熱では防げない。

(2)　人から人への感染はない。

(3)　原因食品として生カキが多い。

(4)　ウイルスは食品中で増殖する。

(5)　ウイルスは冷凍により死滅する。

解　説 ………………………………………………………… 正答　(3)

(1)　誤り。85℃１分以上の加熱で不活化するので、食品の加熱で予防できる。

(2)　誤り。人から人へ感染する。感染者の糞便や嘔吐物などからの汚染によっても起こる。

(3)　正しい。原因食品は二枚貝、特に生カキが多い。汚染された水や非加熱食品を介したものも多い。

(4)　誤り。ウイルスは食品中では増殖せず人の腸管内で増殖する。

(5)　誤り。低温でも生存するので冷蔵・冷凍では死滅しない。

練習問題

寄生虫とその関連食品の組合せである。正しいのはどれか。１つ選べ。

(1)　アニサキス――――海産魚
(2)　トキソプラズマ――鶏肉
(3)　回虫――――――――淡水魚
(4)　肝吸虫―――――――豚肉
(5)　有棘顎口虫――――野菜

解　説 ………………………………………………………………………… 正答 (1)

(1)　正しい。アニサキスは、さば、たら、いかなどの海産魚に存在する。
(2)　誤り。トキソプラズマは、豚や羊の肉から感染する。
(3)　誤り。回虫は、その卵が付着した野菜や水を介して感染する。
(4)　誤り。肝吸虫は、フナやコイなどの淡水魚に存在する。
(5)　誤り。有棘顎口虫は、どじょうやライギョなどの淡水魚に存在する。

練習問題

食品中の有害物質に関する記述である。正しいのはどれか。１つ選べ。

(1)　アクリルアミドは、畜肉や魚肉を高温で調理した際に生成する。
(2)　Trp-P-1は、チロシン由来のヘテロサイクリックアミンである。
(3)　畜牛の舌は、異常プリオンの特定危険部位である。
(4)　アフラトキシンは、煮沸すると容易に分解する。
(5)　米には、カドミウムの基準値が設定されている。

解　説 ………………………………………………………………………… 正答 (5)

(1)　誤り。アクリルアミドは、炭水化物を多く含む野菜や穀類を120℃以上の高温で加熱調理した際に生成する。
(2)　誤り。Trp-P-1は、トリプトファン由来のヘテロサイクリックアミンである。
(3)　誤り。舌は特定危険部位には指定されていない。特定危険部位とは、生後30か月齢超の牛の「頭部(舌・頬肉以外、扁桃は含む)、せき髄、せき柱、回腸遠位部」、30か月齢以下の牛の「回腸遠位部、扁桃」である。
(4)　誤り。アフラトキシン(コウジカビの一種であるアスペルギルス属のカビが産生する毒素)は熱に対して安定で、通常の加熱調理・加工の過程では分解されない。
(5)　正しい。

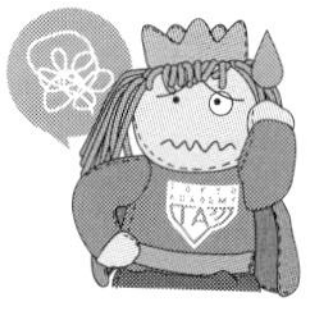

5　食品の表示と規格基準

1　食品表示法

2015(平成27)年4月、食品表示法が施行された。

目的

食品を摂取する際の安全性及び一般消費者の自主的かつ合理的な食品選択の機会の確保を目的として、現行の**食品衛生法**、**JAS法**、**健康増進法**の食品の表示に関する規定を統合し、食品の表示に関する包括的かつ一元的な制度を創設。(一元化による表示義務の範囲の変更はない。)なお、現行では任意制度となっている栄養表示についても、義務化が可能な枠組みとする。

食品表示基準

内閣総理大臣は、**名称**、**アレルゲン**、**保存の方法**、**消費期限**、**原材料**、**添加物**、**栄養成分の量および熱量**、**原産地その他**食品関連事業者が**表示すべき事項**と、その表示の際に**遵守すべき事項**について食品表示基準を策定する。食品表示基準の策定・変更には、厚生労働大臣・農林水産大臣・財務大臣に協議し、消費者委員会の意見を聴取する。

指示等

内閣総理大臣(**食品全般**)、**農林水産大臣**(**酒類以外の食品**)、**財務大臣**(**酒類**)が食品表示基準に違反した食品関連事業者に対して指示する。内閣総理大臣は、正当な理由なく指示に従わなかったときには命令し、緊急の必要なときは、食品の回収や業務停止を命令する。

権限の委任

内閣総理大臣の権限の一部を消費者庁長官に委任する。内閣総理大臣・消費者庁長官の権限の一部を都道府県知事・保健所設置市等に委任する。

罰則

食品表示基準違反、命令違反等について罰則を規定する。

※平成30年の法律改正により、食品の安全性に関する食品表示基準(アレルゲン、消費期限など)に従った表示がなされていない食品の自主回収を行う場合、食品関連事業者等の行政機関への届出及び行政機関による食品リコール情報の公表が義務付けられた。

2　食品表示基準

食品を「加工食品」「生鮮食品」「添加物」に区分し、それぞれの区分ごとに義務表示・推奨表示・任意表示の事項を定める。

(1)　加工食品

[横断的義務表示]　名称、保存方法、期限表示、原材料名(重量割合の高いものから順に)、原料原産地名(重量割合上位1位の原材料)、添加物、内容量、栄養成分(たんぱく質、脂質、炭水化物、ナトリウム)の量及び熱量、事業者の氏名又は名称及び住所、製造所又は加工所の所在地

［該当する場合の義務表示］ アレルゲン、L－フェニルアラニンを含む旨、特定保健用食品に関する事項、機能性表示食品に関する事項、遺伝子組換え食品に関する事項、乳児用規格適用食品である旨

［推奨表示］ 飽和脂肪酸の量、食物繊維の量

［任意表示］ 栄養機能食品における栄養成分の機能、栄養成分の補給ができる旨（高い・含む・強化された旨）、栄養成分又は熱量の適切な摂取ができる旨（含まない・低い・低減された旨）、糖類を添加していない旨、ナトリウム塩を添加していない旨等

⑵　生鮮食品

［横断的義務表示］ 農産物、畜産物、水産物…名称、原産地

玄米及び精米…名称、原料玄米、内容量、調製年月日、精米年月日又は輸入年月日、事業者の氏名又は名称、住所及び電話番号

［該当する場合の義務表示］ 放射線照射に関する事項、特定保健用食品に関する事項、機能性表示食品に関する事項、遺伝子組換え食品に関する事項、乳児用規格適用食品である旨、密封された特定商品の内容量・事業者の氏名又は名称及び住所

［個別的義務表示］ 食品の特性に応じて個別に定められた事項

［任意表示］ 栄養成分及び熱量、ナトリウムの量、栄養機能食品における栄養成分の機能、栄養成分の補給ができる旨、栄養成分または熱量の適切な摂取ができる旨

⑶　添加物

［義務表示］ **名称、添加物である旨、保存方法、期限表示、内容量、**栄養成分（たんぱく質、脂質、炭水化物、ナトリウム）の量及び熱量、事業者の氏名又は名称及び住所、製造所又は加工所の所在地

［該当する場合の義務表示］ アレルゲン、使用の方法、表示量に規定があるものはその値、成分及び重量％、タール色素製剤は実効の色名、L－フェニルアラニンを含む旨、ビタミンAとしての重量％

1　栄養成分表示

原則として、消費者向けに予め包装された**すべての加工食品及び添加物**は、**栄養成分表示が義務づけられる。**

⑴　対象成分

義務　熱量、たんぱく質、脂質、炭水化物、ナトリウム（**食塩相当量で表示すること**）

任意（推奨）　飽和脂肪酸、食物繊維

任意（その他）　糖類、糖質、$n-3$系不飽和脂肪酸、$n-6$系不飽和脂肪酸、コレステロール、ビタミン・ミネラル類

※ナトリウム塩を添加していない食品又は添加物は、「食塩相当量」を「ナトリウム○mg（食塩相当量△g）」等に変えて表示してもよい。

※食物繊維と糖質の含有量は、同時に表示しなくてはならない。

⑵　表示単位

可食部「100gもしくは100mL」または「１食分、１包装、その他の１食品単位」当たりの含

有量について、一定値または下限値〜上限値で表示する。

※含有量を言葉(微量など)や割合(%)、また上限値のみ(5g以下)、下限値のみ(5g以上)で表示することはできない。

(3)「0(ゼロ)」と表示できる基準

可食部100gもしくは100mL当たりの含有量が以下の基準値未満の場合には、「0(ゼロ)」と表示できる。なお、含有量が0であっても表示事項の省略はできない。

熱　量	たんぱく質	脂　質	飽和脂肪酸	コレステロール	炭水化物	糖　質	糖　類	ナトリウム
5 kcal	0.5g	0.5g	0.1 g	5 mg	0.5g	0.5g	0.5g	5 mg

2 栄養強調表示

栄養成分の補給ができる旨(高い・含む・強化された旨)、あるいは栄養成分または熱量の適切な摂取ができる旨(含まない・低い・低減された旨)の表示をする場合には、定められた基準を満たす必要がある。

(1) 栄養成分の補給ができる旨の表示

絶対表示の「高い旨」「含む旨」の表示は、次の基準値以上である場合にすることができる。相対表示の「強化された旨」の表示は、①比較対象食品との基準値以上の差がある、②たんぱく質及び食物繊維は相対差が25%以上である場合にすることができる。

栄養成分	高い旨の表示の基準値		含む旨の表示の基準値		強化された旨の表示の基準値
	絶対表示		絶対表示		相対表示
	100g(100mL)当たり	100kcal当たり	100g(100mL)当たり	100kcal当たり	100g(100mL)当たり
たんぱく質	16.2g(8.1g)	8.1g	8.1g(4.1g)	4.1g	8.1g(4.1g)
食物繊維	6g(3g)	3g	3g(1.5g)	1.5g	3g(1.5g)
亜鉛	2.64mg(1.32mg)	0.88mg	1.32mg(0.66mg)	0.44mg	0.88mg(0.88mg)
カリウム	840mg(420mg)	280mg	420mg(210mg)	140mg	280mg(280mg)
カルシウム	204mg(102mg)	68mg	102mg(51mg)	34mg	68mg(68mg)
鉄	2.04mg(1.02mg)	0.68mg	1.02mg(0.51mg)	0.34mg	0.68mg(0.68mg)
銅	0.27mg(0.14mg)	0.09mg	0.14mg(0.07mg)	0.05mg	0.09mg(0.09mg)
マグネシウム	96mg(48mg)	32mg	48mg(24mg)	16mg	32mg(32mg)
ナイアシン	3.9mg(1.95mg)	1.3mg	1.95mg(0.98mg)	0.65mg	1.3mg(1.3mg)
パントテン酸	1.44mg(0.72mg)	0.48mg	0.72mg(0.36mg)	0.24mg	0.48mg(0.48mg)
ビオチン	15μg(7.5μg)	5μg	7.5μg(3.8μg)	2.5μg	5μg(5μg)
ビタミンA	231μg(116μg)	77μg	116μg(58μg)	39μg	77μg(77μg)
ビタミンB_1	0.36mg(0.18mg)	0.12mg	0.18mg(0.09mg)	0.06mg	0.12mg(0.12mg)
ビタミンB_2	0.42mg(0.21mg)	0.14mg	0.21mg(0.11mg)	0.07mg	0.14mg(0.14mg)
ビタミンB_6	0.39mg(0.20mg)	0.13mg	0.20mg(0.10mg)	0.07mg	0.13mg(0.13mg)
ビタミンB_{12}	0.72μg(0.36μg)	0.24μg	0.36μg(0.18μg)	0.12μg	0.24μg(0.24μg)
ビタミンC	30mg(15mg)	10mg	15mg(7.5mg)	5mg	10mg(10mg)
ビタミンD	1.65μg(0.83μg)	0.55μg	0.83μg(0.41μg)	0.28μg	0.55μg(0.55μg)
ビタミンE	1.89mg(0.95mg)	0.63mg	0.95mg(0.47mg)	0.32mg	0.63mg(0.63mg)
ビタミンK	45μg(22.5μg)	30μg	22.5μg(11.3μg)	7.5μg	15μg(15μg)
葉酸	72μg(36μg)	24μg	36μg(18μg)	12μg	24μg(24μg)

(2) 栄養成分または熱量の適切な摂取ができる旨

絶対表示の「含まない旨」「低い旨」の表示は、次の基準値に満たない場合にすることができる。相対表示の「低減された旨」の表示は、①比較食品と基準値以上の差がある、②相対差が25%以上である(しょうゆは20%、みそは15%)場合にすることができる。

<table>
<tr><th rowspan="3">栄養成分及び熱量</th><th>含まない旨の表示の基準値</th><th>低い旨の表示の基準値</th><th>低減された旨の表示の基準値</th></tr>
<tr><th>絶対表示</th><th>絶対表示</th><th>相対表示</th></tr>
<tr><th>100g（100mL）当たり</th><th>100g（100mL）当たり</th><th>100g（100mL）当たり</th></tr>
<tr><td>熱量</td><td>5kcal（5kcal）</td><td>40kcal（20kcal）</td><td>40kcal（20kcal）</td></tr>
<tr><td>脂質</td><td>0.5g（0.5g）</td><td>3g（1.5g）</td><td>3g（1.5g）</td></tr>
<tr><td>飽和脂肪酸</td><td>0.1g（0.1g）</td><td>1.5g（0.75g）。ただし、飽和脂肪酸由来の熱量が10％以下であるものに限る。</td><td>1.5g（0.75g）</td></tr>
<tr><td>コレステロール</td><td>5mg（5mg）。ただし、飽和脂肪酸が1.5g（0.75g）未満で、飽和脂肪酸由来の熱量が10％未満のものに限る。</td><td>20mg（10mg）。ただし、飽和脂肪酸が1.5g（0.75g）以下で、飽和脂肪酸由来の熱量が10％以下のものに限る。</td><td>20mg（10mg）。ただし、低減された飽和脂肪酸が1.5g（0.75g）以上のものに限る。</td></tr>
<tr><td>糖類</td><td>0.5g（0.5g）</td><td>5g（2.5g）</td><td>5g（2.5g）</td></tr>
<tr><td>ナトリウム</td><td>5mg（5mg）</td><td>120mg（120mg）</td><td>120mg（120mg）</td></tr>
</table>

3　遺伝子組換え食品表示

遺伝子組換え表示の対象品目は、**じゃがいも、大豆、トウモロコシ、菜種、綿《わた》、てんさい、アルファルファ、パパイヤ、からしな*の9種類**の農産物とその加工食品である。この9種類の農産物以外の食品については、国内で遺伝子組換え食品の流通が認められていないため、誤解を招く「遺伝子組換えでない」という旨を表示してはならない。

＊からしなは、2022（令和4）年3月30日に追加された。

	表示に使われる表現の例	表示の義務
分別*された遺伝子組換え農産物を使用	「遺伝子組換え」 「遺伝子組換えのものを分別」	表示義務あり
分別せずに使用	「遺伝子組換え不分別」	表示義務あり
分別された非遺伝子組換え農産物を使用	「遺伝子組換えでない」 「分別生産流通管理済み」	任意表示

＊**分別生産流通管理**（IPハンドリング）とは、遺伝子組換え農産物と非遺伝子組換え農産物を、農場から食品製造業者まで生産、流通及び加工の各段階で相互に混入が起こらないよう管理し、そのことが書類等により証明されていることをいう。

なお、しょうゆや大豆油、菜種油、コーン油、コーンフレーク、マッシュポテト、異性化糖などについては、組み込まれた遺伝子やその遺伝子が産生するたんぱく質が製品中に検出されないので表示義務はない。また、遺伝子組換え農産物が主な原材料*ではない場合も、表示義務はないものとされる。

＊主な原材料とは、すべての原材料の重量に占める割合が**上位3位以内**、かつ**5％以上**である原材料（水を除く）をいう。

※生産・流通・加工の各段階で、遺伝子組換え農産物とそうでない農産物が混ざってしまった場合、それが故意でなければ5％以下の混入は許される（意図せざる混入）。

※パッケージに余白がある場合は、「遺伝子組換え不分別」について説明文を付記する。

※任意表示については、情報が正確に伝わるよう基準が改正され、2023（令和5）年4月1日より施行される。

①分別生産流通管理をして、意図せざる混入を5％以下に抑えている：（表示例）「分別生産流通管理済み」
「IPハンドリング済み」
「IP管理済み」
「遺伝子組換え混入防止管理済み」

②分別生産流通管理をして、遺伝子組換えの混入がないと認められる：（表示例）「遺伝子組換えでない」
「非遺伝子組換え」

4　アレルギー表示

アレルギー物質を含む特定原材料８品目については、その表示が義務づけられている。また特定原材料に準ずる20品目についても表示が推奨されている。

特定原材料８品目（義務表示品目）	**卵、乳、小麦、落花生（ピーナッツ）、えび、そば、かに、くるみ**
特定原材料に準ずる20品目（推奨表示品目）	いくら、キウイフルーツ、大豆、バナナ、やまいも、カシューナッツ、もも、ごま、さば、さけ、いか、鶏肉、りんご、マカデミアナッツ、あわび、オレンジ、牛肉、ゼラチン、豚肉、アーモンド

※アレルギー物質の混入が防げない場合は、「同一ラインで◯◯を含む食品を製造しています」等の注意喚起が必要であり、「入っているかもしれません」という可能性表示は禁止されている。

表示対象は、容器包装された食品または食品添加物（業務用や加工食品の原料を含む）で、特定原材料の場合は**加工助剤やキャリーオーバーであっても表示の義務がある**が、加工食品中のアレルゲンのたんぱく質含有量が数μg/g（mL）未満のものは表示の必要性はない。また、店頭販売の惣菜、パン、弁当などは表示が免除されている。

なお、2015（平成27）年３月の食品表示基準の改定で、アレルギー表示に関して以下の通り見直しが行われた。

① 特定加工食品[*1]及びその拡大表記[*2]の**廃止**。代替表記[*3]は存続。

② **個別表示を原則**とし（原材料の後にカッコ書きする方法）、一括表示は「表示面積に制約がある」などの場合に、例外的に可能とする。

③ 一括表示の場合は、原材料として特定原材料名又は代替表記で表示されていても、一括表示欄に特定原材料名又は代替表記を改めて表示する。

＊１　**特定加工食品**　表記に特定原材料名又は代替表記を含まないが、一般的に特定原材料を含むことが予測できると考えられてきた表記。その拡大表記も含めて廃止された。

例：「卵」→×マヨネーズ、オムレツ、かに玉など、「小麦」→×パン、うどん

＊２　**拡大表記**　特定加工食品、代替表記を含むことにより、特定原材料等が理解（予測）できる表記。特定加工食品の拡大表記は廃止されたが、代替表記の拡大表記は存続する。ただし、代替表記の拡大表記のうち、卵の「卵白」「卵黄」は廃止。

例：「卵」→×オムレツ〈特定加工食品〉→×チーズオムレツ〈特定加工食品の拡大表記〉、
「卵」→○エッグ〈代替表記〉→○ハムエッグ〈代替表記の拡大表記〉

＊３　**代替表記**　表記方法や言葉が違うが、アレルゲンを含む食品と同一であるということが理解できる表記。

例：「卵」→○玉子、たまご、タマゴ、エッグなど、「小麦」→○こむぎ、コムギ

5　期限表示

食品表示法で規定されている期限表示には、**消費期限**と**賞味期限**があり、製造者により独自に設定されている。表示可能面積が30cm^2以下の小包装でも期限表示の省略はできない一方、品質の劣化が極めて少ないもの（でんぷん、砂糖、食塩、アイスクリーム類、飲料水及び清涼飲料水、氷など）や生鮮食品は期限表示を省略できるとされる。

※安全性に関する事項（名称、保存方法、消費期限又は賞味期限、表示責任者、アレルゲン、L－フェニルアラニンを含む旨）は、表示可能面積が30cm^2以下の場合でも省略不可とされる。

① 消費期限

消費期限は、未開封で定められた保存方法がとられた場合に、食品の劣化に伴う**衛生上の危害**が発生するおそれがないと認められる期限を**年月日**で示したものである。製造後**おおむね５日以内**に消費すべき食品、たとえば弁当、調理パン、惣菜、生菓子類、食肉、生麺などにつけられる

表示である。

② **賞味期限**

賞味期限は、未開封で定められた保存方法がとられた場合に、食品の**すべての品質**が十分に保たれる期限を**年月日**で、あるいは製造日からの期間が**3か月**を超えるものでは**年月**で、それぞれ示したものである。（ただし、当該期限を超えた場合でも、これらの品質が保持されることがあるとする。）品質の劣化が比較的遅い食品、たとえば清涼飲料水、即席麺類、冷凍食品、ハム・ソーセージ、牛乳・乳製品などにつけられる。

3　食品の規格基準

食品、添加物等の規格基準として、成分規格／製造、加工及び調理基準／保存基準が設けられ、食品一般について以下の通り定められている。

食品一般についての規格基準（一部抜粋）

成分規格	・食品は、抗生物質または化学的合成品たる抗菌性物質及び放射性物質を含有してはならない。 ・食品が組換えDNA技術によって得られた生物を含む場合は、安全性審査の手続きを経たものでなければならない。 ・食品中の放射性セシウムは、食品の区分に応じ、それぞれ定める濃度を超えて食品に含有されてはならない。
製造、加工及び調理基準	・食品に放射線を照射してはならない。 ・生乳又は生山羊乳は63℃30分間加熱殺菌（又はこれと同等以上の殺菌効果を有する方法で加熱殺菌）しなければならない。 ・鶏卵を使用するときはその工程中に70℃1分以上加熱（又はこれと同等以上の殺菌効果を有する方法で加熱殺菌）しなければならない。ただし、生食用の正常卵を使用する場合はこの限りではない。 ・魚介類を生食用に調理する場合は、飲用適の水で十分に洗浄しなければならない。
保存基準	・飲食用以外の氷雪で、直接接触させることにより食品を保存する場合の氷雪は、大腸菌群（融解水中）陰性であること。 ・食品を保存する場合に抗生物質を使用しないこと。 ・食品保存の目的で、食品に放射線を照射しないこと。

その他23項目*の食品群では、個別に規格基準が定められている。

*清涼飲料水／粉末清涼飲料／氷雪／氷菓／食肉及び鯨肉／生食用食肉／食鳥卵／血液、血球及び血漿／食肉製品／鯨肉製品／魚肉ねり製品／いくら、すじこ及びたらこ／ゆでだこ／ゆでがに／生食用鮮魚介類／生食用かき／寒天／穀類、豆類及び野菜／生あん／豆腐／即席めん類／冷凍食品／容器包装詰加圧加熱殺菌食品

※個別の規格基準については、PartⅥ-4-5 2「**化学物質**」を参照のこと。

■JAS 規格制度（任意制度）

日本農林規格等に関する法律（JAS 法）に基づき、規格認証を受けると JAS マークを表示できる任意制度である。農林水産大臣が規格を制定し、それに基づき FAMIC（独立行政法人農林水産消費安全技術センター）が JAS の審査を行い、登録された認証機関および試験所（FAMIC が国際規格の認証を行える機関として認定）が規格認証をすると、事業者がマークを表示できる。

■農林物資の規格等に関する法律（JAS 法）改正（2017〈平成29〉年 6 月23日公布）の概要

・JAS 規格の対象の拡大

モノ（農林水産物・食品）の品質に限定されていたが、モノの「生産方法」（プロセス）、「取扱方法」（サービス等）、「試験方法」等にも拡大した。それにともない、題名を「日本農林規格等に関する法律」に改称された。また、国際基準に適合する試験機関を農林水産大臣が登録する登録試験業者制度が創設された。併せて、新たな JAS 規格に対応した JAS マークの表示の枠組みが整備された。さらに、産地・事業者の創意工夫を生かした JAS 規格の活用が図られるよう、①JAS 制度の普及、②規格に関する普及・啓発、専門人材の育成・確保及び国際機関・国際的枠組みへの参画等を国及び FAMIC の努力義務として明確にされた。

・JAS マークの見直し

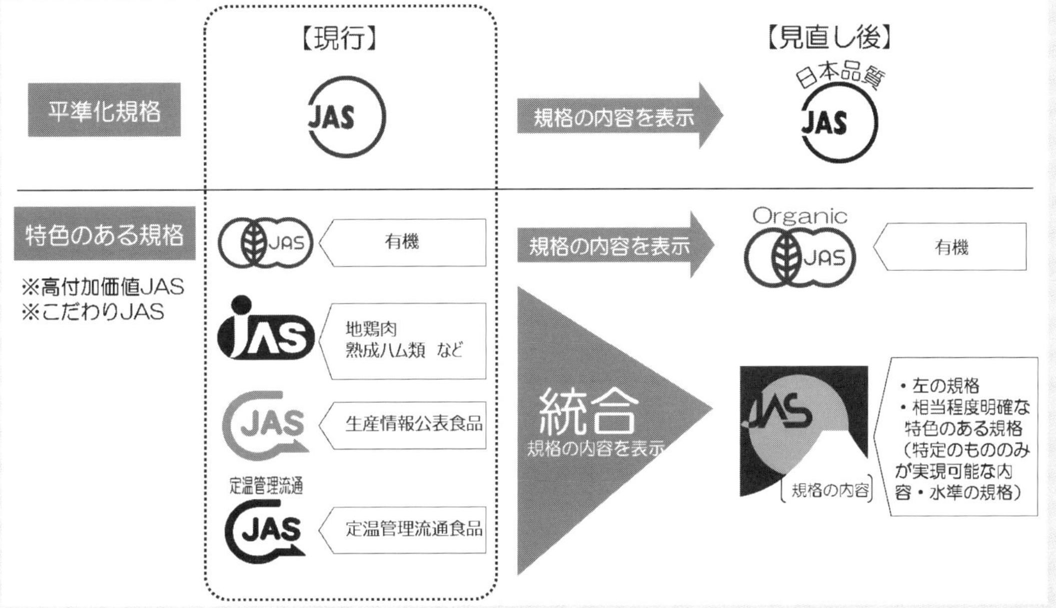

4　健康や栄養に関する表示の制度

日本では、2001(平成13)年に保健機能食品制度が創設された。現在、保健機能食品は、**食品衛生法**と**健康増進法**、**食品表示法**によって規定される。

保健機能食品制度とは、従来、多種多様に販売されていた「いわゆる健康食品」のうち、一定の条件を満たした食品を「**保健機能食品**」と称することを認める制度で、国への許可などの必要性や食品の目的、機能の違いによって、「**特定保健用食品**」「**栄養機能食品**」「**機能性表示食品**」に分類される。

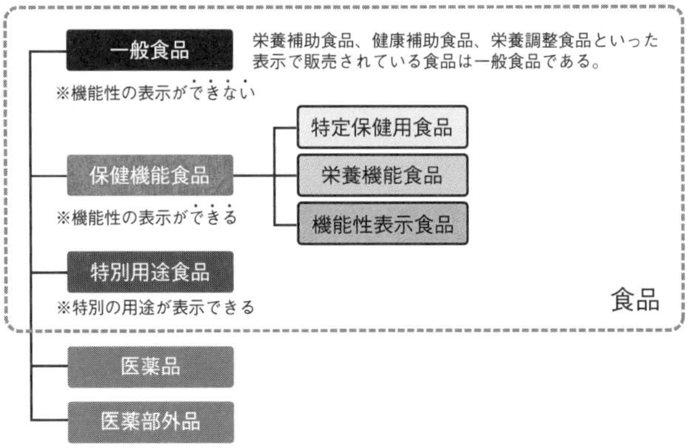

保健機能食品に特に定められている表示は以下の通りである。

保健機能食品に表示すべき事項

特定保健用食品	栄養機能食品	機能性表示食品
①特定保健用食品である旨 ②**許可等を受けた表示の内容** ③栄養成分(関与成分を含む)の量及び熱量* ④1日当たりの摂取目安量 ⑤摂取の方法 ⑥摂取する上での注意事項 ⑦バランスのとれた食生活の普及啓発を図る文言 ⑧関与成分について栄養素等表示基準値が示されているものにあっては、1日当たりの摂取目安量に含まれる当該関与成分の栄養素等表示基準値に対する割合 ⑨調理又は保存の方法に関し特に注意を必要とするものにあっては当該注意事項 ⑩製造者	①栄養機能食品である旨及び当該栄養成分の名称 ②**栄養成分の機能** ③栄養成分(関与成分を含む)の量及び熱量* ④1日当たりの摂取目安量 ⑤摂取の方法 ⑥摂取をする上での注意事項 ⑦バランスのとれた食生活の普及啓発を図る文言 ⑧**消費者庁長官の個別審査を受けたものではない旨** ⑨**1日当たりの摂取目安量に含まれる機能に関する表示を行っている栄養成分の量が栄養素等表示基準値に占める割合** ⑩**栄養素等表示基準値の対象年齢及び基準熱量に関する文言** ⑪調理又は保存の方法に関し特に注意を必要とするものにあっては、当該注意事項 ⑫特定の対象者に対し注意を必要とするものにあっては、当該注意事項 ⑬保存の方法(生鮮食品のみ)	①機能性表示食品である旨 ②科学的根拠を有する機能性関与成分及び当該成分又は当該成分を含有する食品が有する機能性(届出表示) ③栄養成分の量及び熱量* ④1日当たりの摂取目安量当たりの機能性関与成分の含有量 ⑤1日当たりの摂取目安量 ⑥届出番号 ⑦食品関連事業者の連絡先（問い合わせ先） ⑧**機能性及び安全性について国による評価を受けたものではない旨** ⑨摂取の方法 ⑩摂取する上での注意事項 ⑪バランスのとれた食生活の普及啓発を図る文言 ⑫調理又は保存の方法に関し特に注意を必要とするものにあっては当該注意事項 ⑬**疾病の診断、治療、予防を目的としたものではない旨** ⑭**疾病に罹患している者、未成年者、妊産婦（妊娠を計画している者を含む）及び授乳婦に対し訴求したものではない旨** ⑮疾病に罹患している者は医師、医薬品を服用している者は医師、薬剤師に相談した上で摂取すべき旨 ⑯体調に異変を感じた際は速やかに摂取を中止し医師に相談すべき旨 ⑰保存の方法（生鮮食品のみ） ⑱事業者の氏名又は名称及び住所（生鮮食品のみ）

＊特定保健用食品、栄養機能食品、生鮮食品以外の機能性表示食品については、栄養成分表示において「合理的な推定により得られた一定の値」が表示できない。一般食品の栄養成分表示では、例えば「日本食品標準成分表の値から計算した推定値」や「サンプル品分析による推定値」など「合理的な推定により得られた一定の値」の表示が認められている。

■医薬品と食品の区別

人が経口的に服用する物について、**医薬品**に該当するかどうかを判定するための要素は次の４つである。

- **成分本質（原材料）**
- **効能効果**
- **形状**
- **用法用量**

すなわち、医薬品と明確に区別するため、**食品（いわゆる健康食品を含む）**には上記の４つの要素について「医薬品的でないこと」が求められる。食品の表示において、**病気の治療・予防を目的とする表現**（「高血圧の改善」「動脈硬化を防ぐ」など）や**体の機能の増強・増進を目的とする表現**（「疲労回復」「体力増強」「肝機能向上」など）、**摂取の時期、間隔、量、方法等を細かく決める表現**（「食前」「食後」「オブラートに包んでお飲みください」など）は、医薬品と誤認される恐れがあるとして医薬品医療機器等法（改正薬事法）で禁止されている。食品の形状として、アンプルや舌下錠は認められない。カプセルや錠剤、顆粒、液状などは、「食品」と表示すれば認められる。

1　特別用途食品

特別用途食品とは、通常の食品では対応が困難な特別の用途を表示するもので、病気の人（腎臓疾患、アレルギー疾患、乳糖不耐性、栄養不良等）、乳児、妊産婦等の**特別の配慮を必要とする人**を対象にした食品である。特別用途食品は、**健康増進法第43条**に基づく表示制度により**許可***を受けなければならず、許可を受けた特別の用途とともに**許可証票**を表示する義務がある。許可証票には、特定保健用食品用とその他の特別用途食品用との２種類がある。**内閣総理大臣**または**都道府県知事**が必要と認めるときには、**食品衛生監視員**をもって、特別用途食品の製造施設に立ち入り、当該食品の検査及び収去ができる（健康増進法第61条）。

総合栄養食品とは、疾患等により経口摂取が不十分な者の食事代替品として、**液状**または**半固形状**で**適度な流動性**を有しており、100mL または100g 当たりの熱量や成分の基準に適合したものである。腸管を利用するため生理的な栄養補給が可能であること、長期の使用でも栄養成分の欠乏が起こりにくいことにより、在宅療法も含め病者の栄養管理に適しているとされる。また、**アレルゲン除去食品**は特別用途食品の中の病者用食品に分類される。

＊特別用途食品は**内閣総理大臣**により許可されるが、実際の許可業務は**消費者庁長官**が行う。

特別用途食品

- **特別用途食品**
  - **病者用食品(許可基準型)**
    - 低たんぱく質食品*1
    - **アレルゲン除去食品**
    - 無乳糖食品
    - 総合栄養食品(濃厚流動食)*2
    - 糖尿病用組合せ食品
    - 腎臓病用組合せ食品
    - 経口補水液*3
  - **病者用食品(個別評価型)**
  - **妊産婦、授乳婦用粉乳**
  - **乳児用調製乳**
    - **乳児用調製粉乳**
    - **乳児用調製液状乳**
  - **えん下困難者用食品**
    - **えん下困難者用食品***4
    - **とろみ調整用食品***5
  - **特定保健用食品**

＊1 **低たんぱく質食品**　たんぱく質含量が、通常の同種の食品の含量の30％以下であるもの。

＊2 **総合栄養食品**　100mL(または100g)当たりのエネルギーは、80〜130kcalと規定されている。

＊3 経口補水液は、2023(令和５)年５月19日より追加された。

＊4 えん下困難者用食品の規格基準には、硬さ、付着性、凝集性の項目がある。

＊5 とろみ調整用食品の規格基準には、粘度要件と溶解性などの性能要件がある。

2　特定保健用食品

特定保健用食品の許可証票

特定保健用食品とは、「身体の生理学的機能などに影響を与える関与成分を含み、食生活において特定の保健の目的で摂取する者に対し、その摂取により特定の保健の目的が期待できる旨の表示をする食品」のことである。**生理的機能や特定の保健機能を示す有効性や安全性などに関して、製品ごとに消費者庁*による個別審査を受け、国の許可(承認)を得なければならない。**(「規格基準型」の場合は、個別審査なく許可される。(2)参照。)

＊消費者庁発足(平成21年９月)により、食品表示に関する制度(食品衛生法、健康増進法、JAS法の表示規則にかかる事務)は消費者庁に一元化された。消費者庁については **PartⅥ-４-１ 3「消費者庁」** を参照のこと。

また、2005(平成17)年に**特定保健用食品の制度が一部見直された**。主な改正点は次のとおりである。

⑴　条件付き特定保健用食品制度の創設

現行の特定保健用食品の科学的根拠のレベルには届かないが、一定の有効性が確認される食品について、限定的な科学的根拠である旨を表示することを条件に、許可されることになった。具体的には「根拠は必ずしも確立されていませんが」及び「(特定の保健の用途に適する)可能性のある食品です」という限定的条件文とし、右図のような別の許可証票を付けなければならない。

条件付き特定保健用食品の許可証票

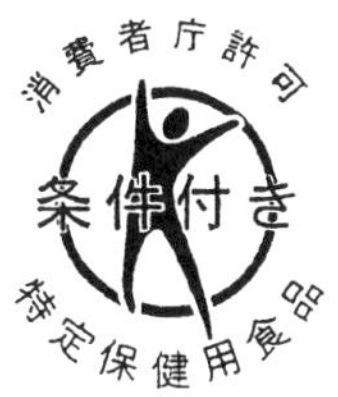

⑵　特定保健用食品「規格基準型」の創設

特定保健用食品としての科学的根拠が蓄積されている関与成分を含む食品について、規格基準を定め、審議会で個別に安全性・有効性の審査をすることなく、事務局において規格基準に適合するか否かの審査を行い、許可するものである。従来6か月以上かかっていた申請から許可までの期間が、この規格基準型では3か月であり、許可手続きの迅速化が図られた。

特定保健用食品「規格基準型」が認められている関与成分

区分	関与成分	保健の用途
食物繊維	難消化性デキストリン、ポリデキストロースなど	お腹の調子を整える
オリゴ糖	大豆オリゴ糖、フラクトオリゴ糖など	お腹の調子を整える
難消化性デキストリン	難消化性デキストリン	食後の血糖値が気になる方に
		食後の中性脂肪の上昇をおだやかにする

⑶　疾病リスク低減表示の容認

特定保健用食品において、「疾病リスク低減に資する旨の表示」が認められるようになった。許可される表示の内容は、関与成分の摂取による疾病リスク低減が、医学的・栄養学的に認められ確立されているもののみとされている。現在、「若い女性の適切なカルシウム摂取が将来の骨粗鬆症になるリスクを低減」と「女性の適切な葉酸摂取が神経管閉鎖障害を持つ子どもが生まれるリスクを低減」の2つが挙げられている。

⑷　「食生活は、主食、主菜、副菜を基本に、食事のバランスを」の表示の義務づけ

過度に「健康食品」に期待する傾向を是正し、バランスのとれた食生活の普及啓発を図るために、保健機能食品には上記の表示が義務づけられた。

これまでに許可された主な保健の用途の表示(例)と代表的な関与成分

許可を受けた表示内容(例)	食品(例)	関与する成分	作用部位
虫歯の原因になりにくい	チューインガム	キシリトール、パラチノース、エリスリトール、マルチトール等	口腔内
歯を丈夫で健康にする	チューインガム	CPP-ACP(乳たんぱく分解物)、リン酸化オリゴ糖カルシウム、キシリトール	
お腹の調子を整える お通じの気になる方に適する	粉末清涼飲料 テーブルシュガー 乳酸菌飲料	各種オリゴ糖(フラクトオリゴ糖、ガラクトオリゴ糖、キシロオリゴ糖、コーヒー豆マンノオリゴ糖等)、ラクチュロース、ビフィズス菌、各種乳酸菌、食物繊維(難消化性デキストリン、ポリデキストロース、小麦ふすま、サイリウム種皮、低分子化アルギン酸ナトリウム等)	消化管内
コレステロールの吸収を抑える コレステロールが高めの方に適する	粉末清涼飲料 調整豆乳	食物繊維(キトサン、サイリウム種皮、低分子化アルギン酸ナトリウム)、大豆たんぱく質、植物ステロール、茶カテキン等	
カルシウムの吸収を助ける	清涼飲料水	カゼインホスホペプチド(CPP)、クエン酸リンゴ酸カルシウム(CCM)、フラクトオリゴ糖等	
貧血気味の人に適する	清涼飲料水	ヘム鉄	
糖の吸収を穏やかにする 食後の血糖値が気になる方に適する	粉末清涼飲料 茶系飲料 乾燥スープ	難消化性デキストリン、小麦アルブミン、グァバ葉ポリフェノール、L-アラビノース等	
血圧が高めの方に適する	錠菓 清涼飲料水	オリゴペプチド(ラクトトリペプチド、カゼインドデカペプチド、サーデンペプチド等)、杜仲葉配糖体(ゲニポシド酸)、GABA(γ-アミノ酪酸)等	標的組織 (吸収後)
丈夫な骨をつくるのに適する 骨の健康が気になる方に適する	清涼飲料水 納豆	大豆イソフラボン、MBP(乳塩基性たんぱく質)、ビタミンK_2、カルシウム等	
体脂肪が気になる方に適する	食用調整油 コーヒー飲料	中鎖脂肪酸、茶カテキン、コーヒー豆マンノオリゴ糖等	消化管内または標的組織 (吸収後)
食後の血中中性脂肪の上昇を抑える	清涼飲料水	n-3系多価不飽和脂肪酸(DHA, EPA)、ウーロン茶重合ポリフェノール等	
疾病リスク低減(定型文)	清涼飲料水 魚肉ソーセージ	カルシウム	標的組織 (吸収後)

3 栄養機能食品

栄養機能食品とは、「特定の栄養成分の補給のために利用される食品で、栄養成分の機能を表示するもの」のことである。適用対象は加工食品、生鮮食品であり、通常の食品形態をとるものだけでなく、**サプリメント**と呼ばれるカプセルや錠剤なども含む(ただし、**カリウム**は過剰摂取のリスク〈腎機能低下者において最悪の場合心停止〉を回避するため、錠剤、カプセル剤等の食品を対象外とする)。**国が定めた規格基準に適合すれば、国への許可申請や届出の必要はない。**対象成分は、**n－3系脂肪酸**と**ビタミン13種類(ビタミンA、B_1、B_2、B_6、B_{12}、C、D、E、K、葉酸、ナイアシン、パントテン酸、ビオチン)**、**ミネラル6種類(亜鉛、カリウム、カルシウム、鉄、銅、マグネシウム)**である。なお、医薬品と誤認される可能性のある表示をした場合は**医薬品医療機器等法違反**となる。

また、過剰摂取に関するものを含めて「**注意喚起表示**」が義務づけられている。さらに、規定の栄養成分の機能以外の機能を「やせる」「体力増強」「強壮」などと表示することが禁止される。

栄養機能食品における栄養成分の機能表示

栄養成分	下限値	栄養成分の機能	上限値	摂取をする上での注意事項
***n*－3系脂肪酸**	0.6g	*n*－3系脂肪酸は、皮膚の健康維持を助ける栄養素です。	2.0g	本品は、多量摂取により疾病が治癒したり、より健康が増進するものではありません。1日の摂取目安量を守ってください。
亜鉛	2.64mg	亜鉛は、味覚を正常に保つのに必要な栄養素です。 亜鉛は、皮膚や粘膜の健康維持を助ける栄養素です。 亜鉛は、たんぱく質・核酸の代謝に関与して、健康の維持に役立つ栄養素です。	15mg	本品は、多量摂取により疾病が治癒したり、より健康が増進するものではありません。亜鉛の摂り過ぎは、銅の吸収を阻害するおそれがありますので、過剰摂取にならないよう注意してください。1日の摂取目安量を守ってください。乳幼児・小児は本品の摂取を避けてください。
カリウム	840mg	カリウムは、正常な血圧を保つのに必要な栄養素です。	2800mg	本品は、多量摂取により疾病が治癒したり、より健康が増進するものではありません。1日の摂取目安量を守ってください。 腎機能が低下している方は本品の摂取を避けてください。
カルシウム	204mg	カルシウムは、骨や歯の形成に必要な栄養素です。	600mg	本品は、多量摂取により疾病が治癒したり、より健康が増進するものではありません。1日の摂取目安量を守ってください。
鉄	2.04mg	鉄は、赤血球を作るのに必要な栄養素です。	10mg	本品は、多量摂取により疾病が治癒したり、より健康が増進するものではありません。1日の摂取目安量を守ってください。
銅	0.27mg	銅は、赤血球の形成を助ける栄養素です。 銅は、多くの体内酵素の正常な働きと骨の形成を助ける栄養素です。	6.0mg	本品は、多量摂取により疾病が治癒したり、より健康が増進するものではありません。1日の摂取目安量を守ってください。乳幼児・小児は本品の摂取を避けてください。
マグネシウム	96mg	マグネシウムは、骨や歯の形成に必要な栄養素です。 マグネシウムは、多くの体内酵素の正常な働きとエネルギー産生を助けるとともに、血液循環を正常に保つのに必要な栄養素です。	300mg	本品は、多量摂取により疾病が治癒したり、より健康が増進するものではありません。多量に摂取すると軟便（下痢）になることがあります。1日の摂取目安量を守ってください。乳幼児・小児は本品の摂取を避けてください。
ナイアシン	3.9mg	ナイアシンは、皮膚や粘膜の健康維持を助ける栄養素です。	60mg	本品は、多量摂取により疾病が治癒したり、より健康が増進するものではありません。1日の摂取目安量を守ってください。
パントテン酸	1.44mg	パントテン酸は、皮膚や粘膜の健康維持を助ける栄養素です。	30mg	本品は、多量摂取により疾病が治癒したり、より健康が増進するものではありません。1日の摂取目安量を守ってください。
ビオチン	15μg	ビオチンは、皮膚や粘膜の健康維持を助ける栄養素です。	500μg	本品は、多量摂取により疾病が治癒したり、より健康が増進するものではありません。1日の摂取目安量を守ってください。
ビタミンA	231μg	ビタミンAは、夜間の視力の維持を助ける栄養素です。 ビタミンAは、皮膚や粘膜の健康維持を助ける栄養素です。	600μg	本品は、多量摂取により疾病が治癒したり、より健康が増進するものではありません。1日の摂取目安量を守ってください。 妊娠3か月以内又は妊娠を希望する女性は過剰摂取にならないよう注意してください。
ビタミンB_1	0.36mg	ビタミンB_1は、炭水化物からのエネルギー産生と皮膚や粘膜の健康維持を助ける栄養素です。	25mg	本品は、多量摂取により疾病が治癒したり、より健康が増進するものではありません。1日の摂取目安量を守ってください。

栄養成分	下限値	栄養成分の機能	上限値	摂取をする上での注意事項
ビタミン B_2	0.42mg	ビタミンB_2は、皮膚や粘膜の健康維持を助ける栄養素です。	12mg	本品は、多量摂取により疾病が治癒したり、より健康が増進するものではありません。1日の摂取目安量を守ってください。
ビタミン B_6	0.39mg	ビタミンB_6は、たんぱく質からのエネルギーの産生と皮膚や粘膜の健康維持を助ける栄養素です。	10mg	本品は、多量摂取により疾病が治癒したり、より健康が増進するものではありません。1日の摂取目安量を守ってください。
ビタミン B_{12}	0.72μg	ビタミンB_{12}は、赤血球の形成を助ける栄養素です。	60μg	本品は、多量摂取により疾病が治癒したり、より健康が増進するものではありません。1日の摂取目安量を守ってください。
ビタミンC	30mg	ビタミンCは、皮膚や粘膜の健康維持を助けるとともに、抗酸化作用を持つ栄養素です。	1000mg	本品は、多量摂取により疾病が治癒したり、より健康が増進するものではありません。1日の摂取目安量を守ってください。
ビタミンD	1.65μg	ビタミンDは、腸管でのカルシウムの吸収を促進し、骨の形成を助ける栄養素です。	5.0μg	本品は、多量摂取により疾病が治癒したり、より健康が増進するものではありません。1日の摂取目安量を守ってください。
ビタミンE	1.89mg	ビタミンEは、抗酸化作用により、体内の脂質を酸化から守り、細胞の健康維持を助ける栄養素です。	150mg	本品は、多量摂取により疾病が治癒したり、より健康が増進するものではありません。1日の摂取目安量を守ってください。
ビタミンK	45μg	ビタミンKは、正常な血液凝固能を維持する栄養素です。	150μg	本品は、多量摂取により疾病が治癒したり、より健康が増進するものではありません。1日の摂取目安量を守ってください。 血液凝固阻止薬を服用している方は本品の摂取を避けてください。
葉酸	72μg	葉酸は、赤血球の形成を助ける栄養素です。 葉酸は、胎児の正常な発育に寄与する栄養素です。	200μg	本品は、多量摂取により疾病が治癒したり、より健康が増進するものではありません。1日の摂取目安量を守ってください。 葉酸は、胎児の正常な発育に寄与する栄養素ですが、多量摂取により胎児の発育がよくなるものではありません。

4　機能性表示食品

2015(平成27)年4月の食品表示法施行により、新たに「機能性表示食品」制度が導入された。

機能性表示食品とは、安全性及び機能性に関する**一定の科学的根拠**に基づき**食品関連事業者(申請者)の責任において**特定の保健の目的が期待できる旨の表示を行うものとして、消費者庁長官に届け出られたものである。ただし、機能性表示食品は、科学的根拠等について消費者庁長官による**個別審査を経ない**。対象食品は食品全般(一部除く)とする。

(1)　**機能性表示食品の要件**

●疾病に罹患していない者(境界域までの者)を対象とすること。

●機能性関与成分によって健康の維持及び増進に資する特定の保健の目的が期待できる旨を科学的根拠に基づいて容器包装に表示しているものであること。機能性関与成分については、**食事摂取基準に策定されている栄養素は対象外**だが、次の栄養素の構成成分は対象成分となり得る。

食事摂取基準に策定されている栄養素	対象成分となり得る左記の構成成分等（例）
たんぱく質	各種アミノ酸、各種ペプチド
n－６系脂肪酸	γ-リノレン酸、アラキドン酸
n－３系脂肪酸	α-リノレン酸、EPA、DHA
食物繊維	難消化性デキストリン、グアーガム分解物
ビタミンＡ	プロビタミンＡカロテノイド（β-カロテン、α-カロテン、β-クリプトキサンチン等）

●以下に挙げるものは対象外とすること。

・特別用途食品及び栄養機能食品

・アルコールを含有する飲料

・脂質、飽和脂肪酸、コレステロール、糖類、ナトリウムの過剰な摂取につながるもの

●必要事項を販売日の60日前までに消費者庁長官に届け出たものであること。

⑵　可能な機能性表示の範囲

保健の目的が期待できる旨の表示の範囲は、明らかに医薬品と誤認されるおそれのあるものであってはならない。以下は認められない表現例である。

・疾病の治療効果又は予防効果を暗示する表現

（例）「糖尿病の人に」「高血圧の人に」等

・健康の維持及び増進の範囲を超えた、意図的な健康の増強を標榜するものと認められる表現

（例）「肉体改造」「増毛」「美白」等

・科学的根拠に基づき説明されていない機能性に関する表現

■安全性と機能性の評価

以下のいずれかの方法を用いて評価される。

○安全性：今まで広く食べられていたかどうかの食経験

安全性に関する既存情報の調査

動物や人を用いての安全性試験の実施

○機能性：最終製品を用いた臨床試験

最終製品又は機能性関与成分に関する文献調査（研究レビュー）

※「どのような科学的根拠に基づいて」「どのような人が」「どのように摂取すると」「どのような機能性があるのか」が明らかにされる。

5　栄養強調表示と健康強調表示

強調表示とは、食品が、起源、栄養的特性、組成、生産、加工処理、その他あらゆる品質に関して特別な特徴をもつことを表現、示唆、または暗示するすべての表示をいう。FAO/WHOの合同食品規格委員会である**コーデックス**は、国際基準として、栄養表示のガイドラインを次のように定めている。

⑴　栄養強調表示

ビタミン、ミネラルだけでなく、エネルギーや栄養素の含有量も合わせて、食品が栄養上、特別な特性をもっているとする表示のことである。

①　栄養素含有量強調表示

食品に含まれる栄養成分のレベルを示す表示。一定量以上あるいは一定量以下の成分を含ん

でいることを示す場合に用いられる。日本では栄養表示基準制度における**絶対表示**に相当。

●成分が高い旨の表示：「高」「多い」「豊富」など

●成分を含む旨の表示：「含有」「入り」「使用」「供給」など

●成分が低い旨の表示：「低」「少」「控えめ」「ダイエット」など

●成分を含まない旨の表示：「ノン」「ゼロ」「無」など

＊栄養素含有量強調表示の基準値については、PartⅥ-5-2❷「栄養強調表示」を参照のこと。

② **栄養素比較強調表示**

他の食品と比較して、エネルギーや栄養成分を比較する場合に用いられる表示。日本では栄養表示基準制度における**相対表示**に相当。

●他よりも強化した旨の表示：「アップ」「プラス」「増」「強化」など

●他よりも低減した旨の表示：「オフ」「カット」「減」など

⑵ **健康強調表示**

食品あるいは食品成分と人の健康との関わりを表現した表示のことである。表示内容が科学的根拠に基づくもので、なおかつ疾病の治療、予防、処置に関する表現を含んではならないこととされている。

① **栄養素機能強調表示**

身体の成長、発達及び正常な機能における栄養成分の生理的な役割を表示。日本では**栄養成分機能表示**に相当。

【表示例】「カルシウムは、強い骨や歯の発達を助けます。」

② **高度健康機能強調表示**

ある食品あるいはその食品成分の摂取が、生理的（または心理的）機能、生物学的活動に与える、特定の有用な効果に関する表示。日本では**特定保健用食品における特定の保健用途の表示**に相当。

【表示例】「ある種の難消化性オリゴ糖は、特定の腸内細菌叢を改善します。」

③ **疾病リスク低減強調表示**

ある食品あるいはその食品成分の摂取と疾病（あるいは健康に関連する状態）のリスクの低減との関係を示す表示。**日本では一部の特定保健用食品「カルシウムと骨粗鬆症」と「葉酸と神経管閉鎖障害」に限定した表示が認められている。**

【表示例】「本品はカルシウムを多く含み、将来の骨粗鬆症の危険度を減らします。」

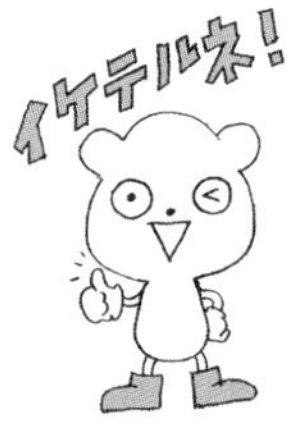

練習問題

食品添加物の表示に関する記述である。正しいのはどれか。１つ選べ。

(1)　天然色素は表示しなくてもよい。

(2)　複数の甘味料は一括して「甘味料」として表示できる。

(3)　加工助剤として使用した添加物は表示が免除される。

(4)　ビタミンＣを酸化防止の目的で使用した場合は、表示しなくてもよい。

(5)　プロピレングリコールは、「品質保持剤」という用途名を併記しなければならない。

解　説 ……………………………………………………………………………… 正答 (3)

(1)　誤り。食品添加物の全て(化学合成物も天然成分も)について、原則的に表示しなければならない。

(2)　誤り。甘味料は一括名による表示はできない。甘味料は用途名と物質名の併記が必要である。

(3)　正しい。表示免除となるのは、加工助剤の他に、栄養強化剤、キャリーオーバー、バラ売り、小包装の場合である。

(4)　誤り。ビタミンＣを酸化防止剤として使用した場合は用途名と物質名を併記しなければならない。また、酸味料として使用した場合は一括名で表示できる。なお、栄養強化の目的で使用した場合には表示は免除される。

(5)　誤り。品質保持剤の目的で使用した食品添加物は、用途名を併記する必要はない。

練習問題

食品表示法における表示に関する記述である。正しいのはどれか。１つ選べ。

(1)　非遺伝子組換え食品には、「遺伝子組換えでない」の表示が義務づけられている。

(2)　栄養成分の量および熱量の表示単位は、100g 当たりとしなければならない。

(3)　リボフラビンを着色料の目的で使用する場合は、表示が免除される。

(4)　さばの加工食品には、アレルギー表示が義務づけられている。

(5)　大豆油製造で抽出に使用されたヘキサンは、表示が免除される。

解　説 ……………………………………………………………………………… 正答 (5)

(1)　誤り。非遺伝子組換え農産物の使用についての表示は、任意である。

(2)　誤り。100mL 当たり、１食当たり、１個当たり等の表示が可能である。

(3)　誤り。リボフラビン(ビタミン B_2)を着色料として使用する場合は、表示しなくてはならない。ビタミン・ミネラル・アミノ酸などを栄養強化剤として使用するときには、表示免除となる。

(4)　誤り。さばは、アレルギー表示の推奨表示品目である。

(5)　正しい。ヘキサンは加工助剤なので、表示が免除される。なお、加工助剤とは、食品の加工工程で使用され、最終的には中和または除去されて食品中には残留しないか、残留しても微量なものをいう。

練習問題

特定保健用食品に関する記述である。正しいのはどれか。１つ選べ。

(1)　特定保健用食品の許可基準は、食品衛生法に基づいている。

(2)　錠剤型、カプセル型をしていない食品であることが求められる。

(3)「高コレステロール血症のリスクを低減する」との表示が許可されている。

(4)　安全性を評価するヒト試験は、消費者庁が行う。

(5)　規格基準型特定保健用食品は、消費者庁事務局の審査で許可される。

解　説 …………………………………………………………………………………… 正答 (5)

(1)　誤り。許可基準は健康増進法に基づいている。

(2)　誤り。錠剤やカプセルの形態をとる食品も対象である。

(3)　誤り。疾病リスク低減表示が認められているのは、「若い女性のカルシウム摂取が将来の骨粗鬆症のリスクを低減」と「女性の葉酸摂取が胎児の神経管閉鎖障害の発症リスクを低減」の２つのみである。

(4)　誤り。安全性及び効果の調査審議などは、内閣府の消費者委員会と食品安全委員会が行う。

(5)　正しい。

練習問題

栄養機能食品に関する記述である。正しいのはどれか。１つ選べ。

(1)　特別用途食品の１つである。

(2)　錠剤やカプセル形状のものも対象である。

(3)　分枝アミノ酸は、栄養機能食品の関与成分である。

(4)　消費者庁による個別審査を受けた食品である。

(5)　届出番号を表示しなければならない。

解　説 …………………………………………………………………………………… 正答 (2)

(1)　誤り。栄養機能食品は保健機能食品の１つであり特別用途食品ではない。特定保健用食品は特別用途食品にも含まれる。

(2)　正しい。通常の食品形態をとるものに加え、錠剤やカプセルも含まれる。ただし、カリウムは過剰摂取のリスクを回避するため、錠剤、カプセル剤等を対象外とする。

(3)　誤り。栄養機能食品の対象となるのは、ビタミン13種類、ミネラル６種類、$n-3$系脂肪酸である。

(4)　誤り。栄養機能食品は個別審査を受ける必要はなく、国が定めた規格基準を満たしていればよい。

(5)　誤り。届出番号を表示しなければならないのは、機能性表示食品である。

6 食品の生産・加工・保存・流通と栄養

1 食品の加工と栄養・加工食品

1 食品加工法

天然の食品素材(農産物、畜産物、水産物)の品質劣化を防止するために乾燥や塩蔵、冷凍、加熱などの処理を行う操作を**食品加工**という。

食品加工の主な目的を次に挙げる。

●栄養性の向上：消化・吸収性向上、栄養成分増強、毒物の低減・除去

●嗜好性の向上：味、色、匂い、テクスチャーの付加

●保存性の向上：発酵食品(みそ、しょうゆ、漬け物)、びん詰め、缶詰、冷凍食品

●利便性の向上：インスタント食品、調理済み食品、ポーションパック食品、特定保健用食品

●経済性の向上：安定した品質と価格、輸送コストの低減

(1) 物理的処理による加工法

① 搗精《とうせい》(精白、精穀)

穀類の種実から糠層(果皮、種皮、糊粉層)や胚芽を除き、食用の胚乳を残すことである。もともと臼の中で杵で搗《つ》いて行った処理である。

② 製粉

乾燥穀粒、豆類、乾燥いも類などを粉末にする操作である。**粉砕**と**篩別《しべつ》**(ふるうこと)の操作を組み合わせて行う。

③ 混合

かき混ぜて混合する**撹拌《かくはん》**、油と水を均一化する**乳化**、少量の水を加えてこね混ぜる**混捏《こんねつ》**(パンや麺類の生地、すり身、チョコレートの製造など)がある。

④ 分離

食品加工では、性質の異なる**固体と固体の分離**と、**液体中の固体の分離**が中心である。固体同士の分離には**篩別《しべつ》**(粒形差)、**風選**(比重差)、**磁気的分離**などが用いられる。液体と固体を分離するには、**ろ過**(溶解性の差)、**沈降**(比重差)、**遠心分離**(小さい比重差)などがある。

■膜分離

合成高分子膜の微細な孔の径により物質を分離する方法である。

	孔の径(nm)	分離される物質	食品加工の利用例
精密ろ過膜	50～10000	赤血球、酵母、細菌類	生ビールの製造
限外ろ過膜	2～100	ウイルスやたんぱく質	大豆たんぱく質の分離
逆浸透膜	～2	ショ糖、アミノ酸、無機イオン	ジュースの濃縮

※食品加工におけるこの他の膜利用として、海水を原料として食塩を製造する際の**イオン交換膜法**(電気透析法)がある。

⑤ 加熱

●**煮熟《しゃじゅく》**：水と共に加熱する方法で、**常圧法**(100℃以下)と**加圧法**(100℃以上)がある。組織の軟化、剝皮の容易化、でんぷんのα化、酵素の失活や殺菌を目的とする。

●**蒸煮《じょうしゃ》**：水蒸気で加熱する方法である。ブランチング*や密封包装食品の殺菌などに使用される。

●**焙焼《ばいしょう》**：オーブンやロースターで焦げ目がつく程度に加熱する方法である。製菓・製パンに使われる。

加熱には他に、**焼く**、**炒《い》る(焙煎《ばいせん》)**、**揚げる**などの方法もある。

*ブランチング　熱湯や蒸気により短時間行う熱処理のこと。酵素の失活、剝皮の容易などを図ることができる。

⑥　抽出

溶媒に対する溶解度の差を利用して目的物質を溶解させる方法で、**水抽出**、**有機溶媒抽出**、**超臨界ガス抽出**(不安定な物質の抽出などに用いられる)などがある。

⑦　濃縮

主として、液体を蒸発させて固形物濃度を高めることをいい、ジャムやピューレの製造に利用される。方法としては、**常圧の煮詰め**操作の他に、**真空濃縮**、**凍結濃縮**がある。また、浸透圧を利用した濃縮法として**逆浸透圧膜濃縮**などがある。

⑧　乾燥

水分除去により浸透圧が上昇、水分活性が低下して微生物の生育を抑制する。乾燥法には、**常圧乾燥法**、**真空(減圧)乾燥法**、**凍結乾燥法**などがある。

■噴霧乾燥

噴霧乾燥とは、懸濁液や濃厚溶液を熱風中に噴霧分散させ、沈降する間に乾燥させて粉末を得る方法である。

⑨　その他

●**吸着**：活性炭やイオン交換樹脂を用いて、原料液中の色や匂いを吸着除去する方法。

●**晶析**：溶液の濃度を飽和度以上に高めて溶質を析出させる方法。

●**膨化**：高圧下で加熱した穀粒を急激に常圧下に放出し、膨張させる方法。**エクストルーダー**(押出機)はスナックやペットフードの製造に利用されている。

⑵　化学的処理による加工法

①　加水分解反応

●**でんぷんの加水分解**

水飴、デキストリン、麦芽糖、ブドウ糖などができる。従来の酸で加水分解する方法では副産物ができるため、現在では**アミラーゼ**を用いる酵素糖化法が主流である。

●**たんぱく質の加水分解**

塩酸で加水分解してアミノ酸が得られる。小麦グルテンからグルタミン酸ナトリウムが、大豆粉や魚粉から調味料やスープの素がそれぞれつくられる。ただし、現在、グルタミン酸ナトリウムは**発酵法**でつくられている。

●**剝皮**

みかんの缶詰をつくる際に、みかんの内皮を取り除く処理などのこと。内皮のペクチン及びセルロースが、塩酸及び水酸化ナトリウム処理により分解・除去される。

②　還元反応

●**油脂の還元**

不飽和脂肪酸を含む魚油や植物油に水素を添加すると、油は液状から固形脂(**硬化油**)になる。天然の脂肪酸はほとんどが**シス型**であるが、水素添加により一部**トランス型**が生成される。**硬化油**になると、魚臭の解消など香りや風味、また物性が改善されるとともに、室温及びフライ時の**酸化安定性**も高くなる。硬化油はマーガリンやショートニングの原料である。

●糖の還元

グルコースを高圧還元して、低カロリー甘味料のソルビトールを得る。

●硫黄燻蒸《くんじょう》

乾燥野菜・果物の製造工程で、硫黄の還元作用を利用して漂白、殺菌を行う。

③　その他の化学反応

●褐変反応

アミノ酸と糖類の間の**アミノカルボニル反応（メイラード反応）**により、独特の香りと褐色物質が生成される。糖の加熱・脱水により得られるカラメルは、しょうゆやソース、黒ビール、コーラ、つくだ煮などの着色や風味づけに利用されている。

●色素固定

炭酸水素ナトリウム（重曹）を添加して葉菜類をゆでると、緑色が鮮やかになる（例わらびなどの山菜）。また、なすの漬け物には**鉄くぎ**や**ミョウバン**を入れると紫紺色が美しい。梅干しの赤色はしその**アントシアン**を梅の酸性で赤くして着色したものである。ハム・ソーセージが加熱後も褐色にならず赤い色を保っているのは、肉のミオグロビンが亜硝酸塩と反応して、加熱しても赤色が安定な**ニトロソミオグロビン**になっているからである。

●固化

木綿豆腐の固化は、大豆のグリシニンと凝固剤（塩化マグネシウム、硫酸カルシウムなど）の反応である。絹ごし豆腐は、グルコノデルタラクトンの添加で生じたグルコン酸によりpHが下がり、豆乳たんぱく質が酸凝固したものである。こんにゃくの製造では、グルコマンナンと水酸化カルシウムなどのアルカリとの凝固反応が利用されている。

(3)　生物的処理による加工法

①　微生物利用

清酒、みそ、しょうゆ、かつお節、パン、チーズ、ヨーグルトなど広範囲の発酵食品。

発酵食品とその製造に用いる微生物

発酵食品	微生物・酵素
ワイン	ワイン酵母
ビール	ビール酵母、麦芽アミラーゼ
日本酒	酵母、こうじカビ
納豆	納豆菌
塩辛納豆	こうじカビ
酢*	酵母、酢酸菌
ヨーグルト	乳酸菌
みそ	こうじカビ、酵母、乳酸菌

＊米酢には、こうじカビも用いる。

② 酵素利用

食品加工に利用される主な酵素とその用途

酵素	用途
α-アミラーゼ	でんぷん糖化
β-アミラーゼ	水あめ(麦芽糖)製造
グルコアミラーゼ	グルコース製造
グルコースイソメラーゼ	ブドウ糖からの果糖、異性化糖製造
インベルターゼ	ショ糖からの転化糖製造
ラクターゼ	乳糖不耐症ミルク製造
ペクチナーゼ	果汁清澄化
ナリンギナーゼ	ナリンギン分解による柑橘類の苦味除去
ヘスペリジナーゼ	ヘスペリジン分解による濁り防止
イヌリナーゼ	イヌリンからの果糖製造
プロテアーゼ	みそ・しょうゆの発酵促進、ビール・清酒製造での濁り除去、食肉の軟化
レンニン(キモシン)	チーズ製造
リパーゼ	ジアシルグリセロール(乳化剤)製造、フレーバー生成
リボヌクレアーゼ	イノシン酸(うま味調味料)製造
トランスグルタミナーゼ	水産練り製品の食感改善、製麺でのコシ増強、成形肉での肉片接着

③ その他

緑豆からもやし、大麦から麦芽など、豆や麦を発芽させる方法もある。

2 食品成分の変化と栄養

◆酸化反応◆

(1) 脂質の酸化

脂質の酸化は、食品成分の変化の中でも代表的な反応で、その構成**脂肪酸**の酸化である。脂質が酸化すると、栄養価、物性、嗜好性が低下するだけでなく、毒性を示すこともある。発煙点も低下する。

① 脂質の自動酸化

脂質が空気中の酸素によって酸化される反応は、酸素が存在する限り自動的に進行するので**自動酸化**と呼ばれる。脂質の自動酸化は、食品の悪変の主要な原因であり、冷凍中にも進行する。

自動酸化は、光、熱、放射線、金属などの影響で**不飽和脂肪酸**から水素が引き抜かれ、**ラジカル**と呼ばれる反応性の高い遊離基が生じることで開始される。その後、次々とラジカルを生成しながら連鎖的に反応が進行していく(**ラジカル連鎖反応**)。

※**ラジカル捕捉剤**と呼ばれる抗酸化剤は、ラジカルに水素を与えて非ラジカル化し、自らラジカルとなることにより連鎖反応を止めて、自動酸化を抑制する。

脂質の自動酸化連鎖反応

開　始	RH ⟶ R・+ H・ RH + O_2 ⟶ ROO・+ H・
成　長	R・+ O_2 ⟶ ROO・ ROO・+ RH ⟶ ROOH + R・
停　止	R・+ R・ ⟶ R−R R・+ ROO・ ⟶ ROOR ROO・+ ROO・ ⟶ ROOR + O_2 ROO・+ AH_2 ⟶ ROOH + AH・(抗酸化剤の存在)

RH：脂肪酸、R・：脂質ラジカル、ROO・：脂質ペルオキシラジカル
ROOH：ヒドロペルオキシド(過酸化物)、AH_2：抗酸化剤

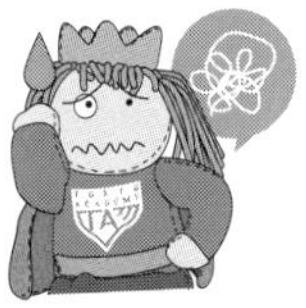

初発反応である脂肪酸からの水素の引き抜きは二重結合の隣の炭素に起こりやすく、二重結合に挟まれた**活性メチレン基**($-CH_2-$)は特に反応性が高い。**アラキドン酸**や**EPA(エイコサペンタエン酸)**、**DHA(ドコサヘキサエン酸)**には活性メチレン基が多いので特に酸化されやすい。一連の反応によって生成される**ヒドロペルオキシド(過酸化物)**は、自動酸化の初期には蓄積するが、さらにアルデヒド、ケトン、エポキシドに分解される反応や重合反応も起こり、酸化臭や刺激臭などの劣化現象をもたらす。過酸化脂質は、脂質ばかりではなく、たんぱく質、コレステロール、アスコルビン酸、ビタミンAなどとも反応して、栄養価及び嗜好性の低下を招く。

② **脂質の熱酸化**

油脂を高温で長時間加熱すると、泡立ちや粘性が増加し不快臭を生じるが、これを脂質の**熱酸化**という。脂質の熱酸化も、自動酸化と同様にラジカル機構で進行するが、自動酸化と異なる点は、**飽和脂肪酸も酸化される**こと、**ヒドロペルオキシドが蓄積せずさらに分解(カルボニル化合物やラクトン類を生成)する**ことである。生成されるアルデヒドの中でも**アクロレイン**は毒性物質であり、揚げ物による胸焼けの原因になる。

③ **脂質の酸化防止**

脂質の酸化に影響を与える因子には、酸素、熱、光、金属イオン、酵素などがあり、これらを取り除くことによって酸化を遅らせることができる。

●物理的酸化防止：低温貯蔵、脱酸素剤、真空パック、光・紫外線カット包装

●化学的酸化防止：**ラジカル捕捉剤**、過酸化物分解剤、活性酸素除去剤、酵素阻害剤、還元剤、**金属キレート剤**

化学的酸化防止効果をもつものを**抗酸化剤**といい、日本で油脂に使われている抗酸化剤のほとんどは**ビタミンE(α-トコフェロール)**である。

(2) たんぱく質の酸化

システイン、メチオニン、ヒスチジン、トリプトファン、プロリン、リシンなどのアミノ酸残基は酸化を受けやすい。漂白や殺菌の目的で食品に添加される**酸化剤**や、脂質の過酸化・非酵素的褐変で発生する**フリーラジカル**によって容易に酸化される。脂質ラジカルは、たんぱく質フリーラジカルを誘導してたんぱく質を重合させる。

■小麦粉の熟成

挽きたての小麦粉よりも2～3週間貯蔵した小麦粉を使う方が、粘弾性の高い良質のパン生地を得られる。これは貯蔵中に小麦粉の主要たんぱく質であるグルテンのSH基が酸化されてS-S結合を形成するため、粘弾性のある網状構造ができるためと考えられている。

(3) ビタミンの酸化

① **ビタミンA、E**

ビタミンAやEは、構造上多くの二重結合をもっているので酸化されやすい。ビタミンEは、不飽和脂肪酸の酸化で生じたラジカルに水素を与え、自らはフェノール水酸基を酸化してラジカルになる。結果的に**油脂の酸化を防止する**ことになるので、ビタミンEはバター、マーガリン、サラダ油などの**抗酸化剤**として広く用いられている。

② **ビタミンC(L-アスコルビン酸)**

L-アスコルビン酸(還元型ビタミンC)は酸化されやすく、可逆的にデヒドロアスコルビン酸(酸化型ビタミンC)に変化する。デヒドロアスコルビン酸は熱に不安定なので、さらに酸化

して活性のない2,3-ジケトグロン酸になる。

にんじん、きゅうり、キャベツ、なす、かぼちゃなどには、L-アスコルビン酸を酸化する**アスコルビナーゼ**が存在し、組織が傷つくと酸化されてデヒドロアスコルビン酸に変化する。L-アスコルビン酸は、その強い還元力のために**食品添加物**として**酸化防止、褐変防止、肉色の保持**などに利用されている。

③　**ビタミンB_1(チアミン)**

植物体にはビタミンB_1(チアミン)を酸化する**抗チアミン因子**が存在し、チアミンの酸化生成物のほとんどはビタミンB_1活性をもたない。抗チアミン因子は、熱に不安定な酵素類と、耐熱性のフラボノイド、フェノール、キノン類などに分類され、後者は生体内でも非酵素的にチアミンを酸化する。

◆加熱による成分変化◆

⑴　炭水化物の加熱変化

①　**でんぷんの糊化と老化**

生でんぷん(β-でんぷん)が水と共に加熱されることにより、消化のよい**糊化でんぷん(α-でんぷん)**になることを、**でんぷんの糊化(α化)**という。

でんぷんには、アミロースやアミロペクチンの分子が水素結合で規則的に配列された**結晶部分(ミセル)**と、**非結晶部分**がある。生でんぷんでは、水分子や酵素がミセルに侵入できないため、消化されにくい。この生でんぷんを水に浸漬して加熱すると、ミセルの水素結合が不安定となって水が侵入し、でんぷんは膨潤する。さらに加熱すると水素結合が切断されて**ミセル構造が崩壊**し、糊化でんぷんとなる。

一方、α-でんぷんが低温多湿下で放置されて、部分的にミセルを再形成して硬くなる(β′-でんぷんになる)ことを**でんぷんの老化(β化)**という。老化したでんぷんは、食味を失い硬くなり、アミラーゼによる分解も受けにくくなる。

アミロペクチンは分岐構造のために水素結合の再形成が妨げられるので、**アミロースより老化が起こりにくい**。すなわちアミロペクチン含量の高い**もち米は老化しにくく**、アミロース含量の高い**小麦でんぷんなどは老化しやすい**。

でんぷんの老化防止のための方法には次のようなものがある。

- α-でんぷんを高温(80℃以上)か低温(0℃以下)で急速脱水する。
- 糖などの保水性物質を添加する。
- −20℃で凍結する。
- モノアシルグリセロールを添加する。

■**ステーリング**

食品に新鮮味がなくなることを**ステーリング**という。でんぷんの老化によってパンやケーキがパサつくことをさす場合が多いが、他にコーヒーや酒の香りの散逸、ビールやソーダなどの二酸化炭素の気抜けにも使われる。

②　**炭水化物の加熱分解**

i)**カラメル化**

スクロースやグルコースの水溶液を170〜180℃で加熱すると、香ばしい香りと苦味をもつ粘稠性の褐色物質が生じる。この反応を**カラメル化反応**といい、生成物を**カラメル**という。

これは、加熱により**糖が単独で起こす**反応である。しょうゆ、ソース、黒ビール、コーラ、佃煮などの食品添加物(着色料)として用いられているカラメル(カラメル色素)は、反応速度を高めるため酢やアルカリを添加して製造されている。

ii) デキストリン化

でんぷんを、そのまままたは酸を加えて120～180℃で乾熱する過程で生成する水溶性のデキストリンを**焙焼デキストリン**という。デキストリン化によりグリコシド結合に転移が起こり、α-1, 4結合に代わりα-1, 2、α-1, 3、β-1, 4結合などが形成される。これらのグリコシド結合はヒトの消化酵素では分解できない難消化性成分であるため、焙焼デキストリンは、**レジスタントスターチ(難消化性でんぷん)**の名称で**特定保健用食品**の素材に利用されている。

※レジスタントスターチは食物繊維と類似した生理作用をもつでんぷんである。

(2) たんぱく質の加熱変化

たんぱく質の加熱によって、水素結合、イオン結合、疎水結合(非共有結合)の立体構造が切断され、高次構造が変化する現象を**たんぱく質の変性**という。

〈変性たんぱく質の特徴〉

- 構造が緩むことで酵素作用を受けやすくなり、消化性が向上する。
- 凝集しやすくなり、沈澱(不溶化)や凝固(ゲル化)する。
- 酵素活性や抗体たんぱく質の抗原結合能などの生物的機能が失われる。

■ラセミ化

ラセミ化とは、有機化合物の立体異性体(光学異性体)間での変換が起こることで、最終的に立体異性体同士の等量混合物(**ラセミ体**)になる。

たんぱく質では、**アルカリ処理**や**高温処理**により一部のL-アミノ酸がD-アミノ酸に変化する。このラセミ化はL-アミノ酸の損失を招き、たんぱく質の栄養価は低下する。ちなみにラセミ化を受けやすいアミノ酸残基は、アスパラギン酸、セリン、システイン、グルタミン酸、フェニルアラニン、アスパラギン、スレオニンである。

■アルカリ条件下での架橋形成

たんぱく質をアルカリ処理するとセリン残基とシスチン残基からデヒドロアラニンができ、それとリシン残基との間に架橋が形成されて、リシノアラニンが生成される。リシノアラニンの生成により食品中のリシンが減少するため栄養価が低下する。同時にリシノアラニンは腎臓に蓄積され腎細胞肥大を誘起するという報告もある。

◆酵素による成分変化◆

(1) 酵素的褐変

野菜や果物を切断すると褐変するが、これは**酵素的褐変**と呼ばれ、野菜や果物の**ポリフェノール成分**が**キノン様物質**となり、それが**酸化重合**して**褐色色素**を形成することにより起こる。ポリフェノール成分の酸化を触媒する酵素は**ポリフェノールオキシダーゼ**であり、これは**銅**を含む金属酵素で、カテコールオキシダーゼ、チロシナーゼなどの酸化酵素の総称である。一例として、じゃがいもの褐変は、チロシンがチロシナーゼによって酸化されてドーパになり、さらにドーパキノンを経て重合され**メラニン(黒褐色色素)**が生成される反応である。

食品中の褐変の基質

食　品	基　質
ごぼう、なす、ふき、さつまいも	クロロゲン酸
やまのいも	カテキン類、ドーパミン
じゃがいも、ビート、きのこ	チロシン、クロロゲン酸
りんご、もも、なし	クロロゲン酸、カテキン
冷凍エビ	チロシン（フェノール）

褐変は、一般には好ましくない劣化反応の一つであるが、ポリフェノールオキシダーゼの作用を積極的に活用した例に、**紅茶**の製造がある。緑茶と紅茶は同じ茶葉から作られるが、茶葉を蒸して酵素を失活させる緑茶に対して、紅茶では酵素を十分に作用させ、**カテキン類**を酸化重合させて**テアフラビン（橙赤色）**と**テアルビジン（赤褐色）**を得る。

ポリフェノールオキシダーゼによる褐変反応を防止するために以下の方法が用いられる。

- **加熱処理による酵素の不活性化**：完全失活のためには80℃ 10〜20分の処理が必要。
  ※通常、野菜類では熱湯あるいは蒸気で３分程度の短時間加熱処理（**ブランチング**）を行い、酵素を不活性化させて変色を防いでいる。
- **酵素除去**：食品を切断して水に浸漬すると、ポリフェノールオキシダーゼが水に溶け出す。
- **還元剤の添加**：亜硫酸塩、亜硫酸ガス、**アスコルビン酸**などを添加する。
- **酵素阻害剤の添加**：0.1モル濃度の**食塩**で酵素活性の約80％が阻害される。
- **pH の調節**：至適 pH は４〜７なので、**pH３以下**に下げると抑制効果がある。

(2)　酵素による糖質の変化

酵素による糖質の変化には、多糖が加水分解する場合（例でんぷん→グルコース）、糖同士が結合する場合（例スクロース→フラクトオリゴ糖）、糖が他の糖に変化する場合（例グルコース→フルクトース）などがある。

でんぷん加水分解酵素である**アミラーゼ**には、α-アミラーゼ、β-アミラーゼ、グルコアミラーゼ及びイソアミラーゼがあり、食品製造に利用されている。

アミラーゼの種類

酵　素	分解様式	所在と利用
α-アミラーゼ	α-1,4結合をランダムに分解して、マルトース、デキストリンなどを生成する。	動物の唾液、**麦芽**、微生物に広く存在。でんぷんの糖化に利用される。
β-アミラーゼ	非還元末端よりα-1,4結合を分解して、**β-マルトース**を生成する。 ※さつまいもを加熱すると、β-アミラーゼの働きで甘味が増す（**糖化**）。	大麦、小麦、豆類、**さつまいも**に存在。麦芽水飴の製造に利用される。
グルコアミラーゼ	非還元末端よりα-1,4結合とα-1,6結合を分解して、グルコースを生成する。	カビ、酵母、細菌に存在。グルコースの製造に利用される。
イソアミラーゼ	α-1,6結合を分解して、グルコース、マルトース、デキストリンなどを生成する。	高等植物、特殊な細菌に存在。

甘味料として使用される**異性化糖**は、でんぷんを加水分解してグルコースにしたところに**グルコースイソメラーゼ**を作用させて製造する。

酵素を使用して製造されるオリゴ糖には、**フラクトオリゴ糖**（フルクトース転移酵素）、**シクロデキストリン**（シクロデキストリン合成酵素）、**カップリングシュガー**（シクロデキストリン合成酵素）、ガラクトオリゴ糖、トレハロースなどがある。

乳糖不耐症向けの飲用乳である低乳糖牛乳は、牛乳中のラクトースをβ-ガラクトシダーゼ（ラクターゼ)で分解したものである。

(3)　酵素による脂質の変化

①　リパーゼ

リパーゼは、トリアシルグリセロールのエステル結合を加水分解する酵素である。結果、ジグリセリドやモノグリセリドが生成し、脂肪酸が遊離し、食品の酸価が上がる。チーズの熟成過程でリパーゼを添加すると、乳脂肪から**短鎖脂肪酸が遊離し、酸敗臭を生じるため、風味がより強くなる**。

■乳製品フレーバーの生成

リパーゼの食品加工での利用の一つに、食品用フレーバーの製造がある。乳脂肪をリパーゼで加水分解して得られる遊離脂肪酸のうち、短鎖脂肪酸はチーズフレーバー、長鎖脂肪酸はバターフレーバーを示す。これらは天然の風味に近いとされ、乳製品や菓子類の風味づけに広く利用されている。

②　リポキシゲナーゼ

リポキシゲナーゼは、**リノール酸**、**α-リノレン酸**、**アラキドン酸**などのシス-シス-1, 4-ペンタジエン構造をもつ不飽和脂肪酸に分子状酸素を供与して、**ヒドロペルオキシド**を生成する酸化還元酵素である。この酵素は、豆類の青臭みや古米臭の原因物質である**ヘキサナール**(ヒドロペルオキシドが分解したアルデヒド)の生成に関与している。一方小麦粉では、グルテンの酸化重合やカロテンの酸化(自然漂白)に寄与し、物性改善に貢献している。

(4)　酵素によるたんぱく質の変化

①　プロテアーゼ(ペプチダーゼ)によるたんぱく質の分解

プロテアーゼは、たんぱく質のペプチド結合の加水分解を触媒する酵素である。その分解様式により、たんぱく質内部のペプチド結合に作用する**エンドペプチダーゼ**と、末端から順次作用する**エキソペプチダーゼ**とに大別される。プロテアーゼはほとんどすべての生体組織に存在しているが、生物の死後は特にその作用が顕著になり、食品中に遊離のアミノ酸やペプチドが生成することになる。食肉の熟成期間には細胞中のプロテアーゼ(**カルパイン**、**カテプシン**など)がアミノ酸やペプチドを生成して**うま味が向上**する。しょうゆやみそでは、うま味成分として**酸性ペプチド**がたんぱく質から生成される。一般に、たんぱく質が酵素的に分解されると、**苦味**あるいは**うま味ペプチド**を生成する。苦味ペプチドは疎水性のアミノ酸残基やプロリン残基を、うま味ペプチドはグルタミン酸残基を、それぞれ多くもっている。

②　キモシン(レンニン)によるカゼインの凝固

キモシンは**凝乳酵素**と呼ばれ、乳たんぱく質である**κ**《カッパ》**-カゼイン**の105番目のフェニルアラニンと106番目のメチオニンのペプチド結合のみを特異的に切断し、κ-カゼインの**ミセル形成能を破壊**し、共存するカルシウムイオンとともにカゼインを凝固させる。これを各種微生物で発酵・熟成させると**チーズ**ができる。キモシンは、従来子牛の第四胃から抽出されてきたが、最近では、微生物がもつキモシンや、遺伝子操作により大腸菌に生産させる大腸菌クローンキモシンが多用されている。

(5)　酵素によるヌクレオチドの変化

食肉の熟成におけるうま味の増大は、肉中に残存する**ATP**から**うま味成分**の**5′-イノシン酸**(**5′-IMP**)が生成されるためである。これらの過程に関与する酵素は、ATPアーゼ、ミオキナーゼ、5′-AMP デアミナーゼなどである。

生成した**5′-イノシン酸**は、5′-ヌクレオチダーゼの作用により脱リン酸を経て**イノシン**(**苦味**)、さらに**ヒポキサンチン**(**苦味**)へと分解が進む。

ATP からのうま味成分の生成

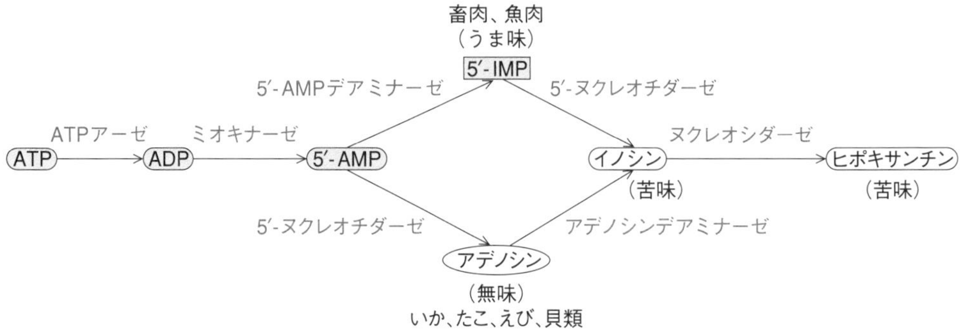

⑹　**酵素によるフレーバー形成**

食　品	前駆体	フレーバー成分	酵　素
わさび・からし	シニグリン	アリルイソチオシアネート類(辛味)	ミロシナーゼ
マスタード	シナルビン	p-ヒドロキシベンジルイソチオシアネート(辛味)	ミロシナーゼ
にんにく	アリイン	アリシン(臭い)	アリイナーゼ

◆非酵素的褐変◆

酵素の関与しない褐変反応には、食品の貯蔵や調理などの過程で起こる主要な食品褐変として**アミノカルボニル反応**(**メイラード反応**)がある。この他、糖質が単独で加熱褐変する**カラメル化反応**、**脂質の酸化**や**アスコルビン酸の分解**による褐変があり、これらは着色と同時に**特有の香気を伴う**ことが多い。

⑴　**アミノカルボニル反応**(**メイラード反応**)

アミノカルボニル反応は、**アミノ化合物**(遊離アミノ酸、ペプチド、たんぱく質、アミン類、アンモニアなど)と**カルボニル化合物**(還元糖、アルデヒド、ケトン、レダクトンなど)が反応して、いくつかの中間体を経て**褐色色素**である**メラノイジン**を生成する反応である。メラノイジンには**抗酸化作用**があることが知られている。みそやしょうゆの原料にはアミノ酸や還元糖が存在するので、加工や熟成を通してアミノカルボニル反応が行われ、独特の色を呈することになる。

一方、たんぱく質中のリシン残基のε《イプシロン》-アミノ基が還元糖とアミノカルボニル反応を起こすと、**有効性リシン**が**減少**し、たんぱく質の栄養価は低下する。

アミノカルボニル反応の促進・抑制条件の例を以下に挙げる。

- **酸性下(pH 5 以下)では反応が遅く、中性・アルカリ性で反応は速まる。**
- **低温条件では抑制される。**
- 酸素や**金属イオン**(**鉄、銅など**)の存在下で速く進む。
- **中間水分食品**(**水分活性0.65～0.85**)**では促進**され、それ以上では水分含量が多いほど反応が遅い。
- 糖類では「**ペントース＞ヘキソース＞二糖類**」の順に反応性が低下し、還元性のない**二糖類**(**スクロース、トレハロース**)**や糖アルコールは反応しない。**
- アミノ化合物では「**第一級アミン＞ペプチド＞アミノ酸＞たんぱく質**」の順に反応性は低下し、

リシンや**アルギニン**のような側鎖にアミノ基をもつ**塩基性アミノ酸は反応性が高い**。

食欲をそそる食品の**加熱香気**を生み出す代表的な反応が**ストレッカー分解**であり、アミノカルボニル反応の中間体であるα-ジカルボニル化合物とα-アミノ酸が反応し、α-アミノ酸が酸化的脱炭酸を受けて元のアミノ酸より炭素数が1個少ないアルデヒドを生じる反応である。ストレッカー分解は主として加熱により起こり、反応生成物であるアルデヒドや**ピラジン類**が食品の加熱香気となる。ストレッカー分解により生成する加熱香気には、焼肉やうなぎの蒲焼きの匂い、パンやクッキーの焼ける匂い、ご飯のお焦げの匂い、しょうゆ・コーヒーの香りなどがある。

⑵　**その他の非酵素的褐変**

①　**ポリフェノールの非酵素的褐変**

ポリフェノール成分は、酵素的褐変だけでなく、非酵素的褐変の原因物質でもある。湿った緑茶が次第に褐変するのは、**カテキンの自動酸化**によるものである。焙煎によって生じるコーヒー特有の褐色色素は、生豆に含まれるポリフェノール成分のクロロゲン酸が前駆物質となり、これがスクロースの熱分解産物と反応して生成されたものである。

②　**酸化脂質による着色**

脂質が自動酸化して生成したカルボニル化合物とたんぱく質の間でアミノカルボニル反応が起こる場合がある。魚の煮干しや干物などにみられる**油焼け**（この反応は冷凍中でも進行する）や、凍り豆腐の貯蔵中の褐変が、この例と考えられる。

③　**アスコルビン酸の褐変**

アスコルビン酸の分解による着色反応には、フルフラールを形成する**非酸化的反応経路**と、デヒドロアスコルビン酸からジケトグロン酸を経て、さらに酸化分解、重合を繰り返して褐色色素を生成する**酸化的反応経路**とがある。ただし、食品中のアスコルビン酸の褐変の大部分は、酸化産物のα-ジカルボニル化合物によるアミノカルボニル反応として進む。

3　主な加工食品

採取された農水産物を可食部と不可食部に分ける操作を**一次加工**といい、この操作で得られる食品が**一次加工品（一次加工食品）**である。一次加工品に整形、調味などの調理手段を施し、包装殺菌して最終製品にすることを**二次加工**という。たとえば小麦を粉砕、ふるい分けして得られた小麦粉が一次加工品、その小麦粉から作ったパンや麺が**二次加工品**である。

※ただし、一次加工品と二次加工品の区分はあまり明確なものではない。

一般に三次加工品と呼ばれるものには、**調理加工食品（調理済食品）**、**冷凍食品**、**レトルト食品**などが含まれる。（各食品の主な加工食品については、**PartⅥ-2「食品の分類、成分及び物性」**を参照のこと。）

⑴　**調理加工食品**

すでに調理が行われ、湯中あるいは電子レンジで温める、油で揚げる、炒めるなどの調理の最終加熱処理をすればそのまま食べられる食品である。包装容器は、缶詰、プラスチック袋詰、**レトルトパウチ**など多様である。調理加工食品には、カレー、餃子、グラタン、コーンクリームスープ、コロッケ、フライ類、シチューなどがある。

⑵　**冷凍食品**

冷凍食品とは「前処理して**可食部のみとした後に包装**し、急速凍結して品温**－18～－15℃以下**

で保存、流通される食品」であり、この定義に合致しないものは冷凍品として区別される。**アイスクリームや冷凍すり身は冷凍食品から除外**される。

(3)　レトルト食品（レトルトパウチ食品）

レトルト食品とは、プラスチックフィルムにアルミニウム箔を積層した遮光性フィルムまたは酸素透過性の低い透明プラスチックで成形した袋（耐熱性袋容器：**レトルトパウチ**）に食品を入れ、ヒートシール*で密封してから高圧殺菌釜（**レトルト**）を用いて原則中心温度120℃４分間以上の加圧加熱殺菌処理を施した食品のことで、常温で長期間の保存が可能である。主なレトルト食品には、カレー、ソース類、スープ類、丼の素、釜飯の素などがある。賞味期限は、透明パウチで数か月、アルミニウム箔積層パウチで１～２年である。レトルト食品の利点として、湯中で迅速に温めることができる、容器が軽くて持ち運びに便利、開封が容易などの点が挙げられる。

＊ヒートシール　熱や圧力をかけることにより接着すること。

2　食品流通・保存と栄養

1　流通環境

(1)　温度

食品の品質保持のためには、より低い温度での保存が効果的である。これは生物（微生物や害虫など）の生育や増殖、食品成分変化、化学反応（アミノカルボニル反応や脂質の酸化など）、生化学反応（呼吸反応や酵素作用など）の温度依存性が高く、温度が高いほど品質低下速度が速いからである。一般に、食品の保持温度が10℃下がると食品の品質低下に関わるこれらの反応の速度は１/２～１/３に低下し、逆に温度が10℃上昇するとそれらの反応速度は２～３倍になる。

食品の生産から消費までの間、低温で流通させるシステムを**コールドチェーン（低温流通機構）**という。

(2)　湿度

高湿度環境では微生物の生育・増殖を促進する。一方、低湿度環境では食品の水分が蒸散して、食品重量の減少、しなび、軟化あるいは硬化、テクスチャーの劣化、変色などが起こり、品質が低下する。

(3)　光

強い光は食品中の**色素の分解**や温度上昇を促進し、品質低下をもたらす。また、**脂質の自動酸化**は光によって促進されるため、油は褐色びんや缶で保存する。

(4)　環境ガス

酸素は、化学反応を促進する要因であるので、食品の保存環境からその割合を減らすことが望ましい。品質保持のために、酸素を除去したり窒素などの**不活性ガス**を封入したりする方法がある。

2　食品の保存法

(1)　加工食品

食品加工は一般に保存性を高めることが多いが、加工食品の中には生鮮食品より保存性が劣るものもある。化学変化や微生物の影響を抑えて品質低下速度を遅らせるための方法を以下に挙げる。

①　水分活性低下

低い水分活性では、微生物の生育・増殖が抑制され、また多くの成分変化の反応も抑制される。食品の水分活性を低下させる具体的方法としては乾燥や濃縮などがある。

②　浸透圧上昇

高い浸透圧では、微生物は水分や養分を自らの体内に取り込むことができず、生育・増殖できなくなる。具体的方法としては、**糖蔵**(ジャムや加糖練乳など)や**塩蔵**(漬け物やハムなど)などがある。

■浸透圧

浸透圧は、温度が一定なら溶液のモル濃度に比例し、濃度が一定なら絶対温度に比例する。すなわち、溶液の濃度・温度が高いほど、浸透圧は高くなる。また、同じ重量％濃度の溶液なら、溶質の分子量が小さい方がモル濃度は高くなるので浸透圧が高くなる。すなわち、同じ重量％濃度の溶液なら、「**ショ糖＜ブドウ糖＜食塩**」の順に浸透圧を高める効果は大きくなる。なお、食品の水分活性が小さいほど実質濃度は高くなるので、浸透圧も高くなる。

③　水素イオン指数(pH)低下

pH3.0以下の強酸性では、多くの微生物の生育・増殖が抑制される。同じ pH の場合、抗菌効果は有機酸の方が高く、「**酢酸＞乳酸＞塩酸・硫酸**」の順である。サワークラウトやピクルス、南蛮漬けなどは酸の添加により保存性が高められている。

④　燻煙処理

乾燥による水分活性の低下、燻煙*中に含まれる**フェノール類**や**アルデヒド類**による抗菌効果・脂質の酸化防止、食品表面の皮膜形成による微生物侵害抑制などによって保存性が向上する。加工温度の高いものより熱燻法、温燻法、冷燻法があり、冷燻法が最も保存性に優れる。

＊**燻煙**　木材を不完全燃焼したときに生じる煙。

⑤　加熱殺菌

食品の加熱により殺菌ができるので、長期保存が可能になる。従来は**缶詰**あるいは**びん詰**が主流であったが、近年は**レトルトパウチ食品**も増えている。

■LL 牛乳(Long Life Milk)

牛乳を150℃で数秒間高温瞬間滅菌し、あらかじめ過酸化水素で滅菌済みのアルミ箔がラミネートされた専用紙容器に**無菌(アセプティック)充填包装**したもの。**常温**で60～90日間保存できる。

⑥　温度制御

低温管理は食品の品質保持に効果がある。冷蔵(凍結点～10℃)では、微生物の活動や成分変化の速度が遅れ、生理・化学的変化が抑制されるが、水分蒸散、乾燥、でんぷんの老化などは促進される。冷凍(－15℃以下)での品質については T-T.T.や P.P.P.によって表される。

■T-T.T.とP.P.P.

T-T.T.(Time-Temperature Tolerance：時間－温度・許容限度)は、時間・温度が食品の品質に及ぼす影響を科学的に測定して求めた、食品ごとの品温と品質の保持期間許容限度のこと。P.P.P.とは、冷凍食品の品質は、原材料(Product)の品質と加工・凍結工程(Processing)ならびに製品の包装(Packaging)によって決定されるということ。

⑦　空気組成

環境ガスにおける酸素の割合を減らすために、ガス透過性を制御したラミネートフィルムによる包装や、脱酸素剤を封入した包装や窒素などの**不活性ガス**の封入、あるいは真空パックが利用される。**脱酸素剤**の封入により、食品中の油脂の酸化や好気性微生物の増殖を抑えることができる。(ただし、嫌気性細菌の生育は抑制できない。)**窒素ガス充填包装**は、真空包装すると食品組織が崩れる場合に適しており、粉乳、茶、バターケーキ、ローストナッツ等に利用されている。

⑧　食品添加物

保存料や酸化防止剤としての化学薬剤の使用。

⑵　生鮮食品

生鮮食品とは、一般に加工食品以外の青果物、水産物、畜産物を指し、生鮮であることが求められる食品である。ただし、加工食品のうちハム、ソーセージ等を生鮮食品とする場合がある。

①　肉・魚介類

熟成期間を過ぎると生化学的変化(酵素反応など)や生物学的変化(微生物による反応など)によって品質が劣化する。食品を生の状態で品質保持するためには**冷蔵**が最も効果的である。**急速冷凍**は、微小な氷結晶を食品組織内部に均一に生成させるため、細胞の物理的損傷が起こりにくい。ただし、死後硬直前の肉を急速冷凍すると、これを解凍するときに多量の**ドリップ**が流出する。また、魚介類は一般に熟成を行わず硬直期のものを用いるが、冷凍する際に薄い氷の被膜(**グレーズ**)をつけると冷凍焼け(乾燥・変色・酸化)が予防できる。

②　卵

加工処理を行わずに品質を保持するためには、**低温での保蔵**が効果的である。しかし、時間の経過につれて卵殻の微細孔から水分が蒸散し、卵白の水様化や卵黄の軟弱化など品質の変化は免れない。一般に、卵が古くなると気室が大きく(全体の比重が小さく)なり、割ると卵黄が扁平に流れ、卵白は粘度が低下して大きく広がる。

③　植物性食品

果実や野菜は収穫後も蒸散や呼吸作用を続けており、特に貯蔵中に**追熟**するトマトやバナナなどでは、**クライマクテリックライズ**といわれる呼吸量の急激な増加がみられ、同時に果実からエチレンガスが発生する。**エチレン**は植物の**成熟ホルモン**と呼ばれ、トマト・バナナの追熟に寄与する一方で、果実や野菜の老化(緑色の退色、果肉の軟化、ぶどうの脱粒、にんじんの苦味発現など)を促進するので、保蔵環境ガスからは除去しなければならない。

果実・野菜における蒸散や呼吸作用などの生理活性を抑制するための保蔵方法を次に挙げる。

●常温貯蔵

さつまいも、じゃがいも、たまねぎは、休眠期間であれば発芽・発根が起こらないので通常の室温で保蔵できる。

●低温貯蔵

低温障害が起こらない果実・野菜を、凍結点以上の低温で保蔵することは、生理活性を低下させ、微生物の活動を抑制するために効果的である。なお、生鮮食品の生産直後から、集配、輸送、保蔵、販売、消費までの全過程を低温下で管理し、流通する仕組みを**コールドチェーン**

(低温流通機構)という。コールドチェーンの第一段階として、収穫直後の速やかな冷却を行うが、これを**予冷**という。予冷は、冷風や冷水、減圧処理によって行われ、流通過程の品質保持に効果がある。

■低温障害

凍結点以上15℃以下の温度帯で青果物を貯蔵した場合に起こる生理的障害。熱帯・亜熱帯原産の果実・野菜で多く起こり、発生時にはアスコルビン酸含量が減少し、果皮の小陥没(ピッティング)、果皮・果肉・種子の褐変、軟化、追熟不良などの症状がみられる。バナナ、レモン、パイナップル、マンゴー、ピーマン、なす、きゅうり、さつまいもなどで発生する。

●CA(Controlled Atmosphere)貯蔵

保蔵環境ガスの組成と濃度を、保存する品目、品種、熟度などに合わせて人為的に調節した貯蔵法である。**酸素濃度を低く**(2～10%)、**二酸化炭素濃度を高く**(2～10%)に調節することで呼吸などの生理作用を抑える。クライマクテリックライズが認められる**クライマクテリック型果実**(バナナ、りんご、洋なし、もも、すもも、メロン、あんず、トマト、マンゴー、パパイヤなど)をCA貯蔵すると、クライマクテリックライズの発現が遅れて追熟が抑制され、果実の長期保存が可能になるとされている。ただし、酸素が少なすぎると嫌気呼吸によるアルコールが発生したり、二酸化炭素が多すぎると異臭の発生や褐変(CO_2障害)を起こすことがある。日本では、主に**りんご**の長期貯蔵で実用化されている。

●MA(Modified Atmosphere)貯蔵(包装)

青果物の**ポリエチレン**や**ポリプロピレン**などプラスチックフィルムによる包装貯蔵のこと。青果物自身の呼吸作用とプラスチックフィルムのガス透過性の特性により、包装内部の空気組成が低酸素、高二酸化炭素状態となり、**簡易CA貯蔵**と呼ばれる。

●食品照射

放射線(**じゃがいもの発芽抑制**)、**紫外線**(殺菌作用)、**マイクロ波**(加熱殺菌)、**赤外線**(熱殺菌)などの照射により、保存性が向上する。

3　器具と容器包装

1　容器の材料

(1)　紙

印刷性に優れ、軽く安価で遮光性を備え、強度もある。リサイクルや焼却にも適しているが、防水性や密封性に欠けるため、プラスチック材料と**ラミネート***化させて、防水・耐水性とヒートシール性を付与した包装材が飲用乳や果汁飲料などに使用されている。

＊**ラミネート(積層)**　性質の異なるフィルムとフィルムを貼り合わせて、それぞれの特徴を生かした包装材料を製造すること。リサイクルの際には剝離する必要がある。

(2)　ガラス

ガラスびんは液体食品の容器として重要である。透明で中身が見え、耐熱・耐薬品性に優れ、気体遮断性が高く、洗浄や滅菌が簡単で再利用できるという利点があるが、重くて割れやすく、光を完全に遮断できないという欠点もある。

(3) 金属

古くから食缶としては**ブリキ缶**(スズメッキ鋼板)が使われてきたが、**硫化変色**やスズの溶出、缶切りを必要とするという欠点がある。そこで、スズを使わない缶として、鋼板に金属クロムメッキした缶(**TFS 缶**)が開発された。TFS 缶はブリキより経済的で、耐蝕性が高く硫化変色もないのが特徴である。また、最近では飲料を中心として、**イージーオープン**(pull tab)のアルミ缶の利用が多い。アルミは価格が高く強度は劣るが、軽量でさびにくく、金属溶出による缶臭や硫化変色がないという長所がある。

■硫化変色

食品中の含硫アミノ酸(メチオニン、システイン)が分解されて生じる硫化水素とスズや鉄が反応して黒色物質(硫化スズや硫化鉄)を生じる現象。かに缶のかに肉が硫酸紙に包まれているのは硫化変色の防止のためである。

(4) プラスチック

軽量で加工適性や耐薬品性に優れ、大量生産が可能で容器の開封も比較的簡単であることなどから、さまざまな食品に幅広く採用されている。ただし、プラスチック単独では耐熱性、耐ガス透過性、防湿性に欠けるものが多いので、これらの欠点を補うため、紙、セロハン、アルミ箔など数種のフィルムを貼り合わせた積層フィルム(**ラミネートフィルム**)が使用される。

レトルト食品の包材には、ラミネートフィルムが使用される。

食品包装に用いられる主なプラスチック材料の性質と用途

プラスチック材料	主な性質	用途
低密度ポリエチレン	透明性、防湿性	包装用ポリ袋、米・塩・砂糖の袋、保存容器ふた
高密度ポリエチレン	耐熱性(90～110℃)	密閉式保存容器、スーパーのレジ袋
ポリプロピレン	透明性、防湿性、耐熱性(100～140℃)	パン・菓子・麺類の袋、豆腐のトレイ、保存容器
ポリエチレンテレフタレート(PET)	強靭さ、透明性	清涼飲料・液体調味料・食用油等のボトル(ペットボトル)
塩化ビニル樹脂(ポリ塩化ビニル)	透明性	スーパー用ラップ剤、家庭用ラップ剤
塩化ビニリデン樹脂(ポリ塩化ビニリデン)	防湿性、ガスバリア性、耐熱性(130～150℃)、耐寒性	家庭用ラップ剤、ハム・ソーセージケーシング
ポリスチレン	透明性、通気性	青果物包装フィルム
発泡スチロール*	断熱保温性、衝撃吸収性	食品トレイ、カップ麺容器、トロ箱

*発泡スチロールは、ポリスチレンを発泡・硬化させたものである。

■ペットボトル

ペットボトルの原料は**ポリエチレンテレフタレート(PET)**というポリエステルの一種である。ペットボトルのリサイクルには、再生ペット樹脂をつくるマテリアルリサイクルと、化学反応で別の化学物質をつくるケミカルリサイクルとがあるが、後者はコスト面の問題からあまり実施されていない。

■ダイオキシンの発生

ポリ塩化ビニルをはじめとする塩素系プラスチックは、400℃以下で不完全燃焼したときにダイオキシンが発生しやすく、高温の燃焼では発生しにくいと考えられている。(ダイオキシンについては、PartⅥ-4-5 2「化学物質」を参照のこと)

■生分解プラスチック

原料の如何(生物資源由来か石油由来か)に関わらず、微生物によって環境に悪影響を与えない物質にまで分解されるプラスチックのことである。「生分解性材料とは、微生物によって完全に消費され自然的副産物(炭酸ガス、メタン、水、バイオマスなど)のみを生じるもの」と定義されている。

2　容器の形態

食品の個装(食品に直接触れる包装容器)の形態は、主に次の4つである。

(1)　缶

金属で構成され、巻締機を使って密封する。硬質プラスチックを缶胴として、上下をブリキやアルミニウム製の蓋で巻締めるものもある。

(2)　びん

固体または半固体、粘性の強い食品には**広口びん**、液体には**細口びん**が使用されることが多い。従来はガラス製が主体であったが、現在はプラスチック製も広く使用されている。

(3)　袋

従来は紙袋が使われたが、現在では安価・透明で、一定の強度があるプラスチックの袋が多く使用されている。

(4)　チューブタイプ

柔軟性があり、絞り出し可能な細口タイプのプラスチック製包装容器が、マヨネーズやケチャップなどに使用されている。

3　容器包装リサイクル法

廃棄物の発生を抑制するとともに、廃棄物をリサイクルすることで廃棄物の減量を図る目的で、**容器包装リサイクル法**が平成9年4月から本格施行された。消費者は分別排出、市町村は分別収集、事業者(容器の製造事業者・容器包装を用いて中身の商品を販売する事業者)は**再商品化(リサイクル)**という、3者の役割分担を定め、3者が一体となって容器包装廃棄物の削減に取り組むことを義務づけたものである。なお、主管省庁は、環境省、経済産業省、財務省、厚生労働省、農林水産省の5省である。

(1)　対象となる容器包装(特定容器包装)

本法律の対象は、「商品の容器及び包装であり、商品が消費された場合、あるいは商品と分離された場合に不要になるもの」と定義される**特定容器包装**である。特定容器包装には、下記のとおり再商品化の義務があるものとないものがある。

〈再商品化が義務づけられる〉
- ・ガラス製の容器
- ・紙製容器包装
- ・PET ボトル
- ・プラスチック製容器包装

〈再商品化が義務づけられない〉
- ・スチール製容器
- ・アルミ製容器
- ・段ボール
- ・飲料用紙パック

※業務用に販売され、事業所などから排出されるものは再商品化の義務がない。

(2)　識別表示

分別排出を容易にし、分別収集を促進するために、事業者に対して容器包装の識別表示を義務づけている。識別マークは次の5種類である。

※再商品化は、小規模業者には義務づけられていないが、識別表示は規模の大小にかかわらず、すべての業者に義務づけられている。

PETボトル
※食料品(しょうゆ、乳飲料等、その他調味料)、清涼飲料、酒類

紙製容器包装
飲料用紙(アルミ不使用のもの)と段ボール製のものを除く

プラスチック製容器包装
「PETボトル」に含まれるものを除く

飲料用スチール缶

飲料用アルミ缶

練習問題

食品加工に関する記述である。正しいのはどれか。１つ選べ。

(1)　ポリリン酸ナトリウムは、食肉のミオグロビンの色を固定化させる。

(2)　水酸化カルシウムは、こんにゃくいものグルコマンナンを凝固させる。

(3)　硫酸ナトリウムは、大豆のグリシニンを凝固させる。

(4)　水酸化カリウムは、魚肉のアクトミオシンの調製に用いられる。

(5)　塩化マグネシウムは、牛乳のκ-カゼインを部分分解する。

解　説 ………………………………………………………………………… 正答　(2)

(1)　誤り。ポリリン酸ナトリウムは、結着剤や品質安定剤として用いられる。ミオグロビンの色を固定化させるのは、発色剤の亜硝酸塩である。

(2)　正しい。

(3)　誤り。大豆たんぱく質を凝固させるのは硫酸ナトリウムではなく、硫酸カルシウム(すまし粉)である。豆腐製造に使われる凝固剤には、他に塩化マグネシウム(にがり)、グルコノデルタラクトンなどがある。

(4)　誤り。魚肉に２～３％の食塩を加えてすり混ぜ、温度やpHを調節してアクトミオシンを生成する。水酸化カリウムは用いない。水酸化カリウムは、製造用剤として麺類の風味を出す目的などに用いられる。

(5)　誤り。κ-カゼインは、キモシン(レンニン)の作用で部分分解される。

練習問題

食品の加工とそれに関与する酵素の組合せである。正しいのはどれか。１つ選べ。

(1)　果糖の製造――――――――β-グルカナーゼ

(2)　チーズの製造―――――――α-アミラーゼ

(3)　転化糖の製造―――――――インベルターゼ

(4)　混濁果汁の清澄化―――――レンニン

(5)　肉の軟化――――――――カタラーゼ

解　説 ……………………………………………………………………………… 正答 (3)

(1)　誤り。果糖の製造にはイヌリナーゼやグルコースイソメラーゼが用いられる。β-グルカナーゼは、酵母エキスを製造したり、ビールのろ過効率を向上させたりする酵母である。

(2)　誤り。チーズ製造に使われる酵素はキモシン(レンニン)などである。α-アミラーゼはでんぷんの糖化や水あめ製造に利用される。

(3)　正しい。スクロースをインベルターゼで加水分解すると転化糖が得られる。

(4)　誤り。混濁果汁の清澄化にはペクチナーゼを用いる。

(5)　誤り。肉の軟化にはプロテアーゼ(たんぱく質分解酵素)が関与する。カタラーゼは、殺菌や漂白のために使用した過酸化水素の除去に利用される。

練習問題

アミノカルボニル反応に関する記述である。正しいのはどれか。１つ選べ。

(1)　分枝アミノ酸では、側鎖で反応が進む。

(2)　反応の初期にポリフェノールオキシダーゼが関与する。

(3)　反応の終期にアマドリ転移反応が起こる。

(4)　水分活性が0.2以下で起こりやすい。

(5)　亜硫酸は、反応を抑制する。

解　説 ……………………………………………………………………………… 正答 (5)

(1)　誤り。分枝アミノ酸の側鎖にはアミノ基はないので、アミノカルボニル反応は起こらない。

(2)　誤り。アミノカルボニル反応は、その過程で酵素が関与しない非酵素的褐変の１つである。

(3)　誤り。アマドリ転移(転位)反応は、アミノカルボニル反応の初期に起こる。

(4)　誤り。アミノカルボニル反応は、水分活性0.2以下ではほとんど起こらない。水分活性0.65～0.85の中間水分食品で起こりやすい。

(5)　正しい。亜硫酸は、カルボニル化合物に結合して褐変を抑制する。

練習問題

食品の保存に関する記述である。正しいのはどれか。１つ選べ。

(1)　乾燥では、食品中の自由水を増加させる。

(2)　酢漬けでは、pH を上昇させる。

(3)　塩漬けでは、結合水を増加させる。

(4)　MA(Modified Atmosphere)包装では、包装内の二酸化炭素濃度を低下させる。

(5)　氷温貯蔵では、食品中の水を凍結させる。

解　説 ……………………………………………………………………………… 正答 (3)

(1)　誤り。乾燥により自由水は減少する。

(2)　誤り。酢によって pH は低下する。

(3)　正しい。食塩が保水剤となって自由水を拘束し、結合水を増加させる。

(4)　誤り。MA 包装の内部は、低酸素、高二酸化炭素状態である。

(5)　誤り。氷温貯蔵とは、氷結点付近(－１～０℃)ながら食品を凍結させない程度の温度で保存する方法である。

練習問題

食品の包装に関する記述である。正しいのはどれか。１つ選べ。

(1)　TFS 缶はブリキ缶よりも、内容物中の溶存酸素量による缶内面の腐蝕を起こしやすい。

(2)　ラミネートフィルムは、各種のプラスチックやアルミ箔などを貼り合わせ、それぞれの欠点を補ったフィルムである。

(3)　レトルトパウチ食品は缶詰よりも低温で殺菌するため、品質が良好である。

(4)　ガラスビンを構成する成分は食品成分と化学反応を起こしやすいので注意を要する。

(5)　プラスチック包装材と容器は軽量、安価で熱接着性に優れているが、酸、アルカリ、塩類に不安定である。

解　説 ……………………………………………………………………………… 正答 (2)

(1)　誤り。ブリキ缶に比べ、TFS 缶は内面の腐蝕を起こしにくい。ブリキ缶はスズメッキ鋼板、TFS 缶はクロムメッキ鋼板である。

(2)　正しい。

(3)　誤り。レトルトパウチ食品の加熱殺菌条件は115～120℃で、缶詰の殺菌処理条件よりも高温である。缶詰の中には、低 pH の果物缶のように100℃以下で殺菌処理されるものもある。

(4)　誤り。ガラスは、耐熱・耐薬品性に優れ、食品成分と化学反応を起こしにくいのが特徴である。

(5)　誤り。プラスチックは、酸、アルカリ、塩類に安定である。

7　食事設計と栄養・調理

1　官能評価（官能検査）

食べ物から発せられるさまざまな情報が総合的に評価された結果である「食べもののおいしさ」を、ヒトの感覚器官によって行う評価を**官能検査**という。ヒトの五感は鋭敏ではあるが、その感度や好みには個人差があり、環境などの影響も受けやすいため、客観的な評価を得るためには注意深い準備と実施、集計・解析が要求される。検査をするために選ばれた人たちの集団を**パネル**といい、官能検査データの有意義検定のためには、20人程度の検査パネルが必要である。

⑴　官能評価の種類

①　分析型官能検査

特別に訓練された検査員による食品の品質判定で、食品の特性を客観的に評価・分析して、品質の違いや優劣を明らかにするものである。

②　嗜好型官能検査

一般人を対象に、主観的な食品の好みなどを調べる検査で、新製品の開発や消費者の嗜好傾向の把握などに利用される。パネルは無作為に選出し、特別な訓練を必要としない。

⑵　検査の際の留意点

官能検査に影響を及ぼす主な因子として以下のようなものが挙げられる。

- **対比効果**：ふたつ以上の異なる刺激を同時にまたは前後して呈示したとき、それらの刺激の差を実際より大きく感じる。
- **相殺効果・抑制効果・マスキング効果**：複数の異なる味が共存するとき、一方または双方の味が弱まる（あるいはまったく感じられなくなる）ことをいう。
- **順序効果**：試食の順番によって、始めまたは後のものを過大評価すること。
- **（疲労）順応効果**：刺激の連続または継続によって感覚の判断が鈍くなること。
- **練習（訓練）効果**：練習によってパネルの判断が変化すること。

また、隣のパネルメンバーからの影響を避けるために、それぞれ個室に入る方法（**パネルブース法**）をとることもある。

⑶　検査手法

①　2点比較法

2つの試料を比較して刺激の強さに差があるかどうか（2点識別試験法）と、どちらが好ましいか（2点嗜好試験法）を判定させる方法である。

②　1対2点比較法

試料Aを確認後、AとBを与え、どちらがAであるかを識別させる方法である。

③　3点比較法

2種の試料AとBを、AAB、ABA…と6通りの組合せで示し、異なるものを識別させたり、嗜好に合うものを選ばせたりする方法である。

④　**順位法**

試料を3個以上用意し、それらの特性や好ましさに相対的な順位をつける方法で、官能検査として広く一般に用いられている手法の一つである。

⑤　**評定尺度法(評点法)**

特性や好ましさを、評定尺度を用いて評価する方法である。

⑥　**SD(semantic differential)法**

試料に対する印象を、形容詞を評定尺度にして総合的に評定する方法である。

■食嗜好の評価測定機器
・破断測定機(インストロン)…主に固体状食品の粘弾性測定に使用
・毛細管粘度計、回転粘度計…主に液状食品の粘弾性測定に使用
・フルイドレオメーター…主に液状～半固体状食品の動的粘弾性測定に使用
・テクスチュロメーター…咀嚼特性(硬さ、付着性、凝集性など)の測定に使用
・ガスクロマトグラフィー…香気成分の測定に使用

2　調理器具

加熱作業のエネルギー源には、次のようなものがある。

①　**気体燃料**…都市ガス、プロパンガス(LPG)、天然ガスなど
②　**液体燃料**…石油、重油など
③　**固体燃料**…石炭、薪《まき》、木炭など
④　**その他**…電力(電気)、赤外線、マイクロ波など

※取り扱いやすさから、**ガス**と**電力(電気)**の利用が一般的である。

■都市ガスとプロパンガス

	都市ガス	プロパンガス
比　重	0.6(空気より比重が小さい)	1.5～1.8(空気より比重が大きい)
燃焼温度	1700～1900℃	1900℃
特　徴	プロパンガスは都市ガスよりも発熱量が高いが、消えやすく爆発しやすい。	

1　電子レンジ

食品に高周波(マイクロ波)を照射し、その際に食品内部の水分に生じる摩擦熱により加熱する。通常の加熱では、食品の表面から徐々に内部に熱が伝わるが、電子レンジ加熱では、食品内部から温度上昇が起こる。食品中の水分が少ないと食品内部の温度上昇が速く、水分が多い食品では食品周辺部の温度上昇が速い。また、塩分を含む食品は、表面が高温になりやすい。

(1)　**電子レンジの長所**

●栄養素の損失が少ない。特にビタミンの残存率は他の加熱方法より高い。

●形が崩れにくく、色の変化がない。

●少量加熱作業において優位である。

(2)　**電子レンジの短所**

●甘味や風味が増加しない。

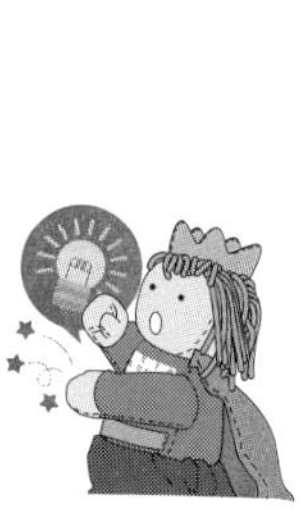

●金属やアルミホイル類は容器に適さない。
（鉄、アルミニウムなどの金属素材の表面にガラス質の被膜をコーティングした、ほうろう容器も適さない。）

2 電磁調理器（IHクッキングヒーター）

磁場発生コイルと鉄などの磁性体で渦電流を発生させ、鍋底を発熱させて加熱する。磁性体で発熱しやすい鉄やステンレスの平底鍋が適する。

(1) 電磁調理器の長所

●電気コンロや都市ガスに比べて熱効率が高く、温度調節が容易である。加熱エネルギー効率は、電磁調理器で80～90%、電気コンロで50～70%、ガスコンロ（都市ガス）で35～60%、電子レンジで約50%とされている。

●引火、不完全燃焼の心配がなく、安全性が高い。

(2) 電磁調理器の短所

●鍋の形状や素材が限定される。電気抵抗の小さいアルミニウムや銅製の鍋及び非金属の土鍋や耐熱ガラス鍋は、一般には適さない。

※最近では、アルミニウムや銅の鍋でも使用できる高出力のIH機器も登場している。

3 加熱調理機器

加熱操作は水が熱媒体となる**湿式**加熱と水以外が熱媒体となる**乾式**加熱に大別され、それぞれの用途に応じた器具は次のとおりである。

加熱操作	用　途	器　　具
湿式	ゆでる、煮る	片手鍋、両手鍋、圧力鍋[*1]、寸銅鍋、スープケトル
	蒸す	蒸し器、蒸籠、スチームコンベクションオーブン[*2]
乾式	焼く、炒める	網、フライパン、中華鍋、自然対流式オーブン、強制対流式オーブン（コンベクションオーブン）
	揚げる	てんぷら鍋、フライヤー

＊1 **圧力鍋**　沸騰した水蒸気を鍋内に密閉し、圧力により水の沸点を上昇させて高温高圧状態で調理する。放熱量も少なく、加熱時間の短縮が可能となる。

＊2 スチームコンベクションオーブンについては、PartⅨ-4-5 3「**機器**」を参照のこと。

■**鍋の素材の熱伝導率**

銀 ＞ 銅 ＞ アルミニウム ＞ 鉄 ＞ ステンレス

■**ほうろう鍋**

鉄やアルミなどの金属素材の表面に、ガラス質の釉薬を高温で焼き付けてコーティングした鍋。保温性に優れ、美しい光沢をもちデザイン性に優れた製品が多いが、衝撃に弱い。また、電磁波を反射してしまうため電子レンジでは使用できない。

■**アルマイト鍋**

人工的にアルミニウム表面に分厚い酸化アルミニウム被膜を形成し、アルミニウムの耐食性・耐摩耗性を向上させた鍋。腐食に強く変色しにくいが、表面が傷つきやすく、アルカリに弱い。

4 冷蔵庫

冷凍冷蔵庫は食材の保存や保冷に用いられ、食品を低温（0～10℃）に保蔵して品質を保持する（＝**保鮮機能**）ための冷蔵庫と、－15℃以下に保蔵する冷凍室を備えたものをいう。保存期間や保存法は食品により異なるため、チルド室、野菜室、冷凍室など目的に応じて使い分けることが必要である。

冷凍冷蔵庫内温度(例)

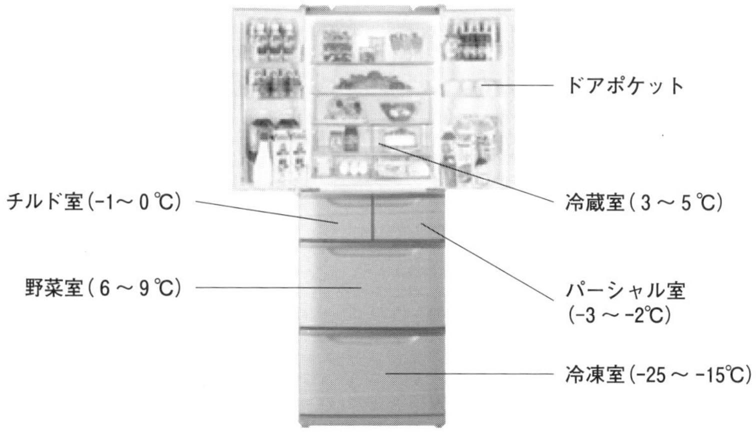

■冷蔵庫での鮮度を保つ条件
- ●凍らない程度のより低い温度（庫内温度の均一化を図る）
- ●温度変化の抑制
- ●乾燥を防ぐより高い湿度（70～85％程度が望ましい）

5 包丁

代表的な包丁

	名称	刃	特徴と用途
和包丁	菜切り	両刃	刃幅が広い。野菜を刻むのに使う。ものが垂直に切れる。
	薄刃	片刃	野菜に使われる。皮むきやそぎ切りに適する。
	出刃	片刃	厚みと重みがある。魚をおろしたり硬い骨を叩き切ったりするのに使う。
	刺身	片刃	刃渡りが長く、刺身を引き切りにするときに使う。
洋包丁	牛刀	両刃	多用途に使える。
	三徳	両刃	菜切りと牛刀を一つにしたもの。万能包丁とも呼ばれる。

3　調理操作

加熱操作と熱の伝わり方

加熱法			熱の伝わり方[*1]	温度	特　徴
加熱調理	乾式加熱	焼く	・直火焼き(網焼き、グリル) 熱源からの放射熱 グリル庫内の空気の対流 ・間接焼き(フライパン、鉄板) 中間体からの伝導熱 ・間接焼き(オーブン[*2]) 庫内の空気の対流 熱された内壁やヒーターからの放射熱 天板からの伝導熱	100～300℃	**◎焦げなどの風味が生じる** ○加熱温度が高く、食品の表面と内部の温度差が大きい ○重量の減少、でんぷんの糊化、たんぱく質の凝固、脂肪の溶出が起こる
加熱調理	乾式加熱	炒める	油と鍋の伝導熱	100～150℃	**◎高温で短時間に調理でき、成分の溶出や形くずれが少なく、ビタミン類の安定性が高い** **◎食品中の脂溶性ビタミンの利用効率が高まる**
加熱調理	乾式加熱	揚げる	熱油の対流熱	120～200℃	**◎高温で短時間に調理できるため、色、うま味、栄養素の損失が少ない** ○食品中の水分が蒸発し、代わりに油を吸収する ○食品の表面と内部の温度差が大きい ○油の比熱は小さい(水の半分)ので、温度が上下しやすい。食品を投入すると、その食品の温度と、食品から蒸発する水分により油の温度が下がる
加熱調理	湿式加熱	煮る	煮汁の対流熱 (圧力鍋：110～120℃)	100℃	**◎水を媒体とするので一定の温度で加熱しやすく、幅広い調理ができる** ○焦げや煮くずれが起こりやすく、栄養素やうま味が煮汁に流出する
加熱調理	湿式加熱	ゆでる	ゆで汁の対流熱	100℃	**◎水を媒体とするので一定の温度で加熱しやすい** **◎組織を軟らかくし、たんぱく質の凝固、でんぷんの糊化、殺菌などができる** ○栄養素やうま味成分がゆで汁へ溶出する
加熱調理	湿式加熱	蒸す	水蒸気の対流熱[*3]	80～100℃	**◎形がくずれにくく、うま味や栄養素の損失が少ない** **◎流動性のものを容器に入れて蒸すことができる** ○食品の表面と内部の温度差は小さい
加熱調理	誘電		⇒電子レンジ加熱(PartⅥ-7-2 **1**「電子レンジ」を参照のこと		
加熱調理	誘導		⇒電磁調理器加熱(PartⅥ-7-2 **2**「電磁調理器」を参照のこと		
その他	寄せ物		寒天、ゼラチン、でんぷん、ペクチンにより液体を固める	○濃度や加える食品、温度により固まり方が異なる	
その他	酢の物 あえ物		下ごしらえした食品を、ころもやソースと混ぜ合わせる	○栄養素や食品のもち味を失わず、複雑な風味を生ずる	

＊1　加熱調理に利用される熱の伝わり方は、次の3つである。

①**伝導**：固体間および固体内で高温部から低温部へと、原子間・分子間を振動などのエネルギーとして熱が伝わる。加熱物と被加熱物を接触させて、直接熱を伝える方法。

②**放射(輻射)**：赤外線などの電磁波によって熱を放出、伝達させる。

③**対流**：空気や水など流動性のある熱媒体は、温度が上昇した部分は膨張して密度が小さくなるので上方に移動し、代わりに温度の低い部分が下方に移動する。媒体の物質が移動することによって熱が伝わる。

＊2　オーブンには、**自然対流式オーブン**と**強制対流式オーブン**(ファンで庫内の空気を対流させる)とがある。前者では庫内の温度分布にムラが生じやすく、後者では調理時間が短縮される一方、ファンが起こす風が当たって食品表面の水分が蒸発しやすいという傾向がある。

＊3　水蒸気の**潜熱**(水蒸気が水に変わるときに発生する凝縮熱)を利用している。

■揚げ物の吸油率の例
・天ぷら：えび・さつまいも12%、なす・かぼちゃ18%、かき揚げ42%
・フライ：ロースかつ14%、アジ22%、カキ33%
・素揚げ：フライドポテト４%、なす14%
・から揚げ：鶏肉１%、豆腐６%、小アジ13%
■調味パーセントの例
・汁物の塩分パーセント　0.7～1.0%
・即席漬けの塩分パーセント　1.5～２%
・野菜の塩もみ・下塩　1.0～2.0%
・白和え　塩分パーセント１%、糖分パーセント２%
・ごまあえ　塩分パーセント１%、糖分パーセント３～５%
・三杯酢　塩分パーセント0.7%、糖分パーセント１%
■乾物の戻し率
・ひじき　8.5倍、こんぶ　３倍、干しわかめ　5.9倍、カットわかめ　12倍
・干ししいたけ(香信)　約４倍、干ししいたけ(冬菇)　4.5倍
・切り干し大根　４倍、きくらげ　約７倍、かんぴょう　約5.3倍
・大豆　約2.5倍、小豆　約2.3倍、凍り豆腐　約６倍、平湯葉　約３倍

4　食品成分表の理解

1　日本食品標準成分表2020年版（八訂）

2020(令和２)年、従来の「日本食品標準成分表2015年版(七訂)」が改訂され、「日本食品標準成分表2020年版(八訂)」が公表された。改訂版の特徴は次の通りである。

① 2015年版(七訂)以降、毎年公表された七訂追補等での変更内容を反映させた。

② **エネルギー値**について、従来食品毎に種々のエネルギー換算係数を用いて算出していたが、組成成分を用いる計算方法に変更した。

③ 調理の概要と質量変化の記録及び18群に収載する調理済み流通食品の情報を充実させた。

なお、別冊として、「アミノ酸成分表2020年版」、「脂肪酸成分表2020年版」、「炭水化物成分表2020年版」の３冊を同時に作成した。

2　収載食品

食品群の名称と配列は以下の通りで、18食品群2,538食品が収載されている(増補2023年)。

１穀類　２いも及びでん粉類　３砂糖及び甘味類　４豆類　５種実類　６野菜類　７果実類
８きのこ類　９藻類　10魚介類　11肉類　12卵類　13乳類　14油脂類　15菓子類
16し好飲料類　17調味料及び香辛料類　18調理済み流通食品類*

*2015年版(七訂)より名称変更。なお、一般家庭等で小規模に調理する食品及び原材料の大部分をその食品群の食品が占める調理済み食品は、その原材料食品が属する食品群に収載されている。

3　収載成分

成分表2020年版（八訂）の収載成分と表示単位は次の図の通りである。なお、成分表に示された値はすべて**可食部100g当たりの１食品１標準成分値**であり、年間を通じて普通に摂取する場合の全国的な平均値である。

日本食品標準成分表2020年版（八訂）の表頭

食品番号	索引番号	食品名	可食部100g当たり																							
							たんぱく質		脂質			炭水化物								無機質						
												利用可能炭水化物														
			廃棄率	エネルギー		水分	アミノ酸組成によるたんぱく質	たんぱく質	脂肪酸のトリアシルグリセロール当量	コレステロール	脂質	利用可能炭水化物（単糖当量）	利用可能炭水化物（質量計）	差引き法による利用可能炭水化物	食物繊維総量	糖アルコール	炭水化物	有機酸	灰分	ナトリウム	カリウム	カルシウム	マグネシウム	リン	鉄	亜鉛
			%	kcal	kJ	（…………g…………			）	mg	（…………………………g…………………………								）	（………………mg………………						）

可食部100g当たり																														備考
無機質						ビタミン																								
						A							E																	
							カロテン						トコフェロール																	
銅	マンガン	ヨウ素	セレン	クロム	モリブデン	レチノール	α	β	β-クリプトキサンチン	β-カロテン当量	レチノール活性当量	D	α	β	γ	δ	K	B_1	B_2	ナイアシン	ナイアシン当量	B_6	B_{12}	葉酸	パントテン酸	ビオチン	C	アルコール	食塩相当量	
（…mg…）		（…………………………μg…………………………										）	（……mg……			）	μg	（…………mg…………				）	（…μg…	）	mg	μg	mg	g	g	

(1)　エネルギー

食品のエネルギー値は、原則として、FAO/INFOODSの推奨する方法に準じて、可食部100g当たりのアミノ酸組成によるたんぱく質、脂肪酸のトリアシルグリセロール当量、利用可能炭水化物（単糖当量）、糖アルコール、食物繊維総量、有機酸及びアルコールの量（g）に各成分のエネルギー換算係数（別表）を乗じて、100gあたりのkJ（キロジュール）及びkcal（キロカロリー）を算出し、収載値とした。

なお、本成分表では、食品によってエネルギー計算に用いる成分項目が一定していないため、エネルギーの計算に利用した「利用可能炭水化物」の収載値に「＊」を付けた。

適用したエネルギー換算係数

成分名	換算係数(kJ/g)	換算係数(kcal/g)	備考
アミノ酸組成によるたんぱく質／たんぱく質*1	17	4	
脂肪酸のトリアシルグリセロール当量／脂質*1	37	9	
利用可能炭水化物(単糖当量)	16	3.75	
差引き法による利用可能炭水化物*1	17	4	
食物繊維総量	8	2	成分値はAOAC.2011.25法、プロスキー変法又はプロスキー法による食物繊維総量を用いる。
アルコール	29	7	
糖アルコール*2			
ソルビトール	10.8	2.6	
マンニトール	6.7	1.6	
マルチトール	8.8	2.1	
還元水あめ	12.6	3.0	
その他の糖アルコール	10	2.4	
有機酸*2			
酢酸	14.6	3.5	
乳酸	15.1	3.6	
クエン酸	10.3	2.5	
リンゴ酸	10.0	2.4	
その他の有機酸	13	3	

注：＊1　アミノ酸組成によるたんぱく質、脂肪酸のトリアシルグリセロール当量、利用可能炭水化物(単糖当量)の成分値がない食品では、それぞれたんぱく質、脂質、差引き法による利用可能炭水化物の成分値を用いてエネルギー計算を行う。利用可能炭水化物(単糖当量)の成分値がある食品でも、水分を除く一般成分等の合計値と100gから水分を差引いた乾物値との比が一定の範囲に入らない食品の場合(資料「エネルギーの計算方法」参照)には、利用可能炭水化物(単糖当量)に代えて、差引き法による利用可能炭水化物を用いてエネルギー計算をする。

＊2　糖アルコール、有機酸のうち、収載値が1g以上の食品がある化合物で、エネルギー換算係数を定めてある化合物については、当該化合物に適用するエネルギー換算係数を用いてエネルギー計算を行う。

(2)　一般成分

一般成分とは水分、成分項目群「たんぱく質」に属する成分、成分項目群「脂質」に属する成分(ただし、コレステロールを除く)、成分項目群「炭水化物」に属する成分、有機酸及び灰分である。

一般成分の測定法

成分		測定法
水分		常圧加熱乾燥法、減圧加熱乾燥法、カールフィッシャー法又は蒸留法。 ただし、アルコール又は酢酸を含む食品は、乾燥減量からアルコール分又は酢酸の質量をそれぞれ差し引いて算出。
たんぱく質	アミノ酸組成によるたんぱく質	アミノ酸成分表2020年版の各アミノ酸量に基づき、アミノ酸の脱水縮合物の量(アミノ酸残基の総量)として算出[*1]。
	たんぱく質	改良ケルダール法、サリチル酸添加改良ケルダール法又は燃焼法(改良デュマ法)によって定量した窒素量からカフェイン、テオブロミン及び／あるいは硝酸態窒素に由来する窒素量を差し引いた基準窒素量に、「窒素－たんぱく質換算係数」(別表)を乗じて算出。 食品とその食品において考慮した窒素含有成分は次のとおり：コーヒー、カフェイン；ココア及びチョコレート類、カフェイン及びテオブロミン；野菜類、硝酸態窒素；茶類、カフェイン及び硝酸態窒素。
脂質	脂肪酸のトリアシルグリセロール当量	脂肪酸成分表2020年版の各脂肪酸量をトリアシルグリセロールに換算した量の総和として算出[*2]。
	コレステロール	けん化後、不けん化物を抽出分離後、水素炎イオン化検出－ガスクロマトグラフ法。
	脂質	溶媒抽出－重量法：ジエチルエーテルによるソックスレー抽出法、酸分解法、液－液抽出法、クロロホルム－メタノール混液抽出法、レーゼ・ゴットリーブ法、酸・アンモニア分解法、ヘキサン－イソプロパノール法又はフォルチ法。
炭水化物	利用可能炭水化物(単糖当量)	炭水化物成分表2020年版の各利用可能炭水化物量(でん粉、単糖類、二糖類、80％エタノールに可溶性のマルトデキストリン及びマルトトリオース等のオリゴ糖類)を単糖に換算した量の総和として算出[*3]。 ただし、魚介類、肉類及び卵類の原材料的食品のうち、炭水化物としてアンスロン－硫酸法による全糖の値が収載されているものは、その値を推定値とする。
	利用可能炭水化物(質量計)	炭水化物成分表2020年版の各利用可能炭水化物量(でん粉、単糖類、二糖類、80％エタノールに可溶性のマルトデキストリン及びマルトトリオース等のオリゴ糖類)の総和として算出。 ただし、魚介類、肉類及び卵類の原材料的食品のうち、炭水化物としてアンスロン－硫酸法による全糖の値が収載されているものは、その値に0.9を乗じた値を推定値とする。
	差引き法による利用可能炭水化物	100gから、水分、アミノ酸組成によるたんぱく質(この収載値がない場合には、たんぱく質)、脂肪酸のトリアシルグリセロール当量として表した脂質(この収載値がない場合には、脂質)、食物繊維総量、有機酸、灰分、アルコール、硝酸イオン、ポリフェノール(タンニンを含む)、カフェイン、テオブロミン、加熱により発生する二酸化炭素等の合計(g)を差し引いて算出。
	食物繊維総量	酵素－重量法(プロスキー変法又はプロスキー法)、又は、酵素－重量法・液体クロマトグラフ法(AOAC.2011.25法)。
	糖アルコール	高速液体クロマトグラフ法。
	炭水化物	差引き法。100gから、水分、たんぱく質、脂質及び灰分の合計(g)を差し引く。硝酸イオン、アルコール、酢酸、ポリフェノール(タンニンを含む)、カフェイン又はテオブロミンを多く含む食品や、加熱により二酸化炭素等が多量に発生する食品ではこれらも差し引いて算出。 ただし、魚介類、肉類及び卵類のうち、原材料的食品はアンスロン－硫酸法による全糖。
有機酸		5％過塩素酸水で抽出、高速液体クロマトグラフ法、酵素法。
灰分		直接灰化法(550℃)。

注：＊1　｛可食部100g当たりの各アミノ酸の量×(そのアミノ酸の分子量－18.02)/そのアミノ酸の分子量｝の総量。

＊2　｛可食部100g当たりの各脂肪酸の量×(その脂肪酸の分子量＋12.6826)/その脂肪酸の分子量｝の総量。ただし、未同定脂肪酸は計算に含まない。12.6826は、脂肪酸をトリアシルグリセロールに換算する際の脂肪酸当たりの式量の増加量〔グリセロールの分子量×1／3－(エステル結合時に失われる)水の分子量〕。

＊3　単糖当量は、でん粉及び80％エタノール可溶性のマルトデキストリンには1.10を、マルトトリオース等のオリゴ糖類には1.07を、二糖類には1.05をそれぞれの成分値に乗じて換算し、それらと単糖類の量を合計したもの。

窒素－たんぱく質換算係数

食品群	食品名	換算係数
1　穀類	アマランサス	5.30
	えんばく 　オートミール	5.83
	おおむぎ	5.83
	こむぎ 　玄穀、全粒粉	5.83
	小麦粉、フランスパン、うどん・そうめん類、中華めん類、マカロニ・スパゲッティ類、ふ類、小麦たんぱく、ぎょうざの皮、しゅうまいの皮	5.70
	小麦はいが	5.80
	こめ、こめ製品（赤飯を除く）	5.95
	ライ麦	5.83
4　豆類	だいず、だいず製品（豆腐竹輪を除く）	5.71
5　種実類	アーモンド	5.18
	ブラジルナッツ、らっかせい	5.46
	その他のナッツ類	5.30
	あさ、あまに、えごま、かぼちゃ、けし、ごま、すいか、はす、ひし、ひまわり	5.30
6　野菜類	えだまめ、だいずもやし	5.71
	らっかせい（未熟豆）	5.46
10　魚介類	ふかひれ	5.55
11　肉類	ゼラチン、腱（うし）、豚足、軟骨（ぶた、にわとり）	5.55
13　乳類	液状乳類、チーズを含む乳製品、その他（シャーベットを除く）	6.38
14　油脂類	バター類、マーガリン類	6.38
17　調味料及び香辛料類	しょうゆ類、みそ類	5.71
上記以外の食品		6.25

(3)　無機質

無機質の測定法

成分	試料調製法	測定法
ナトリウム	希酸抽出法又は乾式灰化法	原子吸光光度法又は誘導結合プラズマ発光分析法
カリウム	希酸抽出法又は乾式灰化法	原子吸光光度法、誘導結合プラズマ発光分析法又は誘導結合プラズマ質量分析法
鉄	乾式灰化法	原子吸光光度法、誘導結合プラズマ発光分析法、誘導結合プラズマ質量分析法又は1,10－フェナントロリン吸光光度法
亜鉛	乾式灰化法	原子吸光光度法、キレート抽出－原子吸光光度法、誘導結合プラズマ発光分析法又は誘導結合プラズマ質量分析法
マンガン	乾式灰化法	原子吸光光度法、キレート抽出－原子吸光光度法又は誘導結合プラズマ発光分析法
銅	乾式灰化法又は湿式分解法	原子吸光光度法、キレート抽出－原子吸光光度法、誘導結合プラズマ発光分析法又は誘導結合プラズマ質量分析法
カルシウム、マグネシウム	乾式灰化法	原子吸光光度法、誘導結合プラズマ発光分析法又は誘導結合プラズマ質量分析法
リン	乾式灰化法	誘導結合プラズマ発光分析法又はバナドモリブデン酸吸光光度法
ヨウ素	アルカリ抽出法又はアルカリ灰化法 （魚類、≧20 μg/100g）	誘導結合プラズマ質量分析法
セレン、クロム、モリブデン	マイクロ波による酸分解法	誘導結合プラズマ質量分析法

(4)　ビタミンA

収載項目のうち、β-カロテン当量とレチノール活性当量は、次式に従って算出する。

・β-カロテン当量(μg) = β-カロテン(μg) + $\frac{1}{2}\alpha$-カロテン(μg) + $\frac{1}{2}\beta$-クリプトキサンチン(μg)

・レチノール活性当量(μgRAE) = レチノール(μg) + $\frac{1}{12}\beta$-カロテン当量(μg)

(5)　ナイアシン

「ナイアシン」はニコチン酸、ニコチン酸アミド等の総称であり、成分値はニコチン酸相当量で示される。2016年追補で追加された「ナイアシン当量」は、生体内でナイアシンに合成されるトリプトファン量を考慮したものである。

ナイアシン当量は、次の２つの式より算出される。

①　トリプトファンの成分値がある場合

ナイアシン当量(mgNE) = ナイアシン(mg) + 1/60トリプトファン(mg)

②　トリプトファン量が未知の場合(たんぱく質量の約１％をトリプトファン量とみなす)

ナイアシン当量(mgNE) = ナイアシン(mg) + たんぱく質量(g) × 1000(mg/g) × 1/100 × 1/60

※日本人の食事摂取基準(2020年版)では、推定平均必要量、推奨量、目安量はナイアシン当量で、耐容上限量はニコチンアミド及びニコチン酸の重量(mg)で、それぞれ示されている。

(6)　ビタミンC

食品中のビタミンCは、L-アスコルビン酸(還元型)とL-デヒドロアスコルビン酸(酸化型)として存在するが、その効力値については同等とみなされるので、成分値は両者の合計で示されている。

(7)　食塩相当量

食塩相当量は、**ナトリウム量に2.54を乗じて算出**した値が示されている。2.54という値は、食塩(NaCl)を構成するナトリウム(Na)の原子量と塩素(Cl)の原子量から算出したものである。

【参考】NaClの式量÷Naの原子量 = (23.0 + 35.5) ÷ 23.0 ≒ 2.54

ナトリウム量には食塩に由来するもののほか、原材料となる生物に含まれるナトリウムイオン、グルタミン酸ナトリウム、アスコルビン酸ナトリウム、リン酸ナトリウム、炭酸水素ナトリウム等に由来するナトリウムも含まれる。

4　数値の表示方法

各成分において、「－」は未測定であること、「0」は食品成分表の最小記載量の1/10未満または検出されなかったこと、「Tr(微量、トレース)」は最小記載量の1/10以上5/10未満であることをそれぞれ示す。ただし、食塩相当量の0は算出値が最小記載量(0.1g)の5/10未満であることを示している。

また、文献等により含まれていないと推定される成分については「(0)」と表示し、同様に微量に含まれていると推定されるものについては「(Tr)」と記載する。

なお、無機質、ビタミン等においては、類似食品の収載値から類推や計算により求めた成分について、(　)を付けて数値を示した。

練習問題

食材をゆでる時の添加材料とその目的に関する記述である。正しいのはどれか。１つ選べ。

(1)　れんこんの歯ざわりをよくするために、酢を入れる。

(2)　たけのこのあくを除くために、唐辛子を入れる。

(3)　さつまいもを軟らかくするために、みょうばんを入れる。

(4)　カリフラワーの色を白くするために、重曹を入れる。

(5)　わらびの色を良くするために、酢を入れる。

解　説　……………………………………………………………………………　正答　(1)

(1)　正しい。

(2)　誤り。たけのこのあく抜きのためには米ぬかを加える。唐辛子は米ぬかの臭いを消す目的などで加える。

(3)　誤り。みょうばん(硫酸アルミニウムカリウム)は、煮くずれを防いだり、色鮮やかに仕上げたりする作用をもつ。

(4)　誤り。カリフラワーを白くゆでるには、酢や小麦粉を加える。

(5)　誤り。わらびを色よくゆでるためには重曹を加える。

練習問題

加熱調理に関する記述である。正しいのはどれか。１つ選べ。

(1)　ゆで加熱では、ゆで水からの放射により食品を加熱する。

(2)　蒸し加熱では、水蒸気の潜熱を利用して食品を加熱する。

(3)　伝導伝熱による加熱では、高温の物体から放出される赤外線を食品が吸収する。

(4)　電磁調理加熱では、食品自体を発熱させる。

(5)　電子レンジ加熱では、加熱時間は食品の水分量に依存しない。

解　説　……………………………………………………………………………　正答　(2)

(1)　誤り。ゆで加熱では、ゆで水の対流熱により食品を加熱する。

(2)　正しい。潜熱とは、物質の温度変化ではなく、物質の相の変化に必要とされる融解熱や気化熱のことである。蒸し加熱では、水蒸気が水に変化するときに放出される凝縮熱を利用している。

(3)　誤り。赤外線などの電磁波で熱を伝えるのは、放射である。伝導伝熱では、高温部から低温部へと、原子間・分子間を振動などの運動エネルギーとして熱が伝わる。

(4)　誤り。電磁調理加熱では鍋底を発熱させる。

(5)　誤り。電子レンジ加熱は食品中の水分子を振動させて摩擦熱を生じさせる方法なので、その加熱時間は食品の水分量に依存する。

練習問題

日本の日常食の配膳について、料理や食器・食具の特徴、食べやすさの合理性から示したものである。最も適切なのはどれか。１つ選べ。

(1)

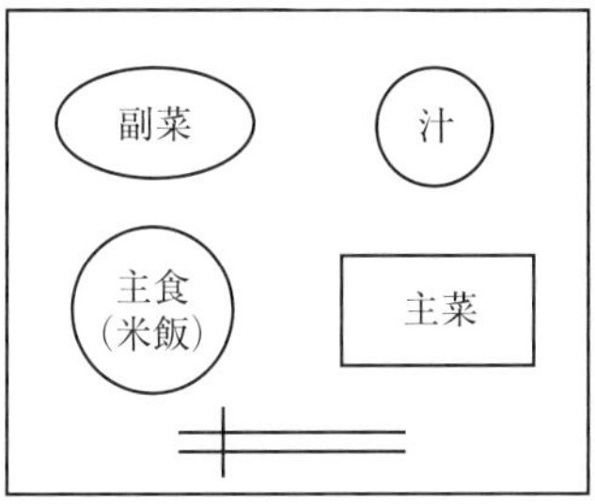

(2)

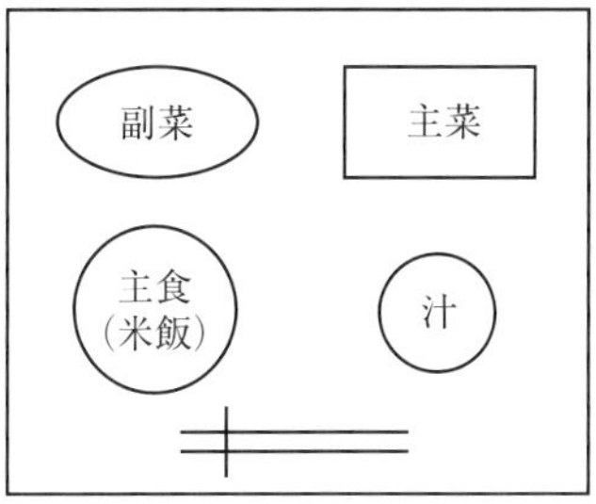

(3)

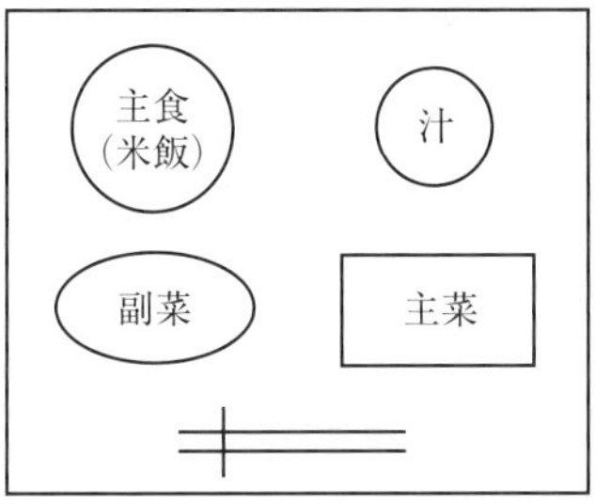

(4)

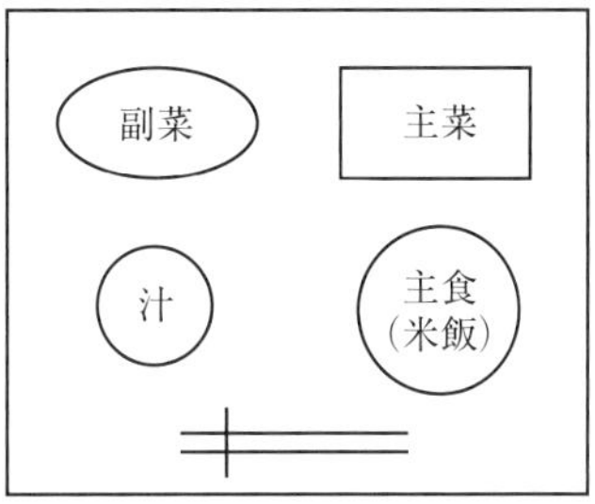

解　説 ………………………………………………………………………………………… 正答 (2)

(1)・(3)・(4)　適切でない。

(2)　適切。副々菜がある場合は、中央に配置する。

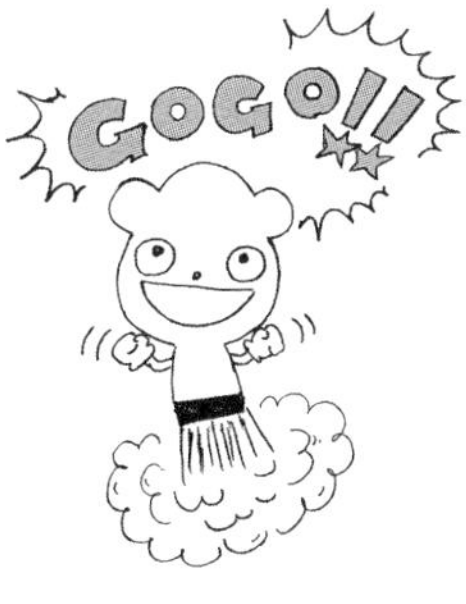

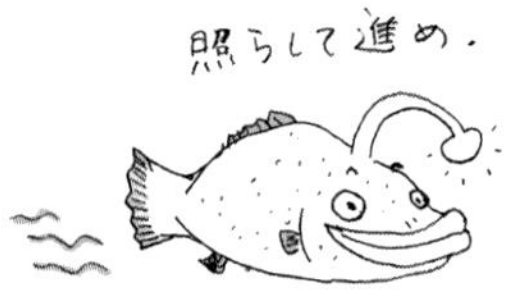
照らして進め.

part

Ⅶ

栄養教育論

1　栄養教育のための理論的基礎

1　行動科学と行動変容

行動科学とは、客観的観察や分析を通して人や動物の行動の法則性を明らかにしようとする学問である。近年、公衆衛生上の最重要課題は生活習慣病の対策である。そのために個人の生活習慣の改善に向けた**行動変容**が求められるようになり、行動科学の理論とモデルに基づいた栄養教育が必須となっている。

行動変容とは、既存の行動を消去し、新しい行動を獲得すること、すなわち、**習慣化されたパターンを変えること**である。

2　行動科学の理論とモデル

1　刺激−反応理論

人の行動は刺激によって起こり、刺激をコントロールすることで行動（反応）をコントロールすることができる。刺激－反応理論は、**レスポンデント条件づけ**と**オペラント条件づけ**からできた理論である。

パブロフによって提唱されたレスポンデント条件づけでは、きっかけ（先行刺激）によって行動（生理的反応）が起こり、これを繰り返すことで学習が成立するとしている（下図の❶参照）。

その後、**スキナー**によって提唱されたオペラント条件づけでは、行動の頻度は、自発的な行動後に伴う結果、報酬、強化、罰によって規定され、行動後に正の強化子が加わるか負の強化子が除かれると行動は増え、行動後に負の強化子が加わるか正の強化子が除かれると行動は減るとしている（下図の❷および下表参照）。

刺激と行動（反応）の関連性

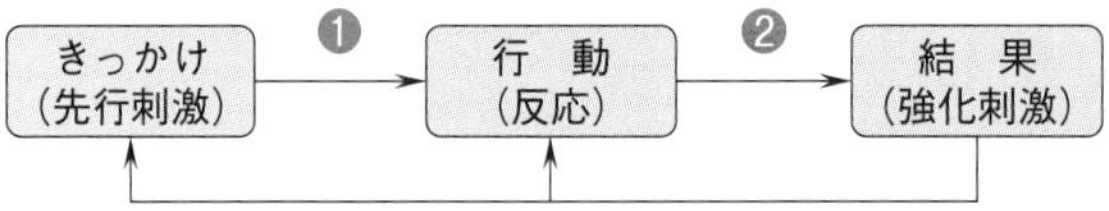

オペラント条件づけの概要

行動後の刺激	＋（加わる）	－（除かれる）
望ましい結果 **（正の強化子）**	行動が増える **（正の強化）**	行動が減る **（正の弱化）**
望ましくない結果 **（負の強化子）**	行動が減る **（負の弱化）**	行動が増える **（負の強化）**

強化子：ある行動の直後に出現し、行動の生起頻度を増減させるような要因
強化：行動頻度が増えること
弱化：行動頻度が減ること

2　社会的認知理論

刺激－反応理論では、行動変容は直接的な体験や経験を通して起こるとされていた。しかし、行動は社会環境や周囲の人々からの影響も受ける。これに注目したのが**バンデューラ**の提唱した社会的認知理論であり、人の行動を個人的要因、環境要因、個人と他者の相互関係の中で捉えることを特徴としている。社会的認知理論の主な概念は次の通りである。

⑴　相互決定主義

行動は、個人的要因や環境要因と相互に結びつき、影響し合っているという概念。この3つは互いに関連し合っているため、個人的要因（個人の知識や態度）への介入が難しい対象者では、行動や環境への介入から入ることも可能であることを示している。

⑵　観察学習（モデリング）

直接的な体験や報酬がなくても、他人の行動を見たり聞いたりすることで学習し、自分の行動として取り入れ、学習者自身の行動に変化が生じること。

⑶　自己効力感（セルフ・エフィカシー）

「自分がこれからやろうとしていることをどの程度実行できると思っているか」という自信のこと。**自己効力感を高める４つの要因**として以下のものがある。

自己効力感を高める要因と方略

	説明	強化するための方略
自己の成功体験	努力によって障害を克服した体験をもつこと。	目標設定、スモールステップ法※
代理体験	自分と類似の状態にある人が成功している姿をみること。	観察学習
言語的説得	周囲の人から自分に対して、褒められる等の肯定的な評価を受けること。	自己強化、グループ学習
情動的喚起	ある行動をとることで、心理的な変化（心地よい気分あるいはストレスが軽くなると感じる状態になる）を体験してみること。	セルフモニタリングによる自己制御 認知再構成（消極的な思い込みを変える）

※スモールステップ法：目標を細分化し、容易な内容から少しずつ達成していくこと。

⑷　結果期待

自分の行動から生まれる結果に対する予測のこと。視覚化することで高まりやすいとされる。

⑸　自己制御（セルフコントロール）

学習者の望む方向に自己をコントロールできるようになること。

セルフモニタリングの実施、ストレスマネジメント、自己強化などがある。

3　ヘルスビリーフモデル

自分の健康状態や疾病についてどのように考えているかという信念（認知）に着目し、その主観的解釈が行動に影響するというモデルであり、**ローゼンストック**や**ベッカー**らが中心となって提唱した。

ヘルスビリーフモデルでは、**健康行動**に影響を与える要因として、⑴「**脅威の認知**」、⑵「**有益性の認知**」と「**障害性（負担感）の認知**」のバランスをあげている。

ヘルスビリーフモデルの概念図

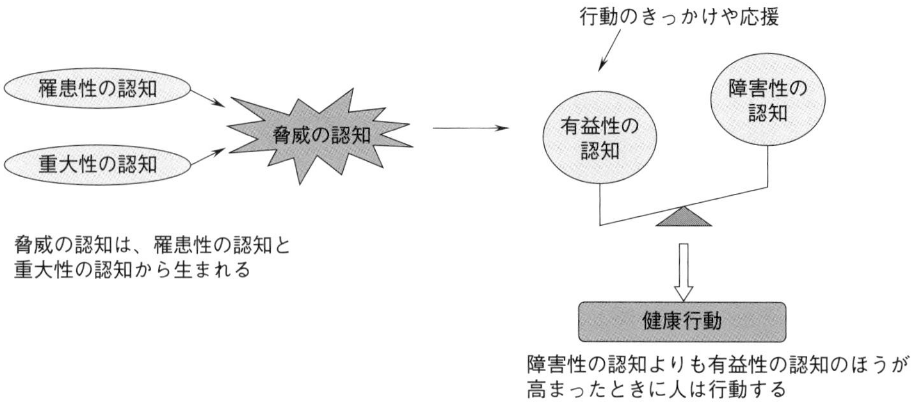

⑴　**脅威の認知**

“このままではまずい”という危機感を感じること。この危機感を感じるには「罹患性」と「重大性」の両方を認識する必要がある。

・**罹患性の認知**：このままの生活習慣を続けると病気や合併症になる可能性が高いと感じること。

・**重大性の認知**：病気や合併症になるということは、自分にとって重大な事態であると感じること。

⑵　**「有益性の認知」と「障害性の認知」のバランス**

・**有益性の認知**：有効な健康行動を実行することで得られる利益に関する予測のこと。

・**障害性(負担感)の認知**：その個人が感じている健康行動を行うときの障壁や支障、負担のこと。

4　計画的行動理論

人の行動は行動意思(意欲)により決定され、行動意思は「**行動に対する態度**」「**主観的規範**」「**行動コントロール感**」に影響を受けるというもので、**アズゼン**が提唱した理論である。

計画的行動理論の概念図

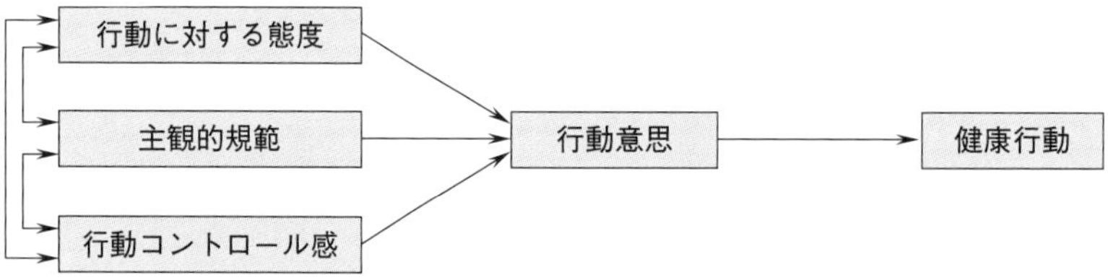

⑴　**行動に対する態度**：行動をとった結果に対する期待や価値観。

⑵　**主観的規範**：規範的信念(行動をとることへの周囲の人々の期待)に自分が応えようと思う気持ち。

⑶　**行動コントロール感**：行動を行うことの難易度についての本人の認識。

5　トランスセオレティカルモデル

行動変容のプロセスを**行動変容の準備性**により次の**5つのステージに分類**し、行動変化はこのプロセスをたどって達成されるというもので、**プロチャスカ**が禁煙支援のために提唱したモデルである。現在では、各種生活習慣の改善にも応用されている。対象者のステージに応じた働きかけを行うとより効果的であり、**対象者が行動を実行できていない段階では、「考え方への働きかけ」**を、**行動を実行している段階では、「行動への働きかけ」**を行うとよいとされている。なお、行動変容段階は一方向ではないため、どのステージからでも入ることは可能であり、また前のステージに戻ったり、もう一度やり直したりすることがある。さらに、どこかのステージで打ち切られることもある。

トランスセオレティカルモデルの行動変容ステージ

行動変容ステージ	状態
Ⅰ無関心期（前熟考期）	今後6か月以内に行動を変えようとは考えていない状態。
Ⅱ関心期（熟考期）	今後6か月以内に行動を変えようと考えている状態。
Ⅲ準備期	今後1か月以内に行動を変えようと考えている状態。
Ⅳ実行期	行動変容を実行して6か月未満の状態。
Ⅴ維持期	行動変容を実行して6か月以上経過している状態。

行動変容ステージに合わせた働きかけ

<table>
<tr><th>変容の段階</th><th>無関心期
（前熟考期）</th><th>関心期
（熟考期）</th><th>準備期</th><th>実行期</th><th>維持期</th></tr>
<tr><td>働きかけ</td><td colspan="5">①意識の高揚
②感情的体験
③環境への再評価
④自己の再評価
⑤自己の解放
⑥行動置換
⑦援助関係の利用
⑧強化のマネジメント
⑨刺激統制</td></tr>
</table>

※⑩社会的解放は、変容の段階との関係が明らかになっていないため、図では省略。
※解釈により、上記の図とは分類が異なる場合がある。

①意識の高揚	行動変容のために新しい情報を集め、それを理解しようと努力する。
②感情的体験	行動変容をすること（あるいはしなかったこと）で、感じる気持ちをイメージし、体験する。
③環境への再評価	行動変容すること（あるいはしないこと）が、自分の周囲へ及ぼす影響について考える。
④自己の再評価	不健康行動を続けること、あるいは健康行動をとることで自分にとってどんな影響があるか考える。
⑤自己の解放	行動変容できるという信念をもち行動変容をしようと決め、それを表明する。
⑥行動置換	問題の行動に替わる行動を学習する。
⑦援助関係の利用	行動変容に役に立つソーシャルサポート（社会的支援）を活用する。
⑧強化のマネジメント	行動変容させたり、維持させるための強化（たとえば、褒美や罰）を行う。
⑨刺激統制	行動変容や維持のきっかけをコントロールする。
⑩社会的解放	自分の周りの環境が行動変容のサポートをしていることに気づく。

6　ソーシャルサポート

ソーシャルネットワーク(学習者を中心とした社会的なつながり)による人間関係によりもたらされる有形・無形の支援のことである。ハウスは、ソーシャルサポートを以下の4つに分類している。

① **情動的サポート**：共感や愛情の提供
② **道具的サポート**：対象者のニーズに直接役立つ形ある物やサービスの提供
③ **情報的サポート**：自己による問題解決を可能とするための知識や情報の提供
④ **評価的サポート**：対象者の行為に対する適切な評価や肯定的な評価の提供

健康的な生活習慣を獲得するためには、個人の努力や限られた教育者からの指導だけではなく、周囲のさまざまな人からの支援が必要となる。ソーシャルサポートの活用により、個人の技術の向上が図れるだけでなく、健康によい行動の継続が期待できる。また、ストレッサーがあっても周りの人からサポートを受けることによって、そのストレッサーを前向きにとらえられるようになったり、上手くストレッサーに対処(**ストレスコーピング**)したりすることが可能となる。

7　イノベーション普及理論

イノベーションとは、**新しい技術、商品、アイデア、行動、プログラムなど**を意味し、その普及には**相対的優位性、適合性、わかりやすさ(複雑性)、試用(試行)可能性、可観測性**の5つの条件が関与する。

① 相対的優位性：競合するイノベーションより優れている
② 適合性：イノベーションの採用予定者のニーズに合っている
③ わかりやすさ(複雑性)：イノベーションを利用することが簡単か(複雑ではないか)
④ 試行可能性：イノベーションを本格的に採用する前に試すことが可能か
⑤ 観察可能性(可観測性)：イノベーションを採用したこと、またはその効果が周囲から見てわかるか

あるイノベーションを社会に普及するための戦略を考える上で役立つモデルであり、マーケティングの対象集団の細分化(セグメンテーション)を行う際や、効果的なマーケティング・ミックス(4P)を考える際に活用できる。また、ポピュレーションアプローチの計画立案にも有用である。

ロジャースの**イノベーション普及理論**では、一般的に初期採用者への普及が新しいイノベーション普及の鍵を握るとされている。

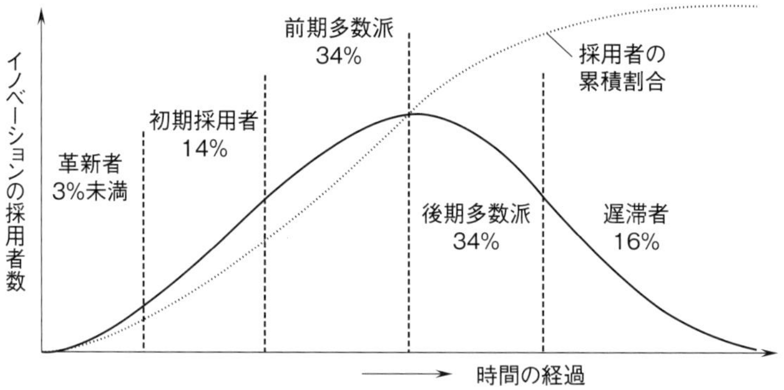

・革新者：冒険心にあふれ、新しいものを進んで採用する人。イノベーターとも呼ばれる。
・初期採用者：流行に敏感で、情報収集を自ら行い、判断する人。他の消費層への影響力が大きく、オピニオンリーダーとも呼ばれる。

・前期多数派：比較的慎重派な人。平均より早くに新しいものを取り入れる。
・後期多数派：比較的懐疑的な人。周囲の大多数が試している場面を見てから同じ選択をする。
・遅滞者：最も保守的な人。流行や世の中の動きに関心が薄い。イノベーションが伝統になるまで採用しない。伝統主義者とも呼ばれる。

8 生態学的モデル

人の行動は、個人内要因、個人間要因、組織の要因、地域の要因、物理的環境要因、政策要因など、多層からのさまざまな影響を受けて、その相互作用により決定される。生態学的モデルは、このように人の行動に影響を及ぼす要因を包括的に捉えたものであり、各要因へのアプローチを考える際に有用である。

生態学的モデルの概念図

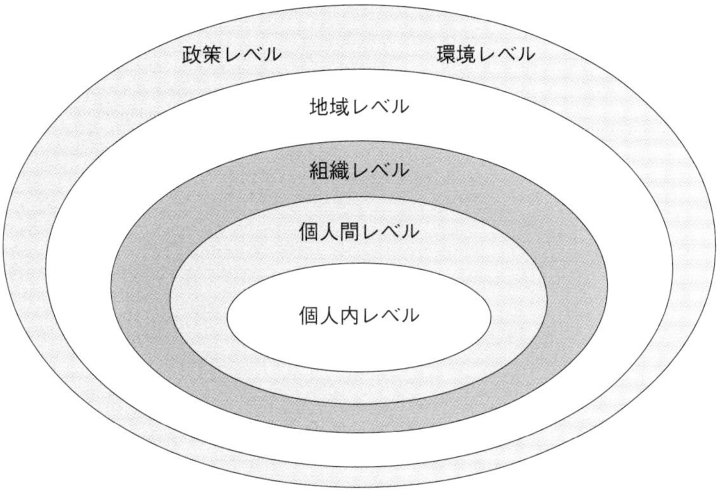

・個人内レベル：生物学的要因、心理的要因　など
・個人間レベル：家族、友人　など
・組織レベル：職場、学校、セルフヘルプグループ　など
・地域レベル：地区組織、飲食店、保健所・保健センター　など
・政策レベル：メディアの規制、健康部門の施策　など
・環境レベル：土地利用政策、交通関連施策　など

9 ヘルスリテラシー

健康や栄養に関する情報を自ら調べて理解・評価し、次に取る行動を判断する健康管理能力をいう。食育や栄養指導は、対象者の食行動の変容のみならず、ヘルスリテラシーの向上も念頭に置いて行う。また、専門家は教育によるヘルスリテラシーの補完だけでなく、情報を適正化して対象者に伝える重要な役割も担っている。

〈ヘルスリテラシーの3つのレベル〉

① 機能的ヘルスリテラシー
　疾病、健康、医療情報を理解する能力
② 相互作用的(伝達的)ヘルスリテラシー
　様々な形のコミュニケーションによって情報を入手したり、その意味を理解したりして、自分

自身の生活に活かし、情報を相手に正しく伝える能力

③　**批判的ヘルスリテラシー**

情報を批判的に分析し、自分自身や社会の状況をコントロールするために情報を活用する能力

■フードファディズム

フードファディズムとは、**食べ物や栄養が健康や病気に与える影響を過大に信じたり評価したりすること**をいう。食品や食品成分の効果を強調したいわゆる健康食品や「これさえ食べれば健康になる」という宣伝に惑わされないよう、情報を見聞きしたまま受け取るだけではなく批判的にとらえることも肝要である。

3　行動変容技法と概念

刺激統制	行動に関わる**先行刺激の状況を変えて**、目標行動を実行しやすくする方法。 **例）** 肥満防止のため、食べ物を目に見えるところに置かないようにする。
反応妨害・拮抗	不安やストレスが生じた際、その**心理状態を軽減する行動が起こらないよう抵抗する**方法。 この訓練はストレスを伴うため、一般的には**行動置換**と組み合わせて行う。 **例）** 過食の欲求が生じた際に、すぐに食べるという行動をとって欲求を満たさず、30分程度我慢することで欲求をおさめる。
行動置換	**問題行動とは同時に両立しない行動**を行う。 **例）** 食べたくなったら歯を磨く、喫煙したくなったら歯を磨く。
オペラント強化	オペラント条件づけを行うことで、適切な行動の頻度を高める手法。 ・望ましい行動を増やすような刺激→**正の強化子** ・刺激を取り除いて行動の頻度が高まるもの→負の強化子 一般的には、正の強化子を用いた方が効果的である。 **例）** 正の強化子：物理的強化（金銭、商品など）、社会的強化（指導者や家族による賞賛、励まし）、自己強化（目標達成の得点化、自分への褒美など）
認知再構成	**認知（思考、記憶や想像など）に直接働きかけて修正**する方法。なお、**自己効力感（セルフ・エフィカシー）の向上**は認知の修正に有用であるとされている。 **例）** 禁煙中にたばこを１本吸ってしまい自己嫌悪に陥っている人に、また次から頑張ればよい旨を伝え、努力の放棄を防ぐ。
意思決定バランス	行動しようと考えるときの**メリット（恩恵：肯定的な気持ち）**と**デメリット（負担感：否定的な気持ち）**の感じ方の比較のこと。**トランスセオレティカルモデル**と関係が深く、無関心期ではデメリットが大きく、関心期ではこれらはほぼ均衡し、それ以降はメリットが大きくなる。メリットを高め、デメリットを低くする方法は、変容過程の**自己の再評価**にあたる。
目標宣言・行動契約	設定した行動目標を声に出して言ったり、目につくところに張ったりして宣言する方法。 **例）**「体重を毎日測る。」と張り紙をする。
セルフモニタリング	食事、運動、睡眠、血圧・体重、怒りやストレスなど、自分の実際の行動や感情などの観察結果や身体指標などを記録する方法。**行動分析**の材料となる。 **●行動分析**：行動がどのような刺激や環境で増減するかを観察して、**「刺激－反応－結果」の連鎖を明らかにする**ことを行動分析という。この分析結果に基づき、刺激統制や行動置換など行動変容技法を活用した支援を行う。
ストレスマネジメント	ストレス因子とストレス反応との関係及びストレス対処の状況を明確にし、ストレス緩和の方法を検討する。 **例）** ストレスを緩和させる方法（好きな音楽を聞く、ストレッチする、深呼吸するなど）を学ぶ。 自分にとって不快なストレスから意識的に自分を守ろうとする働きを**ストレスコーピング**という。現実問題の解決や心の安定化を図る仕組みであり、その心理・行動的反応として**コーピング行動**がある。 **●問題焦点コーピング**：ストレスフルな状況・原因をつきとめたり、その解決策を試したりして、ストレスを克服していく。主にストレッサーが変容可能な場合に用いられる。 **例）** どんな日に過食してしまうのか考える。 **●情動焦点コーピング**：ストレッサーで生じた不快な感情をうまく取り払ったりコントロールしたりすることで、ストレスを乗り切る。主にストレッサーが変容不可能な場合に用いられる。 **例）** 家族に悩み事を聞いてもらう。

ソーシャルスキルトレーニング	ビデオやロールプレイなどにより、他者との関わりにおいて**適切な自己主張の仕方など、対人交流の技術を学ぶ**手法。 **例）** 禁酒プログラムでのお酒の断り方を学習する。
再発防止訓練	危険度の高い状況を想定して**予め対処法を訓練しておく**。 **例）** 体重が一定範囲の上限を超えたら、再度減量を行う。
ナッジ	選択肢を残しながら、**人々を強制することなく**、また多額の経済的インセンティブや罰則といった手段を用いることなく**自然と望ましい方向へ誘導**するような仕組み。 **例）** 飲食店においてメニューに栄養成分表示を行う。 **〈ナッジのフレームワーク「EAST」〉** ・E（Easy；簡潔、簡単）：人は、簡単で楽な行動を選びやすい ・A（Attractive；魅力的、印象的）：人は、自分にとって魅力的で印象的なものを選びやすい ・S（Social；社会的）：人は、社会規範に影響を受ける ・T（Timely；適切な時期）：人は、タイムリーなアプローチに反応しやすい **〈食の分野におけるナッジのフレームワーク「CAN」〉** ・C（Convenient；利便性）：人は、簡単で楽に手に入る食を選択しやすい ・A（Attractive；魅力的、印象的）：人は、自分にとって魅力的で印象的な食を選択しやすい ・N（Normative；標準的）：人は、大多数の人が摂っている食事を選択しやすい

4　栄養カウンセリング

1　行動カウンセリング

栄養カウンセリングのように、**行動変容を目的として行われるカウンセリング**を**行動カウンセリング**という。行動カウンセリングは、行動科学の理論やモデル、行動変容技法を応用したカウンセリングであり、その進め方は**5Aアプローチ**と呼ばれる。5Aとは、**Assess**（クライアントから必要な情報を収集し、行動変容の準備性を見極める）、**Advice**（クライアントに合った専門的な情報を提供し、行動変容の重要性を伝える）、**Agree**（クライアントの意思を尊重し、同意を得ながら進める）、**Assist**（クライアントの行動変容を支援する）、**Arrange**（クライアントの行動継続を支援する）のことである。

行動変容の準備性は**重要性**と**自信**で決定づけられ、行動変容には「動機づけのための情報」と「実践のための情報」が必要である。前者は、どうして行動変容する必要があるかを認識して重要性を高め、後者はどのようにして行動変容したらよいかを理解して自信を高める。

※栄養カウンセリングを行うに当たっては、倫理的な配慮を行い、**「管理栄養士・栄養士倫理綱領」**を遵守する。

2　カウンセリングの基礎的技法

傾聴*	相手の話を横取りせず、真剣にありのままに聴く。表情や動作、声のトーンなどにも注意し、心の動きも把握する。
受容*	相手の考え方や行動や感情を評価的に捉えたり批判したりするのではなく、一人の人格をもった存在として全面的に受け容れ、相手を理解しようとする態度。
共感的理解*	言葉や表情や態度などを通して、相手の感じ方や気持ちを相手の立場に立って感じたり理解したりすること。自分の体験などに基づき、自分の枠組みの中で相手を理解しようとする同情とは区別される。
繰り返し	クライアントが話したことを、できるだけ忠実に繰り返して反応すること。これによってクライアントは、カウンセラーが自分の話を正確に理解してくれる人であることを認め、真実を語ることができるようになる。
要約	クライアントが伝えようとすることを傾聴し、それを適切にまとめて伝え返す。これによってクライアントは、自分の考えや気持ちを整理することができる。
明確化	クライアントが伝えたいと思っている感情・出来事などを上手く表現できないでいるとき、適切な表現を示して援助すること。これによってクライアントは、自分の問題点を正しく把握し、学習することができるようになる。

ブロッキングを外す	ブロッキングとは、カウンセラーが対象者の話に対して意見したくなったり自分なりの解釈や思い込みの枠のなかで聴こうとしたりするために、相手の話の内容や気持ちを理解するのが困難になったりずれが生じたりすること。それを解除する。
チェンジトークを引き出す	クライアントから、行動変容を指向する発言(チェンジトーク)を上手く引き出す。クライアントの行動変容に関する発言を強化することで、行動の実行が期待できる。動機づけ面接では、現状維持を指向する気持ちに関する発言(レジスタンストーク)を減らし、チェンジトークを引き出していくことが目標となる。
沈黙の尊重	クライアントが考えをまとめたり気持ちを整理したりしている時間に、カウンセラーが話しを始めたりせず、待つことが大切である。
非言語的表現に注目	言語以外にも多くの感情表現が含まれるため、非言語的表現を観察する。なお、非言語的表現とは、身体表現(目の表情、視線、姿勢、表情、動作など)と音声表現(語調、話し方、声の大きさなど)に分けられる。
「開かれた質問」と「閉ざされた質問」	「開かれた質問」とは、クライアントが自由に表現する機会を与える漠然とした聴き方。「～とはどんなことですか？」「～について話して頂けますか？」とクライアントに会話の主導権を与える聴き方。「閉ざされた質問」とは、「はい」「いいえ」、あるいは一言程度で明確に答えることができる聴き方。これらは状況によって使い分ける。

＊クライアントとカウンセラーとの間に築かれる信頼関係のことを**ラポール**といい、その構築にはカウンセリングの基礎的態度である「**傾聴**」「**受容**」「**共感的理解**」が重要である。

3　認知行動療法

認知行動療法は、認知療法と行動療法の技法を組み合わせた心理療法である。

気持ちが大きく動揺したり辛くなったりした時に瞬間的に浮かんでくる考えを**自動思考**という。瞬間的な判断を助ける適応的な働きをしているが、ストレスが強くなると客観的な判断ができなくなり、行動や感情が非適切的になりがちになる。認知行動療法では、この**非適切的な自動思考に注目し、現実と対比しながらその認知の歪みを明らかにして、認知再構成法を用いて現実に沿った考え方や判断ができるように促す**。そして、行動分析に基づき行動変容技法を適用して、非適切的な行動を修正したり、うつや不安などの気分を軽減したりする。

〈認知療法〉

認知再構成法を用いて認知の歪みを修正する。

〈行動療法〉

非適切的な行動を、誤って学習された行動によるもの、または適切な行動の未学習によるものと捉え、非適切的な行動の修正や適切な行動の形成を図るもので、**刺激－反応理論や観察学習などの学習理論**に基づく。行動療法で用いる主な技法は、次の通りである。

系統的脱感作法(曝露療法)	問題行動を起こす原因にクライアントをあえて曝し、神経症的な不安反応を段階的に克服していく。
シェーピング法	目標としている行動のうち容易なものから順に達成していき、最終的に目指す行動の到達に導く。
トークンエコノミー法	適切な行動に対して報酬(トークン)を与えることで、行動の生起頻度を高める。
モデリング療法	手本となる他者の行動を観察・模倣することで、新しい行動を学習したり、既存の行動パターンを修正したりし、問題行動の改善を行う。

4　動機づけ面接

動機づけ面接は、クライアントとカウンセラーの会話を通して、**行動変容に伴う両価性(アンビバレンス)「変わりたい、一方で、変わりたくない」という気持ちの解消を目指し**、禁煙や禁酒など標的とする**行動の変化に関する発言のチェンジトークを強化する**ことで、**クライアント自らが気づき行動につながる**、という過程を経る。来談者中心療法*に方向指向的要素が加わった面接形式である。

※来談者中心療法：ロジャーズが提唱したカウンセリング法。カウンセラーは、クライアントに対して助言や指示は行わず、クライアントの話を傾聴しありのままに受容して共感的理解を示すことで、クライアントの問題解決能力を引き出し、自己成長を促す。

〈動機づけ面接の原則〉

① 共感を表現する

② 矛盾を拡大する

：クライアントが現在とっている問題行動と考えているあるべき姿の間に矛盾があることに気付かせることで、行動変容の動機が高まる。

③ 抵抗に巻き込まれながら進める

：クライアントが矛盾に気付いた時、行動変容に対して抵抗を示すことが多い。カウンセラーは、この抵抗を非難するのではなく、行動変容の動機に変えてクライアントが能動的に取り組めるように誘導する。

④ 自己効力感（セルフ・エフィカシー）を援助する

〈動機づけ面接で用いる主な技法〉

傾聴、受容、繰り返し、要約、開かれた質問、チェンジトーク、情報提供と助言

〈チェンジトークの内容による分類「DARN-C」〉

・D（Desire）：変化への希望
・A（Ability）：変化できることに楽観的
・R（Reason）：変化の利点
・N（Need）：現状維持の不利益
・C（Commitment）：変化することに対する意志

このうちC（Commitment）は、両価性の問題がある程度解決され、行動変容への動機が高まった段階への到達を意味する。

〈動機づけ面接での禁止事項〉

・問題の直面化と説教
・知識の押し売りにつながるような教示
・特定の変化の直接的な要求
・クライアントのラベリング（決めつけ）

5 組織づくり・地域づくり・食環境づくりへの展開

個人の行動変容のための学習活動は、家族や友人、職場や学校などに広がり、さらには地域全体へと発展していくことが望ましい。

1 セルフヘルプグループ（自助集団）の形成とグループダイナミクス

疾病や障害など、共通の問題を抱えている本人や家族が相互に支え合い、その問題などを乗り越えようとする小集団の会をいう。

グループのメンバーが家族や友人であることにより、一人では解決できない問題に対して、当事者であるから与えられる、そして当事者から与えられるから受容できる支援を得ることができる。自助集団は、社会的支援を受けること自体が主眼ではなく、メンバー相互の働きかけによりメン

バーが抱えている問題を乗り越えていくことを目的として形成される。アルコール依存症、心身障害、難病、虐待などの自助集団が組織されており、活動が行われている。自助集団における**専門家の役割**は、グループの**運営を助け、リーダーの育成**を図る**ファシリテーター**となることである。ファシリテーターは、会議や議論の際に、グループがより協力し、共通の目的を理解し、目的達成のための計画立案を支援する人を指す。ファシリテーターは、議論において、参加者の様々な意見や考えを公平に扱い、特定の側に立つことはなく、また、自身の意見や考えに参加者たちを誘導しないようにしなければならない。

セルフヘルプグループの機能は以下の通りである。

- **ピア・カウンセリング**[※1]が自然に行われ、感情の開放と支え合いが期待できる。
- **グループダイナミクス（集団力学）**[※2]が働き、メンバーの自己理解と自己管理が促進される。
- メンバーからの**モデリング**が可能である。
- すぐに役立つ情報やスキルを得ることができる。
- 当初「学習者」であったメンバーが学習を重ねて「支援者」となることで、自己効力感（セルフ・エフィカシー）が高まり、成長が期待できる。

※１　「ピア」とは、年齢・地位・能力などが同等の者を指す。

※２　「グループダイナミクス」とは、**グループのメンバー間でのやりとりの中で生じる相互作用**をいう。グループで悩みを理解し合い、解決法を話し合うことで仲間意識や連帯感が生まれ、行動変容に対する自発性（**自己効力感**）が高まる効果がある。

2　エンパワメント

オタワ憲章においては「人々、組織、コミュニティが自分たちの生活をコントロールする能力を獲得する過程である」と定義されており、個人や集団が自分の生活や社会を主体的に変革していく中で自己管理能力を獲得していく過程である。

エンパワメントは、次の３つのレベルに分けて考えられるが、各レベルが相互に関連することで各エンパワメントの向上が期待できる。

- **個人レベルのエンパワメント**

  個人が自分の健康や生活について、熟慮・決定してコントロールする能力を向上させる。

- **組織レベルのエンパワメント**

  住民が主体となり、事業活動を計画・実施・評価する能力を向上させる。

- **地域レベルのエンパワメント**

  個人や組織が集団として、スキルと地域の資源を活用して、社会ニーズを実現するための取り組みを行う。

3　ソーシャルキャピタルの醸成・向上

ソーシャルキャピタルとは、共同体や社会において人々が持ちうる**協調や信頼関係、ネットワークなど社会の結束力**を指す。人々の社会的交流を促すことでソーシャルキャピタルの醸成につながり、結果的に社会の効率性を高め、健康づくりに貢献する。健康増進計画や地域保健対策においてもソーシャルキャピタルの活用を推進している。

練習問題

高校運動部の生徒に対する食生活改善のための支援と、社会的認知理論の構成要素の組合せである。正しいのはどれか。１つ選べ。

(1)　食事内容を練習日記につけるよう勧める――――――――――観察学習
(2)　望ましい食べ方をしている選手の例を紹介する――――――結果期待
(3)　食生活を改善すれば、体力がつくことを説明する――――自己効力感
(4)　生徒の家族に、弁当の改善を提案する―――――――――相互決定主義
(5)　できることからやってみようと話す――――――――――自己制御

解　説 ………………………………………………………………………… 正答　(4)

(1)　誤り。自己制御(セルフコントロール)にあたる。
(2)　誤り。代理体験による自己効力感の向上、及び観察学習にあたる。
(3)　誤り。結果期待にあたる。
(4)　正しい。環境要因に働きかけることで生徒の認知の変化や行動変容を促しており、相互決定主義にあたる。
(5)　誤り。自己の成功体験の積み重ね、及び情動的喚起による自己効力感の向上にあたる。

練習問題

「牛乳は苦手だけど、明日から残さず飲もうと思います」と話す、小学生Ａさんへの給食指導である。トランスセオレティカルモデルに基づいた指導として、最も適当なのはどれか。１つ選べ。

(1)　牛乳に含まれる主な栄養素について説明する。
(2)　牛乳を残さず飲めるようになったら、家族がどう思うかを考えさせる。
(3)　牛乳を飲むと、体にどのような影響が出るかを考えさせる。
(4)　牛乳を残した日は、好きなゲームを我慢すると決めるように勧める。
(5)　牛乳を残さず飲むことを、担任の先生と約束するように勧める。

解　説 ………………………………………………………………………… 正答　(5)

Ａさんは、明日から保健行動の実行をするつもりであると話しているため、行動変容ステージの「準備期」にあたる。

(1)　適当でない。意識の高揚であり、無関心期(前熟考期)の人に適する。
(2)　適当でない。環境への再評価であり、無関心期(前熟考期)の人に適する。
(3)　適当でない。自己の再評価であり、関心期(熟考期)の人に適する。
(4)　適当でない。強化のマネジメントであり、実行期(行動期)の人に適する。
(5)　適当。自己の解放であり、準備期の人に適する。

練習問題

1人で外出が困難な高齢者への、ソーシャルサポートの内容とその種類の組合せである。最も適当なのはどれか。1つ選べ。

(1)　バランスのよい弁当の配食を依頼する。――――――――情動的サポート
(2)　家族が心配して毎日電話をかける。―――――――――――評価的サポート
(3)　NPO が地域の食事会に車で送迎をする。――――――――道具的サポート
(4)　車椅子で買物がしやすい食料品店の場所を伝える。――――情動的サポート
(5)　現在の食事内容の具体的な課題を伝える。――――――――情報的サポート

解　説 ………………………………………………………………………………… 正答　(3)

(1)　適当でない。外出が困難な高齢者の健康維持に直接役立つ物・サービスの提供は、道具的サポートに該当する。
(2)　適当でない。独居の高齢者に対する精神面でのアプローチは、情動的サポートに該当する。
(3)　適当。外出が困難な高齢者の健康維持に直接役立つサービスの提供は、道具的サポートに該当する。
(4)　適当でない。食料品の入手可能性を高める情報の提供は、情報的サポートに該当する。
(5)　適当でない。食事内容の評価を行い、課題を伝えることは、評価的サポートに該当する。

練習問題

体重コントロールを続ける上で必要な対処法の支援と、行動変容技法の組合せである。最も適当なのはどれか。1つ選べ。

(1)　何がストレスとなって食べ過ぎてしまうのか、考えた―――意思決定バランス
(2)　食べたくなったら、3分間我慢してみることを勧めた―――認知再構成
(3)　よく食べる人の近くに座らないよう、助言した――――――刺激統制
(4)　菓子を勧められたときの断り方について練習した―――――反応妨害・拮抗
(5)　食べ過ぎても、次の食事で調整すればいいと伝えた――――ストレスマネジメント

解　説 ………………………………………………………………………………… 正答　(3)

(1)　適当でない。ストレスマネジメントの問題焦点コーピングに該当する。
(2)　適当でない。反応妨害・拮抗に該当する。
(3)　適当。
(4)　適当でない。ソーシャルスキルトレーニングに該当する。
(5)　適当でない。認知再構成に該当する。

練習問題

飲酒に関する行動分析を行うための質問である。**誤っている**のはどれか。1つ選べ。

(1)　好きなお酒は、どのような種類ですか。
(2)　お酒があると、つい飲んでしまいますか。
(3)　お風呂上がりに、飲む習慣がありますか。
(4)　イライラしているときに、飲み過ぎますか。
(5)　人から勧められると、つい飲んでしまいますか。

解　説 ……………………………………………………………………………… 正答 (1)

(1)　誤り。好きなお酒の種類を尋ねても、「刺激－反応－結果」の連鎖は明らかにならない。
(2)～(5)　正しい。「刺激－反応－結果」の連鎖を明らかにするための質問(行動分析を行うための質問)である。

練習問題

半年前に配偶者を亡くし、食欲が低下したままの高齢期の男性に対する栄養カウンセリングである。ラポールの形成が期待できる管理栄養士の発言として、**最も適切な**のはどれか。1つ選べ。

(1)　昨日、どのようなものを召し上がりましたか。
(2)　食事の量が不足していますから、もっと食べて元気になりましょう。
(3)　まだ半年ですから、食べる気力もでませんよね。
(4)　もう半年も経ちますので、そろそろ気持ちを切りかえてみませんか。

解　説 ……………………………………………………………………………… 正答 (3)

(1)　適切でない。栄養カウンセリングにおいてクライアントの食事内容の確認は必要であるが、ラポールの形成が期待できる発言には該当しない。
(2)・(4)　適切でない。配偶者を亡くした悲しみで食欲が低下しているクライアントの状況を受容しておらず、ラポールの形成は期待できない。
(3)　適切。配偶者を亡くした悲しみで食欲が低下しているクライアントを受容し、共感的理解を示しており、ラポールの形成が期待できる。

練習問題

医師から節酒の必要性を伝えられた患者の、動機づけ面接における発言である。チェンジトークに当たる発言として、正しいのはどれか。１つ選べ。

(1)　毎日の晩酌が、唯一の楽しみなんですよね。

(2)　年々お酒に弱くなって、翌朝に残ることも増えています。

(3)　以前も飲酒量を減らそうとしましたが、上手くいきませんでした。

(4)　ストレスが溜まると、飲酒量が増えてしまいます。

(5)　飲み会への参加を断ることで、人間関係が悪くならないか心配です。

解　説　…………　正答　(2)

(1)　誤り。「現状を維持したい」と感じている様子がうかがえる発言であり、レジスタンストークに該当する。

(2)　正しい。「現状のままではいけない」と感じている様子がうかがえる発言であり、チェンジトークの内容による分類「DARN-C」のN(Need：現状維持の不利益)に当たる。動機づけ面接では、このようなチェンジトークを上手く引き出し、強化することで、クライアントの行動変容につなげていく。

(3)・(4)・(5)　誤り。チェンジトークとは、行動変容を意図する発言であり、いずれも該当しない。

練習問題

災害を想定して、校区ごとに防災ネットワークを設立することになった。地域のソーシャルキャピタルを高めるための、管理栄養士の働きかけに関する記述である。**最も適切な**のはどれか。１つ選べ。

(1)　校区ごとに、災害時に支援の優先度が高い人を把握する。

(2)　自分の身は自分で守れるように、非常食の確保を促す。

(3)　避難所運営訓練で、住民による炊き出しを指導する。

(4)　校区外からの、救援物資の搬入ルートを確認する。

解　説　…………　正答　(3)

(1)・(2)・(4)　適切でない。住民同士の交流がなく、地域のソーシャルキャピタルの向上は期待できない。

(3)　適切。管理栄養士の指導の下、住民同士が協力して炊き出しを行うことで、住民に協調性や信頼関係が芽生え、結果として地域のソーシャルキャピタルの向上が期待できる。

2　栄養教育マネジメント

1　栄養教育マネジメントで用いる理論やモデル

栄養教育マネジメントとは、栄養教育の目標(学習者が望ましい習慣へと行動変容し、その行動を維持・継続すること)を達成するために繰り返される、アセスメント(Assessment)→教育計画(Plan)→実施(Do)→評価(Check)→改善(Act)といった一連の過程(**PDCA サイクル**)をいう。

1　プリシード・プロシードモデル

グリーンらによって開発され、ヘルスプロモーションの実践モデルとして提唱された。地域社会や比較的大きな集団の QOL や健康水準の向上を検討する際に有用なモデルで、各段階での作業を通して、地域診断から事業計画、目標設定、評価計画までの一連の策定を行うことができる。本モデルは全 8 段階からなり、**第 1 ～ 4 段階はプリシード**で**対象集団のアセスメント、目標設定、運営・政策アセスメント**を実施し、計画を策定する。**第 5 ～ 8 段階はプロシード**で**計画の実施と評価**を行う。また、QOL の向上をゴールに置く。なお、プリシードとプロシードは独立したものではなく、前者で設定された目標が後者での評価指標となる。

プリシード・プロシードモデル

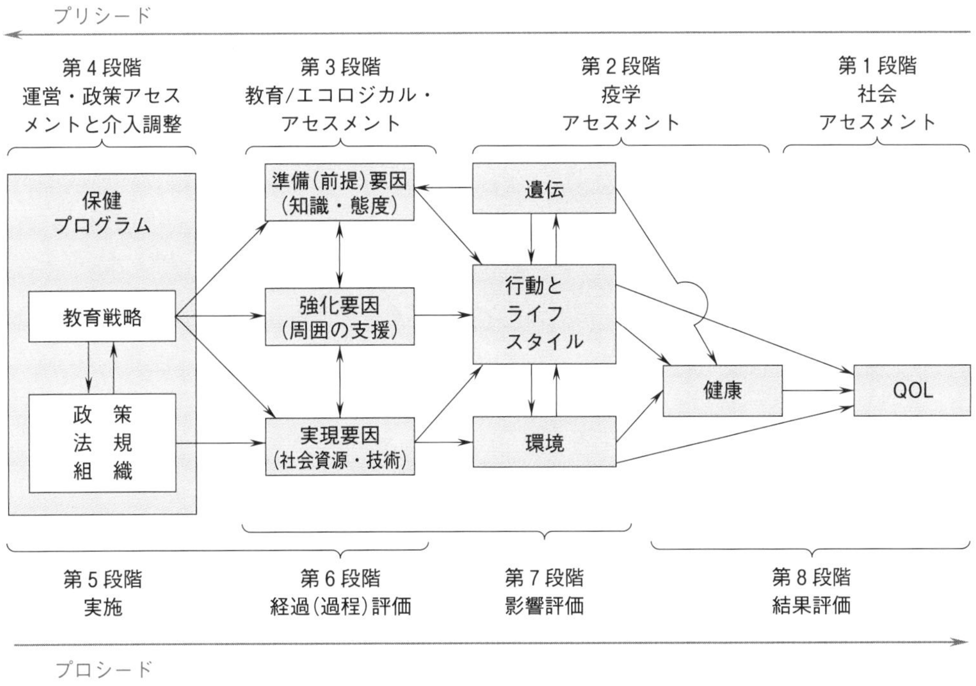

第 1 段階	**社会アセスメント**	対象集団を明確にし、対象集団にとって最終的な目標である生活の質(QOL)の向上とは何かを、対象集団の価値観(ニーズ・興味・関心など)に基づいてインタビューなどを通した質的調査で明らかにする。
第 2 段階	**疫学アセスメント**	第1段階で設定されたQOLに影響を及ぼしている健康問題、健康因子を特定し、**健康指標(結果目標)を設定**する。多くの健康問題が抽出された場合は、優先順位が高いものを選定する。次に、健康問題に影響を及ぼす遺伝的要因、行動パターンや生活習慣、環境要因を特定し、**行動目標と環境目標を決定**する。行動目標は、誰の行動について、どのような行動の変化を、どの程度、いつまでに目指すのかを明確にする。
第 3 段階	**教育/エコロジカル・アセスメント**	第2段階で設定された、**行動パターンや生活習慣・環境要因に影響を及ぼす要因を、準備要因、強化要因、実現要因に分けて検討**し、**学習目標や環境目標**の設定に活用する。 準備(前提)要因：主に行動への動機づけに関する要因。 (例)　対象の知識、態度、信念、価値観、認識　など 強化要因：ある行動をとった後に、他者から受ける報酬やフィードバック。 (例)　行動後に得られる心地よさや報酬、支援　など 実現要因：行動変容や環境改善を可能にする技術や資源。 (例)　調理技術、ヘルシーメニュー提供施設、利用しやすさ　など
第 4 段階	**運営・政策アセスメントと介入調整**	第1～第3段階で得られた情報をもとに、何をどれだけ変えるべきかについて、どのような介入プログラムが必要か、そのプログラムを実施するための条件として政策や組織に問題はないか、運営上のスキルや資源が十分にあるのかなどを検討し、調整した上で**実施目標**を決定する。
第 5 段階	**実施**	各段階で設定した目標を達成するために、専門職や関係機関・団体、住民の役割を明確にし、実際にプログラムを実施する。
第 6 段階	**経過（過程）評価**	事業実施のプロセスをスタッフや参加者の観察やインタビュー、事業やサービスの利用状況から把握し、評価する。実施に伴い問題点が明確になった場合は、プログラムの軌道修正を行う。
第 7 段階	**影響評価**	公衆栄養活動の実施により、第3、第2段階で設定した、目標となる行動やその準備・強化・実現要因、環境要因の各目標が達成されたかを事業の効果から評価する。
第 8 段階	**結果評価**	第2、第1段階で設定した健康目標、QOL目標が達成されたかを評価する。

2　ソーシャルマーケティング

人々の考えや習慣を変革するために、経済・商業の分野で用いられているマーケティングの原理を非営利目的で社会的問題を解決するためのプログラムやプロジェクトに応用したものである。具体的な恩恵(メリット)を提示することで**対象集団の自発的な行動変容を促す**ことを特徴としており、この考え方は栄養教育にも活用することができる。

一般的に、次の手順でソーシャルマーケティングの考え方を活用してプログラムを進めていく。

マーケティングリサーチ	事前調査で利用者全体の状況を把握
↓	
セグメンテーション	利用者を細分化し、特性別にニーズを把握
↓	
ターゲティング	対象者の限定
↓	
ポジショニング	プログラムの市場における戦略的位置付け
↓	
マーチャンダイジング	マーケティング・ミックス(４P)を踏まえたプログラムの計画
↓	
プレテスト	事前テストを行い、問題点を改善
↓	
実　行	
↓	
評　価	

【マーケティング・ミックス(４P)】

プロダクト(製品)：対象者にとって価値があり魅力的である、推奨したい行動

プライス(価格)：推奨したい行動をとる際の対象者の心理的・経済的・時間的負担

プレイス(販売流通)：推奨したい行動を実践する場所や、その場所へのアクセスのしやすさ

プロモーション(販売促進)：推奨したい行動を対象者に取り入れてもらうためのきっかけや手段

2　健康・食物摂取に影響を及ぼす要因のアセスメント

栄養アセスメントとは、身体計測、生理・生化学検査、臨床診査、食事調査、食行動の観察や食態度に関する調査などにより得られた情報を基に、個人や集団の栄養状態や食行動を把握し、問題点を明らかにすることをいう。

食物摂取状況と日常生活状況が対象者の身体状況や健康状況としてどのように反映されているかについては、**身体計測、生理・生化学検査、臨床診査**によって直接的に評価され、**食事調査**によって間接的に評価される。こうして得られた対象者の健康・栄養状態をもたらす要因を見出すために**食行動・食態度・食意識・食環境**についてアセスメント(**プリシード・プロシードモデルにおける教育／エコロジカル・アセスメント**に該当)を行う。さらに近年では、栄養教育によってQOL(生活の質)の向上を目指すことが重視されていることから、**QOLアセスメント**も行われる。

栄養アセスメントの種類

アセスメントの種類	得られる情報	主な指標
身体計測	・身体の構成成分 ・各組織における栄養素の貯蔵状態	身長・体重、皮下脂肪厚 腹囲、上腕周囲長、上腕筋囲、上腕筋面積
生理・生化学検査（臨床検査）	・各組織や臓器の栄養および生理機能の状態 ・病態の程度	間接熱量、味覚、尿・血液検査、骨量、循環機能（血圧・心拍・心電図）、呼吸機能
臨床診査	・問診や観察から栄養状態を評価 ・栄養状態や栄養疾患に関する自他覚症状	主訴、現病歴、既往歴、治療歴、体重歴、家族歴、服薬、アレルギー 臨床症状の観察（肥満・るい痩・毛髪・爪・皮膚・眼・口唇・舌・浮腫・下痢・咀嚼嚥下状況など）
食事調査	・食品・栄養素の摂取状況 ・食習慣の状況 ・食環境の状況	栄養素等摂取量、食品群別摂取量、食品摂取頻度、調理法 食事の回数・時刻、外食・間食・飲酒・サプリメント 家族構成、調理担当者、調理設備、支援者
個人要因 **（食行動 食態度 食スキル）**	・食行動の特性（くせ・習慣・ずれ） ・食行動の受け止め方（認知）や考え方（思考） ・食習慣に関する関心 ・食スキル	食べ方、食事内容、食事リズム、行動分析※ 健康保持のための食行動ができるかどうかの確信 食行動変容ステージ（行動変容の準備性）、食知識、食事観 調理技術、ヘルスリテラシー
環境要因（食環境）	・食物入手の状況（食物へのアクセスの状況） ・食生活関連情報の入手状況（情報へのアクセスの状況）	食物の主な入手先（自作、スーパー、コンビニ、飲食店など） 食生活関連情報の入手先（家族、学校、職場、地域、マスメディア、インターネットなど）
その他の調査	・身体活動状況 ・喫煙状況 ・ストレス状況 ・日常生活動作 ・生活・人生の質	身体活動レベル、歩数、消費エネルギー量 喫煙本数、喫煙年数、ブリンクマン指数、ニコチン依存度、行動変容ステージ コーピング行動（ストレッサーへの対処法） ADL 調査 QOL 調査

※行動分析

「刺激（何がきっかけか）——反応（どう行動したか）——結果（どう影響したか）」の連鎖を明らかにすること。

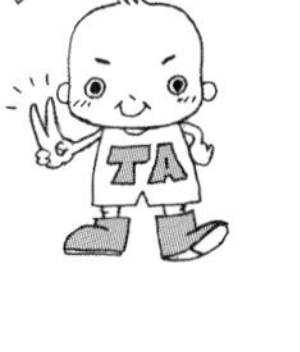

栄養アセスメント情報の収集方法

情報収集の方法	主な種類		説　明
実測法	身体計測		身長、体重、体脂肪率、腹囲、皮下脂肪厚など
	臨床検査	生理学検査	安静時エネルギー消費量、呼吸商、血圧など
		生化学検査(生体試料検査)	尿検査、血液検査など
	食事調査	秤量記録法	摂取した全ての飲食物の種類とその量を秤を用いて記録する
		陰膳法	対象者の食べた食事をもう1食分作り、それを買い上げて、化学分析を行い、摂取量を推定する
質問紙法	集合法		その場で調査票を配布・回収する方法
	面接聞き取り法		面接者が個別に聞き取りして、調査票に記入する
	留置き法(配票法)		調査票を配布して対象者に記入してもらい、後日回収する
	郵送法		調査票を配布(郵送する場合もある)して記入してもらい、後日郵送してもらう
	電話調査法		電話で調査員が聞き取りして、調査票に記入する
	インターネット調査法		ITを用いて回答を送信してもらう
インタビュー法(面接法)	食事調査(24時間食事思い出し法)		調査前日の1日(24時間)に摂取した食事メニュー、食材量を聞き取る
	フォーカスグループインタビュー		少人数(1グループ6～8名程度)の対象者に対して司会者が座談会形式でインタビューを行い、その発言、表情、録画情報などから対象者の潜在的な意識や行動の実態をとらえる調査方法
観察法	臨床診査		現病歴、既往歴、主訴などの問診をする。視診、触診等により臨床症状を観察する
	ADL調査		日常生活(食事・整容・更衣・トイレ・入浴・起居・移動)動作を観察する
	食事摂取状況		食欲、咀嚼、嚥下状況等を観察する
既存資料の活用	・特に集団や地域の特性を把握するためには、既存資料を活用して比較・検討することも重要である ・精度の高い既存資料としては、行政統計(国勢調査、人口動態統計、国民生活基礎調査、国民健康・栄養調査など)がある		

※既存資料については、PartⅧ-5-2「公衆栄養アセスメント」を参照のこと。

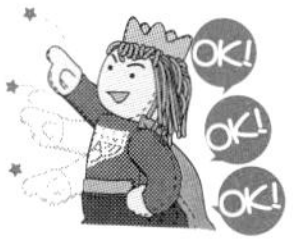

3　栄養教育の目標設定

前述したアセスメントに基づき、次の目標を設定する。目標は、結果目標から検討すると設定しやすい。

- **結果（アウトカム）目標**：プログラムの**最終目標**。例えば、「6か月で3kg減量する」「腹囲を85cm未満にする」など。
- **行動目標**：結果目標を達成するための**行動に関わる目標**。例えば、「1日30分ウォーキングする」、「週2日休肝日を作る」など具体的で実現可能な目標を設定する。
- **学習目標**：行動目標を達成するための**知識やスキル、意欲に関わる目標**。
- **環境目標**：食物や情報の入手先など行動目標を達成するための**食環境の整備に関する目標**。
- **実施目標**：行動目標、学習目標、環境目標の達成に必要な**事業の実施に関する目標**。

例

学習目標	環境目標
食生活に関する正しい知識を増やす	野菜たっぷりメニューを提供する飲食店を増やす
実施目標	**実施目標**
食生活に関する講習会を開く 食生活に関する情報を提供する 食生活に関して相談できる場を作る	飲食店を対象とした講習会を開く 野菜たっぷりメニューを提供した飲食店をホームページで紹介する

4　栄養教育計画立案

1　6W2H

栄養教育計画の立案では、6W2Hを用いることでより具体的な計画を立てることができる。

栄養教育計画立案における6W2H

When（いつ）	時期・日程の決定
Where（どこで）	実施場所の決定
Who（誰が）	教育者の決定
Whom（誰に）	対象者（学習者）の決定
What（何を）	教育内容の決定
Why（なぜ）	教育目的の明確化
How（どのように）	教育方法（形態・教材・媒体等）の決定
How much（いくらで）	費用とその負担者の決定

2　栄養教育の評価デザイン

栄養教育の現場では、評価デザインとして実現可能性の高い前後比較デザインが多用されるが、より精度の高い評価を行うためには、実験デザイン（平行法、交差法）、準実験デザインの採用を検討する。なお、実験デザインはランダム化比較試験（RCT）に、準実験デザインは非ランダム化比較試験に該当する。

●実験デザイン（平行法）

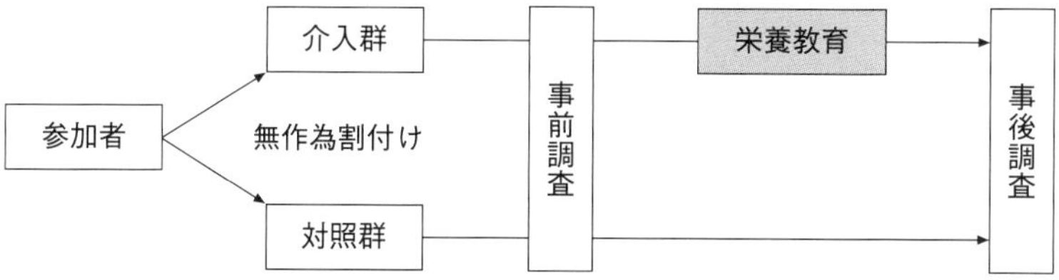

同一基本的属性の対象者を介入群と対照群に無作為に割付ける。標本（参加者）の選出に問題がない場合、**最も妥当性の高いデザイン**である。

●実験デザイン（交差法）

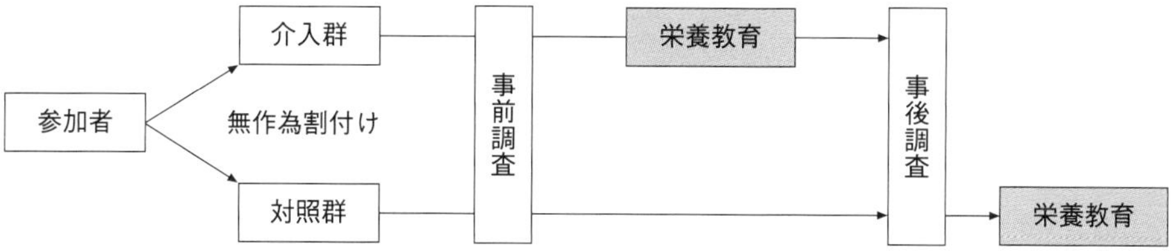

対照群にも評価終了後に介入を行うことが平行法と異なる。**対照群への倫理的配慮**がなされたデザインである。

●準実験デザイン

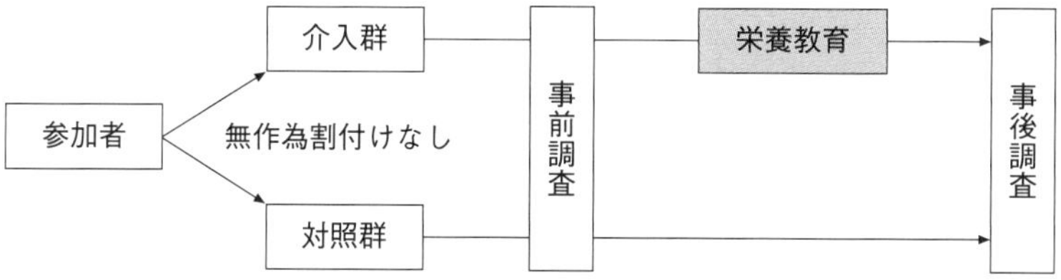

同一基本的属性の対象者を介入群と対照群に非無作為に割付ける。学習者の**選択バイアス**が問題となる。

●前後比較デザイン

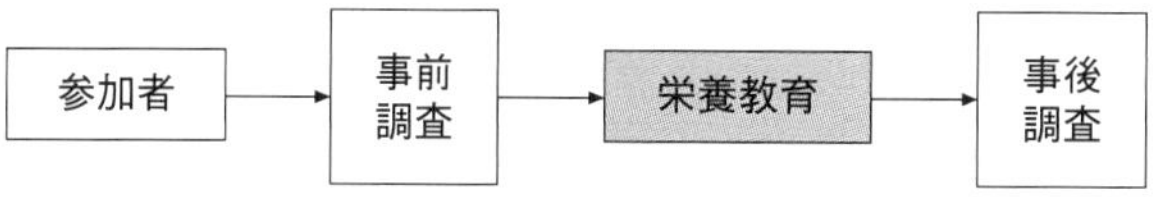

介入群のみを設定し、介入前後で比較を行う。**前後の変化を介入の効果と判定することは困難**であるが、非参加者を対照群として介入群と比較することで妥当性が高まる。

3　教材、媒体

対象者に教育の内容をわかりやすく伝え、インパクトを与えて記憶をより確実なものとし、一定の教育目標を効果的に達成するために用いる材料や資料を**教材**という。また、一方から他方へ情報を伝える仲立ちとなるものを**媒体**という。教材を利用する目的としては、①教育内容への興味や関心を深める、②教育内容の理解を助ける、③学習者や教育者の集中力を向上させる、④学習者の注意を喚起する、⑤学習者の思考のヒントとする等があげられる。

教材・媒体の選択に当たっては、教育目的、学習者の人数や教育形態、学習者の特性（年齢、理解度など）、会場の設備環境、使いやすさ、予算、マンパワーなどを考慮する。教材や媒体の特性を踏まえ、複数を組み合わせて使用して教育効果を高める工夫をする。

教材の分類と栄養教育で使用される主な教材の種類と例

教材の分類	
言語的教材	文字言語(書き言葉)で構成される教材
	音声言語(話し言葉)で構成される教材
	コンピュータ言語で構成される教材
非言語的教材	表現的教材
	実物教材

知覚化　↓　物化

教材の種類	具体例
文字教材	栄養教育で使用される用語、標語など
印刷教材	パンフレット、リーフレット、新聞、テキスト、資料、記録・記入表、カード、食品成分表など
音声教材	教育者の発話・挿話、歌、録音テープ、放送など
投影教材	静止画：スライド、OHP フィルムなど 動画：映画フィルム、テレビ放送、ビデオフィルム、CD－ROM、DVD など
非投影教材	黒板、ホワイトボード、写真、図表、略画、ポスター、パネル、卓上メモなど
実物・立体教材	食品、料理、食品・料理模型(フードモデル)など
演示教材	調理、演劇、人形劇、紙芝居、ペープサート、エプロンシアター、フランネルボードなど
マルチメディア教材	個別学習教材：CAI(Computer Aided Instruction)ソフトウェア、栄養計算ソフトなど 遠隔学習教材：インターネット・電子メール情報、衛生通信教育など
玩具教材	かるた、すごろく、ビンゴなど

※栄養教育で用いる媒体「食生活指針」「食事バランスガイド」は、PartⅧ-3-4に記載しましたので、そちらをご覧ください。

4 学習形態

栄養教育の学習形態には、**個別教育**と**集団教育**がある。

	個別教育	集団教育
長所	●教育者と学習者との間によい人間関係が得られやすい。 ●学習者の特性やニーズに合った教育ができる。	●グループ学習では、学習者間の刺激により連帯感が生まれ、教育効果が上がるなど**グループダイナミクス**を活用することができる。 ●グループ学習では、学習者同士の交流を活発に行うことで学習者のモチベーション向上が期待できる。 ●一度に多人数の教育ができ、時間や労力・費用が節約できる。
短所	●時間・労力がかかる。 ●教育者の技術に影響されやすい。	●学習者の特性や理解度にばらつきがあるため、指導内容や教育媒体の選択が困難である。 ●個人のニーズに合った指導が難しい。

■集団教育

集団教育は、**特定多数人**を対象とする場合と**不特定多数人**を対象とする場合に分けられる。不特定多数人を対象とした場合は主にマスメディアなどを利用した**マス・コミュニケーション**により指導し、特定多数人を対象とした場合は次の学習形態がとられる。

①**一斉学習**…学習者全員が指導者のもと、同一内容を同一の方法で行う。

②**グループ学習**…少数の集団で学習を行う。

また、学習形態別の方法の特徴は次の通りである。学習者に対する有効性から複数の学習形態を組み合わせて用いる工夫が必要である。また、栄養教育の場としては、病院、保健センター、事業所、学校、福祉施設などがあり、それぞれの対象者特性に合わせた選択を行う。

栄養教育の学習形態

学習形態		内　容
一斉学習	レクチャー (講義)	1つのテーマについて、対象者の教育目的に応じた内容で講師が講演する。 ※教育効果は講師の人柄、学識などに左右される。集団に対して最もよく行われる。
	シンポジウム	1つのテーマについて領域の異なる専門家が講師(シンポジスト)となり、それぞれの立場からの意見を発表する。その後、学習者との質疑応答を行い、司会者がまとめる。講師間の意見交換はない。 ※学会などでよく利用される。
	パネルディスカッション	1つのテーマについて立場や意見、知識、経験の異なる人がパネラーとなり意見を述べる。司会者の進行のもと、パネラー相互の意見交換が行われた後、学習者との質疑応答が行われる。
	フォーラム	あるテーマを中心にした説明の後、学習者と討議を行う。 ・レクチャーフォーラム…あるテーマについて1人の講師が講義を行った後、学習者との質疑応答が行われる。 ・ディベートフォーラム…あるテーマについて意見の異なる講師の討議後、学習者との質疑応答が行われる。 ・フィルムフォーラム…あるテーマについてビデオやスライドなどの映像媒体を上映後、その内容を元に討議を行う。
グループ学習	ラウンドテーブルディスカッション (座談会、円卓式討議法)	学習者全員の顔が見えるように輪になって座り、自由に討論する。司会者が進行役となり、全員が均等に発言できるように配慮し、最後にまとめる。少人数に適している。
	バズセッション (分団式討議法)	学習者を少人数のグループに分け、あるテーマについてグループ毎に討議する。その後、各グループの代表者が意見を発表し、全体の司会者がまとめる。 ・6－6式討議…学習者が6人ずつのグループに分かれ、1人1分(計6分)間自分の意見を出し合い、グループ毎の意見を発表し、全体のまとめをする。
	ブレインストーミング	司会者のもと、あるテーマについて学習者は自由に発言する。メンバーは他の学習者の発言に批判をせず、また結論を得ることを目的としない。1つのテーマについてあらゆる角度から検討でき、さまざまなアイデアを得ることが期待できる。
	ロールプレイング (役割演技法)	あるテーマについて場面を設定し、学習者のうち数人が即興で役割を演じる。その後、演技者と他の学習者で討議を行う。
	ピア・エデュケーション (仲間教育)	あるテーマについて「正しい知識・スキル・行動を共有し合うこと」である。学習者にとって身近で信頼できる教育者(ピア・エデュケーター)をおくため、学習者は興味や関心をもつことができ、モデリングも生ずる。また、教育者のモチベーション向上にもつながる。
グループ学習＋一斉学習	ワークショップ	共通の研究課題をもつ人々が集まり、始めに全体会議においてテーマの説明があり、その後小集団に分かれて自由討論や体験学習を行う。最後に全体会議で各分科会による報告を行い、意見をまとめる。 ・大集団→小集団の分科会→大集団
個別学習	個別栄養相談 (栄養カウンセリング)	学習者や学習者の食生活に関わる家族など、1対1で面談を行う。
	通信教育	ある教育計画に基づく内容の教材などを学習者に送付し、双方向の通信手段(郵便、FAX、E-mailなど)を用いて学習を進める。遠隔地域に住む学習者や時間に制約のある学習者などに適する。また、学習者のペースで学習を進められる。
	eラーニング	インターネットを利用して、パソコンやモバイル端末でICT技術を活用した学習を行う。遠隔地域に住む学習者や時間に制約のある学習者などに適する。また、学習者のペースで学習を進められる。

集団討議法における人の位置関係

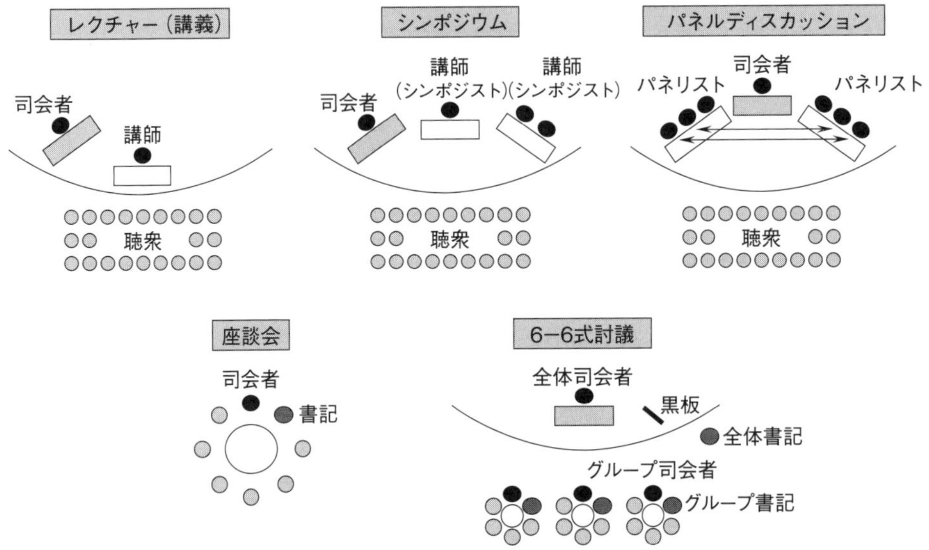

5　栄養教育プログラムの実施

栄養教育プログラムの展開中には、実施計画通りに進んでいるかをプログラムが完了するまで継続的に監視(**モニタリング**)する。実施過程におけるモニタリングにより、活動の現実的な進捗状況を客観的に評価でき、必要に応じてプログラムの軌道修正ができる。モニタリングで得た情報は、実施目標に対する経過(過程)評価をはじめとする各種評価に必須となるため、**計画作成段階でモニタリングシステムを構築しておく**必要がある。

6　栄養教育プログラムの評価

栄養教育プログラムはPDCAのマネジメントサイクルで進められるが、C(評価)の段階のみの評価では問題点が明らかにできず改善方法が見出せない場合が多いため、P(計画)、D(実施)の段階においても評価を行う。なお、各段階における評価の指標、方法、時期、基準については、**計画作成の段階で明確にしておく**必要がある。

栄養教育マネジメントサイクルと評価の関係

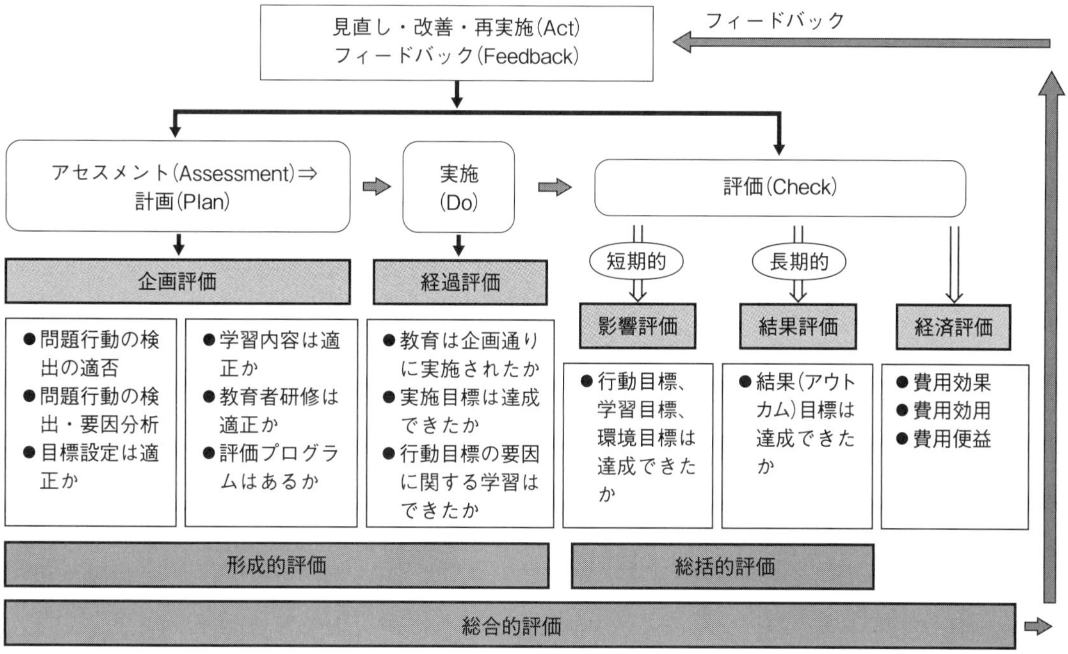

1　企画評価

アセスメントのための情報収集は適切であるか、問題点の優先順位の決定は適切であるか、対象者のニーズの把握や設定した目標は適切であるか、プログラム実施者側の資源(人的・費用・設備等)を把握した上での計画であるか、評価プログラムはあるかなど、**アセスメント、計画段階での評価**を行う。

2　経過評価

プログラムの方法、媒体、学習方法、活動などが効果的かどうか、意図したとおり順調に実行されているかなどを**プログラム実施途中に評価**する。**実施目標の評価指標**となる。なお、学習者の習得状況(スキル形成、知識習得、自己効力感)は、教育実施後の影響評価と重ねて取り扱うこともある。

3　影響評価

健康状態に影響を及ぼすような活動や行動変容がみられたかなど、**短・中期目標(行動目標、学習目標、環境目標)が達成されたかを評価**する。プログラム終了直後に、測定された事後調査データと事前調査データを比較することで評価を行う。

4　結果評価

行動変容によって健康状態・栄養状態が改善できたか、QOL が向上したかなど**長期目標(結果〔アウトカム〕目標)が達成されたかを評価**する。

■形成的評価と総括的評価

評価は、経過評価、影響評価、結果評価とは別に、形成的評価、総括的評価と呼ぶことがある。形成的評価は**プログラムを始める前から実施にかけて行う評価**であり、総括的評価はプログラムの**最終段階やプログラムが終わってから行う評価**である。

5　経済評価

経済的側面から結果を評価するもので、投入した費用が効率的に活用されたかをプログラムの結果とともに評価する。この評価を行うことで、貴重な財源が最も効率的に活用されるようなプログラムへの改善が可能となる。

経済評価には主に次の分析方法がある。

(1)　費用効果分析

単位「効果」当たりの費用を評価する分析方法である。「効果」としては死亡率減少度や疾病改善率などさまざまである。

たとえば、血圧を10mmHg低下させるという目標(効果)の達成者を1人出すのに費やした費用を異なった栄養プログラムで算出し、比較する(費用／効果)。この(費用／効果)が小さい栄養プログラムを優先的に行うことや、過去のプログラムの値よりも小さいことをもってその栄養プログラムの実施を正当化するなどの利用法がある。

「決められた予算内で最大限の効果を得る」、「決められた効果を最小の費用で達成する」ことを主眼としている分析方法である。

(2)　費用効用分析

単位「効用」当たりの費用を評価する分析方法である。死亡を0、完全な健康状態を1として健康度を数値で表し、それに生存年を掛け合わせた**QALY(質調整生存年*)**を効用の指標として用いるのが一般的である。このQALYを1年延長するのに必要な費用を算出し、比較する。

*ある程度の不健康を抱えて1年間生きることは、完全に健康な状態で何か月生きることに相当するかを表した生存年。たとえば、半身不随の1年は通常の健康状態での半年に相当するので、健康な状態の効用値を1とすると半身不随の状態は0.5であり、これに生存年を掛け合わせて**生活の質と生存期間の両方を総合的に評価**するものである。

(3)　費用便益分析

単位「便益」当たりの費用を評価する分析方法である。「便益」とはさまざまな成果をすべて金銭に換算したものである。教育に用いた費用もその成果も金銭で表示するため、(成果－費用)でそのプログラムが経済的に見てプラスかマイナスかを判断することができる。

6　総合的評価

最終的に対象者が望ましい方向にどの程度改善できたか、プログラムが対象者にとって適当であったかなどを多角的に評価する。投入された物的・人的・財的資源の妥当性も併せて評価する。

練習問題

地域において、栄養成分表示を参考にする人を増加させる取組みを計画している。プリシード・プロシードモデルに基づいて行うアセスメントの項目と、その内容の組合せである。正しいのはどれか。１つ選べ。

(1)　準備(前提)要因――――――栄養成分表示に関する法的整備の有無
(2)　強化要因――――――――栄養成分表示を活用して減量に成功した人との交流の有無
(3)　実現要因――――――――栄養成分表示の意味を理解している人の割合
(4)　環境―――――――――栄養成分表示の利用をサポートする人の存在
(5)　行動とライフスタイル――――栄養成分表示を実施している飲食店数

解　説 ……………………………………………………………… 正答 (2)

(1)　誤り。栄養成分表示に関する法的整備の有無は、「政策アセスメント」である。
(2)　正しい。
(3)　誤り。食行動の変容に影響する対象者の知識の状況は、「準備要因」である。
(4)　誤り。食行動の変容に影響する周囲の人からの支援は、「強化要因」である。
(5)　誤り。食行動の変容に影響する社会資源の状況は、「実現要因」である。

練習問題

K 食品会社で販売している減塩メニューの販売に、ソーシャルマーケティングの考え方を活用するにあたり、「減塩メニューの選択」をマーケティング・ミックスの４Pのプロダクト(Product)とした場合、プレイス(Place)に該当する取組である。最も適当なのはどれか。１つ選べ。

(1)　K 社の商品を販売する際に、減塩メニューのチラシを付ける。
(2)　社内で協議の場を設け、減塩メニューの商品化計画について話し合う。
(3)　減塩メニューの注文を、インターネットで24時間受け付ける。
(4)　減塩メニューのみ、割引き価格で販売する。
(5)　減塩メニューの種類を増やす。

解　説 ……………………………………………………………… 正答 (3)

(1)　適当でない。減塩メニューの情報提供を行い消費者の興味・関心を引き、購入に結びつける戦略であり、プロモーション(Promotion)に該当する取組である。
(2)　適当でない。協議の場を設け減塩メニューの商品化計画を行うことは、マーチャンダイジングに該当する取組である。
(3)　適当。減塩メニューの流通経路戦略であり、プレイス(Place)に該当する取組である。
(4)　適当でない。価格を下げることで消費者の購入意欲を高める戦略であり、プライス(Price)に該当する取組である。
(5)　適当でない。バラエティーに富む製品で消費者の興味・関心を引き、購入に結びつける戦略であり、プロダクト(Product)に該当する取組である。

練習問題

Ａ社では血圧高値の者が多いため、その対策の実施に当たり目標設定を行った。実施目標に該当するものとして、正しいのはどれか。１つ選べ。

(1)　適正な１日当たりの食塩摂取量を理解している社員の割合を50％から80％に増やす。
(2)　意識して減塩に取り組む社員の割合を20％から50％に増やす。
(3)　社内で「食塩と高血圧」をテーマに月に１回講習会を開催する。
(4)　社員食堂に減塩しょう油を置く。
(5)　社員の血圧の平均値を現状よりも５mmHg 低下させる。

解　説 ……………………………………………… 正答　(3)

(1)　誤り。知識の習得に関する目標であり、学習目標である。
(2)　誤り。食行動の変容に関する目標であり、行動目標である。
(3)　正しい。行動目標や学習目標の達成に必要な事業の実施に関する目標であり、実施目標である。
(4)　誤り。食環境の整備に関する目標であり、環境目標である。
(5)　誤り。健康指標の改善に関する目標であり、結果目標である。

練習問題

高校の水泳部監督から、部員全員の体組成を毎年モニタリングしているが、体格がよくならないと相談され、部員の体作りを目的とする栄養教育に初めて取り組むことになった。栄養教育の評価デザインとして、実現可能性と精度から、**最も適切な**のはどれか。１つ選べ。

(1)　平均体格の水泳部員１名をモデルケースとして栄養教育プログラムを実施し、教育前後の体組成を比較する。
(2)　水泳部員全員に栄養教育プログラムを実施し、教育前後の体組成を比較する。
(3)　水泳部員全員に栄養教育プログラムを実施し、教育前後の体組成の変化量を、前年同期間の部員全員の変化量と比較する。
(4)　水泳部員全員を、栄養教育を行うグループと行わないグループにランダムに分け、教育後にグループ間で体組成の変化量を比較する。

解　説 ……………………………………………… 正答　(3)

(1)・(2)　適切でない。実現可能性は高いが、介入群のみを設定し介入前後で比較を行っても、前後の変化を介入の効果と判定することは困難で、精度の面から(3)に劣る。
(3)　適切。介入群のみを設定し介入前後で比較を行っても、前後の変化を介入の効果と判定することは困難であるが、前年の部員を対照群として介入群と比較することで精度が高まる。
(4)　適切でない。精度は高いが、部員を介入群と非介入群に分けて介入群のみに教育を実施することは、倫理上の問題から実現可能性の面で(3)に劣る。

練習問題

ライフステージ別栄養教育の学習形態に関する記述である。ワークショップとして正しいのはどれか。1つ選べ。

(1)　幼稚園児が、正しい箸の持ち方の紙芝居を観る。
(2)　小学生が、苦手な食べ物を克服するための寸劇をする。
(3)　中学生が、栄養素の種類と働きについて講義を受ける。
(4)　高校生が、朝食欠食の問題点と改善策について話し合う。
(5)　勤労者が、生活習慣病予防対策のビデオを観る。

解　説　……………………………………………………………………　正答 (4)

(1)・(3)・(5)　誤り。一斉学習であり、グループ学習の要素が含まれていない。
(2)　誤り。グループ学習であり、一斉学習の要素が含まれていない。
(4)　正しい。朝食欠食の問題点と改善策について検討するにあたり、大集団→小集団→大集団の過程で学習は進行すると推測でき、学習形態は一斉学習とグループ学習の双方を含むワークショップにあたる。

練習問題

ロコモティブシンドローム予防を目的として行う、骨粗鬆症検診受診者を対象とした栄養教育プログラムの評価と、評価の種類の組合せである。正しいのはどれか。1つ選べ。

(1)　検診結果から学習者を決定した方法が適切だったかを確認した――――経過評価
(2)　プログラムの参加率が低かったため、途中から開始時刻を変更した――――結果評価
(3)　学習者が記録した毎日の歩数で、行動の実行を確認した――――影響評価
(4)　学習者の日常生活動作の改善を確認した――――形成的評価
(5)　学習者が書いた感想で、講義内容の理解度を確認した――――企画評価

解　説　……………………………………………………………………　正答 (3)

(1)　誤り。学習者の選定に関する評価であり、企画評価にあたる。
(2)　誤り。プログラムの実施中に行う評価は、形成的評価にあたる。
(3)　正しい。行動目標の達成状況(行動変容の状況)に関する評価であり、経過評価または影響評価にあたる。
(4)　誤り。行動変容の結果として得られる健康状態の変化に関する評価であり、総括的評価または結果評価にあたる。
(5)　誤り。学習目標の達成状況に関する評価であり、経過評価または影響評価にあたる。

練習問題

　ある栄養教育に費やした総費用は、300,000円、学習者は100人であった。学習者のうち、結果目標を達成できた者は50人であった。

　結果目標達成者１人当たりを効果の１単位とした場合の費用効果分析である。正しいのはどれか。１つ選べ。

(1)　3,000円

(2)　4,500円

(3)　5,000円

(4)　6,000円

(5)　7,500円

解　説 ………………………………………………………………………………………… 正答　(4)

　費用効果分析は、単位「効果」当たりの費用を評価する分析方法である。300,000円を投入して50人を目標達成させているため、費用効果分析は、300,000(円)÷50(人)=6,000円/人となる。

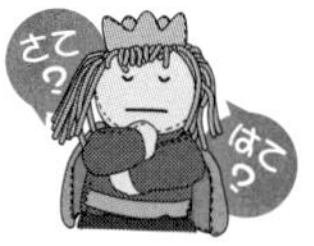

part

Ⅷ

公衆栄養学

1　公衆栄養の概念

公衆栄養学とは、**一次予防を主の目的**として、人々の健康と栄養をめぐる問題を解決するために必要な理論と技術に関する学問である。一次予防を重視するが、**二次予防や三次予防も含む**。主な対象は**人間集団**とし、職域や地域、国レベルで解決する視点に立ち、集団を取り巻く**保健・医療・福祉・介護システムと連携**し、**ソーシャルキャピタル**を活用しながら活動を進める。また、それにとどまらず食物の生産・流通・消費・廃棄などの一連の過程(**フードシステム**)における環境負荷を理解し、地球生態系への影響にも考慮した**持続可能**な活動を行う。

公衆栄養活動においては**ヘルスプロモーション**の考え方を重視するが、これは個人及び集団の**自己管理能力**(**エンパワメント**)の向上につながると考えられる。ヘルスプロモーションの実践には、特定のリスクを想定した**ハイリスクアプローチ**と**ポピュレーションアプローチ**、特定のリスクを想定しないコミュニティアプローチがある。また、人々が暮らす地域あるいはコミュニティにおいて、同様の価値観と方向性を共有し、組織的かつ計画的な活動へとつなげる必要がある(**コミュニティオーガニゼーション**)。

※ソーシャルキャピタルについては、PartⅦ-1-5 3を参照のこと。
※ヘルスプロモーションについては、PartⅤ-1-3 5を参照のこと。
※ハイリスクアプローチとポピュレーションアプローチについては、PartⅤ-1-3 6(2)を参照のこと。
※エンパワメントについては、PartⅦ-1-5 2を参照のこと。
※コミュニティオーガニゼーションについては、PartⅧ-5-4 3(2)を参照のこと。

2000年以降のわが国における主要な公衆栄養活動の歴史

年	公衆栄養活動および関連事項
2000(平成12)	21世紀における国民健康づくり運動「健康日本21」施行 厚生省、文部省、農林水産省による「食生活指針」公表 介護保険法施行
2003(平成15)	健康増進法施行(これに伴い栄養改善法は廃止) 食品安全基本法施行、食品安全委員会の発足
2005(平成17)	厚生労働省、農林水産省による「食事バランスガイド」公表 食育基本法公布、栄養教諭制度開始
2006(平成18)	内閣府による食育推進基本計画の策定 厚生労働省による「健康づくりのための運動基準 2006」「妊産婦のための食生活指針」公表
2008(平成20)	高齢者医療確保法に基づく特定健康診査・特定保健指導の開始 厚生労働省による「地域における行政栄養士による健康づくり及び栄養・食生活の改善の基本指針について」通知 農林水産省による「フード・アクション・ニッポン」推進本部の設置
2011(平成23)	内閣府による第2次食育推進基本計画の策定 厚生労働省による「スマート・ライフ・プロジェクト」開始
2013(平成25)	厚生労働省による「地域における行政栄養士による健康づくり及び栄養・食生活の改善について」通知 健康日本21(第二次)開始
2015(平成27)	食品表示法施行 健やか親子21(第二次)開始
2016(平成28)	食育事務が内閣府から農林水産省に移管 農林水産省による第3次食育推進基本計画の策定 「食生活指針」改定
2019 (平成31・令和元)	「授乳・離乳の支援ガイド」改定 食品ロスの削減の推進に関する法律施行
2021(令和3)	農林水産省による第4次食育推進基本計画の策定 「妊産婦のための食生活指針」改定 農林水産省による「地域食品産業連携プロジェクト」開始
2024(令和6)	健康日本21(第三次)開始

練習問題

公衆栄養活動の考え方に関する記述である。**誤っている**のはどれか。1つ選べ。

(1)　疾病を有する者に対する治療の支援を第一の使命とする。

(2)　集団を構成する個人にも焦点を当てる。

(3)　持続可能性を考慮した事業を展開する。

(4)　ヘルスプロモーションの考え方を重視する。

(5)　フードセキュリティの達成を目指す。

解　説 ………………………………………………………………………………………… 正答　(1)

(1)　誤り。集団の健康の保持・増進と疾病の予防(一次予防)を第一の使命とする。

(2)　正しい。公衆栄養活動の主な対象は集団であるが、集団を構成する個人も対象となる。

(3)・(4)　正しい。

(5)　正しい。人々が健全で活発な生活を営むため、質・量ともに十分な食料への日常的なアクセス確保を含めた食料安全保障(フードセキュリティ)を達成することは、公衆栄養活動の目標の一つである。

練習問題

わが国の公衆栄養活動に関する法律・施策を年代順に古いものから並べた。正しいのはどれか。1つ選べ。

a　食事バランスガイドの策定

b　健康増進法の施行

c　21世紀における国民健康づくり運動(健康日本21)の策定

d　特定健康診査・特定保健指導の開始

(1)　b → a → c → d

(2)　b → c → a → d

(3)　b → c → d → a

(4)　c → b → a → d

(5)　c → b → d → a

解　説 ………………………………………………………………………………………… 正答　(4)

(1)〜(3)・(5)　誤り。

(4)　正しい。a は2005(平成17)年、b は2003(平成15)年、c は2000(平成12)年、d は2008(平成20)年であり、古いものから並べると、c → b → a → d となる。

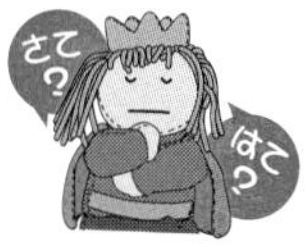

2 健康・栄養問題の現状と課題

1 食事の変化

1970年頃までは、食材をスーパーなどで購入し、家庭内で調理して食べる「内食」が一般的であったが、食の外部化が進み、近年では、内食と外食の中間的な形態である「**中食**」の利用が拡大している。

高度経済成長期（1955～1973年）には「**食生活の欧米化**」が生じ、その結果として、米を含む穀類の摂取量が減少し、肉類と乳類の摂取量が増加した。また、果実類の摂取量も1970年代までは大幅に増加した。これにより、たんぱく質と脂質の摂取量が年々増加し、肉類、乳類、卵類などの動物性食品を食する機会が増えたことから、動物性たんぱく質比率も増加した。なお、エネルギー摂取量は1960年代から70年代前半にかけて増加したが、1976年以降減少傾向にある。

食品群別摂取量の変化（戦後～1970年代）

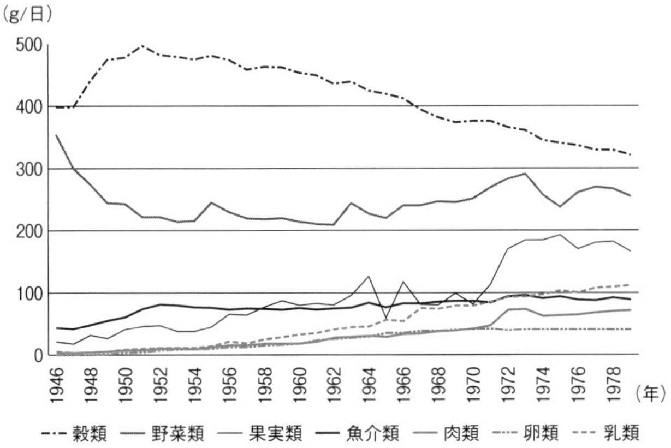

1980年代以降は、穀類の摂取量は減少傾向、野菜類、肉類、乳類の摂取量は増加傾向にある。また、魚介類の摂取量は年々減少し、2000年代後半には、肉類の摂取量が魚介類の摂取量を上回った。これにより、脂肪エネルギー比率と総脂質に占める動物性脂肪比率は増加傾向にある。

食品群別摂取量の変化（1980年代～現在）

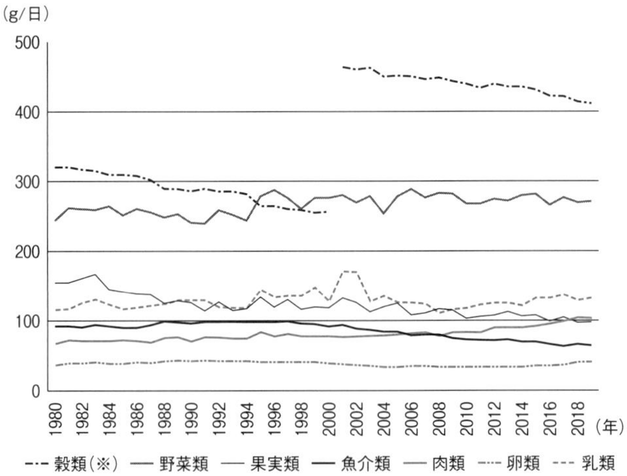

※2001年より穀類の算出方法を変更

※直近の摂取量の結果については、PartⅧ-3-3 5令和元年国民健康・栄養調査結果の概要を参照のこと。

1　エネルギー・栄養素摂取量の変化

1946年の全国１人１日当たりの摂取量を100とした場合の変化は次の通りである（食塩は除く）。

・エネルギー：横ばいから漸減傾向

・炭水化物：70以下にまで減少

・動物性たんぱく質・脂質：50年間で約４倍に増加したが、1995年をピークに減少

・動物性脂質：50年間で約4.5倍に増加したが、1995年をピークに減少

・カルシウム：30年間で約２倍に増加したが、1975年以降は横ばい

・食塩：個人別の摂取量が把握できるようになった1995年以降、漸減傾向

エネルギー・栄養素摂取量の年次推移（1946年＝100）

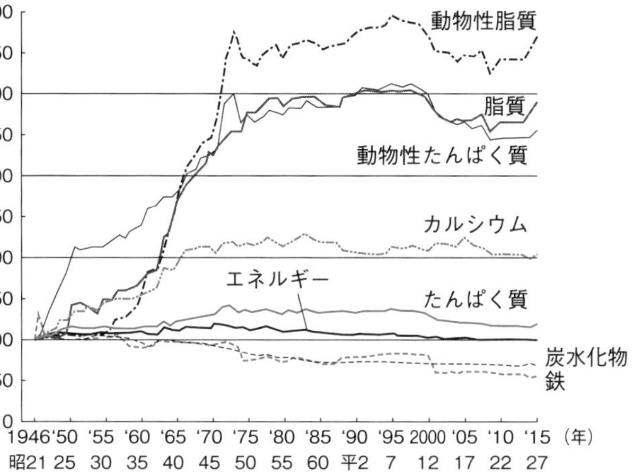

※動物性脂質については1952年＝100、鉄については1955年＝100としている。

（厚生労働省「国民栄養調査及び国民健康・栄養調査」）

食塩摂取量平均値の年次推移（20歳以上）

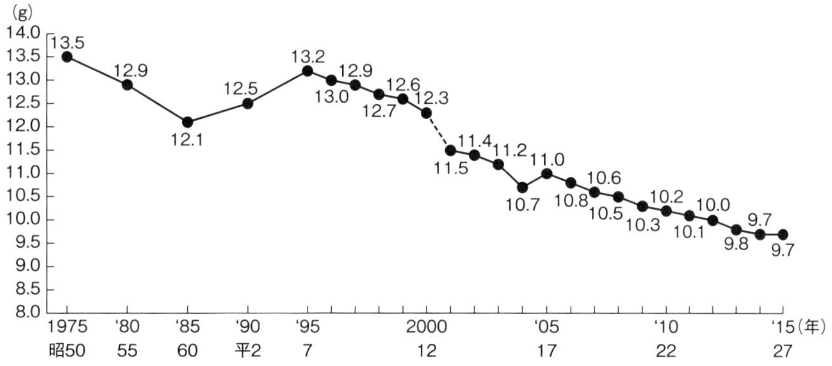

（厚生労働省「国民栄養調査及び国民健康・栄養調査」）

2　エネルギーの栄養素別摂取構成比の変化

脂肪エネルギー比率の平均値は、戦後急激に増加し、1990年には25％を超えたがその後は横ばい傾向である。なお、近年における成人の脂肪エネルギー比率は男性より女性の方が高い。また、脂肪エネルギー比率は年齢が高いほど低く、炭水化物エネルギー比率は年齢が高いほど高い傾向にある。

エネルギーの栄養素別摂取構成比と摂取量平均値の年次推移

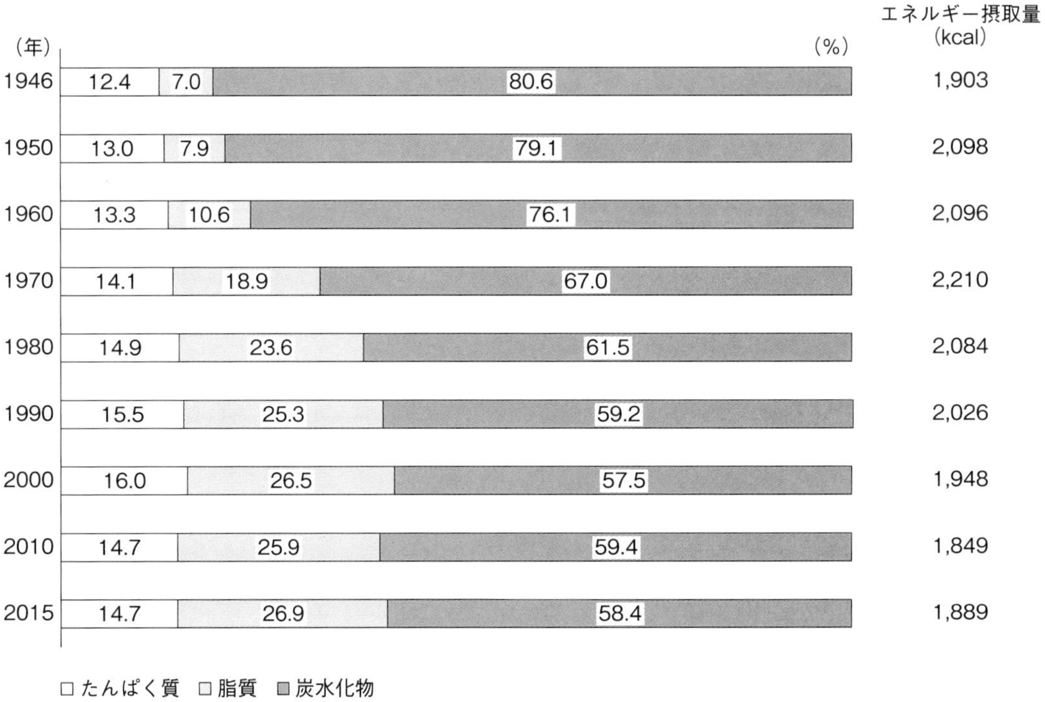

（厚生労働省「国民栄養調査及び国民健康・栄養調査」）

3　食品群別摂取量の変化

1960～1980年の１人１日当たりの平均エネルギー摂取量にはほとんど変化はないが、たんぱく質、脂質、カルシウム摂取量が増え、食品群別構成に大きな変化がみられる。

【栄養素摂取量等の食品群別構成比と摂取量平均値の年次推移】

① エネルギー

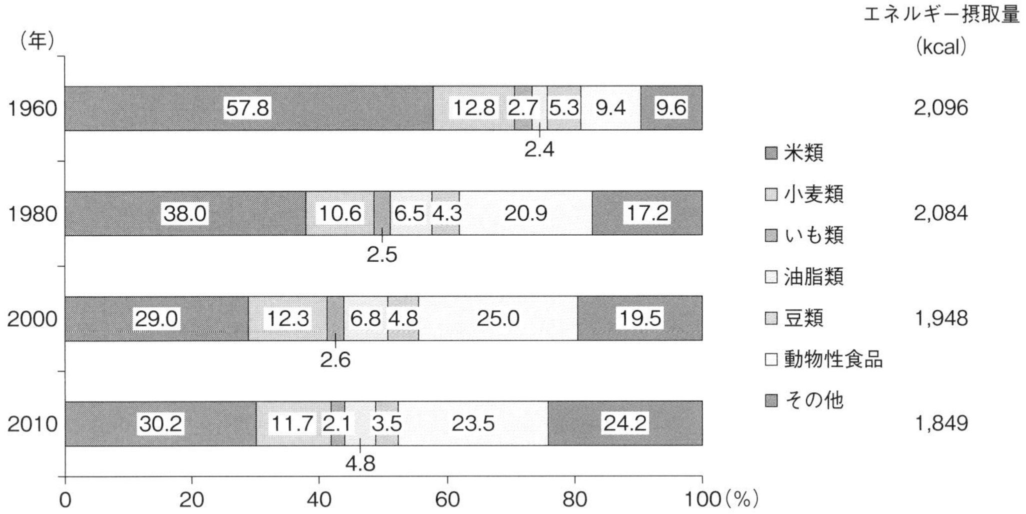

② たんぱく質

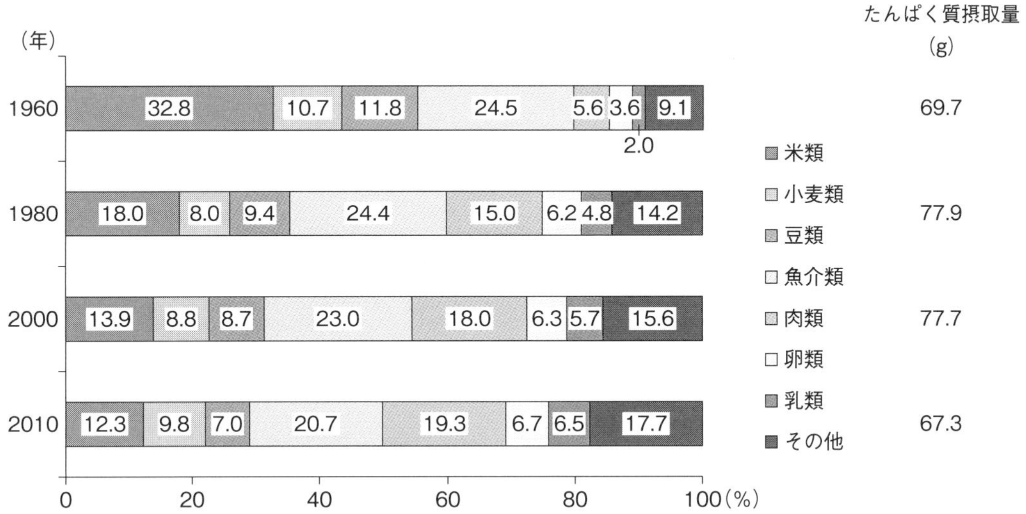

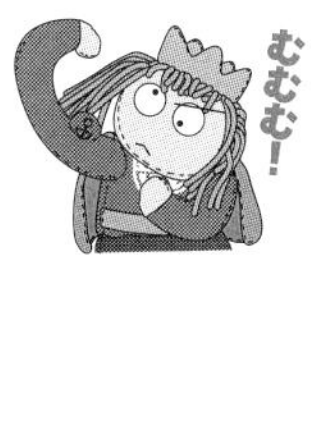

③　脂質

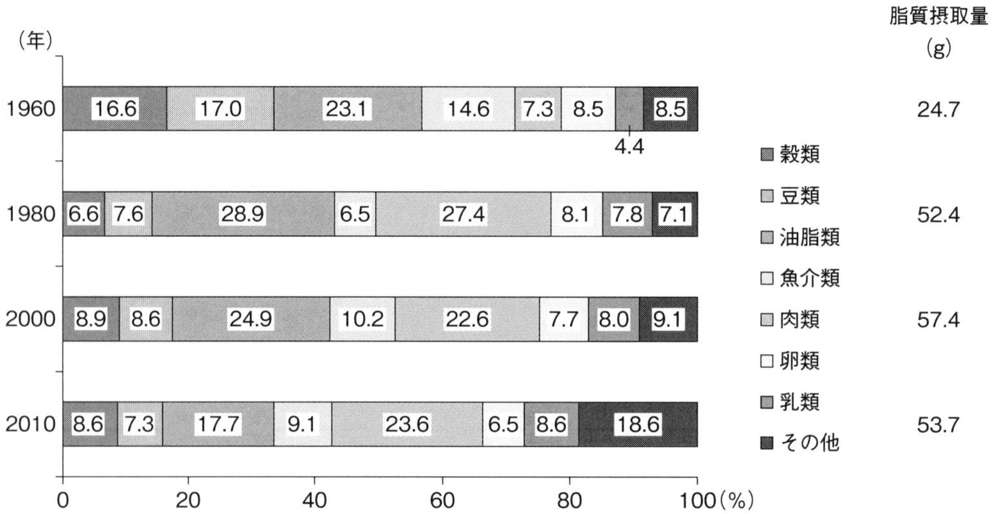

④　カルシウム

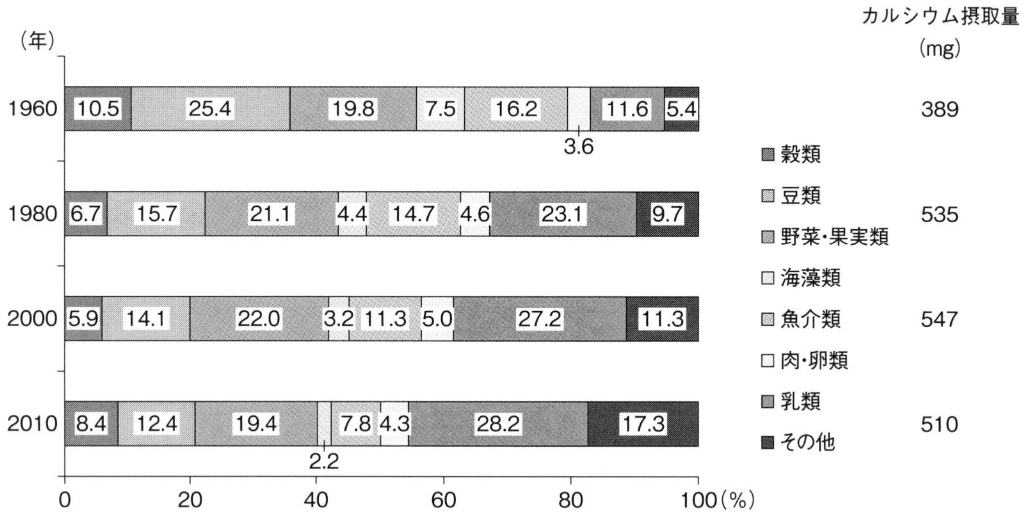

(①〜④　厚生労働省「国民栄養調査及び国民健康・栄養調査」)

2　食環境の変化

1　食品生産・流通

(1)　食品ロス

食品ロスとは、**本来食べられるにもかかわらず捨てられている食品**のことをいう。具体的には、純食料のうち食品の廃棄(**直接廃棄、過剰除去**)や**食べ残し**をいう。

わが国の食品ロス量は年間**約523万トン**(令和３年度推計)であり、事業系食品ロス(279万トン)と家庭系食品ロス(244万トン)となっている。事業系食品ロスは、食品製造業(125万トン)、食品卸売業(13万トン)、食品小売業(62万トン)、外食産業(80万トン)となっている。家庭系食品ロスは、直接廃棄(105万トン)、過剰除去(34万トン)、食べ残し(105万トン)となっている。

食品ロスの実態については、市区町村ごとに調査が行われており、環境省が調査結果を「市区町村食品ロス実態調査支援報告書」として取りまとめている。

〈わが国における対策〉

●**食育推進基本計画**に食品ロス削減に関する目標を設定

●**食生活指針**に食品ロス削減の呼びかけを明記

●食品循環資源の再生利用等の促進に関する法律(**食品リサイクル法**)や食品ロスの削減の推進に関する法律(**食品ロス削減推進法**)などの法整備

目標：家庭系及び事業系の食品ロスを2030年度までに2000年度比で半減(273万トン)させる。

■フードバンクとフードドライブ

各家庭や食品を取り扱う企業から、まだ安全に食べられるのに廃棄されてしまう食品を引き取り、福祉施設等へ無償で提供する団体、活動をフードバンクという。また、各家庭で使い切れない未使用食品を持ち寄り、それらをまとめてフードバンク団体や地域の福祉施設・団体等に寄贈する活動をフードドライブという。

〈国際的な対策〉

●**持続可能な開発目標(SDGs)**に食品ロス削減に関する目標を設定

目標12. **持続可能な生産消費形態**を確保する。

2030年までに小売・消費レベルにおける世界全体の**１人当たりの食品廃棄物を半減**させ、収穫後損失などの**生産・サプライチェーンにおける食品の損失を減少**させる。

(2)　フードデザート(food deserts：食の砂漠)

フードデザートとは、**生鮮食料品の入手が困難な地域**を意味する学術用語で、具体的には、自家用車や公共交通機関を利用できない社会的弱者が集住し、かつ生鮮食料品へのアクセスが極端に悪い地域が該当する。買い物弱者・買い物難民となった人々の日々の食生活に悪影響を及ぼし、健康問題に発展することが危惧される。

※「フードマイレージ」については、PartⅥ-１-２ 1を参照のこと。

2　フードバランスシート(食料需給表)

(1)　フードバランスシートとは

フードバランスシート(食料需給表)とは、食料需給の全般的動向、栄養量の水準とその構成、食料消費構造の変化などを把握するため、**わが国で供給される食料の生産から最終消費に至るま**

での総量を明らかにするとともに、国民１人当たりの供給純食料及び栄養量を示しており、食料自給率算出の基礎としても活用されるものである。また、食料安全保障(フードセキュリティ)対策を考える資料にもなる。

●原則として、FAO(国連食糧農業機関)の食料需給表の手引きに準拠して作成している。

●世界各国でもほぼ同じ方法で作成しているため、各国間での比較を行うことができる。

●わが国では、毎年度農林水産省が作成している。

●１人１日当たりの供給量は、当該年度の10月１日現在の総人口で除して求められる。

(2)　フードバランスシートを利用する際の主な留意点

①　国内消費仕向量(国内で供給された食料の総量)

国内消費仕向量＝国内生産量＋輸入量－輸出量－在庫の増加量(又は＋在庫の減少量)

・国内生産量には、輸入した原材料により国内で生産された製品を含んでいる。

②　１人１日当たり供給量＝純食料／10月１日現在の総人口

純食料＝粗食料×歩留り

粗食料＝国内消費仕向量－(飼料用＋種子用＋加工用＋減耗量)

・減耗量は、食料が生産された農場等の段階から、輸送、貯蔵等を経て家庭の台所等に届く段階までに失われるすべての数量が含まれる。なお、家庭や食品産業での調理、加工段階における食料の廃棄や食べ残し、愛がん用動物への仕向量などは含まれない。

・歩留りは、粗食料を純食料(可食の形態)に換算する際の割合であり、可食部の当該品目の全体に対する重量の割合として求めている。

③　１人１日当たりの供給栄養量＝供給純食料×栄養成分量

④　食料需給表により算出された食料の供給数量及び栄養量は、消費者等に到達した食料のそれであって、国民によって実際に摂取された食料の数量及び栄養量ではない。

国民１人・１日当たり供給粗食料の年次推移

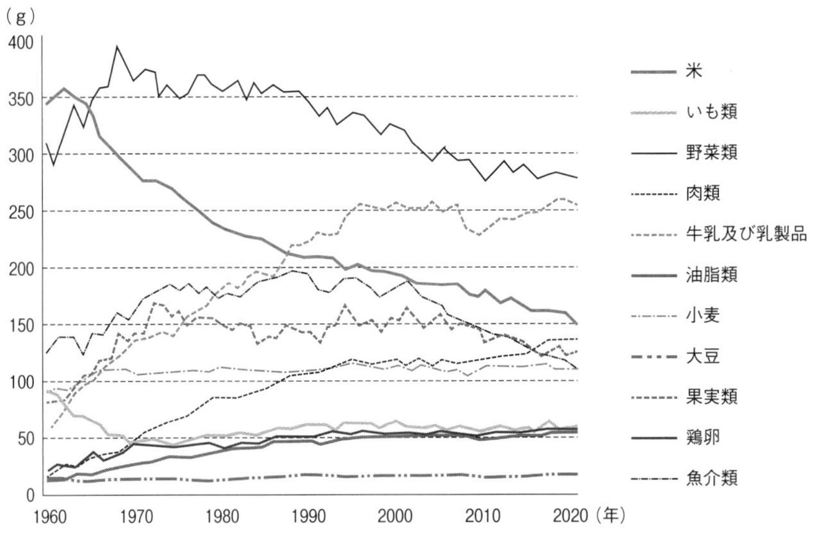

(農林水産省「食料需給表」)

3　食料自給率

食料自給率は、国内で消費されている食料のうち、国内産でどの程度まかなえているのかを示しているものである。**総合食料自給率（供給熱量ベース、生産額ベース）**、**品目別自給率（重量ベース）**などがある。なお、総合食料自給率において、畜産物については国産であっても輸入した飼料を使って生産された分は、国内産には算入していない。

●供給熱量（カロリー）ベース：$\dfrac{\text{国内供給熱量}}{\text{国内総供給熱量}} \times 100$

●生産額ベース：$\dfrac{\text{国内生産額}}{\text{国内消費仕向額}} \times 100$

●重量ベース：$\dfrac{\text{国内生産量}}{\text{国内消費仕向量}} \times 100$
（品目別自給率）

農林水産省では、**食料・農業・農村基本法**に基づく**食料・農業・農村基本計画**を策定し、令和12年度までに食料自給率を**供給熱量ベースで45%**、生産額ベースで75%とすることを目標としている。

また、**食育基本法**における**食育の基本理念**の一つとして**食料自給率の向上への貢献**を掲げている。

■食料国産率

わが国の畜産業が輸入飼料を多く用いて高品質な畜産物を生産している実態に着目し、わが国の食料安全保障の状況を評価する総合食料自給率とともに、**飼料が国産か輸入かにかかわらず**、畜産業の活動を反映し、国内生産の状況を評価する指標。

●カロリーベース食料国産率
＝１人１日当たり国産供給熱量／１人１日当たり供給熱量×100

●生産額ベース食料国産率
＝食料の国内生産額／食料の国内消費仕向額×100

4　食料自給力

食料自給力とは、**わが国における農林水産業が有する食料の潜在生産能力**を表すもので、国内の農地等をフル活用した場合に国内生産のみでどれだけの食料を生産することが可能かを示す。食料自給率とともに**食料安全保障対策**を検討する資料となる。

食料自給力指標とは、**わが国における農林水産業が有する潜在生産能力をフル活用した場合に得られる食料の供給可能熱量を試算した指標**で、長期的には、農地面積の減少、労働力の減少等により**低下傾向**で推移している。いも類中心の作付けでは、推定エネルギー必要量（2,169kcal/人・日）を上回るものの、米・小麦中心の作付けでは下回る。

〈食料自給力指標（令和４年度）〉

●米・小麦中心の作付け：1,720kcal／人・日

●いも類中心の作付け：2,368kcal／人・日

■フード・アクション・ニッポンとニッポン・フード・シフト

現在の日本の食料自給率は40%（供給熱量ベース）を下回っており、食料の多くを外国に依存している。何らかの事態で外国からの食料供給が止まってしまうと、私たちの食生活は大きな影響を被ってしまう。そこで、2008（平成20）年10月に食料自給率向上に向けた消費拡大の取組「フード・アクション・ニッポン」が立ち上げられた。

この取組は、2021（令和３）年に、時代の変化に対応し日本各地の食を支えてきた農林漁業者・食品事業者の努力や創意工夫について消費者の理解を深め、良いところは伸ばし変えるべきことを変え、新しいことにもチャレンジする取組を応援する「ニッポン・フード・シフト」へ移行した。

わが国の食料自給率・食料国産率の推移　（単位：％）

		昭和40年度	50	60	平成7年度	22	27	28	29	30	令和元年度	2	3
品目別自給率	米	95	110	107	104	97	98	97	96	97	97	97	**98**
	小麦	28	4	14	7	9	15	12	14	12	16	15	**17**
	大麦・はだか麦	73	10	15	8	8	9	9	9	9	12	12	**12**
	いも類	100	99	96	87	76	76	74	74	73	73	73	**72**
	かんしょ	100	100	100	100	93	94	94	94	95	95	96	**95**
	ばれいしょ	100	99	95	83	71	71	69	69	67	68	68	**67**
	豆類	25	9	8	5	8	9	8	9	7	7	8	**8**
	大豆	11	4	5	2	6	7	7	7	6	6	6	**7**
	野菜	100	99	95	85	81	80	80	79	78	79	80	**80**
	果実	90	84	77	49	38	41	41	40	38	38	38	**39**
	うんしゅうみかん	109	102	106	102	95	100	100	100	100	103	102	**103**
	りんご	102	100	97	62	58	59	60	57	60	56	61	**58**
	肉類（鯨肉を除く）	90 (42)	77 (16)	81 (13)	57 (8)	56 (7)	54 (9)	53 (8)	52 (8)	51 (7)	52 (7)	53 (7)	**53** **(8)**
	牛肉	95 (84)	81 (43)	72 (28)	39 (11)	42 (11)	40 (12)	38 (11)	36 (10)	36 (10)	35 (9)	36 (9)	**38** **(10)**
	豚肉	100 (31)	86 (12)	86 (9)	62 (7)	53 (6)	51 (7)	50 (7)	49 (6)	48 (6)	49 (6)	50 (6)	**49** **(6)**
	鶏肉	97 (30)	97 (13)	92 (10)	69 (7)	68 (7)	66 (9)	65 (9)	64 (8)	64 (8)	64 (8)	66 (8)	**65** **(9)**
	鶏卵	100 (31)	97 (13)	98 (10)	96 (10)	96 (10)	96 (13)	97 (13)	96 (12)	96 (12)	96 (12)	97 (11)	**97** **(13)**
	牛乳・乳製品	86 (63)	81 (44)	85 (43)	72 (32)	67 (28)	62 (27)	62 (27)	60 (26)	59 (25)	59 (25)	61 (26)	**63** **(27)**
	魚介類	100	99	93	57	55	55	53	52	55	53	55	**58**
	うち食用	110	100	86	59	62	59	56	56	59	55	57	**59**
	海藻類	88	86	74	68	70	70	69	69	68	65	70	**68**
	砂糖類	31	15	33	31	26	33	28	32	34	34	36	**36**
	油脂類	31	23	32	15	13	12	12	13	13	13	13	**14**
	きのこ類	115	110	102	78	86	88	88	88	88	88	89	**89**
飼料用を含む穀物全体の自給率		62	40	31	30	27	29	28	28	28	28	28	**29**
主食用穀物自給率		80	69	69	65	59	61	59	59	59	61	60	**61**
供給熱量ベースの総合食料自給率		73	54	53	43	39	39	38	38	37	38	37	**38**
生産額ベースの総合食料自給率		86	83	82	74	69	66	67	66	66	66	67	**63**
飼料自給率		55	34	27	26	25	28	27	26	25	25	25	**26**
供給熱量ベースの食料国産率		76	61	61	52	47	48	46	47	46	46	46	**47**
生産額ベースの食料国産率		90	87	85	76	74	70	71	70	69	70	71	**69**

（注１）　米については、国内生産と国産米在庫の取崩しで国内需要に対応している実態を踏まえ、平成10年度から国内生産量に国産米在庫取崩し量を加えた数量を用いて、次式により品目別自給率、穀物自給率及び主食用穀物自給率を算出している。
自給率＝国産供給量（国内生産量＋国産米在庫取崩し量）/国内消費仕向量×100（重量ベース）
なお、国産米在庫取崩し量は、27年度が261千トン、28年度が86千トン、29年度が98千トン、30年度が102千トン、令和元年度が48千トン、２年度が▲302千トン、３年度が▲45千トン、４年度が231千トンである。
また、飼料用の政府売却がある場合は、国産供給量及び国内消費仕向量から飼料用政府売却数量を除いて算出している。
（注２）　品目別自給率、穀物自給率及び主食用穀物自給率の算出は次式による。
自給率＝国内生産量/国内消費仕向量×100（重量ベース）
（注３）　供給熱量ベースの総合食料自給率の算出は次式による。
自給率＝国産供給熱量/供給熱量×100（供給熱量ベース）
（注４）　生産額ベースの総合食料自給率の算出は次式による。
自給率＝食料の国内生産額/食料の国内消費仕向額×100（生産額ベース）
（注５）　飼料自給率については、TDN（可消化養分総量）に換算した数量を用いて算出している。
（注６）　肉類（鯨肉を除く）、牛肉、豚肉、鶏肉、鶏卵、牛乳・乳製品の（　　）については、飼料自給率を考慮した値である。

（農林水産省「食料需給表」）

各国の食料自給率

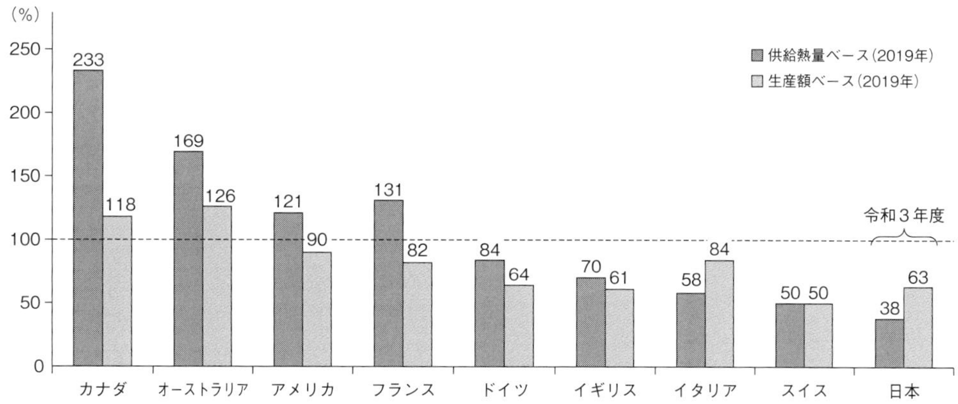

資料：農林水産省「食料需給表」、FAO“Food Balance Sheets”等を基に農林水産省で試算。(アルコール類等は含まない)
注１：数値は暦年(日本のみ年度)。スイス(供給熱量ベース)及びイギリス(生産額ベース)については、各政府の公表値を掲載。
注２：畜産物及び加工品については、輸入飼料及び輸入原料を考慮して計算。

3　諸外国の健康・栄養問題の現状と課題

現在、「先進国＝過栄養＝非感染性疾患」「開発途上国＝低栄養＝感染性疾患」と問題を２分することは非現実的である。人口密度の高い先進国の都市部では新型インフルエンザなどの感染症が脅威となっており、多くの開発途上国では**栄養転換**により飢餓に代わって肥満が脅威となりつつある。世界では、**非感染性疾患(NCD)**による死亡者数は毎年約4100万人(2018年 WHO 発表)で、死因の約７割(高所得国に限ると約９割)を占めており、NCD による疾病負担が増大している。そこで、**世界保健機関(WHO)は、NCD の予防と管理に関するグローバル戦略**を展開し、「25 by 25」目標(2025年までに NCD による30～70歳までの死亡率を25％削減する)を掲げている。また、NCD 対策の重要性は、**持続可能な開発目標(SDGs)**の目標３でも**「2030年までに、NCD による早期死亡を、予防や治療を通じて３分の１減少させる」**と掲げられ、国際的に NCD の予防や疾病管理を促進する動きが拡大している。

1　先進諸国の健康・栄養問題

世界人口のうち、約２割を先進国が占めている。現在、先進国で最も重要な栄養問題は摂取エネルギーの過剰や動物性脂肪の摂取過多、コレステロール摂取過剰などによる肥満や糖尿病、心臓疾患、がんなどの生活習慣病の増加である。特に、アメリカでは肥満が大きな問題となっている。一方で低栄養の問題も存在しており、**栄養不良の二重負荷**が発生している。

2　開発途上国の健康・栄養問題

開発途上国における栄養問題には食糧不足(食料分配における不平等)、微量栄養素欠乏、**栄養転換**による**栄養不良の二重負荷**などがある。持続可能な開発目標(SDGs)の目標２では、2030年までに「**飢餓を撲滅し**、すべての人々が安全かつ栄養のある食料を十分得られるようにする」、「**5歳未満児の発育阻害や消耗性疾患**について国際的に合意された目標を達成することなどを通してあらゆる形態の栄養不良を解消する」といった目標を掲げている。

⑴　**微量栄養素欠乏**

ビタミンA、鉄、ヨウ素は世界の３大欠乏症である。対策として家庭菜園や家畜飼育の技術指導が推奨されており、成果を上げている。

栄養素	欠乏症	高リスク
ビタミンA	夜盲症・眼球乾燥症・失明・免疫力低下による感染	幼児・妊産婦
鉄	鉄欠乏性貧血(世界人口の66～80％が鉄欠乏状態)	感染症罹患
ヨウ素	クレチン症・甲状腺腫・精神発達遅滞・早産・死産	海から遠い山間部

⑵　**低栄養**

・国連食糧農業機関(FAO)、国際農業開発基金(IFAD)、国連児童基金(UNICEF)、国連世界食糧計画(WFP)、世界保健機関(WHO)により共同で作成された「世界の食料安全保障と栄養の現状2023年報告(SOFI)」における2022年の世界情勢は、次の通りである。

・世界の飢餓人口は６億9100万～７億8300万人と推定され、増加傾向にある。2021年から2022年にかけて、アジアとラテンアメリカでは飢餓が減少した一方、西アジア、カリブ諸国、アフリカの全地域で2022年も飢餓は増加し続けた。**アフリカ**は依然として最も深刻な影響を受けている地域で、５人に１人が飢餓に直面しており、これは世界平均の２倍以上になる。

・世界人口の約29.6％(24億人)は食料への安定したアクセスがなく、中等度・重度の食料不安にあり、このうち約９億人が深刻な食料不安に直面している。

・５歳未満の子どものうち、１億4810万人(22.3％)が発育阻害、4500万人(6.8％)が消耗症、3700万人(5.6％)が体重過多と推定される。

・生後６か月未満の乳児の完全母乳率は48％となり、2025年の目標(50％)に近づいている。

※たんぱく・エネルギー栄養障害(PEM)については、**同シリーズ「上巻」PartⅠ人体の構造と機能及び疾病の成り立ち15-1**を参照のこと。

■栄養転換

「欧米型」と言われるような**高脂肪(飽和脂肪酸)**、**高糖質**、**食物繊維に乏しい食事**の摂取が増え、同時に身体活動の減少も伴い、集団の体格組成が変化する現象をいう。

■栄養不良の二重負荷

低栄養と過栄養が個人内で異時性に、または集団内で同時期に存在する現象をいう。

低栄養：体重が身長相応の標準値に満たない「**消耗症**」、体重が年齢相応の標準値に満たない「**低体重**」、身長が年齢相応の標準値に満たない「**発育阻害**」、ビタミン・ミネラルが不足している状態である「**微量栄養素欠乏症**」の４種類がある。

また、計測値が平均値からどのくらい離れているかを意味する「**Zスコア(SDスコア)**」があり、主に身長の成長評価に用いられる。

Zスコア＝(計測値－平均値)／標準偏差

過栄養：体重が身長相応の標準値を大きく超えている「**過体重・肥満**」、ミネラル(塩分等)を摂取しすぎている状態である「**微量栄養素の過剰摂取**」の２種類がある。

練習問題

フードバランスシート(食料需給表)に関する記述である。正しいのはどれか。1つ選べ。

(1)　食料需給表は、総務省が作成する。
(2)　純食料は、粗食料に歩留りをかけたものである。
(3)　1人1日当たりの供給栄養量は、実際に摂取した栄養量と一致する。
(4)　輸入した飼料を使用して国内生産した畜産物は、食料国産率に含まれない。
(5)　わが国の供給熱量総合食料自給率は、60%前後で推移している。

解　説 ……………………………………………………………………………… 正答 (2)

(1)　誤り。食料需給表は、農林水産省が国連食糧農業機関(FAO)の手引きに準拠して、毎年度作成する。
(2)　正しい。
(3)　誤り。1人1日当たりの供給栄養量は、実際に摂取した栄養量と一致しない。
(4)　誤り。輸入した飼料を使用して国内生産した畜産物も、食料国産率に含まれる。輸入した飼料を使用して国内生産した畜産物を含めずに算出しているのは、総合食料自給率である。
(5)　誤り。わが国の供給熱量総合食料自給率(令和3年度)は、38%である。

練習問題

世界の健康・栄養問題に関する記述である。最も適当なのはどれか。1つ選べ。

(1)　先進国では、NCDによる死亡数は減少している。
(2)　障害調整生存年数(DALYs)は、地域間格差は認められない。
(3)　栄養不良の二重負荷(double burden of malnutrition)とは、発育阻害と消耗症が混在する状態をいう。
(4)　開発途上国の妊婦には、ビタミンA欠乏症が多くみられる。
(5)　発育阻害とは、体重が年齢別体重と比べて低い状態を指す。

解　説 ……………………………………………………………………………… 正答 (4)

(1)　適当でない。先進国、開発途上国ともに、NCD(非感染性疾患)による死亡数は増加している。
(2)　適当でない。障害調整生存年数(DALYs)は、損失余命年数(Years of Life Lost；YLL)と、有障害年数(Years Lived with Disability；YLD)の合計として算出され、地域間格差が認められる。
(3)　適当でない。栄養不良の二重負荷とは、低栄養と過栄養が混在する状態をいう。
(4)　適当。ビタミンA欠乏症は、半数以上の国で問題となっており、とくにアフリカや東南アジアをはじめとする開発途上国の妊婦や乳幼児への影響がより深刻である。
(5)　適当でない。体重が年齢別体重と比べて低い状態を、低体重という。発育阻害とは、身長が年齢別身長と比べて低い状態を指す。

3 栄養政策

1 公衆栄養関連法規

1 地域保健法

感染症対策や健民健兵の思想から1937(昭和12)年に**保健所法**が公布され、翌年に厚生省が新設されるとともに公衆衛生を司る機関として全国に**保健所が設置**されていった。保健所法は、戦後、日本国憲法が施行された1947(昭和22)年に見直され、公衆衛生の第一線機関としての保健所の基本的機能が充実強化された。その後、保健所法はわが国の公衆衛生水準の向上に大きく貢献してきたが、疾病構造や人口構造の変化などにより、**1994(平成６)年**に厚生省(当時)は地域保健の総合的な見直しを行い、地域住民の健康の保持及び増進を目的として保健所業務と市町村業務を明確化した**地域保健法へと改正**され、**1997(平成９)年**に施行された。主な内容は次の通りである。

① **地域保健対策の推進に関する基本指針**

厚生労働大臣は、地域保健対策の円滑な実施及び総合的な推進を図るため、地域保健対策の推進に関する基本的な指針を定めなければならない。

地域保健対策の推進の基本的な方向

・自助及び共助の支援の推進※1
・住民の多様なニーズに対応したきめ細かなサービスの提供
・地域の特性をいかした保健と福祉の健康なまちづくり
・医療、介護、福祉等の関連施策との連携強化
・地域における健康危機管理体制の確保
・科学的根拠に基づいた地域保健の推進※2
・国民の健康づくりの推進
・快適で安心できる生活環境の確保

※１　**ソーシャルキャピタル**の積極的な活用を推奨している。
※２　**保健所**は、技術的中核機関として、地域保健に関する情報の収集、科学的根拠に基づく**地域保健対策に関する計画の策定・実施・分析・評価**に努める。

② **保健所**

・保健所は、**都道府県**、**政令指定都市**(人口50万人以上の市)、**中核市**(人口20万人以上の市)、**特別区**、**保健所政令市**(人口20万人以上の市が地域保健法に基づいて政令公布を受け、保健所を設置できる)が設置する。
・都道府県は、医療法で規定する**二次医療圏**及び介護保険法で規定する都道府県介護保険事業支援計画を参酌して、保健所の所管区域を設定しなければならない。(二次医療圏についてはPartⅤ-７-２ 4 を参照のこと)
・保健所は、対人保健サービスのうち**広域的**に行うべきサービス、**専門的**技術を要するサービス、多職種によるチームワークが必要な保健医療サービス、ならびに対物保健を実施する総合的な保健衛生行政機関であるとともに、市町村が行う保健サービスに対して**技術的援助**を行う。

③ **市町村保健センター**

・市町村は、市町村保健センターを設置することができる。
・市町村保健センターは、地域住民に対し、健康相談、保健指導及び健康診査などの事業を行う。

※保健所・市町村保健センターについては、PartⅤ-７-４ **地域保健**も参照のこと。

2 健康増進法

わが国における急速な高齢化の進展及び疾病構造の変化に伴い、国民の健康の増進の重要性が著しく増大していることに鑑み、2002(平成14)年に健康増進法が公布され、2003(平成15)年に施行された。これに伴い、1952(昭和27)年に国民の栄養改善を目的に施行された栄養改善法は廃止された。主な内容は次の通りである。

①　国民、国・地方公共団体、健康増進事業実施者の責務

国民の責務	国民は、健康な生活習慣の重要性に対する関心と理解を深め、生涯にわたって、自らの健康状態を自覚するとともに、健康の増進に努めなければならない。
国・地方公共団体の責務	国及び地方公共団体は、教育活動・広報活動を通じた健康の増進に関する正しい知識の普及、健康の増進に関する情報の収集・整理・分析・提供、研究の推進、健康の増進に係る人材の養成・資質の向上を図るとともに、健康増進事業実施者その他の関係者に対し、必要な技術的援助を与えることに努めなければならない。
健康増進事業実施者の責務	健康増進事業実施者は、健康教育、健康相談その他国民の健康増進のために必要な事業を積極的に推進するよう努めなければならない。

②　基本方針の策定

厚生労働大臣は、国民の健康の増進の総合的な推進を図るための基本的な方針を定める。

③　地方健康増進計画の策定

都道府県は、当該都道府県の住民の健康の増進の推進に関する施策についての基本的な計画を定める。なお、市町村における健康増進計画の策定は**努力義務**である。

④　健康診査等指針の策定

厚生労働大臣は、生涯にわたる国民の健康の増進に向けた自主的な努力を促進するため、健康診査の実施及びその結果の通知、健康手帳の交付その他の措置に関し、健康増進事業実施者に対する健康診査の実施等に関する指針を定める。

⑤　国民健康・栄養調査の実施

厚生労働大臣は、国民の健康の増進の総合的な推進を図るための基礎資料として、国民の身体の状況、栄養摂取量及び生活習慣の状況を明らかにするため、国民健康・栄養調査を行う。

⑥　食事摂取基準の策定

厚生労働大臣は、生涯にわたる国民の栄養摂取の改善に向けた自主的な努力を促進するため、国民健康・栄養調査などの調査及び研究の成果を分析し、その分析の結果を踏まえ、**食事摂取基準を定める**。

⑦　生活習慣病の発生状況の把握

国及び地方公共団体は、国民の健康の増進の総合的な推進を図るための基礎資料として、国民の生活習慣と生活習慣病との相関関係を明らかにするため、生活習慣病の発生状況の把握に努めなければならない。

⑧　保健指導等の実施

〈市町村〉

・生活習慣相談等の実施

市町村は、住民の健康の増進を図るため、医師、歯科医師、薬剤師、保健師、助産師、看護師、准看護師、管理栄養士、栄養士、歯科衛生士などに、栄養の改善その他の生活習慣の改善に関する事項につき住民からの相談に応じさせ、必要な栄養指導などの保健指導を行わせ、これらに付随する業務を行わせる。

・健康増進事業の実施

市町村は、**歯周疾患検診、骨粗鬆症検診、肝炎ウイルス検診**、特定健康診査非対象者及び75歳以上の者に対する健康診査、特定健康診査非対象者に対する保健指導、**がん検診**の実施に努める。

〈都道府県〉

・専門的な栄養指導その他の保健指導の実施*

・給食施設に対する栄養管理の実施に関する指導・助言*

・健康増進事業に対する技術的援助等の実施

＊栄養指導員が業務にあたる。

⑨　栄養指導員の任命

・**都道府県知事**は、**医師**または**管理栄養士**の資格を有する都道府県、保健所を設置する市・特別区の職員のうちから、**栄養指導員**を命ずる。

⑩　特定給食施設

・特定給食施設*の設置者は、その**事業の開始の日から１か月以内**に、その施設の所在地の**都道府県知事**に、厚生労働省令で定める事項を届け出なければならない。

・特定給食施設であって特別の栄養管理が必要なものとして厚生労働省令で定めるところにより都道府県知事が指定するものの設置者は、その特定給食施設に**管理栄養士**を置かなければならない。

・**都道府県知事**は、**特定給食施設の設置者**に対し、栄養管理の実施を確保するため必要があると認めるときには、必要な**指導・助言・勧告・命令**をすることができる。

・**都道府県知事**は、栄養管理の実施を確保するため必要があると認めるときには、**栄養指導員**に**特定給食施設への立入検査**をさせることができる。

＊**特定給食施設**　特定かつ多数の者に対して継続的に食事を供給する施設のうち栄養管理が必要なものとして厚生労働省令で定める施設(PartⅨ-１-２ **1** を参照)。

⑪　受動喫煙の防止

・国及び地方公共団体は、望まない受動喫煙が生じないよう、受動喫煙に関する知識の普及、受動喫煙の防止に関する意識の啓発、受動喫煙の防止に必要な環境の整備その他の受動喫煙を防止するための措置を総合的かつ効果的に推進するよう努めなければならない。

・学校、病院、官公庁施設、飲食店その他の多数の者が利用する施設を管理する者は、これらを利用する者について、望まない受動喫煙を防止するために必要な措置を講ずるように努めなければならない。

※PartⅤ-５-２ **3** も参照のこと。

⑫　特別用途表示の許可

・乳児用、幼児用、妊産婦用、病者用などの特別の用途に適する旨の表示をする場合は、**特別用途食品**として**内閣総理大臣の許可**を必要とする。

・内閣総理大臣または都道府県知事が必要があると認めるときは、**食品衛生監視員**が特別用途食品の製造施設などへ立ち入り、その**特別用途食品を検査及び収去**できる。

※PartⅥ-５-４ **1** も参照のこと。

3 食育基本法

戦後、栄養の偏り、不規則な食事、肥満や生活習慣病の増加、食の海外への依存、伝統的な食文化の危機、食の安全性など、国民の食生活をめぐる環境が大きく変化した。そこで、国民運動として食育に取り組み、食育に関する施策を総合的に推進し、健康で文化的な国民の生活と豊かな活力ある地域社会の実現に寄与することを目的に、**2005(平成17)年**に公布・施行された。主な内容は次の通りである。

① **食育の位置付け**

食育を、**生きる上での基本**であって、**知育**、**徳育**及び**体育**の基礎となるべきものと位置付ける。

② **食育の基本理念**

- 国民の心身の健康の増進と豊かな人間形成
- 食に関する感謝の念と理解
- 食育推進運動の展開
- 子どもの食育における保護者、教育関係者等の役割
- 食に関する体験活動と食育推進活動の実践
- 伝統的な食文化、環境と調和した生産等への配意及び農山漁村の活性化と食料自給率の向上への貢献
- 食品の安全性の確保等における食育の役割

③ **国・地方公共団体の責務**

食育に関する基本理念にのっとり、施策を策定し、実施する責務を有する。

④ **教育関係者等・農林漁業者等の責務**

基本理念にのっとり、食育の推進に関する活動を行うよう努める。

⑤ **食品関連事業者等の責務**

基本理念にのっとり、自主的・積極的に食育の推進に自ら努めるとともに、食育の推進に関する活動に協力するよう努める。

⑥ **国民の責務**

基本理念にのっとり、生涯にわたり健全な食生活の実現に自ら努めるとともに、食育の推進に寄与するよう努める。

⑦ **食育推進基本計画の作成**

食育推進会議が作成する。食育推進会議は**農林水産省**に置かれ、会長は**農林水産大臣**。

⑧ **地方食育推進計画の作成**

都道府県及び市町村は、食育推進基本計画を基本として、食育推進計画を作成するよう**努めなければならない**。

※2022(令和４)年度現在、都道府県の食育推進計画の作成割合は100%。市町村の食育推進計画の作成割合は90.5%である。

■成育基本法と食育

成育過程にある者及びその保護者並びに妊産婦に対し必要な成育医療等を切れ目なく提供するための施策の総合的な推進に関する法律(**成育基本法**、2019(令和元)年施行)に基づき、2021(令和３)年に「成育医療等の提供に関する施策の総合的な推進に関する基本的な方針(**成育医療等基本方針**)」が閣議決定された。

成育基本法は、子どもの健やかな成長を切れ目なく支援することを目的としており、**乳幼児や妊産婦等に対する食育**を、普及啓発等の施策を講ずるものとして位置付けている。基本方針では、乳幼児期、学童期及び思春期の保健施策において、**「早寝早起き朝ごはん」国民運動**や**「健やか親子21(第二次)」**の普及啓発等を通じて、**保育所、幼稚園、学校等と、家庭や地域等が連携した食育を推進する**と示されている。

■学校給食法と食育

学校給食は、地域の伝統的な食文化や、食に関わる人々への感謝、食料の生産・流通・消費などを学ぶことができる「生きた教材」であり、食育に活用することができる。2008(平成20)年に学校給食法の一部改正が行われ、法の目的として**「学校における食育の推進」**が明確に位置付けられた。

■保育所保育指針と食育

2018(平成30)年に改正された保育所保育指針では、保育所は**保育の内容の一環として食育を位置づける**ことと規定している。また、保育に関する情報を記録した保育所児童保育要録を小学校へ送ることを義務付けており、小学校における乳・幼児期からの状況を踏まえた効果的な食育の実践が可能となっている。

2　わが国の管理栄養士・栄養士制度

1　栄養士・管理栄養士制度の沿革

1925(大正14)年　栄養学校の設立	佐伯矩による栄養学校の設立により栄養士の養成が始まる
1945(昭和20)年　栄養士規則公布	栄養士資格の免許化(栄養士の１年養成開始)
1947(昭和22)年　栄養士法公布	栄養士資格の法制化(栄養士の２年養成開始)
1962(昭和37)年　栄養士法一部改正	管理栄養士制度の導入(登録制)
1985(昭和60)年　栄養士法一部改正	管理栄養士の全面国家試験化
2000(平成12)年　栄養士法一部改正〔※2002(平成14)年施行〕	管理栄養士制度の受験資格見直しと免許制化 新しい管理栄養士の定義の明文化

2　栄養士法

(1)　栄養士・管理栄養士の定義

	栄養士	管理栄養士
免許交付者	**都道府県知事**	**厚生労働大臣**
業　　務	栄養の指導	・傷病者に対する療養のため必要な栄養の指導 ※栄養指導を行うに当たっては、主治医の指導を受けなければならない。 ・個人の身体の状況、栄養状態等に応じた高度の専門的知識及び技術を要する健康の保持増進のための栄養の指導 ・特定多数人に対して継続的に食事を供給する施設における利用者の身体の状況、栄養状態、利用の状況等に応じた特別の配慮を必要とする給食管理及びこれらの施設に対する栄養改善上必要な指導　等

※栄養士の免許は、都道府県知事が栄養士名簿に登録することによって行い、管理栄養士の免許は、厚生労働大臣が管理栄養士名簿に登録することによって行う。

※2000(平成12)年の栄養士法改正前の管理栄養士の定義は、「栄養士指導業務のうち複雑または困難なものに従事する適格性を有する者」という極めて曖昧な表現であった。

(2)　管理栄養士国家試験

厚生労働大臣は、毎年少なくとも１回、管理栄養士として必要な知識及び技能について、管理栄養士国家試験を行う。

(3)　**名称の使用制限**

栄養士または管理栄養士でなければ、これに類似する名称を用いて栄養指導等の業務を行ってはならない(**名称独占**)。

※栄養士法施行令では、免許の申請、免許証の書換え交付や再交付、養成施設の指定及び指定の基準、管理栄養士国家試験の実施に関する事項などが定められている。また、栄養士法施行規則では、免許の申請手続、免許証の書換え交付や再交付の申請手続、管理栄養士国家試験科目に関する事項などが定められている。

3　行政栄養士の業務と役割

2013(平成25)年に、地域における健康づくり、栄養・食生活の改善を推進するために、「健康日本21(第二次)」を基本軸にした**行政栄養士業務指針**が厚生労働省健康局長通知として示された。その通知では、行政栄養士の体制を①都道府県、②保健所設置市および特別区、③市町村の3つに区分して、地域保健法、健康増進法、高齢者医療確保法、食育基本法や母子保健法などに基づき、健康づくりや栄養・食生活の改善に関する業務を整理している。

行政栄養士業務指針の構造

都道府県	保健所設置市および特別区	市町村
(1)　組織体制の整備		
(2)　健康・栄養課題の明確化とPDCAサイクルに基づく施策の推進		
(3)　生活習慣病の発症予防と重症化予防の徹底のための施策の推進		
(4)　社会生活を自立的に営むために必要な機能の維持及び向上のための施策の推進		
市町村の状況の差に関する情報の収集・整理、還元する仕組みづくり	①　次世代の健康 ②　高齢者の健康	①　次世代の健康 ②　高齢者の健康
(5)　食を通じた社会環境の整備の促進		
①　特定給食施設における栄養管理状況の把握及び評価に基づく指導・支援 ②　飲食店によるヘルシーメニューの提供等の促進 ③　地域の栄養ケア等の拠点の整備 ④　保健、医療、福祉及び介護領域における管理栄養士・栄養士の育成 ⑤　健康増進に資する食に関する多領域の施策の推進 ⑥　健康危機管理への対応	①　特定給食施設における栄養管理状況の把握及び評価に基づく指導・支援 ②　飲食店によるヘルシーメニューの提供等の促進 ③　保健、医療、福祉及び介護領域における管理栄養士・栄養士の育成 ④　食育推進のネットワーク構築 ⑤　健康危機管理への対応	①　保健、医療、福祉及び介護領域における管理栄養士・栄養士の育成 ②　食育推進のネットワーク構築 ③　健康危機管理への対応

(厚生労働省「平成25年度都道府県等栄養施策担当者会議資料」)

4　管理栄養士・栄養士の職業倫理

日本栄養士会による「管理栄養士・栄養士倫理綱領」及び「管理栄養士・栄養士倫理綱領注釈」(平成26年6月改訂)に、以下のように制定されている。

●使命

【綱領】

管理栄養士・栄養士は、保健、医療、福祉及び教育等の分野において、専門職として、この職業の尊厳と責任を自覚し、**科学的根拠**に裏づけられかつ**高度な技術**をもって行う**「栄養の指導」**を実践し、**公衆衛生の向上**に尽くす。

【注釈】

管理栄養士・栄養士は、日本栄養士会に所属し、すべての人びとの「**自己実現**をめざし、健やかによりよく生きる」とのニーズに応え、保健、医療、福祉及び教育等の分野において、専門職として、この職業の尊厳と責任を自覚し、科学的根拠に裏づけられ、かつ高度な技術をもって行う「栄養の指導」を実践し、もって、公衆衛生の向上に寄与することを使命としている。

●責務

【綱領】

管理栄養士・栄養士は、人びとの人権・人格を尊重し、良心と愛情をもって接するとともに、**「栄養の指導」**についてよく説明し、信頼を得るように努める。また、互いに尊敬し、同僚及び他の関係者とともに協働してすべての人びとのニーズに応える。

【注釈】

管理栄養士・栄養士は、その免許によって「栄養の指導」を実践する権限を与えられた者であり、実践にあたっては、人びとの生きる権利、尊厳を保つ権利、等しく支援を受ける権利などの人権を尊重することが求められる。また、人びとの**自己決定権**と**インフォームド・コンセント**を尊重するとともに、**科学的根拠**に裏づけられた望ましい基準を設定し、持てる限りのより質の高い「栄養の指導」を行い、生命環境の問題について社会に貢献する。社会の期待と信頼に応えるため、自らの心身の健康の保持・増進に努め、常に人格の陶冶及び関係法を遵守する。さらに、生涯にわたり高い知識と技術の水準を維持するよう積極的に研鑽するとともに、先人の業績を顕彰し、後進の育成に努める。職務遂行にあたって、品位と信用を損なう行為、信義にもとる行為をしてはならない。また、職務上知り得た**個人情報の保護**に努め、守秘義務を遵守しなければならない。

●職能

【綱領】

管理栄養士・栄養士は、その免許によって**「栄養の指導」**を実践する権限を与えられた者であり、法規範の遵守及び法秩序の形成に努め、常に自らを律し、職能の発揮に努める。また、生涯にわたり高い知識と技術の水準を維持・向上するよう積極的に研鑽し、人格を高める。

【注釈】

管理栄養士・栄養士の固有の業務は、**「栄養の指導」**である。「栄養の指導」は、健康の維持・増進、疾病の予防・治療・重症化予防及び介護予防・虚弱支援を実践するための基本となるものであり、個人及び集団を対象とし、栄養の評価・診断・計画に基づいた栄養食事療法・情報提供・食環境整備・食育活動等により、生涯をとおしてその人らしく生を全うできるように支援することである。

3　国民健康・栄養調査

1　調査の目的

健康増進法に基づき、**国民の身体の状況**、**栄養素等摂取量**及び**生活習慣の状況**を明らかにし、**国民の健康の増進の総合的な推進を図るための基礎資料を得ること**を目的とする。本調査で得た結果は、国のさまざまな施策立案や評価に活用され、その代表例として「健康日本21」の策定や評価が挙げられる。

2　調査の対象

国民健康・栄養調査の対象の選定は、**国民生活基礎調査により設定された単位区内から層化無作為抽出法**により、毎年、**厚生労働大臣が調査地区を定め**、その地区内において**都道府県知事が調査世帯を指定**する。

※平成24年調査では、国勢調査により設定された地区より抽出。
※令和２年及び令和３年の調査は、新型コロナウイルス感染症の影響により中止。

■調査の沿革

多くの国民が第二次世界大戦後の貧困状態にあった1945(昭和20)年12月に、海外からの食糧支援を受けるための基礎資料を得る目的で、連合国軍司令部によって東京都内35区、約30,000人を対象に国民栄養調査として実施されたのが始まりであり、調査が全国規模に拡大されたのは1948(昭和23)年のことである。1952(昭和27)年には、栄養改善法に規定されて、本法に基づき国が実施することとなった。なお、2003(平成15)年に栄養改善法に代わり健康増進法が施行されたことに伴い、調査名が国民健康・栄養調査へと変更されて現在に至る。

3　調査の項目・方法

令和元年国民健康・栄養調査

〈調査対象〉

調査の対象は、令和元年国民生活基礎調査(約11,000単位区内の世帯約30万世帯及び世帯員約72万人)において設定された単位区から層化無作為抽出した300単位区のうち令和元年東日本台風の影響により４単位区を除いた全ての世帯及び世帯員で、令和元年11月１日現在で１歳以上の者とした。

ただし、次の世帯及び世帯員は調査の対象からは除外した。

〈世帯〉

・世帯主が外国人である世帯
・３食とも集団的な給食を受けている世帯
・住み込み、賄い付きの寮・寄宿舎等に居住する単独世帯

〈世帯員〉

・１歳未満(乳児)
・在宅患者で疾病等の理由により、流動状の食品や薬剤のみを摂取している又は投与されている場合など通常の食事をしない者
・食生活を共にしていない者
・世帯に不在の者(次に掲げる者)
　単身赴任者、出稼ぎ者、長期出張者(おおむね３か月以上)、遊学中の者、社会福祉施設(介護保険施設含む)の入所者、長期入院者、預けた里子、収監中の者、その他別居中の者

〈調査項目〉

本調査は、身体状況調査票、栄養摂取状況調査票及び生活習慣調査票からなり、調査項目及び対象年齢は以下のとおりとした。なお、年齢は、令和元年11月１日現在の年齢とした。

○身体状況調査票

(ア)　身長(１歳以上)　(イ)　体重(１歳以上)　(ウ)　腹囲(20歳以上)
(エ)　血圧(20歳以上)　(オ)　血液検査(20歳以上)
(カ)　問診〈服薬状況、運動習慣等〉(20歳以上)

○栄養摂取状況調査票(１歳以上)

(ア)　世帯状況　(イ)　食事状況　(ウ)　食物摂取状況
(エ)　１日の身体活動量〈歩数〉(20歳以上)

○生活習慣調査票(20歳以上)〔自記式調査〕

食生活、身体活動、休養(睡眠)、飲酒、喫煙、歯の健康等に関する生活習慣全般を把握した。また、令和元年は重点項目として社会環境の整備について把握した。

(1)　**身体状況調査**

被調査者の集合に便利な場所を会場に設定し、調査項目の測定を実施。

(2)　**栄養摂取状況調査**

①　調査員である管理栄養士等が世帯を訪問、面接し調査票の説明をする。

②　世帯ごとに調査対象者が摂取した食品を**秤量記入**してもらう(**秤量法**)。なお、使用量が少なく秤量困難なもの等については目安量をもって記入(**目安量法**)。

③　それを各世帯員と残食に「**案分比率**」を用いて振り分けてもらう(**比例案分法**)。

④　調査票の回収及び確認(**留置き法**)。

栄養摂取状況調査票(一部抜粋)

家族が食べたもの、飲んだもの(水以外)は全て記載して下さい				その料理は、誰がどの割合で食べましたか？(残した分があれば「残食分」に書いて下さい)									
料理名	食品名	使用量(重量または目安量とその単位)	廃棄量	氏名 1	氏名 2	氏名 3	氏名 4	氏名 5	氏名 6	氏名 7	氏名 8	氏名 9	残食分 残

(3)　**生活習慣調査**

インターネットを経由して、自宅や会社などのパソコン、スマートフォンから電子調査票に回答する(**オンライン調査**)。

(4)　**調査時期**

・**身体状況調査**：調査地区の実情を考慮して、最も高い参加率をあげ得る11月中の日時(複数日設定しても構わない)

・**栄養摂取状況調査**：11月中の**日曜日及び祝祭日を除く任意の１日**

・**生活習慣調査**：11月中

(5)　**調査組織体制**

・**厚生労働省**が企画立案し、調査は調査地区を管轄する**保健所**が11月中に行う。

・保健所長を班長とする調査班が設けられ、医師、管理栄養士、保健師等の**都道府県知事から任命された国民健康・栄養調査員**が調査の実施に当たる。

・調査に要する費用は、**国**が負担する。

4　結果の集計

・結果の概要における集計結果の評価に関わるコメントのうち、「有意に高かった(低かった、増加した、減少した)」「有意な増減はみられなかった」など、統計学的な検定(両側有意水準５％※とした)に基づき記述。

※「有意水準５％」とは、過誤をおかす危険率が５％であることを意味する。すなわち、同様の検定を行うと、20回に１回は得られた結論が誤っていることを表す。

・栄養素等摂取量は、加熱や茹でこぼしによる損失量、油で炒めた油分増加量など、調理による変化を考慮した食品成分表の成分値を用いて算出される。

・国民健康・栄養調査の結果からは、中央値(または平均値)を情報として活用することはできるが、１日分の食事内容の調査であるため、習慣的な摂取量の分布曲線を得ることはできない。1

日調査で得られる摂取量の分布曲線は、その幅が広くなり、推定平均必要量未満の人の割合を過大に評価するおそれがあることに留意する。

5　令和元年国民健康・栄養調査結果の概要

■重点項目：社会環境と生活習慣等に関する状況

●食習慣・運動習慣を「改善するつもりはない」者が４人に１人

- 食習慣改善の意思について、「関心はあるが改善するつもりはない」者の割合が最も高く、男性24.6％、女性25.0％。
- 運動習慣改善の意思について、「関心はあるが改善するつもりはない」者の割合が最も高く、男性23.9％、女性26.3％。
- 健康な食習慣や運動習慣定着の妨げとなる点を改善の意思別にみると、「改善するつもりである」者及び「近いうちに改善するつもりである」者は、「仕事（家事・育児等）が忙しくて時間がないこと」と回答した割合が最も高い。

●非常食の用意の状況には地域差がある

- 災害時に備えて非常用食料を用意している世帯の割合は、53.8％。地域ブロック別にみると、最も高いのは関東Ｉブロック[※1]で72.3％、最も低いのは南九州ブロック[※2]で33.1％。（※１：埼玉県、千葉県、東京都、神奈川県、※２：熊本県、宮崎県、鹿児島県、沖縄県）
- 非常用食料を備蓄している世帯のうち、３日以上の非常用食料を用意している世帯は69.9％。

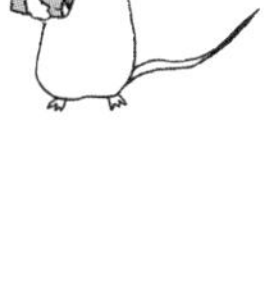

■基本項目

1．身体状況及び糖尿病等に関する状況

(1)　肥満及びやせの状況

肥満者(BMI≧25kg/m^2)の割合は男性33.0%、女性22.3%であり、この10年間でみると、女性では有意な増減はみられないが、男性では平成25年から令和元年の間に有意に増加している。

やせの者(BMI<18.5kg/m^2)の割合は男性3.9%、女性11.5%であり、この10年間でみると、男女とも有意な増減はみられない。また、20歳代女性のやせの割合は20.7%である。

65歳以上の高齢者の低栄養傾向の者(BMI≦20kg/m^2)の割合は男性12.4%、女性20.7%であり、この10年間でみると男女とも有意な増減はみられない。年齢階級別にみると、男女とも85歳以上でその割合が高い。

▼肥満の判定▼
BMI(Body Mass Index[kg/m^2]、体重[kg]/(身長[m]$)^2$)を用いて判定(日本肥満学会肥満症診断基準検討委員会 平成23年)

肥満者(BMI≧25kg/m^2)の割合の年次推移(20歳以上)(平成21～令和元年)

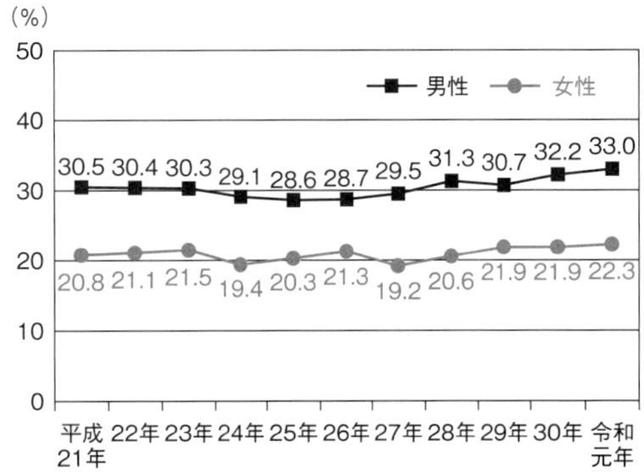

年齢調整した、肥満者(BMI≧25kg/m^2)の割合の年次推移(20歳以上)(平成21～令和元年)

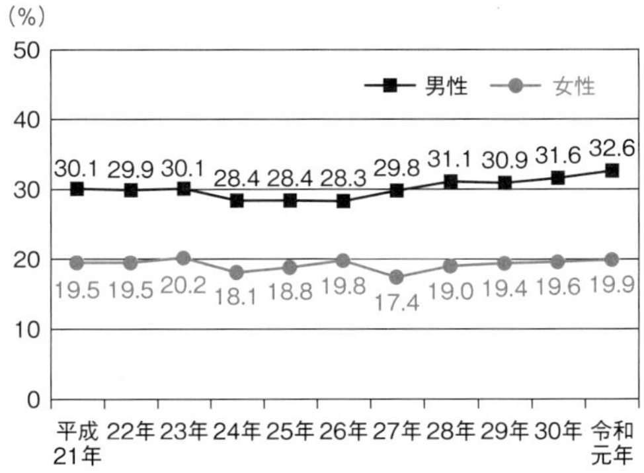

肥満者(BMI≧25kg/m^2)の割合(20歳以上、性・年齢階級別)

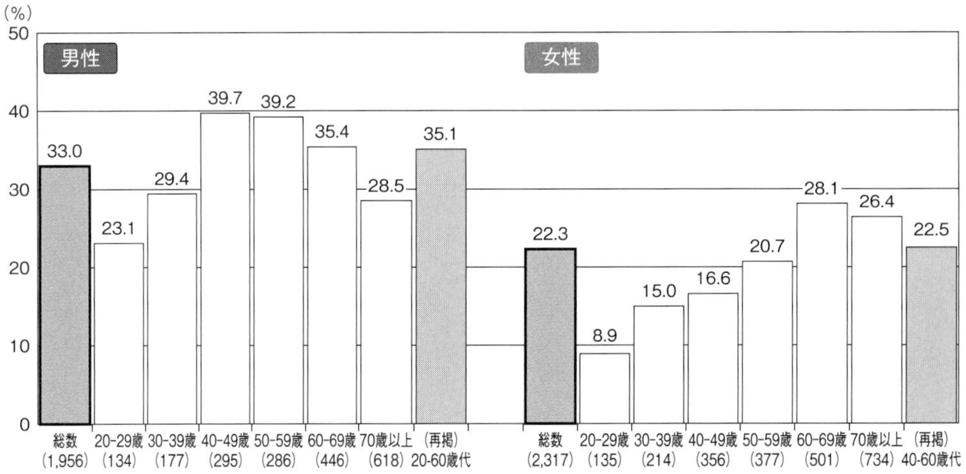

(参考)「健康日本21(第二次)」の目標
適正体重を維持している者の増加(肥満(BMI25以上)、やせ(BMI18.5未満)の減少)
目標値：20～60歳代男性の肥満者の割合　28%、40～60歳代女性の肥満者の割合　19%

やせの者（BMI＜18.5kg/m²）の割合の年次推移（20歳以上）（平成21～令和元年）

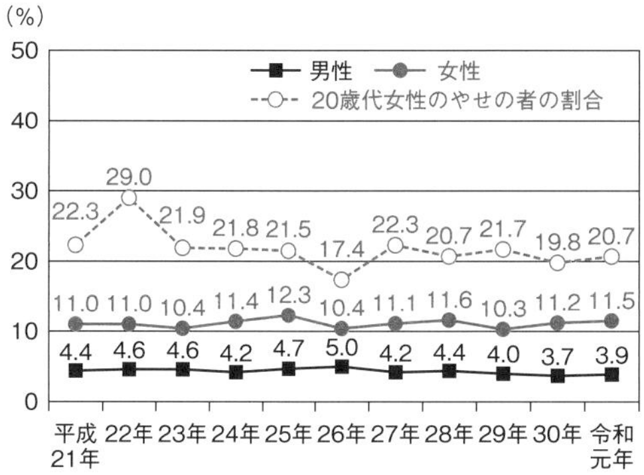

年齢調整した、やせの者（BMI＜18.5kg/m²）の割合の年次推移（20歳以上）（平成21～令和元年）

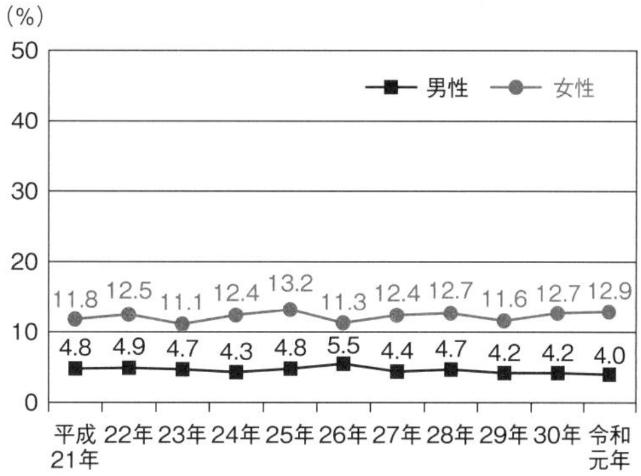

（参考）「健康日本21（第二次）」の目標

適正体重を維持している者の増加（肥満（BMI25以上）、やせ（BMI18.5未満）の減少）

目標値：20歳代女性のやせの者の割合　20%

低栄養傾向の者（BMI≦20kg/m²）の割合の年次推移（65歳以上）（平成21～令和元年）

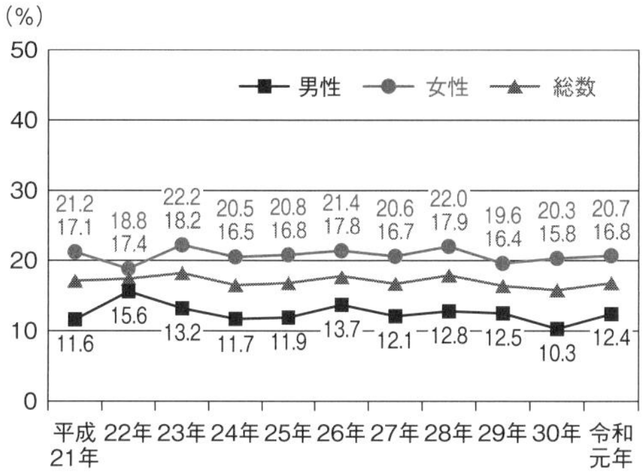

年齢調整した、低栄養傾向の者（BMI≦20kg/m²）の割合の年次推移（65歳以上）（平成21～令和元年）

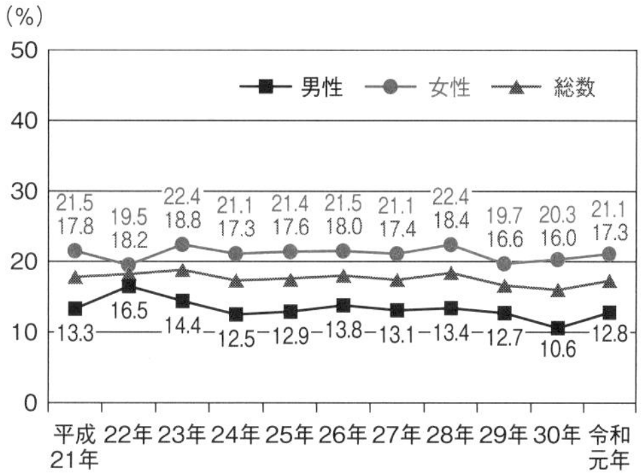

（参考）「健康日本21（第二次）」の目標

低栄養傾向（BMI20以下）の高齢者の割合の増加の抑制　目標値：22%

低栄養傾向の者（BMI≦20kg/m^2）の割合（65歳以上、性・年齢階級別）

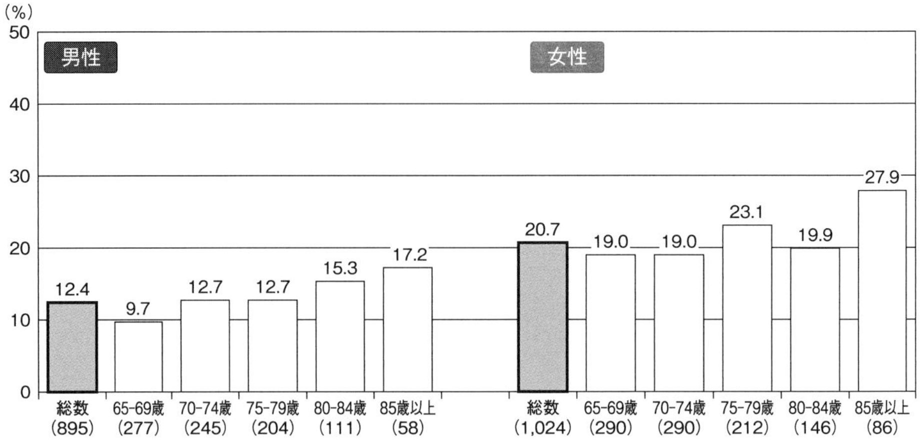

（参考）低栄養傾向の者（BMI≦20kg/m^2）について

「健康日本21（第二次）」では、「やせあるいは低栄養状態にある高齢者」ではなく、より緩やかな基準を用いて「低栄養傾向にある高齢者」の割合を減少させることを重視している。その際、「低栄養傾向」の基準として、要介護や総死亡リスクが統計学的に有意に高くなるポイントとして示されているBMI20以下を指標として設定している。

(2) 糖尿病に関する状況

「糖尿病が強く疑われる者」の割合は男性19.7％、女性10.8％である。この10年間でみると、男女とも有意な増減はみられない。年齢階級別にみると、年齢が高い層でその割合が高い。

▼「糖尿病が強く疑われる者」の判定▼

ヘモグロビンＡ１ｃの測定値があり、身体状況調査票の問診において「これまでに医療機関や健診で糖尿病といわれたことの有無」、「現在、糖尿病治療の有無」及び「現在の状況」が有効回答である者のうち、ヘモグロビンＡ１ｃ(NGSP)値が6.5％以上(平成23年まではヘモグロビンＡ１ｃ(JDS)値が6.1％以上)又は「糖尿病治療の有無」に「有」と回答した者。

「糖尿病が強く疑われる者」の割合の年次推移(20歳以上)(平成21～令和元年)

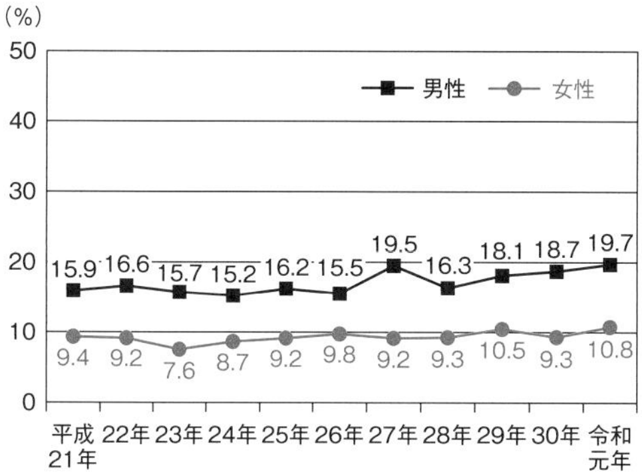

年齢調整した、「糖尿病が強く疑われる者」の割合の年次推移(20歳以上)(平成21～令和元年)

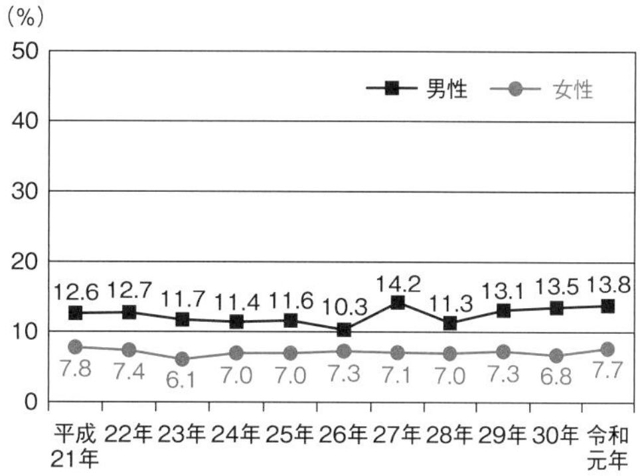

「糖尿病が強く疑われる者」の割合(20歳以上、性・年齢階級別)

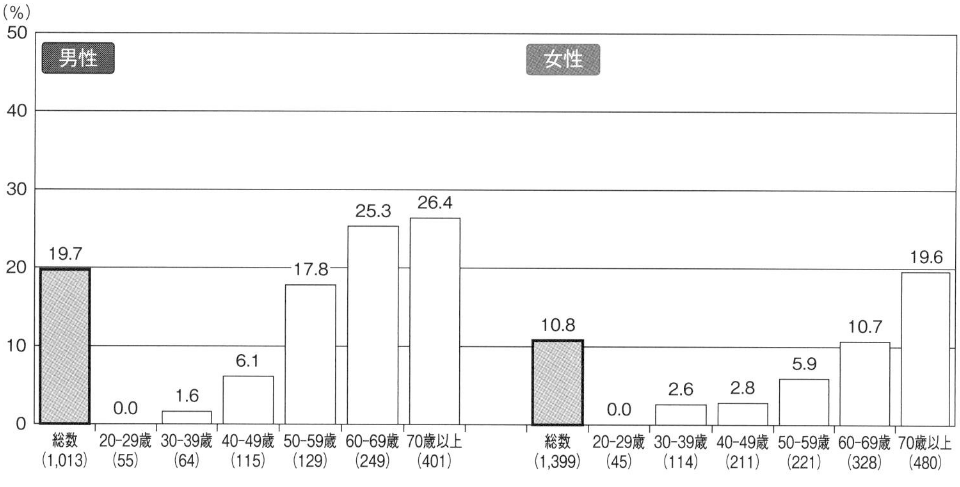

(3)　血圧に関する状況

収縮期（最高）血圧の平均値は男性132.0mmHg、女性126.5mmHg である。この10年間でみると、男女とも有意に減少している。

収縮期（最高）血圧が140mmHg 以上の者の割合は男性29.9％、女性24.9％である。この10年間でみると、男女とも有意に減少している。

収縮期（最高）血圧の平均値の年次推移（20歳以上）（平成21～令和元年）

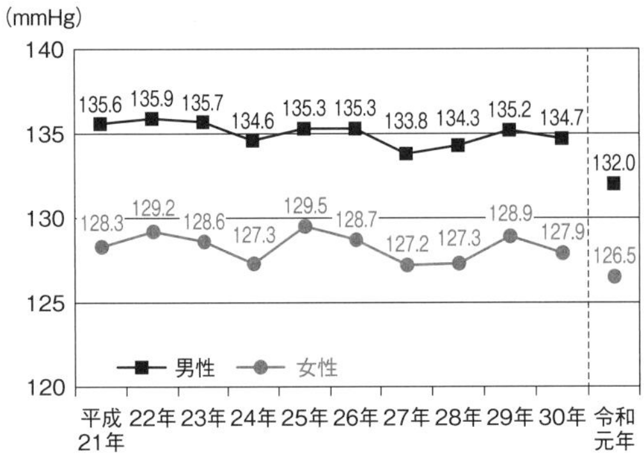

年齢調整した、収縮期（最高）血圧の平均値の年次推移（20歳以上）（平成21～令和元年）

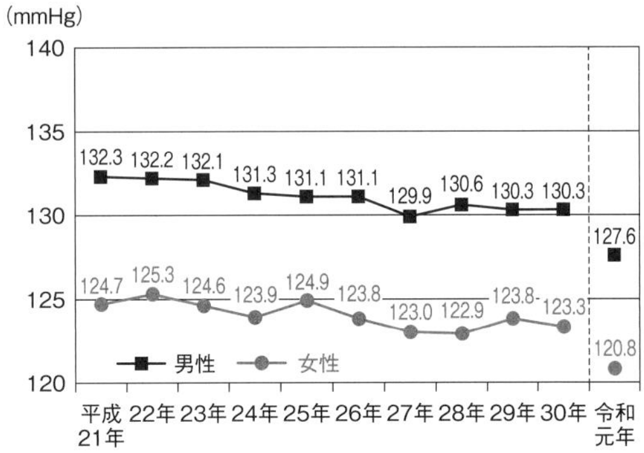

※令和元年より、水銀を使用しない血圧計を使用。

（参考）「健康日本21（第二次）」の目標
高血圧の改善（収縮期血圧の平均値の低下：40～89歳）
目標値：男性　134mmHg、女性　129mmHg

収縮期（最高）血圧が140mmHg以上の者の割合の年次推移（20歳以上）（平成21～令和元年）

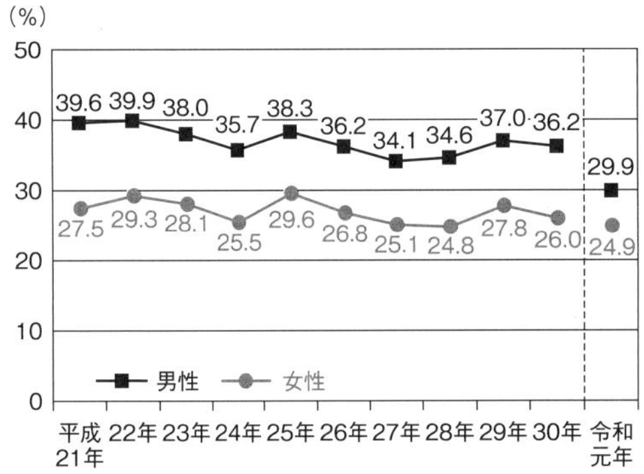

年齢調整した、収縮期（最高）血圧が140mmHg以上の者の割合の年次推移（20歳以上）（平成21～令和元年）

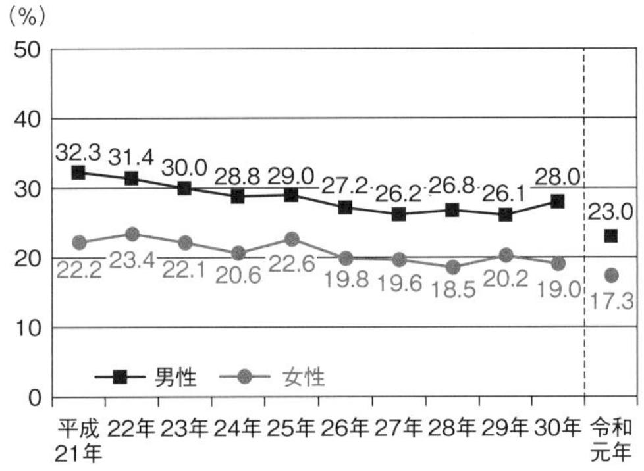

(4)　血中コレステロールに関する状況

血清総コレステロール値が240mg/dL 以上の者の割合は男性12.9%、女性22.4%である。この10年間でみると、男性では有意な増減はみられないが、女性では有意に増加している。血清 non HDL コレステロール値の平均は男性141.9mg/dL、女性145.9mg/dL である。この10年間でみると、男女とも有意な増減はみられない。

血清総コレステロールが240mg/dL 以上の者の割合の年次推移(20歳以上)(平成21～令和元年)

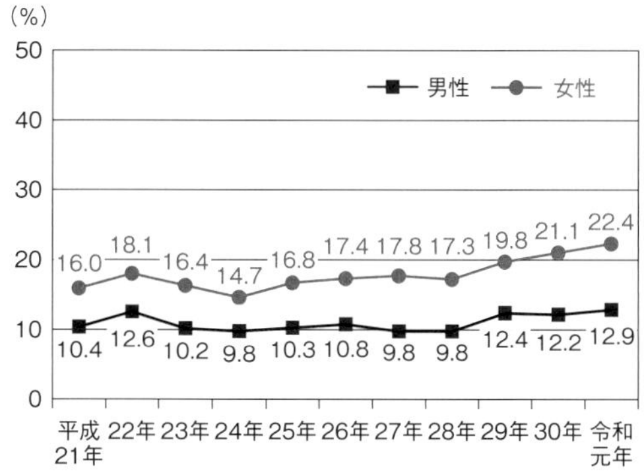

年齢調整した、血清総コレステロールが240mg/dL 以上の者の割合の年次推移(20歳以上)(平成21～令和元年)

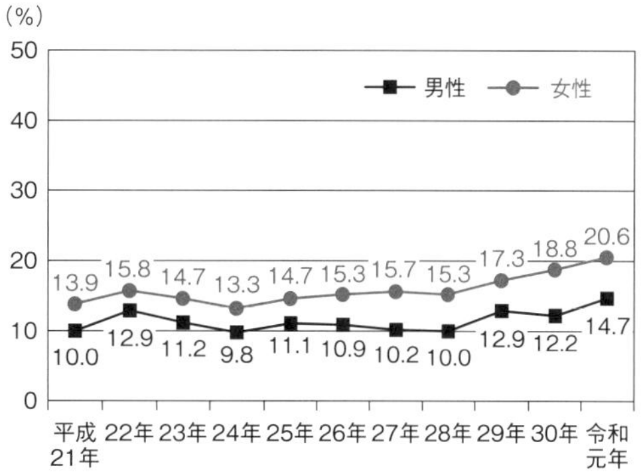

(参考)「健康日本21(第二次)」の目標
　脂質異常症の減少(40～79歳)
　　目標値：総コレステロール240mg/dL 以上の者の割合　男性　10%、女性　17%

血清 non HDL コレステロール値の平均値の年次推移(20歳以上)(平成21～令和元年)

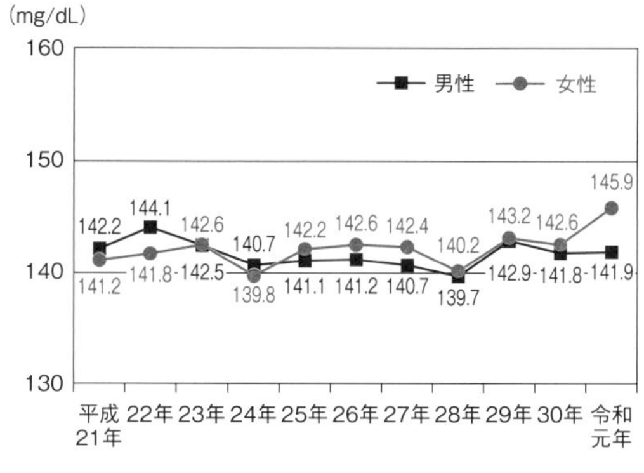

年齢調整した、血清 non HDL コレステロール値の平均値の年次推移(20歳以上)(平成21～令和元年)

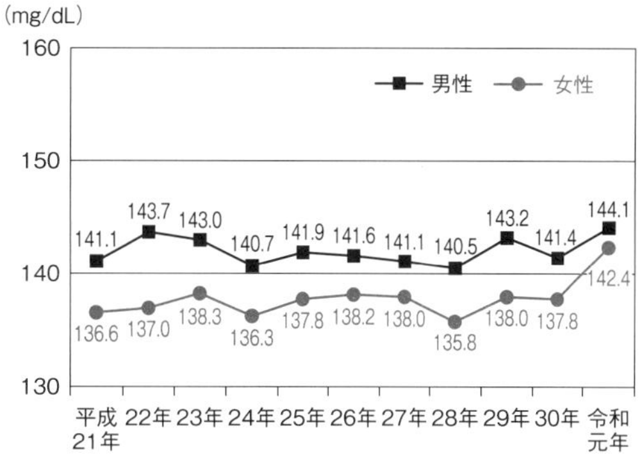

※non HDL コレステロール(mg/dL)＝総コレステロール(mg/dL)－HDL コレステロール(mg/dL)

2．栄養・食生活に関する状況

(1)　食塩摂取量の状況

食塩摂取量の平均値は10.1gであり、男性10.9g、女性9.3gである。この10年間でみると、男性では有意に減少、女性では平成21～27年は有意に減少、平成27～令和元年は有意な増減はみられない。年齢階級別にみると、男女とも60歳代で最も高い。

食塩摂取量の平均値の年次推移
(20歳以上)(平成21～令和元年)

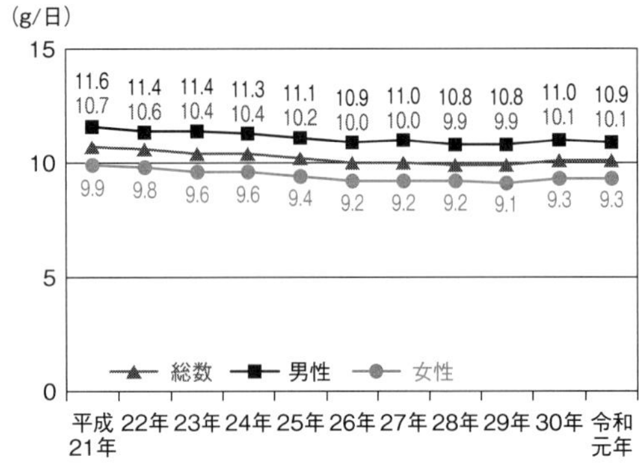

年齢調整した、食塩摂取量の平均値の年次推移
(20歳以上)(平成21～令和元年)

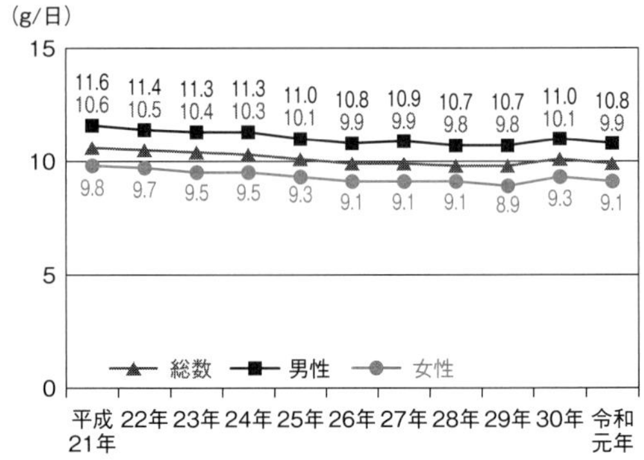

食塩摂取量の平均値(20歳以上、性・年齢階級別)

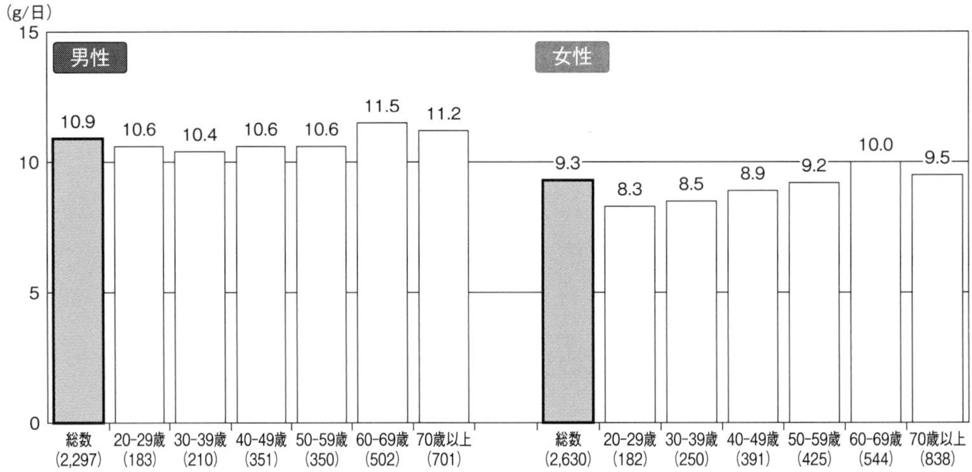

(参考)「健康日本21(第二次)」の目標
食塩摂取量の減少
目標値：１日当たりの食塩摂取量の平均値　8g

■食塩摂取量の地域差

食塩摂取量が最も多い地域は北陸で10.7g/日、最も少ない地域は四国で9.2g/日となっている。

(2)　野菜摂取量の状況

野菜摂取量の平均値は280.5gであり、男性288.3g、女性273.6gである。この10年間でみると、いずれも有意な増減はみられない。年齢階級別にみると、男女ともに20～40歳代で少なく、60歳以上で多い。

野菜摂取量の平均値の年次推移（20歳以上）（平成21～令和元年）

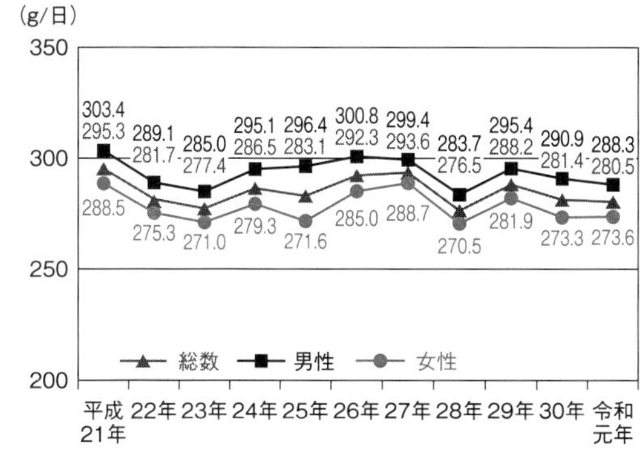

年齢調整した、野菜摂取量の平均値の年次推移（20歳以上）（平成21～令和元年）

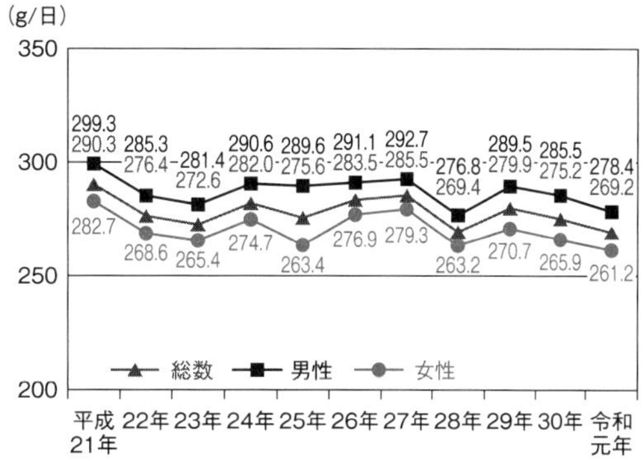

野菜摂取量の平均値（20歳以上、性・年齢階級別）

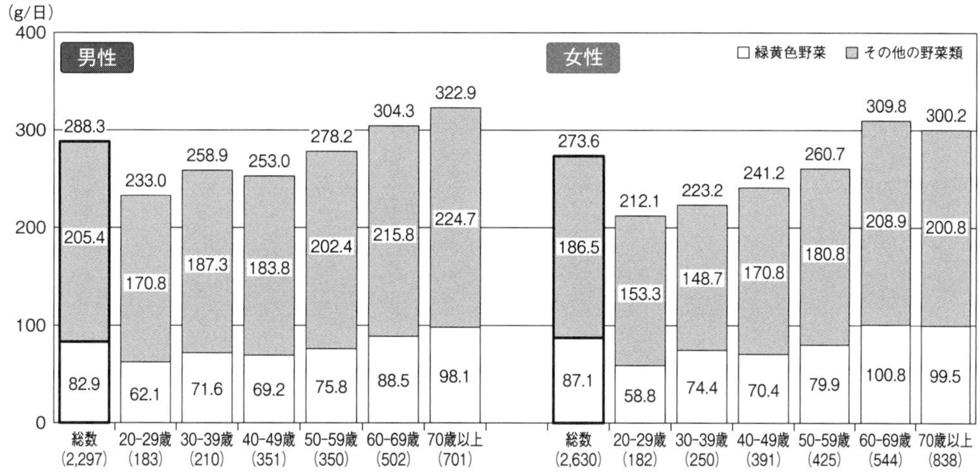

野菜の摂取量が350g以上の者の割合（%）	30.1	19.7	21.9	24.2	28.3	33.3	36.9		26.5	14.8	14.8	19.4	24.0	35.7	31.1

（参考）「健康日本21（第二次）」の目標
野菜の摂取量の増加
目標値：野菜摂取量の平均値　350g

3．身体活動・運動及び睡眠に関する状況

(1)　運動習慣者の状況

運動習慣のある者の割合は、男性で33.4%、女性で25.1%であり、この10年間でみると、男性では有意な増減はなく、女性では有意に減少している。年齢階級別にみると、その割合は、男性では40歳代、女性では30歳代で最も低く、それぞれ18.5%、9.4%である。

運動習慣のある者の割合の年次推移（20歳以上）（平成21～令和元年）

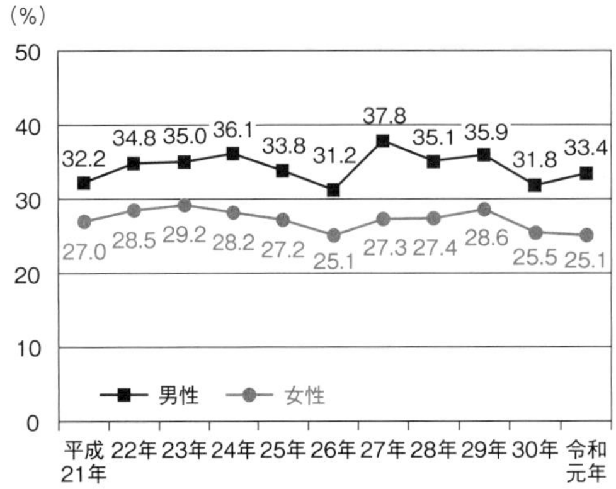

年齢調整した、運動習慣のある者の割合の年次推移（20歳以上）（平成21～令和元年）

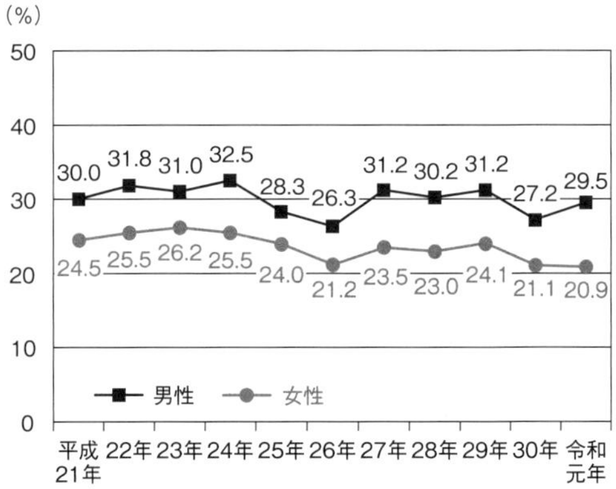

※「運動習慣のある者」とは、1回30分以上の運動を週2回以上実施し、1年以上継続している者。

運動習慣のある者の割合（20歳以上、性・年齢階級別）

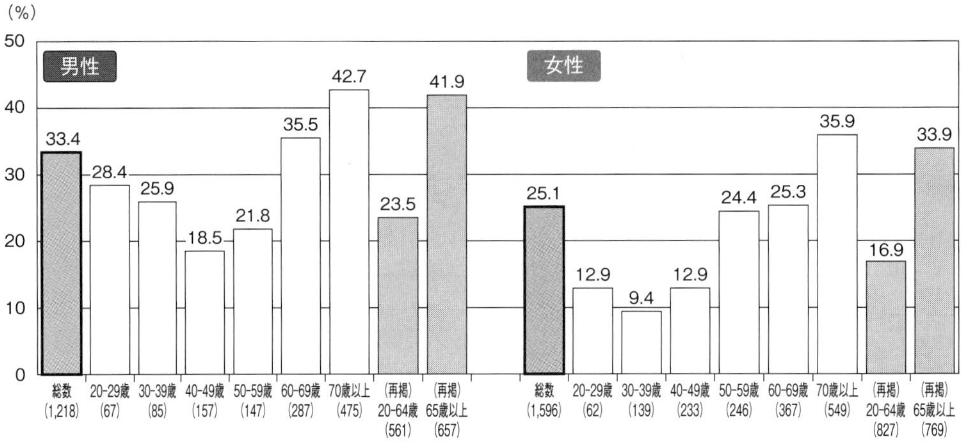

（参考）「健康日本21（第二次）」の目標
運動習慣者の割合の増加
目標値：20～64歳　男性　36%　女性　33%
65歳以上　男性　58%　女性　48%

⑵　歩数の状況

> 歩数の平均値は男性で6, 793歩、女性で5, 832歩であり、この10年間でみると、男性では有意な増減はなく、女性では有意に減少している。20～64歳の歩数は、男性7, 864歩、女性6, 685歩であり、65歳以上では男性5, 396歩、女性4, 656歩である。

歩数の平均値の年次推移（20歳以上）（平成21～令和元年）

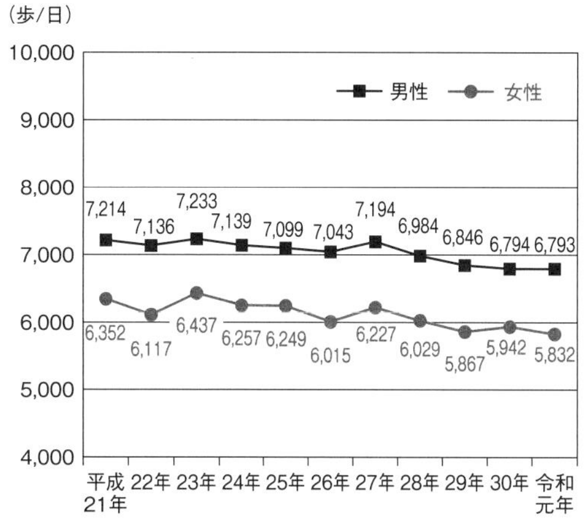

年齢調整した、歩数の平均値の年次推移（20歳以上）（平成21～令和元年）

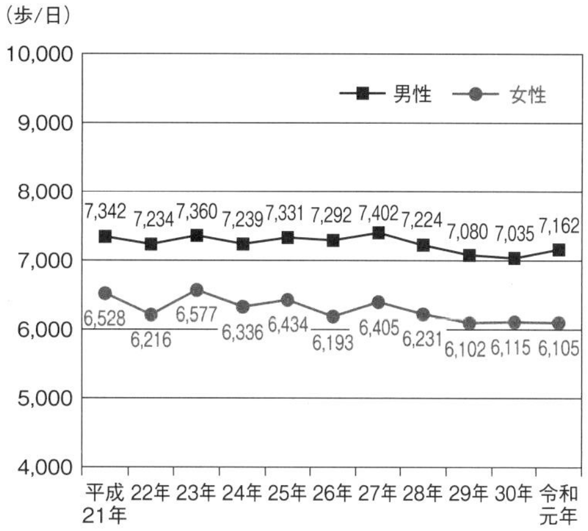

※平成24年以降は、100歩未満又は５万歩以上の者は除く。

歩数の平均値（20歳以上、性・年齢階級別）

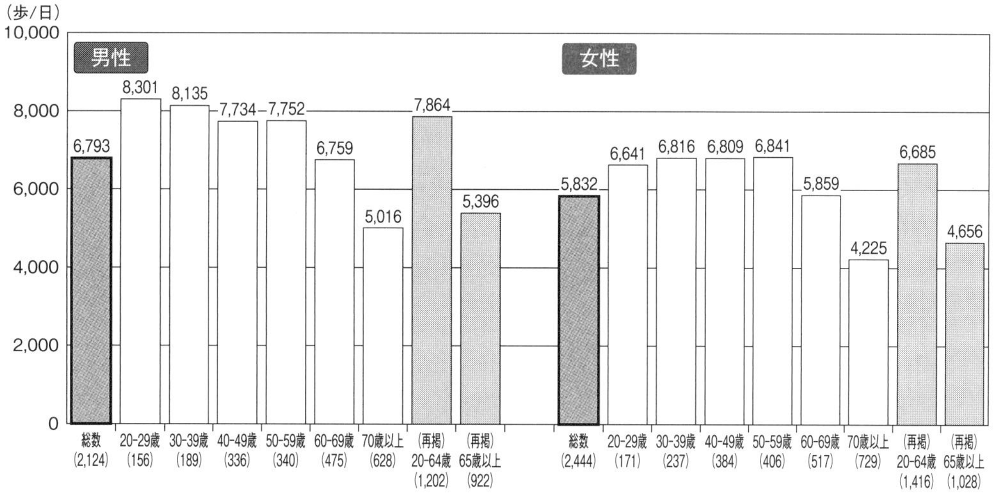

※100歩未満又は５万歩以上の者は除く。

> （参考）「健康日本21（第二次）」の目標
> 日常生活における歩数の増加
> 目標値：20～64歳　男性　9, 000歩　女性　8, 500歩
> 65歳以上　男性　7, 000歩　女性　6, 000歩

(3) 睡眠の状況

1日の平均睡眠時間は6時間以上7時間未満の割合が最も高く、男性32.7%、女性36.2%である。6時間未満の者の割合は、男性37.5%、女性40.6%であり、性・年齢階級別にみると、男性の30～50歳代、女性の40～50歳代では4割を超えている。

睡眠の質の状況について、男女ともに20～50歳代では「日中、眠気を感じた」、70歳代女性では、「夜間、睡眠途中に目が覚めて困った」と回答した者の割合が最も高かった。

睡眠の確保の妨げとなる点について、男女ともに20歳代では「就寝前に携帯電話、メール、ゲームなどに熱中すること」、30～40歳代男性では「仕事」、30歳代女性では「育児」と回答した者の割合が最も高い。

1日の平均睡眠時間(20歳以上、性・年齢階級別)

問：ここ1か月間、あなたの1日の平均睡眠時間はどのくらいでしたか。

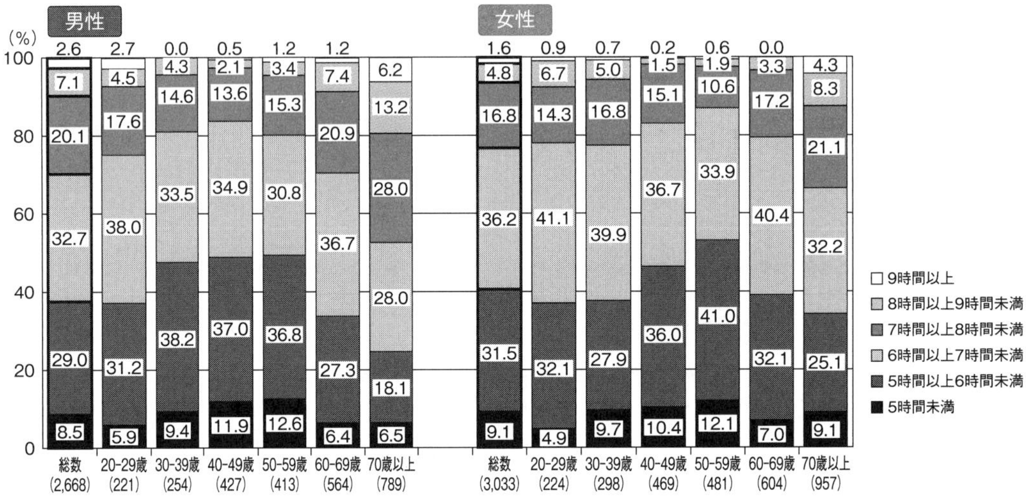

睡眠の質の状況（20歳以上、男女別）

問：睡眠の質についておたずねします。あなたはこの１か月間に、次のようなことが週３回以上ありましたか。

		総数		20～29歳		30～39歳		40～49歳		50～59歳		60～69歳		70歳以上	
		人数	%	人数	%	人数	%	人数	%	人数	%	人数	%	人数	%
男性	総数	2,667	－	220	－	254	－	427	－	413	－	564	－	789	－
	寝付き（布団に入ってから眠るまでに要する時間）に、いつもより時間がかかった	283	10.6	37	16.8	23	9.1	42	9.8	31	7.5	62	11.0	88	11.2
	夜間、睡眠途中に目が覚めて困った	677	25.4	26	11.8	44	17.3	98	23.0	96	23.2	155	27.5	258	32.7
	起きようとする時刻よりも早く目が覚め、それ以上眠れなかった	453	17.0	13	5.9	27	10.6	57	13.3	85	20.6	120	21.3	151	19.1
	睡眠時間が足りなかった	462	17.3	71	32.3	68	26.8	108	25.3	90	21.8	61	10.8	64	8.1
	睡眠全体の質に満足できなかった	576	21.6	63	28.6	64	25.2	115	26.9	112	27.1	108	19.1	114	14.4
	日中、眠気を感じた	861	32.3	89	40.5	95	37.4	139	32.6	129	31.2	171	30.3	238	30.2
	上記のようなことはなかった	851	31.9	60	27.3	85	33.5	124	29.0	119	28.8	188	33.3	275	34.9
女性	総数	3,035	－	225	－	298	－	468	－	480	－	606	－	958	－
	寝付き（布団に入ってから眠るまでに要する時間）に、いつもより時間がかかった	509	16.8	48	21.3	54	18.1	45	9.6	60	12.5	94	15.5	208	21.7
	夜間、睡眠途中に目が覚めて困った	786	25.9	39	17.3	75	25.2	90	19.2	113	23.5	157	25.9	312	32.6
	起きようとする時刻よりも早く目が覚め、それ以上眠れなかった	474	15.6	16	7.1	32	10.7	40	8.5	62	12.9	105	17.3	219	22.9
	睡眠時間が足りなかった	601	19.8	81	36.0	84	28.2	126	26.9	128	26.7	96	15.8	86	9.0
	睡眠全体の質に満足できなかった	667	22.0	66	29.3	97	32.6	124	26.5	121	25.2	121	20.0	138	14.4
	日中、眠気を感じた	1,121	36.9	105	46.7	128	43.0	197	42.1	190	39.6	195	32.2	306	31.9
	上記のようなことはなかった	910	30.0	60	26.7	76	25.5	144	30.8	144	30.0	200	33.0	286	29.9

※複数回答のため、内訳合計が100％にならない。
※網掛けは、各年代で最も多い項目。

睡眠の確保の妨げとなる点（20歳以上、男女別）

問：あなたの睡眠の確保の妨げとなっていることは何ですか。

		総数		20～29歳		30～39歳		40～49歳		50～59歳		60～69歳		70歳以上	
		人数	%	人数	%	人数	%	人数	%	人数	%	人数	%	人数	%
男性	総数	2,663	－	220	－	254	－	428	－	412	－	563	－	786	－
	仕事	610	22.9	75	34.1	107	42.1	166	38.8	148	35.9	80	14.2	34	4.3
	家事	41	1.5	2	0.9	11	4.3	13	3.0	6	1.5	7	1.2	2	0.3
	育児	45	1.7	5	2.3	17	6.7	20	4.7	2	0.5	0	0.0	1	0.1
	介護	20	0.8	0	0.0	0	0.0	2	0.5	4	1.0	5	0.9	9	1.1
	健康状態	321	12.1	13	5.9	15	5.9	36	8.4	44	10.7	72	12.8	141	17.9
	通勤・通学の所用時間	105	3.9	19	8.6	13	5.1	30	7.0	29	7.0	10	1.8	4	0.5
	睡眠環境（音、照明など）	115	4.3	13	5.9	10	3.9	21	4.9	21	5.1	21	3.7	29	3.7
	就寝前に携帯電話、メール、ゲームなどに熱中すること	324	12.2	95	43.2	68	26.8	78	18.2	44	10.7	25	4.4	14	1.8
	その他	337	12.7	21	9.5	17	6.7	50	11.7	47	11.4	93	16.5	109	13.9
	特に困っていない	1,257	47.2	57	25.9	78	30.7	141	32.9	171	41.5	314	55.8	496	63.1
女性	総数	3,034	－	225	－	298	－	469	－	481	－	603	－	958	－
	仕事	430	14.2	63	28.0	57	19.1	107	22.8	109	22.7	63	10.4	31	3.2
	家事	394	13.0	9	4.0	70	23.5	135	28.8	91	18.9	57	9.5	32	3.3
	育児	201	6.6	28	12.4	92	30.9	67	14.3	7	1.5	5	0.8	2	0.2
	介護	70	2.3	0	0.0	3	1.0	2	0.4	14	2.9	30	5.0	21	2.2
	健康状態	338	11.1	17	7.6	19	6.4	41	8.7	57	11.9	57	9.5	147	15.3
	通勤・通学の所用時間	57	1.9	24	10.7	7	2.3	13	2.8	7	1.5	5	0.8	1	0.1
	睡眠環境（音、照明など）	185	6.1	11	4.9	26	8.7	33	7.0	40	8.3	29	4.8	46	4.8
	就寝前に携帯電話、メール、ゲームなどに熱中すること	370	12.2	96	42.7	80	26.8	88	18.8	55	11.4	35	5.8	16	1.7
	その他	497	16.4	19	8.4	28	9.4	52	11.1	85	17.7	134	22.2	179	18.7
	特に困っていない	1,324	43.6	52	23.1	79	26.5	155	33.0	177	36.8	304	50.4	557	58.1

※複数回答のため、内訳合計が100％にならない。
※網掛けは、各年代で最も多い項目。

4．飲酒・喫煙に関する状況

(1)　飲酒の状況

生活習慣病のリスクを高める量を飲酒している者の割合は、男性14.9%、女性9.1%である。平成22年からの推移でみると、男性では有意な増減はなく、女性では有意に増加している。年齢階級別にみると、その割合は男性では40歳代、女性では50歳代が最も高く、それぞれ21.0%、16.8%である。

生活習慣病のリスクを高める量を飲酒している者の割合の年次比較（20歳以上、男女別）（平成22～令和元年）

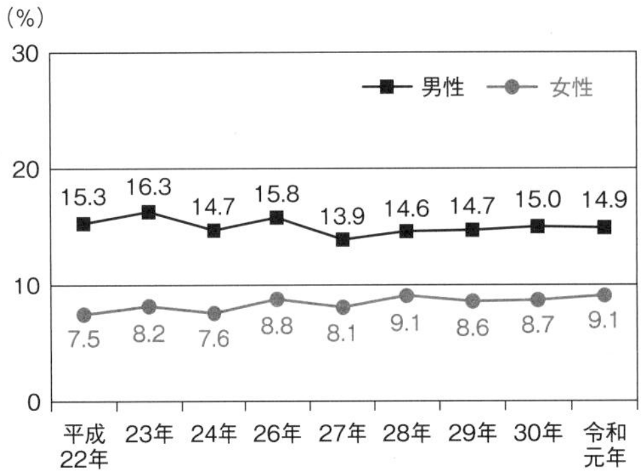

年齢調整した、生活習慣病のリスクを高める量を飲酒している者の割合の年次比較（20歳以上、男女別）（平成22～令和元年）

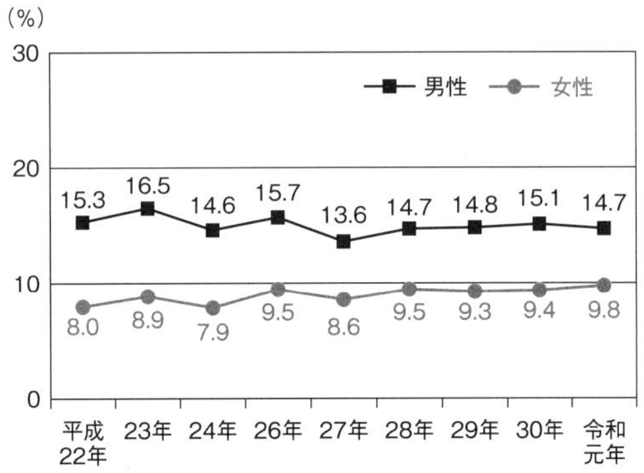

※平成25年は未実施。
※「生活習慣病のリスクを高める量を飲酒している者」とは、１日当たりの純アルコール摂取量が男性で40g以上、女性20g以上の者とし、以下の方法で算出。
①男性：「毎日×２合以上」＋「週５～６日×２合以上」＋「週３～４日×３合以上」＋「週１～２日×５合以上」＋「月１～３日×５合以上」
②女性：「毎日×１合以上」＋「週５～６日×１合以上」＋「週３～４日×１合以上」＋「週１～２日×３合以上」＋「月１～３日×５合以上」

清酒１合（180mL）は、次の量にほぼ相当する。
ビール・発泡酒中瓶１本（約500mL）、焼酎20度（135mL）、焼酎25度（110mL）、焼酎30度（80mL）、チュウハイ７度（350mL）、ウィスキーダブル１杯（60mL）、ワイン２杯（240mL）

生活習慣病のリスクを高める量を飲酒している者の割合（20歳以上、性・年齢階級別）

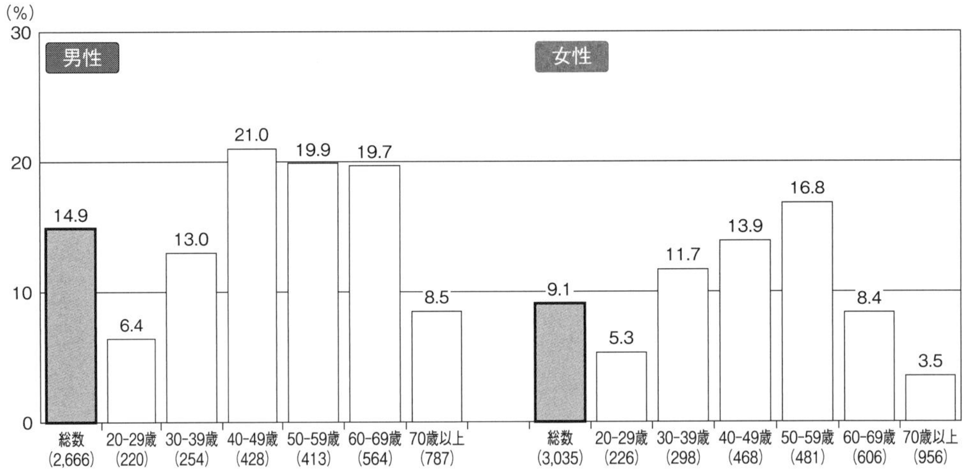

（参考）「健康日本21（第二次）」の目標
生活習慣病のリスクを高める量を飲酒している者の割合の減少
目標値：男性　13%　女性　6.4%

⑵　喫煙の状況

現在習慣的に喫煙している者の割合は16.7％であり、男性27.1％、女性7.6％である。この10年間でみると、いずれも有意に減少している。年齢階級別にみると、30～60歳代男性ではその割合が高く、３割を超えている。

現在習慣的に喫煙している者の割合の年次推移（20歳以上）（平成21～令和元年）

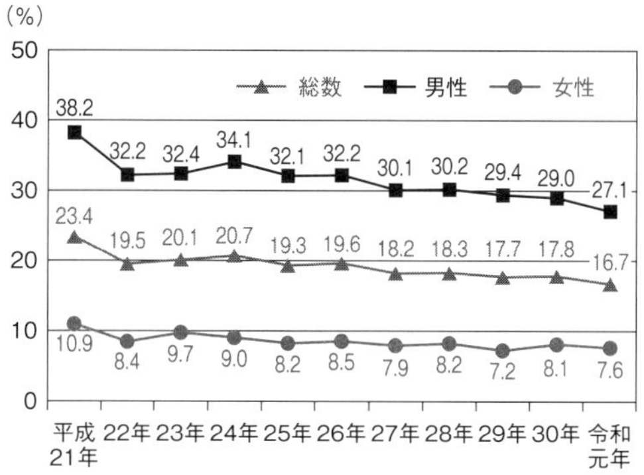

年齢調整した、現在習慣的に喫煙している者の割合の年次推移（20歳以上）（平成21～令和元年）

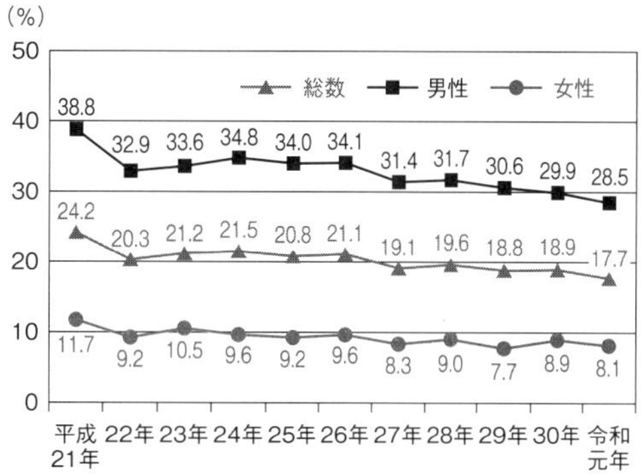

※「現在習慣的に喫煙している者」とは、たばこを「毎日吸っている」又は「時々吸う日がある」と回答した者。
なお、平成23、24年は、これまでたばこを習慣的に吸っていたことがある者のうち、「この１か月間に毎日又はときどきたばこを吸っている」と回答した者であり、平成21、22年は、合計100本以上又は６か月以上たばこを吸っている（吸っていた）者。

現在習慣的に喫煙している者の割合（20歳以上、性・年齢階級別）

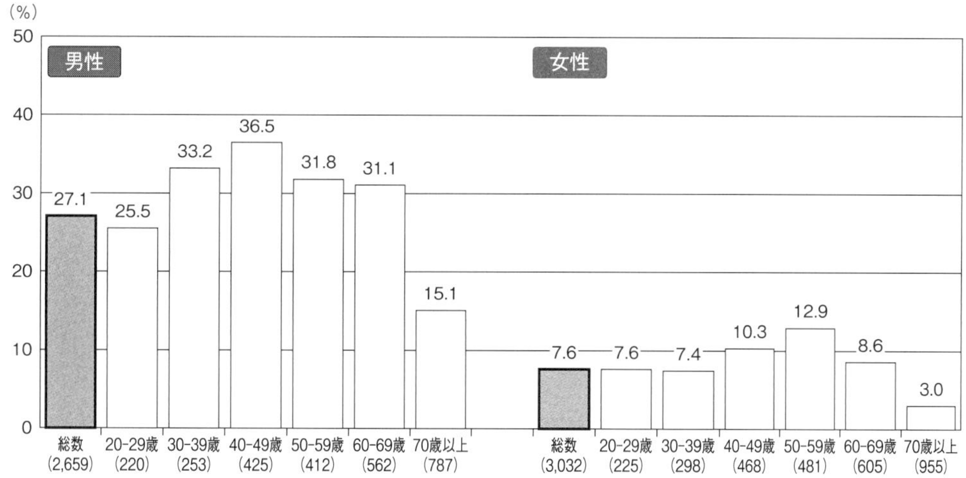

（参考）「健康日本21（第二次）」の目標
成人の喫煙率の減少（喫煙をやめたい者がやめる）
目標値：12％

現在習慣的に喫煙している者が使用しているたばこ製品の種類は、「紙巻きたばこ」の割合が男性79.0%、女性77.8%であり、「加熱式たばこ」の割合が男性27.2%、女性25.2%である。

たばこ製品の組合せについて、「紙巻きたばこのみ」「加熱式たばこのみ」「紙巻きたばこ及び加熱式たばこ」の割合は、男性では、71.8%、20.3%、6.9%であり、女性では、72.6%、20.4%、4.8%である。

現在習慣的に喫煙している者が使用しているたばこ製品の種類(20歳以上、性・年齢階級別)

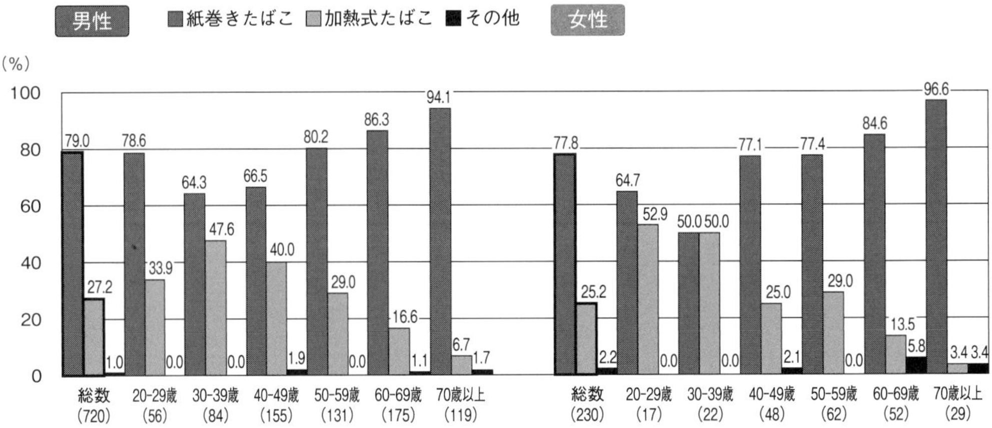

※「現在習慣的に喫煙している者」とは、たばこを「毎日吸っている」又は「時々吸う日がある」と回答した者。
※たばこ製品は、「紙巻きたばこ」、「加熱式たばこ」、「その他」の中から、複数回答可とした。

現在習慣的に喫煙している者が使用しているたばこ製品の組合せの状況(20歳以上、性・年齢階級別)

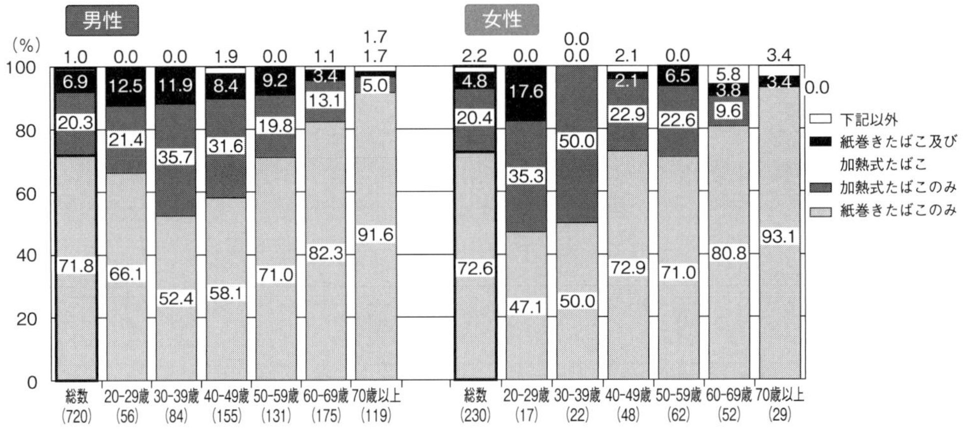

※「紙巻きたばこ及び加熱式たばこ」とは、複数回答において「紙巻きたばこ」及び「加熱式たばこ」の両方を選択した者である。

⑶　禁煙意思の有無の状況

現在習慣的に喫煙している者のうち、たばこをやめたいと思う者の割合は26.1％であり、男女別にみると男性24.6％、女性30.9％である。この10年間でみると女性では有意な増減はみられないが、男性では有意に減少している。

現在習慣的に喫煙している者におけるたばこをやめたいと思う者の割合の年次推移（20歳以上）（平成21～令和元年）

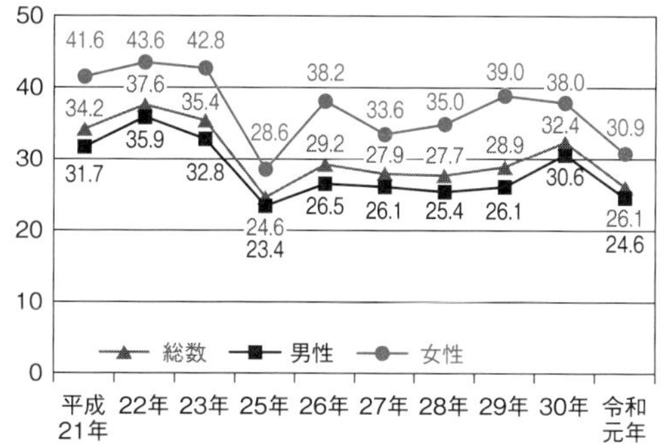

年齢調整した、現在習慣的に喫煙している者におけるたばこをやめたいと思う者の割合の年次推移（20歳以上）（平成21～令和元年）

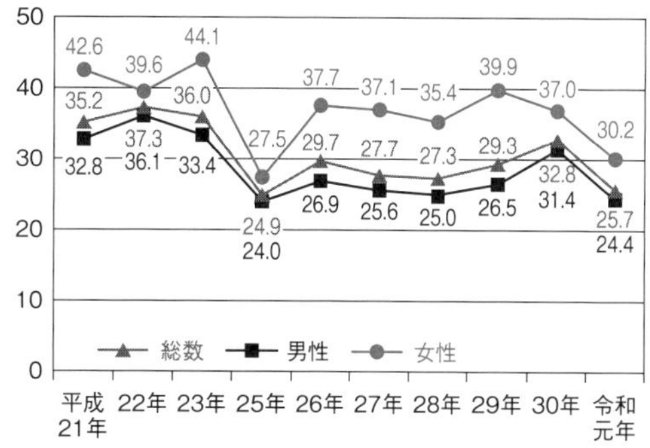

※平成24年は未実施。

現在習慣的に喫煙している者におけるたばこをやめたいと思う者の割合（20歳以上、性・年齢階級別）

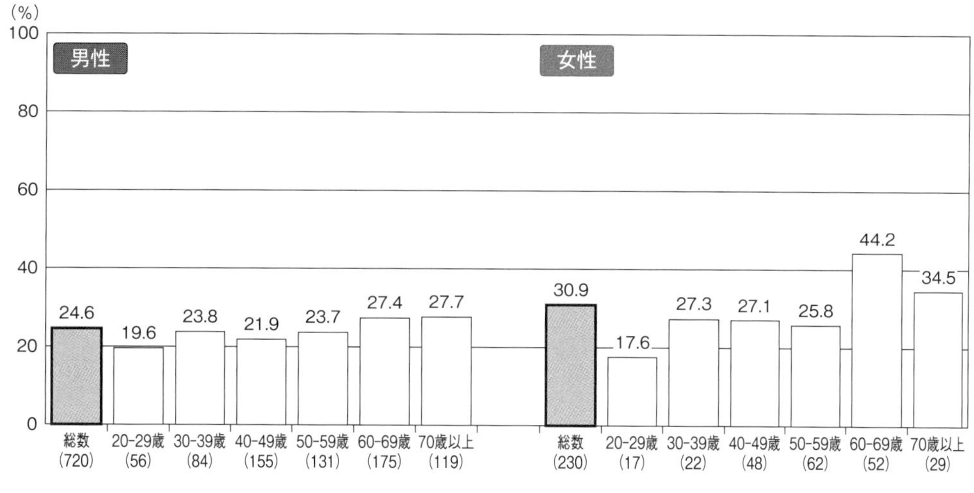

⑷　受動喫煙の状況

> 自分以外の人が吸っていたたばこの煙を吸う機会(受動喫煙)を有する者(現在喫煙者を除く)の割合について場所別にみると、「飲食店」では29.6%と最も高く、次いで「遊技場」「路上」では27.1%となっている。平成15年以降の推移でみると、全ての場所で有意に減少している。

自分以外の人が吸っていたたばこの煙を吸う機会(受動喫煙)を有する者の割合の年次比較
(20歳以上、男女計、現在喫煙者を除く)
(平成15年、20年、23年、25年、27年、28年、29年、30年、令和元年)

問：あなたはこの1か月間に、望まずに自分以外の人が吸っていたたばこの煙を吸う機会(受動喫煙)がありましたか。

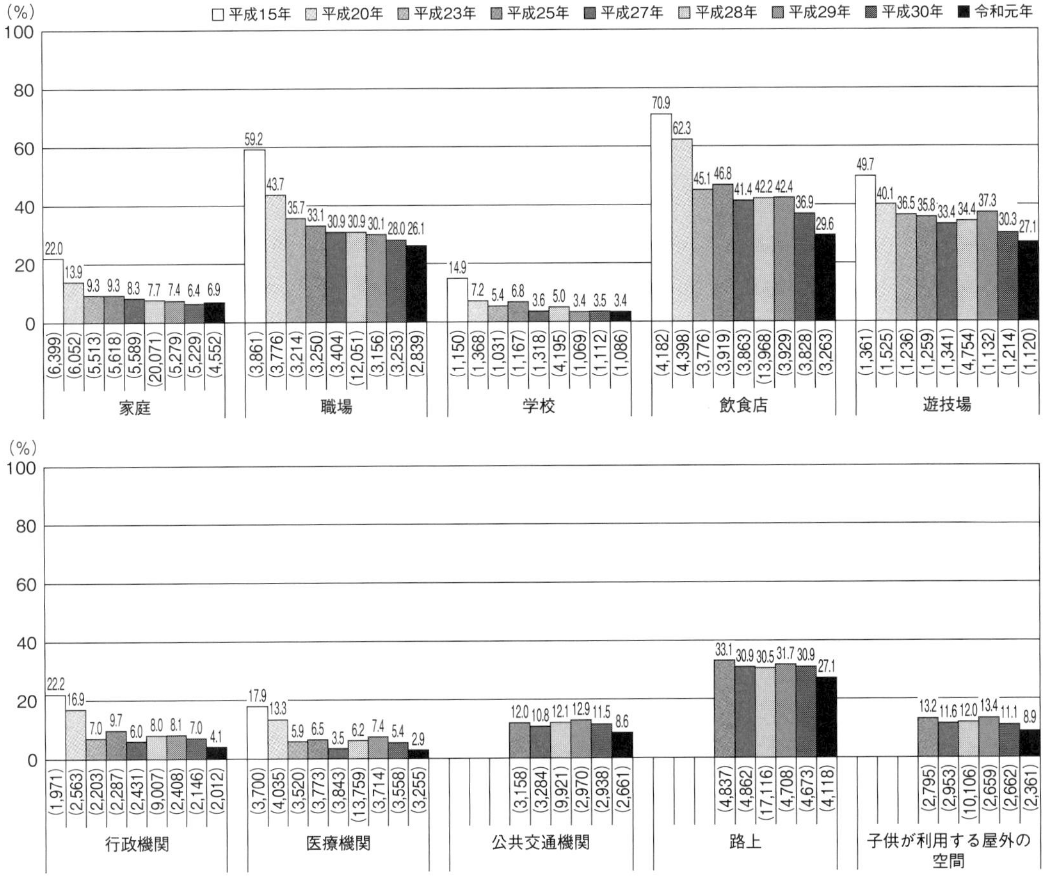

※「現在喫煙者」とは現在習慣的に喫煙している者。
※「受動喫煙の機会を有する者」とは、家庭：毎日受動喫煙の機会を有する者、その他：月1回以上受動喫煙の機会を有する者。
※学校、飲食店、遊技場などに勤務していて、その職場で受動喫煙があった場合は、「職場」欄に回答。
※屋内・屋外等、受動喫煙が生じた場所や場面は不明。

> (参考)「健康日本21(第二次)」の目標
> 望まない受動喫煙のない社会の実現

5．歯・口腔の健康に関する状況

(1)　歯・口腔の健康に関する状況

何でもかんで食べることができると回答した者の割合は、75.0％である。平成21年、25年、27年、29年、令和元年の推移をみると、有意に増加している。

食事中の様子について「左右両方の奥歯でしっかりかみしめられない」と回答した者の割合は、60歳代で45.8％、70歳以上で43.3％であり、4割を超えている。「半年前に比べて固いものが食べにくくなった」「お茶や汁物等でむせることがある」「口の渇きが気になる」者の割合は70歳以上で最も高く、それぞれ36.6％、27.2％、25.7％である。

「何でもかんで食べることができる」者の割合の年次比較（40歳以上、男女計）（平成21年、25年、27年、29年、令和元年）

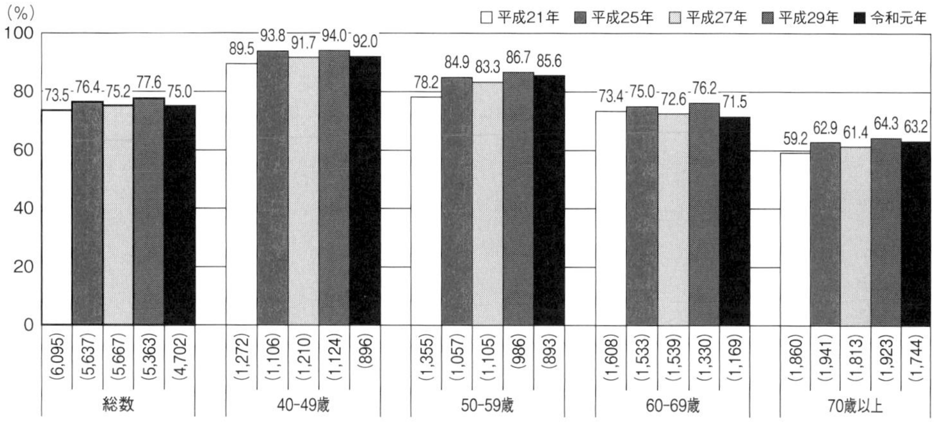

（参考）「健康日本21（第二次）」の目標
口腔機能の維持・向上（60歳代における咀嚼良好者の割合の増加）
目標値：80％

食事中の様子（20歳以上、男女計・年齢階級別）

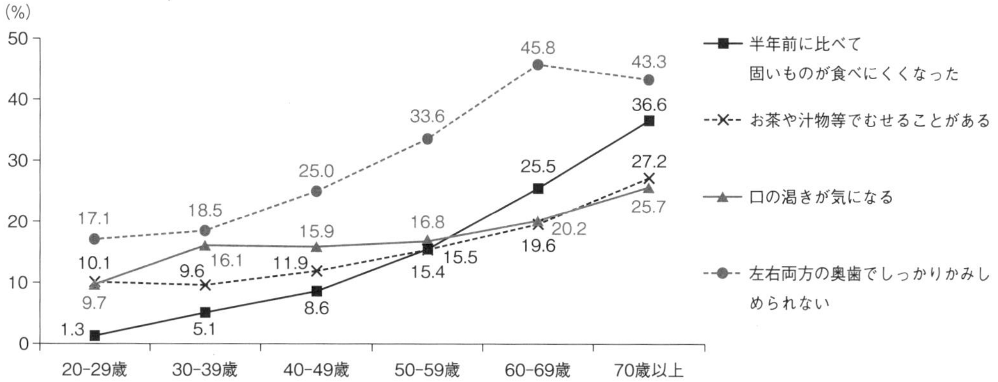

※図中の数値は、「半年前に比べて固いものが食べにくくなった」、「お茶や汁物等でむせることがある」、「口の渇きが気になる」に「はい」と回答した者、「左右両方の奥歯でしっかりかみしめられる」に「いいえ」と回答した者の割合。

■栄養素・食品群別摂取量に関する状況

1．栄養素等摂取量

栄養素等摂取量（1歳以上、男女計・年齢階級別）

（1人1日当たり平均値）

		総　数	1－6歳	7－14歳	15－19歳	20－29歳	30－39歳	40－49歳	50－59歳	60－69歳	70－79歳	80歳以上	（再掲）20歳以上	（再掲）65－74歳	（再掲）75歳以上
調査人数	人	5, 865	235	454	249	365	460	742	775	1, 046	1, 042	497	4, 927	1, 217	952
エネルギー	kcal	1, 903	1, 247	1, 945	2, 219	1, 900	1, 859	1, 939	1, 918	1, 972	1, 945	1, 750	1, 915	1, 978	1, 822
たんぱく質	g	71. 4	44. 6	71. 5	80. 6	70. 6	67. 6	72. 2	70. 2	75. 2	76. 3	65. 8	72. 2	76. 7	70. 0
うち動物性	g	40. 1	26. 0	42. 4	49. 4	41. 7	37. 8	41. 9	38. 4	41. 1	41. 9	35. 1	40. 1	42. 0	37. 9
脂質	g	61. 3	40. 6	65. 0	76. 4	64. 2	62. 8	64. 1	63. 1	62. 1	59. 9	50. 6	61. 2	62. 1	53. 6
うち動物性	g	32. 4	22. 8	36. 8	43. 0	34. 3	31. 7	34. 3	32. 2	32. 3	31. 1	26. 6	31. 9	31. 6	28. 4
飽和脂肪酸	g	18. 30	14. 04	22. 31	23. 76	19. 49	18. 69	19. 10	18. 43	17. 86	17. 17	14. 57	17. 86	17. 57	15. 56
一価不飽和脂肪酸	g	22. 50	14. 13	22. 84	29. 18	24. 20	23. 63	23. 97	23. 58	22. 71	21. 58	18. 09	22. 53	22. 58	19. 18
n－6系脂肪酸	g	10. 50	6. 23	9. 89	12. 47	10. 70	10. 80	11. 16	11. 22	10. 95	10. 39	8. 86	10. 66	11. 01	9. 18
n－3系脂肪酸	g	2. 36	1. 22	1. 94	2. 12	2. 14	2. 17	2. 23	2. 33	2. 67	2. 81	2. 33	2. 46	2. 85	2. 50
コレステロール	mg	335	188	315	430	347	324	340	331	350	355	306	340	359	320
炭水化物	g	248. 3	172. 0	260. 6	290. 4	244. 2	239. 1	245. 9	242. 3	254. 5	257. 4	244. 7	248. 7	258. 1	249. 4
食物繊維	g	18. 4	11. 0	17. 4	18. 5	16. 0	17. 0	17. 1	18. 0	20. 2	21. 2	18. 9	18. 8	21. 2	19. 6
うち水溶性	g	3. 5	2. 2	3. 4	3. 3	2. 9	3. 2	3. 2	3. 4	4. 0	4. 2	3. 6	3. 6	4. 3	3. 8
うち不溶性	g	11. 5	6. 7	10. 5	10. 7	9. 5	10. 3	10. 3	11. 1	13. 0	13. 7	12. 0	11. 8	13. 8	12. 5
ビタミンA	μgRE[*1]	534	350	513	490	449	438	504	536	600	601	575	547	614	615
ビタミンD	μg	6. 9	3. 7	5. 7	5. 6	5. 3	5. 2	5. 8	6. 0	7. 5	9. 9	7. 9	7. 2	8. 9	8. 9
ビタミンE	mg[*2]	6. 7	4. 0	6. 0	7. 0	6. 2	6. 3	6. 4	6. 8	7. 3	7. 6	6. 5	6. 9	7. 7	6. 8
ビタミンK	μg	240	130	199	226	202	224	226	242	272	284	238	250	292	249
ビタミンB_1	mg	0. 95	0. 64	1. 00	1. 08	0. 92	0. 92	0. 98	0. 91	0. 98	0. 99	0. 85	0. 95	1. 01	0. 90
ビタミンB_2	mg	1. 18	0. 80	1. 24	1. 22	1. 09	1. 05	1. 10	1. 13	1. 26	1. 33	1. 16	1. 19	1. 30	1. 24
ナイアシン当量	mg	30. 7	17. 7	28. 7	33. 6	29. 6	29. 5	31. 9	30. 6	32. 9	32. 9	28. 0	31. 3	33. 4	29. 9
ビタミンB_6	mg	1. 18	0. 73	1. 08	1. 20	1. 02	1. 04	1. 12	1. 13	1. 29	1. 38	1. 18	1. 20	1. 37	1. 26
ビタミンB_{12}	μg	6. 3	3. 5	5. 8	4. 7	5. 4	5. 2	5. 2	5. 8	7. 3	8. 1	6. 8	6. 5	7. 6	7. 9
葉酸	μg	289	153	234	253	231	242	260	290	331	353	321	302	351	333
パントテン酸	mg	5. 65	4. 02	6. 14	6. 25	5. 29	5. 18	5. 46	5. 44	5. 93	6. 12	5. 38	5. 65	6. 14	5. 66
ビタミンC	mg	94	52	68	78	62	65	75	85	111	132	118	99	127	122
ナトリウム	mg	3, 828	2, 027	3, 381	3, 779	3, 718	3, 684	3, 817	3, 863	4, 216	4, 179	3, 739	3, 958	4, 226	3, 923
食塩相当量	g[*3]	9. 7	5. 2	8. 6	9. 6	9. 4	9. 4	9. 7	9. 8	10. 7	10. 6	9. 5	10. 1	10. 7	10. 0
食塩相当量	g/1, 000kcal	5. 2	4. 1	4. 5	4. 5	5. 1	5. 1	5. 1	5. 3	5. 6	5. 6	5. 5	5. 4	5. 5	5. 6
カリウム	mg	2, 299	1, 503	2, 229	2, 174	1, 912	1, 990	2, 145	2, 215	2, 548	2, 704	2, 365	2, 350	2, 708	2, 479
カルシウム	mg	505	416	639	480	435	401	442	472	536	579	509	498	563	540
マグネシウム	mg	247	150	226	226	209	219	234	248	277	286	249	255	288	263
リン	mg	1, 007	685	1, 077	1, 087	952	911	980	978	1, 067	1, 096	955	1, 012	1, 097	1, 009
鉄	mg	7. 6	4. 2	6. 5	7. 4	6. 8	6. 8	7. 1	7. 6	8. 6	8. 9	7. 8	7. 9	8. 9	8. 2
亜鉛	mg	8. 4	5. 4	8. 9	10. 1	8. 5	8. 1	8. 5	8. 3	8. 6	8. 5	7. 7	8. 4	8. 7	7. 9
銅	mg	1. 12	0. 68	1. 06	1. 17	1. 02	1. 05	1. 06	1. 11	1. 21	1. 26	1. 13	1. 14	1. 25	1. 17
脂肪エネルギー比率	%[*4]	28. 6	28. 7	29. 8	30. 5	30. 2	30. 2	29. 4	29. 2	28. 0	27. 2	25. 5	28. 4	27. 8	26. 0
炭水化物エネルギー比率	%[*4,5]	56. 3	57. 1	55. 3	54. 9	54. 7	55. 1	55. 6	56. 1	56. 5	57. 0	59. 4	56. 4	56. 6	58. 6
動物性たんぱく質比率	%[*4]	54. 3	56. 5	58. 4	59. 1	57. 5	54. 0	55. 8	52. 6	53. 0	53. 0	51. 2	53. 6	53. 0	52. 1
穀類エネルギー比率	%[*4]	39. 5	38. 9	40. 5	43. 2	43. 1	42. 0	41. 2	39. 5	37. 1	37. 0	40. 0	39. 3	36. 2	39. 3

＊1　RE：レチノール当量　　＊2　α－トコフェロール量（α－トコフェロール以外のビタミンEは含んでいない）
＊3　食塩相当量＝ナトリウム量（mg）×2. 54/1, 000で算出。
＊4　これらの比率は個々人の計算値を平均したものである。
＊5　炭水化物エネルギー比率＝100－たんぱく質エネルギー比率－脂肪エネルギー比率で算出。

栄養素等摂取量（1歳以上、男性・年齢階級別）

（1人1日当たり平均値）

	総　数	1－6歳	7－14歳	15－19歳	20－29歳	30－39歳	40－49歳	50－59歳	60－69歳	70－79歳	80歳以上	（再掲）20歳以上	（再掲）65－74歳	（再掲）75歳以上
調査人数　人	2, 782	105	250	130	183	210	351	350	502	502	199	2, 297	590	421
エネルギー　kcal	2, 118	1, 304	2, 047	2, 515	2, 199	2, 081	2, 172	2, 188	2, 177	2, 131	1, 944	2, 141	2, 168	2, 008
たんぱく質　g	77. 7	47. 2	74. 3	88. 7	80. 1	74. 8	79. 2	77. 5	80. 6	81. 6	71. 8	78. 8	81. 6	75. 9
うち動物性　g	44. 1	28. 0	43. 9	54. 3	47. 9	42. 2	46. 7	42. 8	44. 8	45. 2	38. 3	44. 3	45. 0	41. 5
脂質　g	66. 4	43. 2	67. 4	84. 4	72. 9	68. 0	69. 7	70. 1	66. 2	63. 6	53. 1	66. 3	65. 6	56. 4
うち動物性　g	35. 7	25. 1	38. 1	48. 9	39. 5	35. 1	37. 4	36. 1	35. 5	34. 0	28. 2	35. 2	34. 4	30. 6
飽和脂肪酸　g	19. 68	14. 92	23. 27	26. 31	21. 90	19. 64	20. 34	20. 10	18. 88	18. 19	15. 27	19. 14	18. 54	16. 28
一価不飽和脂肪酸　g	24. 60	15. 13	23. 64	32. 46	27. 71	25. 90	26. 43	26. 59	24. 50	23. 09	18. 83	24. 70	24. 08	20. 23
n－6系脂肪酸　g	11. 38	6. 54	10. 23	13. 45	12. 27	12. 10	12. 34	12. 46	11. 64	10. 96	9. 24	11. 61	11. 55	9. 61
n－3系脂肪酸　g	2. 55	1. 31	1. 99	2. 28	2. 45	2. 35	2. 44	2. 60	2. 84	3. 01	2. 53	2. 68	3. 00	2. 73
コレステロール　mg	361	206	324	474	399	346	361	360	378	378	314	366	380	336
炭水化物　g	274. 6	177. 5	277. 2	335. 2	286. 1	269. 1	274. 3	273. 9	274. 5	277. 9	271. 5	275. 3	278. 5	272. 3
食物繊維　g	19. 4	11. 5	18. 1	20. 0	17. 5	18. 3	18. 3	19. 4	20. 6	21. 9	20. 3	19. 9	21. 6	20. 9
うち水溶性　g	3. 6	2. 3	3. 5	3. 4	3. 0	3. 3	3. 3	3. 6	3. 9	4. 3	3. 8	3. 7	4. 2	4. 0
うち不溶性　g	11. 8	7. 1	10. 8	11. 2	10. 1	10. 9	10. 7	11. 7	12. 9	14. 0	12. 7	12. 2	13. 7	13. 2
ビタミンA　μgRE[*1]	552	356	532	529	451	474	555	528	596	612	642	564	594	664
ビタミンD　μg	7. 4	4. 1	5. 6	5. 9	5. 9	5. 5	6. 4	6. 8	7. 9	10. 9	8. 6	7. 9	9. 5	10. 1
ビタミンE　mg[*2]	7. 0	4. 2	6. 0	7. 3	6. 9	6. 6	6. 7	7. 1	7. 5	7. 8	6. 8	7. 2	7. 9	7. 0
ビタミンK　μg	246	132	196	237	198	228	234	245	274	302	255	258	297	270
ビタミンB_1　mg	1. 03	0. 68	1. 06	1. 17	1. 07	1. 02	1. 09	1. 00	1. 03	1. 05	0. 93	1. 03	1. 05	0. 97
ビタミンB_2　mg	1. 24	0. 85	1. 30	1. 32	1. 20	1. 10	1. 16	1. 19	1. 30	1. 39	1. 25	1. 25	1. 34	1. 31
ナイアシン当量　mg	33. 6	18. 6	29. 8	36. 8	33. 6	33. 0	35. 4	33. 9	35. 6	35. 4	31. 0	34. 5	35. 8	32. 9
ビタミンB_6　mg	1. 26	0. 77	1. 12	1. 31	1. 12	1. 13	1. 25	1. 23	1. 36	1. 46	1. 31	1. 30	1. 43	1. 38
ビタミンB_{12}　μg	6. 9	4. 4	5. 9	4. 9	6. 5	5. 3	5. 9	6. 3	8. 2	8. 8	7. 7	7. 3	8. 3	8. 8
葉酸　μg	295	159	237	260	237	253	275	297	335	359	335	310	350	345
パントテン酸　mg	6. 05	4. 26	6. 40	6. 85	5. 92	5. 54	5. 91	5. 83	6. 21	6. 48	5. 92	6. 05	6. 40	6. 12
ビタミンC　mg	91	56	69	75	62	66	76	82	102	128	121	96	117	124
ナトリウム　mg	4, 144	2, 108	3, 515	4, 080	4, 157	4, 085	4, 171	4, 180	4, 521	4, 535	4, 045	4, 309	4, 578	4, 231
食塩相当量　g[*3]	10. 5	5. 4	8. 9	10. 4	10. 6	10. 4	10. 6	10. 6	11. 5	11. 5	10. 3	10. 9	11. 6	10. 8
食塩相当量　g/1, 000kcal	5. 1	4. 1	4. 4	4. 2	4. 9	5. 1	5. 0	4. 9	5. 4	5. 5	5. 4	5. 2	5. 5	5. 5
カリウム　mg	2, 387	1, 588	2, 307	2, 280	2, 080	2, 100	2, 269	2, 290	2, 569	2, 764	2, 536	2, 439	2, 724	2, 621
カルシウム　mg	517	446	676	504	462	395	442	471	533	585	537	503	558	561
マグネシウム　mg	261	158	236	239	227	236	251	265	286	298	269	270	297	280
リン　mg	1, 079	728	1, 128	1, 181	1, 066	981	1, 052	1, 053	1, 127	1, 157	1, 032	1, 084	1, 151	1, 081
鉄　mg	8. 0	4. 5	6. 7	7. 9	7. 4	7. 2	7. 6	8. 1	8. 8	9. 2	8. 3	8. 3	9. 1	8. 7
亜鉛　mg	9. 2	5. 7	9. 3	11. 4	9. 8	9. 1	9. 4	9. 2	9. 3	9. 1	8. 3	9. 2	9. 3	8. 5
銅　mg	1. 20	0. 71	1. 11	1. 29	1. 14	1. 15	1. 15	1. 21	1. 27	1. 32	1. 22	1. 23	1. 31	1. 25
脂肪エネルギー比率　%[*4]	27. 8	29. 2	29. 5	29. 8	29. 5	29. 0	28. 4	28. 3	27. 1	26. 3	24. 3	27. 4	26. 9	24. 8
炭水化物エネルギー比率　%[*4,5]	57. 5	56. 4	55. 9	56. 0	55. 8	56. 5	56. 9	57. 4	58. 0	58. 4	60. 8	57. 8	58. 1	60. 0
動物性たんぱく質比率　%[*4]	55. 0	57. 2	58. 1	59. 1	58. 0	54. 3	56. 7	53. 3	54. 1	53. 3	51. 4	54. 3	53. 4	52. 5
穀類エネルギー比率　%[*4]	41. 1	38. 8	41. 3	45. 8	45. 6	44. 7	42. 4	41. 6	38. 9	38. 4	40. 8	41. 0	38. 2	40. 2

＊1　RE：レチノール当量　　＊2　α－トコフェロール量（α－トコフェロール以外のビタミンEは含んでいない）
＊3　食塩相当量＝ナトリウム量（mg）×2. 54/1, 000で算出。
＊4　これらの比率は個々人の計算値を平均したものである。
＊5　炭水化物エネルギー比率＝100－たんぱく質エネルギー比率－脂肪エネルギー比率で算出。

栄養素等摂取量（1歳以上、女性・年齢階級別）

（1人1日当たり平均値）

		総　数	1－6歳	7－14歳	15－19歳	20－29歳	30－39歳	40－49歳	50－59歳	60－69歳	70－79歳	80歳以上	（再掲）20歳以上	（再掲）65－74歳	（再掲）75歳以上	（再掲）妊婦	（再掲）授乳婦
調査人数	人	3,083	130	204	119	182	250	391	425	544	540	298	2,630	627	531	16	33
エネルギー	kcal	1,709	1,201	1,820	1,896	1,600	1,673	1,729	1,695	1,784	1,771	1,620	1,717	1,798	1,674	1,739	1,799
たんぱく質	g	65.7	42.5	68.1	71.8	61.1	61.6	65.9	64.1	70.2	71.4	61.8	66.4	72.1	65.3	65.0	64.9
うち動物性	g	36.5	24.4	40.5	44.1	35.4	34.1	37.7	34.8	37.6	38.9	32.9	36.4	39.1	35.1	38.7	35.7
脂質	g	56.7	38.5	62.1	67.7	55.5	58.5	59.1	57.5	58.3	56.4	49.0	56.7	58.7	51.3	60.1	64.1
うち動物性	g	29.3	21.0	35.1	36.5	29.2	28.9	31.6	29.0	29.3	28.4	25.5	28.9	29.1	26.7	30.9	33.8
飽和脂肪酸	g	17.05	13.33	21.13	20.98	17.07	17.89	17.98	17.05	16.93	16.22	14.11	16.74	16.66	14.98	18.54	21.14
一価不飽和脂肪酸	g	20.60	13.32	21.86	25.60	20.67	21.72	21.77	21.10	21.07	20.18	17.59	20.63	21.16	18.35	20.87	23.58
n－6系脂肪酸	g	9.71	5.98	9.48	11.40	9.13	9.70	10.10	10.21	10.32	9.86	8.60	9.84	10.50	8.83	10.44	9.77
n－3系脂肪酸	g	2.18	1.14	1.88	1.94	1.82	2.01	2.05	2.11	2.51	2.61	2.20	2.27	2.71	2.33	2.67	1.82
コレステロール	mg	312	174	304	381	295	305	322	308	324	334	300	317	339	306	270	329
炭水化物	g	224.6	167.5	240.2	241.4	202.1	213.9	220.4	216.2	236.1	238.3	226.9	225.5	238.8	231.2	226.8	232.5
食物繊維	g	17.5	10.6	16.6	17.0	14.6	15.9	16.0	16.8	19.8	20.5	18.0	18.0	20.9	18.6	15.3	16.1
うち水溶性	g	3.5	2.1	3.2	3.1	2.8	3.1	3.1	3.3	4.0	4.2	3.5	3.6	4.3	3.7	3.0	3.0
うち不溶性	g	11.2	6.4	10.1	10.2	8.8	9.9	10.0	10.7	13.0	13.5	11.5	11.5	13.9	12.0	9.2	9.9
ビタミンA	μgRE*1	518	345	491	446	447	409	458	543	604	591	530	532	632	577	473	419
ビタミンD	μg	6.4	3.4	5.8	5.3	4.6	4.9	5.3	5.4	7.1	9.0	7.4	6.6	8.3	8.1	4.0	4.0
ビタミンE	mg*2	6.5	3.8	5.9	6.6	5.4	6.1	6.0	6.6	7.2	7.4	6.3	6.6	7.6	6.6	7.6	5.9
ビタミンK	μg	235	128	204	215	207	220	219	239	270	268	227	243	288	233	237	209
ビタミンB_1	mg	0.87	0.62	0.94	0.98	0.77	0.83	0.89	0.83	0.93	0.94	0.80	0.88	0.97	0.84	0.90	0.87
ビタミンB_2	mg	1.12	0.76	1.18	1.11	0.97	1.00	1.05	1.09	1.21	1.27	1.11	1.13	1.26	1.18	1.05	1.08
ナイアシン当量	mg	28.0	16.9	27.4	30.1	25.6	26.6	28.6	27.9	30.3	30.5	26.0	28.6	31.2	27.5	27.6	27.3
ビタミンB_6	mg	1.09	0.69	1.03	1.09	0.91	0.96	1.01	1.05	1.23	1.30	1.09	1.12	1.31	1.16	1.07	0.97
ビタミンB_{12}	μg	5.7	2.7	5.8	4.4	4.3	5.0	4.5	5.4	6.5	7.5	6.2	5.9	6.9	7.2	4.9	4.9
葉酸	μg	283	148	230	245	226	233	247	284	328	348	311	295	351	324	243	220
パントテン酸	mg	5.28	3.83	5.83	5.60	4.65	4.87	5.06	5.12	5.68	5.79	5.02	5.30	5.89	5.30	5.49	5.20
ビタミンC	mg	96	49	66	81	62	65	74	88	118	135	116	101	136	120	83	55
ナトリウム	mg	3,544	1,962	3,216	3,451	3,277	3,347	3,499	3,602	3,934	3,847	3,534	3,651	3,894	3,679	3,007	3,209
食塩相当量	g*3	9.0	5.0	8.2	8.8	8.3	8.5	8.9	9.2	10.0	9.8	9.0	9.3	9.9	9.3	7.6	8.2
食塩相当量	g/1,000kcal	5.4	4.2	4.6	4.7	5.3	5.2	5.2	5.5	5.8	5.6	5.6	5.5	5.6	5.7	4.3	4.6
カリウム	mg	2,220	1,435	2,133	2,060	1,743	1,896	2,033	2,153	2,529	2,648	2,250	2,273	2,694	2,367	2,108	1,864
カルシウム	mg	494	391	594	454	408	406	441	472	539	574	490	494	567	525	456	462
マグネシウム	mg	235	143	214	213	192	205	219	233	269	275	236	242	280	249	205	212
リン	mg	942	650	1,014	985	837	852	916	917	1,012	1,040	903	948	1,046	952	914	903
鉄	mg	7.3	4.0	6.3	7.0	6.2	6.4	6.7	7.2	8.4	8.6	7.4	7.5	8.8	7.8	6.7	6.5
亜鉛	mg	7.7	5.2	8.3	8.6	7.3	7.3	7.8	7.5	8.0	8.0	7.2	7.7	8.1	7.5	8.0	8.2
銅	mg	1.04	0.66	1.00	1.05	0.90	0.96	0.98	1.03	1.15	1.19	1.06	1.07	1.20	1.11	1.02	0.97
脂肪エネルギー比率	%*4	29.3	28.2	30.2	31.3	30.9	31.1	30.3	29.9	28.9	28.1	26.4	29.2	28.7	26.9	30.8	30.8
炭水化物エネルギー比率	%*4,5	55.3	57.7	54.6	53.6	53.6	54.0	54.4	54.9	55.2	55.8	58.5	55.3	55.2	57.5	54.1	54.7
動物性たんぱく質比率	%*4	53.8	56.0	58.7	59.2	56.9	53.7	54.9	52.1	52.0	52.8	51.0	53.0	52.6	51.7	58.5	53.1
穀類エネルギー比率	%*4	38.1	39.0	39.6	40.4	40.6	39.8	40.2	37.8	35.5	35.7	39.5	37.8	34.3	38.6	38.6	43.9

＊1　RE：レチノール当量　　＊2　α－トコフェロール量（α－トコフェロール以外のビタミンEは含んでいない）
＊3　食塩相当量＝ナトリウム量（mg）×2.54/1,000で算出。
＊4　これらの比率は個々人の計算値を平均したものである。
＊5　炭水化物エネルギー比率＝100－たんぱく質エネルギー比率－脂肪エネルギー比率で算出。

2．食品群別摂取量

食品群別摂取量（1歳以上、性・年齢階級別）

（g、1人1日当たり平均値）

		総数	1－6歳	7－14歳	15－19歳	20－29歳	30－39歳	40－49歳	50－59歳	60－69歳	70－79歳	80歳以上	（再掲）20歳以上	（再掲）65－74歳	（再掲）75歳以上
総数	調査人数（人）	5,865	235	454	249	365	460	742	775	1,046	1,042	497	4,927	1,217	952
	穀類	410.7	257.9	429.1	524.4	448.8	432.4	433.6	413.1	401.7	388.7	388.1	410.5	390.6	391.7
	いも類	50.2	36.1	52.9	61.3	41.3	42.5	48.2	42.6	51.1	61.3	51.9	50.0	60.6	53.8
	砂糖・甘味料類	6.3	4.0	5.7	6.1	5.8	5.5	5.9	6.0	6.7	7.3	7.4	6.5	7.3	7.3
	豆類	60.6	31.0	43.9	40.8	46.8	44.8	51.7	64.6	76.7	76.1	65.1	64.6	77.7	68.9
	種実類	2.5	1.5	1.7	1.3	1.3	2.9	2.1	3.0	3.2	3.2	2.2	2.7	3.4	2.5
	野菜類	269.8	129.0	241.1	243.4	222.6	239.5	246.8	268.6	307.1	323.1	284.2	280.5	330.0	291.8
	緑黄色野菜	81.8	45.3	71.3	69.9	60.5	73.2	69.8	78.0	94.9	103.9	88.4	85.1	105.4	92.0
	果実類	96.4	93.2	73.9	66.3	46.9	43.9	55.2	70.6	118.6	159.4	141.7	100.2	143.9	149.8
	きのこ類	16.9	8.3	14.6	13.9	14.2	15.8	15.1	15.1	22.4	19.6	16.4	17.7	21.7	16.8
	藻類	9.9	5.8	5.8	7.7	7.0	8.0	8.8	10.5	11.4	12.5	12.8	10.6	12.4	12.1
	魚介類	64.1	29.7	45.2	43.3	50.8	50.8	52.8	59.2	77.7	88.9	73.8	68.5	85.0	82.9
	肉類	103.0	63.1	110.1	168.3	130.7	116.1	130.3	106.9	94.5	81.5	66.5	101.0	87.5	71.3
	卵類	40.4	19.6	33.5	54.7	38.9	37.7	40.4	40.1	43.7	44.5	38.4	41.4	45.8	38.8
	乳類	131.2	211.7	302.7	149.1	111.9	77.5	96.0	101.3	117.3	127.8	127.5	110.7	121.0	130.1
	油脂類	11.2	6.4	9.0	15.3	12.4	12.3	12.8	12.1	11.4	10.3	8.8	11.4	11.3	9.0
	菓子類	25.7	23.5	35.9	34.6	21.9	26.5	22.6	24.3	25.2	25.1	24.3	24.4	27.1	22.8
	嗜好飲料類	618.5	235.6	315.5	442.3	523.4	629.6	702.9	727.8	753.5	662.2	551.3	673.5	706.3	596.6
	調味料・香辛料類	62.5	32.4	53.1	59.1	63.5	64.1	60.6	62.8	71.2	67.8	57.2	64.9	71.0	61.7
男性	調査人数（人）	2,782	105	250	130	183	210	351	350	502	502	199	2,297	590	421
	穀類	478.1	268.3	463.3	630.5	545.0	516.8	502.7	495.5	466.0	443.9	447.8	480.6	455.1	445.6
	いも類	52.5	39.7	54.0	68.1	47.1	43.6	53.4	47.1	50.2	59.8	56.5	52.0	58.1	57.5
	砂糖・甘味料類	6.4	4.0	6.0	6.2	6.2	5.5	5.8	5.8	6.8	7.5	7.4	6.5	7.4	7.4
	豆類	60.0	31.4	45.3	40.8	45.6	45.5	51.1	65.9	72.5	76.2	67.3	64.0	72.5	70.6
	種実類	2.5	1.9	1.7	1.0	1.2	3.5	1.6	3.2	3.2	3.0	1.9	2.6	3.4	2.3
	野菜類	276.7	135.3	247.9	240.2	233.0	258.9	253.0	278.2	304.3	332.5	298.6	288.3	329.4	306.5
	緑黄色野菜	79.8	46.8	72.1	66.9	62.1	71.6	69.2	75.8	88.5	101.7	89.2	82.9	100.0	90.8
	果実類	85.8	106.4	75.0	59.6	41.2	32.9	49.3	53.4	96.8	147.4	141.1	87.5	120.9	150.6
	きのこ類	16.5	9.9	12.6	10.2	14.2	17.0	13.7	13.8	22.6	20.0	16.6	17.6	21.6	17.7
	藻類	10.2	4.4	4.9	8.5	7.5	8.2	9.1	12.1	11.2	12.6	15.4	11.1	12.9	12.7
	魚介類	70.4	33.5	46.1	42.4	60.0	56.2	59.9	67.4	85.6	96.8	82.5	76.3	92.4	93.1
	肉類	118.4	65.5	112.2	190.8	152.8	137.8	152.8	126.4	108.0	91.6	73.5	117.4	98.0	79.6
	卵類	42.7	22.7	34.2	60.0	43.4	40.7	40.2	42.6	47.1	46.9	36.8	43.5	48.1	39.2
	乳類	131.4	233.6	328.3	169.6	119.3	59.8	85.2	83.6	105.8	125.8	135.3	103.1	112.1	132.1
	油脂類	12.3	6.6	9.1	17.1	14.2	13.7	14.6	13.3	12.6	11.1	9.6	12.6	12.1	9.6
	菓子類	23.4	17.4	35.9	34.7	21.5	21.1	20.9	21.5	19.4	23.2	26.1	21.7	23.9	22.2
	嗜好飲料類	699.9	237.8	342.7	504.6	541.0	709.0	820.3	830.8	888.5	745.5	623.7	771.0	807.3	675.5
	調味料・香辛料類	67.3	37.1	54.5	63.9	69.5	70.6	65.7	67.4	75.6	73.3	62.7	70.3	76.8	66.9
女性	調査人数（人）	3,083	130	204	119	182	250	391	425	544	540	298	2,630	627	531
	穀類	349.9	249.5	387.2	408.4	352.0	361.4	371.6	345.2	342.4	337.4	348.3	349.3	329.9	348.9
	いも類	48.1	33.2	51.7	53.9	35.4	41.7	43.5	38.9	51.9	62.7	48.8	48.3	63.0	50.8
	砂糖・甘味料類	6.3	4.0	5.3	6.0	5.4	5.4	6.0	6.3	6.6	7.1	7.4	6.5	7.2	7.2
	豆類	61.2	30.7	42.2	40.9	48.1	44.2	52.2	63.6	80.7	76.1	63.7	65.1	82.6	67.6
	種実類	2.6	1.2	1.8	1.7	1.3	2.4	2.6	2.8	3.2	3.3	2.4	2.8	3.4	2.6
	野菜類	263.6	123.8	232.8	246.9	212.1	223.2	241.2	260.7	309.8	314.4	274.5	273.6	330.6	280.1
	緑黄色野菜	83.6	44.2	70.3	73.2	58.8	74.4	70.4	79.9	100.8	105.9	87.9	87.1	110.4	92.9
	果実類	106.0	82.5	72.5	73.6	52.7	53.2	60.5	84.7	138.8	170.5	142.0	111.2	165.5	149.1
	きのこ類	17.3	7.0	17.0	17.8	14.2	14.7	16.4	16.2	22.2	19.3	16.2	17.8	21.9	16.2
	藻類	9.7	6.9	7.0	6.9	6.6	7.8	8.5	9.2	11.6	12.4	11.0	10.1	11.9	11.7
	魚介類	58.4	26.6	44.2	44.3	41.6	46.3	46.5	52.5	70.4	81.6	68.0	61.7	78.1	74.7
	肉類	89.2	61.3	107.5	143.6	108.6	97.9	110.1	90.8	82.1	72.2	61.7	86.7	77.6	64.7
	卵類	38.4	17.2	32.6	48.8	34.4	35.2	40.5	38.0	40.6	42.2	39.5	39.4	43.6	38.5
	乳類	131.1	194.0	271.3	126.6	104.5	92.4	105.7	115.8	127.9	129.6	122.3	117.4	129.5	128.4
	油脂類	10.1	6.3	9.0	13.3	10.5	11.2	11.2	11.1	10.2	9.5	8.4	10.3	10.5	8.5
	菓子類	27.8	28.4	35.9	34.6	22.2	31.0	24.2	26.5	30.7	26.8	23.1	26.8	30.2	23.2
	嗜好飲料類	544.9	233.9	282.3	374.2	505.8	562.8	597.4	643.0	628.9	584.8	503.0	588.4	611.2	534.0
	調味料・香辛料類	58.1	28.6	51.4	53.9	57.5	58.8	56.0	59.0	67.2	62.7	53.6	60.3	65.6	57.6

4　栄養政策実施に関連する指針・ツール

1　食生活指針

食生活指針の沿革

1985(昭和60)年	当時の厚生省が**「健康づくりのための食生活指針」**を策定。
1990(平成２)年	当時の厚生省が個々人の特性に応じた**「対象特性別食生活指針」**を策定。
2000(平成12)年	当時の**文部省、厚生省**及び**農林水産省**の**3省が連携**し新しい**「食生活指針」**を策定。
2005(平成17)年	2000年に策定した「食生活指針」を具体的な行動に結び付けるツールとして**厚生労働省**と**農林水産省**が**「食事バランスガイド」**を策定。
2006(平成18)年	**厚生労働省**が**「妊産婦のための食生活指針」**を策定。
2016(平成28)年	食料・農業・農村基本法の規定に基づき、食育推進基本計画や健康日本21(第二次)の目標達成に向け、「食生活指針」の一部改定。
2021(令和３)年	「妊産婦のための食生活指針」の内容を一部改定するとともに、名称を「妊娠前からはじめる妊産婦のための食生活指針」に変更。

国民の健康の増進、生活の質(QOL)の向上及び食料の安定供給の確保を図るため、当時の**文部省、厚生省**及び**農林水産省**の連携により、**10項目**からなる新しい**「食生活指針」**が2000(平成12)年３月に策定された。項目ごとにその実践のための取り組むべき具体的な内容が定められている。

その後、2005(平成17)年に**食育基本法**が制定され、2013(平成25)年度からは**「健康日本21(第二次)」**が開始されるとともに、同年12月には「**和食**；日本人の伝統的な食文化」が**国連教育科学文化機関(UNESCO)**によってユネスコ無形文化遺産に登録されるなど、食生活に関する幅広い分野での施策に進展がみられた。そして、2016(平成28)年３月には食育基本法に基づき**「第３次食育推進基本計画」**が公表された。このような状況を踏まえ、2016年６月に**「食生活指針」の一部改定**が行われた。この「食生活指針」は、食料生産・流通から食卓、健康へと幅広く食生活全体を視野に入れ、作成されていることが大きな特徴である。内容については、生活の質(QOL)の向上を重視し、バランスのとれた食事内容を中心に、食料の安定供給や食文化、環境にまで配慮したものになっている。

食生活指針全体の構成

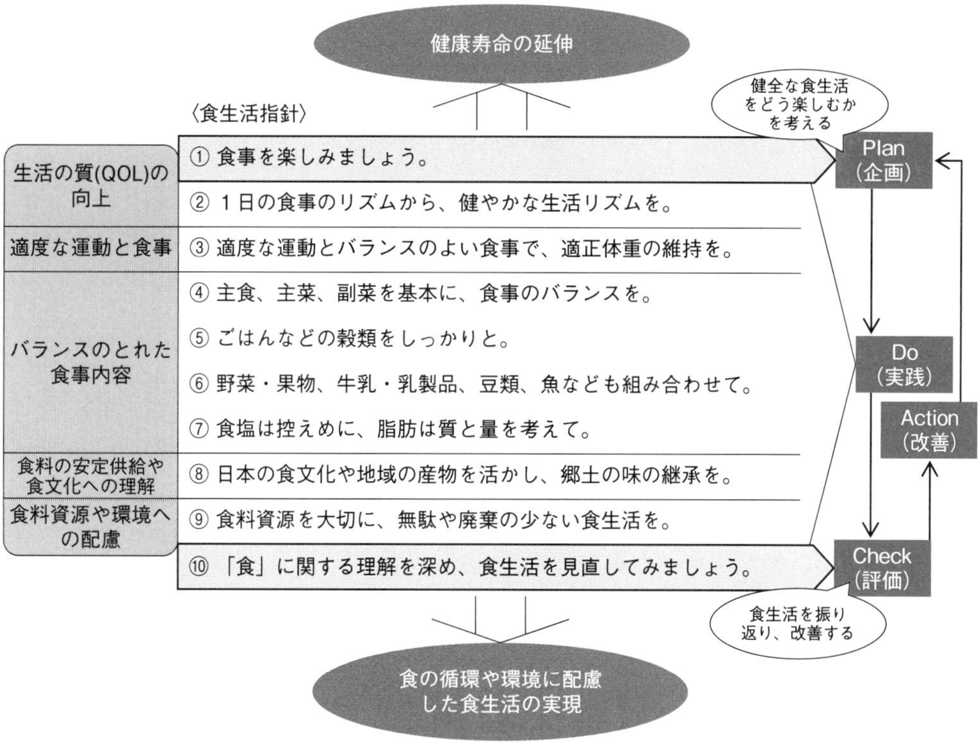

（文部科学省、厚生労働省、農林水産省「食生活指針の解説要領」）

食生活指針(2016年６月一部改正)

1　食事を楽しみましょう。
・毎日の食事で、健康寿命をのばしましょう。
・おいしい食事を、味わいながらゆっくりよく噛んで食べましょう。
・家族の団らんや人との交流を大切に、また、食事づくりに参加しましょう。

2　１日の食事のリズムから、健やかな生活リズムを。
・朝食で、いきいきした１日を始めましょう。
・夜食や間食はとりすぎないようにしましょう。
・飲酒はほどほどにしましょう。

3　適度な運動とバランスのよい食事で、適正体重の維持を。
・普段から体重を量り、食事量に気をつけましょう。
・普段から意識して身体を動かすようにしましょう。
・無理な減量はやめましょう。
・特に若年女性のやせ、高齢者の低栄養にも気をつけましょう。

4　主食、主菜、副菜を基本に、食事のバランスを。
・多様な食品を組み合わせましょう。
・調理方法が偏らないようにしましょう。
・手作りと外食や加工食品・調理食品を上手に組み合わせましょう。

5　ごはんなどの穀類をしっかりと。
・穀類を毎食とって、糖質からのエネルギー摂取を適正に保ちましょう。
・日本の気候・風土に適している米などの穀類を利用しましょう。

6　**野菜・果物、牛乳・乳製品、豆類、魚なども組み合わせて。**
・たっぷり野菜と毎日の果物で、ビタミン、ミネラル、食物繊維をとりましょう。
・牛乳・乳製品、緑黄色野菜、豆類、小魚などで、カルシウムを十分にとりましょう。

7　**食塩は控えめに、脂肪は質と量を考えて。**
・食塩の多い食品や料理を控えめにしましょう。食塩摂取量の目標値は、男性で１日８ｇ未満、女性で７ｇ未満とされています。
・動物、植物、魚由来の脂肪をバランスよくとりましょう。
・栄養成分表示を見て、食品や外食を選ぶ習慣を身につけましょう。

8　**日本の食文化や地域の産物を活かし、郷土の味の継承を。**
・「和食」をはじめとした日本の食文化を大切にして、日々の食生活に活かしましょう。
・地域の産物や旬の素材を使うとともに、行事食を取り入れながら、自然の恵みや四季の変化を楽しみましょう。
・食材に関する知識や調理技術を身につけましょう。
・地域や家庭で受け継がれてきた料理や作法を伝えていきましょう。

9　**食料資源を大切に、無駄や廃棄の少ない食生活を。**
・まだ食べられるのに廃棄されている食品ロスを減らしましょう。
・調理や保存を上手にして、食べ残しのない適量を心がけましょう。
・賞味期限や消費期限を考えて利用しましょう。

10　**「食」に関する理解を深め、食生活を見直してみましょう。**
・子供のころから、食生活を大切にしましょう。
・家庭や学校、地域で、食品の安全性を含めた「食」に関する知識や理解を深め、望ましい習慣を身につけましょう。
・家族や仲間と、食生活を考えたり、話し合ったりしてみましょう。
・自分たちの健康目標をつくり、よりよい食生活を目指しましょう。

2　食事バランスガイド

(1)　策定の背景と目的

2000(平成12)年に策定された「食生活指針」を具体的な行動に結び付け、国民一人ひとりがバランスのとれた食生活を実現していくことができるよう、食事の望ましい組合せやおおよその量を分かりやすくイラストで示したもの。**2005(平成17)年**に**厚生労働省**と**農林水産省**の共同により作成されたわが国のフードガイドである。性・年齢、身体活動レベルに応じて６歳以上に対応しており、子どもから高齢者までの幅広い年齢層をターゲットとした食育の他、一般成人向けの**ポピュレーションアプローチ**、特定保健指導(メタボリックシンドローム対策)の**ハイリスクアプローチ**等に活用されている。

(2)　特徴

・回転(運動)することにより初めてバランスが確保される**“コマ”の型**を採用し、名称に「バランス」を取り入れた。
・イラストのコマは、栄養素ベースではなく、**料理ベース**で示した。料理区分は**主食、副菜、主菜、牛乳・乳製品、果物の５区分**とし、**１日に必要な食事の摂取量とメニュー**が容易に理解できるようにした。
・各料理区分の量的な基準の単位として、「**１つ(SV)**」を用いた。
・基本形としては、「成人」を対象とした。基本形において想定しているエネルギー量は、およそ**2,200±200kcal**であって、ほとんどの女性、身体活動レベルの低い男性がここに含まれる。したがって、ここに含まれない身体活動レベルが普通以上の男性成人や高齢者等については、この基本形を基にしながら、実際に活用する際には各料理区分における「つ(SV)」の幅の調整を行う。

・**菓子・嗜好飲料**については、食生活の中で楽しみとしてとられている現状があり、食事全体の中での量的なバランスを考えて適度に摂取する必要があることから、イラスト上ではコマを回すための**ヒモ**として表現し、「楽しく適度に」というメッセージを付すこととした。

・**油脂・調味料**については、基本的に料理の中に使用されているものであり、別途区分を設けたり、**イラストとして表現をしたりしない**こととした。

・**水・お茶**については、食事の中で欠かせないものであるが、料理等にも水は多く使用されていることから、具体的な量を示すというよりは、料理、飲物として食事や食間などに十分量をとる必要があるという象徴的なイメージを**コマの軸**として表現した。

食事バランスガイドの基本形

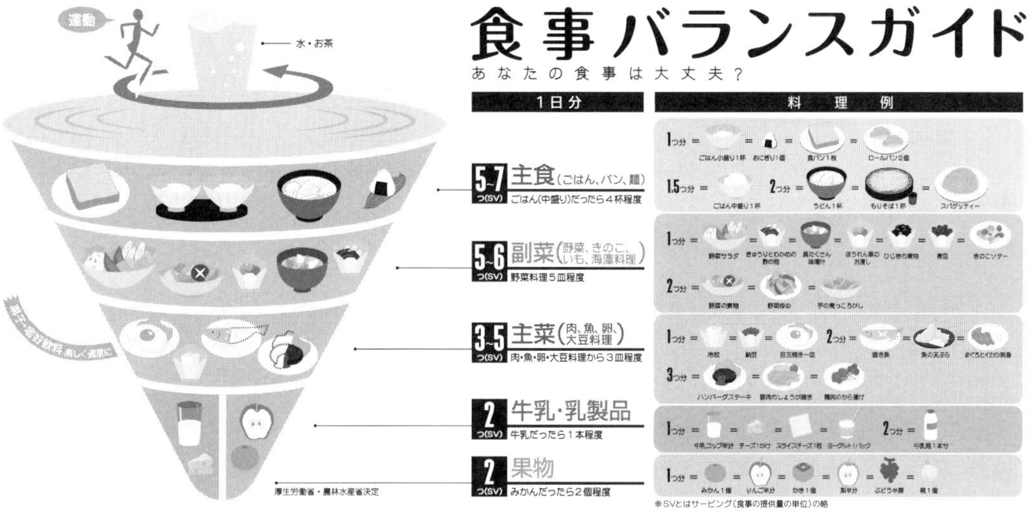

(厚生労働省、農林水産省「フードガイド(仮称)検討会報告書」)

1つ(SV)の基準

区分	1つの基準		多く含まれる栄養素
主食(ごはん、パン、麺類、パスタなど)	炭水化物	約40g	炭水化物
副菜(野菜、いも、豆類(大豆を除く)、きのこなど)	重さ	約70g	ビタミン、ミネラル、食物繊維
主菜(肉、魚、卵、大豆料理など)	たんぱく質	約6g	たんぱく質
牛乳・乳製品	カルシウム	約100mg	カルシウム
果物	重さ	約100g	ビタミンC、カリウム

※菓子・嗜好飲料は1日200kcal程度を目安とする。

※「妊娠前からはじめる妊産婦のための食生活指針」及び「妊産婦のための食事バランスガイド」については、同シリーズ「上巻」PartⅢ応用栄養学4-2 **4** に記載しましたので、そちらで学習してください。

3　日本人の長寿を支える「健康な食事」

健康寿命の延伸に向けて、個人の食生活の改善と社会環境の整備を推進することを目的として、厚生労働省により2015(平成27)年に**「健康な食事」のシンボルマーク**及び生活習慣病予防その他の健康増進を目的として提供する食事の目安が示された。「健康な食事」とは、健康な心身の維持・増進に必要とされる栄養バランスを基本とする食生活が無理なく持続している状態を意味する。またその実現においては、主食、主菜、副菜を組み合わせて食べることの推奨が必要であることから、**１食単位**の料理の組合せとして示された。

「健康な食事」のシンボルマーク

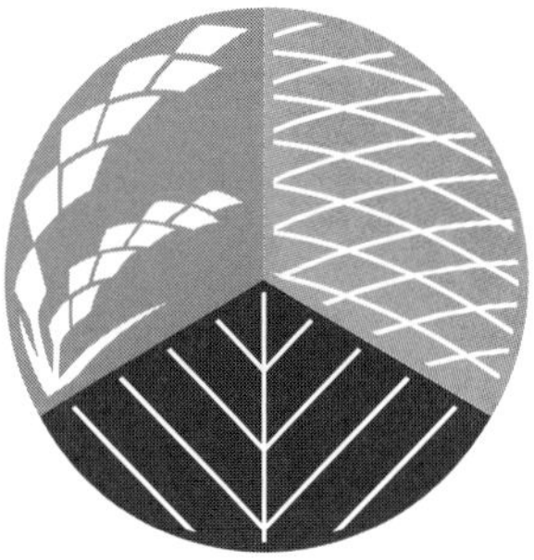

シンボルマークのデザインは、円を三分割してシンプルな線や面で、主食・主菜・副菜の３つの料理を表現し、黄色（左図では薄いグレー部分）が「主食」、赤色（左図ではオレンジ部分）が「主菜」、緑色（左図では濃いグレー部分）が「副菜」で、主食、主菜、副菜の組合せを意味します。

(厚生労働省「主食・主菜・副菜を組み合わせた食事推奨のシンボルマーク使用マニュアル」より引用)

2018(平成30)年より、日本栄養改善学会と日本給食経営管理学会が中心となり、栄養バランスのとれた食事が摂りやすい**食環境整備**の推進を行うことを目指して、**「健康な食事・食環境」認証制度**が開始されている。本制度は、外食・中食・事業所給食で、**「スマートミール」**を継続的に健康的な空間(栄養情報の提供や受動喫煙防止に取り組んでいる環境)で提供している店舗や事業所を承認する制度である。なお、スマートミールとは健康に資する要素を含む栄養バランスのとれた食事の通称で、細かな基準が定められている。

5　わが国の健康増進基本方針と地方計画

1　健康日本21

(1)　健康日本21(第一次・第二次)の概要

壮年期死亡の減少、健康寿命の延伸及び生活の質の向上を目的として、疾病の一次予防に重点をおいた**「21世紀における国民健康づくり運動(健康日本21〈第一次〉)」**が2000～2012(平成12～24)年度まで推進された。これは、わが国で初めての目標志向型健康増進政策であり、健康日本21は、**アメリカ**の保健福祉省が打ち出した目標志向型健康増進政策である**ヘルシーピープル**2000をベースとしている。そして、この政策をよりいっそう推進するため、**2002(平成14)年に健康増進法**が制定された。

2011(平成23)年にその最終評価が取りまとめられ、その中で問題提起された課題に加え、日本人における健康対策の現状を踏まえ、「**21世紀における第二次国民健康づくり運動（健康日本21〈第二次〉）**」が2013〜2022（平成25〜令和４）年度まで実施された。健康日本21（第二次）では、健康の増進に関する５つの基本的な方向と53項目の具体的な数値目標が設定されており、最終評価ではこれら53項目について、５段階（A：目標値に達した、B：現時点で目標値に達していないが改善傾向にある、C：変わらない、D：悪化している、E：評価困難）で評価が行われた。「A：目標値に達した」と「B：現時点で目標値に達していないが、改善傾向にある」が合わせて28項目（約５割）である一方、「C：変わらない」と「D：悪化している」が18項目（約３割）となっていた。

〈基本的な方向〉

① 健康寿命の延伸と健康格差の縮小
② 生活習慣病の発症予防と重症化予防の徹底（NCD〈非感染性疾患〉の予防）
③ 社会生活を営むために必要な機能の維持及び向上
④ 健康を支え、守るための社会環境の整備
⑤ 栄養・食生活、身体活動・運動、休養、飲酒、喫煙及び歯・口腔の健康に関する生活習慣及び社会環境の改善

〈目標値に達した項目（A）〉

・健康寿命の延伸（日常生活に制限のない期間の平均の延伸）
・75歳未満のがんの年齢調整死亡率の減少（10万人当たり）
・脳血管疾患・虚血性心疾患の年齢調整死亡率の減少（10万人当たり）
・血糖コントロール指標におけるコントロール不良者の割合の減少
・小児人口10万人当たりの小児科医・児童精神科医師の割合の増加
・認知症サポーター数の増加
・低栄養傾向（BMI20以下）の高齢者の割合の増加の抑制
・共食の増加（食事を１人で食べる子どもの割合の減少）

〈悪化している項目（D）〉

・メタボリックシンドロームの該当者及び予備群の減少
・適正体重の子どもの増加
・睡眠による休養を十分とれていない者の割合の減少
・生活習慣病のリスクを高める量を飲酒している者（１日当たりの純アルコール摂取量が男性40g 以上、女性20g 以上の者）の割合の減少

⑵　健康日本21（第三次）の概要

健康日本21（第二次）の最終評価、及び、今後の社会変化の予想を踏まえ、現在、**2024（令和６）〜2035（令和17）年度までの12年間**を計画期間とする**健康日本21（第三次）**が展開されている。なお、これは**健康増進法**に基づき、国民の健康の増進の総合的な推進を図るための基本的な方針として、**厚生労働大臣**により告示されたものである。

「**全ての国民が健やかで心豊かに生活できる持続可能な社会の実現**」を目指す姿とし、そのために、①**誰一人取り残さない健康づくりを展開し**、②**より実効性をもつ取組を推進する**としている。計画開始後６年（2029〈令和11〉年度）を目途に全ての目標について中間評価を、計画開始後10年（2033〈令和15〉年度）を目途に最終評価が行われる予定である。

健康日本21(第三次)のビジョン

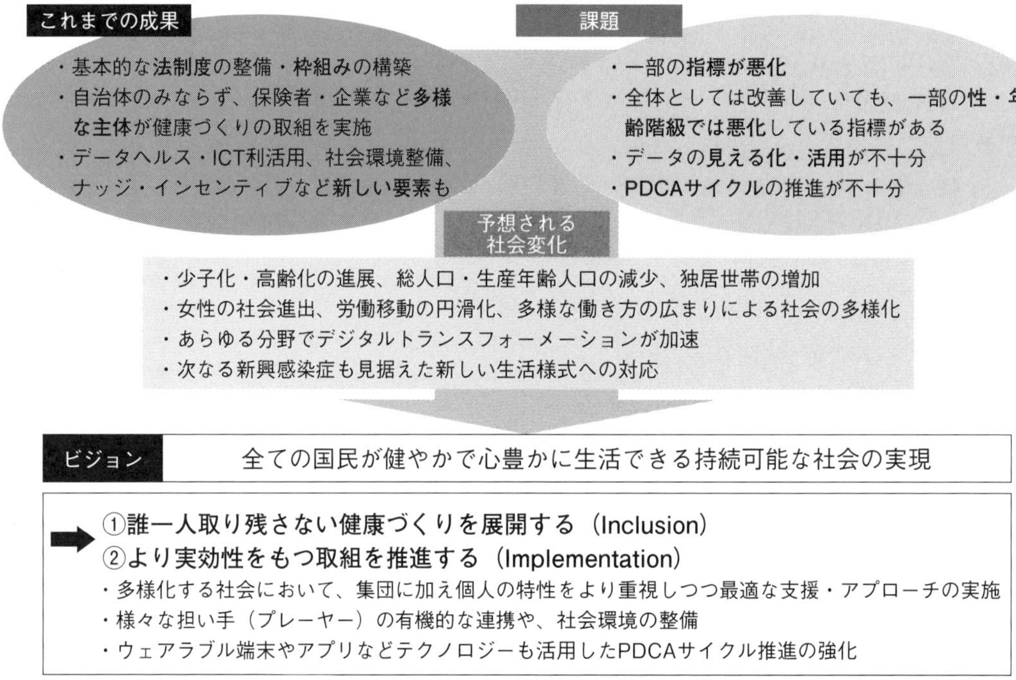

(厚生労働省「健康日本21(第三次)推進のための説明資料」)

健康日本21(第三次)では、全ての国民が健やかで心豊かに生活できる持続可能な社会を実現するため、**4つの基本的な方向**を示し、各々について詳細な目標を設定している。新たな視点として、「女性の健康を明記」、「自然に健康になれる環境づくり」、「他計画や施策との連携も含む目標設定」、「アクションプランの提示」、「個人の健康情報の見える化・利活用について記載を具体化」が挙げられる。また、新しい目標として、「睡眠時間が十分に確保できている者の増加」、「COPD(慢性閉塞性肺疾患)の死亡率の減少」、「健康的で持続可能な食環境づくりのための戦略的イニシアチブの推進」、「健康経営の推進」、「骨粗鬆症検診受診率の向上」などが示されている。

健康日本21(第三次)の概念図

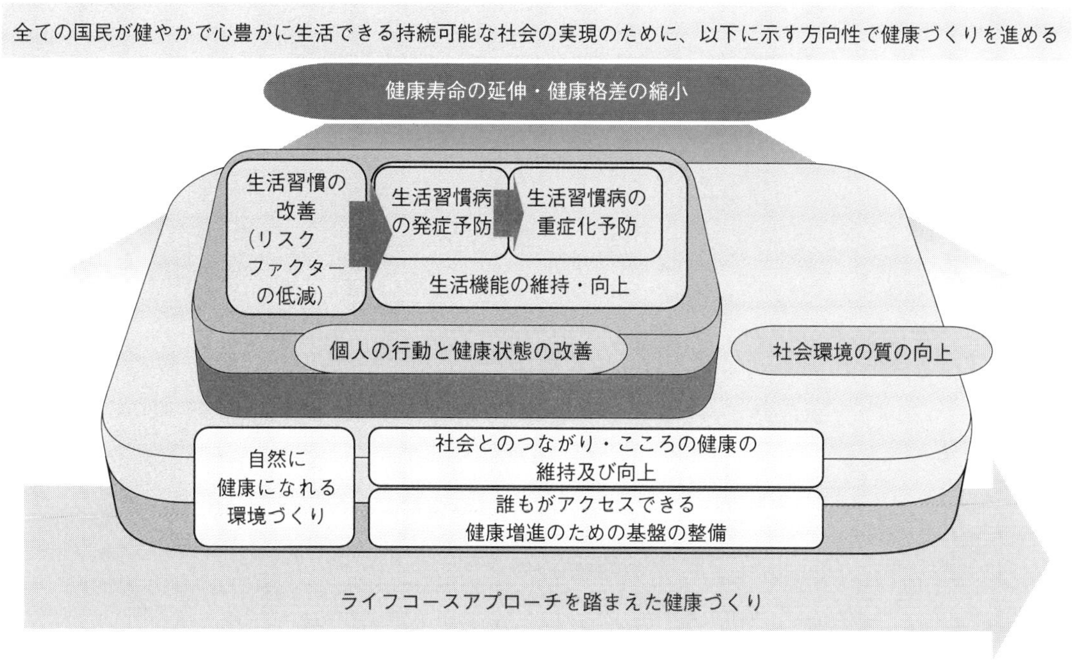

(厚生労働省「健康日本21(第三次)推進のための説明資料」)

〈基本的な方向〉

① 健康寿命の延伸と健康格差の縮小

② 個人の行動と健康状態の改善

③ 社会環境の質の向上

④ ライフコースアプローチ※を踏まえた健康づくり

※胎児期から高齢期に至るまでの人の生涯を経時的に捉えた健康づくりを意味する。

〈取組分野・領域〉

●個人の行動と健康状態の改善

生活習慣の改善	栄養・食生活	適正体重
		肥満傾向児
		バランスの良い食事
		野菜・果物・食塩の摂取量
	身体活動・運動	歩数・運動習慣者
		こどもの運動・スポーツ
	休養・睡眠	休養感・睡眠時間
		週労働時間
	飲酒	生活習慣病のリスクを高める飲酒
		20歳未満の飲酒
	喫煙	喫煙率
		20歳未満の喫煙
		妊婦の喫煙
	歯・口腔の健康	歯周病
		よく噛んで食べる
		歯科検診
生活習慣病(NCDs)の発症予防／重症化予防	がん	年齢調整罹患率・死亡率
		がん検診受診率
	循環器病	年齢調整死亡率
		高血圧・脂質異常症
		メタボ該当者・予備群
		特定健診・特定保健指導
	糖尿病	合併症(腎症)
		治療継続者
		血統コントロール不良者
		糖尿病有病者数
		メタボ該当者・予備群
		特定健診・特定保健指導
	COPD	COPD 死亡率
生活機能の維持・向上		ロコモ・骨粗鬆症
		こころの健康

●社会環境の質の向上

社会とのつながり・こころの健康の維持及び向上	ソーシャルキャピタル
	共食
	メンタルヘルスに取り組む職場
自然に健康になれる環境づくり	食環境イニシアチブ
	まちなかウォーカブル
	望まない受動喫煙
誰もがアクセスできる健康増進のための基盤の整備	スマート・ライフ・プロジェクト
	健康経営
	特定給食施設
	産業保健サービス

●ライフコースアプローチを踏まえた健康づくり

こども	こどもの運動・スポーツ
	肥満傾向児
	20歳未満の飲酒・喫煙
高齢者	低栄養傾向高齢者
	ロコモ
	高齢者の社会活動
女性	若年女性やせ
	骨粗鬆症
	女性の飲酒
	妊婦の喫煙

※詳細な目標については、巻末資料を参照のこと。

⑶　健康日本21(第三次)推進に向けた取組

〈地方健康増進計画の策定〉

地方自治体は、国が設定した目標を勘案しつつ、地域の実態に即した健康増進計画を策定し、取組を進めていく。なお、**健康増進法**では、**都道府県**に国の基本方針を勘案した健康増進計画の策定を**義務付け**ており、**市町村**には、国および都道府県の計画を勘案して健康増進計画を策定することを**努力義務**としている。

〈健康増進普及月間〉

9月を健康増進普及月間とし、国、地方公共団体、企業、民間団体等が行う様々なイベントや広報活動等の普及啓発活動等を通じ、国民の自覚を高めるほか、社会全体で健康づくりを支え合う環境を醸成するための健康増進の取組を一層促進する。また、当該取組が一層効果的となるよう、併せて、食生活改善普及運動を９月に実施する。

〈女性の健康週間〉

女性の健康問題に対する意識を高めるため、３月１日～８日を女性の健康週間とする。

〈禁煙週間〉

たばこ・受動喫煙対策を推進するため、５月31日～６月６日を禁煙週間とする。

〈スマート・ライフ・プロジェクト(SLP)〉

個人や企業の健康意識及び動機づけの醸成・向上を図り、社会全体としての国民運動へ発展させることを目的として、「**健康寿命をのばしましょう**」**をスローガン**に、運動、栄養、禁煙、健診・検診の受診の４分野の健康づくりについて取り組む自治体や企業や団体を支援する**スマート・ライフ・プロジェクト**を推進している。

2　食育推進基本計画

⑴　食育推進基本計画の概要

食育基本法に基づき、**農林水産省**に設置された**食育推進会議**(**会長は農林水産大臣**)において策定されるわが国の食育の基本計画である。

・第１次：2006～2010(平成18～22)年度

・第２次：2011～2015(平成23～27)年度

・第３次：2016～2020(平成28～令和２)年度

・第４次：2021～2025(令和３～７)年度

⑵　これまでの取組み

第１次及び第２次食育推進基本計画における食育推進の取組みによる成果と、第２次基本計画作成以降、社会環境の変化の中で明らかになった食をめぐる新たな課題等を踏まえ、第３次食育推進基本計画が作成された。第３次食育推進基本計画では、第２次基本計画の際にコンセプトとした「「周知」から「実践」へ」を引き継ぎ、「**「実践」の環を広げよう**」をコンセプトとして、子どもから高齢者まで生涯を通じた取組みを推進するとともに、国、地方公共団体、教育関係者、農林漁業者、食品関連事業者、ボランティア等が主体的かつ多様に連携・協働しながら取組みを推進してきた。また、食育の推進に関する施策についての基本的な方針として次の５つの重点課題を掲げていた。

〈重点課題〉
●若い世代を中心とした食育の推進
●多様な暮らしに対応した食育の推進
●健康寿命の延伸につながる食育の推進
●食の循環や環境を意識した食育の推進
●食文化の継承に向けた食育の推進

(3)　第４次食育推進基本計画

2021～2025（令和３～７）年度の**5年間**を計画期間とする第４次食育推進基本計画の内容は次の通りである。３つの重点事項を**SDGs**の観点から相互に連携して総合的に推進することとするとしている。

〈重点事項〉

①　**生涯を通じた心身の健康を支える食育の推進**

・「人生100年時代」に向けて、生活習慣病の予防や健康寿命の延伸を実現し、全ての国民が健全で充実した食生活を実現することを目指し、家庭、学校・保育所、職場、地域等の各場面において、地域や関係団体の連携・協働を図りつつ生涯を通じた食育を推進する。
・健康や食に関して無関心な層も含め、デジタルツールや**ナッジ**を活用する等、自然に健康になれる食環境づくりを推進する。

②　**持続可能な食を支える食育の推進**

持続可能な食に必要な３つの「わ」を支える食育を推進する。

〔食と環境の調和：環境の環（わ）〕
・生物多様性の保全に効果の高い食料の生産方法や資源管理等に関して、国民の理解と関心の増進のための普及啓発を推進する。
・持続可能な食料システム（フードシステム）につながる**エシカル消費**（人や社会、環境に配慮した消費行動）を推進する。
・多様化する消費者の価値観に対応したフードテック（食に関する最先端技術）への理解醸成等、環境と調和のとれた食料生産とその消費に配慮した食育を推進する。

〔農林水産業や農山漁村を支える多様な主体とのつながりの深化：人の輪（わ）〕
・農林漁業体験の推進、生産者等や消費者との交流促進、地産地消の推進等、食の循環を担う多様な主体のつながりを広げ深める食育を推進する。

〔日本の伝統的な和食文化の保護・継承：和食文化の和（わ）〕
・食育活動を通じて、郷土料理、伝統料理、食事の作法等、伝統的な地域の多様な和食文化を次世代へ継承するための食育を推進する。

■食育とSDGsの関係性

「SDGs（持続可能な開発目標）」では、「誰一人取り残さない」社会の実現を目指しており、その目標には、「目標２．飢餓を終わらせ、食料安全保障及び栄養改善を実現し、持続可能な農業を促進する」、「目標４．すべての人々への包摂的かつ公正な質の高い教育を提供し、生涯学習の機会を促進する」、「目標12．持続可能な生産消費形態を確保する」等の食育と関係が深い目標がある。

③　「新たな日常」やデジタル化に対応した食育の推進

・①、②に示した重点事項に横断的に取り組むため、新型コロナウイルス感染症拡大防止のための「新しい生活様式」に対応し、「新たな日常」においても食育を着実に実施するとともに、より多くの国民による主体的な運動となるよう、ICT 等のデジタル技術を有効活用して効果的な情報発信を行うなど、新しい広がりを創出するデジタル化に対応した食育を推進する。

・「新たな日常」の中ではテレワークによる通勤時間の減少等から、自宅で料理や食事をすることも増えており、食生活を見直す機会にもなるものであることから、乳幼児から高齢者までの全ての世代において栄養バランス、食文化、食品ロスなど、食に関する意識を高めることにつながるよう食育を推進する。

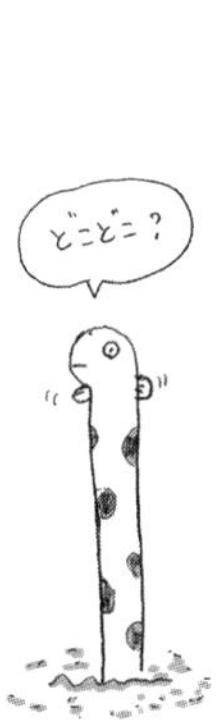

第4次食育推進基本計画における食育の推進に当たっての目標

目標 具体的な目標値	現状値 (令和3年度)	目標値 (令和7年度)
1 食育に関心を持っている国民を増やす		
①食育に関心を持っている国民の割合	79.6%	90%以上
2 朝食又は夕食を家族と一緒に食べる「共食」の回数を増やす		
②朝食又は夕食を家族と一緒に食べる「共食」の回数	週9.2回	週11回以上
3 地域等で共食したいと思う人が共食する割合を増やす		
③地域等で共食したいと思う人が共食する割合	42.7%	75%以上
4 朝食を欠食する国民を減らす		
④朝食を欠食する子供の割合	5.1%	0%
⑤朝食を欠食する若い世代の割合	26.5%	15%以下
5 学校給食における地場産物を活用した取組等を増やす		
⑥栄養教諭による地場産物に係る食に関する指導の平均取組回数	月9.0回	月12回以上
⑦学校給食における地場産物を使用する割合(金額ベース)を現状値(令和元年度)から維持・向上した都道府県の割合	68.1%	90%以上
⑧学校給食における国産食材を使用する割合(金額ベース)を現状値(令和元年度)から維持・向上した都道府県の割合	74.5%	90%以上
6 栄養バランスに配慮した食生活を実践する国民を増やす		
⑨主食・主菜・副菜を組み合わせた食事を1日2回以上ほぼ毎日食べている国民の割合	37.7%	50%以上
⑩主食・主菜・副菜を組み合わせた食事を1日2回以上ほぼ毎日食べている若い世代の割合	29.8%	40%以上
⑪1日当たりの食塩摂取量の平均値	10.1g※	8g以下
⑫1日当たりの野菜摂取量の平均値	280.5g※	350g以上
⑬1日当たりの果物摂取量100g未満の者の割合	61.6%※	30%以下
7 生活習慣病の予防や改善のために、ふだんから適正体重の維持や減塩等に気をつけた食生活を実践する国民を増やす		
⑭生活習慣病の予防や改善のために、ふだんから適正体重の維持や減塩等に気をつけた食生活を実践する国民の割合	64.1%	75%以上
8 ゆっくりよく噛んで食べる国民を増やす		
⑮ゆっくりよく噛んで食べる国民の割合	47.9%	55%以上
9 食育の推進に関わるボランティアの数を増やす		
⑯食育の推進に関わるボランティア団体等において活動している国民の数	34.3万人＊	37万人以上
10 農林漁業体験を経験した国民を増やす		
⑰農林漁業体験を経験した国民(世帯)の割合	61.3%	70%以上
11 産地や生産者を意識して農林水産物・食品を選ぶ国民を増やす		
⑱産地や生産者を意識して農林水産物・食品を選ぶ国民の割合	74.8%	80%以上
12 環境に配慮した農林水産物・食品を選ぶ国民を増やす		
⑲環境に配慮した農林水産物・食品を選ぶ国民の割合	69.3%	75%以上
13 食品ロス削減のために何らかの行動をしている国民を増やす		
⑳食品ロス削減のために何らかの行動をしている国民の割合	78.3%	80%以上
14 地域や家庭で受け継がれてきた伝統的な料理や作法等を継承し、伝えている国民を増やす		
㉑地域や家庭で受け継がれてきた伝統的な料理や作法等を継承し、伝えている国民の割合	43.9%	55%以上
㉒郷土料理や伝統料理を月1回以上食べている国民の割合	61.7%	50%以上
15 食品の安全性について基礎的な知識を持ち、自ら判断する国民を増やす		
㉓食品の安全性について基礎的な知識を持ち、自ら判断する国民の割合	77.4%	80%以上
16 推進計画を作成・実施している市町村を増やす		
㉔推進計画を作成・実施している市町村の割合	89.6%	100%

※は令和元年度、＊は令和2年度の数値

注）学校給食における使用食材の割合(金額ベース、令和3年度)の全国平均は、地場産物56.0%、国産食材89.0%となっている。

⑷　**食育の推進と地方食育推進計画**

①　**食育の推進**

食育基本法において、「食育推進運動は、あまねく全国において展開されなければならない」としている。食育推進運動を全国的に推進するため、毎年**6月**を**食育月間**、毎月**19日**を**食育の日**と定めており、食育基本法では政府が食育の推進に関して講じた施策に関する報告書(**食育白書**)を**毎年**国会に提出することを義務付けている。

②　**地方食育推進計画**

食育基本法において、都道府県・市町村に食育推進計画作成の及びその実施の推進のため、食育推進会議を置くことができるとされている。また、都道府県・市町村における食育推進計画の策定は、食育基本法では**努力義務**とされている。

6　諸外国の健康・栄養政策

1　公衆栄養活動に関係する国際的な栄養行政組織

国際機関の中核である国際連合(UN)は、総会や安全保障理事会など6つの主要機関と15の独立した専門機関からなる。総会の下部組織である計画と基金には国連世界食糧計画(WFP)、国連開発計画(UNDP)、国連児童基金(UNICEF)などがある。また、専門機関には、世界保健機関(WHO)、国連食糧農業機関(FAO)などがあり、栄養に関わる支援を含め、保健医療分野の活動を行っている。

国際連合(UN)の構成

〈**主要機関**〉
- 総会
- 安全保障理事会
- 経済社会理事会
- 事務局
- 国際司法裁判所
- 信託統治理事会

総会の下部機関 →

〈**計画・基金等**(総会により設置される国連の内部機関)〉
- 国連児童基金(UNICEF)：途上国の児童に対する福利厚生
- 国連世界食糧計画(WFP)：食糧支援などの人道支援
- 国連開発計画(UNDP)：MDGs、SDGs などの開発目標の設定
- 国連難民高等弁務官事務所(UNHCR)：難民に対する諸問題の解決

など

連携協定 →

〈**専門機関**(国連から独立した外部機関)〉
- 世界保健機関(WHO)：国際的な保健衛生対策
- 国連食糧農業機関(FAO)：食糧の安全保障対策
- 国際労働機関(ILO)：労働条件と生活水準の改善
- 国連教育科学文化機関(UNESCO)：世界遺産登録、義務教育の普及
- 世界銀行(IBRD)：貧困軽減、保健対策への資金提供

など

⑴　**世界保健機関(WHO)の取組み**

国連の**保健衛生の中心的役割**を担う専門機関であり、WHO 憲章に掲げた目的「すべての人々が可能な最高の健康水準に到達すること」を達成するため、さまざまな活動を行っている。具体的には、**感染症対策事業**、**非感染性疾患(NCD)対策事業**、**たばこ対策事業**、**ユニバーサル・ヘルス・カバレッジ(UHC)**※などが挙げられる。栄養に関連する取組みとしては、栄養不良、微量栄養素欠乏症、肥満、NCD の予防コントロールを目的とした各国の栄養政策の指針となるガイドライン作成及びプログラム実施を進めている。

近年、栄養不良の改善に向けた取組みとしては、特に母乳保育と適切な離乳食の推進に力を入れており、2012年 WHO 総会において、母子の栄養改善に焦点を当て2025年までに達成すべき目標「**母子栄養に関する世界栄養目標**(Global nutrition targets 2025)」を定めている。また、2002年の世界保健総会で採択された「NCD を総合的に予防する戦略」を実施するためのツールとして、2004年に「**食事、身体活動、健康に関する世界戦略(DPAS)**」を策定し、各国における国レベルの施策策定を推進している。さらに NCD の予防と管理の重要性を強調するため、2013年に「**NCD の予防と管理に関するグローバル戦略2013年～2020年行動計画**」を策定し、**2025年までに NCD による早期死亡を25%低減するという目標(25 by 25目標)**を掲げている。

※**ユニバーサル・ヘルス・カバレッジ(UHC)**とは、すべての人が、適切な健康増進、予防、治療、機能回復に関するサービスを、支払い可能な費用で受けられることを意味する。持続可能な開発目標(SDGs)においてもゴール 3 (健康と福祉)の中でその達成が掲げられている。

⑵　国連食糧農業機関(FAO)の取組み

WHO と同様に国連の専門機関の 1 つであり、農業開発や栄養の改善を通して世界の**食糧安全保障**(フードセキュリティ)の問題に取り組んでいる。1963年に、消費者の健康の保護、食品の公正な貿易の確保等を目的として、**WHO** と共同で**コーデックス委員会(CAC)**を設置した。1992年の **WHO/FAO** 共催による**第 1 回国際栄養会議**において批准された「**世界栄養宣言**」において「**安全で栄養的に望ましい食物へのアクセスは一人ひとりの権利である**」と唱えた。また、2014年には **WHO/FAO** 共催による**第 2 回国際栄養会議**において「**栄養に関するローマ宣言**」を採択して2016年から2025年までを「栄養に関する行動の10年」と宣言するとともに、各国政府に対し、飢餓・微量栄養素欠乏・肥満を含むいかなる栄養失調も予防するよう義務付けた。

※コーデックス委員会(CAC)の取組みについては、PartⅥ-4-1❹「国際機関」を参照のこと。

⑶　国連児童基金(UNICEF)の取組み

開発途上国自身が国内の**児童の健康・栄養政策**を推進するために、開発途上国を中心とした自然災害時などの緊急援助及び中・長期的援助を行っている。2002年には、WHO と UNICEF が共同で立案した「乳幼児の栄養のための世界戦略」が国連総会において承認され、WHO と同様に母乳保育と適切な離乳食の推進に力を入れている。1989年に世界保健機関(WHO)と協同で「**母乳育児を成功させるための10か条**」を公表しており、2018年に改訂が行われた。

※「母乳育児を成功させるための10か条」については、同シリーズ「上巻」PartⅢ-5-2 を参照のこと。

⑷　国連世界食糧計画(WFP)の取組み

すべての人々が健康で活動的な生活を送るために必要な食糧をいつでも入手できる世界を構築するために、主に開発途上国に対して自然災害時などに緊急援助として**食糧援助**を行っている。また、社会的弱者層に焦点を当てた**学校給食プログラム**をはじめとする栄養プログラムを展開している。

⑸　国連ミレニアム開発目標(MDGs)と持続可能な開発目標(SDGs)

「**国連ミレニアム開発目標(MDGs)**」は、世界の最貧層のニーズを満たすことを目的とし、2000年の国連ミレニアムサミットで採択されたもので、2015年までに達成すべき 8 分野の目標を掲げていた。「MDGs 報告2015」によると、開発途上地域における栄養不良者の割合は1990年からほぼ半分に減少した一方、乳幼児や妊産婦の死亡率削減について改善はみられたが目標水準に及ばなかったとしている。

2015年の国連サミットでは、「**持続可能な開発のための2030(2030アジェンダ)**」がポストミレニアム開発目標として採択された。2030アジェンダは、貧困を撲滅し、持続可能な世界を実現するために、17分野の目標からなる「**持続可能な開発目標(SDGs)**」を掲げ、誰一人取り残さない社会の実現を目指している。

SDGsの目標

目標1［貧困］
あらゆる場所・あらゆる形態の**貧困**を終わらせる

目標2［飢餓］
飢餓を終わらせ、食料安全保障及び栄養の改善を実現し、持続可能な農業を促進する

目標3［健康と福祉］
あらゆる年齢のすべての人々の**健康的な生活**を確保し、福祉を促進する

目標4［教育］
すべての人々へ包摂的かつ公正な**質の高い教育**を提供し、生涯学習の機会を促進する

目標5［ジェンダー］
ジェンダーの平等を達成し、すべての女性及び女児のエンパワメントを行う

目標6［水・衛生］
すべての人々の**水と衛生**の利用可能性と持続可能な管理を確保する

目標7［エネルギー］
すべての人々の、安価かつ信頼できる持続可能な近代的**エネルギー**へのアクセスを確保する

目標8［経済成長と雇用］
包摂的かつ持続可能な**経済成長**及びすべての人々の完全かつ生産的な**雇用**と働きがいのある人間らしい雇用を促進する

目標9［インフラ、産業化、イノベーション］
強靱(レジリエント)な**インフラ**構築、包摂的かつ持続可能な**産業化**の促進及び**イノベーション**の推進を図る

目標10［不平等］
各国内及び各国間の**不平等**を是正する

目標11［持続可能な都市］
包摂的で安全かつ強靱(レジリエント)で持続可能な**都市**及び人間居住を実現する

目標12［持続可能な消費と生産］
持続可能な**生産消費**形態を確保する

目標13［気候変動］
気候変動及びその影響を軽減するための緊急対策を講じる

目標14［海洋資源］
持続可能な開発のために**海洋・海洋資源**を保全し、持続可能な形で利用する

目標15［陸上資源］
陸域**生態系**の保護、回復、持続可能な利用の推進、持続可能な**森林**の経営、**砂漠化**への対処、ならびに土地の劣化の阻止・回復及び**生物多様性**の損失を阻止する

目標16［平和］
持続可能な開発のための**平和**で包摂的な社会を促進し、すべての人々に司法へのアクセスを提供し、あらゆるレベルにおいて効果的で説明責任のある包摂的な**制度**を構築する

目標17［実施手段］
持続可能な開発のための実施手段を強化し、**グローバル・パートナーシップ**を活性化する

2　諸外国の食事摂取基準

アメリカとカナダの合同で作られたDietary Reference Intakesが食事摂取基準の最初の概念であり、栄養学と確率論を基盤に栄養マネジマントの場で合理的に利用される基準として示されている。わが国では、食事摂取基準(2005年版)でこの概念が取り入れられた。日本、アメリカ、カナダなど経済的に豊かな国は独自で食事摂取基準を策定しているが、世界の多くの国では独自に策定することが難しく、代わりに国際機関が策定したものをベースに、その国々の健康状態や食料事情、国民性、地域性などを考慮して策定している。また、世界保健機関(WHO)、国連食糧農業機関(FAO)、国連大学(UNU)は共同して、エネルギーとたんぱく質の必要量を策定している。さらに、WHOとFAOは共同して、慢性疾患を予防するための摂取目標量や脂質、炭水化物、ビタミン、ミネラルの必要量についても策定している。

3　食物ベースの食生活指針

1992年にローマで**FAO（国連食糧農業機関）/WHO（世界保健機関）**共催による第１回国際栄養会議が開かれ、**「栄養に関する世界宣言（世界栄養宣言）及び行動計画」**が批准された。その行動計画の具体的な戦略の１つに“適切な食事と健康的なライフスタイルを促進すること”があり、各国政府に対して、公衆衛生上の課題と関連する地域固有の食事パターンを明らかにし、その国の人々にふさわしい行動目標かつ地域目標となる**食物ベースの食生活指針**を作成し、普及させることを求められた。

これを受け、1995年には、そのためのエビデンスの整理や、具体的な方策を検討するためのFAO/WHO 合同専門家会議が開催され、**食物ベースの食生活指針の作成と活用に関するガイドライン（FBDG：Food－Based Dietary Guidelines）**が作成された。

食物ベースの食生活指針は、従来の専門家向けの栄養素レベルでの数値目標をベースにした指針から、地域で入手可能な食物をベースとした、人々に理解しやすい指針へと視点を変えたものである。

4　諸外国のフードガイド

フードガイドは、一般国民を対象に何をどれだけ食べたらよいかを目で見てわかりやすく表現したものであり、多くの場合、食生活指針で示された食物選択内容を具体化したものである。多くの国で食生活指針が策定されており、それをよりわかりやすく視覚的に訴えるようイラストでフードガイドが示されている。

わが国のフードガイドは、2005（平成17）年に**厚生労働省**と**農林水産省**により公表された「**食事バランスガイド**」であり、“コマ”の型で５つの食品（料理）に区分しているが、**表現や食品区分は世界各国で異なる**。例として、**アメリカ農務省**が2011年に公表したフードガイドである「**マイプレート**」を示す。これは、同省が2005年に公表した「マイピラミッド」に代わるもので、バランスのよい食事が視覚的に理解できるようになっている。皿を４つに色分けして、野菜、穀物、果物及びたんぱく質を多く含む食品をそれぞれの面積に応じて乗せるイメージになっており、野菜と果物で皿の面積の半分を占めている。また、皿の右上のコップは乳製品を表している。

アメリカのフードガイド「マイプレート」

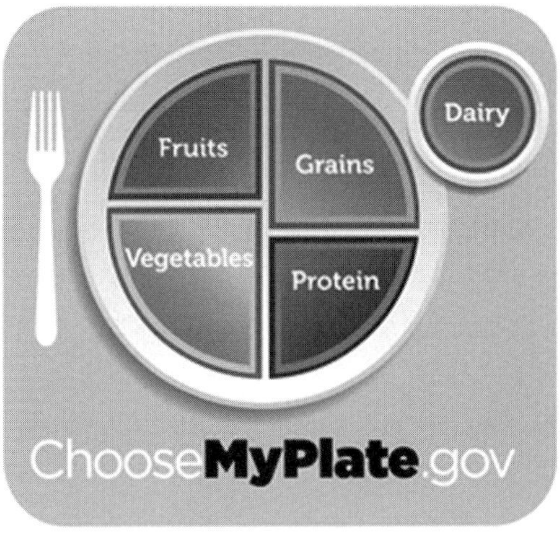

5 諸外国の栄養士養成制度

グローバル化が進む中、栄養士の養成や栄養士の業務を国際的に標準化させようという動きがみられる。国際交流を図り、栄養士教育の向上を目的として1952年に発足した**国際栄養士連盟**(ICDA)は、4年ごとに**国際栄養士会議**を開催し、栄養問題、栄養政策、栄養教育、栄養士活動について検討するとともに、**栄養士教育・養成や業務などの国際的な統一化**を目指している。

練習問題

栄養士法に関する記述である。正しいのはどれか。1つ選べ。

(1) 管理栄養士名簿は、厚生労働省に備えられる。
(2) 栄養教諭の免許取得に関する規定がある。
(3) 管理栄養士による食品の表示に関する監視の規定がある。
(4) 栄養の指導について、栄養士の業務独占の規定がある。
(5) 特定給食施設への管理栄養士配置の基準を定めている。

解　説 ……………………………………………………………………… 正答 (1)

(1) 正しい。なお、栄養士名簿は都道府県に備えられる。
(2) 誤り。栄養教諭の免許取得を規定しているのは、教育職員免許法である。
(3) 誤り。食品の表示に関する監視については、食品表示法、食品衛生法などに規定があるが、栄養士法に規定はない。
(4) 誤り。栄養の指導における栄養士及び管理栄養士の名称独占についての規定はあるが、業務独占については定められていない。
(5) 誤り。特定給食施設への管理栄養士配置の基準を定めているのは、健康増進法である。

練習問題

都道府県が設置する保健所の事業に関する記述である。**誤っている**のはどれか。1つ選べ。

(1) 地域住民に対して、身近な対人サービスを行う。
(2) 特定給食施設に対して、指導を行う。
(3) 地域の栄養改善業務の企画・調整を行う。
(4) 市町村に対して、技術的支援を行う。
(5) 地域保健における広域的、専門的拠点としての業務を行う。

解　説 ……………………………………………………………………… 正答 (1)

(1) 誤り。市町村保健センターの事業である。
(2)〜(5) 正しい。

練習問題

健康増進法に関する記述である。正しいのはどれか。１つ選べ。

(1)　国民の健康増進の基本的な方針を定めるのは、内閣総理大臣である。

(2)　健康診査の実施等に関する指針を定めるのは、都道府県知事である。

(3)　栄養指導員を任命するのは、厚生労働大臣である。

(4)　特別用途食品の収去を行う者は、食品衛生管理者である。

(5)　食事摂取基準を定めるのは、厚生労働大臣である。

解　説 ……………………………………………………………………………… 正答 (5)

(1)　誤り。国民の健康増進の基本的な方針を定めるのは、厚生労働大臣である。

(2)　誤り。健康診査の実施等に関する指針を定めるのは、厚生労働大臣である。

(3)　誤り。栄養指導員を任命するのは、都道府県知事である。

(4)　誤り。特別用途食品の収去を行う者は、内閣総理大臣または都道府県知事が命じた食品衛生監視員である。

(5)　正しい。

練習問題

国民健康・栄養調査の実施に関する記述である。正しいのはどれか。１つ選べ。

(1)　根拠法は、地域保健法である。

(2)　目的は、国民の食料供給計画策定である。

(3)　実施者は、都道府県知事である。

(4)　調査地区の選定は、厚生労働大臣が行う。

(5)　費用負担は、調査対象地区を管轄する市町村が行う。

解　説 ……………………………………………………………………………… 正答 (4)

(1)　誤り。根拠法は健康増進法(第３章)である。

(2)　誤り。国民の健康の増進の総合的な推進を図るための基礎資料として、国民の身体の状況、栄養摂取量及び生活習慣の状況を明らかにすることを目的とする。

(3)　誤り。実施者は厚生労働大臣である。

(4)　正しい。

(5)　誤り。費用を負担するのは国である。

練習問題

食生活指針(2016年一部改正)に関する記述である。**誤っている**のはどれか。１つ選べ。

(1)　厚生労働省と農林水産省の２省により策定された。

(2)　食品ロスの低減に関する項目がある。

(3)　摂取する脂肪の質に配慮するよう謳っている。

(4)　穀類を毎食摂ることを推奨している。

(5)　適正体重維持のため体重測定を推奨している。

解　説　……………………………………………………………………………………　**正答**　(1)

(1)　誤り。文部科学省、厚生労働省、農林水産省の３省により策定された。

(2)　正しい。

(3)　正しい。

(4)　正しい。

(5)　正しい。

練習問題

食事バランスガイドに関する記述である。正しいのはどれか。１つ選べ。

(1)　コマの上から順に、主食、主菜、副菜を示している。

(2)　コマの軸は、水・お茶を示している。

(3)　コマのヒモは、油脂・調味料を示している。

(4)　主食の量的基準は、主材料の重量で示されている。

(5)　菓子・嗜好飲料の摂り方は、砂糖の重量で示されている。

解　説　……………………………………………………………………………………　**正答**　(2)

(1)　誤り。コマの上から順に、主食、副菜、主菜を示している。

(2)　正しい。水分摂取の重要性を示している。

(3)　誤り。コマのヒモは、菓子・嗜好飲料を示している。油脂・調味料は、イラストとして表現がされていない。

(4)　誤り。主食の量的基準は、主材料の炭水化物量で示されている。

(5)　誤り。菓子・嗜好飲料の摂り方は、「楽しく適度に」とコマのヒモの部分として示されている。

練習問題

健康日本21(第三次)の栄養・食生活に関連した目標項目である。**誤っている**のはどれか。１つ選べ。

(1)　食塩摂取量の減少
(2)　児童・生徒における肥満傾向児の減少
(3)　生活習慣病のリスクを高める量を飲酒している女性の減少
(4)　フード・アクション・ニッポン活動企業・団体の増加
(5)　利用者に応じた食事提供をしている特定給食施設の増加

解　説 ………………………………………………………………………… 正答　(4)

(1)〜(3)・(5)　正しい。
(4)　誤り。正しくは「スマート・ライフ・プロジェクト活動企業・団体の増加」である。フード・アクション・ニッポンは、食料自給率と食料自給力の向上を目指した運動である。

練習問題

食育基本法に関する記述である。正しいのはどれか。１つ選べ。

(1)　食育は、学校において実施することが最善であると規定されている。
(2)　食育を推進するための活動は、あまねく全国において展開されなければならないと規定されている。
(3)　食育と食料自給率向上との関係は、明文化されていない。
(4)　食育推進会議の会長には、厚生労働大臣が充てられる。
(5)　第４次食育推進基本計画では、５つの重点事項が示されている。

解　説 ………………………………………………………………………… 正答　(2)

(1)　誤り。学校、家庭、保育所、地域その他あらゆる機会とあらゆる場で実施することが最善であると規定されている(第６条)。
(2)　正しい。第４条に規定されている。
(3)　誤り。食育を通じ、食料の需要と供給についての理解を深め、生産者と消費者の交流等による農山漁村の活性化が食料自給率の向上につながると規定されている(第７条)。
(4)　誤り。食育推進会議は農林水産省に置かれ、その会長には、農林水産大臣が充てられる(第26・28条)。
(5)　誤り。2021〜2025(令和３〜７)年度を推進期間とする第４次食育推進基本計画では、昨今の食をめぐる現状・課題を踏まえ、３つの重点事項(①生涯を通じた心身の健康を支える食育の推進、②持続可能な食を支える食育の推進、③「新たな日常」やデジタル化に対応した食育の推進)が示されている。

練習問題

公衆栄養関連活動とそれに関連する組織の組合せである。正しいのはどれか。1つ選べ。

(1)　国際栄養学会議(ICN)の主催――――――――――国際栄養士連盟(ICDA)

(2)　栄養に関するローマ宣言――――――――――――国連児童基金(UNICEF)

(3)　持続可能な開発目標(SDGs)の策定――――――――国連開発計画(UNDP)

(4)　フードバランスシート(食料需給表)の作成――――国連世界食糧計画(WFP)

(5)　ヘルシーピープル―――――――――――――――世界保健機関(WHO)

解　説 ……………………………………………………………………… 正答 (3)

(1)　誤り。国際栄養学会議(ICN)の主催は、国際栄養科学連合(IUNS)である。IUNSは、栄養科学の研究における国際協力の推進を目的とする国際的な組織である。

(2)　誤り。正しくは、国連食糧農業機関(FAO)と世界保健機関(WHO)である。

(3)　正しい。

(4)　誤り。正しくは、国連食糧農業機関(FAO)である。

(5)　誤り。正しくは、アメリカ保健福祉省である。

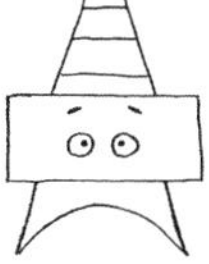

4　栄養疫学

1　栄養疫学の概要

疫学は人間集団における疾病の発生に関する学問であり、そのなかで食事と疾病との関係を科学的に明らかにするものを栄養疫学という。最近の栄養疫学では生活習慣病に代表されるような“長い間”の生活習慣が問題となることが多い。このような場合は**習慣的な食事摂取量**を知る必要がある。

栄養疫学の方法は、自然に起こった現象をそのまま調査する**観察研究**と、疾病と因果関係があると考えられる要因に意図的に介入してその有効性を調査する**介入研究**とに大別される。また、観察研究は、観察単位や時間的因果関係の考慮の有無で複数の研究に分類される。

栄養疫学研究の方法

	介入の有無	観察単位	時間的因果関係	疫学研究の方法
観察研究	なし	集団	考慮しない	生態学的研究
		個人	考慮しない	横断研究
			考慮する	コホート研究 症例対照研究
介入研究	あり	集団	考慮する	集団介入研究
		個人		ランダム化比較試験(RCT) 非ランダム化比較試験

※疫学研究の方法については、PartⅤ-4-4「**疫学の方法**」を参照のこと。

2　曝露情報としての食事摂取量

1　食事摂取量の個人内変動と個人間変動

(1)　個人内変動

同一個人においても食事摂取量は**季節や曜日、行事**などにより日々変化している。これを個人内変動という。最も代表的な個人内変動は、日によって摂取する食品や量が異なることで生じる**日間変動であり、その程度は栄養素により異なる。**

・エネルギー・エネルギー産生栄養素は、ビタミン・ミネラル類と比べて比較的変動が少ない。

・一般的に若い世代の方が、日間変動が大きい。

(2)　個人間変動

栄養摂取量は人によって異なり、「個人差」がある。この栄養摂取状態の個人差を**個人間変動**という。一般に、個人間変動の方が大きい栄養素ほど、対象者を高危険度群(ハイリスクグループ)に分類することが容易である。

2　習慣的な食事摂取量

食事摂取量の健康影響は**習慣的な食事摂取量**が問題となるため、**個人内変動を考慮**した長期間における食事摂取量を把握する必要がある。

個人における真の習慣的な食事摂取量を得るために何日程度の調査を行えばよいかは、個人内変動から系統的に推測することができ、日間変動の大きいビタミン類の中には100日以上の調査日数を要するものもある。しかし、長期間の調査は現実には困難であるため、最低でも２日間(できれば非連続の２日または連続３日間)の調査を行い、その平均値を用いる。

また、集団における食事摂取量の平均値を得たい場合、１日間など非常に短期間の調査であっても、**調査対象者を増やすことで日間変動に代表される個人内変動の影響を低減でき**、その値を得ることが可能となる。国民健康・栄養調査の調査日数が１日間なのはこのためである。なお、**1日間の食事調査で測定された集団の摂取量の分布は、習慣的な摂取量の分布よりもばらつきが大きい(分布の幅が広い)**ため、食事摂取基準を用いて集団の栄養素摂取量の評価を行う場合には注意を要する。

3　食事摂取量の測定方法

1　食事調査法

(1)　食事記録法

●秤量法

調査対象者が、秤や計量カップ、計量スプーンなどを用いて、調査期間内に摂取する食品のそれぞれの重量を量り、記録し、その計測結果に基づき、調査者が食品成分表を用いて栄養素摂取量を計算する方法である。対象者は調理時に用いた純食材料または食べる直前の食べ物と食べ残した食物の重さを量り、食品名と重量を記録する。ただし外食のように秤量が不可能なものや、鍋物のように１人当たりの摂取量を秤量することが難しい場合も多いため、そのときは料理に用いた食品の総使用量を記録する。

●目安量法

非秤量法ともいい、目安量として、それぞれの概算を記録する方法。パン１枚、ジュース１本など食品名と通常食品を数える単位である目安量を記入してもらい、調査者が目安量を重量換算し、食品成分表を用いて栄養素摂取量を計算する。

(2)　24時間食事思い出し法

問診により**過去24時間以内**(または調査前日)に摂取した食品の聴き取りを行い、その結果に基づき調査者が食品成分表を用いて栄養素摂取量を計算する方法である。調査者はフードモデルや写真を使って**ポーションサイズ**(１食当たりもしくは１回当たりの提供量)をあらかじめ決めておき、聴取した情報から摂取量を推定し、計算する。**集団の平均摂取量**を得るのに適した方法である。

(3)　食物摂取頻度調査法

一定数の食品を調査票に列挙し、調査対象者が**過去一定期間内(1週・1か月・1年など)に摂取した食品の頻度**を調査し、その結果に基づき調査者が食品成分表を用いて栄養素摂取量を計算する方法である。調査票への記入は、自記式と他記式があり調査に応じて使いわける。**1回の調査で個人の習慣的な食事摂取量の評価ができる**。**集団における個人のランク付け**を行い、主に疫学調査で用いられる。

食物摂取頻度調査法には、食品の摂取頻度のみを質問する**定性的食物摂取頻度調査**と、さらに精度を上げるために標準的量に対して相対的に多いか少ないかも回答する**半定量食物摂取頻度調**

査と呼ばれる方法とがある。前者では、食品名リストと「毎日２回以上、毎日１回、週４～６回、週２～３回、週１～２回、週に１回以下、食べなかった」などの摂取頻度がリストアップされた食物摂取頻度調査票（FFQ）を使用する。後者では、食品名リスト、摂取頻度に加え、摂取目安量がリストアップされたFFQを使用する。

(4)　食事歴法

食物摂取頻度調査法に加え、**食行動**や**調理・調味**などの習慣を定性的、定量的に尋ね、栄養素摂取量の計算に反映させる。食物摂取頻度調査法と同様に、**１回の調査で個人の習慣的な食事摂取量の評価ができる**。

(5)　陰膳法

調査対象者に喫食した料理食品と同じものを作って保存してもらい化学的に分析する方法である。食事調査法の中では栄養素の摂取量について**最も正確な情報**が得られるが、手間と経費がかかるため、正確に特定の栄養素や食品成分表に収載されていない栄養素の摂取量を知りたいときに限定的に用いられることが多い。

各食事調査法の長所と短所

	長　所	短　所
食事記録法	・対象者の記憶に依存しない。 ・秤量法は精度が高く、他の調査法の精度を評価する際のゴールドスタンダードとなる。	・対象者の負担が大きい。 ・調査期間中の食事が、通常と異なる可能性がある。 ・データ整理に手間がかかる。 ・食品成分表の精度に依存する。
24時間食事思い出し法	・対象者の負担が小さい。 ・比較的高い参加率を得られる。	・対象者の記憶に依存する。 ・調査者バイアスが生じやすい。 ・データ整理に手間がかかる。 ・食品成分表の精度に依存する。
食物摂取頻度調査法・食事歴法	・簡便に調査を実施でき、対象者の負担が小さい。 ・対象者１人当たりのコストが安く、データ処理に要する時間と労力が少ない。 ・標準化に長けている。 ・１回の調査で対象者の習慣的な食事摂取量を把握できる。	・対象者の記憶に依存する。 ・得られる結果は調査票の質問項目や選択肢に依存するため、調査票の妥当性、再現性の検討を行う必要がある。 ・食品成分表の精度に依存する。
陰膳法	・最も精度が高い。 ・対象者の記憶に依存しない。 ・食品成分表に収載されていない栄養素の摂取量を把握できる。 ・食品成分表の精度に依存しない。	・対象者の負担が大きい。 ・調査期間中の食事が、通常と異なる可能性がある。 ・試料の分析に、手間と費用がかかる。

各食事調査法の特徴

	食物摂取頻度調査法・食事歴法	24時間食事思い出し法	食事記録法	陰膳法
評価目標	日常の食物摂取量	特定日の食物摂取量	特定日の食物摂取量	特定日の食物摂取量
評価レベル	個人レベル	1日：集団レベル 7日以上：個人レベル	1日：集団レベル 7日以上：個人レベル	1日：集団レベル 7日以上：個人レベル
調査による食事変更	なし	なし	可能性あり	可能性あり
思い出しバイアス	あり	あり	なし	なし
簡便性	高い	比較的高い	低い	非常に低い
経済性	高い	低い	低い	非常に低い
その他	質問票に基づく内容	実際に摂取した食物に基づく内容		
	過去を振り返る調査		現状に関する調査	

■食事調査法の妥当性と再現性

食物摂取頻度調査法や食事歴法は食べたものを直接データ化したものではないため、その信頼度は基本的には不確定である。信頼度は**「妥当性」**と**「再現性」**の２つの指標によって評価される。

○妥当性の評価：複数日の食事記録法のように摂取量を直接測定できる調査で得た値（**ゴールドスタンダード**）と比較して、調査結果を補正する。また、**生体指標**を活用する方法もある。

○再現性の評価：同じ対象者に、間隔を空けて複数回調査を実施することで得られる**回答の一致度**から評価する。

■食事調査実施時の留意点

○日間変動：変動係数の大きい栄養素ほど、習慣的な摂取量を得るために長期間の調査を必要とする。

○申告誤差：食事調査法の多くが対象者による自己申告に基づいて情報を収集するものであり、申告誤差は避けられない。最も重要な申告誤差として**過小申告・過大申告**が知られており、その程度は**肥満度の影響を強く受ける**。具体的には、過小申告の程度はBMIが高い者ほど大きく、過大申告の程度はBMIが低い者ほど大きい。

○系統誤差：真の値から一定方向にずれたものを測定することで生じる測定誤差を系統誤差といい、**測定機器の精度管理や調査方法の改善**により、真の値に近づくことができる。

○偶然誤差：偶然のばらつきによって生じる誤差を偶然誤差といい、**調査日数や調査人数を増やしてその平均をとる**ことにより真の値に近づくことができる。

○対象者の抽出：集団を対象とする場合には**無作為抽出**を行い、**選択バイアス**を回避する。

○情報の聴取：集団を対象とする場合には調査の**標準化**を行い、**情報バイアス**を回避する。

※バイアスの種類については、PartⅤ-4-5 1を参照のこと。

2　食事摂取量を反映する生化学的指標

生体指標（バイオマーカー）とは、血液や尿など生体の組織中から得られる試料に存在する、ある種の栄養素の摂取量推定に際して有益な指標となる物質を指す。

食事摂取量を反映する主な生体指標

栄養素等	生体指標	特　徴
ナトリウム	24時間尿中ナトリウム排泄量	排泄量から摂取量が推定可能である。 蓄尿が困難。
たんぱく質	24時間尿中窒素排泄量	
ヨウ素	24時間尿中ヨウ素濃度	直近のヨウ素摂取量のよい指標となる。
ビタミンD	血中25-ヒドロキシビタミンD	摂取量と皮膚でのビタミンD合成量との総和になる。

※ナトリウム、たんぱく質摂取量の算出式については、**同シリーズ「上巻」PartⅠ人体の構造と機能及び疾病の成り立ち19-9**を参照のこと。

※血中ナトリウムや血清鉄のようにその濃度が体内の恒常性(ホメオスタシス)によって一定に保たれているものや、鉄やカルシウムのように消化管からの吸収率が低いものなど、摂取量以外の要因に大きく依存している物質は生体指標としての価値に乏しい。

3　食事摂取量を反映する身体計測値

多くの栄養素は身体計測値に直接反映されることはない。ただし、身長・体重などの身体測定値は、比較的長期にわたる食事摂取量を反映する栄養指標として利用され、エネルギーなどの過剰・不足の評価に役立つ。

エネルギーと栄養素摂取量を反映する主な身体計測指標

測定項目	身体計測指標	反映される主な栄養素等
身長、体重	体格指数	エネルギー
体重	体重変化量、体重変化率、標準体重比	エネルギー
内臓脂肪	腹囲	エネルギー
体組成	体脂肪率	エネルギー、脂肪
	除脂肪体重	エネルギー、脂肪、たんぱく質
皮下脂肪厚	上腕三頭筋部及び肩甲骨下部の皮下脂肪厚	エネルギー
上腕周囲	上腕筋囲、上腕筋面積	たんぱく質

※各種算出式については、**同シリーズ「上巻」PartⅢ応用栄養学1-2 2「身体計測」**を参照のこと。

4　食事摂取量の評価方法

1　食事調査と食事摂取基準

食事摂取状況をアセスメントする場合は、集団のBMIや摂取量の分布から、摂取不足や過剰摂取の可能性のある者の割合について食事摂取基準を用いて推定する。その結果に基づき、食事摂取基準を適応して適切なエネルギーや栄養素摂取量の目標値を提案し、食事改善計画を立案して実施につなげる。日本人の食事摂取基準(2020年版)の集団への活用方法は、次の通りである。

食事改善(集団)を目的とした食事摂取基準の活用による食事改善の計画と実施

〔食事摂取状況のアセスメント〕	〔食事改善の計画と実施〕
〈エネルギー摂取の過不足の評価〉	
BMI*の分布から、目標とする範囲外にある人の割合を算出	BMIが目標とする範囲内に留まる人の割合を増やすことを目的に立案
*成人の場合	
〈栄養素の摂取不足の評価〉	
摂取量の分布から、推定平均必要量を下回る人の割合を算出（カットポイント法）。 摂取量の中央値と目安量を比較することで不足していないことを確認。摂取量の中央値が目安量を下回っている場合、不足状態にあるかは判断できない。	推定平均必要量を下回って摂取している人の割合をできるだけ少なくすること、目安量付近かそれ以上であれば、その摂取量を維持することを目的に立案
〈栄養素の過剰摂取の評価〉	
摂取量の分布から、耐容上限量を上回る人の割合を算出	集団内のすべての人の摂取量が耐容上限量を超えないことを目的に立案
〈生活習慣病の発症予防を目的とした評価〉	
摂取量の分布から、目標量を用いて、目標量の範囲を逸脱する人の割合を算出	目標量（又は範囲）を逸脱して摂取している人の割合を少なくすることを目的に立案

(厚生労働省「日本人の食事摂取基準(2020年版)」一部改変)

※集団の食事改善を目的として食事摂取基準を活用する場合の基本的事項については、同シリーズ「上巻」PartⅢ応用栄養学 2 - 2 4「集団の食事改善を目的とした活用」を参照のこと。

2 データの処理と解析

(1) 栄養素摂取量のエネルギー調整

ほとんどすべての栄養素は総エネルギー摂取量と正の相関関係をもつことが多い。したがって、異なる総エネルギー摂取量をもつ者や集団間を比較するときや、食事と疾病の関連性をみるときには、**総エネルギー摂取量が栄養素摂取量に及ぼす影響を取り除く**、すなわち**栄養素摂取量のエネルギー調整**を行うことが必要である。エネルギー調整の方法として**栄養素密度法**と**残差法**がある。

① 栄養素密度法

●エネルギー産生栄養素

当該栄養素由来のエネルギーが総エネルギー摂取量に占める割合として、%Eで表現する。

●エネルギーを産生しない栄養素

一定のエネルギー(1,000kcal 等)を摂取した場合に摂取した栄養素量(重量)で表現する。

栄養素密度＝栄養素摂取量÷総エネルギー摂取量

② 残差法

総エネルギー摂取量を独立変数、注目している**栄養素摂取量を従属変数**として回帰直線(**一次回帰式**)を算出し、それぞれの対象者について実際の摂取量と回帰式から求められる予測値との差(**残差**)を利用して、総エネルギー摂取量の影響を取り除く**回帰分析**を用いた手法である。集団内での個人の位置がつかみやすいため、相対的に個人間を比較することが中心となる疫学研究で広く用いられている。

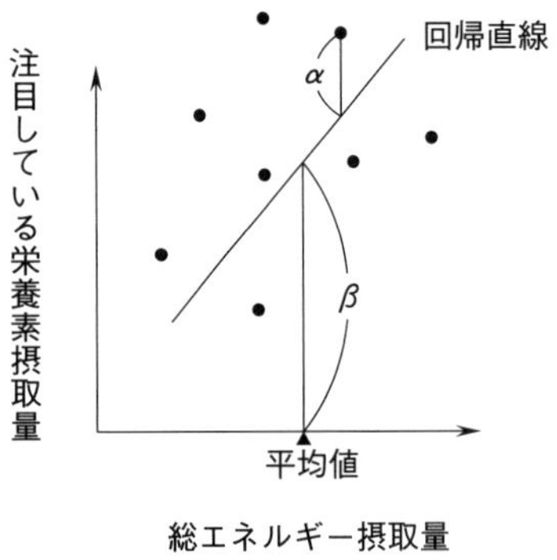

エネルギー調整栄養素摂取量＝α＋β

α：栄養素摂取量の実測値と一次回帰式から求めた予測値との差（残差）

β：総エネルギー摂取量の平均値を摂取していると仮定した場合の栄養素摂取量の予測値

⑵　記述統計量

データの特性、傾向、ばらつきなどを示す値を統計的に計算した値を記述統計量といい、次のような指標がある。

＜データの分布の特徴や傾向を示す記述統計量＞

・**平均値（算術平均）**：データの総和をデータの個数で除した値。

・**中央値**：データを値の小さいものから順番に並べた場合、中央に位置する値。データが偶数個の場合、中央に並ぶ２つのデータの平均値となる。

・**最頻値**：データのなかで最も多く登場する値。

・**最大値**：データのなかで最も大きい値。

・**最小値**：データのなかで最も小さい値。

※正規分布では、平均値、中央値、最頻値の３つの値が一致する。

＜データのばらつきを示す記述統計量＞

・**パーセンタイル値**：データを値の小さいものから順番に並べた場合、小さい方から数えて何％目の標本であるかを示す値。50パーセンタイル値＝中央値である。

・**四分位数**：第１四分位数、第２四分位数、第３四分位数があり、それぞれ、25パーセンタイル値、50パーセンタイル値、75パーセンタイル値と同義である。

・**四分位範囲**：第３四分位数と第１四分位数の差。

・**範囲（レンジ）**：データの最大値と最小値の差。

・**標準偏差（SD）**：分散※の正の平方根で、データをばらつきの大きさを示す。

・**変動係数（CV）**：**標準偏差を平均値で除した値**で、データをばらつきの大きさを示す。

※分散＝$\frac{(\text{各データの値}-\text{平均値})^2\text{の合計}}{\text{データ数}}$

集められた複数のデータの値が平均値を中心にどの程度ばらついているのか（分散度）を示す記述統計量に**標準偏差**、**変動係数**があるが、２つの集団のばらつきの程度を比較する場合、標準偏差は必ずしも有効な分析であるとは限らない。なぜなら、個々のデータの値が大きい（平均値が大きい）集団の方が標準偏差が大きくなる可能性が高いからである。このような場合、標準偏差をそれぞれの平均値で割った変動係数を比較することで、集団の規模を考慮した比較が可能となる。

また、四分位数、四分位範囲、最小値、最大値、範囲（レンジ）を**箱ひげ図**で図示すると次のようになる。

箱ひげ図

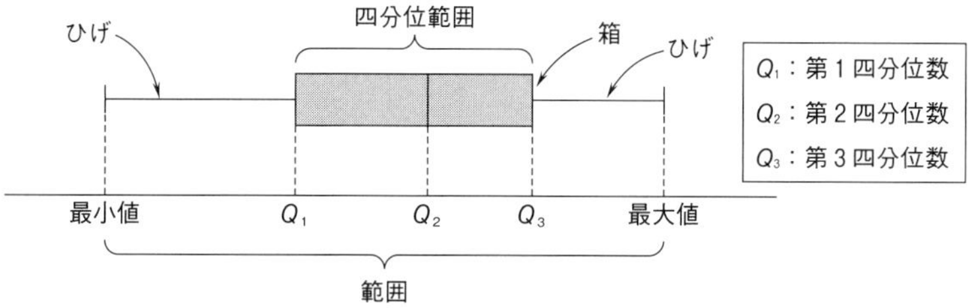

■はずれ値

集まったデータのなかで、著しく大きかったり小さかったりする値をはずれ値といい、結果の解析時には注意を要する。

・はずれ値の影響を受けやすい指標：平均値、標準偏差、変動係数

・はずれ値の影響を受けにくい指標：パーセンタイル値、最頻値

(3)　データの相関性

１つの検体に２種類の量的データがある場合、散布図を用いることで検体の情報量を保持して図示することができ、集団全体における２種類の量的データに直線的な関連(相関)があるかどうかを視覚的にとらえることが可能となる。また、２種類の量的データの関連の強さを客観的に表す指標が**相関係数**であり、－１～＋１の範囲の値をとり、１に近いほど**正の相関**が強く、－１に近いほど**負の相関**が強いことを示す。

散布図の特徴と相関係数の関係

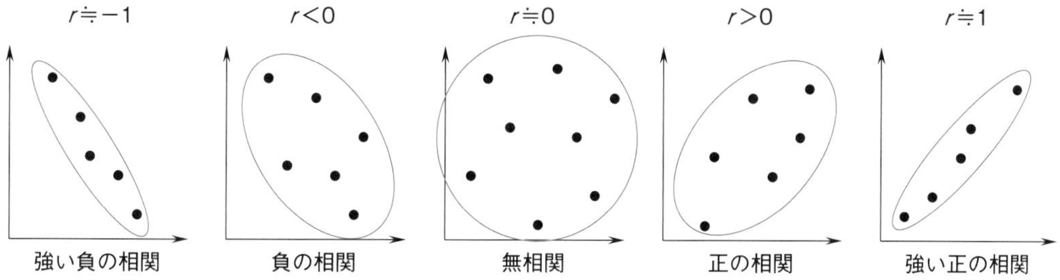

※r：相関係数

練習問題

食事調査法に関する記述である。**誤っている**のはどれか。１つ選べ。

⑴　24時間食事思い出し法では、習慣的な食事内容の変更が生じやすい。

⑵　秤量法は、他の調査結果の精度を評価する基準とされる。

⑶　目安量法では、目安量と食品重量の標準化が必要である。

⑷　食物摂取頻度調査法は、集団内での摂取量のランク付けができる。

⑸　陰膳法では、日本食品標準成分表に収載されていない栄養素の摂取量を評価できる。

解　説　……………………………………………………………………………… 正答 ⑴

⑴　誤り。24時間食事思い出し法では、対象者が既に摂取した前日の食事について聴き取り調査を行うため、食事内容の変更は生じにくい。

⑵　正しい。食事調査法の中でも秤量法は精度が高く、ゴールドスタンダードとして利用されることが多い。

⑶　正しい。目安量法では、聴き取った目安量を食品重量に換算する際の基準が必要となる。

⑷　正しい。食物摂取頻度調査法は、集団内における個人摂取量の相対的なランク付けを行う場合に適する。

⑸　正しい。陰膳法は、食品成分表を用いず、化学分析をし、栄養素等摂取量を把握する食事調査法である。

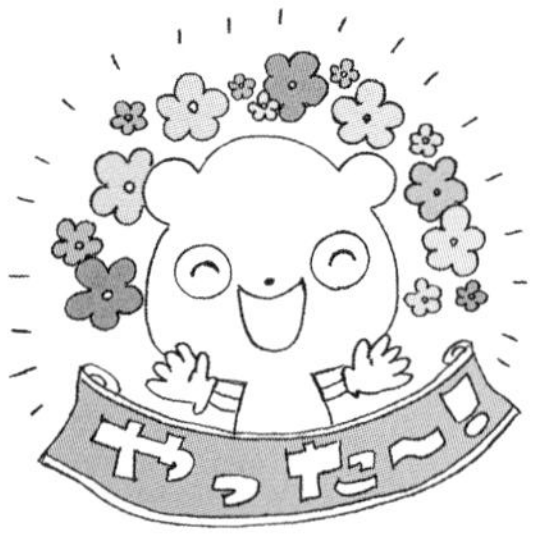

練習問題

食事調査の実施および評価における留意点に関する記述である。**誤っている**のはどれか。１つ選べ。

(1)　平均値が異なる集団の摂取量の分散を比較するためには、変動係数を求める。
(2)　集団の摂取量を真の値に近づけるためには、対象の人数を増やす。
(3)　食事摂取量の分布の幅は、調査日数を増やすと小さくなる。
(4)　集団の摂取量の系統誤差を小さくするためには、調査日数を増やす。
(5)　残差法は、食事調査で得た栄養素摂取量から総エネルギー摂取量の影響を取り除く方法である。

解　説 ……………………………………………………………………………… **正答** (4)

(1)　正しい。変動係数は、平均値の影響を取り除いて分散(ばらつき)の程度を比較する際に有用な指標である。
(2)　正しい。調査対象者を増やし平均値をとることで、摂取量の誤差を小さくすることができる。
(3)　正しい。このため、集団の栄養素摂取量の評価を行う場合、１日間など短期間の食事調査の結果で推定平均必要量未満の者を不足者とすると過大評価になる。
(4)　誤り。調査日数を増やしたり、調査対象者を増やしたりしても、系統誤差を小さくすることはできない。
(5)　正しい。食事調査で得た栄養素摂取量から総エネルギー摂取量の影響を取り除く方法として、栄養素密度法や残差法がある。

練習問題

集団における食事摂取量のデータを日本人の食事摂取基準(2020年版)を用いて評価した。評価の目的と方法の組合せである。**誤っている**のはどれか。１つ選べ。

(1)　エネルギーの摂取不足の評価――――――――EER を下回る者の割合を算出
(2)　栄養素の摂取不足の評価――――――――――EAR を下回る者の割合を算出
(3)　栄養素の摂取不足の評価――――――――――集団の摂取量の中央値と AI を比較
(4)　栄養素の過剰摂取の評価――――――――――UL を上回る者の割合を算出
(5)　生活習慣病の発症予防を目的とした評価―――DG の範囲を逸脱する者の割合を算出

解　説 ……………………………………………………………………………… **正答** (1)

(1)　誤り。エネルギーの摂取不足の評価では、目標とする BMI の範囲を下回る者の割合を算出する。
(2)～(5)　正しい。

練習問題

ある集団の総エネルギー摂取量(x)とたんぱく質摂取量(y)の間に、$y=0.03x+20$の回帰式が成り立った。この集団の平均エネルギー摂取量は2,000kcalである。Aさんの残差法によるエネルギー調整たんぱく質摂取量を算出した。正しいのはどれか。1つ選べ。

ただし、Aさんのエネルギー摂取量は2,500kcal、たんぱく質摂取量は115gである。

(1)　60g

(2)　80g

(3)　95g

(4)　100g

(5)　115g

解　説 ……………………………………………………………………………… 正答　(4)

まず、Aさんが実際に摂取したたんぱく質摂取量(実測値)と、Aさんのエネルギー摂取量における一次回帰式から予測されるたんぱく質摂取量の差である「残差」を求める。

Aさんのエネルギー摂取量2,500kcalにおける一次回帰式から予測されるたんぱく質摂取量は、$0.03\times2{,}500+20=95$(g)となる。Aさんが実際に摂取したたんぱく質摂取量は115(g)であるため、残差$=115-95=20$(g)となる。

次に、集団の総エネルギー摂取量の平均値における一次回帰式から予測されるたんぱく質摂取量を求める。集団の総エネルギー摂取量の平均値2,000kcalにおける一次回帰式から予測されるたんぱく質摂取量は、$0.03\times2{,}000+20=80$(g)となる。

これらの結果から、Aさんのエネルギー調整後のたんぱく質摂取量(集団の総エネルギー摂取量の平均値におけるたんぱく質摂取量の予測値+残差)を求めると、エネルギー調整たんぱく質摂取量$=80+20=100$(g)となる。

練習問題

　ある集団を対象に健康・栄養調査を実施し、喫煙習慣の有無別に食塩摂取量と血圧値の相関を検討したところ、図のような結果が得られた。結果の解釈に関する記述である。正しいのはどれか。１つ選べ。

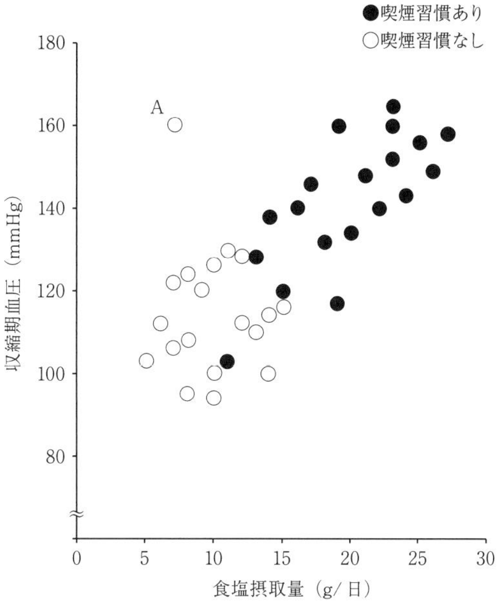

(1)　図中のデータ A を分析対象としてよいか、解析前に検討する。
(2)　食塩摂取量と収縮期血圧には、負の相関がある。
(3)　相関係数を用いて、食塩摂取量から収縮期血圧の予測値を計算できる。
(4)　喫煙習慣なし群の相関は、喫煙習慣あり群より強い。
(5)　喫煙習慣の有無による各群の食塩摂取量に差はない。

解　説 ………………………………………………………………… 正答 (1)

(1)　正しい。データ A ははずれ値にあたり、分析対象とするか解析前に検討する。
(2)　誤り。食塩摂取量と収縮期血圧には、右肩上がりの線形性がみられるため、正の相関がある。
(3)　誤り。回帰直線(一次回帰式)を用いて、食塩摂取量から収縮期血圧の予測値を計算できる。
(4)　誤り。喫煙習慣あり群の方が食塩摂取量と収縮期血圧に右肩上がりの強い線形性がみられるため、喫煙習慣あり群の相関は、喫煙習慣なし群より強い。
(5)　誤り。喫煙習慣あり群の方が喫煙習慣なし群に比べて、食塩摂取量は多い。

5　公衆栄養マネジメント

1　公衆栄養マネジメントの過程

公衆栄養マネジメントとは、マネジメントサイクルに従って公衆栄養活動を行うことである。

公衆栄養活動におけるマネジメントサイクルでは、「**アセスメント→計画(Plan)→実施(Do)→評価(Check)→改善(Act)**」の過程をふむ。改善(Act)を次のアセスメント、計画、実施の各過程に反映(**フィードバック**)させることにより **PDCA サイクル**となる。

公衆栄養マネジメントのモデルの一つとして、ヘルスプロモーションの実践モデルとして提唱された「**プリシード・プロシードモデル**」が挙げられる。本モデルを用いて各段階での作業を行うことにより、地域診断から事業計画、目標設定、評価計画までの一連の策定が可能となる。

※PDCA サイクルについては、PartⅤ-1-3 6 (1)を参照のこと。
※ヘルスプロモーションについては、PartⅤ-1-3 5 を参照のこと。
※プリシード・プロシードモデルについては、PartⅧ-2-1 1 を参照のこと。

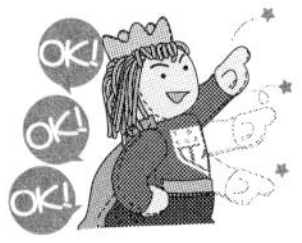

2　公衆栄養アセスメント

1　公衆栄養アセスメントの目的

公衆栄養アセスメントは、政策立案、地域のニーズや課題とその原因、効果的な介入方法などを検討することを目的として、実態を把握・分析することをいう。その方法として、前述のプリシード・プロシードモデルの活用、食事摂取基準の活用、後述の社会調査法などが挙げられる。

地域のニーズの把握では、客観的課題を捉えるものとして**量的調査**、主観的課題をとらえるものとして**質的調査**の両方を実施する必要がある。

2　社会調査法を用いた地域観察

地域アセスメントの調査方法として**社会調査法**が挙げられる。調査方法は、有効標本数、質問票の信頼性、費用などを考慮した上で選択する。

社会調査法

<table>
<tr><th colspan="4">調査方法</th><th>概　要</th><th>利　点</th><th>欠　点</th></tr>
<tr><td rowspan="4">実態調査</td><td rowspan="2">観察法</td><td colspan="2">統制観察</td><td>調査者が事前に観察対象の条件や観察手法を定め、それに基づき観察を行う方法。</td><td>結果の定量化が可能。</td><td>日常の条件下での結果と異なる。</td></tr>
<tr><td>非統制観察</td><td>参与観察
非参与観察</td><td>刺激をできるだけ避けて、あるがままの形で現象を捉えようとする方法。
●参与観察：調査者が観察する対象集団の中に入り込み、内部から観察を行う。
●非参与観察：調査者が観察する対象集団の外部から観察を行う。</td><td>日常の条件下での現象が把握できる。</td><td>結果の定量化が難しい。</td></tr>
<tr><td rowspan="2">質問法</td><td>自計調査</td><td>配票法
（留置き法）
郵送法
集合法</td><td>質問に対する回答は、調査対象者自らが記入する。
●配票法：調査票を配布しておき、回答後に回収してまわる。
●郵送法：郵送で調査票の配布回収を行う。
●集合法：調査対象者に一堂に集まってもらい、その場で回答してもらい回収する。</td><td>時間と費用が少なく効果的。
無記名での調査が可能。</td><td>質問の意味を誤解する場合がある。
配票法や郵送法では、身代わり回答や無回答が多く、また家族の影響を受けやすい。</td></tr>
<tr><td>他計調査</td><td>インタビュー法
グループディスカッション</td><td>質問に対する回答は、調査者が記録する。
●面接法：調査者が調査対象者に面接をして質問を行う。
●電話調査法：調査者が調査対象者に電話により質問を行う。
●グループディスカッション：少人数のグループに対し、進行役が質問を行い、これに対して自由に討議をしてもらう。</td><td>質問の意味を問い返して理解してもらうことができる。
グループの場合は、他のメンバーとの相互作用で、本音や新しい意見が得られる。</td><td>時間と費用がかかる。
回答者が特定されてしまう。
調査員によるバイアスがかかる可能性有。
電話調査は、多数の質問や込み入った質問には不向き。</td></tr>
<tr><td colspan="4">インターネット調査法</td><td>ウェブ画面に質問票を表示し、画面上で調査対象者が回答を入力する。</td><td>調査対象者のサンプリングなしで実施が可能。回答データの入力が不要で、安価かつ短時間で集計できる。時間的・地理的制約がない。</td><td>回答者の匿名性・代表性が曖昧。</td></tr>
<tr><td colspan="4">文献調査
（既存資料の活用）</td><td>他の目的で収集された既存の統計資料、記録、報告書、論文などを用いる方法。</td><td>時間と費用がかからない。</td><td>対象者についての情報を特定できない。
知りたい内容が調査されていないことがある。</td></tr>
</table>

公衆栄養アセスメントに用いる主な既存資料

資料、調査名	主な資料項目	管轄
人口動態調査	出生・死亡・死産・婚姻・離婚の数や率	厚生労働省
国勢調査	人口の推移、人口構造の変化	総務省
生命表	各年齢の平均寿命など	厚生労働省
国民健康・栄養調査	身体状況・栄養摂取状況・生活習慣	厚生労働省
国民生活基礎調査	有訴者率、通院者率、要介護となった原因、介護の状況など	厚生労働省
患者調査	推計患者数、入院及び外来受療率、退院患者の平均在院日数など	厚生労働省
国民医療費	保険診療の対象となる傷病の治療に要した費用	厚生労働省
食中毒統計調査	原因となった家庭・業者・施設等の所在地、名称、発病年月日、原因食品名、病因物質、患者数、死者数など	厚生労働省
衛生行政報告例	特定給食施設数と管理栄養士・栄養士の配置状況など	厚生労働省
乳幼児身体発育調査	生年月日、体重・身長(乳幼児身体発育曲線)、胸囲、頭囲、運動・言語機能、栄養法、母の状況など	こども家庭庁
乳幼児栄養調査	乳幼児の栄養方法や食事に関する状況(授乳、離乳食、間食の状況など)、乳幼児の生活習慣や健康状態に関する状況(朝食習慣、共食、むし歯の状況など)、食物アレルギーに関する状況など	厚生労働省
学校保健統計調査	児童等の発育状態(身長、体重など)、児童等の健康状態(栄養状態、視力、歯・口腔の疾病など)	文部科学省
食料需給表	国内で供給される食料の生産から最終消費に至るまでの総量、国民1人当たりの供給純食料及び栄養量	農林水産省
家計調査	世帯収入、世帯の支出(食費・住居費など)など	総務省

■全数調査(悉皆《しっかい》調査)と標本調査

調査の対象となっている集団の構成単位すべてを調査する全数調査と、集団の構成単位の一部を調べて母集団全体の様子を知る標本調査がある。

	方法	利点	欠点
全数調査	調査対象すべてを調査。代表は国勢調査。	詳細で正確な把握が可能。	多くの費用と時間、労力を必要とする。
標本調査	母集団から抽出(通常は無作為抽出)した一部を調査。	少ない労力かつ短時間で調査結果が出る。	誤差(標本誤差)が生じやすい。

3　公衆栄養プログラムの目標設定

公衆栄養アセスメントの結果に基づいて、対象集団の最終(長期)目標へつなげるための中期目標、短期目標を設定する。

なお、アセスメント結果に基づき目標設定する際には、優先順位を検討する必要性がある。

優先順位は**必要性・重要性**と**改善可能性**の2つのベクトルを用いて決定する。

優先順位の決定方法

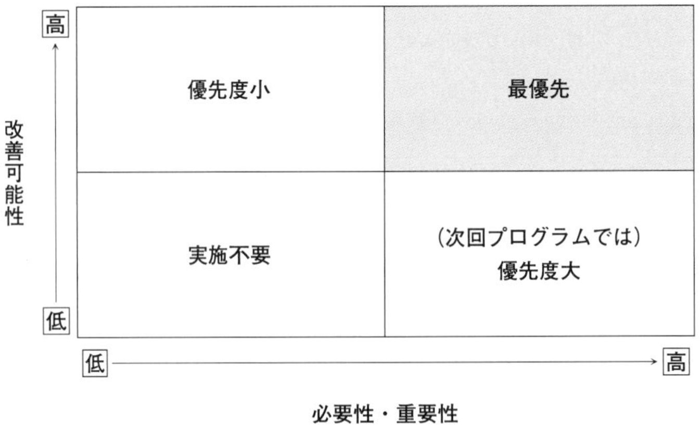

(1)　長期目標

QOL および健康問題に対応する目標。**健康寿命の変化、死亡率・罹患率・有病率の変化、QOLの変化**など。

(2)　中期目標

健康問題に関連する要因(行動・ライフスタイル)に対応する目標。**健診受診率・受療行動の変化、栄養素摂取量の変化、生活習慣の変化**など。

(3)　短期目標

行動・ライフスタイル等に影響を与える要因(準備要因・強化要因・実現要因)に対応する目標。**意識・知識の変化**など。

4　公衆栄養プログラムの計画、実施、評価

1　地域社会資源の把握と管理

公衆栄養活動を進めていくためには、地域の社会資源を把握、活用して活動を展開していく必要がある。地域の社会資源としては、以下のようなものが挙げられる。

地域の社会資源

保健・医療施設	病院、保健所、市町村保健センター、健康科学センターなど
運動・スポーツ施設	スポーツクラブ、フィットネスクラブ、運動場、体育館、公園、遊歩道など
健康づくりに活用できる施設	老人福祉センター、公民館、コミュニティセンターなど
学校	保育所、幼稚園、小中高等学校、専門学校、大学
マスコミ	地方新聞社、テレビ、ラジオ、ケーブル TV など
関係機関・団体	栄養士会、医師会、国民健康保険連合会、商工会議所、婦人会、老人クラブ、自治会、NPO など

■ヘルスメイト(食生活改善推進員)

食生活習慣の改善及び栄養に関する知識や情報の提供を図ることで、市民の健康づくりを推進するボランティア。食生活改善推進員になるには、市町村が開催する養成教室に参加し、食生活改善や健康づくりに関する講習を受けることが必要である。講習修了後、自らの意思で食生活改善推進協議会という地区組織の会員となり、行政と連携しながら地域の栄養改善活動を行う。

2　運営面・政策面のアセスメント

(1)　運営面のアセスメント

実際にプログラムを運営していくために必要な時間、予算、人的資源などを確認し、実施の障害となる要因を確認して対処する過程。

●**時間**：予定所要時間と実際に使用できる時間との確認

●**予算**：必要経費と使用できる予算との確認

●**人的資源**：必要なスタッフの人数、職種などを確認し、不足する場合には連携機関やボランティアなどに協力を求める。また、スタッフの能力によりプログラムの効果が異なるため、スタッフの能力を確認し、慣れている方法を選んだり必要に応じてトレーニングを実施したりする。

(2)　政策面のアセスメント

公衆栄養プログラムの多くは行政機関により策定されている。このため、新規の計画が既存の

計画に重なる部分も少なくない。その場合、現行関連計画との一貫性をもたせるためにプログラムの修正・調整や法規の見直し等を行う。

3　計画策定と住民参加

公衆栄養プログラムの計画策定に当たっては、幅広い関係機関の協力と健康支援体制の整備が必要となる。計画策定に関与する期間として行政や保健・医療などの専門家の他、特に**住民自らが参加**することも重要である。行政機関が政令や省令、計画等を定めようとする際に、事前に、広く一般から意見(**パブリックコメント**)を募り、その意見を考慮することにより、行政運営の公正さの確保と透明性の向上を図るとともに、国民の権利利益の保護に役立てることができる。

(1)　計画策定におけるアプローチの方法

①　課題解決型アプローチ

専門家が理想の姿を提示し、現状を把握して課題を選び出す。その後住民を参加させ、どのように解決すればよいか議論を行い、目的を共有して計画を策定する。

比較的短時間で計画策定ができるという利点がある一方、専門家任せになりやすいという欠点もある。

②　目的設定型アプローチ

住民を含めた参加者全体で目的となる理想の姿を協議し、目的を共有する。現状を把握したのち問題を明確化し、計画策定へと進める。

目的の共有が図りやすい点がある一方、住民に高い意識が必要、計画策定に時間がかかりやすいという欠点もある。

(2)　コミュニティオーガニゼーション

コミュニティオーガニゼーションとは、地域社会における住民自らがその地域が抱える問題の解決のために組織化を図り、活動を行うことである。**住民が主体となり活動を行う**が、関係する行政や専門家の助言、協力を得ることも問題解決のためには必要である。住民、行政機関、専門家が相互に協力し、その過程を通じて**人々の健康水準や能力を向上させる**とともに、地域社会を基盤とする**社会連帯意識を強化させる**ことを目的とする。

コミュニティオーガニゼーションの参加者と役割

メンバー	計画を理解し自主的に活動を行う。
リーダー (キーパーソン)	住民の中から選ばれるメンバーをとりまとめることができる人物。リーダーは命令者や指導者となるのではなく、メンバーの自主性を尊重し、メンバーの交流、活動の高揚や円滑な推進を図る。
オーガナイザー	専門家として計画に外から参加し、助言、推進、協力する人のこと。アドバイザーともいう。
コーディネーター	専門家として他の関連機関との連携・調整をする人のこと。

4　評価の種類と方法

(1)　経過(プロセス)評価

プログラム実施過程の評価。プログラムの進行に伴って起こる以下のような事項を評価する。

・プログラムの進捗状況：計画通りに進行しているか
・資源の活用状況：時間、人材、予算を有効に利用できているか
・参加者の反応：参加率、参加者の満足度、知識の向上など

・スタッフの反応：プログラムを十分理解して指導できたか、指導に満足できているか

・地域社会の反応：対象地域の住民がプログラムを理解し受け入れているか

⑵　影響評価

短・中期目標の達成状況(対象者におけるプログラムの直接的な効果)を評価したもの。以下のような事項を評価する。

・対象者のライフスタイルの変化(知識、態度、信念、技能、行動など)

・対象者に影響を及ぼす対象者の所属する組織の反応の変化

・対象者の周囲の理解度の変化

・社会資源の利用度の変化

⑶　結果評価

長期目標の達成状況(対象者におけるプログラムによる健康状態の変化)を評価したもの。以下のような事項を評価する。

・QOL

・死亡率

・罹患率

・有病率

・客観的・主観的健康度

5　公衆栄養プログラムの展開

1　食環境整備のためのプログラムの展開

⑴　食物・食情報へのアクセスと食環境整備

食環境は、食物の生産・流通・加工・販売から食卓に至るまでの**食物へのアクセス**と、健康や栄養、食生活に関する情報の交流や発信から受信までの**食情報へのアクセス**からなる。人々の健康づくりを支援するためには、教育的なアプローチに加えて食環境整備を行い、食行動の変容を促すとともに、食行動をより望ましいものにすることが重要である。

食環境整備に関する施策、資源、ツール、取組みの現状

取組み	情報へのアクセス より健康的な食物選択を可能にする情報提供システムの整備 ◆学習・相談の場の提供（地域、学校、職場、遊園地など） ◆マスメディアによる情報提供 ◆ホームページによる栄養成分表示等の情報提供	←（両者の統合が必要）→ ◆外食・給食メニュー等への栄養成分表示 ◆健康に配慮した食物と情報が得られる施設の設営・開設	食物へのアクセス より健康的な食物選択を可能にする食物生産・加工・流通・提供システムの整備 ◆栄養管理された給食の提供 ◆健康に配慮したメニュー（ヘルシーメニュー）の提供 ◆乳幼児期～高齢期までライフステージに応じた食事・食物の提供 ◆食品への栄養素の強化など ◆食品ロスの少ない食事・食物の提供
ツール（学習教材・媒体）	食事摂取基準　6つの基礎食品群　食品成分表　食生活指針　食事バランスガイドなど		
資源	管理栄養士・栄養士　調理師　食生活改善推進員　ヘルスサポーター　… 関連団体・機関：健保組合、国保中央会、日本栄養士会、日本食生活協会　… 全国飲食業生活衛生同業組合連合会、日本フードサービス協会、マスメディア、民間企業、NPO、NGO　… （独）国立健康・栄養研究所などの研究機関、学術団体、大学　…		
施策	健康増進法　食育基本法　外食栄養成分表示ガイドライン　食品の栄養表示基準　特定給食施設の栄養管理基準　など 21世紀の栄養・食生活のあり方検討会報告　健康日本21　食育推進基本計画		

（厚生労働省「健康づくりのための食環境整備に関する検討会報告書」より一部改変）

〈食環境整備に関連した法律・制度・施策〉

●わが国の法的整備の一例

・**健康増進法**第65条第１項では**誇大表示の禁止**を定め、いわゆる健康食品への虚偽・誇大な表示を規制することで食情報へのアクセス面に関する食環境整備を行い、消費者への正しい情報提供を求めている。また、2015(平成27)年に施行された**食品表示法**では、原則として消費者向けに予め包装されたすべての加工食品と添加物への**栄養成分表示を義務化**している。

■健康増進法第65条第１項

何人も、食品として販売に供する物に関して広告その他の表示をするときは、健康の保持増進の効果その他内閣府令で定める事項*について、著しく事実に相違する表示をし、又は著しく人を誤認させるような表示をしてはならない。

＊内閣府令で定める事項：①含有する食品又は成分の量、②特定の食品又は成分を含有する旨、③熱量、④人の身体を美化し、魅力を増し、容ぼうを変え、又は皮膚若しくは毛髪を健やかに保つことに資する効果

・高齢者の配食サービスについて今後さらに市場規模が拡大することが見込まれており、厚生労働省は2017(平成29)年３月に**「地域高齢者等の健康支援を推進する配食事業の栄養管理に関するガイドライン」**を公表した。本ガイドラインでは、配食事業における商品管理のあり方と配食利用者の身体状況等の把握に関するあり方について、それぞれへの対応方法が示されている。

●国・地方自治体・民間の取組みの一例

・**「健康日本21(第三次)」**では、様々な主体が自発的に健康づくりを行う食環境整備として、次のような目標を設定している。

●健康的で持続可能な食環境づくりのための戦略的イニシアチブに登録されている都道府県の増加
●スマート・ライフ・プロジェクト活動企業・団体の増加
●保険者とともに健康経営に取り組む企業数の増加
●利用者に応じた食事提供をしている特定給食施設の増加

・厚生労働省では**「健康な食事」のシンボルマーク**を作成し、**1食単位の料理の組合せ(主食・主菜・副菜)**を示し、個人の食生活の改善と社会環境の整備を推進している。
・日本栄養改善学会と日本給食経営管理学会が中心となり、**「健康な食事・食環境」認証制度**により栄養バランスのとれた食事が摂りやすい**食環境整備**を推進している。
・**フードデザート問題**に対する対策として、ネットスーパー、移動販売車、コミュニティバスの運行等の取組みが行われている。
・民間を実施主体として、家庭における共食が困難な子どもやその親に対して無料または安価で共食の機会を提供する**子ども食堂**が展開されている。
・貧困と食品ロス対策を同時に実施できる取組みとして、**フードバンク・フードドライブ**活動が展開されている。
・市町村は、**地域包括ケアシステム**の構築に向けて、高齢者に**配食サービス**を実施している。

※フードデザート、フードバンク、フードドライブについては、PartⅧ-2-2 1を参照のこと。
※地域包括ケアシステムについては、PartⅤ-7-6 2を参照のこと。

2　生活習慣病ハイリスク集団に対応したプログラムの展開

2008(平成20)年4月から、高齢者の医療の確保に関する法律(高齢者医療確保法)が施行され、内**臓脂肪等に着目した生活習慣病に関する健康診査(特定健康診査)・特定保健指導**が開始された。現在、本事業は、「標準的な健診・保健指導プログラム(令和6年度版)」に則して実施されている。

(1)　**対象者:40歳以上75歳未満の医療被保険者と被扶養者**
(2)　**実施者:医療保険者(実施は義務)**
(3)　**特定健診から特定保健指導の流れ**

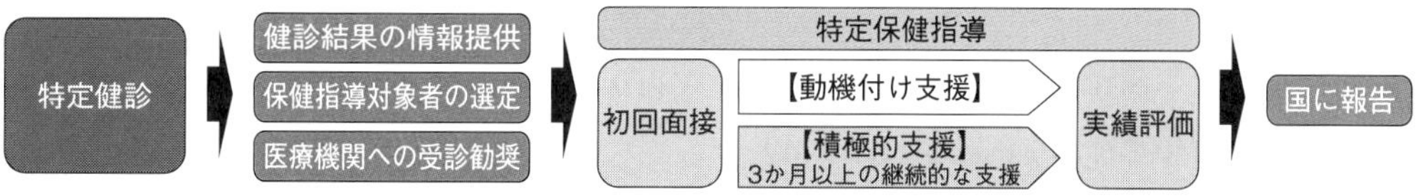

(4)　**階層化の方法**

ステップ1　内臓脂肪蓄積のリスク判定

○腹囲とBMIで内臓脂肪蓄積のリスクを判定する。
・腹囲　男性85cm以上、女性90cm以上→(1)
・腹囲　(1)以外かつBMI≧25kg/m^2→(2)

ステップ2　追加リスクの数の判定と特定保健指導の対象者の選定

○検査結果及び質問票より追加リスクをカウントする。

①**血圧高値**　a　収縮期血圧　130mmHg以上　または
　　　　　　b　拡張期血圧　85mmHg以上

②脂質異常　a　空腹時中性脂肪　150mg/dL 以上　または
（やむを得ない場合は随時中性脂肪175mg/dL 以上）
b　HDL コレステロール　40mg/dL 未満
③血糖高値　a　空腹時血糖（やむを得ない場合は随時血糖）　100mg/dL 以上　または
b　HbA1c（NGSP）　5.6％以上
④質問票　喫煙あり
⑤質問票　①、②または③の治療に係る薬剤を服用している
○①～③はメタボリックシンドロームの判定項目、④はその他の関連リスクとし、④喫煙については①～③までのリスクが1つ以上の場合にのみカウントする。
○⑤に該当する者は特定保健指導の対象にならない。

ステップ3　保健指導レベルの分類

○ステップ1、2の結果を踏まえて、保健指導レベルをグループ分けする。

(1)の場合	①～④のリスクのうち追加リスクが 2以上の対象者　→　積極的支援レベル 1の対象者　→　動機付け支援レベル 0の対象者　→　情報提供レベル
(2)の場合	①～④のリスクのうち追加リスクが 3以上の対象者　→　積極的支援レベル 1または2の対象者　→　動機付け支援レベル 0の対象者　→　情報提供レベル

ステップ4　特定保健指導における例外的対応等

○65歳以上75歳未満の者については、QOL 低下予防に配慮した生活習慣の改善が重要であることなどから、「積極的支援」の対象となった場合でも「動機付け支援」とする。
○降圧薬等を服薬中の者については、継続的に医療機関を受診しているはずなので、生活習慣の改善支援については、医療機関において継続的な医学的管理の一環として行われることが適当である。そのため、保険者による特定保健指導を義務とはしない。しかしながら、きめ細かな生活習慣改善支援や治療中断防止の観点から、医療機関と連携した上で保健指導を行うことも可能である。また、健診結果において、医療管理されている疾病以外の項目が保健指導判定値を超えている場合は、本人を通じて医療機関に情報提供することが望ましい。
○2年連続して積極的支援に該当した場合、1年目に比べて2年目の状態が改善※していれば、2年目の特定保健指導は動機づけ支援とすることも可能である。

※BMI30未満：腹囲1cm 以上かつ体重1kg 以上減少、BMI30以上：腹囲2cm 以上かつ体重2kg 以上減少

(5)　特定保健指導の流れ

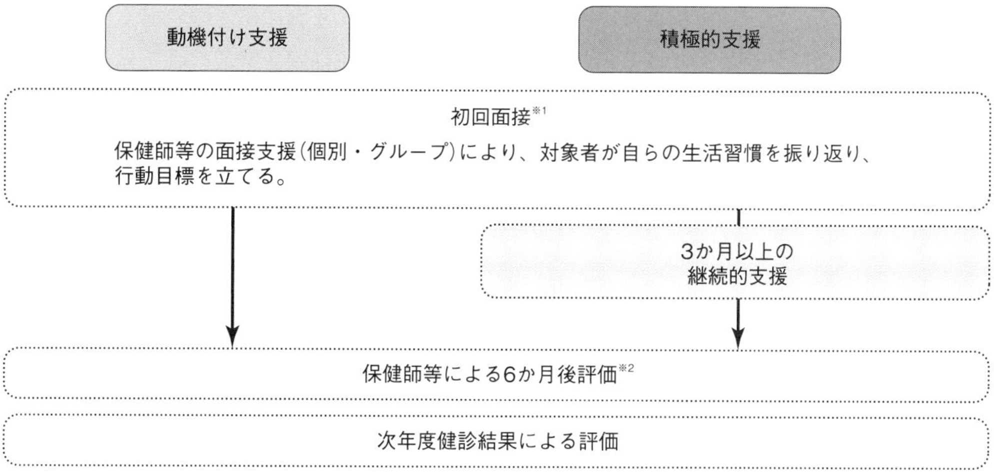

※1　1人20分以上の個別支援または1グループ(おおむね8人以下)おおむね80分以上のグループ支援。
※2　平成30年度より保険者の判断で「3か月以降」とすることができることとなった。

(6)　特定保健指導の実施者

「標準的な健診・保健指導プログラム(令和6年度版)」において、保健指導は、医師、保健師、管理栄養士が中心となって担い、「動機付け支援」及び「積極的支援」において、①初回の面接、②対象者の行動目標・支援計画の作成、③保健指導の評価に関する業務を行う者は、**医師、保健師、管理栄養士**であることとされている。また、保健指導の質の向上及び効率的かつ質の高い保健指導を実現する体制をめざすため、保健指導業務の**委託(アウトソーシング)**が認められているが、**健診・保健指導の事業の企画及び評価については医療保険者自らが行うこと**とされている。

(7)　特定健康診査・特定保健指導の評価

① ストラクチャー(構造)評価

：保健事業を実施するための仕組みや体制の評価

評価指標例）保健指導に従事する職員の体制(職種・職員数・職員の資質等)、保健指導の実施に係る予算、施設・設備の状況、他機関との連携体制、社会資源の活用状況

② プロセス(過程)評価

：事業の目的や目標の達成に向けた過程(手順)や活動状況の評価

評価指標例）保健指導の実施過程(情報収集、アセスメント、問題の分析、目標の設定、方法〈支援形態、教材、アプリケーション等の利用状況等〉、保健指導実施者の態度、記録状況)

③ アウトプット(事業実施量)評価

：目的・目標の達成のために行われる事業の結果の評価

評価指標例）健診受診率、保健指導実施率、保健指導の継続率

④ アウトカム(結果)評価

：対象者の行動(態度、記録、満足度)、事業の目的・目標の達成度の評価

評価指標例）肥満度や血液検査等の健診結果の変化、生活習慣病の有病者や予備群、死亡率、要介護率、医療費の変化

(8)　特定健康診査・特定保健指導の実施状況

特定健康診査・特定保健指導は、内臓脂肪の蓄積に起因する糖尿病等の発症・重症化を予防するため、医療保険者が共通に取り組む保健事業であり、医療保険者機能の責任を明確にする観点から、厚生労働省では、2017(平成29)年度より、医療保険者ごとの実施状況を公表している。また、2018(平成30)年度より、特定健康診査の受診率や特定保健指導の実施率が基準に満たない保険者には、**ペナルティとして国に納める後期高齢者支援金の負担率が加算**される。

特定健康診査・特定保健指導の実施率(2021年度)

	総数	国民健康保険		被用者保険				全国目標(2029年度)
		市町村国保	国保組合	全国健康保険協会	船員保険	健保組合	共済組合	
特定健康診査実施率	56.5%	36.4%	49.0%	55.9%	52.0%	80.5%	80.8%	70%
特定保健指導実施率	24.6%	27.9%	13.2%	16.5%	13.4%	31.1%	31.4%	45%

(参考)「特定健康診査・特定保健指導」で用いられている標準的な質問票

	質問項目	回答
	現在、aからcの薬の使用の有無	
1	a．血圧を下げる薬	①はい ②いいえ
2	b．血糖を下げる薬又はインスリン注射	①はい ②いいえ
3	c．コレステロールや中性脂肪を下げる薬	①はい ②いいえ
4	医師から、脳卒中(脳出血、脳梗塞等)にかかっているといわれたり、治療を受けたことがありますか。	①はい ②いいえ
5	医師から、心臓病(狭心症、心筋梗塞等)にかかっているといわれたり、治療を受けたことがありますか。	①はい ②いいえ
6	医師から、慢性腎臓病や腎不全にかかっているといわれたり、治療(人工透析など)を受けていますか。	①はい ②いいえ
7	医師から貧血といわれたことがある。	①はい ②いいえ
8	現在、たばこを習慣的に吸っている。 (※「現在、習慣的に喫煙している者」とは、条件1と条件2を両方満たす者である。 条件1：最近1か月間吸っている 条件2：生涯で6か月間以上吸っている、又は合計100本以上吸っている)	①はい(条件1と条件2を両方満たす) ②以前は吸っていたが、最近1か月間は吸っていない(条件2のみ満たす) ③いいえ(①②以外)
9	20歳の時の体重から、10kg以上増加している。	①はい ②いいえ
10	1回30分以上の軽く汗をかく運動を週2日以上、1年以上実施	①はい ②いいえ
11	日常生活において歩行又は同等の身体活動を1日1時間以上実施	①はい ②いいえ
12	ほぼ同じ年齢の同性と比較して歩く速度が速い。	①はい ②いいえ
13	食事をかんで食べる時の状態はどれにあてはまりますか。	①何でもかんで食べることができる ②歯や歯ぐき、かみあわせなど気になる部分があり、かみにくいことがある ③ほとんどかめない
14	人と比較して食べる速度が速い。	①速い ②ふつう ③遅い
15	就寝前の2時間以内に夕食をとることが週に3回以上ある。	①はい ②いいえ
16	朝昼夕の3食以外に間食や甘い飲み物を摂取していますか。	①毎日 ②時々 ③ほとんど摂取しない
17	朝食を抜くことが週に3回以上ある。	①はい ②いいえ
18	お酒(日本酒、焼酎、ビール、洋酒など)を飲む頻度はどのくらいですか。(※「やめた」とは、過去に月1回以上の習慣的な飲酒歴があった者のうち、最近1年以上酒類を摂取していない者)	①毎日 ②週5～6日 ③週3～4日 ④週1～2日 ⑤月に1～3日 ⑥月に1日未満 ⑦やめた ⑧飲まない(飲めない)
19	飲酒日の1日当たりの飲酒量 日本酒1合(アルコール度数15度・180mL)の目安：ビール(同5度・500mL)、焼酎(同25度・約110mL)、ワイン(同14度・約180mL)、ウイスキー(同43度・60mL)、缶チューハイ(同5度・約500mL、同7度・約350mL)	①1合未満 ②1～2合未満 ③2～3合未満 ④3～5合未満 ⑤5合以上
20	睡眠で休養が十分とれている。	①はい ②いいえ
21	運動や食生活等の生活習慣を改善してみようと思いますか。	①改善するつもりはない ②改善するつもりである(概ね6か月以内) ③近いうちに(概ね1か月以内)改善するつもりであり、少しずつ始めている ④既に改善に取り組んでいる(6か月未満) ⑤既に改善に取り組んでいる(6か月以上)
22	生活習慣の改善について、これまでに特定保健指導を受けたことがありますか。	①はい ②いいえ

(厚生労働省「標準的な健診・保健指導プログラム(令和6年度版)」)

■労働安全衛生法に基づく健康診断と高齢者医療確保法に基づく特定健康診査・特定保健指導の関係

労働安全衛生法に基づく事業者による健康診断と高齢者医療確保法に基づく特定健康診査の関係については、前者が優先される。医療保険者は、事業者から健診データの提供を受けることで、特定健康診査の実施に代えることができる。一方、保健指導については、医療保険者による特定保健指導は事業者による保健指導より優先される。

3　災害時の栄養・食生活支援

被災者に対する食事の支援は被災直後から始まるが、支援物資はおにぎりやパンなどの主食が中心で、たんぱく質、食物繊維、ビタミン、ミネラルが不足しやすい。国立健康・栄養研究所と日本栄養士会は、東日本大震災直後の2011(平成23)年４月に**「災害時の栄養・食生活支援マニュアル」**を公表し、支援者としての心構え、災害時における管理栄養士・栄養士が行う支援活動の流れ、具体的な活動内容等を示している。また、日本栄養士会では、東日本大震災をきっかけに、大規模自然災害発生時、食事への配慮が必要な被災者(要配慮者)向けに**特殊栄養食品ステーション**を設置し、その対応にあたっている。さらに、2019(平成31)年３月に日本公衆衛生協会は**「大規模災害時の栄養・食生活支援活動ガイドライン(平成31年３月)」**を公表している。

各自治体では、**行政栄養士業務指針**に基づき**災害時の栄養・食生活支援体制の整備**のため**地域防災計画**に被災者への食料供給体制、栄養・食生活支援体制、要配慮者への支援体制、一般家庭における食料備蓄の普及啓発といった栄養・食生活支援に係る内容を記載し、行政内でその周知を図っている。

大規模災害時における栄養・食生活支援活動の概要

フェーズ		0 (概ね発災後24時間以内)	1 (概ね発災後72時間以内)	2 (避難所対策が中心の時期)	3(避難所から概ね仮設住宅入居までの期間)	4 (復旧・復興期)
あるべき姿(栄養・食生活)		住民が被災時でも水と食物が摂取できる(食料確保)	住民が必要なエネルギーを確保できる	住民が適切なエネルギー及び栄養量の確保ができる 温かい食事や多様な食事をとり、被災者がホッとでき、被災生活の疲れがとれる	被災住民にあった食事を摂取できる(要援護者に対応した) 食を楽しみ、生活再建への活力となる	自己で個人にあった食事を摂取できる(日常に戻る) 食を楽しみ、生活再建への活力となる
想定される健康・栄養課題		ストレス関連障害(高血糖、高血圧) → 感染症・食中毒 → エコノミークラス症候群(水分摂取不足) →	食欲不振 → エネルギー摂取量不足 →	エネルギー摂取量過剰 → 便秘、下痢、口内炎 → 微量栄養素摂取量不足 アルコール依存、生活不活発 →	栄養素摂取量不足、欠乏症慢性疾患の悪化 →	調理意欲減退
生活の場に合わせた被災者支援(Do)	避難所		□ (6)-1 エネルギー確保に必要な食料の提供	□ (6)-3 エネルギー及び栄養量の確保に必要な食事提供 □ (6)-4 要配慮者の栄養量確保に有用な食料の提供 □ (6)-5 個別栄養相談の実施 □ (6)-6 要配慮者の栄養相談の引継ぎ	□ (6)-7 自動によるエネルギー及び栄養量の確保に必要な情報提供 □ (6)-8 要配慮者自身によるエネルギー及び栄養量の確保に必要な情報提供	
	福祉避難所					
	軒先(自宅等)					
	車中泊					
	野外(テント等)		□ (6)-2 食料及び提供食の衛生的な保管 →			
	特定給食施設等に対する支援(保健所)	□ (5)-1 被災状況の把握(厨房設備、ライフライン) → □ (5)-2 給食提供状況の把握 → □ (5)-3 他施設等との連携状況の把握	□ (5)-4 給食提供困難施設への支援調整	□ (5)-5 要配慮者への食事支援の依頼 □ (5)-6 通院者への栄養指導依頼		
提供食の支援(Do)	炊き出し	□ (9)-1 調理場所の確保 □ (9)-2 自衛隊又は団体等への炊き出し依頼 □ (9)-3 献立作成依頼又は献立提供 □ (9)-4 食材の入手と搬送の手配 □ (9)-5 炊き出しルールの提供 □ (9)-6 要配慮者(アレルギー)の情報提供	□ (9)-7 炊き出しボランティアの受付 □ (9)-8 提供食の食事調査・評価	□ (9)-9 要配慮者(アレルギー以外)に対応した食事提供		
	弁当等	□ (10)-1 弁当等の手配 □ (10)-2 適正なエネルギー及び栄養量の基準提供 □ (10)-3 要配慮者(アレルギー)の情報提供	□ (10)-4 提供食の食事調査・評価	□ (10)-5 適正なエネルギー及び栄養量の提供 □ (10)-6 要配慮者に対応した食事提供 □ (10)-7 適温に配慮した食事提供 □ (10)-8 バラエティにとんだ食事提供		

＊オレンジ色の文字：行政栄養士が従事すべき活動(自治体からの派遣含む)
　下線部：管理栄養士または栄養士の活動でJDA－DAT(日本栄養士会)への依頼が有効な活動

(日本公衆衛生協会「大規模災害時の栄養・食生活支援活動ガイドライン」一部抜粋)

厚生労働省は、2011(平成23)年4月に食事提供の目安として、「避難所における食事提供の計画・評価のために当面目標とする栄養の参照量について(被災後3か月まで)」を公表するとともに食品構成の具体例を示している。また、同年6月には「避難所における食事提供に係る適切な栄養管理の実施について(被災後3～6か月)」を公表している。

避難所における食事提供のための栄養の参照量(1歳以上、1人1日当たり)

		被災後3か月まで	被災後3～6か月
エネルギー(kcal)		2,000	1,800～2,200
たんぱく質(g)		55	55以上
ビタミン B_1(mg)		1.1	0.9以上
ビタミン B_2(mg)		1.2	1.0以上
ビタミンC(mg)		100	80以上
対象特性に応じて配慮が必要な栄養素	カルシウム(mg)		思春期(特に6～14歳、目安量600)
	ビタミンA(μgRAE)		成長期(特に1～5歳、下限値300)
	鉄(mg)		月経があり貧血の既往歴のある者
	ナトリウム(mg)		高血圧予防(食塩の過剰摂取に留意)

(厚生労働省「避難所における食事提供の計画・評価のために当面目標とする栄養の参照量について」「避難所における食事提供に係る適切な栄養管理の実施について」)

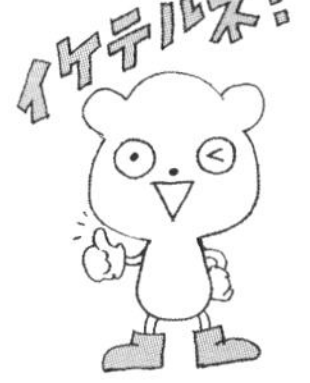

練習問題

公衆栄養プログラムに関する記述である。正しいのはどれか。1つ選べ。

(1)　コミュニティオーガニゼーションは、行政主導で行う。

(2)　課題解決型アプローチでは、目的設定は住民が行う。

(3)　評価計画は、プログラム終了時に立案する。

(4)　長期計画策定は、個々の事業の円滑な運営を目的とする。

(5)　計画策定委員会のメンバー構成は、課題に応じて決定する。

解　説 ……………………………………………………………… 正答 (5)

(1)　誤り。コミュニティオーガニゼーションは、住民主導で行う。

(2)　誤り。目標設定は、課題解決型アプローチでは専門家(行政)が、目的設定型アプローチでは住民と専門家(行政)が行う。

(3)　誤り。評価計画は、計画策定時に立案する。

(4)　誤り。長期計画策定は、政策レベルの長期間で変化する目標(QOL、死亡率など)の達成を目的とする。

(5)　正しい。

練習問題

K市では住民を対象とした健康診査を実施した結果、メタボリックシンドロームの者が増加していることがわかった。K市が、最初に取り組むべき目標である。**最も適切な**のはどれか。1つ選べ。

(1)　ウエスト周囲長の基準値を超える者の割合を減らす。

(2)　適切な質と量の食事を習慣的に摂取している者の割合を増やす。

(3)　自己実現を図れる者の割合を増やす。

(4)　栄養バランスの良い食事を知っている者の割合を増やす。

解　説 ……………………………………………………………… 正答 (4)

(1)・(3)は長期目標、(2)は中期目標、(4)は短期目標にあたり、(4)→(2)→(1)・(3)の順に取り組む。

練習問題

K社は、メタボリックシンドロームを有する社員を対象に、食事と運動からなる支援プログラムを6か月間実施した。その内容は、教育講演1回、個別保健指導2回であった。経過(プロセス)評価の指標として、正しいのはどれか。1つ選べ。

(1)　教育講演や個別保健指導への参加状況

(2)　適正なエネルギー量の摂取を実行している者の割合の変化

(3)　歩行数の変化

(4)　肥満者の割合の変化

(5)　糖尿病罹患率の変化

解　説　……………………………………………………………………　正答　(1)

(1)　正しい。プログラムの参加状況は、経過(プロセス)評価の指標である。

(2)・(3)　誤り。対象者の行動の変化は、影響評価の指標である。

(4)・(5)　誤り。有病率や罹患率の変化は、結果評価の指標である。

練習問題

地域における食環境づくりプログラムである。**誤っている**のはどれか。1つ選べ。

(1)　食品の栄養成分表示の普及促進

(2)　地域住民を対象とした減塩教室の開催

(3)　スーパーマーケットと連携したヘルシーメニューコンテストの開催

(4)　飲食店を対象とした減塩メニューの開発支援

(5)　スーパーマーケットや飲食店のネットワークづくり

解　説　……………………………………………………………………　正答　(2)

(1)・(3)〜(5)　正しい。

(2)　誤り。個人に対する教育的な支援であり、食環境整備には該当しない。

練習問題

地域包括ケアシステムに関する記述である。最も適当なのはどれか。１つ選べ。

(1)　地域包括ケアシステムの構築は、高齢者の医療の確保に関する法律に基づく。
(2)　多様な医療・介護資源のネットワーク化を重視する。
(3)　地域支援事業の実施主体は、都道府県である。
(4)　地域包括支援センターには、管理栄養士の配置が義務付けられている。
(5)　地域包括支援センターには、配食サービスが義務付けられている。

解　説 ……………………………………………………………………………… 正答 (2)

(1)　適当でない。介護保険法に基づく。
(2)　適当。地域包括ケアシステムの確立においては、多様な医療・介護資源のネットワーク化を重視する。
(3)　適当でない。地域支援事業の実施主体は、市町村である。
(4)　適当でない。地域包括支援センターに必置とされている職種は、保健師、社会福祉士、主任介護支援専門員であり、管理栄養士の配置は義務ではない。
(5)　適当でない。配食サービスの実施は、義務付けられていない。

練習問題

Ａさん、45歳、男性。会社員。特定健康診査の結果は、身長166cm、体重71kg、BMI25.8kg/m^2、腹囲84cm、血圧134/82mmHg、血清中性脂肪値163mg/dL、血清HDL－コレステロール値43mg/dL、空腹時血糖値98mg/dL であった。また、問診により以下のことが明らかとなった。服薬なし。食事は早食いである。通勤で30分は歩いているが、特に運動はしていない。飲酒量は毎日ビール中瓶１本。喫煙は20歳から１日20本。生活習慣を変えるつもりはない。

特定保健指導では、最初に、内臓脂肪蓄積のリスクを判定する（ステップ１）。次に、追加リスクをカウントし（ステップ２）、保健指導レベルを決定する。Ａさんの追加リスクの数と保健指導レベルの組合せである。正しいのはどれか。１つ選べ。

	追加リスクの数	保健指導レベル
(1)	4	積極的支援
(2)	3	積極的支援
(3)	2	積極的支援
(4)	2	動機付け支援
(5)	1	動機付け支援

解　説 ……………………………………………………………………………… 正答 (2)

血圧134/82mmHg（基準値：130/85mmHg 以上）、血清中性脂肪値163mg/dL（基準値：150mg/dL以上）、喫煙歴の３つが追加リスクとしてカウントされ、積極的支援レベルに階層化される。

練習問題

特定健康診査・特定保健指導に関する記述である。正しいのはどれか。１つ選べ。

(1)　実施主体は、都道府県である。

(2)　対象は、40～65歳の医療被保険者である。

(3)　情報提供は、特定保健指導対象者のみに行う。

(4)　積極的支援対象者には、１～２か年の支援計画を立てる。

(5)　医療保険のレセプトは、アウトカム評価に活用できる。

解　説　……………………………………　正答 (5)

(1)　誤り。実施主体は、医療保険者である。

(2)　誤り。対象は、40～74歳の医療被保険者と被扶養者である。

(3)　誤り。情報提供は、特定健康診査受診者全員に行う。

(4)　誤り。積極的支援対象者には、３～６か月の支援計画を立てる。

(5)　正しい。レセプト(診療報酬明細書)を用いて医療費などを算出し、アウトカム(結果)評価に活用する。

練習問題

災害発生後24時間以内に、栄養面の観点から被災者に対して優先的に対応する事項である。**最も適切な**のはどれか。１つ選べ。

(1)　エネルギーの摂取不足

(2)　たんぱく質の摂取不足

(3)　ビタミンの摂取不足

(4)　ミネラルの摂取不足

解　説　……………………………………　正答 (1)

「災害時の栄養・食生活支援マニュアル」において、災害発生後３日目までは高エネルギー食品を供給してエネルギー不足の回避に努め、４日目以降にたんぱく質、ビタミン、ミネラルの摂取不足への対応をするとしている。

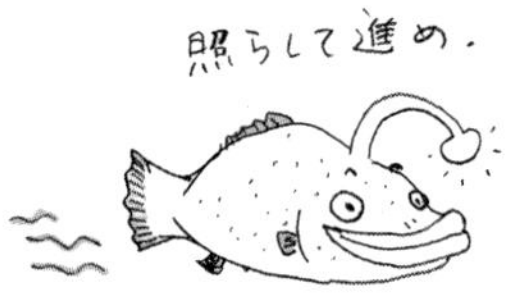
照らして進め.

part

IX

給食経営管理論

1 給食の概念

1 給食の概要

1 給食の定義

給食とは、**特定多数人を対象に継続的に食事を供給すること**である。これに対し、一般飲食店での食事提供は不特定多数者に対する提供であり、かつ非継続的である。

2 給食の意義と目的

給食の目的は、**適切な食事を提供すること**により対象者の健康の維持・増進、栄養状態(低栄養、過栄養、アンバランス)の改善、疾病や障害をもつ人の健康回復や治療、成長期では望ましい成長・発達・発育を図ることである。また、**食に対する正しい知識を伝えること**により、適正な栄養摂取と望ましい食習慣・食嗜好を形成することである。これらのことにより対象者のQOLの向上を図ることが最終的な目標となる。

3 管理栄養士の役割

栄養士法第1条第2項に、管理栄養士の定義が規定されている。

給食施設における専門業務は、「特定多数人に対して継続的に食事を供給する施設における利用者の身体の状況、栄養状態、利用の状況等に応じた特別の配慮を必要とする給食管理及びこれらの施設に対する栄養改善上必要な指導等を行う」とされている。

※栄養士法における管理栄養士の定義については、PartⅧ-3-2 2「栄養士法」を参照のこと。

2 給食を提供する施設と管理栄養士の役割・関連法規

1 健康増進法に規定される「特定給食施設」の位置づけ

(1) 「特定給食施設」の定義

健康増進法第20条において、「特定給食施設」とは

特定かつ多数の者に対して継続的に食事を供給する施設のうち栄養管理が必要なものとして厚生労働省令で定めるもの。

厚生労働省令で定めるものとは(健康増進法施行規則第5条)

継続的に1回100食以上または1日250食以上の食事を供給する施設である。

●特定給食施設の設置者は「厚生労働省令で定める基準に従って、適切な栄養管理を行わなければならない」(健康増進法第21条第3項)。

※「厚生労働省令で定める基準」については、PartⅨ-3-1「健康増進法における栄養管理の基準」を参照のこと。

●特定給食施設の設置者は、その事業の開始の日から1か月以内に、その施設の所在地の都道府県知事に、次の事項を届け出なければならない(健康増進法施行規則第6条)。

・給食施設の名称及び所在地
・給食施設の設置者の氏名及び住所
・給食施設の種類
・給食の開始日又は開始予定日
・一日の予定給食数及び各食ごとの予定給食数
・管理栄養士及び栄養士の員数

(2)　管理栄養士配置義務規定

健康増進法第21条第1項

特定給食施設であって特別の栄養管理が必要なものとして厚生労働省令で定めるところにより都道府県知事が指定するものの設置者は、当該特定給食施設に管理栄養士を置かなければならない。

厚生労働省令で定めるところによりとは(健康増進法施行規則第7条)

第1号　医学的な管理を必要とする者に食事を供給する特定給食施設であって、継続的に1回300食以上又は1日750食以上の食事を供給するもの。
第2号　前号に掲げる特定給食施設以外の管理栄養士による特別な栄養管理を必要とする特定給食施設であって、継続的に1回500食以上又は1日1500食以上の食事を供給するもの。

※第1号の対象となる施設は、**病院、介護老人保健施設又は介護医療院**である。
※学校給食施設は教育委員会が所管するため、栄養士・管理栄養士の配置は、健康増進法には規定されない。

■特定給食施設における管理栄養士・栄養士の配置率
第1号及び第2号以外の特定給食施設の設置者は、当該特定給食施設に栄養士又は管理栄養士を置くように努めなければならないと規定されている。管理栄養士・栄養士を配置している特定給食施設の割合は増加傾向にあり、病院や介護老人保健施設ではほぼ100%であるが、事業所では50%以下となっている。

2　病院

(1)　入院時食事療養制度(健康保険法等の医療保険各法)

病院の食事は、医療保険制度における**入院時食事療養制度**によって実施されている。入院時食事療養制度では、食事は**医療の一環**として提供され、それぞれ患者の病状に応じて必要とされる栄養量が与えられ、食事の質の向上とサービスの改善を目指して行われる。

入院時食事療養(Ⅰ)[*1]を算定できるのは、食事療養を行う保険医療機関に入院している患者について、地方厚生(支)局長に届け出て当該基準による食事療養を行った場合である。入院時食事療養(Ⅱ)[*2]は、入院時食事療養(Ⅰ)に適応する保険医療機関以外の保険医療機関に入院している患者について算定できる。

入院時食事療養(Ⅰ)を算定するにあたっては、次に示す施設基準を満たす必要があり、基準を満たさない施設は入院時食事療養(Ⅱ)を算定する。入院時食事療養(Ⅰ)の受理により、さらに**特別食加算**、**食堂加算**などの加算ができる。

＊1 入院時食事療養(Ⅰ)の施設は670円/1食が算定される。
＊2 入院時食事療養(Ⅱ)の施設は536円/1食が算定される。
※それぞれ1日3食を限度とする。
※医療療養病床に入院する65歳以上の者については、入院時生活療養(Ⅰ)もしくは(Ⅱ)の制度を用いる。

■入院時食事療養及び入院時生活療養の食事の提供たる療養に係る留意事項

1　一般的事項

(1) 届出は、当該保険医療機関の**全病棟について包括的に行うことを原則とする。**

2　入院時食事療養(Ⅰ)又は入院時生活療養(Ⅰ)の施設基準等

(1) **常勤の管理栄養士又は栄養士が食事療養部門の責任者となっている**こと。
(2) **医師、管理栄養士**又は**栄養士**による**検食**が毎食行われ、その所見が検食簿に記入されていること。
(3) 普通食(常食)患者年齢構成表及び給与栄養目標量については、必要に応じて見直しを行っていること。
(4) 食事の提供に当たっては、喫食調査等を踏まえて、また必要に応じて食事箋、献立表、患者入退院簿及び食料品消費日計表等の食事療養関係帳簿を使用して食事の質の向上に努めること。
(5) 患者の病状等により、特別食を必要とする患者については、医師の発行する食事箋に基づき、適切な特別食が提供されていること。
(6) 適時の食事の提供に関しては、実際に病棟で患者に夕食が配膳される時間が、原則として**午後6時以降**とすること。ただし、当該保険医療機関の施設構造上、厨房から病棟への配膳に時間を要する場合には、午後6時を中心として各病棟で若干のばらつきを生じることはやむを得ない。この場合においても、最初に病棟において患者に夕食が配膳される時間は午後5時30分より後である必要がある。
(7) 保温食器等を用いた適温の食事の提供については、中央配膳に限らず、病棟において盛り付けを行っている場合であっても差し支えない。
(8) 医師の指示の下、医療の一環として、患者に十分な栄養指導を行うこと。

※入院時食事療養(Ⅰ)等の届出・算定に必要な帳票については**Part Ⅸ-2-9「事務管理」**を参照のこと。

①　特別食加算(76円/1食：1日3食を限度として)

医師の発行する**食事箋**に基づき適切な栄養量及び内容を有する入院時食事療養で決められている特別食を提供した場合に算定できる。

＊1 厚生労働大臣が定める加算対象となる特別食(加算食)と非加算食は、P434の表参照。
＊2 患者負担はない。
＊3 提供される特別食の献立が作成されていること。

②　食堂加算(50円/1日)

食堂の面積が病床1床あたり**$0.5m^2$以上**である場合に算定できる。他の病棟の入院患者との共用や談話室との兼用は可能である(ただし、入院患者専用であること)。

③　特別メニューの食事

患者から特別料金の支払いを受ける基本メニュー以外(選択メニューなど)の食事の提供。そのための準備にかかる追加的費用を患者へ負担してもらう。患者へ十分な情報提供(病棟内の見やすい場所への掲示など)を行い、主治医の確認を得る必要がある。

＊特別食加算と食堂加算は、全額医療保険から給付され、患者負担はない。特別メニューの食事代は、全額患者負担である。

入院時食事療養の基本構造

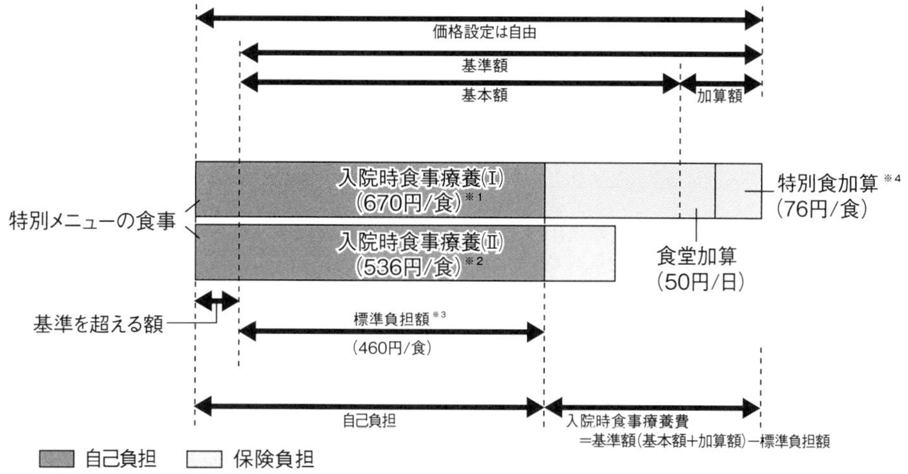

※1　入院時食事療養(Ⅰ)の施設において、市販の流動食のみを提供する場合は、605円/食
※2　入院時食事療養(Ⅱ)の施設において、市販の流動食のみを提供する場合は、490円/食
※3　標準負担額の内訳…「食材費＋調理費」
※4　市販の流動食のみを経管栄養法で提供する場合には、特別食加算は算定不可とする。

入院時生活療養の基本構造

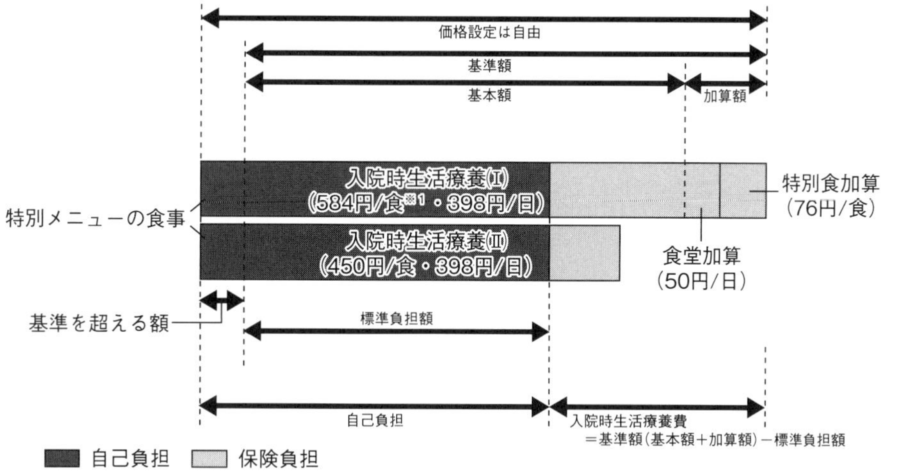

※1　入院時生活療養(Ⅰ)の施設において、市販の流動食のみを提供する場合は、530円/食

(2) 院内約束食事箋

病院給食は医療の一環であり、治療効果の高い食事でなければならない。そのため、本来なら患者個々人に対応した食事を提供すべきであるが、現実的には限度がある。したがって、各病院ごとに医師と栄養士が協議して食事を提供するための食事基準(院内約束食事箋)を作成し、それに基づいた給与栄養目標量で献立を作成している。治療食は一般(治療)食と特別(治療)食に分けられる。特別食は、医師の食事箋に基づいて提供されるが、疾病の種類により特別食加算できるものとできないものがある。

特別食加算の対象となるものと対象とならないもの

		特別食加算の対象	特別食加算の対象外
治療食	腎臓食	・腎臓病患者に対する治療食 ・心臓疾患等に対しての減塩食(**食塩相当量の総量が6.0g/日未満**) ・妊娠高血圧症候群食に対する減塩食（日本高血圧学会、日本妊娠高血圧学会等の基準に準じていること）	**・高血圧症患者に対する減塩食**
	肝臓食	・肝庇護食、肝炎食、肝硬変食、閉鎖性黄疸食(胆石症及び胆嚢炎による場合も含む)等	
	糖尿食	・糖尿病患者に対する治療食	
	胃潰瘍食	・胃・十二指腸潰瘍食 **・侵襲の大きな消化管(食道、胃、腸)手術の術後において胃潰瘍食に準ずる食事を提供する場合** ・クローン病、潰瘍性大腸炎等により腸管の機能が低下している患者に対する低残渣食	・流動食 ・手術前後に与える高カロリー食(左記条件下では対象)
	貧血食	・血中ヘモグロビン濃度が10g/dL 以下であり、その原因が**鉄分の欠乏に由来する**貧血患者に対する治療食	・鉄欠乏に由来しない貧血患者に対する治療食
	膵臓食	・膵臓病患者に対する治療食	
	脂質異常症食	・脂質異常症患者に対する治療食 ・高度肥満症患者(**肥満度が+70%以上または BMI が35以上**)に対する治療食	
	痛風食	・痛風患者に対する治療食	
	てんかん食	・難治性てんかん（外傷性のものを含む）の患者に対し、グルコースに代わりケトン体を熱量源として供給することを目的に炭水化物量の制限及び脂質量の増加が厳格に行われた治療食 ・グルコーストランスポーター１欠損症又はミトコンドリア脳筋症の患者に対し、治療食として上記を提供した場合	
	先天性代謝異常症食	・フェニルケトン尿症食、メープルシロップ尿症食、ホモシスチン尿症食、ガラクトース血症食	
	治療乳	・乳児栄養障害に対する直接調整する治療乳	・治療乳既製品(プレミルク等) ・添加含水炭素の選定使用等
無菌食		・無菌治療室管理加算*を算定している患者に対する治療食	
特別な場合の検査食		**・潜血食** ・入院患者に対して**大腸Ｘ線検査、大腸内視鏡検査**のために特に残渣の少ない調理済食品を使用した場合(外来患者に提供した場合は、保険給付の対象外)	・左記以外の一般の検査食

※経管栄養であっても、特別食加算の対象となる食事として提供される場合は、当該特別食に準じて算定することができる。

＊**無菌治療室管理加算**　保険医療機関において、白血病、再生不良性貧血、骨髄異形成症候群、重症複合型免疫不全症等の患者に対して、必要があって無菌治療室管理を行った場合に算定する。

（厚生労働省「入院時食事療養費に係る食事療養及び入院時生活療養費に係る生活療養の実施上の留意事項について」）

(3)　診療報酬制度(健康保険法等の医療保険各法)

要件を満たす場合、入院基本料に対する加算として、**栄養サポートチーム加算**、入退院支援加算等が算定できる。なお、褥瘡対策及び栄養管理体制の実施に対する算定は、入院包括算定される。

※「診療報酬制度」については、同シリーズ「上巻」PartⅣ臨床栄養学１-２～15を参照のこと。

■診療報酬における入院基本料
・入院基本料とは、入院の際に行われる基本的な医学管理、看護、療養環境の提供を含む一連の費用を評価したものである。
・入院基本料等の施設基準等(「栄養管理体制の基準」より一部抜粋)
①当該病院である保険医療機関内に、**常勤の管理栄養士が１名以上配置されている**こと。
②管理栄養士をはじめとして、医師、看護師、その他医療従事者が共同して栄養管理を行う体制を整備し、あらかじめ栄養管理手順(栄養スクリーニングを含む栄養状態の評価、栄養管理計画、定期的な評価等)を作成すること。
③**入院時に患者の栄養状態を医師、看護職員、管理栄養士が共同して確認し、特別な栄養管理の必要性の有無について入院診療計画書に記載していること。**
④③において、特別な栄養管理が必要と医学的に判断される患者について、栄養状態の評価を行い、医師、管理栄養士、看護師その他の医療従事者が共同して、当該患者ごとの栄養状態、摂食機能及び食形態を考慮した栄養管理計画を作成していること。
⑤栄養管理計画には、栄養補給に関する事項(栄養補給量、補給方法、特別食の有無等)、栄養食事相談に関する事項(入院時栄養食事指導、退院時の指導の計画等)、その他栄養管理上の課題に関する事項、栄養状態の評価の間隔等を記載すること。また、当該計画書又はその写しを診療録等に添付すること。
⑥当該患者について、栄養管理計画に基づいた栄養管理を行うとともに、栄養状態を定期的に評価し、必要に応じて栄養管理計画を見直していること。
※栄養管理体制に関する基準を満たすことができない保険医療機関(診療所を除き、別に厚生労働大臣が定める基準を満たすものに限る。)については、入院基本料の所定点数から１日につき40点を減算する。

(4) 病院給食の調理方式

① 院内調理

病院内の給食施設で行われ、クックサーブによる調理・提供(コンベンショナルシステム)を基本とする(従来は、患者給食業務は原則として院内調理に限られていた)。

② 給食業務の委託

食事療養の質が確保される場合に限り、病院内の給食施設を使用しての調理業務の委託が認められている。

● 病院給食業務のうち、病院自らが行わなければならない業務

病院給食業務の委託では、最終責任は病院にある。受託会社に全ての業務を委託することはできず、「医療法の一部を改正する法律の一部施行について」、「病院、診療所等の業務委託について」に病院自らが実施すべき業務・受託責任者が備えるべき帳票がそれぞれ明示されている。病院自らが実施すべき業務は次のとおりとなっているが、**献立表の作成**については病院が定めた作成基準に基づき、**病院または病院給食業者のいずれが作成しても構わない。**

※受託業務を行う責任者が栄養士・管理栄養士でなければならないという規定はない。

病院自らが実施すべき業務

区　分	業務内容	備　考
栄養管理	病院給食運営の総括 **栄養管理委員会**の開催、運営 院内管理部門との連絡・調整 **献立表作成基準の作成** 献立表の確認 **食数の注文・管理** 食事箋の管理 嗜好調査・喫食調査等の企画・実施 **検食の実施**・評価 関係官庁等に提出する給食関係の書類等の確認・提出・保管管理	 受託責任者の参加を求めること 治療食等を含む 受託責任者の参加を求めること
調理管理	作業仕様書の確認 作業実施状況の確認 管理点検記録の確認	治療食の調理に対する指示を含む
材料管理	食材の点検 食材の使用状況の確認	病院外の調理加工施設を用いて調理する場合を除く
施設管理	調理加工施設，主要な設備の設置・改修 使用食器の確認	病院内の施設、設備に限る
業務管理	業務分担・従事者配置の確認	
衛生管理	衛生面の厳守事項の作成 衛生管理簿の点検・確認 **緊急対応を要する場合の指示**	
労働衛生管理	健康診断等の実施状況の確認	

③　院外調理

1996(平成８)年には、病院給食の「院外調理」が認められるようになった。院外調理とは、患者に提供する食事を病院外の調理加工施設を使用し、HACCPの概念に基づいた施設・設備・管理のもとで調理を行うことをいう。

調理に関しては、クックチル、クックフリーズ、真空調理のいずれかの調理方式を原則としている。ただし、病院と調理施設が隣接する場合は、クックサーブの併用が認められる。運用については、「病院・診療所等の業務委託について」に明示してある。

●　調理加工施設から病院への搬送

原則として冷蔵３℃以下、または冷凍－18℃以下を保つ。ただし、調理・加工後の食品を２時間以内に喫食する場合は、65℃以上を保って運搬してもよい。

④　病院に老人保健施設等が併設する場合

給食施設の共用が認められる。

3　高齢者・介護福祉施設

高齢社会を迎え、高齢者・介護福祉施設のあり方はこれからの国民生活にとって重要な役割をもつ。なかでも個人の生活の質(QOL)や日常生活動作能力(ADL)を支える食事の栄養的な意義とともに、食べる楽しみとしての精神的な意義も大きい。**介護保険施設**の開設については**介護保険法**、**老人福祉施設**の開設については**老人福祉法**で規定されている。

令和３年度介護報酬改定により、施設系サービスについて、栄養マネジメント加算が廃止となった。基本サービスとして、入所者の栄養状態の維持及び改善を図り、自立した日常生活を営むことができるよう、各入所者の状態に応じた栄養管理を計画的に行うこととなった。これに伴い、**常勤の栄養士又は管理栄養士を１人以上配置**、と改定された。また、栄養ケア・マネジメントが未実施の場合は、１日につき14単位を減算されることとなった（栄養ケア・マネジメント未実施減算)。

※介護保険施設については、PartⅤ-7-6❷「介護保険制度」を参照のこと。
※老人福祉施設については、PartⅤ-7-3❷「社会福祉施設」を参照のこと。

栄養・食事管理に関する介護報酬(介護保険法)

加算項目	単位数	算定要件
栄養マネジメント強化加算 介護老人福祉施設 介護老人保健施設 介護医療院 地域密着型介護老人福祉施設入所者生活介護	11単位/日	・管理栄養士を常勤換算方式で入所者の数を50(施設に常勤栄養士を１人以上配置し、給食管理を行っている場合は70)で除して得た数以上配置する。 ・低栄養状態のリスクが高い入所者に対し、医師、管理栄養士、看護師等が共同して作成した、栄養ケア計画に従い、食事の観察(ミールラウンド)を週３回以上行い、入所者ごとの栄養状態、嗜好等を踏まえた食事の調整等を実施する。 ・低栄養状態のリスクが低い入所者にも、食事の際に変化を把握し、問題がある場合は、早期に対応する。 ・入所者ごとの栄養状態等の情報を厚生労働省に提出し、継続的な栄養管理の実施に当たって、当該情報その他継続的な栄養管理の適切かつ有効な実施のために必要な情報を活用している(CHASEへのデータ提出とフィードバックの活用)。
経口維持加算 介護老人福祉施設 介護老人保健施設 介護医療院 地域密着型介護老人福祉施設入所者生活介護	(Ⅰ)400単位/月 (Ⅱ)100単位/月	**経口維持加算(Ⅰ)** ・経口により食事を摂取する者であって、嚥下機能障害を有し、誤嚥が認められる入所者が対象。 ・医師又は歯科医師の指示に基づき、医師・歯科医師・管理栄養士・看護師・介護支援専門員その他の職種の者が共同して、入所者の栄養管理をするための食事の観察及び会議等を行い、入所者ごとに、経口維持計画を作成し、この計画に従い、医師又は歯科医師の指示(歯科医師が指示を行う場合は管理栄養士が医師の指導を受けている場合に限る。)を受けた管理栄養士又は栄養士が、栄養管理を行った場合に加算できる。 ・栄養ケア・マネジメント未実施(14単位/日減算)の場合は算定しない。経口移行加算との併算定は不可。 **経口維持加算(Ⅱ)** ・協力歯科医療機関を定めている施設が、経口維持加算(Ⅰ)を算定している場合であって、入所者の経口による継続的な食事の摂取を支援するための食事の観察及び会議等に、医師、歯科医師、歯科衛生士または言語聴覚士が加わることにより多種多様な意見に基づく質の高い経口維持計画を策定した場合に加算できる。
経口移行加算 介護老人福祉施設 介護老人保健施設 介護医療院 地域密着型介護老人福祉施設入所者生活介護	28単位/日	・医師の指示に基づき、医師・歯科医師・管理栄養士・看護師・介護支援専門員その他の職種の者が共同して経管により食事を摂取している入所者ごとに経口移行計画を作成し、当該計画に従い、医師の指示を受けた管理栄養士又は栄養士による栄養管理及び言語聴覚士又は看護職員による支援が行われた場合に、当該計画が作成された日から起算して180日以内の期間に限り加算できる。 ・栄養ケア・マネジメント未実施(14単位/日減算)の場合は算定しない。
再入所時栄養連携加算 介護老人福祉施設 介護老人保健施設 介護医療院 地域密着型介護老人福祉施設入所者生活介護	200単位/回	・介護保険施設の入所者が医療機関に入院し、厚生労働大臣が定める特別食等を必要とする者に対して、当該施設の管理栄養士が医療機関の管理栄養士と連携して栄養ケア計画を策定した場合に、入所者１人につき１回に限り算定できる。 ・栄養ケア・マネジメント未実施(14単位/日減算)の場合は算定しない。
退所時栄養情報連携加算 介護老人福祉施設 介護老人保健施設 介護医療院 地域密着型介護老人福祉施設入所者生活介護	70単位/回	施設の管理栄養士が、退所先の医療機関等に対して、厚生労働大臣が定める特別食を必要とする入所者又は、低栄養状態にあると医師が判断した入所者の栄養管理に関する情報を提供した場合に、１月につき１回を限度として加算できる。

加算項目	単位数	算　定　要　件
療養食加算 介護老人福祉施設 地域密着型介護老人福祉施設 入所者生活介護 介護老人保健施設 介護医療院 短期入所生活介護 短期入所療養介護	6単位/回 (短期入所) 8単位/回	・利用者の病状等に応じて、主治医が発行した食事箋に基づき療養食の提供が行われた場合に算定(経口維持加算、経口移行加算との併算定は不可。) ・糖尿病食、腎臓病食、肝臓病食、胃潰瘍食(流動食は除く)、貧血食、膵臓病食、脂質異常症食、痛風食及び特別な場合の検査食(経口、経管の別を問わない)。 ・心臓疾患等に対して減塩食療法を行う場合は、腎臓病食に準じて取り扱うことができる(塩分総量6.0g未満の減塩食)。高血圧症食に対して減塩食療法を行う場合は加算対象とはならない。 ・高度肥満症(肥満度が＋70％以上またはBMI35以上)に対する食事療法は、脂質異常症食に準じて取り扱う。 ・1日3食を限度とし、1食を1回として、1回単位の評価とする。
栄養アセスメント加算 通所介護 地域密着型通所介護 認知症対応型通所介護 通所リハビリテーション 看護小規模多機能型居宅介護	50単位/月	・当該事業者の従業者として又は外部(＊)との連携により管理栄養士を1名以上配置している。 ・利用者ごとに、管理栄養士その他の職種の者が共同して栄養アセスメントを実施し、当該利用者又はその家族に対してその結果を説明し、相談等に必要に応じ対応している。 ・利用者ごとの栄養状態等の情報を厚生労働省に提出し、栄養管理の実施に当たって、当該情報その他の栄養管理の適切かつ有効な実施のために必要な情報を活用している(CHASEへのデータ提出とフィードバックの活用)。 ・口腔・栄養スクリーニング加算(Ⅰ)及び栄養改善加算との併算定は不可。
栄養改善加算 通所介護 地域密着型通所介護 認知症対応型通所介護 通所リハビリテーション 看護小規模多機能型居宅介護	200単位/回	・低栄養状態にある利用者又はそのおそれのある利用者に対して、当該利用者の低栄養状態の改善等を目的として、個別的に実施される栄養食事相談等の栄養管理であって、利用者の心身の状態の維持又は向上に資すると認められるものを行った場合に算定できる。 ・3月以内の期間に限り1月に2回を限度として加算できる。ただし、栄養改善サービスの開始から3月ごとの利用者の栄養状態の評価の結果、低栄養が改善せず、栄養改善サービスを引き続き行うことが必要と認められる利用者については、引き続き算定することができる。 ・利用者の栄養状態を利用開始時に把握し、管理栄養士等が共同して、利用者ごとの摂食・嚥下機能及び食形態にも配慮した栄養ケア計画を作成している。 ・利用者ごとの栄養ケア計画に従い、必要に応じて当該利用者の居宅を訪問し、管理栄養士等が栄養改善サービスを行っているとともに、利用者の栄養状態を定期的に記録している。
口腔・栄養スクリーニング加算 通所介護 地域密着型通所介護 療養通所介護 認知症対応型通所介護 通所リハビリテーション 小規模多機能型居宅介護 看護小規模多機能型居宅介護 特定施設入居者生活介護 地域密着型特定施設 入居者生活介護 認知症対応型共同生活介護	(Ⅰ)20単位/回 (Ⅱ)5単位/回	**口腔・栄養スクリーニング加算(Ⅰ)** ・当該事業所の従業者が、利用開始時及び利用中6月ごとに利用者の口腔の健康状態及び栄養状態のスクリーニングを行い、その情報を当該利用者を担当する介護支援専門員に提供している場合に算定する。 ・栄養アセスメント加算、栄養改善加算及び口腔機能向上加算との併算定は不可。 ・当該利用者が、当該事業所以外で既に口腔・栄養スクリーニング加算を算定している場合は算定しない。 **口腔・栄養スクリーニング加算(Ⅱ)** ・利用者が、栄養改善加算や口腔機能向上加算を算定している場合に、口腔の健康状態と栄養状態のいずれかのスクリーニングを行い、その情報を当該利用者を担当する介護支援専門員に提供している場合に算定する。 ・栄養アセスメント加算、栄養改善加算又は口腔機能向上加算を算定しており、(Ⅰ)を算定できない場合のみ算定可能。
栄養管理体制加算 認知症対応型共同生活介護	30単位/月	管理栄養士(外部＊との連携も含む)が、従業者に対する栄養ケアに係る技術的助言及び指導を月1回以上行っている場合に加算できる。

＊外部：他の介護事業所、医療機関、介護保険施設、日本栄養士会や都道府県栄養士会が設置・運営する「栄養ケア・ステーション」。ただし、介護保険施設については、常勤で1人以上又は栄養マネジメント強化加算の算定要件の数を超えて管理栄養士を配置している施設に限る。

※**介護保険施設における食費は、保険給付の対象外**（利用者と施設との契約により食事に関る実費を負担する）。
食事に関する実費＝食材料費＋調理費相当分（調理作業員の労務費、食器・調理機器など施設設備費、水光熱費、減価償却費などの諸経費）
食事の提供に要する平均的な費用の額は、1,445円/日と定められている。
※算定単位の**1～3割**を**利用者が負担**する（例えば、介護保険施設において、療養食加算の対象食種が提供される場合、利用者の負担がある）。

4　児童福祉施設

児童福祉法に基づき設置された施設を**児童福祉施設**といい、0～18歳未満を対象とする。保育所、乳児院、児童養護施設、医療型障害児入所施設、福祉型障害児入所施設、助産施設、母子生活支援施設などがあり、収容施設と通園施設に分類される。児童福祉施設への入所者は身体および精神的障害あるいは家庭環境に問題のある妊産婦、乳児、幼児、児童、及び経済的理由で入院助産を受けられない妊産婦である。

児童福祉施設の給食管理の指導は、**厚生労働省**の所轄業務である。児童福祉施設の種類は多く、その種類ごとに栄養士の配置が決められている。なお、栄養士の充足率は児童福祉施設よりも社会福祉施設の方が高い。また、**保育所、認定こども園*いずれも栄養士・管理栄養士の配置規定は定められていない**。

⑴　保育所給食

児童福祉法に基づき、保護者の委託を受けて乳児または幼児を一定時間預かり、適切に保護する施設を保育所という。

保育所給食では、子供の性、年齢、栄養状態、生活状態を把握・評価し、適当な給与栄養目標量を設定する。保育所では0歳児と3歳児未満及び3歳以上に分けて基準を定めていることが多い。保育所におけるアレルギー対応については、「**保育所におけるアレルギー対応ガイドライン（2019年改訂版）**」が厚生労働省より出されている。この中で示されている保育所におけるアレルギー対応の基本原則は、後述の「学校給食における食物アレルギー対応指針（文部科学省）」の内容と類似しているが、異なる点として**家庭で食べたことのない食物は基本的に保育所では提供しない**旨の内容が記されていることが挙げられる。

⑵　保育所給食における調理業務の委託の基準

①　保育所、保健所、市町村等の栄養士による献立等について、栄養面での指導体制がとられていること。

②　**施設内の調理室を使用**すること。（ただし2010〈平成22〉年6月1日より、一定の要件を満たせば、満3歳以上の児童に対する食事の提供について外部搬入の実施が可能となった。）

③　施設側が食事内容、調理状態等について現場作業員に指示できること。

④　現場作業員の衛生、調理の衛生的取り扱い状況を確認すること。

⑤　毎回検食すること（**検食は保育所が行う。外部委託は認められていない**）。

＊**認定こども園**　教育・保育を一体的に行う施設で、いわば幼稚園と保育所を一体化した施設である。
※2019年10月から実施予定の幼児教育・保育の無償化について、給食費は対象外で、原則**食材料費**は**実費徴収**される。

5　学校

学校給食は、**学校給食法**およびこれに準ずる法律に基づいて実施されており、**文部科学省**の所轄業務である。

衛生管理については、**学校給食衛生管理基準**(巻末資料)が定められている。

(1)　学校給食の実施から学校給食法公布までの歴史

1946(昭和21)年	次官通達によって戦後の学校給食の開始 公認アジア救済機関による学校給食実施のためのララ物資※寄贈
1949(昭和24)年	国連児童基金(UNICEF)寄贈物資による学校給食の開始
1951(昭和26)年	全国の小学校における給食の実施
1952(昭和27)年	UNICEF の援助打ち切りに伴う、小麦粉 1 / 2 国庫補助による学校完全給食の実施
1953(昭和28)年	学校給食用小麦粉へのビタミン B_1・B_2の強化
1954(昭和29)年	学校給食法公布

※ララ物資　アメリカ公認の民間団体であるアジア救済公認団体(LARA；Licensed Agencies for Relief in Asia)

(2)　学校給食の目標(学校給食法)

学校給食の目標は、学校給食法(第 1 条・第 2 条)において、学校給食が児童生徒の心身の健全な発達に資し、児童生徒の食に関する正しい理解と適切な判断力を養うのに重要な役割を果たすものであることを考慮し、以下のように規定されている。

①　適切な栄養の摂取による健康の保持増進を図ること

②　日常生活における食事について正しい理解を深め、健全な食生活を営むことができる判断力を培い、及び望ましい食習慣を養うこと

③　学校生活を豊かにし、明るい社交性及び協同の精神を養うこと

④　食生活が自然の恩恵の上に成り立つものであることについての理解を深め、生命及び自然を尊重する精神並びに環境の保全に寄与する態度を養うこと

⑤　食生活が食にかかわる人々の様々な活動に支えられていることについての理解を深め、勤労を重んずる態度を養うこと

⑥　わが国や各地域の優れた伝統的な食文化についての理解を深めること

⑦　食料の生産、流通及び消費について、正しい理解に導くこと

(3)　学校給食の内容

学校給食の組織の運営は、各教育委員会において管理されている。また、学校給食の内容は学校給食法施行規則第 1 条により、①完全給食(パンまたは米飯＋ミルク＋おかず)、②補食給食(完全給食以外の給食、ミルク＋おかずなど)、③ミルク給食(ミルクのみ) の 3 種に分類される。回数は週 5 回(授業日の昼食)で、学校給食に要する経費は学校給食法に基づいてその一部を保護者が負担することになっている。

学校給食における食物アレルギー対策については、2015(平成27)年 3 月に「**学校給食における食物アレルギー対応指針**」が文部科学省より出ている。この指針において、学校給食における食物アレルギー対応の大原則として次のような内容が示されている。

＜学校給食における食物アレルギー対応の大原則＞

●食物アレルギーを有する児童生徒にも、給食を提供する。そのためにも、安全性を最優先とする。

●食物アレルギー対応委員会等により**組織的に行う**。

【食物アレルギー対応委員会】

・学校長を委員長として、年度ごとに委員を決定。

・委員は、学校給食に関連する職種(養護教諭、学級担任、栄養教諭・学校栄養職員、調理員等)を幅広く集めて構成。

・学校給食における食物アレルギー対応の基本的な方針を決定。

・個別の取組プラン案をもとに学校給食における対応の決定と周知。

●医師の診断による「**学校生活管理指導表**」の提出を必須とする。

●安全性確保のため、原因食物の**完全除去対応**(提供するかしないか)を原則とする。

●学校及び調理場の施設設備、人員等を鑑み無理な(過度に複雑な)対応は行わない。

●教育委員会等は、食物アレルギー対応について一定の方針を示すとともに、各学校の取組を支援する。

(4)　調理方式

①　単独校調理方式(自校方式)

学校長が給食運営の責任者となる。学校の規模により栄養士が配置される学校と配置されない学校がある。各学校の調理室を用いて調理し、給食を行うものである。

②　共同調理場方式(給食センター方式)

学校給食センターともいわれ、2校以上の学校の給食をまとめて調理する。食中毒予防や適温給食のための温度管理が重要である。

> ■**パントリー配膳方式**
> 料理を食缶やバットなどに入れて搬送し、食堂で盛りつける配膳方式のこと。

③　委託方式

民間の給食業者に調理業務などの給食業務の一部を委託する方式が増加しつつある。これは、1985(昭和60)年の文部省(当時)からの通達により、民間委託や栄養士及び調理員のパート化などが認められたことによる。ただし、**学校給食における献立作成や食材料費の管理、納入業者の選定・管理などの物資管理**は、設置者(学校側)が直接責任をもって実施すべきものであり、**委託の対象にしてはならない**。

(5) 学校給食の給与栄養量

児童又は生徒１人１回当たりの学校給食摂取基準

2021(令和３)年４月１日施行

区分	基準値			
	児童(６～７歳)の場合	児童(８～９歳)の場合	児童(10～11歳)の場合	生徒(12～14歳)の場合
エネルギー	530kcal	650kcal	780kcal	830kcal
たんぱく質	学校給食による摂取エネルギー全体の13～20%			
脂質	学校給食による摂取エネルギー全体の20～30%			
ナトリウム(食塩相当量)	1.5g未満	２g未満	２g未満	2.5g未満
カルシウム	290mg	350mg	360mg	450mg
マグネシウム	40mg	50mg	70mg	120mg
鉄	２mg	３mg	3.5mg	4.5mg
ビタミンA	160μgRAE	200μgRAE	240μgRAE	300μgRAE
ビタミンB_1	0.3mg	0.4mg	0.5mg	0.5mg
ビタミンB_2	0.4mg	0.4mg	0.5mg	0.6mg
ビタミンC	20mg	25mg	30mg	35mg
食物繊維	４g以上	4.5g以上	５g以上	７g以上

(注) 1　表に掲げるもののほか、次に掲げるものについても示した摂取について配慮すること。
亜鉛…児童(６～７歳)２mg、児童(８～９歳)２mg、児童(10～11歳)２mg、生徒(12～14歳)３mg

2　この摂取基準は、**全国的な平均値**を示したものであるから、適用に当たっては、個々の健康及び生活活動等の実態並びに地域の実情等に十分配慮し、**弾力的に運用**すること。

3　献立の作成に当たっては、多様な食品を適切に組み合わせるよう配慮すること。

■児童又は生徒１人１回当たりの学校給食摂取基準のポイント(2021〈令和３〉年４月１日施行)

「日本人の食事摂取基準(2020年版)」(以下「食事摂取基準」という)を参考とし、「食事摂取基準を用いた食生活改善に資するエビデンスの構築に関する研究」及びその調査結果より算出した小学校３年生、５年生、中学２年生が昼食である学校給食において摂取することが期待される栄養量等を勘案し、児童又は生徒の健康増進及び食育の推進を図るために望ましい栄養素量を算出した。

① エネルギー…学校保健統計調査の平均身長から求めた標準体重と「食事摂取基準」で用いている身体活動レベルのレベルⅡ(ふつう)により算出した１日の必要量の１/３を基準値とした。
② たんぱく質…学校給食による摂取エネルギー全体の13～20%を基準値とした。
③ 脂質…学校給食による摂取エネルギー全体の20～30%を基準値とした。
④ ナトリウム(食塩相当量)…「食事摂取基準」の目標量の１/３未満を基準値とした。
⑤ カルシウム…「食事摂取基準」の推奨量の50%を基準値とした。
⑥ マグネシウム…児童については、「食事摂取基準」の推奨量の１/３程度、生徒については40%を基準値とした。
⑦ 鉄…「食事摂取基準」の推奨量の40%を基準値とした。
⑧ 亜鉛…「食事摂取基準」の推奨量の１/３を配慮すべき値とした。
⑨ ビタミンA・B_1・B_2…「食事摂取基準」の推奨量の40%を基準値とした。
⑩ ビタミンC…「食事摂取基準」の推奨量の１/３を基準値とした。
⑪ 食物繊維…「食事摂取基準」の目標量の40%以上を基準値とした。

(6) 学校給食栄養管理者(学校栄養職員・栄養教諭)

学校給食の栄養に関する専門的事項をつかさどる職員を**学校給食栄養管理者**といい、栄養士の免許を有する者で学校給食の実施に必要な知識もしくは経験を有する者、または栄養教諭の免許を有する者でなければならない。配置基準については、公立義務教育諸学校の学級編制及び教職員定数の標準に関する法律で規定されている。

① 学校栄養職員

学校栄養職員の職務内容は、次のとおりである。

● 学校給食に関する基本計画への参画

・学校給食に関する基本計画の策定に参画するとともに、実施に関する組織に参画する。

● 栄養管理

・学校給食における摂取基準の決定、食品構成表や献立表などの作成を行う。

・学校給食の調理、配食、施設設備などについて、指導、助言を行う。

● 学校給食指導

・望ましい食生活について、専門的立場から担任教諭を補佐して、児童生徒に対する集団指導、個別指導を行う。

・学校給食を通して、家庭や地域との連携を推進するために、各種事業の企画や実施に参画する。

● 衛生管理

・衛生マニュアル「学校給食衛生管理の基準」に従う。調理従事者の衛生、施設設備の衛生、食品衛生の適正化のために、日常的な点検、指導、助言を行う。

● 検食など

・学校給食の安全と食事内容の向上を図るために、**検食の実施**、**検食用保存食の管理**を行う。

● 物資管理

・**学校給食用物資の選定（納入業者の選定）**、**購入（発注）**、**検収**、**保管（在庫管理、食材料費の管理）**を行う。

● 調査研究など

・学校給食の食事内容、児童生徒の食生活を改善するために、必要な調査研究を行う。

・その他、学校給食の栄養に関する事項について処理、指導、助言、協力をする。

② 栄養教諭

2005（平成17）年4月より栄養教諭制度がスタートした。栄養教諭は、食に関する指導と学校給食管理をつかさどる。管理栄養士免許または栄養士免許と栄養教諭の免許状が必要である。なお、栄養教諭の職務内容については**学校教育法**及び**学校給食法**、免許取得要件については**教育職員免許法**で規定されている。

食に関する指導	1．肥満、偏食、食物アレルギーなどの児童生徒に対する個別指導を行う。 2．学級活動、教科、学校行事などの時間に、学級担任等と連携して、集団的な食に関する指導を行う。 3．他の教職員や家庭・地域と連携した食に関する指導を推進するための連絡・調整を行う。
学校給食の管理	栄養管理、衛生管理、検食、物資管理など

※学校給食法第3章「学校給食を活用した食に関する指導」（巻末資料）も参照のこと。

栄養教諭には、教育に関する資質と栄養に関する専門性を生かして、教職員はもとより、関係機関・専門家、家庭・地域との密接な連携を図りつつ、児童・生徒の健康の保持増進に向け健全な食生活の実現に取り組んでいくことが求められている。このことから、2016（平成29）年に、「栄養教諭を中核としたこれからの学校の食育～チーム学校で取り組む食育推進のPDCA～」が文部科学省より出されている。

学校給食の時間に行われる指導は、**「給食指導」**と**「食に関する指導」**に分けられる。

「給食指導」は、給食の準備から片付けまでの一連の指導の中で、正しい手洗い、配膳方法、食器の並べ方、箸の使い方、食事のマナーなどを体得させる場面である。日々の指導は学級担任等が主に担うが、運営や指導方法については栄養教諭と連携した**チーム・ティーチング(T・T)**※を行い、学校全体で統一した取組を行うことが必要である。

「食に関する指導」は、学校給食の献立を通じて、食品の産地や栄養的な特徴を学習させたり、教科等で取り上げられた食品や学習内容を確認したりするなど、献立を教材として用いた指導を行う場面となる。この指導は、栄養教諭による直接的な指導や資料提供を行う等、学級担任等と連携をとって進めることが大切である。

※チーム・ティーチング(T・T)：複数の教員が役割を分担し、協力し合いながら計画を立て指導する方法。

学校給食実施基準に基づく栄養管理

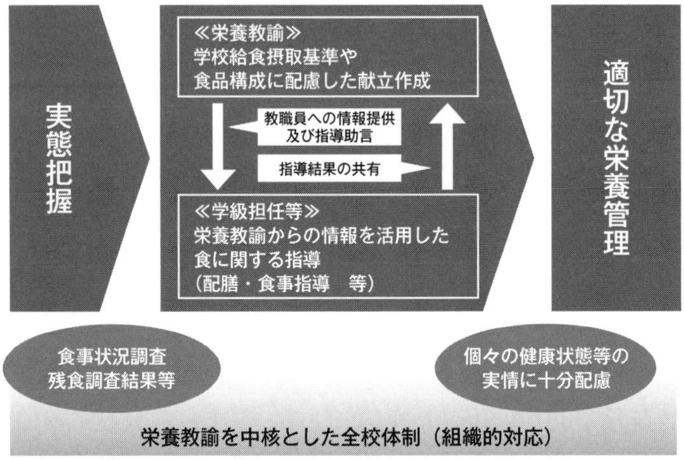

（文部科学省「栄養教諭を中核としたこれからの学校の食育（平成29年３月）」）

6　事業所

事業所給食の目的は、勤労者の労働意欲や作業効率を高め、生産性の向上を図ることである。そのために、栄養管理された適正な食事を提供し、勤労者の生活習慣病予防や健康保持・増進を図る必要がある。また、福利厚生の一環として、食費の一部を事業所が負担し、勤労者に低価格で給食を提供し、経済的負担を軽減させている。事業所給食は、主に労働安全衛生法、労働基準法に基づき実施される。なお、事業所における利用者の栄養管理の責任は、委託側にある。

⑴　栄養士の配置規定

①　１回100食以上または１日250食以上の給食では、栄養士を置くように努めなければならない。（労働安全衛生規則第632条）

②　１回300食以上の給食では、栄養士を置かなければならない。（事業附属寄宿舎規程26条）

※②は事業所の附属寄宿舎についての規定。

⑵　給食形態

定食方式（単一、複数）、カフェテリア方式、弁当方式の３種類があり、人件費節約などにより経営形態は直営方式から委託方式に切り替える施設が増えている。対象者は、一般的に工場、オフィス、寮などの事業所の勤労者である。

⑶　食堂の面積

喫食者１人につき１m²以上（労働安全衛生規則第630条）

管理栄養士・栄養士の配置規定

○栄養士　●管理栄養士

<table>
<tr><th colspan="2" rowspan="2">施設</th><th colspan="2">栄養士・管理栄養士</th><th rowspan="2">配置規定法令等</th></tr>
<tr><th>必置</th><th>努力</th></tr>
<tr><td colspan="2" rowspan="2">特定給食施設</td><td>●医学的管理施設
１回300食以上または
１日750食以上</td><td>○１回100食以上または
１日250食以上</td><td rowspan="2">健康増進法、
健康増進法施行規則</td></tr>
<tr><td>●その他の施設
１回500食以上または
１日1500食以上</td><td>●１回300食以上または
１日750食以上</td></tr>
<tr><td colspan="2">病院</td><td>●または○100床以上</td><td></td><td>医療法施行規則</td></tr>
<tr><td rowspan="2">事業所</td><td>事業所</td><td></td><td>○１回100食以上または
１日250食以上</td><td>労働安全衛生規則</td></tr>
<tr><td>事業所の附属寄宿舎
（社員寮）</td><td>○１回300食以上</td><td></td><td>労働基準法（事業附属寄宿舎規程）</td></tr>
<tr><td rowspan="5">児童福祉施設</td><td>乳児院</td><td>○ただし、乳児10人未満を入所させる乳児院を除く</td><td></td><td rowspan="5">児童福祉法（児童福祉施設の設備及び運営に関する基準）</td></tr>
<tr><td>児童養護施設</td><td rowspan="3">○ただし、児童40人以下の施設は置かないことができる</td><td rowspan="3"></td></tr>
<tr><td>福祉型障害児入所施設</td></tr>
<tr><td>児童自立支援施設</td></tr>
<tr><td>医療型障害児入所施設</td><td>○100床以上</td><td></td></tr>
<tr><td rowspan="5">高齢者・介護福祉施設</td><td>介護老人保健施設</td><td rowspan="2">○入所定員100人以上</td><td rowspan="2"></td><td>介護保険法（介護老人保健施設の人員、施設及び設備並びに運営に関する基準）</td></tr>
<tr><td>介護医療院</td><td>介護保険法（介護医療院の人員、施設及び設備並びに運営に関する基準）</td></tr>
<tr><td>特別養護老人ホーム（★）
（介護老人福祉施設）</td><td>○ただし、40人を超えず、他の福祉施設などの栄養士と連携できる場合には、置かないことができる</td><td></td><td>老人福祉法（特別養護老人ホームの設備及び運営に関する基準）
介護保険法（指定介護老人福祉施設の人員、設備及び運営に関する基準）</td></tr>
<tr><td>養護老人ホーム</td><td>○ただし、50人未満で栄養士のいる（★）と併設する場合は置かないことができる</td><td></td><td>老人福祉法（養護老人ホームの設備及び運営に関する基準）</td></tr>
<tr><td>軽費老人ホーム</td><td>○40人以下で他の福祉施設の栄養士と有機的連携のできる場合は除く</td><td></td><td>社会福祉法（軽費老人ホームの設備及び運営に関する基準）</td></tr>
<tr><td rowspan="2">その他福祉施設</td><td>救護施設</td><td rowspan="2">○</td><td rowspan="2"></td><td rowspan="2">生活保護法（救護施設、更生施設、授産施設及び宿所提供施設の設備及び運営に関する最低基準）</td></tr>
<tr><td>更生施設</td></tr>
</table>

練習問題

健康増進法に基づき、管理栄養士を置かなければならない特定給食施設である。正しいのはどれか。１つ選べ。

(1)　１回100食を提供する児童自立支援施設
(2)　１回100食を提供する特別養護老人ホーム
(3)　１回300食を提供する病院
(4)　１日250食を提供する寄宿舎
(5)　１日500食を提供する24時間稼働の工場

解　説 ……………………………………………………………………… 正答 (3)

特定給食施設における管理栄養士配置義務規定については、健康増進法第21条第１項及び厚生労働省令において、①医学的な管理を必要とする者に食事を供給する施設であって、継続的に１回300食以上又は１日750食以上の食事を供給する施設、②①以外の管理栄養士による特別な栄養管理を必要とする特定給食施設であって、継続的に１回500食以上又は１日1,500食以上の食事を供給する施設、とされている。

練習問題

給食を提供する施設の種類と給食運営に関わる法規の組合せである。正しいのはどれか。１つ選べ。

(1)　児童養護施設――――――学校給食法
(2)　乳児院――――――――――児童福祉法
(3)　母子生活支援施設――――労働安全衛生法
(4)　介護老人保健施設――――老人福祉法
(5)　介護老人福祉施設――――医療法

解　説 ……………………………………………………………………… 正答 (2)

(1)　誤り。児童養護施設は児童福祉施設の一つであり、その給食運営に関わるのは児童福祉法である。
(2)　正しい。
(3)　誤り。母子生活支援施設は児童福祉施設の一つであり、その給食運営に関わるのは児童福祉法である。
(4)　誤り。介護老人保健施設は介護保険施設の一つであり、その給食運営に関わるのは介護保険法である。
(5)　誤り。介護老人福祉施設は介護保険施設(老人福祉施設)の一つであり、その給食運営に関わるのは介護保険法(老人福祉法)である。

練習問題

個人対応が必要な給食の提供と、管理栄養士が連携する他職種の組合せである。正しいのはどれか。１つ選べ。

(1)　保育所での離乳食の提供――――――――――――介護支援専門員(ケアマネジャー)
(2)　小学校での食物アレルギーへの対応――――――――食品衛生監視員
(3)　介護老人福祉施設での療養食の提供――――――――理学療法士
(4)　病院での特別メニューの提供――――――――――医師
(5)　介護老人保健施設での経口による食事摂取の維持――――健康運動指導士

解　説 …………………………………………………………………… 正答　(4)

(1)　誤り。介護支援専門員(ケアマネジャー)は、介護保険法に規定された専門職で、居宅介護支援事業所や介護保険施設に必置とされている職種である。
(2)　誤り。食品衛生監視員は、食品の安全及び衛生確保のための業務に従事する公務員であり、食品衛生法に基づき内閣総理大臣、厚生労働大臣、都道府県知事等が任命する。
(3)　誤り。理学療法士は、医学的リハビリテーションの専門職で、運動療法や物理療法を行う。
(4)　正しい。
(5)　誤り。健康運動指導士とは、保健医療関係者と連携しつつ安全で効果的な運動を実施するための運動プログラム作成及び実践指導計画の調整等を行う。

2 給食経営管理の概念

1 給食システム

「システム」とは、目的を成し遂げるために機能する仕組みのことである。給食においては人、食材、施設設備などといった「経営資源」を組織的に組み合わせ、効率的に目標を達成させるためのシステムを作ることが必要である。

※経営資源については、PartⅨ-2-1 2「給食の経営資源」を参照のこと。

1 トータルシステムとサブシステム

システムには、「**トータルシステム**」と「**サブシステム**」がある。

給食における「トータルシステム」とは、複数の管理業務を連動して機能させる仕組みであり、給食システム構築において全体を網羅するものである。「サブシステム」とは、トータルシステムを構成する食材料管理、生産管理、品質管理、栄養・食事管理などを指す。また、サブシステムは、実際に食事をつくり提供する「**実働作業システム**」と実働作業システムを合理的かつ円滑に機能させるための「**支援システム**」に分類される。

トータルシステム

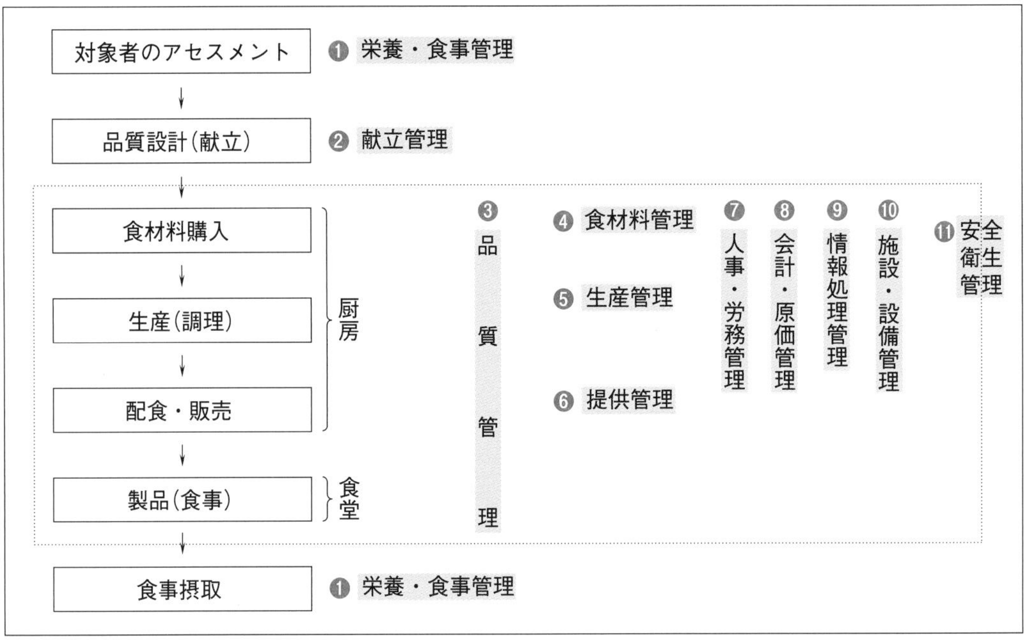

❶〜⓫：サブシステム ── 実働作業システム…❶〜❻、⓫
　　　　　　　　　　 └ 支援システム　…❼〜❿

2 生産・提供システム（オペレーションシステム）

トータルシステムやサブシステムの構築を考える際には、給食の生産・提供システムがどのようなものになるかによって大きく影響を受ける。調理方式と給食の生産・提供には次のようなものがある。

■調理方式

⑴　**クックサーブ**…食材を加熱調理後、冷凍または冷蔵せずに運搬し、速やかに提供することを前提とした調理方法。従来から行われている調理システムである。

⑵　**クックチル**…食材を加熱調理後、冷水または冷風により急速冷却(90分以内に中心温度３℃以下まで冷却)を行い、冷蔵(３℃以下)により運搬、保管し、提供時に再加熱(中心温度75℃以上で１分間以上)して提供することを前提とした調理方法。保存期間は、製造日と消費日を含んで５日以内とされている。

クックチルには、冷却方式の違いによりブラストチラー方式とタンブルチラー方式がある。

ブラストチラー方式＝－４℃以下の冷風で０～３℃に急速冷却
タンブルチラー方式＝－１～０℃の冷却水で－１～０℃に急速冷却

⑶　**クックフリーズ**…食材を加熱調理後、急速に冷凍し、冷凍(－18℃以下)により運搬、保管のうえ、提供時に再加熱(中心温度75℃以上で１分間以上)して提供することを前提とした調理方法。冷凍するため、食材の組織破壊があり、適用できる食材に制限がある。

⑷　**真空調理**(真空パック)…食材を調味料とともに真空包装のうえ低温にて加熱調理後、急速に冷却または冷凍して、冷蔵または冷凍により運搬・保管し、提供時に再加熱(中心温度75℃以上で１分間以上)することを前提とした調理方法。真空調理では、食材をフィルムに密封し加熱するため、食材の風味・うま味を閉じ込めることができる。また、酸化による食材の劣化を防ぐことができる。真空包装をする際の圧力で、調味料が食材に均一にしみこみ、少量の調味液で調味ができる。

■給食の生産・提供システム

⑴　コンベンショナルシステム

厨房と食堂が同一施設にあり、生産から提供までが連続に行われるシステム。喫食者の食事時間に合わせてその都度調理する。調理システムは**クックサーブシステム**である。

⑵　レディフードシステム

クックチル、**クックフリーズ**、**真空調理**といった調理システムを活用する。料理が常に保管され、喫食時間に合わせて最終の配膳段階で再加熱されて提供される。生産と提供がリンクしておらず、生産は在庫に応じて計画することができる。

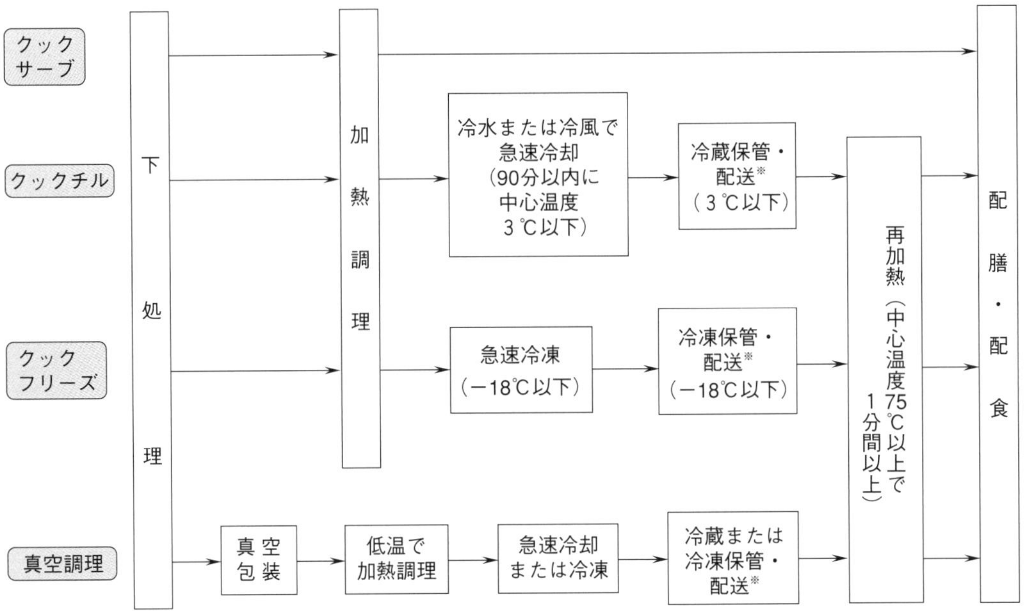

※セントラルキッチン等から各給食施設へ配送する場合。

〈新しい調理システム〉
ニュークックチルシステム…チルド状態で盛りつけし、盛りつけた状態で再加熱を行う調理法である。
ニュークックサーブシステム…常温・冷蔵及び冷凍状態の食材を食器に盛りつけ、盛りつけた状態で食器ごと加熱調理を行う調理法である。

(3)　セントラルキッチンシステム(カミサリーシステム)

学校給食の共同調理場方式や病院給食の院外調理方式のように、施設が分散している場合に、食材の調達と調理を一箇所で行う中央生産方式で、調理された料理は各施設に配送され、最終的な準備と提供が行われる。

■セントラルキッチンとサテライトキッチン
セントラルキッチンとは、調理の一部または全部を一か所で集中加工するための施設である。また、セントラルキッチンで調理された料理を配送し、再加熱など利用者に提供する前に食事を整える施設を**サテライトキッチン**という。

(4)　アッセンブリーサーブシステム

できあがった料理として購入し、提供トレイにセットする前に厨房で再加熱され、提供される生産管理システム。

給食の生産・提供システム(オペレーションシステム)

	生産から提供への流れ	施設の敷地	調理方式
コンベンショナルシステム	連続的：リンクする 調理終了後 2時間以内に喫食	生産(厨房)から 提供(食堂)まで 同一敷地内	クックサーブ 大量調理施設 衛生管理マニュアル
レディーフードシステム	非連続的：リンクしない 料理が常に保管されている 計画生産する 調理日≠提供日の可能性	—	クックチル クックフリーズ 真空調理
セントラルキッチンシステム(カミサリーシステム)	一括食材調達：カミサリー 一括集中調理：セントラルキッチン 提供前再加熱：サテライトキッチン	生産開始施設と 提供施設は 異なる敷地にある	学校：共同調理方式 病院：院外調理　　など

3　その他の給食システム

●ISO9000S システム：品質管理

●ISO22000：食品安全管理

●POS システム：会計・原価管理、情報処理管理、マーケティング

●HACCP システム：安全衛生管理

●ドライシステム：施設・設備管理、安全衛生管理

■POS システム
　店舗で商品販売時に、商品情報を記録し、販売情報を収集するシステムである。収集した情報の集計結果を在庫管理やマーケティングに用いることができる。

2　経営管理の概要

1　経営管理の機能

　経営管理とは、マネジメントであり、**ピーター・ドラッカー**は**マネジメントの果たすべき役割**を次のように説いている。

①　**自らの組織に特有の使命を果たすこと**(組織自体に向けたもの)
　企業の場合には経営資源を活用して利益をあげることである。

②　**仕事を通じて働く人を生かすこと**(人に向けたもの)
　現代社会においては、組織が生計の源、社会的地位、コミュニティとの絆、自己実現を手にする手段である。

③　**自らの組織が社会に与える影響を処理するとともに、社会の問題解決に貢献すること**(社会に向けたもの)
　給食の場合には食中毒などの食品衛生事故を起こさない安全・安心な食の提供や、生活習慣病の予防、健康の維持・増進への寄与、それに伴う医療費の削減への貢献がこれにあたる。

■管理者に求められる能力
①コンセプチュアルスキル(概念化能力)：上位管理者ほど必要。
②テクニカルスキル(職務対応能力)：専門知識や業務処理能力。下位ほどより要求される。
③ヒューマンスキル(対人関係能力)：すべての職階で同じように求められる(特に中間管理者層)。

2　経営管理の展開

　フランスのアンリ・ファヨールは、企業の経営活動を次の6つに分類した。

①　技術活動(生産、製造、加工)

②　商業活動(購買、販売)

③　財務活動(資金の調達、運用)

④　保全活動(設備および従業員の保護)

⑤　会計活動(財務目録、貸借対照表、原価、統計など)

⑥　**管理活動(計画、組織、指揮、調整および統制)**

　その中でも管理活動を重要視し、「**管理とは、計画し、組織し、指揮・命令し、調整し、統制す**

るプロセスである」と管理の５要素を定義した。

経営管理の５要素

計画	経営の目標を設定し、経営戦略などを立案すること。
組織化	定めた経営計画を遂行するために業務を分担し、各人に権限と責任を与え資金や人員を配置し、組織機構をつくること。
指揮・命令	目標を達成するために実際的な行動を起こさせること。
調整	実施している活動が、計画に適合しているかを確認し、組織内の活動が円滑に進むようにすること。
統制	計画の進捗状況を分析・評価し、必要に応じ是正処置をとること。

3　組織形態

組織とは、共通の目的・目標を達成するために２人以上の人が集まり、相互能力を発揮できるようにするための合理的な体系である。

1　組織の階層化

経営組織は以下の階層から成り立つ。

- **トップマネジメント**：社長、専務、常務などを基本とする経営層
- **ミドルマネジメント**：部長、課長などの中間管理職
- **ロワーマネジメント**：係長、班長などの第一線監督者
- **ロワーワーカー**：一般社員、調理従事者など一般作業者層

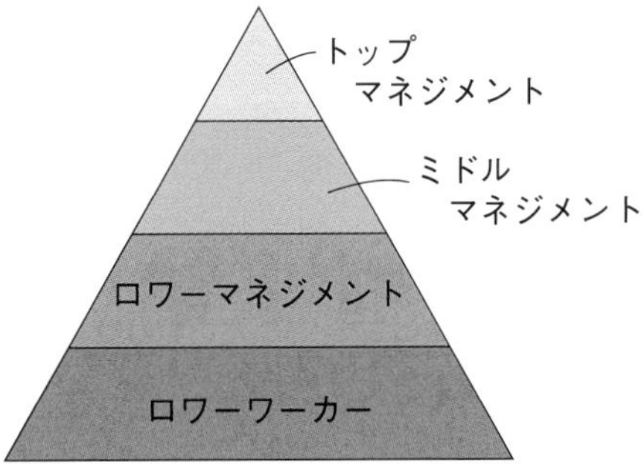

階層	役割	求められる能力
トップマネジメント	戦略的意思決定	経営の方向性の決定、コンセプチュアルスキル
ミドルマネジメント	管理的意思決定	部門間の調整・部下の指導、ヒューマンスキル
ロワーマネジメント	業務的意思決定	業務プロセスの管理、テクニカルスキル、部下に動機づけ
ロワーワーカー	――	業務の基本的な知識、業務遂行力

2　組織の種類

(1)　**ライン組織**（直系組織）

管理者と作業実施者が直結しており、生産や販売など組織の目的を直接実行し、利益を生み出す組織形態である。比較的小さな組織に適しており、給食会社の栄養士・調理員の関係がこれにあたる。

ライン組織

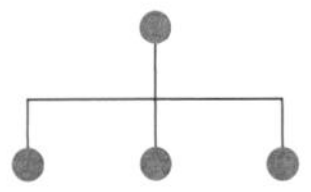

(2)　**ファンクショナル組織**（職能別組織または機能別組織）

人事・経理など共通・類似した活動領域別に区分された組織で、通常の病院等の組織はこの機能別組織を形成している。意思決定はそれぞれの組織の長が行うが、全体としての意思決定はより上のトップによってなされる。栄養部門も機能別組織といえる。

ファンクショナル組織

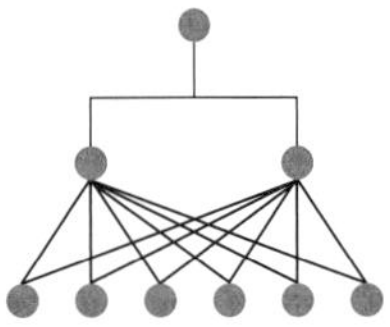

(3)　ラインアンドスタッフ組織(直系参謀組織)

ラインアンドスタッフ組織

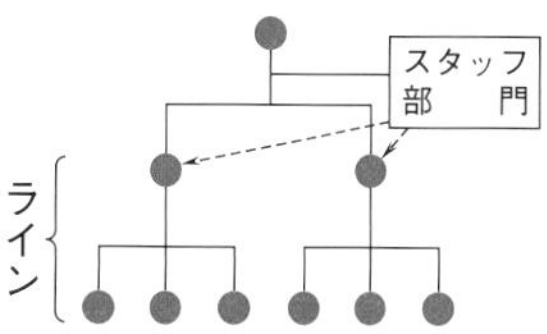

総務・人事・会計・企画などライン組織を専門的に補佐するのがスタッフ部門である。スタッフはラインに対する命令権限はなく、助言、援助、協力を行う。給食経営が主体となる会社においては栄養士・調理員はラインであり、事務職員はスタッフにあたる。

■プロフィット部門とノンプロフィット部門

利益を生み出す生産販売など企業本来の中心的業務を行う部門をプロフィット部門といい、ラインがこれにあたる。一方、利益の産出には関与しない部門をノンプロフィット部門といい、スタッフがこれにあたる。

(4)　事業部制組織

組織が巨大化すると、独立した一つの会社のような事業部が置かれることがある。分権的な管理が行われる。

(5)　プロジェクトチーム

限られた期間、明確な目的を遂行するために組織される。メンバーは、各部門からそれぞれのエキスパートが組織横断的に集められ、本務と兼務することが多い。

(6)　マトリックス組織

マトリックス組織

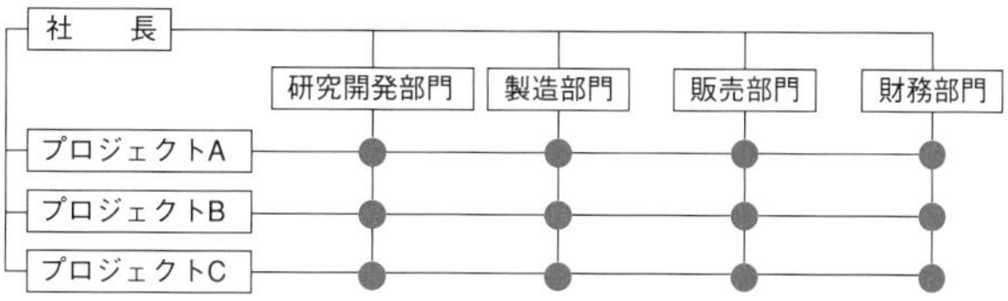

1人の人間が2つの内部組織に所属するというような、2種類の組織形態が格子状に組み合わさった組織形態のことである。所属した2人の長の指揮命令系統に入ることになる。命令一元化の原則ではない。

3　組織の原則

組織の構築・運用は、次のような原則に沿って行われることが重要である。

①　**専門化の原則**(分業の原則)

組織の効率化や活性化を図るために、各構成員の専門的知識・技術を生かし、専門化された業務活動を担える組織形態にする。

②　**権限委譲の原則**(例外の原則)

業務活動の効率化を図るために、上司は、日常的に反復して発生する問題や業務(ルーチンワーク)の処理について、意思決定の権限を部下に委ねるようにする。上司は、重要事項や反復性のない例外的業務に当たる必要がある。

③　**命令一元化の原則**(ワンマン・ワンボスシステム)

業務活動の正確性・能率性を高めるために、構成員に対して命令・指示する上司を1人にし、指示・報告系統の単一化を図る。

④　**管理範囲の原則**（スパン・オブ・コントロール）

組織を効果的に運用するために、1人の上司が直接監督できる部下の人数の適正化を図る。業務内容によって差異はあるが、一般的に、部下の人数は5～20人程度が適切とされている。

⑤　**責任と権限の原則**（責任権限一致の原則）

各管理責任者は、職務上の果たすべき責任と、それに応じた権限を明確にする必要がある。

4　リーダーシップとマネジメント

組織として目標を達成していくには、リーダーシップを発揮できる適任者を配置する必要があり、そのためには職務分析や人事考課も必要である。組織の目標を成しとげるには、リーダーを中心とした組織の適切なマネジメントが望まれる。リーダーとは、企業に与えられた経営資源を与えられた権限の範囲内で自己の責任と判断により活用し、企業の業績向上に貢献する役割を担う。管理栄養士は、給食経営の管理者として、リーダーシップとマネジメント能力が求められる。

4　アウトソーシング（外部委託）

アウトソーシングとは、自社の業務の一部又は全部を外部の企業などに委託することであり、コスト削減や運営の合理化、専門性の向上、新システムの導入などが目的である。委託契約を交わしている場合は、契約の内容が確認できるよう委託契約書等を備えること。

給食におけるアウトソーシングでは、施設側が行うべき業務と委託可能な業務範囲がその施設ごとに決められている。

5　給食とマーケティング

1　マーケティングの原理

マーケティングとは売れる仕組みをつくることであり、そのための視点は生産側にあるのではなく、顧客に向けなければならない。マーケティングは、**Product（製品）**、**Place（販売流通）**、**Promotion（販売促進）**、**Price（価格）**の**4P**（マーケティング・ミックス）の組み合わせで展開され、顧客満足度を満たすことにより経済効果を上げることを目指す。また、4Pを顧客視点で定義しているものを4Cという。**4C**とは、**Customer value（顧客価値）**、**Convenience（利便性）**、**Communication（コミュニケーション）**、**Customer cost（顧客コスト）**である。マーケティングリサーチとは、市場調査（主に製品）のことであり、市場だけでなく競合会社の動向や価格、販路、広告などを含めて調査を行う。

4Pと4C

4P	4C
Product（製品）	Customer value（顧客価値）：商品、サービスにより顧客が得る価値
Place（販売流通）	Convenience（利便性）：商品、サービスを入手する手軽さ、利便性
Promotion（販売促進）	Communication（コミュニケーション）：商品、サービスを入手するための情報取得のしやすさ
Price（価格）	Customer cost（顧客コスト）：商品、サービスに要するコスト

2　給食におけるマーケティング

給食経営においては、給食の目的や喫食者の特性などを考えたマーケティングを行う。ニーズを的確につかみ、喫食者にいかに満足度の高い食事を提供するかを企画する過程が給食におけるマーケティングである。

喫食者のニーズを把握 ―― マーケティングリサーチ

嗜好調査、残菜調査、ベッドサイド訪問など。

↓

STP(セグメンテーション*・ターゲティング*・ポジショニング*)

＊セグメンテーション…市場を細分化(セグメント化)する。

＊ターゲティング…セグメントに合った標的市場(ターゲットとする消費者)を決める。

＊ポジショニング…標的市場に対し、会社や自社製品が優位になるよう位置(印象)づける。

↓

マーケティングミックス(４P)

プロダクト戦略	プレイス戦略	プロモーション戦略	プライス戦略
新メニューの開発* 選択食、イベント食、季節メニューの実施	流通経路、食事の提供場所、食環境の整備(食堂の模様替え、食器の買い替え、BGMを流すなど)	ポスター掲示、卓上メモ(栄養情報提供) モデル献立の提示 イベント食の宣伝	価格設定の検討 割引券・ポイントカードの導入・支払い方法の拡大

＊満足度の高い食事を提供するため、メニューの商品化計画を立てることを**マーチャンダイジング**という。

■プロダクト・ポートフォリオ・マネジメント(PPM)

自社製品の特徴を把握し、その製品が市場でどのように位置づけられているかを分析する手法である。縦軸に「市場成長率」、横軸に「市場シェア」を取り、それぞれの製品を市場の状況に応じて4つの分類に当てはめる。このように分析することで、経営資源をどの製品に配分すればもっとも効果的に販売できるかを判断することができる。

給食施設においてメニューを分析する場合は、縦軸に「売上成長率」、横軸に「売上構成比」を取り、商品戦略を打ち立てるための分析手法として活用される。

PPMマトリックス

市場成長率＼市場シェア	低	高
高	問題児 (problem child)	花形 (star)
低	負け犬 (dog)	金のなる木 (cash cow)

●花形

市場シェアが高いために利益を出しやすいものの、市場成長率が高いために競争が激しい状態にある。市場での競争に打ち勝つためには、**積極的な投資を継続して本事業の拡大**を図る。

●金のなる木

市場成長率が低く新規参入も少なくなっているために競争は穏やかで、積極的な投資は必要ではないではない一方で、市場シェアが高く、安定した利益が出しやすい状態にある。本事業から得られる利益は、その事業へ再投資して事業の**維持**を図るとともに、**「花形」や「問題児」の事業に振り分けていく**ことが必要とされる。

●問題児

市場成長率が高く、競争が激しく、積極的な投資が必要とされる一方、市場シェアが低いために利益が出しにくい状態にある。市場シェアを高められれば将来的に「花形」や「金のなる木」になる可能性があり、本事業は**縮小**する、あるいは**他の事業から得た余剰の資金を本事業に積極的に振り分けて市場シェアの拡大**を図る。

●負け犬

市場成長率が低いために投資は必要とされず、かつ、市場シェアが低いために利益も出ない状態にある。事業の成長が見込めないため、事業を撤退し、それによって**余剰となった資金を「花形」や「金のなる木」の事業に分配していく**ことが望ましい。

6　給食経営の資源

1　給食の経営資源

給食を経営するためには、資源が必要であり、それを活用することが重要である。給食における資源には、以下のものがある。

- **ヒト**(給食業務に従事する人)
- **モノ**(食材料、備品など)
- **カネ**(食材料費、大量調理用の機器の減価償却費*など)
- **設備**(厨房、大量調理用の機器など)
- **技術**(製造技術、調理技術など)
- **方法**(調理や配膳の方法)

・**情報**（利用者の情報、食材料や料理に関する情報）

・**時間**（調理、配膳の所要時間、利用者への対応スピード、商品開発のタイミングなど）

＊**減価償却費**　長期にわたり使用するものに対し、耐用年数を考慮して規則的に計上する費用を指す。

給食施設の場合は、各経営資源をPDCAサイクルに沿って動かすことにより、利用者に提供する食事が完成する。

7　給食の原価

1　給食の原価

製品をつくるために消費される財貨や労働力を金額で表したものが**原価**であり、給食における製造原価は、**食材料費・労務費・諸経費**から構成され、これを中心として管理することを**原価管理**という。給食費の原価を低減するためには、食材料費原価及び人件費原価の引き下げが必要となる。ただし、経費を削減した場合でも、**提供するサービス品質は低下させない工夫が必要**である。

① 販売価格に対して総原価が高くなれば利益率は低くなる。

② 労働生産力が下がると、直接原価に占める人件費比率は上がる。

③ **食単価契約の販売価格**は、製造原価と一般管理費、販売経費に利益を加えたものである。

④ 外注加工の食材料費は、直接食材料費として扱う。

※食材料費…食材料の購入代金、その付随費用（購入手数料、運送費など）。

労 務 費…賃金、賞与、退職給与引当金、福利厚生費、通勤手当など、労働に対して支払った金額。

諸 経 費…光熱費、水道料、通信費、不動産賃借料、施設・機器類の減価償却費、修繕費、事務用品・洗剤・消毒剤などの消耗品費、調理従事者の検便費・健康診査費、教育費、研修費など。

給食の販売価格の内訳と原価分類

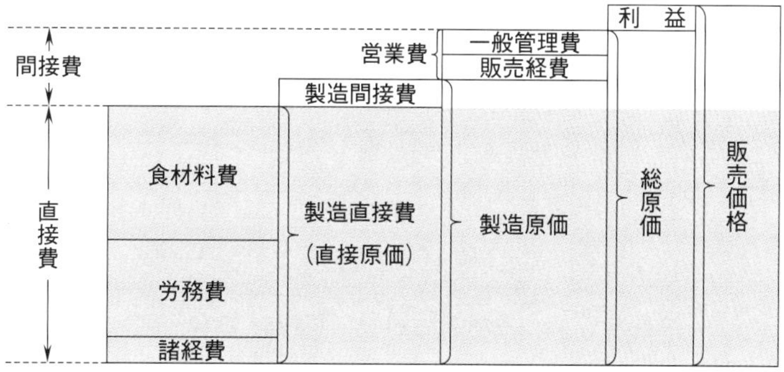

■営業費＝販売経費＋一般管理費

販売をするための費用と財やサービスを生み出すために直接要した費用でないものの、企業を運営するために必要な費用で、一般に売上高に関係なく固定的にかかる費用のこと。

「販売経費」とは、販売に関する費用であり、販売活動において直接要した費用をいい、販売手数料、販売促進費、広告費などが該当する。

「一般管理費」とは、総務や企業全体を運営し、管理するために要した費用をいい、間接部門(人事・経理・役員など)の人件費(給与・賞与・諸手当)、間接部門が入居する事務所を運営するための費用(光熱費・家賃・減価償却費など)などが該当する。

■食単価契約と管理費契約

「食単価契約」とは、食事の単価で契約する方法である。食単価には、食材料費、人件費、経費など全ての費用が含まれる。大規模で食数変動の少ない施設に多い。

「管理費契約」とは、管理費(食材料以外の経費)を委託側が受託側に支払い、食材料費については提供食数別に支払うか、販売価格として喫食者が支払う契約方法である。中小規模施設や寮の給食などにみられる。

2 食材料費の管理

特定給食施設の食材料費は、給食に関わる製造原価のおよそ30〜50%である。食材料管理として、適正な**予算設定**と**原価管理**は重要な業務である。原価管理は、経営活動を合理的に進めるために行う。発注書、納品書、領収書、食品受払簿、棚卸台帳などの数値の記録、トラブル処理の記録などを総合して、無駄な支出や管理上の問題などがないか点検・評価することが必要である。

(1) 食材料費の算出

食材料費の効率的な使用を考えて購入計画を行う。

純食材料費＝期首在庫金額(a)[*1]＋期間支払い金額(b)－期末在庫金額(c)[*2]

＊1期首在庫金額：前期からの繰越金　＊2期末在庫金額：次期への繰越金

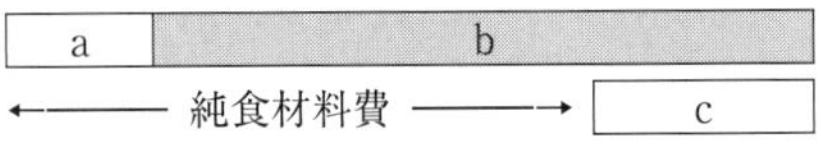

(2) 食材料費のABC分析

食材料費を効率的に運用するための管理方法の一つである。一定期間の食材料の使用金額を計算し、使用金額が多い(食材料費の全体に占める割合が高い)食材グループをA、中間グループをB、少ないグループをCとして、使用金額(量・頻度)が高い**グループAを重点的に管理**し、全体の食材料原価の削減を図ることを目的とする。

食材料費のABC分析

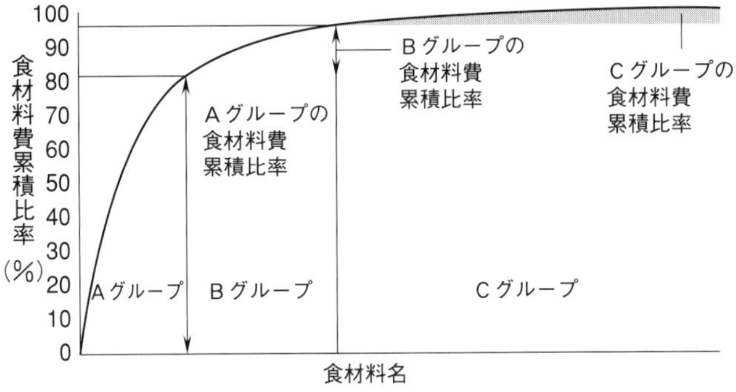

3　損益分岐点分析

損益分岐点とは、売上高と総費用が同額で利益も損失もない点、すなわち収支ゼロの点のことで**総費用線と売上高線の交点**として得られる。損益分岐点を求めることによって、売上高と総費用（固定費＋変動費）と利益の相互関係を分析でき、現在の経営状態の把握や今後の経営計画のために利用することができる。損益分岐点以上の売上高で利益が、それ以下では損失が発生するため、**損益分岐点が低い方が経営体質が強い**とみることができる。

損益分岐点を低くするには、固定費や変動費を削減すればよいが、いずれを削減するかの判断には変動費率の確認が有用である。期間内の変動費率が**上昇**している場合は**変動費**を削減することが望ましい。一方、期間内の変動費率が**横ばい**または**低下**している場合は**固定費**を削減することが望ましい。

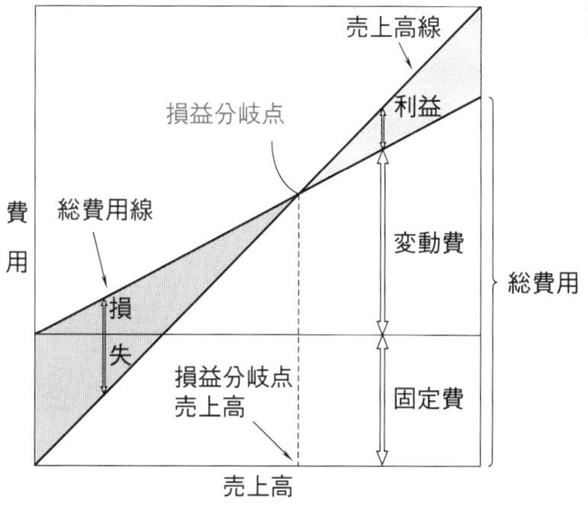

売上高＝利益＋総費用（総費用＝変動費[*1]＋固定費[*2]）

↓

利益＜総費用　…赤字

利益＝総費用　…損益分岐点

利益＞総費用　…黒字

＊1 変動費　製造または販売ごとで売上高に比例して発生する費用
（**原材料費**、外注加工費、販売手数料、**パートの人件費**、消耗品費、水熱光費の使用料金など）。

＊2 固定費　売上げの増減に関係なく発生する一定額の費用
（家賃、支払利息、**施設・設備費等の減価償却費**、**正社員の人件費**、水熱光費の基本料金、管理費など）。

例題

ある給食会社において月間の売上高が800万円、変動費が600万円、固定費が300万円であった。この会社の損益分岐点売上高を求めよ。

解答

損益分岐点売上高の算出公式	**損益分岐点売上高＝固定費÷（1－変動費率）** **変動費率＝変動費÷売上高**

変動費率＝600万円÷800万円＝0.75

損益分岐点売上高＝300万円÷（1－0.75）＝**1200万円**

8　人事管理

1　人事考課

人事考課の目的は、従業員の能力、働く姿勢、業務の成果を評価し、昇給・昇進・配置転換などに反映することである。適正な評価によって、従業員の仕事に対する意欲を喚起することが重要であり、そのためにも、客観性・公平性・納得性・透明性の観点から実施することが求められる。透明性の観点からも、結果内容は本人に告知すべきである。

2　作業者の教育

下処理、主調理、配食、配膳、洗浄などの各作業の労働生産性を上げるためには、熟練した調理師が行うことよりも、実質的な作業者の教育が重要である。

3　教育・訓練

組織がしっかりつくられていても、業務につく個人個人の教育が十分なされていなくては、組織を活かすことはできない。また、給食施設の労働生産性は一定の粗利益高に対し従業員数が増えると低くなるので、労務計画においては労務費の適正化を図るために職員の能力開発が必要である。教育・訓練には、OJT(on-the-job-training：職場内訓練)とOFF－JT(off-the-job-training：職場外訓練)、自己啓発がある。

OJT (on-the-job-training：職場内訓練)	OFF-JT (off-the-job-training：職場外訓練)	自己啓発
・主に上司、先輩が仕事を通して働きながら部下、後輩に対して行う。 ・仕事に必要な知識・技能を重点指導する。 (長所) ・個別にきめ細かく指導できる。 ・実効が早く現れる。 (短所) ・指導者により差が出たり、内容が異なることもある。	・ラインの職場を離れて行う。 ・研修会や学会などに参加させる。 (長所) ・同じ内容を全員に一斉に伝えることができる。 ・研修に専念できる。 ・外部との交流、情報交換ができる。 (短所) ・コストがかかる。 ・知識だけに終わる恐れもある。	・本人自らが学ぶ。 ・セミナーなどに自主参加する。 ・本を読む、ネットで検索する。 ・通信教育を受ける。

9　事務管理

事務管理により、給食部門や他の関係部門に必要とされる情報を的確に伝え、給食業務の円滑化を図る。帳票は、帳簿と伝票とからなる。帳票類はいつ監査されてもよいように整備・保管しなければならない。

帳簿と伝票の特徴

	性質	機能	主な例
帳簿	・ほぼ一定の担当部門にとどまり、連続的に記録され、1冊の本の体裁をとる(固定性) ・1つの帳簿に多くの業務の内容が集合され記録される(集合性)	・必要事項が記録され、その現状・あるいは変化が把握できるので、管理統制が可能	・在庫管理記録簿 ・栄養管理報告書 ・検食簿 ・食料品消費日計表 ・検収記録簿 ・温度管理記録簿
伝票	・業務の発生と同時に、ある一定の担当部門で作成され、他部門へ移動する(移動性) ・一般的に、1つの事項につき、1つの事項を1回だけ記録する(分離性)	・情報伝達の基礎となることや対象別に業務の処理を具体化する ・口頭伝達の不完全さを補う	・食事伝票 ・食品発注書 ・納品書 ・請求書 ・食事箋

入院時食事療養(Ⅰ)等の届出には、食事療養関係の帳簿が整理されていなければならない。

●〈病院給食：入院時食事療養の算定に必要な帳票〉

(1)　必ず備えるべき帳票

・喫食調査(患者ごとに栄養管理を実施している場合は除外)

・食事箋

・栄養管理計画

・検食簿

・献立表

・患者年齢構成表(特別治療食等により個別に栄養管理している場合は除外)

・給与栄養目標量(特別治療食等により個別に栄養管理している場合は除外)

(2)　管理栄養士により栄養管理を実施している場合は除外された帳票

・提供食数(日報、月報)

・患者入退院簿

・食料品消費日計表

・食品納入・消費・在庫等に関する帳票

※管理栄養士による栄養管理を未実施の場合は、上記の帳票すべてが必要。

練習問題

給食経営管理におけるサブシステムと管理業務の組合せである。正しいのはどれか。１つ選べ。

(1)　栄養・食事管理――――棚卸しの実施
(2)　食材料管理――――――調理員配置表の作成
(3)　生産管理―――――――調理工程表の作成
(4)　衛生管理―――――――献立の作成
(5)　人事管理―――――――CCP(critical control point)の設定

解　説 ………………………………………………………………………………… 正答 (3)

(1)　誤り。棚卸しの実施は、食材料管理である。
(2)　誤り。調理員配置表の作成は、人事管理である。
(3)　正しい。
(4)　誤り。献立の作成は、栄養・食事管理である。
(5)　誤り。CCP(重要管理点)の設定は、衛生管理である。

練習問題

事業所給食におけるマーケティング・ミックスの４Ｐとその内容の組合せである。正しいのはどれか。１つ選べ。

(1)　プロダクト(Product)――――――――価格の均一化
(2)　プライス(Price)―――――――――――社内イントラネットでの広報
(3)　プレイス(Place)―――――――――――提供コーナーの変更
(4)　プロモーション(Promotion)―――――テイクアウト弁当の販売場所
(5)　プロモーション(Promotion)―――――ヘルシーメニューの開発

解　説 ………………………………………………………………………………… 正答 (3)

(1)　誤り。プライス(Price)である。
(2)　誤り。プロモーション(Promotion)である。
(3)　正しい。
(4)　誤り。プレイス(Place)である。
(5)　誤り。プロダクト(Product)である。

練習問題

給食経営における人的資源の活用に関する記述である。**誤っている**のはどれか。１つ選べ。

(1)　利用者が、栄養教育を受ける。

(2)　経営者が、施設の経営方針を決定する。

(3)　管理栄養士が、目標管理を行う。

(4)　調理従事者が、衛生管理を行う。

(5)　食品納入業者が、食材の情報を提供する。

解　説 …………………………………………………………………………… 正答 (1)

(1)　誤り。利用者は給食経営における経営資源ではないため、栄養教育を受けても人的資源の活用とはならない。

(2)　正しい。経営方針の決定は施設の経営を司る立場である経営者の職務である。

(3)　正しい。目標管理は給食経営におけるリーダーである管理栄養士の職務である。

(4)　正しい。現場で調理を行う調理従事者が、これに付随する衛生管理までを行うことで労務の一元化が図れる。

(5)　正しい。管理栄養士などに食材の情報が提供されれば、これを給食業務や栄養教育、食材納入業務に活かすことができ人的資源の活用となる。

練習問題

給食における原価に関する記述である。正しいのはどれか。１つ選べ。

(1)　総原価とは、食事の生産にかかる費用を金額で表したものである。

(2)　総原価は、経費と利益で構成される。

(3)　直接製造費は、材料費と労務費で構成される。

(4)　直接経費には、調理従事者の健康管理費が含まれる。

(5)　販売価格は、総原価に販売経費を加えた金額である。

解　説 …………………………………………………………………………… 正答 (4)

(1)　誤り。製造原価である。

(2)　誤り。製造原価と営業費(販売経費＋一般管理費)で構成される。

(3)　誤り。材料費、労務費、経費で構成される。

(4)　正しい。

(5)　誤り。総原価に利益を加えた金額である。

練習問題

調理従事者の教育訓練の内容である。OJT(on-the-job training)として、正しいのはどれか。1つ選べ。

(1)　勤務終了後の新メニュー作成のための自主勉強会の開催
(2)　保健所の主催する衛生管理講習会への参加
(3)　厨房メーカー主催のモデル展示場における調理講習会での学習
(4)　作業業務を伴う調理機器の取り扱い方法の習得
(5)　休日を利用した有料の厨房機器展の見学

解　説　……　正答　(4)

(1)〜(3)・(5)　誤り。OFF-JT(職場外訓練)についての記述である。
(4)　正しい。

練習問題

直営の病院給食施設において、給食管理部門を効果的に運営するための組織・人事管理である。**誤っている**のはどれか。1つ選べ。

(1)　部門長と調理主任が、連携して業務指示書を発行する。
(2)　すべての従事者が、責任と対応した権限を持つことを明確にする。
(3)　調理主任は、食中毒発生時の院外への対応を担当する。
(4)　調理主任は、適切な人数の調理従事者を管理する。
(5)　専門的知識を有する者が、専門化された業務を担当する。

解　説　……　正答　(3)

(1)・(2)・(4)・(5)　正しい。
(3)　誤り。対応するのは施設管理者である。

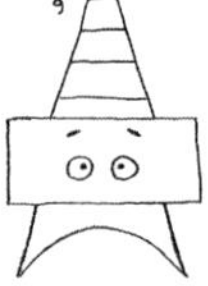

3　栄養・食事管理

栄養・食事管理の目的は喫食者の健康維持・増進(小児の場合は、**健全な発育**を含む)、**疾病予防**や傷病者の場合には**疾病の治癒・回復を促進**することにある。

栄養・食事管理は、利用者の身体状況や栄養状態などのアセスメント情報に基づき栄養管理計画を作成し(Plan)、これに基づいた食事提供・栄養教育を行い(Do)、栄養状態や身体状況、食習慣の変化や栄養情報の理解度を評価し(Check)、必要に応じて改善し(Act)、これを計画へとフィードバックさせるという循環システム(**PDCA サイクル**)を構築することにより目的を達成していく。

すなわち、栄養・食事管理計画は、**本来個々に適正量が算定されるべきもの**であるが、特定多数人を対象とする給食では、**集団の特性を把握**し、便宜上、**集団として対応**する。給食提供後、定期的な喫食者の栄養状態等の評価を行い、個々の計画を見直し、個人に対応する。

また、栄養・食事管理は給食経営管理の中枢を担うサブシステムであるので、他のサブシステム(品質管理、生産管理、食材料管理、安全衛生管理、施設・設備管理、人事管理、情報処理管理など)と連動させながらそのシステムを構築していくことが必要である。

1　健康増進法における「栄養管理の基準」

健康増進法施行規則第９条に「栄養管理の基準」が明記されている。この栄養管理の基準は、特定給食施設において適正な栄養管理が実施されているかを評価する基準と捉えることができる。

> 健康増進法施行規則第９条「栄養管理の基準」
>
> 1　当該特定給食施設を利用して食事の供給を受ける者(以下「利用者」という。)の**身体の状況**、**栄養状態**、**生活習慣等**(以下「身体の状況等」という。)を**定期的に把握**し、これらに基づき、**適当な熱量及び栄養素の量を満たす食事の提供**及びその**品質管理**を行うとともに、これらの**評価**を行うよう努めること。
>
> 2　食事の献立は、身体の状況等のほか、**利用者の日常の食事の摂取量、嗜好等に配慮**して作成するよう努めること。
>
> 3　献立表の掲示並びに熱量及びたんぱく質、脂質、食塩等の主な栄養成分の表示等により、利用者に対して、**栄養に関する情報の提供**を行うこと。
>
> 4　献立表その他必要な帳簿等を適正に作成、当該施設に備え付けること。
>
> 5　衛生の管理については、食品衛生法(昭和22年法律第223号)その他関係法令の定めるところによること。

上記に加え、「災害等の備え」として、災害発生時であっても適切な栄養管理を行うため、平時から、食料の備蓄や対応方法の整理など、体制の整備に努めることとされている。

また、栄養管理の実施を確保するため必要があると認めるときは、都道府県知事は、**栄養指導員***に当該給食施設に立ち入り、業務の状況もしくは、帳簿、書類その他の物件を検査させ、もしくは関係者に質問させることができる(健康増進法第24条)。

＊栄養指導員は、健康増進法に基づき、医師または管理栄養士の資格を有する都道府県、保健所を設置する市または特別区の職員のうちから、都道府県知事が命ずる。

2　栄養・食事管理の手順

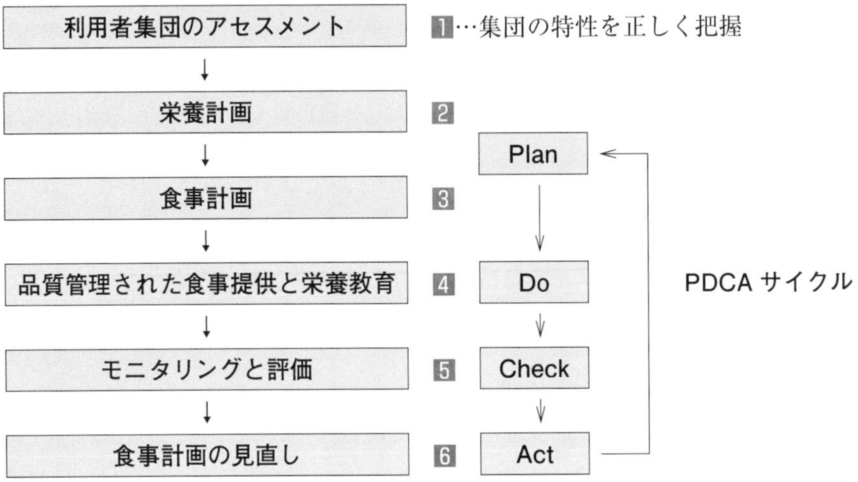

1　利用者集団のアセスメント

(1)　利用者のニーズ把握

利用者の嗜好や栄養や食事に対する知識等を把握する。

(2)　利用者のアセスメント

①　給食の給与栄養目標量設定に必要な身体状況

性別、年齢、身体活動レベル、身長、体重を把握する。

②　給食を含めた日常のエネルギーや栄養素の摂取量を把握する。

③　給食を含めた日常の食事時間、食習慣を把握する。

(3)　栄養リスク者(グループ)の抽出

①　集団における栄養リスク者(グループ)の割合を判定する。

対象集団の BMI の分布を確認し、目標とする BMI の範囲に満たない者、範囲以上の者の割合を算出する。

②　個人の栄養リスク者が抽出可能であれば、身体状況、食物摂取状況、摂食・嚥下機能等の特徴を分析する。

2　栄養計画(Plan)

(1)　栄養管理の目標決定

利用者集団での栄養リスク者率が低減する目標を設定する。

(2)　給与栄養目標量の決定

●エネルギー摂取量の過不足を防ぐために、BMI が目標とする範囲内に留まる者の割合を増やすことを目的として給与エネルギー目標量を決定する。

- **栄養素の摂取不足を防ぐために**、推定平均必要量(EAR)を下回る人の割合をできるだけ少なくするよう、栄養素の給与量を決定し献立を計画する。推定平均必要量が設定できない栄養素については、目安量(AI)に近づくよう栄養素の給与量を決定する。
- **栄養素の過剰摂取を防ぐために**、耐容上限量(UL)を超える人が出ないよう栄養素の給与量を決定し、献立を計画する。
- **生活習慣病を予防するために**、目標量(DG)の範囲を逸脱する人の割合が少なくなるよう栄養素の給与量を決定し、献立を計画する。なお、この場合予防を目的としている生活習慣病が関連する他の栄養関連因子等の存在とその程度を明らかにし、これらを総合的に考慮した上で改善の程度を判断する。

(3)　考慮するエネルギー及び栄養素の優先順位

食事計画に当たって考慮する優先順位は、基本的には次の順になると考えられている。

①エネルギー、②たんぱく質、③脂質、
④ビタミンA、ビタミンB_1、ビタミンB_2、ビタミンC、カルシウム、鉄、
⑤飽和脂肪酸、食物繊維、ナトリウム(食塩)、カリウム、
⑥その他の栄養素で対象集団にとって重要であると判断されるもの、
⑦その他の栄養素

ただし、この優先順位は固定されたものではなく、対象とする集団の特性等に応じて変える必要がある。

3　食事計画(Plan)

(1)　栄養計画において決定した給与栄養目標量を確保できるように献立作成基準を作成

献立作成基準は、献立を作成する際に用いるもので、食品構成表や食材料費の設定、3食の配分などである。

(2)　食品構成表の作成

食品構成表は、一定期間の摂取目標となる給与栄養目標量を基に食品群別に1人1日当たりの使用量の平均値を示したものである。献立作成の料理や食品の組み合わせを考える際に活用する。食品構成表を作成する場合には、食品群別荷重平均栄養成分表が不可欠である。各施設において、同じ食品群内の食品の使用比率で栄養素量を荷重平均し、食品群ごとの100g当たりの栄養素量として表した食品群別の成分表である。給食施設の一定期間の食品の使用実績をもとに作成する。施設ごとに作成することが望ましい。

(3)　献立作成基準に基づき、予定献立表を作成

予定献立表に基づいて作業指示書(レシピ)を作成する。

献立が決定することで、生産管理、食材料管理、品質管理、衛生管理など給食運営の全体が決まる。

献立とは、1回に提供する食事を単位とした料理とその組み合わせを示したもので、予定献立表は、食品構成表に基づいて作成される計画書である。食品の分量を1人分の純使用量で示し、その数値から栄養価の計算や購入量の算出を行う。価格、食数、発注量、調理方法の記載により給食業務を規定する指示書となる。なお、予定献立に変更があった場合は、その部分を訂正して明示し、実施献立表として保存し、次回の献立作成に生かす。

作業指示書（レシピ）は、予定献立表に調理作業の手順を示したものである。主な記載項は、料理名、使用食品名と重量（純使用量、使用量）、調理作業の指示内容（調理手順、食品の処理方法、加熱条件、調理操作の要点）、使用機器とその使用条件、作業時間、調味料割合、加水量など品質に影響するポイント、衛生管理上の重要管理点、食事の品質管理基準などである。

献立の種類

定食方式	単一定食献立	給与栄養目標量に基づいて１種類の定食献立で行われる。大部分の喫食者が満足する量や嗜好及び栄養的な配慮を行う。
	複数定食献立	２種類以上の定食献立が用意され、利用者が選ぶことができる。利用者に選ぶ楽しみを与えられる一方で、利用者の嗜好で選ぶため調理法などが偏りやすくなる。
カフェテリア方式		提供される料理の中から利用者が自由に選択する方式。
バイキング方式		提供される料理から、利用者が好きな料理を好きな分だけ選択する。

■サイクルメニュー

ある一定期間分について作成した献立表を繰り返し実施していく方式。一般的に２～４週間を１サイクルとして季節ごとに作成するが、病院等では平均入院日数などを１サイクルとする場合も多い。サイクルメニューは、**食品の購入**や**調理作業**の**標準化**に役立つ。

(4) 栄養補給法の設定

※同シリーズ「上巻」PartⅣ-３「栄養・食事療法と栄養補給法」を参照のこと。

(5) 食数把握

食事の種類ごとの食数は、当日までに変動することがある。食数の確認においては、報告の期限、報告内容・方法などの手順を決める。

食品構成表（一例）

		数量	エネルギー	たんぱく質	脂質	炭水化物	食物繊維	ビタミンA	ビタミンB_1	ビタミンB_2	ビタミンC	カルシウム	鉄	食塩相当量
		g	kcal	g	g	g	g	μgRAE	mg	mg	mg	mg	mg	g
穀類	米													
	パン類													
	めん類													
	その他の穀類													
いも及びでん粉類	いも													
	いも加工品													
砂糖及び甘味類														
豆類	大豆製品													
	大豆、その他の豆類													
種実類														
野菜類	緑黄色野菜													
	その他の野菜													
	野菜漬物													
果実類	果実													
	果実加工品													

・
・
・

食品群別荷重平均栄養成分表(一例)

食品類	食品構成比	エネルギー kcal	たんぱく質 g	脂質 g	炭水化物 g	食物繊維総量 g	カルシウム mg	鉄 mg	ビタミンA μg	ビタミンB_1 mg	ビタミンB_2 mg	ビタミンC mg	食塩相当量 g
穀類	精白米50%、食パン30%、うどん(生)15%、薄力粉5%												
いも類	じゃがいも70%、さつまいも20%、さといも10%												
砂糖類	上白糖80%、いちごジャム10%、はちみつ10%												
豆類	豆腐45%、生揚げ20%、豆みそ20%、乾燥大豆5%、糸引き納豆5%、乾燥小豆5%												
緑黄色野菜	にんじん45%、ほうれんそう20%、かぼちゃ10%、トマト10%、こまつな5%、ねぎ(葉)5%、ピーマン5%												
その他の野菜	キャベツ25%、きゅうり20%、たまねぎ20%、だいこん10%、はくさい10%、レタス10%、なす3%、えのき2%												
果実類	みかん35%、りんご25%、バナナ15%、いちご10%、キウイフルーツ10%、柿5%												

⋮

例題

下表は、K給食施設における1年間の肉類使用量割合とそれに対応する「日本食品標準成分表2020年版」の可食部100g当たりのエネルギー量である。肉類の荷重平均エネルギー量(kcal/100g)を求めよ。

1年間の肉類使用量割合と日本食品標準成分表におけるエネルギー量

食品名	使用割合 (%)	エネルギー (kcal/100g)
ぶた(大型種肉)ばら脂身つき　生	30	366
ぶた(大型種肉)もも脂身つき　生	30	171
にわとり(若どり)むね　皮なし　生	20	105
にわとり(若どり)もも　皮なし　生	20	113

解答

各食品の使用割合をそれぞれの食品重量として、食品成分表の成分値に基づきエネルギー量を算出する。そのエネルギー量の合計値が、当該食品群の荷重平均エネルギー量となる。

$$366\times 30/100+171\times 30/100+105\times 20/100+113\times 20/100$$

$$=109.8+51.3+21+22.6=204.7\mathrm{kcal/100g}$$

4　品質管理された食事提供と栄養教育(Do)

3の予定献立表、作業指示書(レシピ)に従って、適切な品質管理のもとで調製された食事を提供する。

栄養教育については給食そのものも栄養教育の媒体となりうるため、十分に活用するとよい。カフェテリア方式やバイキング方式では、モデル献立を提示するなど、利用者が適切な組合せの食事選択や盛り付け量を調整できるよう配慮する。

5　モニタリングと評価（Check）

給与栄養目標量に基づき献立作成・調理した食事が適切に提供され、提供した食事がどの程度摂取されているかを継続的に観察する。栄養計画通りの栄養補給がなされているかを評価する。

(1)　提供量の評価

献立表あるいは全体量から１人分の盛り付け量を算出したものと盛り付け後の料理の重量を比べ、盛りつけ誤差を確認する方法がある。また、出来上がった給食が予定献立と異なっていないかを確認する必要がある。

(2)　摂取量の評価

個人別に摂取量を把握することが難しい場合は、残菜調査を行う。個人別に把握が可能な場合は、料理区分別の残菜量から、提供量に対し何割程度摂取したかなどによって把握する。

(3)　給与栄養目標量の評価

体重など対象者の身体状況もモニタリングし、給与栄養目標量の適否を評価する。

6　食事計画の見直し（Act）

一定期間ごとに5モニタリングと評価、対象者の食や栄養に関する知識や態度の変化をアセスメントし、2栄養計画の確認、6食事計画の見直しを行う。

※その他の注意事項

食事摂取基準にしたがった食事計画に基づく献立であっても、摂取されなければ意味がない。**食事摂取基準は摂取量の基準**であって、**給与量の基準ではない**。したがって、マーケティングを活用し喫食率を上げたり、栄養教育による意識づけも重要となる。

3　栄養・食事管理の評価

1　利用者側の評価

(1)　**嗜好調査**

食事の分量や味付け、温度、盛り付け、食事に対する意見や感想などをアンケートや聴き取りなどにより、利用者のニーズを把握し、食事計画に反映させる。

(2)　**残菜調査**

給与栄養目標量を摂取できているかどうかを残菜量（食べ残し量）から把握する。

(3)　**栄養状態の評価**

対象者の身体状況（身長・体重・BMI）や生化学検査などの結果から健康状態を確認し、疾病の回復状況を把握したり、健康増進との関連について検討を行ったりする。必要に応じてこの結果を対象者への栄養教育へとつなげていく。

(4)　**食や栄養に関する知識や態度の変化**

食や栄養に関する正しい知識が得られ、これが態度や行動（食事の選択や摂取量など）に結びついているか、またその変化を確認する。

2　提供者側の評価

(1)　栄養出納表

一定期間における実施給与栄養量が給与栄養目標量と比較して適正であるかを比較する表が栄養出納表である。

給食における献立作成は、食品構成表に基づいて行われる。この食品構成表と、実施献立表の食品群別使用量が一致すれば理論的に給与栄養量を満たしたことになる。毎日の実施献立が食品構成と一致することは、仮にそれが可能であったとしても献立の内容が数値に縛られ変化の乏しいものになってしまうと思われる。そこで、毎日の使用食材料に幅を持たせ、ある期間(一週間など)の平均使用量が食品構成表と一致するように計画する。

栄養出納表(一例)

	1	2	3	4	5	6	7	8	9	10	31日	計	平均	月平均	目標量
エネルギー(kcal)															
たんぱく質(g)															
脂質(g)															
炭水化物(g)															
食物繊維(g)															
ビタミンA(μgRAE)															
ビタミンB_1(mg)															
ビタミンB_2(mg)															
ビタミンC(mg)															
カルシウム(mg)															
鉄(mg)															
食塩相当量(g)															

(2)　検食

検食は、**施設の責任者**あるいは**給食責任者**が出来上がった料理の栄養、衛生、嗜好面(味、量、温度、外観など)を点検することであり、その結果は検食簿に記録する。

3　行政による評価

●栄養管理報告書

栄養管理基準に従って、適切な栄養管理が行われているかを確認するものである。特定給食施設の設置者もしくは管理者は、施設が所在する自治体の健康増進法施行細則などに基づき、都道府県知事に提出しなければならない(実際の提出先は、所轄の保健所である)。

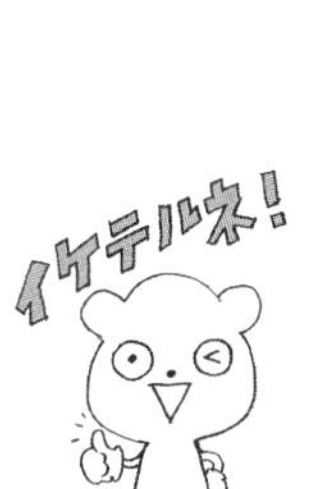

練習問題

昼食を提供する従業員食堂における利用者の食事計画に必要な項目と、その調査内容の組合せである。**誤っている**のはどれか。１つ選べ。

(1)　食生活状況の把握――――朝食の摂取頻度の調査
(2)　身体活動レベルの把握―――年齢階級別人数の調査
(3)　食事提供量の設定――――BMI の調査
(4)　献立計画――――――――性別人数の調査
(5)　嗜好の把握―――――――料理別売上の調査

解　説 ……………………………………………………………… 正答　(2)

(1)　正しい。
(2)　誤り。身体活動レベルの把握には、利用者個々の業務内容の調査が必要である。
(3)　正しい。食事提供量(給与エネルギー量)の設定には、BMI 調査に基づく BMI の分布の把握が必要である。
(4)　正しい。性別によりエネルギー・栄養素必要量が異なるため、性別人数を把握してから献立計画を行う。
(5)　正しい。料理別売り上げの調査により、利用者の嗜好を把握できる。

練習問題

特定給食施設の栄養管理の基準に関する記述である。正しいのはどれか。１つ選べ。

(1)　利用者の栄養状態は定期的に把握するが、身体状況の把握は給食開始時のみでよい。
(2)　主な栄養成分の表示などにより、利用者への栄養に関する情報の提供を行う。
(3)　献立作成では、利用者が日常摂取している熱量及び栄養素の量を上回るように努める。
(4)　利用者の栄養状態を評価するために、施設全体の残菜総量を把握する。
(5)　献立表その他必要な帳簿等を適正に作成し、２年間保管すること。

解　説 ……………………………………………………………… 正答　(2)

(1)　誤り。利用者の身体状況も定期的に把握する。
(2)　正しい。
(3)　誤り。健康増進法施行規則第９条第２号に、「食事の献立は、身体の状況等のほか、利用者の日常の食事の摂取量、嗜好等に配慮して作成するよう努めること。」とある。
(4)　誤り。個人別の摂取量を確認できない場合には、施設全体の残菜総量を把握し、そこから平均的な量を求めることはできるが、この場合には個人差が確認できないため、利用者の栄養状態の把握に直接つなげることは難しい。
(5)　誤り。健康増進法施行規則第９条第４号に、「献立表その他必要な帳簿等を適正に作成し、当該施設に備え付けること。」とあるが、年数は記載されていない。

4　給食の品質

1　品質の定義と品質管理

1　給食の品質の定義

給食の品質は、利用者の特性にあわせて決定された**給与栄養目標量、量、味、温度、安全性、サービス(提供時間・提供方法を含めた喫食者の満足度)**などにより決まる。

2　給食における品質管理(Quality Control＝QC)

品質管理とは、顧客の要求を満たす品質の製品やサービスを経済的に作り出すための管理手法すべてのことである。給食における**品質管理の目的は、栄養価、量、味(美味しさ)、安全性、適時適温など給食の品質を一定以上の水準に確保して顧客に提供すること**である。したがって、**品質管理の評価項目**となるのは、**栄養価、量、味(美味しさ)、安全性、時間、温度など**である。

2　栄養・食事管理と総合品質

①　計画　**設計品質**　…設計者が目標として定めた品質。

↓　＋　栄養士が喫食者のアセスメント情報やニーズ(嗜好を含む)をもとに計画する。

②　実行　**適合(製造)品質**　…設計品質と完成品を一致させる。

(調理)　栄養士が計画通りに実行されたかを確認・評価する。

↓　‖

③　結果　**総合品質**　…設計品質、適合品質ともに確保されて得られる品質。

(食事)

※総合品質が高くなるような品質管理を行う。

給食における品質管理の評価指標

評価指標	内　容		評価方法
味	設計品質：予定の味	喫食者に好まれる味の設定であったか	満足度調査
	適合品質：実際の味	予定の味に再現できたか	検食
温度	設計品質：予定の提供温度	喫食者に好まれる温度の設定であったか	満足度調査
	適合品質：実際の提供温度	予定の提供温度に仕上がったか	検食 提供温度調査
量	設計品質：予定の量	喫食者にとって過不足のない量の設定であったか	満足度調査、残菜調査
	適合品質：実際の量	予定の量に仕上がったか	検食
栄養	設計品質：予定給与栄養量	喫食者に合わせた適切な栄養量の設定であったか	栄養状態の調査
	適合品質：実施給与栄養量	予定給与栄養量を提供できたか	栄養出納表

3　給食における標準化

標準化とは、**PDCAサイクル**を活用し食材料・調味料、下処理法、使用機器、調理時間、温度など献立や**作業方法・手順**など**調理生産工程をマニュアル化**することである。**ムダや料理のムラをなくし一定品質の食事を提供**することができる。また、作業の効率化を図ることもできる。標準化の基準に**ISO9000**シリーズ(**品質**マネジメントシステム)、**ISO14000**シリーズ(**環境**マネジメントシステム)、**ISO22000**(**食品安全**マネジメントシステム)があり、給食においても取得する施設が増えてきている。

〈標準化のメリット〉

① 提供する食事品質の向上(安定したおいしさ)

② 作業効率の向上(労働生産性の向上)

③ 安全・安心の確保

※標準化については、PartⅨ - 4 - 7「**生産管理**」を参照のこと。
※ISO については、PartⅥ - 4 - 8 4「**国際標準化機構(ISO)**」を参照のこと。

4　大量調理

大量調理とは、給食施設などで大量の食材料を用いて行う調理のことである。家庭で行う少量の調理とは調理科学的に異なる現象を生じる場合があるため、これを踏まえた調理作業管理を行う必要がある。また、調理作業を衛生的、効率的に行う必要もある。具体的には、作業指示書(レシピ)をもとに**作業工程表**と**作業動線図**を作成する。具体的には、**作業指示書**(レシピ)をもとに**作業工程表**を作成し、それに従い調理を行う。作業工程表は、作業開始から食事が提供されるまでの間の各料理の「作業内容」、「時間配分」、「使用する機器」、「担当者」を時間経過に沿って詳細に示したものである。**出来上がり時間**から逆算してタイムスケジュールを設定することで、調理終了から喫食までの時間を短縮することができ、また、作業汚染区域における作業について、調理担当者の作業を時間を追って示すことで、掛け持ち作業による二次汚染を防止することができる。

作業動線図は、**食品の動線**を示し、交差汚染を防ぐために作成する。汚染度の高い食品(肉・魚・卵など)と汚染させたくない食品(非加熱調理用食品や和え物など)の交差を防ぐために明確な動線を示すことで、二次汚染を防止することができる。

作業工程表(一例)

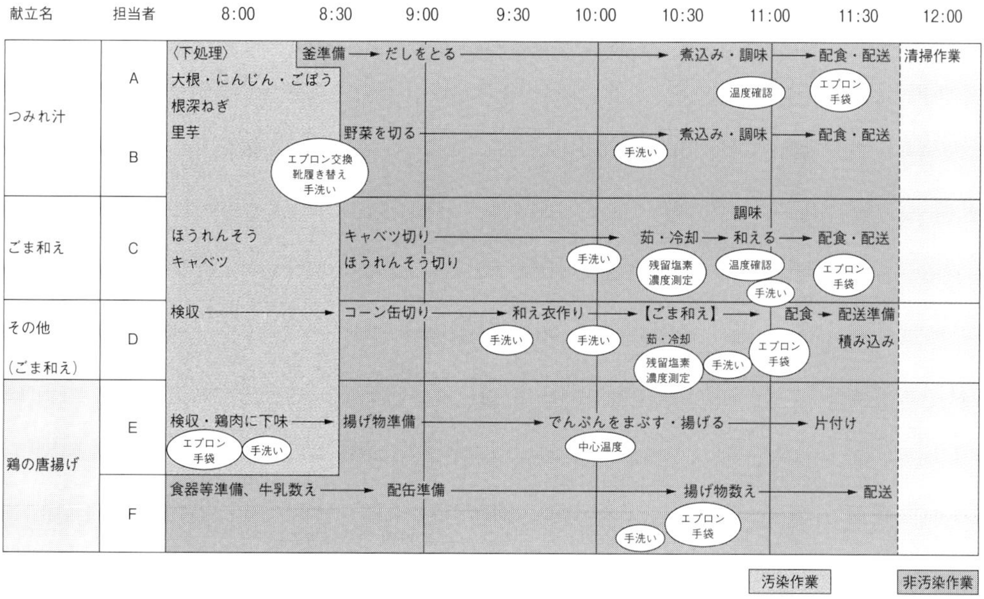

●作成にあたって明確にすべき事項

- ・汚染作業区域と非汚染作業区域の区分(下処理と調理)
- ・献立名
- ・時間(タイムスケジュール)
- ・担当者
- ・調理作業の内容(時間帯により仕事内容が空欄になっているところはないか)
- ・衛生管理のポイント(手洗い、エプロン交換、温度確認など)
- ・リスクが高い食品(肉・魚・卵など)については、担当者と扱う時間、衛生管理のポイントを明確にする。

●作成のポイント

- ・二次汚染を防ぐため、担当者の作業内容について時間を追って示す。
- ・汚染度の高い食品(肉・魚・卵など)を扱う作業と汚染させたくない食品(非加熱調理用食品・和え物など)を扱う作業を明確に区分して、掛け持ち作業を行わせない。
- ・調理終了から喫食までの時間短縮のため、出来上がり時間から逆算して作成する。
- ・衛生管理のポイントを明記する。

作業動線図（一例）

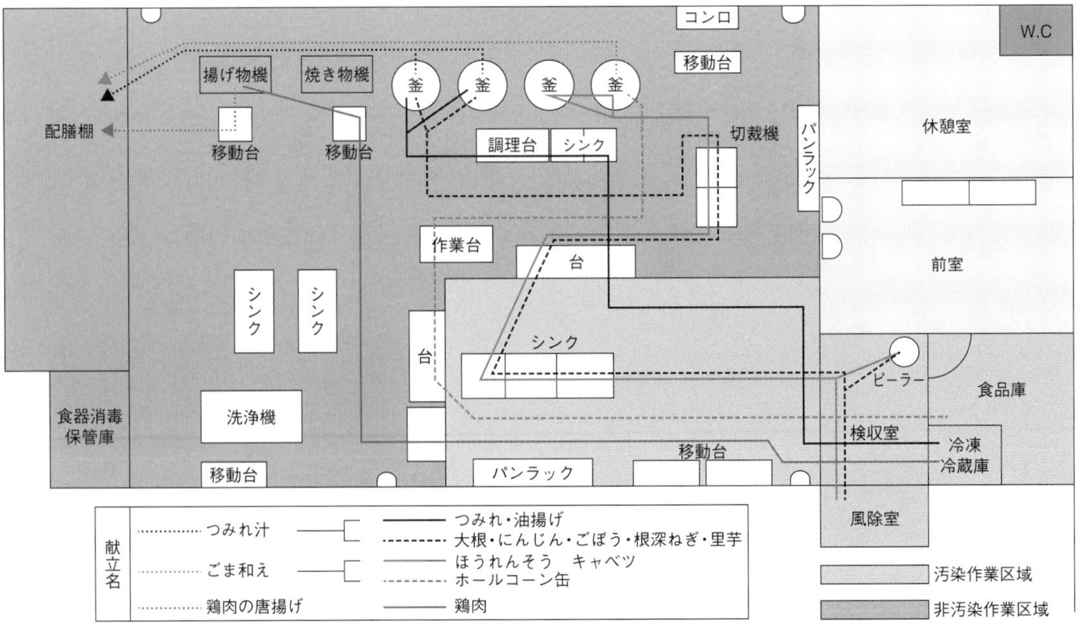

●**作成にあたって明確にすべき事項**

・食品の搬入口

・食品の保管場所

・汚染作業区域・非汚染作業区域の区分及び機械器具

・汚染作業区域から非汚染作業区域に食品を受け渡す場所または台

・調理後の食品の保管場所（配膳棚など）

・献立名及び使用されている食品名

・汚染度の高い食品（肉・魚・卵など）と汚染させたくない食品（非加熱調理用食品・和え物など）

●**作成のポイント**

・作業担当者の動きではなく、食品の動線を示す。

・汚染度の高い食品と汚染させたくない食品の作業動線の交差が生じる場合には、作業工程表で時間差をつけてタイムスケジュールを組む。時間差をつけて作業ができない場合は献立を変更する。

・見やすさを考慮して、同一料理に使用する食品の動線は一本の線にまとめてもよいが、同一食品であっても別の料理に使用する食品の動線をまとめて示すことは適切ではない。

(1)　**大量調理の特徴と方法**

①　**廃棄率**

廃棄率は、食材の形態や鮮度、生産される季節、使用機器、作業員の技術の程度などによって異なる。生産管理のみならず栄養管理の点からも、廃棄率を低くすることが重要である。

・**下処理方法の標準化**は、**廃棄率の変動を小さく**するのに役立つ。

②　**水分**

1．大量調理では、洗浄後の水切りが不十分になりやすい。**付着水が増加**すると、味付け濃度や加熱時の温度上昇に影響を与える（品質に影響する）。

2．一般的に、大量調理は少量調理に比べて、加熱による**水の蒸発率が低い**。そのため、煮込み料理に時間がかかり、炒め物が水っぽくなりやすい。

3．大量調理では、水の温度上昇が緩慢であるため、調理作業に時間がかかったり、加熱しすぎたりしやすい。また、温度が降下した場合、適温になるまでに時間がかかるため、衛生上の問題を含め品質の低下を招きやすい。

4．調味後の時間経過に伴い脱水や放水が起こり、味付け濃度、歯ざわりや色彩に影響を与える。

③　煮くずれ

大量調理では、使用する鍋が大きく、加熱後の余熱も大きいので、**煮くずれ**を起こしやすい。

④　加熱時間

食材料の量が増えれば、調理の時間も長くなる。そのため、大量調理では、加熱時間が長くなりやすく、**栄養成分の損失が大きくなる傾向**がある。余熱で加熱が大幅に進むため、余熱を考慮した加熱条件にする必要がある。また、余熱を利用することは、調味料の拡散に有効である。

⑤　油通し

油通しとは、加熱した油の中を、ごく短時間くぐらせることで炒菜の下調理として行う。油通しにより、材料に平均して火が通るため、炒め操作による加熱ムラを防ぐことができる。また、加熱時間を短縮することもできる。

⑥　炒め物の油量

鍋の底面積と関係するため、大量調理では少量調理の倍数より少なくてよい。

⑦　切断

食材の形や大きさをそろえて切ることで、加熱時間を均等にする必要がある。フードカッターなどの機器を使用することで、標準化しやすくなる。

⑧　調味

大量調理では、調味する食材等に対する調味料の割合を示す「調味の数量化（調味パーセント）」が重要となる。（調味材料の何に対する割合かは、料理により異なる。）

食材の切り方や加熱の具合・時間などによって、料理の味に差異が生じる。食材の形や量、調味の順序や時間なども**標準化**することが重要である。

⑨　主調理

供食時に適温提供できるよう、調理操作の優先順位、盛り付け・配膳までの保管時間などの作業工程計画を立てる必要がある。調理方法には、ゆでる、煮る、揚げる、炒める、焼く、蒸すなどがあるが、それぞれについて、標準的な温度、時間、使用機器などを把握した上で基準を示すことも重要である。また、加熱している食材の温度変化を観察し、衛生管理を確実に行うようにする。

・大量炊飯では少量炊飯に比べて蒸発量が少なく、加水量が少ないため、沸騰時点で米に吸水されずに残っている水がなくなってしまう。このような状態では釜内を十分に沸騰状態にすることができず、釜の上・下層部による飯の水分含量や固さの差ができてしまう。このため、大量炊飯では**点火後沸騰に至るまでの時間管理**が重要で、沸騰までの時間は少量炊飯と同様に10～15分が適当とされている。加水量は、**米重量の1.2～1.4倍に炊飯中の蒸発量（米の重量の6～10%）を加えた量**とし、沸騰状態（98℃以上）を15～20分継続した後、10～15分間蒸らすとおいしく炊きあがる。

・煮物では、少量調理に比べて加熱による**煮汁の蒸発率が低い**ため、材料に対する**煮汁の割合を少なく**する。
・揚げ物の品質のバラツキを小さくするには、食品ごとに揚げ物の一回の**投入量**と揚げ油の**温度**や**時間**の関係性を検討し、温度上昇速度も加味して揚げ操作法を決定する。
・一般的に、材料の投入量は油量の５～15％とする。
・揚げ油の温度は、いも類のようなでんぷん質の食品では低温（160～170℃）、魚、肉類では高温（170～180℃）が適切である。
・調理済みの冷凍食品を揚げる場合は、解凍せずに揚げる。
・固ゆで卵の加熱時間は、大量調理の場合にはゆで水が80℃に達した後、沸騰時間を含めて約12分間である。
・和え物の本調味は、配膳直前に行う。

⑵　配膳

配膳作業は、調理作業の最終段階である。盛り付けの出来・不出来は、提供する食事の評価に大きく影響する。

①　配膳方式

●中央配膳…厨房内の配膳エリアで１人分ずつ盛り付けし、配膳車で喫食者に届ける。
●分散配膳…必要な分量の料理を食缶に移し、教室などに移動して盛り付けを行う。
●食堂配膳…利用者は、所定の場所に備え付けられたトレイ、カトラリー類などを取り、対面カウンター盛り付けや事前盛り付けによる料理を受け取って、テーブルに運び、喫食する。

②　配膳作業のポイント

・食器容量の７～８割に盛り込めるよう、食器と料理の分量に配慮する。
・計量済みの見本を近くに置き、時々、秤にのせて計量・確認しながら盛り付ける。
・料理は食材の彩りを考え、美しく立体的に盛り付ける。
・衛生管理を徹底する。

③　配膳時の温度管理

・適温での配膳は、喫食者の満足度における重要な条件である。
・料理のおいしい温度帯は、体温の±25～30℃とされている。
・食品衛生管理の上でも重要である。

5　施設・設備・機器管理

給食システムを合理的・効率的に運営するための施設・設備・機器管理体制においては、衛生的に作業が行われ、調理従事者の安全を守ること、メンテナンスのよい施設設備を整えることが大切である。また、給食施設の改善を図るには、調理作業を効率化する一方法として、調理機器の導入も検討する必要がある。

1 調理室の基準

(1) 機器の配置

① 作業動線に沿って機器を配置する(効率的・衛生的な作業動線とする。また、交差や逆戻りがなく、流れが一方向(ワンウェイ)で短いものがよい)。

② 検収、保管、下処理、調理、配膳、洗浄などの作業区分に沿って機器を配置する。

③ 厨房の配置(レイアウト)は、作業スペースと床置き機器占有面積の確保を考慮し、給食の生産システムと関連づけて行う。

④ シンク(流し)はゆとりのある大きさ、深さの多槽式とし、加熱調理用食材、非加熱調理用食材、食器・器具の洗浄用に区分する。

※「学校給食衛生管理基準」では、シンクは「三槽式構造とすること」とされている。

⑤ 器具・容器は作業区域別、用途別に適切に配置する。

(2) 調理室の形態

作業効率及びスペースの有効利用の観点から、1：1.5～2の凹凸のない長方形がよいとされている。

(3) 面積

機器占有面積と調理作業のために必要な作業面積の合計で、大規模施設の場合は「機器占有面積×3～4倍」、小規模施設の場合は「機器占有面積×2～2.5倍」程度が目安とされている。

給食数、給食形態、料理の種類、配膳形式、従業員数などの様々な要素を考慮し、給食の目的に沿った適正な面積を確保するよう検討する必要がある。

(4) 床

●材質

床の材質は、安全性、衛生性、耐久性、耐火性、耐水性、価格のほか、滑りにくい、清掃しやすいなどの条件を考慮して選定する必要がある。

●勾配

床の勾配は、清掃時に水はけがよいよう、排水溝に向かって100分の2程度が適当であるとされている。この程度の緩い勾配にすれば、機器が設置しやすく、従業員の疲労度も軽減される。

●ドライシステム

調理室の床を乾いた状態で使用するシステムである。清潔作業区域の床は衛生上ドライシステムが望ましい。また、水はね防止加工を施した機器類の使用、機器類の衛生的な配置なども十分考慮する必要がある。

※「学校給食衛生管理基準」では、ドライシステムについて「導入に努めること」とされている。

※「大量調理施設衛生管理マニュアル」では、「ドライシステム化を積極的に図ることが望ましい」とされている。

■ドライシステムの利点

●水・蒸気・熱・臭気などの放散を防ぎ、調理室の高温多湿を防止する。(調理室環境に寄与)

●床からのはね水による二次汚染を防ぐ。

●微生物が増殖しにくい。

●掃除がしやすく水資源の節約となり、また機器の損傷が軽減される。(経済的効果への寄与)

●床が滑りにくいため、作業の安全性・能率性が高く、また、軽装で作業を行える。(労働環境の向上)

(5) 天井

ダクトやパイプ類を露出させないように、二重天井にすることが望ましい。材質は、耐久性、耐水性、防音性などに優れたものを選定する必要がある。

(6) 壁

材質は、耐久性、耐水性、耐火性、耐腐食性などに優れ、汚れのつきにくいもの、清掃しやすいものを選定する。一般的には、磁器タイルが多く使われている。壁と床の境目は、R 構造にすることで、ほこりが溜まらず清掃しやすくなる。

※R 構造とは、半径50mm 以内の R(丸み)をつけることである。

(7) 環境

① 調理室は**室温25℃以下、湿度80%以下**とする。調理場内の温度・湿度を継続的に測定し、基準を超えて高温・高湿である場合には、要因を分析して改善策を講じる。

② 照明は、天井埋め込み式などほこりのつきにくい形態とする。照度は最低300 lx 以上とされているが、JIS 基準では、調理室の照度は、**500 lx** が推奨されている。

③ 外からの臭気と害虫の侵入を防止する排水溝の**グリストラップ**は、掃除しやすい位置と構造が必要である。

④ 食器洗浄機などからの排水は間接排水とする。排水が逆流したり、下水からガスや害虫等が侵入したりすることを防止するため、排水口空間を設けて排水を処理する。

⑤ 食堂と厨房は区別して設け、採光、換気が十分で掃除が容易にできるようなものにする。調理室の窓は採光を目的とし、直接外気を入れない。開閉時は金網を張り、ハエや害虫の侵入を防止する。

■「グリストラップ」と「グリスフィルター」

グリストラップとは、排水設備の末端に設置し、排水中の厨芥《ちゅうかい》・油脂分を除去するための装置である。グリスフィルターとは、調理の際に発生する油煙を除去し、換気ダクトを清潔に保つため、レンジフードに設置する。ダクト火災を防止し、また周囲の環境への配慮をする。

2 作業区分の分類

汚染作業区域と非汚染作業区域は、食品の各調理過程ごとに壁を区画する、床面を色別する、境面にテープを貼るなどして明確に区別する。食品の二次汚染による食中毒の防止を目的とし、調理従事者の汚染区域から非汚染区域への移動は極力行われないようにする。また、手洗い設備や履物の消毒設備は、各作業区域の入口手前に設置し、各作業区域で用いるものを分ける。

(1) 汚染作業区域で行う作業

検収、原材料の保管、下処理(仕込み、浸漬、解凍、洗浄、計量など)、下膳、洗浄(食器・器具)、廃棄物の保管など。

(2) 非汚染作業区域で行う作業

準清潔作業区域：主調理(加熱調理など)

清潔作業区域：主調理(生食)、放冷、調製、製品の保管、盛り付け、配膳など。

※調理従事者は、検収室→前室→下処理室→前室→準清潔作業区域→前室→清潔作業区域というように、前室を経由し、次の作業区域へ一方向に移動する。

※空気は高圧から低圧に流れるため、室内の空気圧は清潔作業区域＞準清潔作業区域＞汚染作業区域の順に低くなるようにする。

3　機器

施設の機器は、給食施設の面積、提供する食事の種類と食数、調理時間、作業員の人数を踏まえ、調理作業の効率性、稼働率、安全性、衛生面、使いやすさ、保守管理面、金額などを考慮して選定する。また、給食の設備・機器を適正に使用するためには**稼動マニュアル**が必要であり、**稼動分析**により生産性の高いシステムにすることが可能である。掃除や手入れを含めた保守管理を定期的・計画的に実施することも大切である。

(1)　調理機器の種類

〈下処理機器〉

①　**球根皮剥機(ポテトピーラー)**

根菜類の皮剥き機。

※「学校給食衛生管理基準」では、泥つき根菜類等の処理は「検収室で行うこと」とされており、下処理室ではなく検収室に設置することが望ましい。

②　**フードスライサー**

手早く食材料を切裁ができる。刃物の交換やコンベアー速度の変更で切り方や切厚を変更できる。

③　**フードカッター**

手早く食材料のみじん切りができる。

〈主調理機器〉

④　**スチームコンベクションオーブン**

加湿機能付強制対流式オーブン。煮る、炒める、焼く、蒸す、揚げるなど、一台で様々な加熱調理ができる。ボタン操作で調理ができるため、T－T(時間－温度)管理を厳密に行うことができるほか、調理中は他の調理業務に従事できるため労働生産性が向上する。蒸し物の調理では、穴あきホテルパンを利用することで蒸気を満遍なく循環させることができ、また、食材料を蒸すと同時に水切りをすることができ調理作業効率が上がる。

⑤　**ブレージングパン**(ティルティングパン)

底の平らな鍋。煮物、炒め物、焼き物、蒸し物などに広く用いられる。

〈冷却機器〉

⑥　**ブラストチラー**

冷風の強制対流式急速冷却機。クックチルシステムなどに使用する。

⑦　**真空冷却機**

冷却庫内を真空状態にし、食品中の水分が蒸発するときに発生する気化熱を利用して冷却を行う機器。

〈盛り付け・配膳機器〉

⑧　**ウォーマーテーブル**

約90℃の湯槽で料理を保温する機器。カフェテリア方式を採用している施設では、適温給食に利用されている。

⑨　**リヒートウォーマー**

盛り付け済みの料理をセットするだけで適温になるまで再加熱できる。適温で料理を提供できるように再加熱時刻を配膳時間に合わせて自動制御できる。

⑩　ディッシュディスペンサー

食器類を取り出しやすくするため高さを一定に保つようにした保管機器。

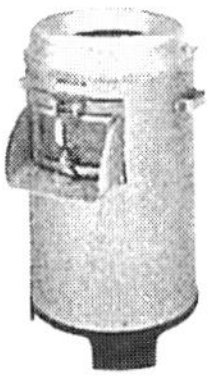

①球根皮剥機

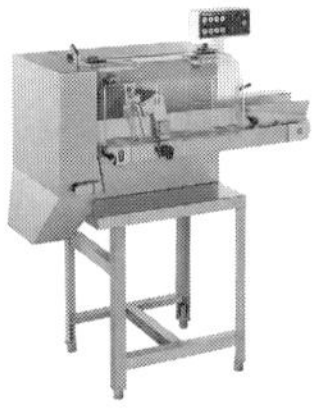

②フードスライサー

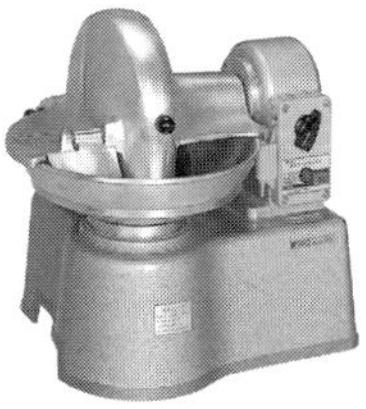

③フードカッター

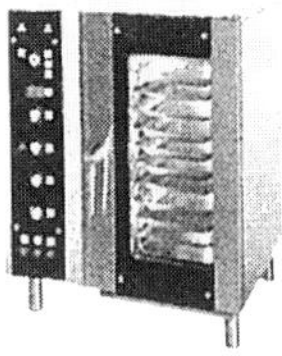

④スチームコンベクションオーブン

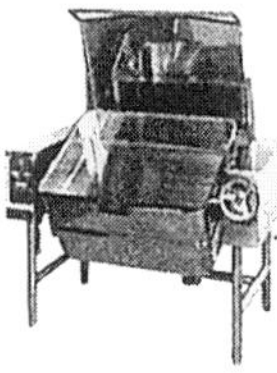

⑤ブレージングパン

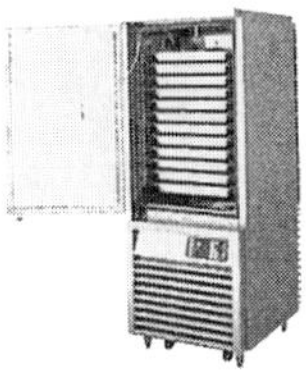

⑥ブラストチラー

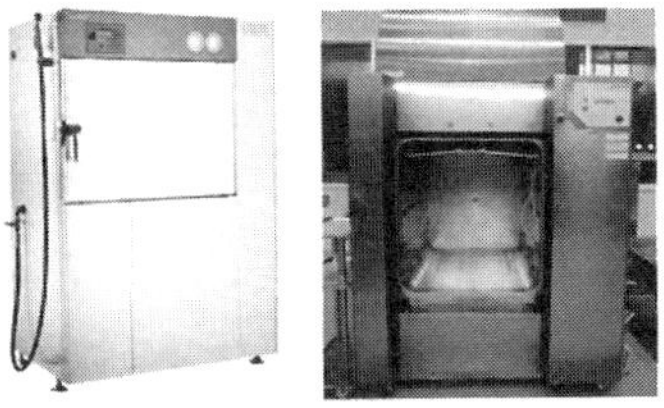

⑦真空冷却機

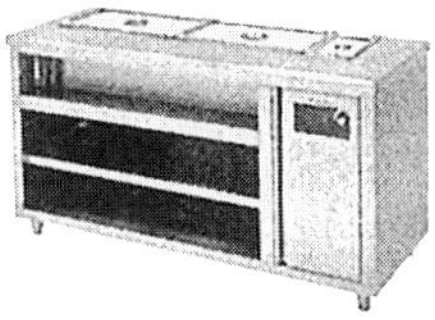

⑧ウォーマーテーブル

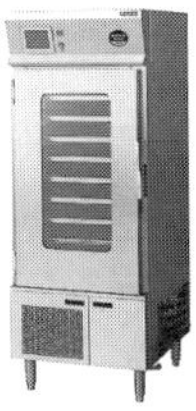

⑨リヒートウォーマー

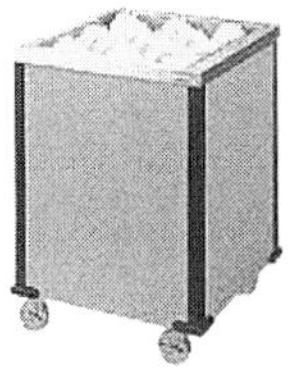

⑩ディッシュディスペンサー

⑵　調理機器・器具等の衛生管理

・調理機器は、機械本体・部品を分解し、洗浄後、部品は**80℃で5分間以上**の加熱殺菌を行い、よく乾燥させてから組み立てる。作業開始前には、**70%アルコール**噴霧を行い殺菌する。

・まな板、包丁、へら等は、洗浄後、**80℃で5分間以上**の加熱殺菌を行い、よく乾燥させた後に清潔な保管庫にて保管する。

・ふきん、タオル等は、洗浄後、**100℃で5分間以上**の煮沸殺菌を行い、清潔な場所で、乾燥、保管する。

・食器は、洗浄・消毒がきちんとなされていることが基本であるが、定期的に漂白をすることで、より清潔に保つことができる。食器用の漂白剤には、酸素系と塩素系があり、食器の材質により使い分ける。

食器の材質に応じた漂白剤

食器の材質	漂白剤	
	酸素系	塩素系
強化磁器	○	○
メラミン	○	×
メラミン以外のプラスチック	○	○ （PEN 食器*については濃度注意）

＊PEN 食器：ポリエチレンナフタレートを主成分とした合成樹脂製の食器
※ステンレス及びアルマイトの食器は漂白する必要なし

6　食材料の管理

1　食材料管理の概要

給食経営における食材料管理とは、栄養管理計画に基づく**献立計画**に基づいた**購入計画**から、**発注**、**検収**、**保管**、**食材料の原価管理**までを含めた一連の管理のことである。

これらの管理には、食品の種類・特徴、品質、価格などの情報収集と費用対効果、作業効率、利用者の満足度などによる評価が必要である。

食材料は、給食形態、施設・設備の条件（面積・設備機器類の種類など）、供食方法、食材料費により種類や品質が異なるが、目的に応じて適正価格で購入し、効果的に活用する。輸入食材を利用する場合は、規格や安全性などをよく調査してから購入する。

2　購入方針・購入方法

適正な食材料の選定、価格調査、**購入方法**の検討、**業者の選定**、発注管理などが必要である。食材料管理は、料理に適した規格のものを適正価格で必要時に揃えることが重要である。食材料を効率的に管理するためには、**一括購入**や**サイクルメニューの導入**による計画的購入を図ることも必要である。

⑴　業者の選定条件

・購入業者の選定には次のような条件を考慮して、信頼のおける業者を選定する。

①　品質のよい食材料を適正価格・指定日時に確実に納入できること。
②　食材料の種類が豊富で、献立に必要な食品がそろえられること。
③　食品の流通経路、店舗及び従業員への衛生管理が行き届いていること。
④　納入業者の社会的信用が確かであり、健全な経営が行われていること。
⑤　食材料の保管設備が整っており、配送能力が優れていること（適切な温度管理も含む）。

⑵　購入方式

店頭購入・産地購入、一括購入・分散購入、カミサリー*、長期計画購買・不定時購買などがある。

＊カミサリー　給食施設が協同で流通センターを設置し、購入、保管、配送を行うシステム。給食原価の低減、食材料購入の合理化につながる。

■カット野菜の利点と欠点

下処理時間の短縮などの目的で、カット野菜や皮とり野菜（むき玉ねぎなど）、冷凍野菜・いもを購入することもある。

利　点		欠　点
・下処理・手間の削減	・発注誤差が小さい	・単価が高い
・保管スペースの削減	・バラツキが小さい	・ビニル袋のごみが増える
・生ごみの削減	・作業の効率化	・異物混入の危険性

3　契約方法

給食の食材料は、使用状況により契約方法を考える。

種類		内容	備考
随意契約方式		入札や競争の方式をとらず、任意に特定の業者を選んで随時契約する方法。	・価格変動の大きい生鮮食品の購入に向いている。
競争契約方式	指名競争入札方式	あらかじめ指名した複数の業者に同時に入札させて最も有利な条件を提示した入札者と契約する。	・規格設定が可能で価格変動の小さい食品、冷凍食品、常備食品など大量購入に向いている。 ・手間と時間がかかる。
	一般競争入札方式	複数の業者に入札させて最も有利な条件を提示した入札者と契約する。	
相見積り		複数の業者に購入予定品目の規格や数量、納入時期等の条件を提示して見積りを提出させ、品質や価格を比較検討して契約業者を決定する。	・給食で一般によく使われている。

4　発注

予定献立表に基づいて、1人当たりの純使用量に予定食数（保存検食分を含める）を掛けた量を発注する。実際には、数値の切り上げや重量を個数に変えるなどの作業を行う。

●発注量

① **廃棄量のない場合**　発注量＝（1人当たりの純使用量）×（予定食数）

② **廃棄量のある場合**　発注量＝（1人当たりの純使用量）÷（100－廃棄率）×100×予定食数

または

発注量＝1人当たりの純使用量×蔵出し（発注）係数×予定食数

ただし、蔵出し（発注）係数＝100÷（100－廃棄率）＝100÷可食部率

＝（1÷可食部率）×100

例題

廃棄率が25％の食材について、1人当たりの純使用量を50gとしたときの1人分の発注量は？

解答

発注量＝50÷（100－25）×100×1＝66.6‥‥⇒67g

※**大量調理における廃棄率**は、設備条件や調理従事者の技術によって**日本食品標準成分表**に記載されている値より高い場合が多いため、施設ごとに求める。

5 納品・検収

⑴ 納品

業者が、注文に応じて指定日時に食品を納めること。

⑵ 検収

納品時に品質、数量、鮮度(期限表示の確認を含む)、衛生状態(包装状態・害虫・異物混入のチェックを含む)、**品温**(納入業者が運搬の際、適切な温度管理をしていたか)、規格、価格などが発注どおり適正なものであるかをチェックして受け取ることである。栄養士や調理主任など調理従事者(食品鑑別能力のある**検収者**)が**必ず立ち合い**、**検収場**で大量調理施設衛生管理マニュアルに沿って行う。検収は迅速に行い、検収表(簿)などを作成し記録をとり、速やかに専用の容器へ移しかえて保管を行う。納入者の調理室への立ち入りは禁止する。

6 保管

納入食材料は、それぞれの適正温度帯の原材料用食品庫に食肉類・魚介類・野菜類など食材の分類ごとに専用のふた付き容器に移して保管し、原材料の包装の汚染を保管設備に持ち込まないようにするとともに、相互汚染を防ぐ。

⑴ 保管温度区分

「大量調理施設衛生管理マニュアル(別添１)原材料、製品等の保存温度」に沿った温度管理を行う。

⑵ T－T. T. (Time-Temperature Tolerance：時間－温度・許容限度)

時間・温度が食品の品質に及ぼす影響を科学的に測定して求めた、食品ごとの品温と品質の保持期間許容限度のこと。何℃で保存すれば何日の保存期間になるかを示したものである。

7 在庫管理

① 生鮮食品は、即日使用が原則のため、長期保管することはない。

② 貯蔵食品の在庫は、使用量・使用頻度などから食材ごとに標準在庫量(在庫下限量・上限量)を明確にし、在庫量が常にその間に納まるよう調整する。また、月末などに定期的に在庫量調査を行って在庫量と品質をチェックし、貯蔵食品ごとに作成した**食品受払簿**(在庫台帳)と現物の在庫量が一致するよう管理する(**棚卸し**)。

③ 貯蔵食品の在庫は、賞味期限、**在庫下限量***を考慮し定期的に発注する。

④ 納入品は奥に入れ、原則として先に納入されたものから順番に使用する(**先入れ先出し**)。

⑤ 非常災害時の備蓄食品は、種類、量、期間を検討し、計画的に保管管理する。

＊在庫下限量(最小限度量)とは、発注から納品までの期間にトラブルが発生しても対応可能な最小量である。

※非常食については、PartⅨ-５-３「災害時のための貯蔵と献立」を参照のこと。

食品受払簿（一例）

食品名＿＿＿＿＿＿＿＿＿＿＿＿＿＿

月日	受入量	単価	払出量	残量	備考

7　生産管理

生産管理とは、顧客が求める品質を備える食事とサービスを、求める時間内に、求める数量に従って、**効率よく**経済的・計画的に生産することを目標・目的とする。生産管理は、工程管理、提供管理、原価管理、設備管理、安全・衛生管理などの面を対象とし、これらの面から検討する必要がある。

給食においては、栄養・食事計画に基づく献立作成をした後、**生産計画**として食数や販売価格などを定め、それに基づいて食材料、作業の手順・方法・時間、人員配置などの具体的な計画を立案していく。

インプット計画	何を投入（インプット）して給食を生産するか	食材料計画、設備計画、人員計画
プロセス計画	どのような工程（プロセス）で給食を生産するか	調理工程計画、作業工程計画、生産計画
アウトプット計画	どのような給食を提供（アウトプット）するか	品質管理計画、原価計画、食数計画

効率よく生産するためには、作業工程を標準化する必要がある。作業工程の標準化を行う場合、調理行程の標準化が確立されている必要がある。その上で、作業の種類を分類し、時間軸に合わせて料理および献立ごとに確立させる。作業工程を計画する際は、食事の提供開始時間を基準に、調理に必要な時間を逆算し、作業開始時間を設定する。

●作業の種類

- **主体作業**（調理に直接かかわる作業）
  - **主作業**
    （食材料の変化そのものに直接かかわる作業）
    例　剥皮《はくひ》、切裁《せっさい》、計量、加熱調理、盛りつけ
  - **付随作業**
    （主作業の前後に規則的に発生する作業）
    例　食材料・器具・機器の準備、加熱機器の余熱・移動
- **付帯作業**（主体作業の前後に発生する作業）
  - **準備作業**
    （調理のための準備・段取りなどの作業）
    例　器具の準備、調理台の整備、調理の段取り
  - **後始末作業**
    （調理後の後片づけなどの作業）
    例　器具の後片づけ、清掃など

※作業の分類は、各施設によって異なる場合がある。

1　労働生産性

労働者１人当たり（あるいは単位時間当たり）の生産量を示したものであり、その検討にはタイムスタディ調査を行うことが有効である。また、**労働生産性**＊は特定給食施設の調理作業員数の設定の指標になる。

給食施設の改善において、調理作業時間の短縮のためには、作業方法、順序、作業者の人数・技術、作業動線などについて見直すことが必要である。

＊労働生産性＝$\dfrac{\text{生産高（生産量）}}{\text{従業員数（生産に要した延べ時間）}}$で示される。

■品質を維持したままで、労働生産性をあげるポイント
①調理作業工程の効率化、標準化。
②給食従事者の教育・訓練（OJT・OFF-JT）・能力開発・人材育成。
③リーダーの育成。
④適材・適所への配置とチームワーク。

例題

１日の食数が1,000食の特定給食施設における調理従事者数は、正社員（８時間／人／日）５人とパートタイマー（５時間／人／日）12人である。この場合の労働生産性（食／時間）を求めよ。

解答

正社員の１日の仕事量の合計は、８時間／人×５人=40時間である。また、パートタイマーの１日の仕事量の合計は、５時間／人×12人=60時間である。

１日1,000食を合計100時間で調理したことから、労働生産性＝1,000食÷100時間＝**10食／時間**となる。

2 生産管理の評価

生産管理の評価は、主として調理作業工程、料理の品質、衛生・安全などの面について行う。各種の調査や資料の結果について分析・評価し、それに基づいて問題点を的確に把握することで、改善策を検討していく必要がある。

■評価の指標、その基となる調査の一例
①調理作業工程…作業動線、労働生産性、盛り付け量の調査、供食時の温度調査など。
②料理の品質…塩分・糖分の濃度調査、残食調査、満足度調査など。
③安全・衛生…料理の衛生検査、作業員の疲労度調査など。
④その他…食器のヨード・でんぷん反応

練習問題

給食の品質管理に関する記述である。正しいのはどれか。１つ選べ。
(1)　作業指示書の記載内容は、総合品質である。
(2)　調理従事者の技術は、設計品質に関係しない。
(3)　汁物のでき上がりの塩分濃度は、適合品質に関係する。
(4)　盛り付け誤差が大きい場合は、適合品質が高い。
(5)　調理従事者の満足度が高い場合は、総合品質が低い。

解　説 ………………………………………………………………………………… 正答　(3)

(1)　誤り。作業指示書の記載内容は設計品質である。
(2)　誤り。調理の手順や時間などが設計品質であるので、調理従事者の技術は設計品質に関係する。
(3)　正しい。
(4)　誤り。設計品質による盛り付けと実際の盛り付けの誤差が大きい場合には、適合品質は低くなる。
(5)　誤り。喫食者の満足度が高い場合は、総合品質が高い。

練習問題

シチューのでき上がり量が予定量と一致しなかった。この適合品質の低下要因である。**誤っている**のはどれか。１つ選べ。

(1)　野菜の廃棄量
(2)　野菜の付着水量
(3)　シチューの加熱時間
(4)　スープの蒸発率
(5)　提供食数

解　説 ……………………………………………………………………………… 正答 (5)

(5)　誤り。適合品質は、設計品質と実際にでき上がったものが一致しているかどうかをみる。

練習問題

調理工程の標準化に関係する項目である。**誤っている**のはどれか。１つ選べ。

(1)　食材料の加工度
(2)　料理の調味割合
(3)　調理の加熱温度
(4)　付随作業の時間
(5)　調理機器の能力

解　説 ……………………………………………………………………………… 正答 (4)

(1)　正しい。食材料の加工度の標準化は、調理従事者の技術差を解消する。
(2)　正しい。料理の調味割合の標準化は、出来上がりの料理の味のばらつきを解消する。
(3)　正しい。調理の加熱温度の標準化は、安全・衛生管理面でも必要である。
(4)　誤り。付随作業の時間は、直接的には調理工程の標準化には関係しない。
(5)　正しい。調理工程を考える際に、調理機器の能力に適したものにする必要がある。

練習問題

大量調理の調理特性に関する記述である。正しいのはどれか。１つ選べ。

(1)　洗浄による付着水は、食品への味の浸透を促進する。

(2)　食品の廃棄率は、使用機器によらず一定である。

(3)　フライヤーへの１回当たりの食材投入量は、食品の種類にかかわらず同じである。

(4)　回転釜による煮物調理の材料に対する煮汁量の割合は、少量調理よりも小さい。

(5)　和え物調理の本調味時間は、少量調理よりも長くする。

解　説 ……………………………………………………………………………… **正答** (4)

(1)　誤り。洗浄による付着水は、食品への味の浸透を抑制する。

(2)　誤り。食品の廃棄率は、使用機器により異なる。

(3)　誤り。フライヤーへの１回当たりの投入量は、食品の大きさ、厚み、温度によって異なる。

(4)　正しい。大量調理の加熱による水の蒸発率は、少量調理に比べ小さい。

(5)　誤り。和え物調理の本調味は、少量調理に比べ脱水現象の影響が大きいため、供食時間直前に行うことが望ましい。

練習問題

500食規模のＫ給食施設の調理場には、冷却設備として冷蔵庫、真空冷却機、ブラストチラーがある。ゼラチンを用いたフルーツゼリーの調理工程における冷却方法として、**最も適切な**のはどれか。１つ選べ。

(1)　盛り付け作業台の上で冷し固める。

(2)　冷蔵庫で冷し固める。

(3)　真空冷却機で冷し固める。

(4)　ブラストチラーで冷し固める。

解　説 ……………………………………………………………………………… **正答** (4)

(1)　適切でない。ゼラチンの凝固温度は約５～12℃である。

(2)　適切でない。冷蔵庫では、庫内温度を保つため粗熱をとる必要がある。

(3)　適切でない。真空冷却機では、液状のものは飛散し、軟らかい食材は型くずれを起こしやすい。

(4)　適切。ブラストチラーは、冷風を循環させ、食品を急速に冷却する機器であり、冷却する食材を選ばない。

練習問題

給食管理における生産工程、作業区域、設備の組合せである。正しいのはどれか。1つ選べ。

(1)　食材の保管――汚染作業区域――ブラストチラー
(2)　下処理――――汚染作業区域――ピーラー
(3)　主調理――――汚染作業区域――スチームコンベクションオーブン
(4)　下膳―――――非汚染作業区域―食器消毒保管庫
(5)　食器洗浄―――非汚染作業区域―残菜処理機

解　説 ………………………………………………………………………………………… 正答 (2)

(1)　誤り。ブラストチラーは、クックチルなど急速冷却が必要な調理作業に使用するもので、非汚染作業区域で用いられる。
(2)　正しい。
(3)　誤り。主調理は非汚染作業区域で行われる。スチームコンベクションオーブンもまた、非汚染作業区域である調理区域に設置されるべきものである。
(4)　誤り。下膳は汚れたものを扱うため、汚染作業区域で行う。
(5)　誤り。食器洗浄及び残菜処理は、汚染作業区域での作業である。

練習問題

特定給食施設の設備に関する記述である。**誤っている**のはどれか。1つ選べ。

(1)　フードには、グリスフィルターを設置する。
(2)　排水設備には、グリストラップを設置する。
(3)　床と壁の境には、丸みをつける。
(4)　手洗い設備は、各作業区域の入り口手前に設置する。
(5)　便所は、下処理室と隣り合った場所に設置する。

解　説 ………………………………………………………………………………………… 正答 (5)

(1)　正しい。
(2)　正しい。
(3)　正しい。床と壁の境に丸みをつけると清掃がしやすい。
(4)　正しい。
(5)　誤り。便所、休憩室及び更衣室は、隔壁により食品を取り扱う場所と必ず区分されていること。なお、調理場などから3m 以上離れた場所に設けられていることが望ましい。

練習問題

食材の購入に関する記述である。正しいのはどれか。１つ選べ。

(1)　価格が安定している食材は、年間契約を結ぶ。
(2)　随意契約方式は、食材の品質を問わない。
(3)　生鮮野菜は、指名競争入札が適している。
(4)　発注量は、純使用量に食数を乗じて求める。
(5)　食材購入の合理化には、カミサリーが有益である。

解　説 ………………………………………………………………………………………… **正答**　(5)

(1)　誤り。価格が安定しているからだけではなく、品質や鮮度等も考慮して年間契約を結ぶかを検討する必要がある。
(2)　誤り。随意契約方式は、生鮮食品の購入に向いている。
(3)　誤り。(2)の解説参照。
(4)　誤り。廃棄部分がある場合は、発注量＝純使用量×蔵出し（発注換算）係数×食数。
(5)　正しい。

練習問題

学校給食における食材料管理に関する記述である。正しいのはどれか。１つ選べ。

(1)　発注量の算出は、１人分の純使用量に食数を乗じて求める。
(2)　生鮮食材料の納期は、使用日の当日とする。
(3)　期間中の食材料費は、期間支払金額から在庫金額を差し引いて求める。
(4)　検収は、すべての食品の納品完了後に一括して行う。
(5)　生鮮魚介類の保管は、10℃以下を維持する。

解　説 ………………………………………………………………………………………… **正答**　(2)

(1)　誤り。「発注量＝１人分の純使用量×蔵出し（発注）係数×予定食数」で求める。「蔵出し（発注）係数＝100÷可食部率」で求める。
(2)　正しい。生鮮食材料は、当日入荷、当日消費である。
(3)　誤り。「期間中の食材料費＝期首在庫金額＋期間支払金額－期末在庫金額」で求める。
(4)　誤り。検収は、納品時に発注伝票と照合して行う。
(5)　誤り。生鮮魚介類の保管は５℃以下を維持する。

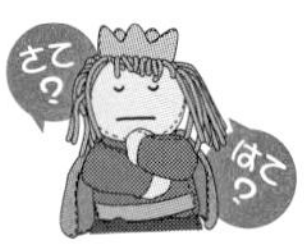

5 給食の安全・衛生

1 HACCPと大量調理施設衛生管理マニュアル

1 HACCP(Hazard Analysis and Critical Control Point)の概念

危害分析重要管理点と訳され、1996年にこの概念に基づいて「大量調理施設衛生管理マニュアル」が作成された。

給食においては、食材の入荷から給食の提供時までの安全管理を徹底して行うシステムであり、安全性の確保のためにあらゆる段階における危険を調査分析し、重点的にチェックする項目を検討し、常に監視する。モニタリングや改善措置の設定など7つの原則が示されている。すべてのシステムを通じて重点的チェック項目となるのは、温度、時間、pH等の管理であり、チェックした項目は必ず記録を残す。

なお、HACCPを導入する際には、基本的な一般的衛生管理プログラム（PP：Prerequisite Programs）が実施されていることが根底になくてはならない。HACCPを機能させる上で環境条件を整えることと、調理従事者への衛生教育は不可欠となる。この土台を固めた上で、初めてHACCPを機能させることができる。

※HACCPについては、PartⅥ-4-8 1「HACCP」を参照のこと。

2 大量調理施設衛生管理マニュアル(巻末資料)

食中毒を予防するためにHACCPの概念に基づき重要管理事項を示したもので、同一メニューを1回300食以上または1日750食以上提供する調理施設に適用され、それ以下の施設においても努力目標とする。

2 事故・災害時対策

1 給食における事故

食中毒、感染症、カビ、寄生虫、害虫、ねずみ、化学物質による汚染、異物混入などがある。

2 給食施設における事故原因

給食施設における事故原因には、施設・設備の不備とその取り扱いの不備があり、給食業務における事故には、機器転倒、火災事故、ガス漏れ事故などがある。また、業務に携わる人の事故には、火傷、切傷、一酸化炭素中毒、転倒などがある。

3 事故発生対策

(1) 食中毒時の対策

食中毒の発生時には、速やかに所轄保健所及び市町村衛生課に連絡し、拡大防止に努める。食中毒もしくはその疑いのある患者を検診した医師は、所轄保健所に24時間以内に届け出なければならない。給食施設の給食責任者は検食(保存食)２週間分を保健所に提出し、原因究明にあたる。保健所からの食中毒調査(聞き取り調査・立ち入り調査)が行われる。

食中毒発生時の提出書類には、献立表、調理工程表、加熱調理の中心温度記録簿、検収簿、冷蔵庫・冷凍庫内の温度記録簿、厨房内の温度・湿度記録簿、水質検査の記録簿、調理従事者の衛生管理表、調理従事者の検便結果及び健康診断の結果、調理従事者の勤務表、検食簿、給食日誌、施設の清掃や衛生管理に関する記録簿などがある。

食中毒発生時には、自発的に業務停止をする場合と、所轄保健所の命令による場合があり、いずれも業務再開は保健所の指示による。

(2)　災害時の対策

災害は、自然災害(台風、大雨、洪水、大雪、雪崩、火災、地震など)と人為災害(事故災害、化学災害、放射線災害、テロ活動による災害など)に分類され、短時間に大規模な破壊を発生させ、多数の犠牲者を伴い、かつ地域外からの救助を要する非常事態のことをいう。

災害時の対策は、大規模地震を想定して準備をしておく。日頃から、非常事態に備えて**緊急マニュアルの作成**、**非常食の備蓄**、携帯調理機器の用意などが必要となる。

病院や施設での対応においては、給食の遅れや欠食は生命にかかわる問題となるため、災害時の対策が義務づけられている。

学校は、災害時に地域住民の避難場所になることが多く、避難住民への食事の提供が必要となる。また、災害時には周辺地域の避難所への在庫食品の提供が求められることもある。

(3)　安全対策におけるインシデント

アクシデントが実際に起こった事故であるのに対し、**インシデント**とは重大事故になる恐れのある不測の事態をいう。そのような事態に直面したときの気分を表して「ヒヤリ・ハット」とも呼ばれる。インシデント事例を抽出して原因を分析し、インデント件数を減らすことにより事故(アクシデント)発生を未然に防ぐ対策を講じることが重要である。

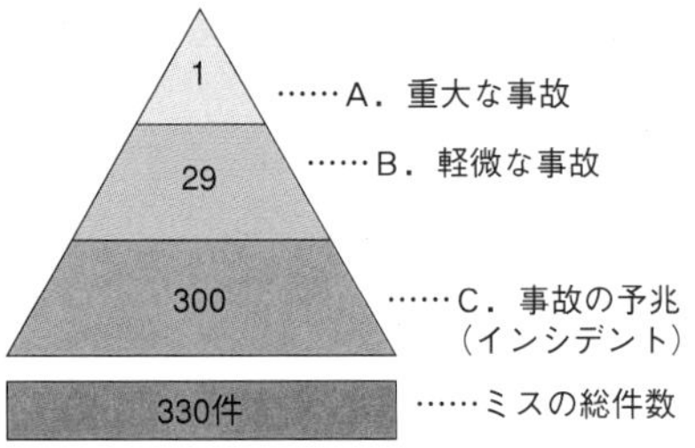

ハインリッヒの法則

3　災害時のための貯蔵と献立

食料供給のための合理的・能率的な活動が必要となるため、行政、企業、施設での組織づくりや訓練が必要である。防災食料品は、救助が届くまでの期間を考慮して、**電気・水道・ガスが使えなくても食べられる献立**を**最低３日分準備**する。そのままの状態で食べられる個包装で簡単に開封でき、容易に配膳できる食品を用意することが重要である。非常食は数ヵ所に分散して保管・管理し、賞味期限内に通常の食事に食材として用い、定期的に入れ替えるようにする。

また、ライフラインの供給状況を複数想定し、備蓄食料品と合わせて非常時の献立を考えておく必要がある。その他、地域の給食施設、系列の給食施設などと非常時における相互の応援協力体制を形成しておくことも重要である。

※飲料水は１人１日３Ｌが目安。
※ローリングストック…日常的に備蓄食品を消費し、消費した分を補充していく備蓄方法。
※ランニングストック…日常的に使用している食品を多めに確保し、賞味期限が近いものから消費し、消費と同時に新しいものを補充する方法。

練習問題

給食施設の危機管理対策に関する記述である。正しいのはどれか。**2つ選べ。**

(1)　事故を回避するために、インシデント管理を実施する。
(2)　事故責任の追及のために、インシデント・アクシデントレポートの提出を求める。
(3)　調理従事者の事故を防止するために、調理業務を委託する。
(4)　給食の中止を想定し、マニュアルを作成する。
(5)　災害時の備蓄として、日常的に在庫上限量を維持する。

解　説　…………　**正答**　(1)、(4)

(1)　正しい。
(2)　誤り。インシデント・アクシデントレポートの提出は、個々の意識向上につなげ、アクシデントの発生を回避するためである。
(3)　誤り。調理業務の委託は調理従事者の事故防止の解決にならない。対策としては、設問(1)のようにインシデント対策を行ったり、調理従事者への教育、マニュアル作成などがあげられる。
(4)　正しい。
(5)　誤り。災害時の備蓄は日常的な食材とは別に最低３日分用意しておく。また、備蓄していた食品の賞味期限が近付いた場合には入れ替えのため、日常の調理に回して有効活用することもある。

練習問題

給食施設の調理工程、危害の種類並びに、管理基準設定の組合せである。**誤っている**のはどれか。１つ選べ。

	〈調理工程〉		〈危害の種類〉		〈管理基準設定〉
(1)	食材保管	—	細菌の増減	—	冷蔵庫の温度
(2)	下処理・切砕	—	異物混入	—	機器の点検
(3)	下処理・洗浄	—	異物混入	—	洗浄の回数
(4)	加熱調理・焼く	—	細菌の残存	—	加熱温度と時間
(5)	盛り付け	—	二次汚染	—	食堂の温度

解　説 ………………………………………… 正答 (5)

(5)　誤り。二次汚染とは、器具・容器や調理従事者を経由し、食品が細菌やウイルスに汚染されることである。盛り付け工程で、この二次汚染を防ぐためには、調理従事者の衛生管理（手指の洗浄及び消毒や使い捨て手袋の使用など）や非汚染作業区域で盛り付けを行うことなどが管理基準の設定項目となる。

練習問題

大量調理施設衛生管理マニュアルに基づいた施設設備の衛生管理に関する記述である。正しいのはどれか。１つ選べ。

(1)　ねずみ、こん虫の駆除は、１年に１回実施する。
(2)　貯水槽設置施設では、使用水の遊離残留塩素を0.01mg/L 以上とする。
(3)　器具・容器等の洗浄・殺菌は、食品が調理場から搬出された後に始める。
(4)　便所の消毒には、70％アルコール溶液を用いる。
(5)　まな板は、換気のよい場所に並べて保管する。

解　説 ………………………………………… 正答 (3)

(1)　誤り。ねずみ、こん虫の駆除は、半年に１回以上実施する。
(2)　誤り。貯水槽設置施設では、使用水の遊離残留塩素を0.1mg/L 以上とする。
(3)　正しい。
(4)　誤り。便所の消毒には、次亜塩素酸ナトリウムなどを用いる。
(5)　誤り。まな板は、清潔な保管庫にて衛生的に保管する。

練習問題

学校における食物アレルギー事故の防止に関わる者と、その役割の組合せである。正しいのはどれか。１つ選べ。

(1)　教育長――――――――――――――――校内の食物アレルギー対応委員会の組織化
(2)　学校給食栄養管理者――――――――緊急措置方法の立案
(3)　養護教諭――――――――――――――給食における作業手順の整理
(4)　保護者―――――――――――――――学校生活管理指導表の提出
(5)　学級担任――――――――――――――原因となる食品を除去した献立の作成

解　説 ………………………………………………………………………………… 正答 (4)

(1)　誤り。校長の役割である。
(2)　誤り。養護教諭の役割である。
(3)　誤り。学校給食栄養管理者(栄養教諭・学校栄養職員)の役割である。
(4)　正しい。
(5)　誤り。学校給食栄養管理者(栄養教諭・学校栄養職員)の役割である。

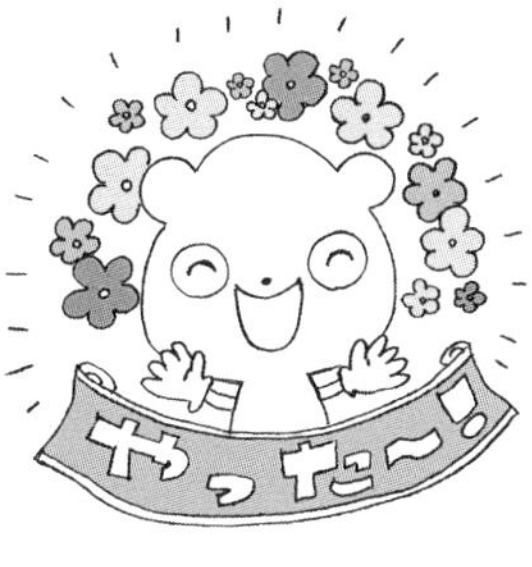

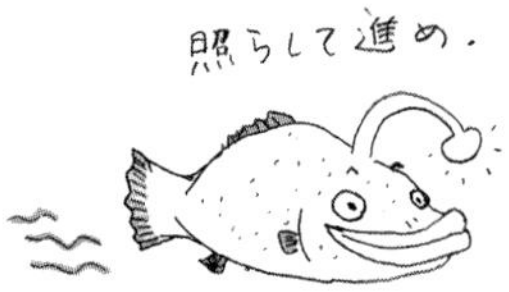
照らして進め.

巻 末 資 料

1 関連法規

健康増進法

(平成十四年八月二日法律第百三号)
最終改正：令和四年六月二十二日法律第七十七号

第一章　総則（第一条―第六条）
第二章　基本方針等（第七条―第九条）
第三章　国民健康・栄養調査等（第十条―第十六条の二）
第四章　保健指導等（第十七条―第十九条の五）
第五章　特定給食施設（第二十条―第二十四条）
第六章　受動喫煙防止（第二十五条―第四十二条）
第七章　特別用途表示等（第四十三条―第六十七条）
第八章　雑則（第六十八条・第六十九条）
第九章　罰則（第七十条―第七十八条）
附則（略）

第一章　総則

（目的）
第一条　この法律は、我が国における急速な高齢化の進展及び疾病構造の変化に伴い、国民の健康の増進の重要性が著しく増大していることにかんがみ、国民の健康の増進の総合的な推進に関し基本的な事項を定めるとともに、国民の栄養の改善その他の国民の健康の増進を図るための措置を講じ、もって国民保健の向上を図ることを目的とする。

（国民の責務）
第二条　国民は、健康な生活習慣の重要性に対する関心と理解を深め、生涯にわたって、自らの健康状態を自覚するとともに、健康の増進に努めなければならない。

（国及び地方公共団体の責務）
第三条　国及び地方公共団体は、教育活動及び広報活動を通じた健康の増進に関する正しい知識の普及、健康の増進に関する情報の収集、整理、分析及び提供並びに研究の推進並びに健康の増進に係る人材の養成及び資質の向上を図るとともに、健康増進事業実施者その他の関係者に対し、必要な技術的援助を与えることに努めなければならない。

（健康増進事業実施者の責務）
第四条　健康増進事業実施者は、健康教育、健康相談その他国民の健康の増進のために必要な事業（以下「健康増進事業」という。）を積極的に推進するよう努めなければならない。

（関係者の協力）
第五条　国、都道府県、市町村（特別区を含む。以下同じ。）、健康増進事業実施者、医療機関その他の関係者は、国民の健康の増進の総合的な推進を図るため、相互に連携を図りながら協力するよう努めなければならない。

（定義）
第六条　この法律において「健康増進事業実施者」とは、次に掲げる者をいう。
一　健康保険法（大正十一年法律第七十号）の規定により健康増進事業を行う全国健康保険協会、健康保険組合又は健康保険組合連合会
二　船員保険法（昭和十四年法律第七十三号）の規定により健康増進事業を行う全国健康保険協会
三　国民健康保険法（昭和三十三年法律第百九十二号）の規定により健康増進事業を行う市町村、国民健康保険組合又は国民健康保険団体連合会
四　国家公務員共済組合法（昭和三十三年法律第百二十八号）の規定により健康増進事業を行う国家公務員共済組合又は国家公務員共済組合連合会
五　地方公務員等共済組合法（昭和三十七年法律第百五十二号）の規定により健康増進事業を行う地方公務員共済組合又は全国市町村職員共済組合連合会
六　私立学校教職員共済法（昭和二十八年法律第二百四十五号）の規定により健康増進事業を行う日本私立学校振興・共済事業団
七　学校保健安全法（昭和三十三年法律第五十六号）の規定により健康増進事業を行う者
八　母子保健法（昭和四十年法律第百四十一号）の規定により健康増進事業を行う市町村
九　労働安全衛生法（昭和四十七年法律第五十七号）の規定により健康増進事業を行う事業者
十　高齢者の医療の確保に関する法律（昭和五十七年法律第八十号）の規定により健康増進事業を行う全国健康保険協会、健康保険組合、市町村、国民健康保険組合、共済組合、日本私立学校振興・共済事業団又は後期高齢者医療広域連合
十一　介護保険法（平成九年法律第百二十三号）の規定により健康増進事業を行う市町村
十二　この法律の規定により健康増進事業を行う市町村

十三　その他健康増進事業を行う者であって、政令で定めるもの

第二章　基本方針等

（基本方針）

第七条　厚生労働大臣は、国民の健康の増進の総合的な推進を図るための基本的な方針（以下「基本方針」という。）を定めるものとする。

2　基本方針は、次に掲げる事項について定めるものとする。

一　国民の健康の増進の推進に関する基本的な方向

二　国民の健康の増進の目標に関する事項

三　次条第一項の都道府県健康増進計画及び同条第二項の市町村健康増進計画の策定に関する基本的な事項

四　第十条第一項の国民健康・栄養調査その他の健康の増進に関する調査及び研究に関する基本的な事項

五　健康増進事業実施者間における連携及び協力に関する基本的な事項

六　食生活、運動、休養、飲酒、喫煙、歯の健康の保持その他の生活習慣に関する正しい知識の普及に関する事項

七　その他国民の健康の増進の推進に関する重要事項

3　厚生労働大臣は、基本方針を定め、又はこれを変更しようとするときは、あらかじめ、関係行政機関の長に協議するものとする。

4　厚生労働大臣は、基本方針を定め、又はこれを変更したときは、遅滞なく、これを公表するものとする。

（都道府県健康増進計画等）

第八条　都道府県は、基本方針を勘案して、当該都道府県の住民の健康の増進の推進に関する施策についての基本的な計画（以下「都道府県健康増進計画」という。）を定めるものとする。

2　市町村は、基本方針及び都道府県健康増進計画を勘案して、当該市町村の住民の健康の増進の推進に関する施策についての計画（以下「市町村健康増進計画」という。）を定めるよう努めるものとする。

3　国は、都道府県健康増進計画又は市町村健康増進計画に基づいて住民の健康増進のために必要な事業を行う都道府県又は市町村に対し、予算の範囲内において、当該事業に要する費用の一部を補助することができる。

（健康診査の実施等に関する指針）

第九条　厚生労働大臣は、生涯にわたる国民の健康の増進に向けた自主的な努力を促進するため、健康診査の実施及びその結果の通知、健康手帳（自らの健康管理のために必要な事項を記載する手帳をいう。）の交付その他の措置に関し、健康増進事業実施者に対する健康診査の実施等に関する指針（以下「健康診査等指針」という。）を定めるものとする。

2　厚生労働大臣は、健康診査等指針を定め、又はこれを変更しようとするときは、あらかじめ、総務大臣、財務大臣及び文部科学大臣に協議するものとする。

3　厚生労働大臣は、健康診査等指針を定め、又はこれを変更したときは、遅滞なく、これを公表するものとする。

第三章　国民健康・栄養調査等

（国民健康・栄養調査の実施）

第十条　厚生労働大臣は、国民の健康の増進の総合的な推進を図るための基礎資料として、国民の身体の状況、栄養摂取量及び生活習慣の状況を明らかにするため、国民健康・栄養調査を行うものとする。

2　厚生労働大臣は、国立研究開発法人医薬基盤・健康・栄養研究所（以下「研究所」という。）に、国民健康・栄養調査の実施に関する事務のうち集計その他の政令で定める事務の全部又は一部を行わせることができる。

3　都道府県知事（保健所を設置する市又は特別区にあっては、市長又は区長。以下同じ。）は、その管轄区域内の国民健康・栄養調査の執行に関する事務を行う。

（調査世帯）

第十一条　国民健康・栄養調査の対象の選定は、厚生労働省令で定めるところにより、毎年、厚生労働大臣が調査地区を定め、その地区内において都道府県知事が調査世帯を指定することによって行う。

2　前項の規定により指定された調査世帯に属する者は、国民健康・栄養調査の実施に協力しなければならない。

（国民健康・栄養調査員）

第十二条　都道府県知事は、その行う国民健康・栄養調査の実施のために必要があるときは、国民健康・栄養調査員を置くことができる。

2　前項に定めるもののほか、国民健康・栄養調査員に関し必要な事項は、厚生労働省令でこれを定める。

（国の負担）

第十三条　国は、国民健康・栄養調査に要する費用を負担する。

（調査票の使用制限）

第十四条　国民健康・栄養調査のために集められた調査票は、第十条第一項に定める調査の目的以外の目的のために使用してはならない。

（省令への委任）

第十五条　第十条から前条までに定めるもののほか、国民健康・栄養調査の方法及び調査項目その他国民健康・栄養調査の実施に関して必要な事項は、厚生労働省令で定める。

（生活習慣病の発生の状況の把握）

第十六条　国及び地方公共団体は、国民の健康の増進の総合的な推進を図るための基礎資料として、国民の生活習慣とがん、循環器病その他の政令で定める生活習慣病（以下単に「生活習慣病」という。）との相関関係を明らかにするため、生活習慣病の発生の状況の把握に努めなければならない。

（食事摂取基準）

第十六条の二　厚生労働大臣は、生涯にわたる国民の栄養摂取の改善に向けた自主的な努力を促進するため、国民健康・栄養調査その他の健康の保持増進に関する調査及び研究の成果を分析し、その分析の結果を踏まえ、食事による栄養摂取量の基準（以下この条において「食事摂取基準」という。）を定めるものとする。

2　食事摂取基準においては、次に掲げる事項を定めるものとする。

一　国民がその健康の保持増進を図る上で摂取することが望ましい熱量に関する事項

二　国民がその健康の保持増進を図る上で摂取することが望ましい次に掲げる栄養素の量に関する事項

イ　国民の栄養摂取の状況からみてその欠乏が国民の健康の保持増進を妨げているものとして厚生労働省令で定める栄養素

ロ　国民の栄養摂取の状況からみてその過剰な摂取が国民の健康の保持増進を妨げているものとして厚生労働省令で定める栄養素

3　厚生労働大臣は、食事摂取基準を定め、又は変更したときは、遅滞なく、これを公表するものとする。

第四章　保健指導等

（市町村による生活習慣相談等の実施）

第十七条　市町村は、住民の健康の増進を図るため、医師、歯科医師、薬剤師、保健師、助産師、看護師、准看護師、管理栄養士、栄養士、歯科衛生士その他の職員に、栄養の改善その他の生活習慣の改善に関する事項につき住民からの相談に応じさせ、及び必要な栄養指導その他の保健指導を行わせ、並びにこれらに付随する業務を行わせるものとする。

2　市町村は、前項に規定する業務の一部について、健康保険法第六十三条第三項各号に掲げる病院又は診療所その他適当と認められるものに対し、その実施を委託することができる。

（都道府県による専門的な栄養指導その他の保健指導の実施）

第十八条　都道府県、保健所を設置する市及び特別区は、次に掲げる業務を行うものとする。

一　住民の健康の増進を図るために必要な栄養指導その他の保健指導のうち、特に専門的な知識及び技術を必要とするものを行うこと。

二　特定かつ多数の者に対して継続的に食事を供給する施設に対し、栄養管理の実施について必要な指導及び助言を行うこと。

三　前二号の業務に付随する業務を行うこと。

2　都道府県は、前条第一項の規定により市町村が行う業務の実施に関し、市町村相互間の連絡調整を行い、及び市町村の求めに応じ、その設置する保健所による技術的事項についての協力その他当該市町村に対する必要な援助を行うものとする。

（栄養指導員）

第十九条　都道府県知事は、前条第一項に規定する業務（同項第一号及び第三号に掲げる業務については、栄養指導に係るものに限る。）を行う者として、医師又は管理栄養士の資格を有する都道府県、保健所を設置する市又は特別区の職員のうちから、栄養指導員を命ずるものとする。

（市町村による健康増進事業の実施）

第十九条の二　市町村は、第十七条第一項に規定する業務に係る事業以外の健康増進事業であって厚生労働省令で定めるものの実施に努めるものとする。

（都道府県による健康増進事業に対する技術的援助等の実施）

第十九条の三　都道府県は、前条の規定により市町村が行う事業の実施に関し、市町村相互間の連絡調整を行い、及び市町村の求めに応じ、その設置する保健所による技術的事項についての協力その他当該市町村に対する必要な援助を行うものとする。

（健康増進事業の実施に関する情報の提供の求め）

第十九条の四　市町村は、当該市町村の住民であってかつて当該市町村以外の市町村（以下この項において「他の市町村」という。）に居住していたものに対し健康増進事業を行うために必要があると認めるときは、当該他の市町村に対し、厚生労働省令で定めるところにより、当該他の市町村が当該住民に対して行った健康増進事業に関する情報の提供を求めることができる。

2　市町村は、前項の規定による情報の提供の求めについては、電子情報処理組織を使用する方法その他の情報通信の技術を利用する方法であって厚生労働省令で定めるものにより行うよう努めなければならない。

（報告の徴収）

第十九条の五　厚生労働大臣又は都道府県知事は、市町村に対し、必要があると認めるときは、第十七条第一項に規定する業務及び第十九条の二に規定する事業の実施の状況に関する報告を求めることができる。

第五章　特定給食施設

（特定給食施設の届出）

第二十条　特定給食施設（特定かつ多数の者に対して継続的に食事を供給する施設のうち栄養管理が必要な

ものとして厚生労働省令で定めるものをいう。以下同じ。）を設置した者は、その事業の開始の日から一月以内に、その施設の所在地の都道府県知事に、厚生労働省令で定める事項を届け出なければならない。

2　前項の規定による届出をした者は、同項の厚生労働省令で定める事項に変更を生じたときは、変更の日から一月以内に、その旨を当該都道府県知事に届け出なければならない。その事業を休止し、又は廃止したときも、同様とする。

（特定給食施設における栄養管理）

第二十一条　特定給食施設であって特別の栄養管理が必要なものとして厚生労働省令で定めるところにより都道府県知事が指定するものの設置者は、当該特定給食施設に管理栄養士を置かなければならない。

2　前項に規定する特定給食施設以外の特定給食施設の設置者は、厚生労働省令で定めるところにより、当該特定給食施設に栄養士又は管理栄養士を置くように努めなければならない。

3　特定給食施設の設置者は、前二項に定めるもののほか、厚生労働省令で定める基準に従って、適切な栄養管理を行わなければならない。

（指導及び助言）

第二十二条　都道府県知事は、特定給食施設の設置者に対し、前条第一項又は第三項の規定による栄養管理の実施を確保するため必要があると認めるときは、当該栄養管理の実施に関し必要な指導及び助言をすることができる。

（勧告及び命令）

第二十三条　都道府県知事は、第二十一条第一項の規定に違反して管理栄養士を置かず、若しくは同条第三項の規定に違反して適切な栄養管理を行わず、又は正当な理由がなくて前条の栄養管理をしない特定給食施設の設置者があるときは、当該特定給食施設の設置者に対し、管理栄養士を置き、又は適切な栄養管理を行うよう勧告をすることができる。

2　都道府県知事は、前項に規定する勧告を受けた特定給食施設の設置者が、正当な理由がなくてその勧告に係る措置をとらなかったときは、当該特定給食施設の設置者に対し、その勧告に係る措置をとるべきことを命ずることができる。

（立入検査等）

第二十四条　都道府県知事は、第二十一条第一項又は第三項の規定による栄養管理の実施を確保するため必要があると認めるときは、特定給食施設の設置者若しくは管理者に対し、その業務に関し報告をさせ、又は栄養指導員に、当該施設に立ち入り、業務の状況若しくは帳簿、書類その他の物件を検査させ、若しくは関係者に質問させることができる。

2　前項の規定により立入検査又は質問をする栄養指導員は、その身分を示す証明書を携帯し、関係者に提示しなければならない。

3　第一項の規定による権限は、犯罪捜査のために認められたものと解釈してはならない。

第六章　受動喫煙防止

第一節　総則

（国及び地方公共団体の責務）

第二十五条　国及び地方公共団体は、望まない受動喫煙が生じないよう、受動喫煙に関する知識の普及、受動喫煙の防止に関する意識の啓発、受動喫煙の防止に必要な環境の整備その他の受動喫煙を防止するための措置を総合的かつ効果的に推進するよう努めなければならない。

第二十六条～第二十八条　—略—

第二節　受動喫煙を防止するための措置

第二十九条～第四十二条　—略—

第七章　特別用途表示等

（特別用途表示の許可）

第四十三条　販売に供する食品につき、乳児用、幼児用、妊産婦用、病者用その他内閣府令で定める特別の用途に適する旨の表示（以下「特別用途表示」という。）をしようとする者は、内閣総理大臣の許可を受けなければならない。

2　前項の許可を受けようとする者は、製品見本を添え、商品名、原材料の配合割合及び当該製品の製造方法、成分分析表、許可を受けようとする特別用途表示の内容その他内閣府令で定める事項を記載した申請書を内閣総理大臣に提出しなければならない。

3　内閣総理大臣は、研究所又は厚生労働大臣の登録を受けた法人（以下「登録試験機関」という。）に、第一項の許可を行うについて必要な試験（以下「許可試験」という。）を行わせるものとする。

4　第一項の許可を申請する者は、実費（許可試験に係る実費を除く。）を勘案して政令で定める額の手数料を国に、研究所の行う許可試験にあっては許可試験に係る実費を勘案して政令で定める額の手数料を研究所に、登録試験機関の行う許可試験にあっては当該登録試験機関が内閣総理大臣の認可を受けて定める額の手数料を当該登録試験機関に納めなければならない。

5　内閣総理大臣は、第一項の許可をしようとするときは、あらかじめ、厚生労働大臣の意見を聴かなければならない。

6　第一項の許可を受けて特別用途表示をする者は、当該許可に係る食品（以下「特別用途食品」という。）につき、内閣府令で定める事項を内閣府令で定めるところにより表示しなければならない。

7　内閣総理大臣は、第一項又は前項の内閣府令を制定し、又は改廃しようとするときは、あらかじめ、厚生労働大臣に協議しなければならない。

（登録試験機関の登録）

第四十四条　登録試験機関の登録を受けようとする者

は、内閣府令で定める手続に従い、実費を勘案して政令で定める額の手数料を納めて、内閣総理大臣に登録の申請をしなければならない。

（欠格条項）

第四十五条　次の各号のいずれかに該当する法人は、第四十三条第三項の登録を受けることができない。

一　その法人又はその業務を行う役員がこの法律の規定に違反し、罰金以上の刑に処せられ、その執行を終わり、又はその執行を受けることのなくなった日から二年を経過しないもの

二　第五十五条の規定により登録を取り消され、その取消しの日から二年を経過しない法人

三　第五十五条の規定による登録の取消しの日前三十日以内にその取消しに係る法人の業務を行う役員であった者でその取消しの日から二年を経過しないものがその業務を行う役員となっている法人

（登録の基準）

第四十六条　内閣総理大臣は、第四十四条の規定により登録を申請した者（以下この項において「登録申請者」という。）が次に掲げる要件の全てに適合しているときは、その登録をしなければならない。この場合において、登録に関して必要な手続は、内閣府令で定める。

一　別表の上欄に掲げる機械器具その他の設備を有し、かつ、許可試験は同表の中欄に掲げる条件に適合する知識経験を有する者が実施し、その人数が同表の下欄に掲げる数以上であること。

二　次に掲げる許可試験の信頼性の確保のための措置がとられていること。

イ　試験を行う部門に許可試験の種類ごとにそれぞれ専任の管理者を置くこと。

ロ　許可試験の業務の管理及び精度の確保に関する文書が作成されていること。

ハ　ロに掲げる文書に記載されたところに従い許可試験の業務の管理及び精度の確保を行う専任の部門を置くこと。

三　登録申請者が、第四十三条第一項若しくは第六十三条第一項の規定により許可若しくは承認を受けなければならないこととされる食品を製造し、輸入し、又は販売する食品衛生法（昭和二十二年法律第二百三十三号）第四条第八項に規定する営業者（以下この号及び第五十二条第二項において「特別用途食品営業者」という。）に支配されているものとして次のいずれかに該当するものでないこと。

イ　登録申請者が株式会社である場合にあっては、特別用途食品営業者がその親法人（会社法（平成十七年法律第八十六号）第八百七十九条第一項に規定する親法人をいう。）であること。

ロ　登録申請者の役員（持分会社（会社法第五百七十五条第一項に規定する持分会社をいう。）にあっては、業務を執行する社員）に占める特別用途食品営業者の役員又は職員（過去二年間に当該特別用途食品営業者の役員又は職員であった者を含む。）の割合が二分の一を超えていること。

ハ　登録申請者の代表権を有する役員が、特別用途食品営業者の役員又は職員（過去二年間に当該特別用途食品営業者の役員又は職員であった者を含む。）であること。

2　登録は、次に掲げる事項を登録台帳に記帳して行う。

一　登録年月日及び登録番号

二　登録試験機関の名称、代表者の氏名及び主たる事務所の所在地

三　登録試験機関が許可試験を行う事業所の名称及び所在地

（登録の更新）

第四十七条　登録試験機関の登録は、五年以上十年以内において政令で定める期間ごとにその更新を受けなければ、その期間の経過によって、その効力を失う。

2　前三条の規定は、前項の登録の更新について準用する。

（試験の義務）

第四十八条　登録試験機関は、許可試験を行うことを求められたときは、正当な理由がある場合を除き、遅滞なく、許可試験を行わなければならない。

（事業所の変更の届出）

第四十九条　登録試験機関は、許可試験を行う事業所の所在地を変更しようとするときは、変更しようとする日の二週間前までに、内閣総理大臣に届け出なければならない。

（試験業務規程）

第五十条　登録試験機関は、許可試験の業務に関する規程（以下「試験業務規程」という。）を定め、許可試験の業務の開始前に、内閣総理大臣の認可を受けなければならない。これを変更しようとするときも、同様とする。

2　試験業務規程には、許可試験の実施方法、許可試験の手数料その他の内閣府令で定める事項を定めておかなければならない。

3　内閣総理大臣は、第一項の認可をした試験業務規程が許可試験の適正かつ確実な実施上不適当となったと認めるときは、登録試験機関に対し、その試験業務規程を変更すべきことを命ずることができる。

（業務の休廃止）

第五十一条　登録試験機関は、内閣総理大臣の許可を受けなければ、許可試験の業務の全部又は一部を休止し、又は廃止してはならない。

（財務諸表等の備付け及び閲覧等）

第五十二条　登録試験機関は、毎事業年度経過後三月以内に、その事業年度の財産目録、貸借対照表及び損

益計算書又は収支計算書並びに事業報告書（その作成に代えて電磁的記録（電子的方式、磁気的方式その他の人の知覚によっては認識することができない方式で作られる記録であって、電子計算機による情報処理の用に供されるものをいう。以下この条において同じ。）の作成がされている場合における当該電磁的記録を含む。次項及び第七十八条第三号において「財務諸表等」という。）を作成し、五年間事業所に備えて置かなければならない。

2　特別用途食品営業者その他の利害関係人は、登録試験機関の業務時間内は、いつでも、次に掲げる請求をすることができる。ただし、第二号又は第四号の請求をするには、登録試験機関の定めた費用を支払わなければならない。

一　財務諸表等が書面をもって作成されているときは、当該書面の閲覧又は謄写の請求

二　前号の書面の謄本又は抄本の請求

三　財務諸表等が電磁的記録をもって作成されているときは、当該電磁的記録に記録された事項を内閣府令で定める方法により表示したものの閲覧又は謄写の請求

四　前号の電磁的記録に記録された事項を電磁的方法であって内閣府令で定めるものにより提供することの請求又は当該事項を記載した書面の交付の請求

（秘密保持義務等）

第五十三条　登録試験機関の役員若しくは職員又はこれらの職にあった者は、許可試験の業務に関して知り得た秘密を漏らしてはならない。

2　許可試験の業務に従事する登録試験機関の役員又は職員は、刑法（明治四十年法律第四十五号）その他の罰則の適用については、法令により公務に従事する職員とみなす。

（適合命令）

第五十四条　内閣総理大臣は、登録試験機関が第四十六条第一項各号のいずれかに適合しなくなったと認めるときは、その登録試験機関に対し、これらの規定に適合するため必要な措置をとるべきことを命ずることができる。

（登録の取消し等）

第五十五条　内閣総理大臣は、登録試験機関が次の各号のいずれかに該当するときは、その登録を取り消し、又は期間を定めて許可試験の業務の全部若しくは一部の停止を命ずることができる。

一　第四十五条第一号又は第三号に該当するに至ったとき。

二　第四十八条、第四十九条、第五十一条、第五十二条第一項又は次条の規定に違反したとき。

三　正当な理由がないのに第五十二条第二項各号の規定による請求を拒んだとき。

四　第五十条第一項の認可を受けた試験業務規程によらないで許可試験を行ったとき。

五　第五十条第三項又は前条の規定による命令に違反したとき。

六　不正の手段により第四十三条第三項の登録（第四十七条第一項の登録の更新を含む。）を受けたとき。

（帳簿の記載）

第五十六条　登録試験機関は、内閣府令で定めるところにより、帳簿を備え、許可試験に関する業務に関し内閣府令で定める事項を記載し、これを保存しなければならない。

（登録試験機関以外の者による人を誤認させる行為の禁止）

第五十七条　登録試験機関以外の者は、その行う業務が許可試験であると人を誤認させるような表示その他の行為をしてはならない。

2　内閣総理大臣は、登録試験機関以外の者に対し、その行う業務が許可試験であると人を誤認させないようにするための措置をとるべきことを命ずることができる。

（報告の徴収）

第五十八条　内閣総理大臣は、この法律の施行に必要な限度において、登録試験機関に対し、その業務又は経理の状況に関し報告をさせることができる。

（立入検査）

第五十九条　内閣総理大臣は、この法律の施行に必要な限度において、その職員に、登録試験機関の事務所又は事業所に立ち入り、業務の状況又は帳簿、書類その他の物件を検査させることができる。

2　前項の規定により立入検査をする職員は、その身分を示す証明書を携帯し、関係者に提示しなければならない。

3　第一項の立入検査の権限は、犯罪捜査のために認められたものと解釈してはならない。

（公示）

第六十条　内閣総理大臣は、次の場合には、その旨を官報に公示しなければならない。

一　第四十三条第三項の登録をしたとき。

二　第四十七条第一項の規定により登録試験機関の登録がその効力を失ったとき。

三　第四十九条の規定による届出があったとき。

四　第五十一条の規定による許可をしたとき。

五　第五十五条の規定により登録試験機関の登録を取り消し、又は許可試験の業務の停止を命じたとき。

（特別用途食品の検査及び収去）

第六十一条　内閣総理大臣又は都道府県知事は、必要があると認めるときは、当該職員に特別用途食品の製造施設、貯蔵施設又は販売施設に立ち入らせ、販売の用に供する当該特別用途食品を検査させ、又は試験の用に供するのに必要な限度において当該特別用途食品を収去させることができる。

2　前項の規定により立入検査又は収去をする職員

は、その身分を示す証明書を携帯し、関係者に提示しなければならない。

3　第一項に規定する当該職員の権限は、食品衛生法第三十条第一項に規定する食品衛生監視員が行うものとする。

4　第一項の規定による権限は、犯罪捜査のために認められたものと解釈してはならない。

5　内閣総理大臣は、研究所に、第一項の規定により収去された食品の試験を行わせるものとする。

（特別用途表示の許可の取消し）

第六十二条　内閣総理大臣は、第四十三条第一項の許可を受けた者が次の各号のいずれかに該当するときは、当該許可を取り消すことができる。

一　第四十三条第六項の規定に違反したとき。

二　当該許可に係る食品につき虚偽の表示をしたとき。

三　当該許可を受けた日以降における科学的知見の充実により当該許可に係る食品について当該許可に係る特別用途表示をすることが適切でないことが判明するに至ったとき。

（特別用途表示の承認）

第六十三条　本邦において販売に供する食品につき、外国において特別用途表示をしようとする者は、内閣総理大臣の承認を受けることができる。

2　第四十三条第二項から第七項まで及び前条の規定は前項の承認について、第六十一条の規定は同項の承認に係る食品について、それぞれ準用する。この場合において、同条第一項中「製造施設、貯蔵施設」とあるのは、「貯蔵施設」と読み替えるものとする。

（特別用途表示がされた食品の輸入の許可）

第六十四条　本邦において販売に供する食品であって、第四十三条第一項の規定による許可又は前条第一項の規定による承認を受けずに特別用途表示がされたものを輸入しようとする者については、その者を第四十三条第一項に規定する特別用途表示をしようとする者とみなして、同条及び第七十二条第二号の規定を適用する。

（誇大表示の禁止）

第六十五条　何人も、食品として販売に供する物に関して広告その他の表示をするときは、健康の保持増進の効果その他内閣府令で定める事項（次条第三項において「健康保持増進効果等」という。）について、著しく事実に相違する表示をし、又は著しく人を誤認させるような表示をしてはならない。

2　内閣総理大臣は、前項の内閣府令を制定し、又は改廃しようとするときは、あらかじめ、厚生労働大臣に協議しなければならない。

（勧告等）

第六十六条　内閣総理大臣又は都道府県知事は、前条第一項の規定に違反して表示をした者がある場合において、国民の健康の保持増進及び国民に対する正確な情報の伝達に重大な影響を与えるおそれがあると認めるときは、その者に対し、当該表示に関し必要な措置をとるべき旨の勧告をすることができる。

2　内閣総理大臣又は都道府県知事は、前項に規定する勧告を受けた者が、正当な理由がなくてその勧告に係る措置をとらなかったときは、その者に対し、その勧告に係る措置をとるべきことを命ずることができる。

3　第六十一条の規定は、食品として販売に供する物であって健康保持増進効果等についての表示がされたもの（特別用途食品及び第六十三条第一項の承認を受けた食品を除く。）について準用する。

4　都道府県知事は、第一項又は第二項の規定によりその権限を行使したときは、その旨を内閣総理大臣に通知するものとする。

（再審査請求等）

第六十七条　第六十一条第一項（第六十三条第二項において準用する場合を含む。）の規定により保健所を設置する市又は特別区の長が行う処分についての審査請求の裁決に不服がある者は、内閣総理大臣に対して再審査請求をすることができる。

2　保健所を設置する市又は特別区の長が第二十七条第一項（第二十九条第二項において準用する場合を含む。）の規定による処分をする権限をその補助機関である職員又はその管理に属する行政機関の長に委任した場合において、委任を受けた職員又は行政機関の長がその委任に基づいてした処分につき、地方自治法（昭和二十二年法律第六十七号）第二百五十五条の二第二項の再審査請求の裁決があったときは、当該裁決に不服がある者は、同法第二百五十二条の十七の四第五項から第七項までの規定の例により、内閣総理大臣に対して再々審査請求をすることができる。

第八章　雑則

第六十八条～第六十九条　―略―

第九章　罰則

第七十条～第七十八条　―略―

健康増進法施行規則

（平成十五年四月三十日厚生労働省令第八十六号）
最終改正：令和四年三月三十日厚生労働省令第四十八号

健康増進法（平成十四年法律第百三号）第十一条第一項、第十二条第二項、第十五条、第二十条第一項、第二十一条、第二十六条第一項、同条第二項及び第五項（第二十九条第二項において準用する場合を含む。）並びに第三十一条第一項並びに第二項第二号及び第三号の規定に基づき、並びに同法を実施するため、健康増進法施行規則を次のように定める。

（国民健康・栄養調査の調査事項）
第一条　健康増進法（平成十四年法律第百三号。以下「法」という。）第十条第一項に規定する国民健康・栄養調査は、身体状況、栄養摂取状況及び生活習慣の調査とする。
2　前項に規定する身体状況の調査は、国民健康・栄養調査に関する事務に従事する公務員又は国民健康・栄養調査員（以下「調査従事者」という。）が、次に掲げる事項について測定し、若しくは診断し、その結果を厚生労働大臣の定める調査票に記入すること又は被調査者ごとに、当該調査票を配布し、次に掲げる事項が記入された調査票の提出を受けることによって行う。
一　身長
二　体重
三　血圧
四　その他身体状況に関する事項
3　第一項に規定する栄養摂取状況の調査は、調査従事者が、調査世帯ごとに、厚生労働大臣の定める調査票を配布し、次に掲げる事項が記入された調査票の提出を受けることによって行う。
一　世帯及び世帯員の状況
二　食事の状況
三　食事の料理名並びに食品の名称及びその摂取量
四　その他栄養摂取状況に関する事項
4　第一項に規定する生活習慣の調査は、調査従事者が、被調査者ごとに、厚生労働大臣の定める調査票を配布し、次に掲げる事項が記入された調査票の提出を受けることによって行う。
一　食習慣の状況
二　運動習慣の状況
三　休養習慣の状況
四　喫煙習慣の状況
五　飲酒習慣の状況
六　歯の健康保持習慣の状況
七　その他生活習慣の状況に関する事項
（調査世帯の選定）
第二条　法第十一条第一項の規定による対象の選定は、無作為抽出法によるものとする。
2　都道府県知事（保健所を設置する市又は特別区にあっては、市長又は区長。以下同じ。）は、法第十一条第一項の規定により調査世帯を指定したときは、その旨を当該世帯の世帯主に通知しなければならない。
（国民健康・栄養調査員）
第三条　国民健康・栄養調査員は、医師、管理栄養士、保健師その他の者のうちから、毎年、都道府県知事が任命する。
2　国民健康・栄養調査員は、非常勤とする。
（国民健康・栄養調査員の身分を示す証票）
第四条　国民健康・栄養調査員は、その職務を行う場合には、その身分を示す証票を携行し、かつ、関係者の請求があるときには、これを提示しなければならない。
2　前項に規定する国民健康・栄養調査員の身分を示す証票は、別記様式第一号による。
（市町村による健康増進事業の実施）
第四条の二　法第十九条の二の厚生労働省令で定める事業は、次の各号に掲げるものとする。
一　歯周疾患検診
二　骨粗鬆症検診
三　肝炎ウイルス検診
四　四十歳以上七十四歳以下の者であって高齢者の医療の確保に関する法律（昭和五十七年法律第八十号）第二十条の特定健康診査の対象とならない者（特定健康診査及び特定保健指導の実施に関する基準第一条第一項の規定に基づき厚生労働大臣が定める者（平成二十年厚生労働省告示第三号）に規定する者を除く。次号において「特定健康診査非対象者」という。）及び七十五歳以上の者であって同法第五十一条第一号又は第二号に規定する者に対する健康診査
五　特定健康診査非対象者に対する保健指導
六　がん検診
（健康増進事業に関する情報の提供の求め）
第四条の三　法第十九条の四第一項の規定により市町村が他の市町村（同項に規定する他の市町村をいう。以下この条において同じ。）に対して提供を求めることができる情報は、当該他の市町村が住民に対して行った前条各号（第四号及び第五号を除く。）に掲げる事業（以下この条において「検診」という。）に関する情報のうち、次に掲げるものとする。
一　検診（精密検査（既に行われた検診の結果に基づき、より精密なものとして行われる検診をいう。第三号において同じ。）を除く。次号において同じ。）の受診の有無
二　検診を受診している場合にあっては、次に掲げる情報
イ　当該受診の年月日
ロ　当該検診を実施した機関の名称
ハ　当該受診時における当該住民の年齢

ニ　当該検診が当該住民に対して個別的に実施されたものであるか又は集団的に実施されたものであるかの別

ホ　当該検診の結果

三　精密検査が必要である旨の通知があった場合にあっては、次に掲げる情報（ロからニまでに掲げる情報については、当該住民が当該精密検査を受診している場合に限る。）

イ　当該精密検査の受診の有無

ロ　当該精密検査の受診の年月日

ハ　当該精密検査を実施した機関の名称

ニ　当該精密検査（前条第三号及び第六号に掲げる事業に係るものを除く。）の結果

（情報通信の技術を利用する方法）

第四条の四　法第十九条の四第二項の厚生労働省令で定める方法は、次に掲げる方法とする。

一　電子情報処理組織を使用する方法のうち、イ又はロに掲げるもの

イ　送信者の使用に係る電子計算機と受信者の使用に係る電子計算機とを接続する電気通信回線を通じて送信し、受信者の使用に係る電子計算機に備えられたファイルに記録する方法

ロ　送信者の使用に係る電子計算機に備えられたファイルに記録された情報の内容を電気通信回線を通じて情報の提供を受ける者の閲覧に供し、当該情報の提供を受ける者の使用に係る電子計算機に備えられたファイルに当該情報を記録する方法

二　磁気ディスクその他これに準ずる方法により一定の情報を確実に記録しておくことができるものをもって調製するファイルに情報を記録したものを交付する方法

2　前項各号に掲げる方法は、受信者がファイルへの記録を出力することにより書面を作成することができるものでなければならない。

（特定給食施設）

第五条　法第二十条第一項の厚生労働省令で定める施設は、継続的に一回百食以上又は一日二百五十食以上の食事を供給する施設とする。

（特定給食施設の届出事項）

第六条　法第二十条第一項の厚生労働省令で定める事項は、次のとおりとする。

一　給食施設の名称及び所在地

二　給食施設の設置者の氏名及び住所（法人にあっては、給食施設の設置者の名称、主たる事務所の所在地及び代表者の氏名）

三　給食施設の種類

四　給食の開始日又は開始予定日

五　一日の予定給食数及び各食ごとの予定給食数

六　管理栄養士及び栄養士の員数

（特別の栄養管理が必要な給食施設の指定）

第七条　法第二十一条第一項の規定により都道府県知事が指定する施設は、次のとおりとする。

一　医学的な管理を必要とする者に食事を供給する特定給食施設であって、継続的に一回三百食以上又は一日七百五十食以上の食事を供給するもの

二　前号に掲げる特定給食施設以外の管理栄養士による特別な栄養管理を必要とする特定給食施設であって、継続的に一回五百食以上又は一日千五百食以上の食事を供給するもの

（特定給食施設における栄養士等）

第八条　法第二十一条第二項の規定により栄養士又は管理栄養士を置くように努めなければならない特定給食施設のうち、一回三百食又は一日七百五十食以上の食事を供給するものの設置者は、当該施設に置かれる栄養士のうち少なくとも一人は管理栄養士であるように努めなければならない。

（栄養管理の基準）

第九条　法第二十一条第三項の厚生労働省令で定める基準は、次のとおりとする。

一　当該特定給食施設を利用して食事の供給を受ける者（以下「利用者」という。）の身体の状況、栄養状態、生活習慣等（以下「身体の状況等」という。）を定期的に把握し、これらに基づき、適当な熱量及び栄養素の量を満たす食事の提供及びその品質管理を行うとともに、これらの評価を行うよう努めること。

二　食事の献立は、身体の状況等のほか、利用者の日常の食事の摂取量、嗜好等に配慮して作成するよう努めること。

三　献立表の掲示並びに熱量及びたんぱく質、脂質、食塩等の主な栄養成分の表示等により、利用者に対して、栄養に関する情報の提供を行うこと。

四　献立表その他必要な帳簿等を適正に作成し、当該施設に備え付けること。

五　衛生の管理については、食品衛生法（昭和二十二年法律第二百三十三号）その他関係法令の定めるところによること。

（栄養指導員の身分を証す証票）

第十条　法第二十四条第二項に規定する栄養指導員の身分を示す証明書は、別記様式第二号による。

（法第十六条の二第二項第二号の厚生労働省令で定める栄養素）

第十一条　法第十六条の二第二項第二号イの厚生労働省令で定める栄養素は、次のとおりとする。

一　たんぱく質

二　n-6系脂肪酸及びn-3系脂肪酸

三　炭水化物及び食物繊維

四　ビタミンA、ビタミンD、ビタミンE、ビタミンK、ビタミンB_1、ビタミンB_2、ナイアシン、ビタミンB_6、ビタミンB_{12}、葉酸、パントテン酸、ビオチン及びビタミンC

五　カリウム、カルシウム、マグネシウム、リン、

鉄、亜鉛、銅、マンガン、ヨウ素、セレン、クロム及びモリブデン

2　法第十六条の二第二項第二号ロの厚生労働省令で定める栄養素は、次のとおりとする。

一　脂質、飽和脂肪酸及びコレステロール

二　糖類（単糖類又は二糖類であって、糖アルコールでないものに限る。）

三　ナトリウム

栄養士法

（昭和二十二年十二月二十九日法律第二百四十五号）
最終改正：令和四年六月十七日法律第六十八号

第一条　この法律で栄養士とは、都道府県知事の免許を受けて、栄養士の名称を用いて栄養の指導に従事することを業とする者をいう。

2　この法律で管理栄養士とは、厚生労働大臣の免許を受けて、管理栄養士の名称を用いて、傷病者に対する療養のため必要な栄養の指導、個人の身体の状況、栄養状態等に応じた高度の専門的知識及び技術を要する健康の保持増進のための栄養の指導並びに特定多数人に対して継続的に食事を供給する施設における利用者の身体の状況、栄養状態、利用の状況等に応じた特別の配慮を必要とする給食管理及びこれらの施設に対する栄養改善上必要な指導等を行うことを業とする者をいう。

第二条　栄養士の免許は、厚生労働大臣の指定した栄養士の養成施設（以下「養成施設」という。）において二年以上栄養士として必要な知識及び技能を修得した者に対して、都道府県知事が与える。

2　養成施設に入所することができる者は、学校教育法（昭和二十二年法律第二十六号）第九十条に規定する者とする。

3　管理栄養士の免許は、管理栄養士国家試験に合格した者に対して、厚生労働大臣が与える。

第三条　次の各号のいずれかに該当する者には、栄養士又は管理栄養士の免許を与えないことがある。

一　罰金以上の刑に処せられた者

二　前号に該当する者を除くほか、第一条に規定する業務に関し犯罪又は不正の行為があつた者

第三条の二　都道府県に栄養士名簿を備え、栄養士の免許に関する事項を登録する。

2　厚生労働省に管理栄養士名簿を備え、管理栄養士の免許に関する事項を登録する。

第四条　栄養士の免許は、都道府県知事が栄養士名簿に登録することによつて行う。

2　都道府県知事は、栄養士の免許を与えたときは、栄養士免許証を交付する。

3　管理栄養士の免許は、厚生労働大臣が管理栄養士名簿に登録することによつて行う。

4　厚生労働大臣は、管理栄養士の免許を与えたときは、管理栄養士免許証を交付する。

第五条　栄養士が第三条各号のいずれかに該当するに至つたときは、都道府県知事は、当該栄養士に対する免許を取り消し、又は一年以内の期間を定めて栄養士の名称の使用の停止を命ずることができる。

2　管理栄養士が第三条各号のいずれかに該当するに至つたときは、厚生労働大臣は、当該管理栄養士に対する免許を取り消し、又は一年以内の期間を定めて管理栄養士の名称の使用の停止を命ずることがで

きる。

3　都道府県知事は、第一項の規定により栄養士の免許を取り消し、又は栄養士の名称の使用の停止を命じたときは、速やかに、その旨を厚生労働大臣に通知しなければならない。

4　厚生労働大臣は、第二項の規定により管理栄養士の免許を取り消し、又は管理栄養士の名称の使用の停止を命じたときは、速やかに、その旨を当該処分を受けた者が受けている栄養士の免許を与えた都道府県知事に通知しなければならない。

第五条の二　厚生労働大臣は、毎年少なくとも一回、管理栄養士として必要な知識及び技能について、管理栄養士国家試験を行う。

第五条の三　管理栄養士国家試験は、栄養士であつて次の各号のいずれかに該当するものでなければ、受けることができない。

一　修業年限が二年である養成施設を卒業して栄養士の免許を受けた後厚生労働省令で定める施設において三年以上栄養の指導に従事した者

二　修業年限が三年である養成施設を卒業して栄養士の免許を受けた後厚生労働省令で定める施設において二年以上栄養の指導に従事した者

三　修業年限が四年である養成施設を卒業して栄養士の免許を受けた後厚生労働省令で定める施設において一年以上栄養の指導に従事した者

四　修業年限が四年である養成施設であつて、学校(学校教育法第一条の学校並びに同条の学校の設置者が設置している同法第百二十四条の専修学校及び同法第百三十四条の各種学校をいう。以下この号において同じ。)であるものにあつては文部科学大臣及び厚生労働大臣が、学校以外のものにあつては厚生労働大臣が、政令で定める基準により指定したもの(以下「管理栄養士養成施設」という。)を卒業した者

第五条の四　管理栄養士国家試験に関して不正の行為があつた場合には、当該不正行為に関係のある者について、その受験を停止させ、又はその試験を無効とすることができる。この場合においては、なお、その者について、期間を定めて管理栄養士国家試験を受けることを許さないことができる。

第五条の五　管理栄養士は、傷病者に対する療養のため必要な栄養の指導を行うに当たつては、主治の医師の指導を受けなければならない。

第六条　栄養士でなければ、栄養士又はこれに類似する名称を用いて第一条第一項に規定する業務を行つてはならない。

2　管理栄養士でなければ、管理栄養士又はこれに類似する名称を用いて第一条第二項に規定する業務を行つてはならない。

第六条の二　管理栄養士国家試験に関する事務をつかさどらせるため、厚生労働省に管理栄養士国家試験委員を置く。

第六条の三　管理栄養士国家試験委員その他管理栄養士国家試験に関する事務をつかさどる者は、その事務の施行に当たつて厳正を保持し、不正の行為がないようにしなければならない。

第六条の四　この法律に規定する厚生労働大臣の権限は、厚生労働省令で定めるところにより、地方厚生局長に委任することができる。

2　前項の規定により地方厚生局長に委任された権限は、厚生労働省令で定めるところにより、地方厚生支局長に委任することができる。

第七条　この法律に定めるもののほか、栄養士の免許及び免許証、養成施設、管理栄養士の免許及び免許証、管理栄養士養成施設、管理栄養士国家試験並びに管理栄養士国家試験委員に関し必要な事項は、政令でこれを定める。

第七条の二　第六条の三の規定に違反して、故意若しくは重大な過失により事前に試験問題を漏らし、又は故意に不正の採点をした者は、六月以下の懲役又は五十万円以下の罰金に処する。

第八条　次の各号のいずれかに該当する者は、三十万円以下の罰金に処する。

一　第五条第一項の規定により栄養士の名称の使用の停止を命ぜられた者で、当該停止を命ぜられた期間中に、栄養士の名称を使用して第一条第一項に規定する業務を行つたもの

二　第五条第二項の規定により管理栄養士の名称の使用の停止を命ぜられた者で、当該停止を命ぜられた期間中に、管理栄養士の名称を使用して第一条第二項に規定する業務を行つたもの

三　第六条第一項の規定に違反して、栄養士又はこれに類似する名称を用いて第一条第一項に規定する業務を行つた者

四　第六条第二項の規定に違反して、管理栄養士又はこれに類似する名称を用いて第一条第二項に規定する業務を行つた者

地域保健法

（昭和二十二年九月五日法律第百一号）
最終改正：令和五年六月七日法律第四十七号

＜一部抜粋＞

第一章　総則

第一条　この法律は、地域保健対策の推進に関する基本指針、保健所の設置その他地域保健対策の推進に関し基本となる事項を定めることにより、母子保健法（昭和四十年法律第百四十一号）その他の地域保健対策に関する法律による対策が地域において総合的に推進されることを確保し、もつて地域住民の健康の保持及び増進に寄与することを目的とする。

第二条　地域住民の健康の保持及び増進を目的として国及び地方公共団体が講ずる施策は、我が国における急速な高齢化の進展、保健医療を取り巻く環境の変化等に即応し、地域における公衆衛生の向上及び増進を図るとともに、地域住民の多様化し、かつ、高度化する保健、衛生、生活環境等に関する需要に適確に対応することができるように、地域の特性及び社会福祉等の関連施策との有機的な連携に配慮しつつ、総合的に推進されることを基本理念とする。

第三条　市町村（特別区を含む。以下同じ。）は、当該市町村が行う地域保健対策が円滑に実施できるように、必要な施設の整備、人材の確保及び資質の向上等に努めなければならない。

2　都道府県は、当該都道府県が行う地域保健対策が円滑に実施できるように、必要な施設の整備、人材の確保及び資質の向上、調査及び研究等に努めるとともに、市町村に対し、前項の責務が十分に果たされるように、その求めに応じ、必要な技術的援助を与えることに努めなければならない。

3　国は、地域保健に関する情報の収集、整理及び活用並びに調査及び研究並びに地域保健対策に係る人材の養成及び資質の向上に努めるとともに、市町村及び都道府県に対し、前二項の責務が十分に果たされるように必要な技術的及び財政的援助を与えることに努めなければならない。

第二章　地域保健対策の推進に関する基本指針

第四条　厚生労働大臣は、地域保健対策の円滑な実施及び総合的な推進を図るため、地域保健対策の推進に関する基本的な指針（以下「基本指針」という。）を定めなければならない。

2　基本指針は、次に掲げる事項について定めるものとする。

一　地域保健対策の推進の基本的な方向

二　保健所及び市町村保健センターの整備及び運営に関する基本的事項

三　地域保健対策に係る人材の確保及び資質の向上並びに第二十四条第一項の人材確保支援計画の策定に関する基本的事項

四　地域保健に関する調査及び研究並びに試験及び検査に関する基本的事項

五　社会福祉等の関連施策との連携に関する基本的事項

六　その他地域保健対策の推進に関する重要事項

3　基本指針は、健康危機（国民の生命及び健康に重大な影響を与えるおそれがある疾病のまん延その他の公衆衛生上重大な危害が生じ、又は生じるおそれがある緊急の事態をいう。第二十一条第一項において同じ。）への対処を考慮して定めるものとする。

4　厚生労働大臣は、基本指針を定め、又はこれを変更したときは、遅滞なく、これを公表しなければならない。

第三章　保健所

第五条　保健所は、都道府県、地方自治法（昭和二十二年法律第六十七号）第二百五十二条の十九第一項の指定都市、同法第二百五十二条の二十二第一項の中核市その他の政令で定める市又は特別区が、これを設置する。

2　都道府県は、前項の規定により保健所を設置する場合においては、保健医療に係る施策と社会福祉に係る施策との有機的な連携を図るため、医療法（昭和二十三年法律第二百五号）第三十条の四第二項第十二号に規定する区域及び介護保険法（平成九年法律第百二十三号）第百十八条第二項に規定する区域を参酌して、保健所の所管区域を設定しなければならない。

第六条　保健所は、次に掲げる事項につき、企画、調整、指導及びこれらに必要な事業を行う。

一　地域保健に関する思想の普及及び向上に関する事項

二　人口動態統計その他地域保健に係る統計に関する事項

三　栄養の改善及び食品衛生に関する事項

四　住宅、水道、下水道、廃棄物の処理、清掃その他

の環境の衛生に関する事項
五　医事及び薬事に関する事項
六　保健師に関する事項
七　公共医療事業の向上及び増進に関する事項
八　母性及び乳幼児並びに老人の保健に関する事項
九　歯科保健に関する事項
十　精神保健に関する事項
十一　治療方法が確立していない疾病その他の特殊の疾病により長期に療養を必要とする者の保健に関する事項
十二　感染症その他の疾病の予防に関する事項
十三　衛生上の試験及び検査に関する事項
十四　その他地域住民の健康の保持及び増進に関する事項

第七条　保健所は、前条に定めるもののほか、地域住民の健康の保持及び増進を図るため必要があるときは、次に掲げる事業を行うことができる。
一　所管区域に係る地域保健に関する情報を収集し、整理し、及び活用すること。
二　所管区域に係る地域保健に関する調査及び研究を行うこと。
三　歯科疾患その他厚生労働大臣の指定する疾病の治療を行うこと。
四　試験及び検査を行い、並びに医師、歯科医師、薬剤師その他の者に試験及び検査に関する施設を利用させること。

第八条　都道府県の設置する保健所は、前二条に定めるもののほか、所管区域内の市町村の地域保健対策の実施に関し、市町村相互間の連絡調整を行い、及び市町村の求めに応じ、技術的助言、市町村職員の研修その他必要な援助を行うことができる。

第九条　第五条第一項に規定する地方公共団体の長は、その職権に属する第六条各号に掲げる事項に関する事務を保健所長に委任することができる。

第十条　保健所に、政令の定めるところにより、所長その他所要の職員を置く。

第十一条　第五条第一項に規定する地方公共団体は、保健所の所管区域内の地域保健及び保健所の運営に関する事項を審議させるため、当該地方公共団体の条例で定めるところにより、保健所に、運営協議会を置くことができる。

第十二条　第五条第一項に規定する地方公共団体は、保健所の事業の執行の便を図るため、その支所を設けることができる。

第十三条　この法律による保健所でなければ、その名称中に、保健所たることを示すような文字を用いてはならない。

第十四条　保健所の施設の利用又は保健所で行う業務については、政令で定める場合を除いては、使用料、手数料又は治療料を徴収してはならない。

第十五条　国は、保健所の施設又は設備に要する費用を支出する地方公共団体に対し、予算の範囲内において、政令で定めるところにより、その費用の全部又は一部を補助することができる。

第十六条　厚生労働大臣は、政令の定めるところにより、第五条第一項に規定する地方公共団体の長に対し、保健所の運営に関し必要な報告を求めることができる。
2　厚生労働大臣は、第五条第一項に規定する地方公共団体に対し、保健所の設置及び運営に関し適切と認める技術的な助言又は勧告をすることができる。

第十七条　この章に定めるもののほか、保健所及び保健所支所の設置、廃止及び運営に関して必要な事項は、政令でこれを定める。

第四章　市町村保健センター

第十八条　市町村は、市町村保健センターを設置することができる。
2　市町村保健センターは、住民に対し、健康相談、保健指導及び健康診査その他地域保健に関し必要な事業を行うことを目的とする施設とする。

第十九条　国は、予算の範囲内において、市町村に対し、市町村保健センターの設置に要する費用の一部を補助することができる。

第二十条　国は、第二十四条第一項の町村が市町村保健センターを整備しようとするときは、その整備が円滑に実施されるように適切な配慮をするものとする。

高齢者の医療の確保に関する法律

（昭和五十七年八月十七日法律第八十号）
最終改正：令和五年五月十九日法律第三十一号

＜一部抜粋＞

（目的）
第一条　この法律は、国民の高齢期における適切な医療の確保を図るため、医療費の適正化を推進するための計画の作成及び保険者による健康診査等の実施に関する措置を講ずるとともに、高齢者の医療について、国民の共同連帯の理念等に基づき、前期高齢者に係る保険者間の費用負担の調整、後期高齢者に対する適切な医療の給付等を行うために必要な制度を設け、もつて国民保健の向上及び高齢者の福祉の増進を図ることを目的とする。

（医療費適正化基本方針及び全国医療費適正化計画）
第八条　厚生労働大臣は、国民の高齢期における適切な医療の確保を図る観点から、医療に要する費用の適正化（以下「医療費適正化」という。）を総合的かつ計画的に推進するため、医療費適正化に関する施策についての基本的な方針（以下「医療費適正化基本方針」という。）を定めるとともに、六年ごとに、六年を一期として、医療費適正化を推進するための計画（以下「全国医療費適正化計画」という。）を定めるものとする。

2　医療費適正化基本方針においては、次に掲げる事項を定めるものとする。

一　次条第一項に規定する都道府県医療費適正化計画において定めるべき目標に係る参酌すべき標準その他の当該計画の作成に当たつて指針となるべき基本的な事項

二　次条第一項に規定する都道府県医療費適正化計画の達成状況の評価に関する基本的な事項

三　医療に要する費用の調査及び分析に関する基本的な事項

四　前三号に掲げるもののほか、医療費適正化の推進に関する重要事項

3　医療費適正化基本方針は、医療法第三十条の三第一項に規定する基本方針、介護保険法（平成九年法律第百二十三号）第百十六条第一項に規定する基本指針及び健康増進法（平成十四年法律第百三号）第七条第一項に規定する基本方針と調和が保たれたものでなければならない。

4　全国医療費適正化計画においては、次に掲げる事項を定めるものとする。

一　国民の健康の保持の推進に関し、医療費適正化の推進のために国が達成すべき目標に関する事項

二　医療の効率的な提供の推進に関し、医療費適正化の推進のために国が達成すべき目標に関する事項

三　前二号の目標を達成するために国が取り組むべき施策に関する事項

四　第一号及び第二号の目標を達成するための保険者、第四十八条に規定する後期高齢者医療広域連合（以下この条から第十六条まで及び第二十七条において「後期高齢者医療広域連合」という。）、医療機関その他の関係者の連携及び協力に関する事項

五　各都道府県の医療計画（医療法第三十条の四第一項に規定する医療計画をいう。以下同じ。）に基づく事業の実施を踏まえ、計画の期間において見込まれる病床の機能（同法第三十条の三第二項第六号に規定する病床の機能をいう。以下同じ。）の分化及び連携の推進の成果に関する事項

六　前号に掲げる事項、第一号及び第二号の目標を達成するための国民の健康の保持の推進及び医療の効率的な提供の推進により達成が見込まれる医療費適正化の効果その他厚生労働省令で定める事項を踏まえて、厚生労働省令で定めるところにより算定した計画の期間における医療に要する費用の見込み（第十一条第八項において「国の医療に要する費用の目標」という。）に関する事項

七　計画の達成状況の評価に関する事項

八　前各号に掲げるもののほか、医療費適正化の推進のために必要な事項

5　厚生労働大臣は、前項第一号から第三号までに掲げる事項を定めるに当たつては、病床の機能の分化及び連携の推進並びに地域における医療及び介護の総合的な確保の促進に関する法律（平成元年法律第六十四号）第二条第一項に規定する地域包括ケアシステム（次条第四項において「地域包括ケアシステム」という。）の構築に向けた取組並びに国民の加齢に伴う身体的、精神的及び社会的な特性を踏まえた医療及び介護の効果的かつ効率的な提供の重要性に留意するものとする。

6　厚生労働大臣は、医療費適正化基本方針及び全国医療費適正化計画を定め、又はこれを変更しようとするときは、あらかじめ、関係行政機関の長に協議するものとする。

7　厚生労働大臣は、医療費適正化基本方針及び全国

医療費適正化計画を定め、又はこれを変更したときは、遅滞なく、これを公表するものとする。

8 厚生労働大臣は、全国医療費適正化計画の作成及び全国医療費適正化計画に基づく施策の実施に関して必要があると認めるときは、保険者、後期高齢者医療広域連合、医療機関その他の関係者に対して必要な協力を求めることができる。

（都道府県医療費適正化計画）

第九条 都道府県は、医療費適正化基本方針に即して、六年ごとに、六年を一期として、当該都道府県における医療費適正化を推進するための計画（以下「都道府県医療費適正化計画」という。）を定めるものとする。

（特定健康診査等基本指針）

第十八条 厚生労働大臣は、特定健康診査（糖尿病その他の政令で定める生活習慣病に関する健康診査をいう。以下同じ。）及び特定保健指導（特定健康診査の結果により健康の保持に努める必要がある者として厚生労働省令で定めるものに対し、保健指導に関する専門的知識及び技術を有する者として厚生労働省令で定めるものが行う保健指導をいう。以下同じ。）の適切かつ有効な実施を図るための基本的な指針（以下「特定健康診査等基本指針」という。）を定めるものとする。

（特定健康診査等実施計画）

第十九条 保険者（国民健康保険法の定めるところにより都道府県が当該都道府県内の市町村とともに行う国民健康保険（以下「国民健康保険」という。）にあつては、市町村。以下この節並びに第百二十五条の三第一項及び第四項において同じ。）は、特定健康診査等基本指針に即して、六年ごとに、六年を一期として、特定健康診査等の実施に関する計画（以下「特定健康診査等実施計画」という。）を定めるものとする。

2 特定健康診査等実施計画においては、次に掲げる事項を定めるものとする。

一 特定健康診査等の具体的な実施方法に関する事項

二 特定健康診査等の実施及びその成果に関する具体的な目標

三 前二号に掲げるもののほか、特定健康診査等の適切かつ有効な実施のために必要な事項

3 保険者は、特定健康診査等実施計画を定め、又はこれを変更したときは、遅滞なく、これを公表しなければならない。

（特定健康診査）

第二十条 保険者は、特定健康診査等実施計画に基づき、厚生労働省令で定めるところにより、四十歳以上の加入者に対し、特定健康診査を行うものとする。ただし、加入者が特定健康診査に相当する健康診査を受け、その結果を証明する書面の提出を受けたとき、又は第二十六条第二項の規定により特定健康診査に関する記録の送付を受けたときは、この限りでない。

（特定保健指導）

第二十四条 保険者は、特定健康診査等実施計画に基づき、厚生労働省令で定めるところにより、特定保健指導を行うものとする。

（実施の委託）

第二十八条 保険者は、特定健康診査等について、健康保険法第六十三条第三項各号に掲げる病院又は診療所その他適当と認められるものに対し、その実施を委託することができる。この場合において、保険者は、受託者に対し、委託する特定健康診査等の実施に必要な範囲内において、厚生労働省令で定めるところにより、自らが保存する特定健康診査又は特定保健指導に関する記録の写しその他必要な情報を提供することができる。

（後期高齢者医療）

第四十七条 後期高齢者医療は、高齢者の疾病、負傷又は死亡に関して必要な給付を行うものとする。

（広域連合の設立）

第四十八条 市町村は、後期高齢者医療の事務（保険料の徴収の事務及び被保険者の便益の増進に寄与するものとして政令で定める事務を除く。）を処理するため、都道府県の区域ごとに当該区域内のすべての市町村が加入する広域連合（以下「後期高齢者医療広域連合」という。）を設けるものとする。

（被保険者）

第五十条 次の各号のいずれかに該当する者は、後期高齢者医療広域連合が行う後期高齢者医療の被保険者とする。

一 後期高齢者医療広域連合の区域内に住所を有する七十五歳以上の者

二 後期高齢者医療広域連合の区域内に住所を有する六十五歳以上七十五歳未満の者であつて、厚生労働省令で定めるところにより、政令で定める程度の障害の状態にある旨の当該後期高齢者医療広域連合の認定を受けたもの

【参考】

●高齢者の医療の確保に関する法律施行令

（法第十八条第一項に規定する政令で定める生活習慣病）

第一条の三 法第十八条第一項に規定する政令で定める生活習慣病は、高血圧症、脂質異常症、糖尿病その他の生活習慣病であって、内臓脂肪（腹腔内の腸間膜、大網等に存在する脂肪細胞内に貯蔵された脂肪をいう。）の蓄積に起因するものとする。

母子保健法

（昭和四十年八月十八日法律第百四十一号）
最終改正：令和四年六月十五日法律第六十六号

第一章　総則

（目的）

第一条　この法律は、母性並びに乳児及び幼児の健康の保持及び増進を図るため、母子保健に関する原理を明らかにするとともに、母性並びに乳児及び幼児に対する保健指導、健康診査、医療その他の措置を講じ、もつて国民保健の向上に寄与することを目的とする。

（母性の尊重）

第二条　母性は、すべての児童がすこやかに生まれ、かつ、育てられる基盤であることにかんがみ、尊重され、かつ、保護されなければならない。

（乳幼児の健康の保持増進）

第三条　乳児及び幼児は、心身ともに健全な人として成長してゆくために、その健康が保持され、かつ、増進されなければならない。

（母性及び保護者の努力）

第四条　母性は、みずからすすんで、妊娠、出産又は育児についての正しい理解を深め、その健康の保持及び増進に努めなければならない。

2　乳児又は幼児の保護者は、みずからすすんで、育児についての正しい理解を深め、乳児又は幼児の健康の保持及び増進に努めなければならない。

（国及び地方公共団体の責務）

第五条　国及び地方公共団体は、母性並びに乳児及び幼児の健康の保持及び増進に努めなければならない。

2　国及び地方公共団体は、母性並びに乳児及び幼児の健康の保持及び増進に関する施策を講ずるに当たつては、その施策を通じて、前三条に規定する母子保健の理念が具現されるように配慮しなければならない。

（用語の定義）

第六条　この法律において「妊産婦」とは、妊娠中又は出産後一年以内の女子をいう。

2　この法律において「乳児」とは、一歳に満たない者をいう。

3　この法律において「幼児」とは、満一歳から小学校就学の始期に達するまでの者をいう。

4　この法律において「保護者」とは、親権を行う者、未成年後見人その他の者で、乳児又は幼児を現に監護する者をいう。

5　この法律において「新生児」とは、出生後二十八日を経過しない乳児をいう。

6　この法律において「未熟児」とは、身体の発育が未熟のまま出生した乳児であつて、正常児が出生時に有する諸機能を得るに至るまでのものをいう。

（都道府県児童福祉審議会等の権限）

第七条　児童福祉法（昭和二十二年法律第百六十四号）第八条第二項に規定する都道府県児童福祉審議会（同条第一項ただし書に規定する都道府県にあつては、地方社会福祉審議会。以下この条において同じ。）及び同条第四項に規定する市町村児童福祉審議会は、母子保健に関する事項につき、調査審議するほか、同条第二項に規定する都道府県児童福祉審議会は都道府県知事の、同条第四項に規定する市町村児童福祉審議会は市町村長の諮問にそれぞれ答え、又は関係行政機関に意見を具申することができる。

（都道府県の援助等）

第八条　都道府県は、この法律の規定により市町村が行う母子保健に関する事業の実施に関し、市町村相互間の連絡調整を行い、及び市町村の求めに応じ、その設置する保健所による技術的事項についての指導、助言その他当該市町村に対する必要な技術的援助を行うものとする。

（実施の委託）

第八条の二　市町村は、この法律に基づく母子保健に関する事業の一部について、病院若しくは診療所又は医師、助産師その他適当と認められる者に対し、その実施を委託することができる。

（連携及び調和の確保）

第八条の三　都道府県及び市町村は、この法律に基づく母子保健に関する事業の実施に当たつては、学校保健安全法（昭和三十三年法律第五十六号）、児童福祉法その他の法令に基づく母性及び児童の保健及び福祉に関する事業との連携及び調和の確保に努めなければならない。

第二章　母子保健の向上に関する措置

（知識の普及）

第九条　都道府県及び市町村は、母性又は乳児若しくは幼児の健康の保持及び増進のため、妊娠、出産又は育児に関し、個別的又は集団的に、必要な指導及び助言を行い、並びに地域住民の活動を支援すること等により、母子保健に関する知識の普及に努めなければならない。

（相談及び支援）

第九条の二　市町村は、母性又は乳児若しくは幼児の健康の保持及び増進のため、母子保健に関する相談に応じなければならない。

2　市町村は、母性並びに乳児及び幼児の心身の状態に応じ、健康の保持及び増進に関する支援を必要とする者について、母性並びに乳児及び幼児に対する支援に関する計画の作成その他の内閣府令で定める支援を行うものとする。

(保健指導)

第十条　市町村は、妊産婦若しくはその配偶者又は乳児若しくは幼児の保護者に対して、妊娠、出産又は育児に関し、必要な保健指導を行い、又は医師、歯科医師、助産師若しくは保健師について保健指導を受けることを勧奨しなければならない。

(新生児の訪問指導)

第十一条　市町村長は、前条の場合において、当該乳児が新生児であつて、育児上必要があると認めるときは、医師、保健師、助産師又はその他の職員をして当該新生児の保護者を訪問させ、必要な指導を行わせるものとする。ただし、当該新生児につき、第十九条の規定による指導が行われるときは、この限りでない。

2　前項の規定による新生児に対する訪問指導は、当該新生児が新生児でなくなつた後においても、継続することができる。

(健康診査)

第十二条　市町村は、次に掲げる者に対し、厚生労働省令の定めるところにより、健康診査を行わなければならない。

一　満一歳六か月を超え満二歳に達しない幼児

二　満三歳を超え満四歳に達しない幼児

2　前項の厚生労働省令は、健康増進法（平成十四年法律第百三号）第九条第一項に規定する健康診査等指針（第十六条第四項において単に「健康診査等指針」という。）と調和が保たれたものでなければならない。

第十三条　前条の健康診査のほか、市町村は、必要に応じ、妊産婦又は乳児若しくは幼児に対して、健康診査を行い、又は健康診査を受けることを勧奨しなければならない。

2　厚生労働大臣は、前項の規定による妊婦に対する健康診査についての望ましい基準を定めるものとする。

(栄養の摂取に関する援助)

第十四条　市町村は、妊産婦又は乳児若しくは幼児に対して、栄養の摂取につき必要な援助をするように努めるものとする。

(妊娠の届出)

第十五条　妊娠した者は、厚生労働省令で定める事項につき、速やかに、市町村長に妊娠の届出をするようにしなければならない。

(母子健康手帳)

第十六条　市町村は、妊娠の届出をした者に対して、母子健康手帳を交付しなければならない。

2　妊産婦は、医師、歯科医師、助産師又は保健師について、健康診査又は保健指導を受けたときは、その都度、母子健康手帳に必要な事項の記載を受けなければならない。乳児又は幼児の健康診査又は保健指導を受けた当該乳児又は幼児の保護者についても、同様とする。

3　母子健康手帳の様式は、厚生労働省令で定める。

4　前項の厚生労働省令は、健康診査等指針と調和が保たれたものでなければならない。

(妊産婦の訪問指導等)

第十七条　第十三条第一項の規定による健康診査を行つた市町村の長は、その結果に基づき、当該妊産婦の健康状態に応じ、保健指導を要する者については、医師、助産師、保健師又はその他の職員をして、その妊産婦を訪問させて必要な指導を行わせ、妊娠又は出産に支障を及ぼすおそれがある疾病にかかつている疑いのある者については、医師又は歯科医師の診療を受けることを勧奨するものとする。

2　市町村は、妊産婦が前項の勧奨に基づいて妊娠又は出産に支障を及ぼすおそれがある疾病につき医師又は歯科医師の診療を受けるために必要な援助を与えるように努めなければならない。

(産後ケア事業)

第十七条の二　市町村は、出産後一年を経過しない女子及び乳児の心身の状態に応じた保健指導、療養に伴う世話又は育児に関する指導、相談その他の援助（以下この項において「産後ケア」という。）を必要とする出産後一年を経過しない女子及び乳児につき、次の各号のいずれかに掲げる事業（以下この条において「産後ケア事業」という。）を行うよう努めなければならない。

一　病院、診療所、助産所その他厚生労働省令で定める施設であつて、産後ケアを行うもの（次号において「産後ケアセンター」という。）に産後ケアを必要とする出産後一年を経過しない女子及び乳児を短期間入所させ、産後ケアを行う事業

二　産後ケアセンターその他の厚生労働省令で定める施設に産後ケアを必要とする出産後一年を経過しない女子及び乳児を通わせ、産後ケアを行う事業

三　産後ケアを必要とする出産後一年を経過しない女子及び乳児の居宅を訪問し、産後ケアを行う事業

2　市町村は、産後ケア事業を行うに当たつては、産後ケア事業の人員、設備及び運営に関する基準として厚生労働省令で定める基準に従つて行わなければならない。

3　市町村は、産後ケア事業の実施に当たつては、妊娠中から出産後に至る支援を切れ目なく行う観点から、児童福祉法第十条の二第一項のこども家庭センター（次章において単に「こども家庭センター」という。）その他の関係機関との必要な連絡調整並びにこの法律に基づく母子保健に関する他の事業並びに児童福祉法その他の法令に基づく母性及び乳児の保健及び福祉に関する事業との連携を図ることによ

り、妊産婦及び乳児に対する支援の一体的な実施その他の措置を講ずるよう努めなければならない。

（低体重児の届出）

第十八条　体重が二千五百グラム未満の乳児が出生したときは、その保護者は、速やかに、その旨をその乳児の現在地の市町村に届け出なければならない。

（未熟児の訪問指導）

第十九条　市町村長は、その区域内に現在地を有する未熟児について、養育上必要があると認めるときは、医師、保健師、助産師又はその他の職員をして、その未熟児の保護者を訪問させ、必要な指導を行わせるものとする。

2　第十一条第二項の規定は、前項の規定による訪問指導に準用する。

（健康診査に関する情報の提供の求め）

第十九条の二　市町村は、妊産婦若しくは乳児若しくは幼児であつて、かつて当該市町村以外の市町村（以下この項において「他の市町村」という。）に居住していた者又は当該妊産婦の配偶者若しくは当該乳児若しくは幼児の保護者に対し、第九条の二第一項の相談、同条第二項の支援、第十条の保健指導、第十一条、第十七条第一項若しくは前条の訪問指導、第十二条第一項若しくは第十三条第一項の健康診査又は第二十二条第一項第二号から第五号までに掲げる事業を行うために必要があると認めるときは、当該他の市町村に対し、厚生労働省令で定めるところにより、当該妊産婦又は乳児若しくは幼児に対する第十二条第一項又は第十三条第一項の健康診査に関する情報の提供を求めることができる。

2　市町村は、前項の規定による情報の提供の求めについては、電子情報処理組織を使用する方法その他の情報通信の技術を利用する方法であつて厚生労働省令で定めるものにより行うよう努めなければならない。

（養育医療）

第二十条　市町村は、養育のため病院又は診療所に入院することを必要とする未熟児に対し、その養育に必要な医療（以下「養育医療」という。）の給付を行い、又はこれに代えて養育医療に要する費用を支給することができる。

2　前項の規定による費用の支給は、養育医療の給付が困難であると認められる場合に限り、行なうことができる。

3　養育医療の給付の範囲は、次のとおりとする。

一　診察

二　薬剤又は治療材料の支給

三　医学的処置、手術及びその他の治療

四　病院又は診療所への入院及びその療養に伴う世話その他の看護

五　移送

4　養育医療の給付は、都道府県知事が次項の規定により指定する病院若しくは診療所又は薬局（以下「指定養育医療機関」という。）に委託して行うものとする。

5　都道府県知事は、病院若しくは診療所又は薬局の開設者の同意を得て、第一項の規定による養育医療を担当させる機関を指定する。

6　第一項の規定により支給する費用の額は、次項の規定により準用する児童福祉法第十九条の十二の規定により指定養育医療機関が請求することができる診療報酬の例により算定した額のうち、本人及びその扶養義務者（民法（明治二十九年法律第八十九号）に定める扶養義務者をいう。第二十一条の四第一項において同じ。）が負担することができないと認められる額とする。

7　児童福祉法第十九条の十二、第十九条の二十及び第二十一条の三の規定は養育医療の給付について、同法第二十条第七項及び第八項並びに第二十一条の規定は指定養育医療機関について、それぞれ準用する。この場合において、同法第十九条の十二中「診療方針」とあるのは「診療方針及び診療報酬」と、同法第十九条の二十（第二項を除く。）中「小児慢性特定疾病医療費の」とあるのは「診療報酬の」と、同条第一項中「第十九条の三第十項」とあるのは「母子保健法第二十条第七項において読み替えて準用する第十九条の十二」と、同条第四項中「都道府県」とあるのは「市町村」と、同法第二十一条の三第二項中「都道府県の」とあるのは「市町村の」と読み替えるものとする。

（医療施設の整備）

第二十条の二　国及び地方公共団体は、妊産婦並びに乳児及び幼児の心身の特性に応じた高度の医療が適切に提供されるよう、必要な医療施設の整備に努めなければならない。

（調査研究の推進）

第二十条の三　国は、乳児及び幼児の障害の予防のための研究その他母性並びに乳児及び幼児の健康の保持及び増進のため必要な調査研究の推進に努めなければならない。

（費用の支弁）

第二十一条　市町村が行う第十二条第一項の規定による健康診査に要する費用及び第二十条の規定による措置に要する費用は、当該市町村の支弁とする。

（都道府県の負担）

第二十一条の二　都道府県は、政令の定めるところにより、前条の規定により市町村が支弁する費用のうち、第二十条の規定による措置に要する費用については、その四分の一を負担するものとする。

（国の負担）

第二十一条の三　国は、政令の定めるところにより、第二十一条の規定により市町村が支弁する費用のうち、第二十条の規定による措置に要する費用については、その二分の一を負担するものとする。

（費用の徴収）

第二十一条の四　第二十条の規定による養育医療の給付に要する費用を支弁した市町村長は、当該措置を受けた者又はその扶養義務者から、その負担能力に応じて、当該措置に要する費用の全部又は一部を徴収することができる。

2　前項の規定による費用の徴収は、徴収されるべき者の居住地又は財産所在地の市町村に嘱託することができる。

3　第一項の規定により徴収される費用を、指定の期限内に納付しない者があるときは、地方税の滞納処分の例により処分することができる。この場合における徴収金の先取特権の順位は、国税及び地方税に次ぐものとする。

第三章　こども家庭センターの母子保健事業

第二十二条　こども家庭センターは、児童福祉法第十条の二第二項各号に掲げる業務のほか、母性並びに乳児及び幼児の健康の保持及び増進に関する包括的な支援を行うことを目的として、第一号から第四号までに掲げる事業又はこれらの事業に併せて第五号に掲げる事業を行うものとする。

一　母性並びに乳児及び幼児の健康の保持及び増進に関する支援に必要な実情の把握を行うこと。

二　母子保健に関する各種の相談に応ずること。

三　母性並びに乳児及び幼児に対する保健指導を行うこと。

四　母性及び児童の保健医療に関する機関との連絡調整並びに第九条の二第二項の支援を行うこと。

五　健康診査、助産その他の母子保健に関する事業を行うこと（前各号に掲げる事業を除く）。

2　市町村は、こども家庭センターにおいて、第九条の指導及び助言、第九条の二第一項の相談並びに第十条の保健指導を行うに当たつては、児童福祉法第二十一条の十一第一項の情報の収集及び提供、相談並びに助言並びに同条第二項のあつせん、調整及び要請と一体的に行うように努めなければならない。

第四章　雑則

（非課税）

第二十三条　第二十条の規定により支給を受けた金品を標準として、租税その他の公課を課することができない。

（差押えの禁止）

第二十四条　第二十条の規定により金品の支給を受けることとなつた者の当該支給を受ける権利は、差し押えることができない。

第二十五条　削除

（大都市等の特例）

第二十六条　この法律中都道府県が処理することとされている事務で政令で定めるものは、地方自治法（昭和二十二年法律第六十七号）第二百五十二条の十九第一項の指定都市（以下「指定都市」という。）及び同法第二百五十二条の二十二第一項の中核市（以下「中核市」という。）においては、政令の定めるところにより、指定都市又は中核市（以下「指定都市等」という。）が処理するものとする。この場合においては、この法律中都道府県に関する規定は、指定都市等に関する規定として、指定都市等に適用があるものとする。

（緊急時における厚生労働大臣の事務執行）

第二十七条　第二十条第七項において準用する児童福祉法第二十一条の三第一項の規定により都道府県知事の権限に属するものとされている事務は、未熟児の利益を保護する緊急の必要があると厚生労働大臣が認める場合にあつては、厚生労働大臣又は都道府県知事が行うものとする。この場合においては、第二十条第七項において準用する同法の規定中都道府県知事に関する規定（当該事務に係るものに限る。）は、厚生労働大臣に関する規定として厚生労働大臣に適用があるものとする。

2　前項の場合において、厚生労働大臣又は都道府県知事が当該事務を行うときは、相互に密接な連携の下に行うものとする。

（権限の委任）

第二十八条　この法律に規定する厚生労働大臣の権限は、厚生労働省令で定めるところにより、地方厚生局長に委任することができる。

2　前項の規定により地方厚生局長に委任された権限は、厚生労働省令で定めるところにより、地方厚生支局長に委任することができる。

食育基本法

（平成十七年六月十七日法律第六十三号）
最終改正：平成二十七年九月十一日法律第六十六号

二十一世紀における我が国の発展のためには、子どもたちが健全な心と身体を培い、未来や国際社会に向かって羽ばたくことができるようにするとともに、すべての国民が心身の健康を確保し、生涯にわたって生き生きと暮らすことができるようにすることが大切である。

子どもたちが豊かな人間性をはぐくみ、生きる力を身に付けていくためには、何よりも「食」が重要である。今、改めて、食育を、生きる上での基本であって、知育、徳育及び体育の基礎となるべきものと位置付けるとともに、様々な経験を通じて「食」に関する知識と「食」を選択する力を習得し、健全な食生活を実践することができる人間を育てる食育を推進することが求められている。もとより、食育はあらゆる世代の国民に必要なものであるが、子どもたちに対する食育は、心身の成長及び人格の形成に大きな影響を及ぼし、生涯にわたって健全な心と身体を培い豊かな人間性をはぐくんでいく基礎となるものである。

一方、社会経済情勢がめまぐるしく変化し、日々忙しい生活を送る中で、人々は、毎日の「食」の大切さを忘れがちである。国民の食生活においては、栄養の偏り、不規則な食事、肥満や生活習慣病の増加、過度の痩身志向などの問題に加え、新たな「食」の安全上の問題や、「食」の海外への依存の問題が生じており、「食」に関する情報が社会に氾濫する中で、人々は、食生活の改善の面からも、「食」の安全の確保の面からも、自ら「食」のあり方を学ぶことが求められている。また、豊かな緑と水に恵まれた自然の下で先人からはぐくまれてきた、地域の多様性と豊かな味覚や文化の香りあふれる日本の「食」が失われる危機にある。

こうした「食」をめぐる環境の変化の中で、国民の「食」に関する考え方を育て、健全な食生活を実現することが求められるとともに、都市と農山漁村の共生・対流を進め、「食」に関する消費者と生産者との信頼関係を構築して、地域社会の活性化、豊かな食文化の継承及び発展、環境と調和のとれた食料の生産及び消費の推進並びに食料自給率の向上に寄与することが期待されている。

国民一人一人が「食」について改めて意識を高め、自然の恩恵や「食」に関わる人々の様々な活動への感謝の念や理解を深めつつ、「食」に関して信頼できる情報に基づく適切な判断を行う能力を身に付けることによって、心身の健康を増進する健全な食生活を実践するために、今こそ、家庭、学校、保育所、地域等を中心に、国民運動として、食育の推進に取り組んでいくことが、我々に課せられている課題である。さらに、食育の推進に関する我が国の取組が、海外との交流等を通じて食育に関して国際的に貢献することにつながることも期待される。

ここに、食育について、基本理念を明らかにしてその方向性を示し、国、地方公共団体及び国民の食育の推進に関する取組を総合的かつ計画的に推進するため、この法律を制定する。

第一章　総則

（目的）

第一条　この法律は、近年における国民の食生活をめぐる環境の変化に伴い、国民が生涯にわたって健全な心身を培い、豊かな人間性をはぐくむための食育を推進することが緊要な課題となっていることにかんがみ、食育に関し、基本理念を定め、及び国、地方公共団体等の責務を明らかにするとともに、食育に関する施策の基本となる事項を定めることにより、食育に関する施策を総合的かつ計画的に推進し、もって現在及び将来にわたる健康で文化的な国民の生活と豊かで活力ある社会の実現に寄与することを目的とする。

（国民の心身の健康の増進と豊かな人間形成）

第二条　食育は、食に関する適切な判断力を養い、生涯にわたって健全な食生活を実現することにより、国民の心身の健康の増進と豊かな人間形成に資することを旨として、行われなければならない。

（食に関する感謝の念と理解）

第三条　食育の推進に当たっては、国民の食生活が、自然の恩恵の上に成り立っており、また、食に関わる人々の様々な活動に支えられていることについて、感謝の念や理解が深まるよう配慮されなければならない。

（食育推進運動の展開）

第四条　食育を推進するための活動は、国民、民間団体等の自発的意思を尊重し、地域の特性に配慮し、地域住民その他の社会を構成する多様な主体の参加と協力を得るものとするとともに、その連携を図りつつ、あまねく全国において展開されなければならない。

（子どもの食育における保護者、教育関係者等の役割）

第五条　食育は、父母その他の保護者にあっては、家庭が食育において重要な役割を有していることを認識するとともに、子どもの教育、保育等を行う者にあっては、教育、保育等における食育の重要性を十分自覚し、積極的に子どもの食育の推進に関する活動に取り組むこととなるよう、行われなければならない。

（食に関する体験活動と食育推進活動の実践）
第六条　食育は、広く国民が家庭、学校、保育所、地域その他のあらゆる機会とあらゆる場所を利用して、食料の生産から消費等に至るまでの食に関する様々な体験活動を行うとともに、自ら食育の推進のための活動を実践することにより、食に関する理解を深めることを旨として、行われなければならない。
（伝統的な食文化、環境と調和した生産等への配意及び農山漁村の活性化と食料自給率の向上への貢献）
第七条　食育は、我が国の伝統のある優れた食文化、地域の特性を生かした食生活、環境と調和のとれた食料の生産とその消費等に配意し、我が国の食料の需要及び供給の状況についての国民の理解を深めるとともに、食料の生産者と消費者との交流等を図ることにより、農山漁村の活性化と我が国の食料自給率の向上に資するよう、推進されなければならない。
（食品の安全性の確保等における食育の役割）
第八条　食育は、食品の安全性が確保され安心して消費できることが健全な食生活の基礎であることにかんがみ、食品の安全性をはじめとする食に関する幅広い情報の提供及びこれについての意見交換が、食に関する知識と理解を深め、国民の適切な食生活の実践に資することを旨として、国際的な連携を図りつつ積極的に行われなければならない。
（国の責務）
第九条　国は、第二条から前条までに定める食育に関する基本理念（以下「基本理念」という。）にのっとり、食育の推進に関する施策を総合的かつ計画的に策定し、及び実施する責務を有する。
（地方公共団体の責務）
第十条　地方公共団体は、基本理念にのっとり、食育の推進に関し、国との連携を図りつつ、その地方公共団体の区域の特性を生かした自主的な施策を策定し、及び実施する責務を有する。
（教育関係者等及び農林漁業者等の責務）
第十一条　教育並びに保育、介護その他の社会福祉、医療及び保健（以下「教育等」という。）に関する職務に従事する者並びに教育等に関する関係機関及び関係団体（以下「教育関係者等」という。）は、食に関する関心及び理解の増進に果たすべき重要な役割にかんがみ、基本理念にのっとり、あらゆる機会とあらゆる場所を利用して、積極的に食育を推進するよう努めるとともに、他の者の行う食育の推進に関する活動に協力するよう努めるものとする。
　2　農林漁業者及び農林漁業に関する団体（以下「農林漁業者等」という。）は、農林漁業に関する体験活動等が食に関する国民の関心及び理解を増進する上で重要な意義を有することにかんがみ、基本理念にのっとり、農林漁業に関する多様な体験の機会を積極的に提供し、自然の恩恵と食に関わる人々の活動の重要性について、国民の理解が深まるよう努めるとともに、教育関係者等と相互に連携して食育の推進に関する活動を行うよう努めるものとする。
（食品関連事業者等の責務）
第十二条　食品の製造、加工、流通、販売又は食事の提供を行う事業者及びその組織する団体（以下「食品関連事業者等」という。）は、基本理念にのっとり、その事業活動に関し、自主的かつ積極的に食育の推進に自ら努めるとともに、国又は地方公共団体が実施する食育の推進に関する施策その他の食育の推進に関する活動に協力するよう努めるものとする。
（国民の責務）
第十三条　国民は、家庭、学校、保育所、地域その他の社会のあらゆる分野において、基本理念にのっとり、生涯にわたり健全な食生活の実現に自ら努めるとともに、食育の推進に寄与するよう努めるものとする。
（法制上の措置等）
第十四条　政府は、食育の推進に関する施策を実施するため必要な法制上又は財政上の措置その他の措置を講じなければならない。
（年次報告）
第十五条　政府は、毎年、国会に、政府が食育の推進に関して講じた施策に関する報告書を提出しなければならない。

第二章　食育推進基本計画等

（食育推進基本計画）
第十六条　食育推進会議は、食育の推進に関する施策の総合的かつ計画的な推進を図るため、食育推進基本計画を作成するものとする。
　2　食育推進基本計画は、次に掲げる事項について定めるものとする。
　一　食育の推進に関する施策についての基本的な方針
　二　食育の推進の目標に関する事項
　三　国民等の行う自発的な食育推進活動等の総合的な促進に関する事項
　四　前三号に掲げるもののほか、食育の推進に関する施策を総合的かつ計画的に推進するために必要な事項
　3　食育推進会議は、第一項の規定により食育推進基本計画を作成したときは、速やかにこれを農林水産大臣に報告し、及び関係行政機関の長に通知するとともに、その要旨を公表しなければならない。
　4　前項の規定は、食育推進基本計画の変更について準用する。
（都道府県食育推進計画）
第十七条　都道府県は、食育推進基本計画を基本として、当該都道府県の区域内における食育の推進に関する施策についての計画（以下「都道府県食育推進計画」という。）を作成するよう努めなければならない。

2　都道府県（都道府県食育推進会議が置かれている都道府県にあっては、都道府県食育推進会議）は、都道府県食育推進計画を作成し、又は変更したときは、速やかに、その要旨を公表しなければならない。

（市町村食育推進計画）

第十八条　市町村は、食育推進基本計画（都道府県食育推進計画が作成されているときは、食育推進基本計画及び都道府県食育推進計画）を基本として、当該市町村の区域内における食育の推進に関する施策についての計画（以下「市町村食育推進計画」という。）を作成するよう努めなければならない。

2　市町村（市町村食育推進会議が置かれている市町村にあっては、市町村食育推進会議）は、市町村食育推進計画を作成し、又は変更したときは、速やかに、その要旨を公表しなければならない。

第三章　基本的施策

（家庭における食育の推進）

第十九条　国及び地方公共団体は、父母その他の保護者及び子どもの食に対する関心及び理解を深め、健全な食習慣の確立に資するよう、親子で参加する料理教室その他の食事についての望ましい習慣を学びながら食を楽しむ機会の提供、健康美に関する知識の啓発その他の適切な栄養管理に関する知識の普及及び情報の提供、妊産婦に対する栄養指導又は乳幼児をはじめとする子どもを対象とする発達段階に応じた栄養指導その他の家庭における食育の推進を支援するために必要な施策を講ずるものとする。

（学校、保育所等における食育の推進）

第二十条　国及び地方公共団体は、学校、保育所等において魅力ある食育の推進に関する活動を効果的に促進することにより子どもの健全な食生活の実現及び健全な心身の成長が図られるよう、学校、保育所等における食育の推進のための指針の作成に関する支援、食育の指導にふさわしい教職員の設置及び指導的立場にある者の食育の推進において果たすべき役割についての意識の啓発その他の食育に関する指導体制の整備、学校、保育所等又は地域の特色を生かした学校給食等の実施、教育の一環として行われる農場等における実習、食品の調理、食品廃棄物の再生利用等様々な体験活動を通じた子どもの食に関する理解の促進、過度の痩身又は肥満の心身の健康に及ぼす影響等についての知識の啓発その他必要な施策を講ずるものとする。

（地域における食生活の改善のための取組の推進）

第二十一条　国及び地方公共団体は、地域において、栄養、食習慣、食料の消費等に関する食生活の改善を推進し、生活習慣病を予防して健康を増進するため、健全な食生活に関する指針の策定及び普及啓発、地域における食育の推進に関する専門的知識を有する者の養成及び資質の向上並びにその活用、保健所、市町村保健センター、医療機関等における食育に関する普及及び啓発活動の推進、医学教育等における食育に関する指導の充実、食品関連事業者等が行う食育の推進のための活動への支援等必要な施策を講ずるものとする。

（食育推進運動の展開）

第二十二条　国及び地方公共団体は、国民、教育関係者等、農林漁業者等、食品関連事業者等その他の事業者若しくはその組織する団体又は消費生活の安定及び向上等のための活動を行う民間の団体が自発的に行う食育の推進に関する活動が、地域の特性を生かしつつ、相互に緊密な連携協力を図りながらあまねく全国において展開されるようにするとともに、関係者相互間の情報及び意見の交換が促進されるよう、食育の推進に関する普及啓発を図るための行事の実施、重点的かつ効果的に食育の推進に関する活動を推進するための期間の指定その他必要な施策を講ずるものとする。

2　国及び地方公共団体は、食育の推進に当たっては、食生活の改善のための活動その他の食育の推進に関する活動に携わるボランティアが果たしている役割の重要性にかんがみ、これらのボランティアとの連携協力を図りながら、その活動の充実が図られるよう必要な施策を講ずるものとする。

（生産者と消費者との交流の促進、環境と調和のとれた農林漁業の活性化等）

第二十三条　国及び地方公共団体は、生産者と消費者との間の交流の促進等により、生産者と消費者との信頼関係を構築し、食品の安全性の確保、食料資源の有効な利用の促進及び国民の食に対する理解と関心の増進を図るとともに、環境と調和のとれた農林漁業の活性化に資するため、農林水産物の生産、食品の製造、流通等における体験活動の促進、農林水産物の生産された地域内の学校給食等における利用その他のその地域内における消費の促進、創意工夫を生かした食品廃棄物の発生の抑制及び再生利用等必要な施策を講ずるものとする。

（食文化の継承のための活動への支援等）

第二十四条　国及び地方公共団体は、伝統的な行事や作法と結びついた食文化、地域の特色ある食文化等我が国の伝統のある優れた食文化の継承を推進するため、これらに関する啓発及び知識の普及その他の必要な施策を講ずるものとする。

（食品の安全性、栄養その他の食生活に関する調査、研究、情報の提供及び国際交流の推進）

第二十五条　国及び地方公共団体は、すべての世代の国民の適切な食生活の選択に資するよう、国民の食生活に関し、食品の安全性、栄養、食習慣、食料の生産、流通及び消費並びに食品廃棄物の発生及びその再生利用の状況等について調査及び研究を行うとともに、必要な各種の情報の収集、整理及び提供、データベースの整備その他食に関する正確な情報を迅速に提供するために必要な施策を講ずるものとする。

2　国及び地方公共団体は、食育の推進に資するため、海外における食品の安全性、栄養、食習慣等の食生活に関する情報の収集、食育に関する研究者等の国際的交流、食育の推進に関する活動についての情報交換その他国際交流の推進のために必要な施策を講ずるものとする。

第四章　食育推進会議等

（食育推進会議の設置及び所掌事務）

第二十六条　農林水産省に、食育推進会議を置く。

2　食育推進会議は、次に掲げる事務をつかさどる。

一　食育推進基本計画を作成し、及びその実施を推進すること。

二　前号に掲げるもののほか、食育の推進に関する重要事項について審議し、及び食育の推進に関する施策の実施を推進すること。

（組織）

第二十七条　食育推進会議は、会長及び委員二十五人以内をもって組織する。

（会長）

第二十八条　会長は、農林水産大臣をもって充てる。

2　会長は、会務を総理する。

3　会長に事故があるときは、あらかじめその指名する委員がその職務を代理する。

（委員）

第二十九条　委員は、次に掲げる者をもって充てる。

一　農林水産大臣以外の国務大臣のうちから、農林水産大臣の申出により、内閣総理大臣が指定する者

二　食育に関して十分な知識と経験を有する者のうちから、農林水産大臣が任命する者

2　前項第二号の委員は、非常勤とする。

（委員の任期）

第三十条　前条第一項第二号の委員の任期は、二年とする。ただし、補欠の委員の任期は、前任者の残任期間とする。

2　前条第一項第二号の委員は、再任されることができる。

（政令への委任）

第三十一条　この章に定めるもののほか、食育推進会議の組織及び運営に関し必要な事項は、政令で定める。

（都道府県食育推進会議）

第三十二条　都道府県は、その都道府県の区域における食育の推進に関して、都道府県食育推進計画の作成及びその実施の推進のため、条例で定めるところにより、都道府県食育推進会議を置くことができる。

2　都道府県食育推進会議の組織及び運営に関し必要な事項は、都道府県の条例で定める。

（市町村食育推進会議）

第三十三条　市町村は、その市町村の区域における食育の推進に関して、市町村食育推進計画の作成及びその実施の推進のため、条例で定めるところにより、市町村食育推進会議を置くことができる。

2　市町村食育推進会議の組織及び運営に関し必要な事項は、市町村の条例で定める。

食品安全基本法

（平成十五年法律第四十八号）
最終改正：令和五年六月七日法律第四十七号

<一部抜粋>

第一章　総則

（目的）

第一条　この法律は、科学技術の発展、国際化の進展その他の国民の食生活を取り巻く環境の変化に適確に対応することの緊要性にかんがみ、食品の安全性の確保に関し、基本理念を定め、並びに国、地方公共団体及び食品関連事業者の責務並びに消費者の役割を明らかにするとともに、施策の策定に係る基本的な方針を定めることにより、食品の安全性の確保に関する施策を総合的に推進することを目的とする。

（定義）

第二条　この法律において「食品」とは、全ての飲食物（医薬品、医療機器等の品質、有効性及び安全性の確保等に関する法律（昭和三十五年法律第百四十五号）に規定する医薬品、医薬部外品及び再生医療等製品を除く。）をいう。

（食品の安全性の確保のための措置を講ずるに当たっての基本的認識）

第三条　食品の安全性の確保は、このために必要な措置が国民の健康の保護が最も重要であるという基本的認識の下に講じられることにより、行われなければならない。

（食品供給行程の各段階における適切な措置）

第四条　農林水産物の生産から食品の販売に至る一連の国の内外における食品供給の行程（以下「食品供給行程」という。）におけるあらゆる要素が食品の安全性に影響を及ぼすおそれがあることにかんがみ、食品の安全性の確保は、このために必要な措置が食品供給行程の各段階において適切に講じられることにより、行われなければならない。

（国民の健康への悪影響の未然防止）

第五条　食品の安全性の確保は、このために必要な措置が食品の安全性の確保に関する国際的動向及び国民の意見に十分配慮しつつ科学的知見に基づいて講じられることによって、食品を摂取することによる国民の健康への悪影響が未然に防止されるようにすることを旨として、行われなければならない。

（国の責務）

第六条　国は、前三条に定める食品の安全性の確保についての基本理念（以下「基本理念」という。）にのっとり、食品の安全性の確保に関する施策を総合的に策定し、及び実施する責務を有する。

（地方公共団体の責務）

第七条　地方公共団体は、基本理念にのっとり、食品の安全性の確保に関し、国との適切な役割分担を踏まえて、その地方公共団体の区域の自然的経済的社会的諸条件に応じた施策を策定し、及び実施する責務を有する。

（食品関連事業者の責務）

第八条　肥料、農薬、飼料、飼料添加物、動物用の医薬品その他食品の安全性に影響を及ぼすおそれがある農林漁業の生産資材、食品（その原料又は材料として使用される農林水産物を含む。）若しくは添加物（食品衛生法（昭和二十二年法律第二百三十三号）第四条第二項に規定する添加物をいう。）又は器具（同条第四項に規定する器具をいう。）若しくは容器包装（同条第五項に規定する容器包装をいう。）の生産、輸入又は販売その他の事業活動を行う事業者（以下「食品関連事業者」という。）は、基本理念にのっとり、その事業活動を行うに当たって、自らが食品の安全性の確保について第一義的責任を有していることを認識して、食品の安全性を確保するために必要な措置を食品供給行程の各段階において適切に講ずる責務を有する。

2　前項に定めるもののほか、食品関連事業者は、基本理念にのっとり、その事業活動を行うに当たっては、その事業活動に係る食品その他の物に関する正確かつ適切な情報の提供に努めなければならない。

3　前二項に定めるもののほか、食品関連事業者は、基本理念にのっとり、その事業活動に関し、国又は地方公共団体が実施する食品の安全性の確保に関する施策に協力する責務を有する。

（消費者の役割）

第九条　消費者は、食品の安全性の確保に関する知識と理解を深めるとともに、食品の安全性の確保に関する施策について意見を表明するように努めることによって、食品の安全性の確保に積極的な役割を果たすものとする。

（法制上の措置等）

第十条　政府は、食品の安全性の確保に関する施策を実施するため必要な法制上又は財政上の措置その他の措置を講じなければならない。

第三章　食品安全委員会

（設置）

第二十二条　内閣府に、食品安全委員会（以下「委員会」という。）を置く。

（所掌事務）

第二十三条　委員会は、次に掲げる事務をつかさどる。

一　第二十一条第二項の規定により、内閣総理大臣に意見を述べること。

二　次条の規定により、又は自ら食品健康影響評価を行うこと。

三　前号の規定により行った食品健康影響評価の結果に基づき、食品の安全性の確保のため講ずべき施策について内閣総理大臣を通じて関係各大臣に勧告すること。

四　第二号の規定により行った食品健康影響評価の結果に基づき講じられる施策の実施状況を監視し、必要があると認めるときは、内閣総理大臣を通じて関係各大臣に勧告すること。

五　食品の安全性の確保のため講ずべき施策に関する重要事項を調査審議し、必要があると認めるときは、関係行政機関の長に意見を述べること。

六　第二号から前号までに掲げる事務を行うために必要な科学的調査及び研究を行うこと。

七　第二号から前号までに掲げる事務に係る関係者相互間の情報及び意見の交換を企画し、及び実施すること。

2　委員会は、前項第二号の規定に基づき食品健康影響評価を行ったときは、遅滞なく、関係各大臣に対して、その食品健康影響評価の結果を通知しなければならない。

3　委員会は、前項の規定による通知を行ったとき、又は第一項第三号若しくは第四号の規定による勧告をしたときは、遅滞なく、その通知に係る事項又はその勧告の内容を公表しなければならない。

4　関係各大臣は、第一項第三号又は第四号の規定による勧告に基づき講じた施策について委員会に報告しなければならない。

（組織）

第二十八条　委員会は、委員七人をもって組織する。

2　委員のうち三人は、非常勤とする。

（委員の任命）

第二十九条　委員は、食品の安全性の確保に関して優れた識見を有する者のうちから、両議院の同意を得て、内閣総理大臣が任命する。

2　委員の任期が満了し、又は欠員が生じた場合において、国会の閉会又は衆議院の解散のために両議院の同意を得ることができないときは、内閣総理大臣は、前項の規定にかかわらず、同項に定める資格を有する者のうちから、委員を任命することができる。

3　前項の場合においては、任命後最初の国会で両議院の事後の承認を得なければならない。この場合において、両議院の事後の承認を得られないときは、内閣総理大臣は、直ちにその委員を罷免しなければならない。

学校給食法

（昭和二十九年六月三日法律第百六十号）

最終改正：平成二十七年六月二十四日法律第四十六号

第一章　総則

（この法律の目的）

第一条　この法律は、学校給食が児童及び生徒の心身の健全な発達に資するものであり、かつ、児童及び生徒の食に関する正しい理解と適切な判断力を養う上で重要な役割を果たすものであることにかんがみ、学校給食及び学校給食を活用した食に関する指導の実施に関し必要な事項を定め、もつて学校給食の普及充実及び学校における食育の推進を図ることを目的とする。

（学校給食の目標）

第二条　学校給食を実施するに当たつては、義務教育諸学校における教育の目的を実現するために、次に掲げる目標が達成されるよう努めなければならない。

一　適切な栄養の摂取による健康の保持増進を図ること。

二　日常生活における食事について正しい理解を深め、健全な食生活を営むことができる判断力を培い、及び望ましい食習慣を養うこと。

三　学校生活を豊かにし、明るい社交性及び協同の精神を養うこと。

四　食生活が自然の恩恵の上に成り立つものであることについての理解を深め、生命及び自然を尊重する精神並びに環境の保全に寄与する態度を養うこと。

五　食生活が食にかかわる人々の様々な活動に支えられていることについての理解を深め、勤労を重んずる態度を養うこと。

六　我が国や各地域の優れた伝統的な食文化についての理解を深めること。

七　食料の生産、流通及び消費について、正しい理解に導くこと。

（定義）

第三条　この法律で「学校給食」とは、前条各号に掲げる目標を達成するために、義務教育諸学校において、その児童又は生徒に対し実施される給食をいう。

2　この法律で「義務教育諸学校」とは、学校教育法（昭和二十二年法律第二十六号）に規定する小学校、中学校、義務教育学校、中等教育学校の前期課程又は特別支援学校の小学部若しくは中学部をいう。

（義務教育諸学校の設置者の任務）

第四条　義務教育諸学校の設置者は、当該義務教育諸学校において学校給食が実施されるように努めなければならない。

（国及び地方公共団体の任務）

第五条　国及び地方公共団体は、学校給食の普及と健全な発達を図るように努めなければならない。

第二章　学校給食の実施に関する基本的な事項

（二以上の義務教育諸学校の学校給食の実施に必要な施設）

第六条　義務教育諸学校の設置者は、その設置する義務教育諸学校の学校給食を実施するための施設として、二以上の義務教育諸学校の学校給食の実施に必要な施設（以下「共同調理場」という。）を設けることができる。

（学校給食栄養管理者）

第七条　義務教育諸学校又は共同調理場において学校給食の栄養に関する専門的事項をつかさどる職員（第十条第三項において「学校給食栄養管理者」という。）は、教育職員免許法（昭和二十四年法律第百四十七号）第四条第二項に規定する栄養教諭の免許状を有する者又は栄養士法（昭和二十二年法律第二百四十五号）第二条第一項の規定による栄養士の免許を有する者で学校給食の実施に必要な知識若しくは経験を有するものでなければならない。

（学校給食実施基準）

第八条　文部科学大臣は、児童又は生徒に必要な栄養量その他の学校給食の内容及び学校給食を適切に実施するために必要な事項（次条第一項に規定する事項を除く。）について維持されることが望ましい基準（次項において「学校給食実施基準」という。）を定めるものとする。

2　学校給食を実施する義務教育諸学校の設置者は、学校給食実施基準に照らして適切な学校給食の実施に努めるものとする。

（学校給食衛生管理基準）

第九条　文部科学大臣は、学校給食の実施に必要な施設及び設備の整備及び管理、調理の過程における衛生管理その他の学校給食の適切な衛生管理を図る上で必要な事項について維持されることが望ましい基準（以下この条において「学校給食衛生管理基準」という。）を定めるものとする。

2　学校給食を実施する義務教育諸学校の設置者は、学校給食衛生管理基準に照らして適切な衛生管理に努めるものとする。

3　義務教育諸学校の校長又は共同調理場の長は、学校給食衛生管理基準に照らし、衛生管理上適正を欠く事項があると認めた場合には、遅滞なく、その改善のために必要な措置を講じ、又は当該措置を講ずることができないときは、当該義務教育諸学校若しくは共同調理場の設置者に対し、その旨を申し出るものとする。

第三章　学校給食を活用した食に関する指導

第十条　栄養教諭は、児童又は生徒が健全な食生活を自ら営むことができる知識及び態度を養うため、学校給食において摂取する食品と健康の保持増進との関連性についての指導、食に関して特別の配慮を必要とする児童又は生徒に対する個別的な指導その他の学校給食を活用した食に関する実践的な指導を行うものとする。この場合において、校長は、当該指導が効果的に行われるよう、学校給食と関連付けつつ当該義務教育諸学校における食に関する指導の全体的な計画を作成することその他の必要な措置を講ずるものとする。

2　栄養教諭が前項前段の指導を行うに当たつては、当該義務教育諸学校が所在する地域の産物を学校給食に活用することその他の創意工夫を地域の実情に応じて行い、当該地域の食文化、食に係る産業又は自然環境の恵沢に対する児童又は生徒の理解の増進を図るよう努めるものとする。

3　栄養教諭以外の学校給食栄養管理者は、栄養教諭に準じて、第一項前段の指導を行うよう努めるものとする。この場合においては、同項後段及び前項の規定を準用する。

第四章　雑則

（経費の負担）

第十一条　学校給食の実施に必要な施設及び設備に要する経費並びに学校給食の運営に要する経費のうち政令で定めるものは、義務教育諸学校の設置者の負担とする。

2　前項に規定する経費以外の学校給食に要する経費（以下「学校給食費」という。）は、学校給食を受ける児童又は生徒の学校教育法第十六条に規定する保護者の負担とする。

（国の補助）

第十二条　国は、私立の義務教育諸学校の設置者に対し、政令で定めるところにより、予算の範囲内において、学校給食の開設に必要な施設又は設備に要する経費の一部を補助することができる。

2　国は、公立の小学校、中学校、義務教育学校又は中等教育学校の設置者が、学校給食を受ける児童又は生徒の学校教育法第十六条に規定する保護者（以下この項において「保護者」という。）で生活保護法（昭和二十五年法律第百四十四号）第六条第二項に規定する要保護者（その児童又は生徒について、同法第十三条の規定による教育扶助で学校給食費に関するものが行われている場合の保護者である者を除く。）であるものに対して、学校給食費の全部又は一部を補助する場合には、当該設置者に対し、当分の間、政令で定めるところにより、予算の範囲内において、これに要する経費の一部を補助することができる。

（補助金の返還等）

第十三条　文部科学大臣は、前条の規定による補助金の交付の決定を受けた者が次の各号のいずれかに該当するときは、補助金の交付をやめ、又は既に交付した補助金を返還させるものとする。

一　補助金を補助の目的以外の目的に使用したとき。

二　正当な理由がなくて補助金の交付の決定を受けた年度内に補助に係る施設又は設備を設けないこととなつたとき。

三　補助に係る施設又は設備を、正当な理由がなくて補助の目的以外の目的に使用し、又は文部科学大臣の許可を受けないで処分したとき。

四　補助金の交付の条件に違反したとき。

五　虚偽の方法によつて補助金の交付を受け、又は受けようとしたとき。

（政令への委任）

第十四条　この法律に規定するもののほか、この法律の実施のため必要な手続その他の事項は、政令で定める。

食品衛生法

（昭和二十二年十二月二十四日法律第二百三十三号）
最終改正：令和五年五月二十六日法律第三十六号
（令和六年四月一日施行）

第一章　総則（第一条―第四条）
第二章　食品及び添加物（第五条―第十四条）
第三章　器具及び容器包装（第十五条―第十八条）
第四章　表示及び広告（第十九条・第二十条）
第五章　食品添加物公定書（第二十一条）
第六章　監視指導指針及び計画（第二十一条の二―第二十四条）
第七章　検査（第二十五条―第三十条）
第八章　登録検査機関（第三十一条―第四十七条）
第九章　営業（第四十八条―第六十一条）
第十章　雑則（第六十二条―第八十条）
第十一章　罰則（第八十一条―第八十九条）
附則
（一部掲載）

第一章　総則

第一条　この法律は、食品の安全性の確保のために公衆衛生の見地から必要な規制その他の措置を講ずることにより、飲食に起因する衛生上の危害の発生を防止し、もつて国民の健康の保護を図ることを目的とする。

第二条　国、都道府県、地域保健法（昭和二十二年法律第百一号）第五条第一項の規定に基づく政令で定める市（以下「保健所を設置する市」という。）及び特別区は、教育活動及び広報活動を通じた食品衛生に関する正しい知識の普及、食品衛生に関する情報の収集、整理、分析及び提供、食品衛生に関する研究の推進、食品衛生に関する検査の能力の向上並びに食品衛生の向上にかかわる人材の養成及び資質の向上を図るために必要な措置を講じなければならない。

2　国、都道府県、保健所を設置する市及び特別区は、食品衛生に関する施策が総合的かつ迅速に実施されるよう、相互に連携を図らなければならない。

3　国は、食品衛生に関する情報の収集、整理、分析及び提供並びに研究並びに輸入される食品、添加物、器具及び容器包装についての食品衛生に関する検査の実施を図るための体制を整備し、国際的な連携を確保するために必要な措置を講ずるとともに、都道府県、保健所を設置する市及び特別区（以下「都道府県等」という。）に対し前二項の責務が十分に果たされるように必要な技術的援助を与えるものとする。

第三条　食品等事業者（食品若しくは添加物を採取し、製造し、輸入し、加工し、調理し、貯蔵し、運搬し、若しくは販売すること若しくは器具若しくは容器包装を製造し、輸入し、若しくは販売することを営む人若しくは法人又は学校、病院その他の施設において継続的に不特定若しくは多数の者に食品を供与する人若しくは法人をいう。以下同じ。）は、その採取し、製造し、輸入し、加工し、調理し、貯蔵し、運搬し、販売し、不特定若しくは多数の者に授与し、又は営業上使用する食品、添加物、器具又は容器包装（以下「販売食品等」という。）について、自らの責任においてそれらの安全性を確保するため、販売食品等の安全性の確保に係る知識及び技術の習得、販売食品等の原材料の安全性の確保、販売食品等の自主検査の実施その他の必要な措置を講ずるよう努めなければならない。

2　食品等事業者は、販売食品等に起因する食品衛生上の危害の発生の防止に必要な限度において、当該食品等事業者に対して販売食品等又はその原材料の販売を行つた者の名称その他必要な情報に関する記録を作成し、これを保存するよう努めなければならない。

3　食品等事業者は、販売食品等に起因する食品衛生上の危害の発生を防止するため、前項に規定する記録の国、都道府県等への提供、食品衛生上の危害の原因となつた販売食品等の廃棄その他の必要な措置を適確かつ迅速に講ずるよう努めなければならない。

第四条　この法律で食品とは、すべての飲食物をいう。ただし、医薬品、医療機器等の品質、有効性及び安全性の確保等に関する法律（昭和三十五年法律第百四十五号）に規定する医薬品、医薬部外品及び再生医療等製品は、これを含まない。

2　この法律で添加物とは、食品の製造の過程において又は食品の加工若しくは保存の目的で、食品に添加、混和、浸潤その他の方法によつて使用する物をいう。

3　この法律で天然香料とは、動植物から得られた物又はその混合物で、食品の着香の目的で使用される添加物をいう。

4　この法律で器具とは、飲食器、割ぽう具その他食品又は添加物の採取、製造、加工、調理、貯蔵、運搬、陳列、授受又は摂取の用に供され、かつ、食品又は添加物に直接接触する機械、器具その他の物をいう。ただし、農業及び水産業における食品の採取の用に供される機械、器具その他の物は、これを含まない。

5　この法律で容器包装とは、食品又は添加物を入れ、又は包んでいる物で、食品又は添加物を授受する場合そのままで引き渡すものをいう。

6　この法律で食品衛生とは、食品、添加物、器具及び容器包装を対象とする飲食に関する衛生をいう。

7　この法律で営業とは、業として、食品若しくは添加物を採取し、製造し、輸入し、加工し、調理し、貯蔵し、運搬し、若しくは販売すること又は器具若しくは容器包装を製造し、輸入し、若しくは販売することをいう。ただし、農業及び水産業における食品の採取業は、これを含まない。

8　この法律で営業者とは、営業を営む人又は法人をいう。

9　この法律で登録検査機関とは、第三十三条第一項の規定により厚生労働大臣の登録を受けた法人をいう。

第二章　食品及び添加物

第五条　販売（不特定又は多数の者に対する販売以外の授与を含む。以下同じ。）の用に供する食品又は添加物の採取、製造、加工、使用、調理、貯蔵、運搬、陳列及び授受は、清潔で衛生的に行われなければならない。

第六条　次に掲げる食品又は添加物は、これを販売し（不特定又は多数の者に授与する販売以外の場合を含む。以下同じ。）、又は販売の用に供するために、採取し、製造し、輸入し、加工し、使用し、調理し、貯蔵し、若しくは陳列してはならない。

一　腐敗し、若しくは変敗したもの又は未熟であるもの。ただし、一般に人の健康を損なうおそれがなく飲食に適すると認められているものは、この限りでない。

二　有毒な、若しくは有害な物質が含まれ、若しくは付着し、又はこれらの疑いがあるもの。ただし、人の健康を損なうおそれがない場合として厚生労働大臣が定める場合においては、この限りでない。

三　病原微生物により汚染され、又はその疑いがあり、人の健康を損なうおそれがあるもの。

四　不潔、異物の混入又は添加その他の事由により、人の健康を損なうおそれがあるもの。

第七条　厚生労働大臣は、一般に飲食に供されることがなかつた物であつて人の健康を損なうおそれがない旨の確証がないもの又はこれを含む物が新たに食品として販売され、又は販売されることとなつた場合において、食品衛生上の危害の発生を防止するため必要があると認めるときは、厚生科学審議会の意見を聴いて、それらの物を食品として販売することを禁止することができる。

2　厚生労働大臣は、一般に食品として飲食に供されている物であつて当該物の通常の方法と著しく異なる方法により飲食に供されているものについて、人の健康を損なうおそれがない旨の確証がなく、食品衛生上の危害の発生を防止するため必要があると認めるときは、厚生科学審議会の意見を聴いて、その物を食品として販売することを禁止することができる。

3　厚生労働大臣は、食品によるものと疑われる人の健康に係る重大な被害が生じた場合において、当該被害の態様からみて当該食品に当該被害を生ずるおそれのある一般に飲食に供されることがなかつた物が含まれていることが疑われる場合において、食品衛生上の危害の発生を防止するため必要があると認めるときは、厚生科学審議会の意見を聴いて、その食品を販売することを禁止することができる。

4　厚生労働大臣は、前三項の規定による販売の禁止をした場合において、厚生労働省令で定めるところにより、当該禁止に関し利害関係を有する者の申請に基づき、又は必要に応じ、当該禁止に係る物又は食品に起因する食品衛生上の危害が発生するおそれがないと認めるときは、厚生科学審議会の意見を聴いて、当該禁止の全部又は一部を解除するものとする。

5　厚生労働大臣は、第一項から第三項までの規定による販売の禁止をしたとき、又は前項の規定による禁止の全部若しくは一部の解除をしたときは、官報で告示するものとする。

第八条　食品衛生上の危害の発生を防止する見地から特別の注意を必要とする成分又は物であつて、厚生労働大臣及び内閣総理大臣が食品衛生基準審議会の意見を聴いて指定したもの（第三項及び第七十条第五項において「指定成分等」という。）を含む食品（以下この項において「指定成分等含有食品」という。）を取り扱う営業者は、その取り扱う指定成分等含有食品が人の健康に被害を生じ、又は生じさせるおそれがある旨の情報を得た場合は、当該情報を、厚生労働省令で定めるところにより、遅滞なく、都道府県知事、保健所を設置する市の市長又は特別区の区長（以下「都道府県知事等」という。）に届け出なければならない。

2　都道府県知事等は、前項の規定による届出があつたときは、当該届出に係る事項を厚生労働大臣に報告しなければならない。

3　医師、歯科医師、薬剤師その他の関係者は、指定成分等の摂取によるものと疑われる人の健康に係る被害の把握に努めるとともに、都道府県知事等が、食品衛生上の危害の発生を防止するため指定成分等の摂取によるものと疑われる人の健康に係る被害に関する調査を行う場合において、当該調査に関し必要な協力を要請されたときは、当該要請に応じ、当該被害に関する情報の提供その他必要な協力をするよう努めなければならない。

第九条　厚生労働大臣は、特定の国若しくは地域において採取され、製造され、加工され、調理され、若しくは貯蔵され、又は特定の者により採取され、製造され、加工され、調理され、若しくは貯蔵される特定の食品又は添加物について、第二十六条第一項から第三項まで又は第二十八条第一項の規定による検査の結果次に掲げる食品又は添加物に該当するものが相当数発見されたこと、生産地における食品衛生上の管理の状況その他の厚生労働省令で定める事由からみて次に掲げる食品又は添加物に該当するものが相当程度含まれるおそれがあると認められる場合において、人の健康を損なうおそれの程度その他の厚生労働省令で定める事項を勘案して、当該特定の食品又は添加物に起因する食品衛生上の危害の発生を防止するため特に必要があると認めるときは、厚生科学審議会の意見を聴いて、当該特定の食品又は添加物を販売し、又は販売の用に供するために、採取し、製造し、輸入し、加工し、使用し、若しくは調理することを禁止することができる。

一　第六条各号に掲げる食品又は添加物

二　第十二条に規定する食品

三　第十三条第一項の規定により定められた規格に合わない食品又は添加物

四　第十三条第一項の規定により定められた基準に合わない方法により添加物を使用した食品

五　第十三条第三項に規定する食品

2　厚生労働大臣は、前項の規定による禁止をしようとするときは、あらかじめ、関係行政機関の長に協議しなければならない。

3　厚生労働大臣は、第一項の規定による禁止をした場合において、当該禁止に関し利害関係を有する者の申請に基づき、又は必要に応じ、厚生労働省令で定めるところにより、当該禁止に係る特定の食品又は添加物に起因する食品衛生上の危害が発生するおそれがないと認めるときは、薬事・食品衛生審議会の意見を聴いて、当該禁止の全部又は一部を解除するものとする。

4　厚生労働大臣は、第一項の規定による禁止をしたとき、又は前項の規定による禁止の全部若しくは一部の解除をしたときは、官報で告示するものとする。

第十条　第一号若しくは第三号に掲げる疾病にかかり、若しくはその疑いがあり、第一号若しくは第三号に掲げる異常があり、又はへい死した獣畜（と畜場法（昭和二十八年法律第百十四号）第三条第一項に規定する獣畜及び厚生労働省令で定めるその他の物をいう。以下同じ。）の肉、骨、乳、臓器及び血液又は第二号若しくは第三号に掲げる疾病にかかり、若しくはその疑いがあり、第二号若しくは第三号に掲げる異常があり、又はへい死した家きん（食鳥処理の事業の規制及び食鳥検査に関する法律（平成二年法律第七十号）第二条第一号に規定する食鳥及び厚生労働省令で定めるその他の物をいう。以下同じ。）の肉、骨及び臓器は、厚生労働省令で定める場合を除き、これを食品として販売し、又は食品として販売の用に供するために、採取し、加工し、使用し、調理し、貯蔵し、若しくは陳列してはならない。ただし、へい死した獣畜又は家きんの肉、骨及び臓器であつて、当該職員が、人の健康を損なうおそれがなく飲食に適すると認めたものは、この限りでない。

一　と畜場法第十四条第六項各号に掲げる疾病又は異常

二　食鳥処理の事業の規制及び食鳥検査に関する法律第十五条第四項各号に掲げる疾病又は異常

三　前二号に掲げる疾病又は異常以外の疾病又は異常であつて厚生労働省令で定めるもの

2　獣畜の肉、乳及び臓器並びに家きんの肉及び臓器並びに厚生労働省令で定めるこれらの製品（以下この項において「獣畜の肉等」という。）は、輸出国の政府機関によつて発行され、かつ、前項各号に掲げる疾病にかかり、若しくはその疑いがあり、同項各号に掲げる異常があり、又はへい死した獣畜又は家きんの肉若しくは臓器又はこれらの製品でない旨その他厚生労働省令で定める事項（以下この項において「衛生事項」という。）を記載した証明書又はその写しを添付したものでなければ、これを食品として販売の用に供するために輸入してはならない。ただし、厚生労働省令で定める国から輸入する獣畜の肉等であつて、当該獣畜の肉等に係る衛生事項が当該国の政府機関から電気通信回線を通じて、厚生労働省の使用に係る電子計算機（入出力装置を含む。）に送信され、当該電子計算機に備えられたファイルに記録されたものについては、この限りでない。

第十一条　食品衛生上の危害の発生を防止するために特に重要な工程を管理するための措置が講じられていることが必要なものとして厚生労働省令で定める食品又は添加物は、当該措置が講じられていることが確実であるものとして厚生労働大臣が定める国若しくは地域又は施設において製造し、又は加工されたものでなければ、これを販売の用に供するために輸入してはならない。

2　第六条各号に掲げる食品又は添加物のいずれにも該当しないことその他厚生労働省令で定める事項を確認するために生産地における食品衛生上の管理の状況の証明が必要であるものとして厚生労働省令で定める食品又は添加物は、輸出国の政府機関によつて発行され、かつ、当該事項を記載した証明書又はその写しを添付したものでなければ、これを販売の用に供するために輸入してはならない。

第十二条　人の健康を損なうおそれのない場合として内閣総理大臣が食品衛生基準審議会の意見を聴いて定める場合を除いては、添加物（天然香料及び一般に食品として飲食に供されている物であつて添加物として使用されるものを除く。）並びにこれを含む製剤及び食品は、これを販売し、又は販売の用に供するために、製造し、輸入し、加工し、使用し、貯蔵し、若しくは陳列してはならない。

第十三条　内閣総理大臣は、公衆衛生の見地から、食品衛生基準審議会の意見を聴いて、販売の用に供する食品若しくは添加物の製造、加工、使用、調理若しくは保存の方法につき基準を定め、又は販売の用に供する食品若しくは添加物の成分につき規格を定めることができる。

2　前項の規定により基準又は規格が定められたときは、その基準に合わない方法により食品若しくは添加物を製造し、加工し、使用し、調理し、若しくは保存し、その基準に合わない方法による食品若しくは添加物を販売し、若しくは輸入し、又はその規格に合わない食品若しくは添加物を製造し、輸入し、加工し、使用し、調理し、保存し、若しくは販売してはならない。

3　農薬（農薬取締法（昭和二十三年法律第八十二号）第一条の二第一項に規定する農薬をいう。次条において同じ。）、飼料の安全性の確保及び品質の改善に関する法律（昭和二十八年法律第三十五号）第二条第三項の規定に基づく農林水産省令で定める用途に供することを目的として飼料（同条第二項に規定する飼料をいう。）に添加、混和、浸潤その他の方法によつて用いられる物及び薬事法第二条第一項に規定する医薬品であつて動物のために使用されることが目的とされているものの成分である物質（その物質が化学的に変化して生成した物質を含み、人の健康を損なうおそれのないことが明らかであるものとして厚生労働大臣が定める物質を除く。）が、人の健康を損なうおそれのない量として内閣総理大臣が食品衛生基準審議会の意見を聴いて定める量を超えて残留する食品は、これを販売の用に供するために製造し、輸入し、加工し、使用し、調理し、保存し、又は販売してはならない。ただし、当該物質の当該食品に残留する量の限度について第一項の食品の成分に係る規格が定められている場合については、この限りでない。

第十四条　内閣総理大臣は、前条第一項の食品の成分に係る規格として、食品に残留する農薬、飼料の安全性の確保及び品質の改善に関する法律第二条第三項に規定する飼料添加物又は薬事法第二条第一項に規定する医薬品であつて専ら動物のために使用されることが目的とされているもの（以下この条において「農薬等」という。）の成分である物質（その物質が化学的に変化して生成した物質を含む。）の量の限度を定めるときその他必要があると認めるときは、農林水産大臣に対し、農薬等の成分に関する資料の提供その他必要な協力を求めることができる。

第三章　器具及び容器包装

第十五条　営業上使用する器具及び容器包装は、清潔で衛生的でなければならない。

第十六条　有毒な、若しくは有害な物質が含まれ、若しくは付着して人の健康を損なうおそれがある器具若しくは容器包装又は食品若しくは添加物に接触してこれらに有害な影響を与えることにより人の健康を損なうおそれがある器具若しくは容器包装は、これを販売し、販売の用に供するために製造し、若しくは輸入し、又は営業上使用してはならない。

第十七条　厚生労働大臣は、特定の国若しくは地域において製造され、又は特定の者により製造される特定の器具又は容器包装について、第二十六条第一項から第三項まで又は第二十八条第一項の規定による検査の結果次に掲げる器具又は容器包装に該当するものが相当数発見されたこと、製造地における食品衛生上の管理の状況その他の厚生労働省令で定める事由からみて次に掲げる器具又は容器包装に該当するものが相当程度含まれるおそれがあると認められる場合において、人の健康を損なうおそれの程度その他の厚生労働省令で定める事項を勘案して、当該特定の器具又は容器包装に起因する食品衛生上の危害の発生を防止するため特に必要があると認めるときは、厚生科学審議会の意見を聴いて、当該特定の器具又は容器包装を販売し、販売の用に供するために製造し、若しくは輸入し、又は営業上使用することを禁止することができる。

一　前条に規定する器具又は容器包装

二　次条第一項の規定により定められた規格に合わない器具又は容器包装

三　次条第三項の規定に違反する器具又は容器包装

2　厚生労働大臣は、前項の規定による禁止をしようとするときは、あらかじめ、関係行政機関の長に協議しなければならない。

3　第九条第三項及び第四項の規定は、第一項の規定による禁止が行われた場合について準用する。この場合において、同条第三項中「食品又は添加物」とあるのは、「器具又は容器包装」と読み替えるものとする。

第十八条　内閣総理大臣は、公衆衛生の見地から、食品衛生基準審議会の意見を聴いて、販売の用に供し、若しくは営業上使用する器具若しくは容器包装若しくはこれらの原材料につき規格を定め、又はこれらの製造方法につき基準を定めることができる。

2　前項の規定により規格又は基準が定められたときは、その規格に合わない器具若しくは容器包装を販売し、販売の用に供するために製造し、若しくは輸入し、若しくは営業上使用し、その規格に合わない原材料を使用し、又はその基準に合わない方法により器具若しくは容器包装を製造してはならない。

3　器具又は容器包装には、成分の食品への溶出又は浸出による公衆衛生に与える影響を考慮して政令で定める材質の原材料であつて、これに含まれる物質(その物質が化学的に変化して生成した物質を除く。)について、当該原材料を使用して製造される器具若しくは容器包装に含有されることが許容される量又は当該原材料を使用して製造される器具若しくは容器包装から溶出し、若しくは浸出して食品に混和することが許容される量が第一項の規格に定められていないものは、使用してはならない。ただし、当該物質が人の健康を損なうおそれのない量として内閣総理大臣が食品衛生基準審議会の意見を聴いて定める量を超えて溶出し、又は浸出して食品に混和するおそれがないように器具又は容器包装が加工されている場合（当該物質が器具又は容器包装の食品に接触する部分に使用される場合を除く。）については、この限りでない。

第四章　表示及び広告

第十九条　内閣総理大臣は、一般消費者に対する器具又は容器包装に関する公衆衛生上必要な情報の正確な伝達の見地から、消費者委員会の意見を聴いて、前条第一項の規定により規格又は基準が定められた器具又は容器包装に関する表示につき、必要な基準を定めることができる。

2　前項の規定により表示につき基準が定められた器具又は容器包装は、その基準に合う表示がなければ、これを販売し、販売の用に供するために陳列し、又は営業上使用してはならない。

3　販売の用に供する食品及び添加物に関する表示の基準については、食品表示法（平成二十五年法律第七十号）で定めるところによる。

第二十条　食品、添加物、器具又は容器包装に関しては、公衆衛生に危害を及ぼすおそれがある虚偽の又は誇大な表示又は広告をしてはならない。

第五章　食品添加物公定書

第二十一条　内閣総理大臣は、食品添加物公定書を作成し、第十一条第一項の規定により基準又は規格が定められた添加物及び食品表示法第四条第一項の規定により基準が定められた添加物につき当該基準及び規格を収載するものとする。

第六章　監視指導

第二十一条の二　国及び都道府県等は、食品、添加物、器具又は容器包装に起因する中毒患者又はその疑いのある者（以下「食中毒患者等」という。）の広域にわたる発生又はその拡大を防止し、及び広域にわたり流通する食品、添加物、器具又は容器包装に関してこの法律又はこの法律に基づく命令若しくは処分に係る違反を防止するため、その行う食品衛生に関する監視又は指導（以下「監視指導」という。）が総合的かつ迅速に実施されるよう、相互に連携を図りながら協力しなければならない。

第二十一条の三　厚生労働大臣は、監視指導の実施に当たつての連携協力体制の整備を図るため、厚生労働省令で定めるところにより、国、都道府県等その他関係機関により構成される広域連携協議会（以下この条及び第六十六条において「協議会」という。）を設けることができる。

②　協議会は、必要があると認めるときは、当該協議会の構成員以外の都道府県等その他協議会が必要と認める者をその構成員として加えることができる。

③　協議会において協議が調つた事項については、協議会の構成員は、その協議の結果を尊重しなければ

ならない。

④　前三項に定めるもののほか、協議会の運営に関し必要な事項は、協議会が定める。

第二十二条　厚生労働大臣及び内閣総理大臣は、国及び都道府県等が行う監視指導の実施に関する指針（以下「指針」という。）を定めるものとする。

2　指針は、次に掲げる事項について定めるものとする。

一　監視指導の実施に関する基本的な方向

二　重点的に監視指導を実施すべき項目に関する事項

三　監視指導の実施体制に関する事項

四　監視指導の実施に当たつての国、都道府県等その他関係機関相互の連携協力の確保に関する事項

五　その他監視指導の実施に関する重要事項

3　厚生労働大臣及び内閣総理大臣は、指針を定め、又はこれを変更したときは、遅滞なく、これを公表するとともに、都道府県知事等に通知しなければならない。

第二十三条　厚生労働大臣は、指針に基づき、毎年度、翌年度の食品、添加物、器具及び容器包装の輸入について国が行う監視指導の実施に関する計画（以下「輸入食品監視指導計画」という。）を定めるものとする。

2　輸入食品監視指導計画は、次に掲げる事項について定めるものとする。

一　生産地の事情その他の事情からみて重点的に監視指導を実施すべき項目に関する事項

二　輸入を行う営業者に対する自主的な衛生管理の実施に係る指導に関する事項

三　その他監視指導の実施のために必要な事項

3　厚生労働大臣は、輸入食品監視指導計画を定め、又はこれを変更したときは、遅滞なく、これを公表するものとする。

4　厚生労働大臣は、輸入食品監視指導計画の実施の状況について、公表するものとする。

第二十四条　都道府県知事等は、指針に基づき、毎年度、翌年度の当該都道府県等が行う監視指導の実施に関する計画（以下「都道府県等食品衛生監視指導計画」という。）を定めなければならない。

2　都道府県等食品衛生監視指導計画は、次に掲げる事項について定めるものとする。

一　重点的に監視指導を実施すべき項目に関する事項

二　食品等事業者に対する自主的な衛生管理の実施に係る指導に関する事項

三　監視指導の実施に当たつての国、他の都道府県等その他関係機関との連携協力の確保に関する事項

四　その他監視指導の実施のために必要な事項

3　都道府県等食品衛生監視指導計画は、当該都道府県等の区域における食品等事業者の施設の設置の状況、食品衛生上の危害の発生の状況その他の地域の実情を勘案して定められなければならない。

4　都道府県知事等は、都道府県等食品衛生監視指導計画を定め、又はこれを変更したときは、遅滞なく、これを公表するとともに、厚生労働省令・内閣府令で定めるところにより、厚生労働大臣及び内閣総理大臣に報告しなければならない。

5　都道府県知事等は、都道府県等食品衛生監視指導計画の実施の状況について、厚生労働省令・内閣府令で定めるところにより、公表しなければならない。

第七章　検査

第二十五条　第十三条第一項の規定により規格が定められた食品若しくは添加物又は第十八条第一項の規定により規格が定められた器具若しくは容器包装であつて政令で定めるものは、政令で定める区分に従い厚生労働大臣若しくは都道府県知事又は登録検査機関の行う検査を受け、これに合格したものとして厚生労働省令で定める表示が付されたものでなければ、販売し、販売の用に供するために陳列し、又は営業上使用してはならない。

2　前項の規定による厚生労働大臣又は登録検査機関の行う検査を受けようとする者は、検査に要する実費の額を考慮して、厚生労働大臣の行う検査にあつては厚生労働大臣が定める額の、登録検査機関の行う検査にあつては当該登録検査機関が厚生労働大臣の認可を受けて定める額の手数料を納めなければならない。

3　前項の手数料は、厚生労働大臣の行う検査を受けようとする者の納付するものについては国庫の、登録検査機関の行う検査を受けようとする者の納付するものについては当該登録検査機関の収入とする。

4　前三項に定めるもののほか、第一項の検査及び当該検査に合格した場合の措置に関し必要な事項は、政令で定める。

5　第一項の検査の結果については、審査請求をすることができない。

第二十六条　都道府県知事は、次の各号に掲げる食品、添加物、器具又は容器包装を発見した場合において、これらを製造し、又は加工した者の検査の能力等からみて、その者が製造し、又は加工する食品、添加物、器具又は容器包装がその後引き続き当該各号に掲げる食品、添加物、器具又は容器包装に該当するおそれがあり、食品衛生上の危害の発生を防止するため必要があると認めるときは、政令で定める要件及び手続に従い、その者に対し、当該食品、添加物、器具又は容器包装について、当該都道府県知事又は登録検査機関の行う検査を受けるべきことを命ずることができる。

一　第六条第二号又は第三号に掲げる食品又は添加物

二　第十三条第一項の規定により定められた規格に合わない食品又は添加物
三　第十三条第一項の規定により定められた基準に合わない方法により添加物を使用した食品
四　第十三条第三項に規定する食品
五　第十六条に規定する器具又は容器包装
六　第十八条第一項の規定により定められた規格に合わない器具又は容器包装
七　第十八条第三項の規定に違反する器具又は容器包装

2　厚生労働大臣は、食品衛生上の危害の発生を防止するため必要があると認めるときは、前項各号に掲げる食品、添加物、器具若しくは容器包装又は第十条に規定する食品を製造し、又は加工した者が製造し、又は加工した同種の食品、添加物、器具又は容器包装を輸入する者に対し、当該食品、添加物、器具又は容器包装について、厚生労働大臣又は登録検査機関の行う検査を受けるべきことを命ずることができる。

3　厚生労働大臣は、食品衛生上の危害の発生を防止するため必要があると認めるときは、生産地の事情その他の事情からみて第一項各号に掲げる食品、添加物、器具若しくは容器包装又は第十条に規定する食品に該当するおそれがあると認められる食品、添加物、器具又は容器包装を輸入する者に対し、当該食品、添加物、器具又は容器包装について、厚生労働大臣又は登録検査機関の行う検査を受けるべきことを命ずることができる。

4　前三項の命令を受けた者は、当該検査を受け、その結果についての通知を受けた後でなければ、当該食品、添加物、器具又は容器包装を販売し、販売の用に供するために陳列し、又は営業上使用してはならない。

5　前項の通知であつて登録検査機関がするものは、当該検査を受けるべきことを命じた都道府県知事又は厚生労働大臣を経由してするものとする。

6　第一項から第三項までの規定による厚生労働大臣又は登録検査機関の行う検査を受けようとする者は、検査に要する実費の額を考慮して、厚生労働大臣の行う検査にあつては厚生労働大臣が定める額の、登録検査機関の行う検査にあつては当該登録検査機関が厚生労働大臣の認可を受けて定める額の手数料を納めなければならない。

7　前条第三項から第五項までの規定は、第一項から第三項までの検査について準用する。

第二十七条　販売の用に供し、又は営業上使用する食品、添加物、器具又は容器包装を輸入しようとする者は、厚生労働省令で定めるところにより、その都度厚生労働大臣に届け出なければならない。

第二十八条　厚生労働大臣、内閣総理大臣又は都道府県知事等は、必要があると認めるときは、営業者その他の関係者から必要な報告を求め、当該職員に営業の場所、事務所、倉庫その他の場所に臨検し、販売の用に供し、若しくは営業上使用する食品、添加物、器具若しくは容器包装、営業の施設、帳簿書類その他の物件を検査させ、又は試験の用に供するのに必要な限度において、販売の用に供し、若しくは営業上使用する食品、添加物、器具若しくは容器包装を無償で収去させることができる。

2　前項の規定により当該職員に臨検検査又は収去をさせる場合においては、これにその身分を示す証票を携帯させ、かつ、関係者の請求があるときは、これを提示させなければならない。

3　第一項の規定による権限は、犯罪捜査のために認められたものと解釈してはならない。

4　厚生労働大臣、内閣総理大臣又は都道府県知事等は、第一項の規定により収去した食品、添加物、器具又は容器包装の試験に関する事務を登録検査機関に委託することができる。

第二十九条　国及び都道府県は、第二十五条第一項又は第二十六条第一項から第三項までの検査（以下「製品検査」という。）及び前条第一項の規定により収去した食品、添加物、器具又は容器包装の試験に関する事務を行わせるために、必要な検査施設を設けなければならない。

2　保健所を設置する市及び特別区は、前条第一項の規定により収去した食品、添加物、器具又は容器包装の試験に関する事務を行わせるために、必要な検査施設を設けなければならない。

3　都道府県等の食品衛生検査施設に関し必要な事項は、政令で定める。

第三十条　第二十八条第一項に規定する当該職員の職権及び食品衛生に関する指導の職務を行わせるために、厚生労働大臣、内閣総理大臣又は都道府県知事等は、その職員のうちから食品衛生監視員を命ずるものとする。

2　都道府県知事等は、都道府県等食品衛生監視指導計画の定めるところにより、その命じた食品衛生監視員に監視指導を行わせなければならない。

3　内閣総理大臣は、指針に従い、その命じた食品衛生監視員に食品、添加物、器具及び容器包装の表示又は広告に係る監視指導を行わせるものとする。

4　厚生労働大臣は、輸入食品監視指導計画の定めるところにより、その命じた食品衛生監視員に食品、添加物、器具及び容器包装の輸入に係る監視指導を行わせるものとする。

5　前各項に定めるもののほか、食品衛生監視員の資格その他食品衛生監視員に関し必要な事項は、政令で定める。

（以下、一部抜粋）

第四十八条　乳製品、第十二条の規定により内閣総理大臣が定めた添加物その他製造又は加工の過程において特に衛生上の考慮を必要とする食品又は添加物であつて政令で定めるものの製造又は加工を行う営業者は、その製造又は加工を衛生的に管理させるため、その施設ごとに、専任の食品衛生管理者を置かなければならない。ただし、営業者が自ら食品衛生管理者となつて管理する施設については、この限りでない。

2　営業者が、前項の規定により食品衛生管理者を置かなければならない製造業又は加工業を二以上の施設で行う場合において、その施設が隣接しているときは、食品衛生管理者は、同項の規定にかかわらず、その二以上の施設を通じて一人で足りる。

3　食品衛生管理者は、当該施設においてその管理に係る食品又は添加物に関してこの法律又はこの法律に基づく命令若しくは処分に係る違反が行われないように、その食品又は添加物の製造又は加工に従事する者を監督しなければならない。

4　食品衛生管理者は、前項に定めるもののほか、当該施設においてその管理に係る食品又は添加物に関してこの法律又はこの法律に基づく命令若しくは処分に係る違反の防止及び食品衛生上の危害の発生の防止のため、当該施設における衛生管理の方法その他の食品衛生に関する事項につき、必要な注意をするとともに、営業者に対し必要な意見を述べなければならない。

5　営業者は、その施設に食品衛生管理者を置いたときは、前項の規定による食品衛生管理者の意見を尊重しなければならない。

6　次の各号のいずれかに該当する者でなければ、食品衛生管理者となることができない。

一　医師、歯科医師、薬剤師又は獣医師

二　学校教育法（昭和二十二年法律第二十六号）に基づく大学、旧大学令（大正七年勅令第三百八十八号）に基づく大学又は旧専門学校令（明治三十六年勅令第六十一号）に基づく専門学校において医学、歯学、薬学、獣医学、畜産学、水産学又は農芸化学の課程を修めて卒業した者

三　都道府県知事の登録を受けた食品衛生管理者の養成施設において所定の課程を修了した者

四　学校教育法に基づく高等学校若しくは中等教育学校若しくは旧中等学校令（昭和十八年勅令第三十六号）に基づく中等学校を卒業した者又は厚生労働省令で定めるところによりこれらの者と同等以上の学力があると認められる者で、第一項の規定により食品衛生管理者を置かなければならない製造業又は加工業において食品又は添加物の製造又は加工の衛生管理の業務に三年以上従事し、かつ、都道府県知事の登録を受けた講習会の課程を修了した者

7　前項第四号に該当することにより食品衛生管理者たる資格を有する者は、衛生管理の業務に三年以上従事した製造業又は加工業と同種の製造業又は加工業の施設においてのみ、食品衛生管理者となることができる。

8　第一項に規定する営業者は、食品衛生管理者を置き、又は自ら食品衛生管理者となつたときは、十五日以内に、その施設の所在地の都道府県知事に、その食品衛生管理者の氏名又は自ら食品衛生管理者となつた旨その他厚生労働省令で定める事項を届け出なければならない。食品衛生管理者を変更したときも、同様とする。

第五十一条　厚生労働大臣は、営業（器具又は容器包装を製造する営業及び食鳥処理の事業の規制及び食鳥検査に関する法律第二条第五号に規定する食鳥処理の事業（第五十四条及び第五十七条第一項において「食鳥処理の事業」という。）を除く。）の施設の衛生的な管理その他公衆衛生上必要な措置（以下この条において「公衆衛生上必要な措置」という。）について、厚生労働省令で、次に掲げる事項に関する基準を定めるものとする。

一　施設の内外の清潔保持、ねずみ及び昆虫の駆除その他一般的な衛生管理に関すること。

二　食品衛生上の危害の発生を防止するために特に重要な工程を管理するための取組（小規模な営業者（器具又は容器包装を製造する営業者及び食鳥処理の事業の規制及び食鳥検査に関する法律第六条第一項に規定する食鳥処理業者を除く。次項において同じ。）その他の政令で定める営業者にあつては、その取り扱う食品の特性に応じた取組）に関すること。

2　営業者は、前項の規定により定められた基準に従い、厚生労働省令で定めるところにより公衆衛生上必要な措置を定め、これを遵守しなければならない。

3　都道府県知事等は、公衆衛生上必要な措置について、第一項の規定により定められた基準に反しない限り、条例で必要な規定を定めることができる。

第六十三条　食中毒患者等を診断し、又はその死体を検案した医師は、直ちに最寄りの保健所長にその旨を届け出なければならない。

2　保健所長は、前項の届出を受けたときその他食中毒患者等が発生していると認めるときは、速やかに都道府県知事等に報告するとともに、政令で定めるところにより、調査しなければならない。

3　都道府県知事等は、前項の規定により保健所長より報告を受けた場合であつて、食中毒患者等が厚生労働省令で定める数以上発生し、又は発生するおそれがあると認めるときその他厚生労働省令で定めるときは、直ちに、厚生労働大臣に報告しなければならない。

4　保健所長は、第二項の規定による調査を行つたときは、政令で定めるところにより、都道府県知事等に報告しなければならない。

5　都道府県知事等は、前項の規定による報告を受けたときは、政令で定めるところにより、厚生労働大

臣に報告しなければならない。

第六十五条　厚生労働大臣は、食中毒患者等が厚生労働省令で定める数以上発生し、若しくは発生するおそれがある場合又は食中毒患者等が広域にわたり発生し、若しくは発生するおそれがある場合であつて、食品衛生上の危害の発生を防止するため緊急を要するときは、都道府県知事等に対し、期限を定めて、食中毒の原因を調査し、調査の結果を報告するように求めることができる。

第六十六条　前条に規定する場合において、厚生労働大臣は、必要があると認めるときは、協議会を開催し、食中毒の原因調査及びその結果に関する必要な情報を共有し、関係機関等の連携の緊密化を図るとともに、食中毒患者等の広域にわたる発生又はその拡大を防止するために必要な対策について協議を行うよう努めなければならない。

第六十七条　都道府県等は、食中毒の発生を防止するとともに、地域における食品衛生の向上を図るため、食品等事業者に対し、必要な助言、指導その他の援助を行うように努めるものとする。

2　都道府県等は、食品等事業者の食品衛生の向上に関する自主的な活動を促進するため、社会的信望があり、かつ、食品衛生の向上に熱意と識見を有する者のうちから、食品衛生推進員を委嘱することができる。

3　食品衛生推進員は、飲食店営業の施設の衛生管理の方法その他の食品衛生に関する事項につき、都道府県等の施策に協力して、食品等事業者からの相談に応じ、及びこれらの者に対する助言その他の活動を行う。

2 健康日本21（第三次）

健康日本21（第三次）の目標

	目標	指標	目標値
1．健康寿命の延伸と健康格差の縮小	①　健康寿命の延伸	日常生活に制限のない期間の平均	（令和14年度） 平均寿命の増加分を上回る健康寿命の増加
	②　健康格差の縮小	日常生活に制限のない期間の平均の下位４分の１の都道府県の平均	（令和14年度） 日常生活に制限のない期間の平均の上位４分の１の都道府県の平均の増加分を上回る下位４分の１の都道府県の平均の増加
2．個人の行動と健康状態の改善	**Ⅰ　生活習慣の改善**		
	(1)　栄養・食生活		
	①　適正体重を維持している者の増加（肥満、若年女性のやせ、低栄養傾向の高齢者の減少）	BMI18.5以上25未満（65歳以上はBMI20を超え25未満）の者の割合（年齢調整値）	（令和14年度） 66％
	②　児童・生徒における肥満傾向児の減少	児童・生徒における肥満傾向児の割合	令和５年度から開始する第２次成育医療等の提供に関する基本的な方針（以下「第２次成育医療等基本方針」という。）に合わせて設定
	③　バランスの良い食事を摂っている者の増加	主食・主菜・副菜を組み合わせた食事が１日２回以上の日がほぼ毎日の者の割合	（令和14年度） 50％
	④　野菜摂取量の増加	野菜摂取量の平均値	（令和14年度） 350g
	⑤　果物摂取量の改善	果物摂取量の平均値	（令和14年度） 200g
	⑥　食塩摂取量の減少	食塩摂取量の平均値	（令和14年度） ７g
	(2)　身体活動・運動		
	①　日常生活における歩数の増加	１日の歩数の平均値（年齢調整値）	（令和14年度） 7,100歩
	②　運動習慣者の増加	運動習慣者の割合（年齢調整値）	（令和14年度） 40％
	③　運動やスポーツを習慣的に行っていないこどもの減少	１週間の総運動時間（体育授業を除く。）が60分未満の児童の割合	第２次成育医療等基本方針に合わせて設定
	(3)　休養・睡眠		
	①　睡眠で休養がとれている者の増加	睡眠で休養がとれている者の割合（年齢調整値）	（令和14年度） 80％
	②　睡眠時間が十分に確保できている者の増加	睡眠時間が６～９時間（60歳以上については、６～８時間）の者の割合（年齢調整値）	（令和14年度） 60％
	③　週労働時間60時間以上の雇用者の減少	週労働時間40時間以上の雇用者のうち、週労働時間60時間以上の雇用者の割合	（令和７年） ５％

	目標	指標	目標値
2．個人の行動と健康状態の改善	⑷　飲酒		
	①　生活習慣病（NCDs）のリスクを高める量を飲酒している者の減少	1日当たりの純アルコール摂取量が男性40ｇ以上、女性20ｇ以上の者の割合	（令和14年度） 10％
	②　20歳未満の者の飲酒をなくす	中学生・高校生の飲酒者の割合	（令和14年度） 0％
	⑸　喫煙		
	①　喫煙率の減少（喫煙をやめたい者がやめる）	20歳以上の者の喫煙率	（令和14年度） 12％
	②　20歳未満の者の喫煙をなくす	中学生・高校生の喫煙者の割合	（令和14年度） 0％
	③　妊娠中の喫煙をなくす	妊婦の喫煙率	第2次成育医療等基本方針に合わせて設定
	⑹　歯・口腔の健康		
	①　歯周病を有する者の減少	40歳以上における歯周炎を有する者の割合（年齢調整値）	（令和14年度） 40％
	②　よく噛んで食べることができる者の増加	50歳以上における咀嚼良好者の割合（年齢調整値）	（令和14年度） 80％
	③　歯科検診の受診者の増加	過去1年間に歯科検診を受診した者の割合	（令和14年度） 95％
	Ⅱ　生活習慣病（NCDs）の発症予防・重症化予防		
	⑴　がん		
	①　がんの年齢調整罹患率の減少	がんの年齢調整罹患率（人口10万人当たり）	（令和10年度） 減少
	②　がんの年齢調整死亡率の減少	がんの年齢調整死亡率（人口10万人当たり）	（令和10年度） 減少
	③　がん検診の受診率の向上	がん検診の受診率	（令和10年度） 60％
	⑵　循環器病		
	①　脳血管疾患・心疾患の年齢調整死亡率の減少	脳血管疾患・心疾患の年齢調整死亡率（人口10万人当たり）	（令和10年度） 減少
	②　高血圧の改善	収縮期血圧の平均値（40歳以上、内服加療中の者を含む。）（年齢調整値）	（令和14年度） ベースライン値から 5 mmHg の低下
	③　脂質（LDL コレステロール）高値の者の減少	LDL コレステロール 160mg/dL 以上の者の割合（40歳以上、内服加療中の者を含む。）（年齢調整値）	（令和14年度） ベースライン値から25％の減少
	④　メタボリックシンドロームの該当者及び予備群の減少	メタボリックシンドロームの該当者及び予備群の人数（年齢調整値）	令和6年度から開始する第4期医療費適正化計画（以下「第4期医療費適正化計画」という。）に合わせて設定
	⑤　特定健康診査の実施率の向上	特定健康診査の実施率	第4期医療費適正化計画に合わせて設定
	⑥　特定保健指導の実施率の向上	特定保健指導の実施率	第4期医療費適正化計画に合わせて設定

	目標	指標	目標値
2．個人の行動と健康状態の改善	**(3)　糖尿病**		
	①　糖尿病の合併症（糖尿病腎症）の減少	糖尿病腎症の年間新規透析導入患者数	（令和14年度） 12,000人
	②　治療継続者の増加	治療継続者の割合	（令和14年度） 75%
	③　血糖コントロール不良者の減少	HbA1c8.0%以上の者の割合	（令和14年度） 1.0%
	④　糖尿病有病者の増加の抑制	糖尿病有病者数（糖尿病が強く疑われる者）の推計値	（令和14年度） 1,350万人
	⑤　メタボリックシンドロームの該当者及び予備群の減少（再掲）	メタボリックシンドロームの該当者及び予備群の人数（年齢調整値）	第４期医療費適正化計画に合わせて設定
	⑥　特定健康診査の実施率の向上（再掲）	特定健康診査の実施率	第４期医療費適正化計画に合わせて設定
	⑦　特定保健指導の実施率の向上（再掲）	特定保健指導の実施率	第４期医療費適正化計画に合わせて設定
	(4)　COPD		
	COPDの死亡率の減少	COPDの死亡率（人口10万人当たり）	（令和14年度） 10.0
	Ⅲ　生活機能の維持・向上		
	①　ロコモティブシンドロームの減少	足腰に痛みのある高齢者の人数（人口千人当たり）(65歳以上)	（令和14年度） 210人
	②　骨粗鬆症検診受診率の向上	骨粗鬆症検診受診率	（令和14年度） 15%
	③　心理的苦痛を感じている者の減少	K６（こころの状態を評価する指標）の合計得点が10点以上の者の割合	（令和14年度） 9.4%
3．社会環境の質の向上	**Ⅰ　社会とのつながり・心の健康の維持及び向上**		
	①　地域の人々とのつながりが強いと思う者の増加	地域の人々とのつながりが強いと思う者の割合	（令和14年度） 45%
	②　社会活動を行っている者の増加	いずれかの社会活動（就労・就学を含む。）を行っている者の割合	（令和14年度） ベースライン値から５%の増加
	③　地域等で共食している者の増加	地域等で共食している者の割合	（令和14年度） 30%
	④　メンタルヘルス対策に取り組む事業場の増加	メンタルヘルス対策に取り組む事業場の割合	（令和９年度） 80%
	⑤　心のサポーター数の増加	心のサポーター数	（令和15年度） 100万人
	Ⅱ　自然に健康になれる環境づくり		
	①「健康的で持続可能な食環境づくりのための戦略的イニシアチブ」の推進	「健康的で持続可能な蜀環境づくりのための戦略的イニシアチブ」に登録されている都道府県数	（令和14年度） 47都道府県
	②「居心地が良く歩きたくなる」まちなかづくりに取り組む市町村数の増加	滞在快適性等向上区域（まちなかウォーカブル区域）を設定している市町村数	（令和７年度） 100市町村
	③　望まない受動喫煙の機会を有する者の減少	望まない受動喫煙（家庭・職場・飲食店）の機会を有する者の割合	（令和14年度） 望まない受動喫煙のない社会の実現

	目標	指標	目標値
3．社会環境の質の向上	Ⅲ　誰もがアクセスできる健康増進のための基盤の整備		
	①　スマート・ライフ・プロジェクト活動企業・団体の増加	スマート・ライフ・プロジェクトへ参画し活動している企業・団体数	（令和14年度） 1,500団体
	②　健康経営の推進	保険者とともに健康経営に取り組む企業数	（令和７年度） 10万社
	③　利用者に応じた食事提供をしている特定給食施設の増加	管理栄養士・栄養士を配置している施設（病院、介護老人保健施設、介護医療院を除く。）の割合	（令和14年度） 75％
	④　必要な産業保健サービスを提供している事業場の増加	各事業場において必要な産業保健サービスを提供している事業場の割合	（令和９年度） 80％
4．ライフコースアプローチを踏まえた健康づくり	⑴　こども		
	①　運動やスポーツを習慣的に行っていないこどもの減少（再掲）	１週間の総運動時間（体育授業を除く。）が60分未満の児童の割合	第２次成育医療等基本方針に合わせて設定
	②　児童・生徒における肥満傾向児の減少（再掲）	児童・生徒における肥満傾向児の割合	第２次成育医療等基本方針に合わせて設定
	③　20歳未満の者の飲酒をなくす（再掲）	中学生・高校生の飲酒者の割合	（令和14年度） ０％
	④　20歳未満の者の喫煙をなくす（再掲）	中学生・高校生の喫煙者の割合	（令和14年度） ０％
	⑵　高齢者		
	①　低栄養傾向の高齢者の減少（適正体重を維持している者の増加の一部を再掲）	BMI20以下の高齢者（65歳以上）の割合	（令和14年度） 13％
	②　ロコモティブシンドロームの減少（再掲）	足腰に痛みのある高齢者の人数（人口千人当たり）(65歳以上)	（令和14年度） 210人
	③　社会活動を行っている高齢者の増加（社会活動を行っている者の増加の一部を再掲）	いずれかの社会活動（就労・就学を含む。）を行っている高齢者（65歳以上）の割合	（令和14年度） ベースライン値から10％の増加
	⑶　女性		
	①　若年女性のやせの減少（適正体重を維持している者の増加の一部を再掲）	BMI18.5未満の20歳～30歳代女性の割合	（令和14年度） 15％
	②　骨粗鬆症検診受診率の向上（再掲）	骨粗鬆症検診受診率	（令和14年度） 15％
	③　生活習慣病（NCDs）のリスクを高める量を飲酒している女性の減少（生活習慣病（NCDs）のリスクを高める量を飲酒している者の減少の一部を再掲）	１日当たりの純アルコール摂取量が20ｇ以上の女性の割合	（令和14年度） 6.4％
	④　妊娠中の喫煙をなくす（再掲）	妊婦の喫煙率	第２次成育医療等基本方針に合わせて設定

3 健やか親子21（第二次）

指標及び目標一覧（検討会報告書　2014年３月）

		指標名	ベースライン	中間評価（５年後）目標	最終評価（10年後）目標
基盤課題Ａ　切れ目ない妊産婦・乳幼児への保健対策	【健康水準の指標】	妊産婦死亡率	4.0（出産10万対） （平成24年）	減少	2.8
		全出生数中の低出生体重児の割合	・低出生体重児　9.6% ・極低出生体重児　0.8% （平成24年）	減少	減少
		妊娠・出産について満足している者の割合	63.7% （平成25年度）	70.0%	85.0%
		むし歯のない３歳児の割合	81.0% （平成24年度）	85.0%	90.0%
	【健康行動の指標】	妊娠中の妊婦の喫煙率	3.8% （平成25年度）	0%	0%
		育児期間中の両親の喫煙率	・父親　41.5% （平成25年度）	30.0%	20.0%
			・母親　8.1% （平成25年度）	6.0%	4.0%
		妊娠中の妊婦の飲酒率	4.3% （平成25年度）	0%	0%
		乳幼児健康診査の受診率 （重点課題②再掲）	（未受診率） ・３～５か月児：4.6% ・１歳６か月児：5.6% ・３歳児　：8.1% （平成23年度）	（未受診率） ・３～５か月児：3.0% ・１歳６か月児：4.0% ・３歳児　：6.0%	（未受診率） ・３～５か月児：2.0% ・１歳６か月児：3.0% ・３歳児　：3.0%
		子ども医療電話相談（♯8000）を知っている親の割合	61.2% （平成26年度）	75.0%	90.0%
		子どものかかりつけ医（医師・歯科医師など）を持つ親の割合	＜医師＞ ・３、４か月児　71.8% ・３歳児　85.6% （平成26年度）	・３、４か月児　80.0% ・３歳児　90.0%	・３、４か月児　85.0% ・３歳児　95.0%
			＜歯科医師＞ ３歳児　40.9% （平成26年度）	３歳児　45.0%	３歳児　55.0%
		仕上げ磨きをする親の割合	69.6% （平成26年度）	75.0%	80.0%
	【環境整備の指標】	妊娠届出時にアンケートを実施する等して、妊婦の身体的・精神的・社会的状況について把握している市区町村の割合（重点課題②再掲）	92.8% （平成25年度）	100%	100%
		妊娠中の保健指導（母親学級や両親学級を含む）において、産後のメンタルヘルスについて、妊婦とその家族に伝える機会を設けている市区町村の割合	43.0% （平成25年度） （参考）50.2% （平成25年度）	75.0%	100%
		産後１か月でEPDS９点以上を示した人へのフォロー体制がある市区町村の割合	11.5% （平成25年度）	50.0%	100%

※オレンジ色の表記は、中間評価等に関する検討会報告書（2019年８月）により、指標の追加、指標名の変更、最終評価目標の再設定が行われたものである。

指標名			ベースライン	中間評価（5年後）目標	最終評価（10年後）目標
基盤課題A　切れ目ない妊産婦・乳幼児への保健対策	【環境整備の指標】	・ハイリスク児に対し保健師等が退院後早期に訪問する体制がある市区町村の割合 ・市町村のハイリスク児の早期訪問体制構築等に対する支援をしている県型保健所の割合	・市区町村　24.9％ ・県型保健所　81.9％ （平成25年度）	・市区町村　50.0％ ・県型保健所　90.0％	・市区町村　100％ ・県型保健所　100％
		・乳幼児健康診査事業を評価する体制がある市区町村の割合 ・市町村の乳幼児健康診査事業の評価体制構築への支援をしている県型保健所の割合	・市区町村　25.1％ ・県型保健所　39.2％ （平成25年度）	・市区町村　50.0％ ・県型保健所　80.0％	・市区町村　100％ ・県型保健所　100％
	【参考とする指標】	周産期死亡率	出産千対　4.0 出生千対　2.7 （平成24年）	—	—
		新生児死亡率、乳児（1歳未満）死亡率（出生千対）	・新生児死亡率　1.0 ・乳児（1歳未満）死亡率　2.2 （平成24年）	—	—
		幼児（1～4歳）死亡率 （人口10万対）	20.9 （平成24年）	—	—
		乳児のSIDS死亡率 （出生10万対）	13.9 （平成24年）	—	—
		正期産児に占める低出生体重児の割合	・低出生体重児　6.0％ ・極低出生体重児　0.0093％ （平成24年）	—	—
		妊娠11週以下での妊娠の届出率	90.8％ （平成24年度）	—	—
		出産後1か月時の母乳育児の割合	47.5％ （平成25年度）	—	—
			（参考）51.6％ （平成22年）	—	—
		産後1か月でEPDS 9点以上の褥婦の割合	8.4％ （平成25年度）	—	—
		1歳までにBCG接種を終了している者の割合	92.9％ （平成24年度）	—	—
		1歳6か月までに四種混合・麻しん・風しんの予防接種を終了している者の割合	・三種混合　94.7％ ・麻しん　87.1％ （平成25年度）	—	—
			（参考） ・三種混合　95.3％ ・ポリオ　95.6％ ・麻しん　89.3％ ・風しん　85.7％ （平成22年）	—	—
		不妊に悩む方への特定治療支援事業の助成件数	134,943件 （平成24年度）	—	—
		災害などの突発事象が発生したときに、妊産婦の受入体制について検討している都道府県の割合	23.4％ （平成25年度）	—	—

		指標名	ベースライン	中間評価（５年後）目標	最終評価（10年後）目標
基盤課題B　学童期・思春期から成人期に向けた保健対策	【健康水準の指標】	十代の自殺死亡率	・10～14歳 1.3（男　1.8／女　0.7） ・15～19歳 8.5（男 11.3／女　5.6） （平成24年）	・10～14歳　減少 ・15～19歳　減少	・10～14歳　減少 ・15～19歳　減少
		十代の人工妊娠中絶率	7.1 （平成23年度）	6.5	4.0
		十代の性感染症罹患率	定点１カ所あたりの報告数 ・性器クラミジア　2.92 ・淋菌感染症　0.82 ・尖圭コンジローマ　0.33 ・性器ヘルペス　0.35 （参考） 実数による報告数 ・梅毒　27 （平成24年）	減少	減少 ※梅毒も加えて評価
		児童・生徒における痩身傾向児の割合	2.0% （平成25年度）	1.5%	1.0%
		児童・生徒における肥満傾向児の割合	9.5% （平成25年度）	8.0%	7.0%
		歯肉に炎症がある十代の割合	25.7% （平成23年）	22.9%	20.0%
	【健康行動の指標】	十代の喫煙率	中学１年 男子　1.6%　女子　0.9% 高校３年 男子　8.6%　女子　3.8% （平成22年度）	中学１年 男子・女子　0% 高校３年 男子・女子　0%	中学１年 男子・女子　0% 高校３年 男子・女子　0%
		十代の飲酒率	中学３年 男子　8.0%　女子　9.1% 高校３年 男子 21.0%　女子 18.5% （平成22年度）	中学３年 男子・女子　0% 高校３年 男子・女子　0%	中学３年 男子・女子　0% 高校３年 男子・女子　0%
		朝食を欠食する子どもの割合	・小学６年生　11.0% ・中学３年生　16.3% （平成22年度）	・小学５年生　5.0% ・中学２年生　7.0%	・小学６年生　8.0% ・中学３年生　10.0%
	【環境整備の指標】	学校保健委員会を開催している小学校、中学校、高等学校の割合	・小中学校　89.7% ・高等学校　86.9% （平成27年度）	—	100%
		地域と学校が連携した健康等に関する講習会の開催状況	53.6% （平成25年度）	80.0%	100%
	【参考とする指標】	スクールカウンセラーを配置する小学校、中学校の割合	・小学校　37.6% ・中学校　82.4% ・その他　1,534箇所 （平成24年度）	—	—
		スクールソーシャルワーカーの配置状況	784人 （平成24年度）	—	—
		思春期保健対策に取り組んでいる地方公共団体の割合	・自殺防止対策　19.1% ・性に関する指導　41.1% ・肥満及びやせ対策　17.9% ・薬物乱用防止対策　24.6% （喫煙、飲酒を含む） ・食育　48.0% （平成26年度）	—	—
		家族など誰かと食事をする子どもの割合	・小学校５年生 朝食　84.0%・夕食　97.7% ・中学校２年生 朝食　64.6%・夕食　93.7% （平成22年度）	—	—
		運動やスポーツを習慣的にしている子どもの割合	（参考） （一週間の総運動時間が60分未満の子どもの割合） 男子　10.5%　女子　24.2% （平成22年度）	—	—

基盤課題	区分	指標名	ベースライン	中間評価（5年後）目標	最終評価（10年後）目標
基盤課題C　子どもの健やかな成長を見守り育む地域づくり	【健康水準の指標】	この地域で子育てをしたいと思う親の割合	91.1% （平成26年度）	93.0%	95.0%
		妊娠中、仕事を続けることに対して職場から配慮をされたと思う就労妊婦の割合	91.0% （平成26年度）	93.0%	95.0%
	【健康行動の指標】	マタニティマークを妊娠中に使用したことのある母親の割合	52.3% （平成25年度）	60.0%	80.0%
		マタニティマークを知っている国民の割合	45.6% （平成26年度）	50.0%	65.0%
		積極的に育児をしている父親の割合	47.2% （平成25年度）	50.0%	70.0%
	【環境整備の指標】	・乳幼児健康診査の未受診者の全数の状況を把握する体制がある市区町村の割合 ・市町村の乳幼児健康診査の未受診者把握への取組に対する支援をしている県型保健所の割合	・市区町村　96.7% ・県型保健所　33.8% （平成25年度）	・市区町村　99.0% ・県型保健所　50.0%	・市区町村　100% ・県型保健所　100%
		育児不安の親のグループ活動を支援する体制がある市区町村の割合	28.9% （平成25年度）	50.0%	100%
		母子保健分野に携わる関係者の専門性の向上に取り組んでいる地方公共団体の割合	・市区町村　97.9% ・県型保健所　95.1% （平成25年度）	・市区町村　100% ・県型保健所　97.0%	・市区町村　100% ・県型保健所　100%
	【参考とする指標】	個人の希望する子ども数、個人の希望する子ども数と出生子ども数の差	・平均理想子ども数　2.42 ・平均理想子ども数（2.42）と平均出生子ども数（1.71）の差　0.71 （平成22年）	―	―
		不慮の事故による死亡率（人口10万対）	0～19歳　3.4 ・0歳　9.0 ・1～4歳　2.9 ・5～9歳　1.9 ・10～14歳　1.6 ・15～19歳　5.7 （平成24年）	―	―
		事故防止対策を実施している市区町村の割合	56.8% （平成25年度）	―	―
		乳幼児のいる家庭で、風呂場のドアを乳幼児が自分で開けることができないよう工夫した家庭の割合	38.2% （平成25年度）	―	―
		父親の育児休業取得割合	1.89% （平成24年度）	―	―

		指標名	ベースライン	中間評価（５年後）目標	最終評価（10年後）目標
重点課題①　育てにくさを感じる親に寄り添う支援	【健康水準の指標】	ゆったりとした気分で子どもと過ごせる時間がある母親の割合	・３、４か月児　79.7% ・１歳６か月児　68.5% ・３歳児　60.3% （平成25年度）	・３、４か月児　81.0% ・１歳６か月児　70.0% ・３歳児　62.0%	・３、４か月児　92.0% ・１歳６か月児　85.0% ・３歳児　75.0%
		育てにくさを感じたときに対処できる親の割合	83.4% （平成26年度）	90.0%	95.0%
	【健康行動の指標】	子どもの社会性の発達過程を知っている親の割合	83.3% （平成26年度）	90.0%	95.0%
		発達障害を知っている国民の割合	67.2% （平成26年度） （参考） 「言葉だけは知っている」19.8%	80.0%	90.0%
	【環境整備の指標】	・発達障害をはじめとする育てにくさを感じる親への早期支援体制がある市区町村の割合 ・市町村における発達障害をはじめとする育てにくさを感じる親への早期支援体制整備への支援をしている県型保健所の割合	・市区町村　85.9% ・県型保健所　66.5% （平成25年度）	・市区町村　90.0% ・県型保健所　80.0%	・市区町村　100% ・県型保健所　100%
	【参考とする指標】	小児人口に対する親子の心の問題に対応できる技術を持った小児科医の割合（小児人口10万対）	6.2 （参考） 1,013名 （平成24年度）	―	―
		小児人口に対する児童精神科医師の割合（小児人口10万対）	11.9 （平成25年）	―	―
		児童心理治療施設の施設数	30道府県 38施設 （平成24年）	―	―
		就学前の障害児に対する通所支援の利用者数	37,505名 （平成25年）	―	―
		障害児支援を主要な課題とする協議体を設置している市区町村数	421 （平成25年）	―	―

指標名			ベースライン	中間評価（５年後）目標	最終評価（10年後）目標
重点課題② 妊娠期からの児童虐待防止対策	【健康水準の指標】	児童虐待による死亡数	・心中以外　58人 ・心中　41人 （平成23年度）	それぞれが減少	それぞれが減少
		乳幼児期に体罰や暴言、ネグレクト等によらない子育てをしている	・３、４か月児　95.2% ・１歳６か月児　90.5% ・３歳児　85.5% （平成26年度）	—	・３、４か月児　95.0% ・１歳６か月児　85.0% ・３歳児　70.0%
	【健康行動の指標】	乳幼児健康診査の受診率（基盤課題Ａ再掲）	（未受診率） ・３～５か月児　4.6% ・１歳６か月児　5.6% ・３歳児　8.1% （平成23年度）	（未受診率） ・３～５か月児：3.0% ・１歳６か月児：4.0% ・３歳児：6.0%	（未受診率） ・３～５か月児：2.0% ・１歳６か月児：3.0% ・３歳児：5.0%
		児童虐待防止法で国民に求められた児童虐待の通告義務を知っている国民の割合	61.7% （平成26年度）	80.0%	90.0%
		乳幼児揺さぶられ症候群（SBS）を知っている親の割合	94.3% （平成26年度）	100%	100%
	【環境整備の指標】	妊娠届出時にアンケートを実施する等して、妊婦の身体的・精神的・社会的状況について把握している市区町村の割合（基盤課題Ａ再掲）	92.8% （平成25年度）	100%	—
		対象家庭全てに対し、乳児家庭全戸訪問事業を実施している市区町村の割合	27.5% （参考） 事業実施率　99.0% （平成26年度）	—	100%
		養育支援が必要と認めた全ての家庭に対し、養育支援訪問事業を実施している市区町村の割合	66.9% （参考） 事業実施率　81.2% （平成26年度）	—	100%
		特定妊婦、要支援家庭、要保護家庭等支援の必要な親に対して、グループ活動等による支援（市町村への支援も含む）をする体制がある県型保健所の割合	30.3% （平成25年度）	70.0%	100%
		要保護児童対策地域協議会に産婦人科医療機関が参画している市区町村の割合	12.9% （平成26年度）	—	増加
		関係団体の協力を得て、児童虐待に関する広報・啓発活動を実施している地方公共団体の割合	54.9% （平成25年度）	80.0%	100%
		児童虐待に対応する体制を整えている医療機関の数	（参考）572か所 （平成25年度）	三次と二次救急医療機関の50%	全ての三次と二次救急医療機関数
	【参考とする指標】	児童相談所における児童虐待相談の対応件数	66,701件 （平成24年度）	—	—
		市町村における児童虐待相談の対応件数	73,200件 （平成24年度）	—	—
		要保護児童対策地域協議会に配偶者暴力相談支援センターが参画している市区町村の割合	（参考） 7.4% （平成25年４月１日）	—	—

4　学校給食衛生管理基準

学校給食衛生管理基準

（平成二十一年三月三十一日文部科学省告示第六十四号）

第1　総則

1　学校給食を実施する都道府県教育委員会及び市区町村教育委員会（以下「教育委員会」という。）、附属学校を設置する国立大学法人及び私立学校の設置者（以下「教育委員会等」という。）は、自らの責任において、必要に応じて、保健所の協力、助言及び援助（食品衛生法（昭和二十二年法律第二百三十三号）に定める食品衛生監視員による監視指導を含む。）を受けつつ、HACCP（コーデックス委員会（国連食糧農業機関／世界保健機関合同食品規格委員会）総会において採択された「危害分析・重要管理点方式とその適用に関するガイドライン」に規定されたHACCP（Hazard Analysis and Critical Control Point：危害分析・重要管理点）をいう。）の考え方に基づき単独調理場、共同調理場（調理等の委託を行う場合を含む。以下「学校給食調理場」という。）並びに共同調理場の受配校の施設及び設備、食品の取扱い、調理作業、衛生管理体制等について実態把握に努め、衛生管理上の問題がある場合には、学校医又は学校薬剤師の協力を得て速やかに改善措置を図ること。

第2　学校給食施設及び設備の整備及び管理に係る衛生管理基準

1　学校給食施設及び設備の整備及び管理に係る衛生管理基準は、次の各号に掲げる項目ごとに、次のとおりとする。

(1)　学校給食施設

①　共通事項

一　学校給食施設は、衛生的な場所に設置し、食数に適した広さとすること。また、随時施設の点検を行い、その実態の把握に努めるとともに、施設の新増築、改築、修理その他の必要な措置を講じること。

二　学校給食施設は、別添の「学校給食施設の区分」に従い区分することとし、調理場（学校給食調理員が調理又は休憩等を行う場所であって、別添中区分の欄に示す「調理場」をいう。以下同じ。）は、二次汚染防止の観点から、汚染作業区域、非汚染作業区域及びその他の区域（それぞれ別添中区分の欄に示す「汚染作業区域」、「非汚染作業区域」及び「その他の区域（事務室等を除く。）」をいう。以下同じ。）に部屋単位で区分すること。ただし、洗浄室は、使用状況に応じて汚染作業区域又は非汚染作業区域に区分することが適当であることから、別途区分すること。また、検収、保管、下処理、調理及び配膳の各作業区域並びに更衣休憩にあてる区域及び前室に区分するよう努めること。

三　ドライシステムを導入するよう努めること。また、ドライシステムを導入していない調理場においてもドライ運用を図ること。

四　作業区域（別添中区分の欄に示す「作業区域」をいう。以下同じ。）の外部に開放される箇所にはエアカーテンを備えるよう努めること。

五　学校給食施設は、設計段階において保健所及び学校薬剤師等の助言を受けるとともに、栄養教諭又は学校栄養職員（以下「栄養教諭等」という。）その他の関係者の意見を取り入れ整備すること。

②　作業区域内の施設

一　食品を取り扱う場所（作業区域のうち洗浄室を除く部分をいう。以下同じ。）は、内部の温度及び湿度管理が適切に行える空調等を備えた構造とするよう努めること。

二　食品の保管室は、専用であること。また、衛生面に配慮した構造とし、食品の搬入及び搬出に当たって、調理室を経由しない構造及び配置とすること。

三　外部からの汚染を受けないような構造の検収室を設けること。

四　排水溝は、詰まり又は逆流がおきにくく、かつ排水が飛散しない構造及び配置とすること。

五　釜周りの排水が床面に流れない構造とすること。

六　配膳室は、外部からの異物の混入を防ぐため、廊下等と明確に区分すること。また、その出入口には、原則として施錠設備を設けること。

③　その他の区域の施設

一　廃棄物（調理場内で生じた廃棄物及び返却された残菜をいう。以下同じ。）の保管場所は、調理場外の適切な場所に設けること。

二　学校給食従事者専用の便所は、食品を取り扱う場所及び洗浄室から直接出入りできない構造とすること。また、食品を取り扱う場所及び洗浄室から3m以上離れた場所に設けるよう努めること。さらに、便所の個室の前に調理衣を着脱できる場所を設けるよう努めること。

(2)　学校給食設備

①　共通事項

一　機械及び機器については、可動式にするなど、調理過程に合った作業動線となるよう配慮した配置であること。

二　全ての移動性の器具及び容器は、衛生的に保管するため、外部から汚染されない構造の保管設備を設けること。

三　給水給湯設備は、必要な数を使用に便利な位置に設置し、給水栓は、直接手指を触れることのないよう、肘等で操作できるレバー式等であること。

四　共同調理場においては、調理した食品を調理後2時間以内に給食できるようにするための配送車を必要台数確保すること。

②　調理用の機械、機器、器具及び容器

一　食肉類、魚介類、卵、野菜類、果実類等食品の種類ごとに、それぞれ専用に調理用の器具及び容器を備えること。また、それぞれの調理用の器具及び容器は、下処理用、調理用、加熱調理済食品用等調理の過程ごとに区別すること。

二　調理用の機械、機器、器具及び容器は、洗浄及び消毒ができる材質、構造であり、衛生的に保管できるものであること。また、食数に適した大きさと数量を備えること。

三　献立及び調理内容に応じて、調理作業の合理化により衛生管理を充実するため、焼き物機、揚げ物機、真空冷却機、中心温度管理機能付き調理機等の調理用の機械及び機器を備えるよう努めること。

③　シンク

一　シンクは、食数に応じてゆとりのある大きさ、深さであること。また、下処理室における加熱調理用食品、非加熱調理用食品及び器具の洗浄に用いるシンクは別々に設置するとともに、三槽式構造とすること。さらに、調理室においては、食品用及び器具等の洗浄用のシンクを共用しないこと。あわせて、その他の用途用のシンクについても相互汚染しないよう努めること。

④　冷蔵及び冷凍設備

一　冷蔵及び冷凍設備は、食数に応じた広さがあるものを原材料用及び調理用等に整備し、共用を避けること。

⑤　温度計及び湿度計

一　調理場内の適切な温度及び湿度の管理のために、適切な場所に正確な温度計及び湿度計を備えること。また、冷蔵庫・冷凍庫の内部及び食器消毒庫その他のために、適切な場所に正確な温度計を備えること。

⑥　廃棄物容器等

一　ふた付きの廃棄物専用の容器を廃棄物の保管場所に備えること。

二　調理場には、ふた付きの残菜入れを備えること。

⑦　学校給食従事者専用手洗い設備等

一　学校給食従事者の専用手洗い設備は、前室、便所の個室に設置するとともに、作業区分ごとに使用しやすい位置に設置すること。

二　肘まで洗える大きさの洗面台を設置するとともに、給水栓は、直接手指を触れることのないよう、肘等で操作できるレバー式、足踏み式又は自動式等の温水に対応した方式であること。

三　学校食堂等に、児童生徒等の手洗い設備を設けること。

(3)　学校給食施設及び設備の衛生管理

一　学校給食施設及び設備は、清潔で衛生的であること。

二　冷蔵庫、冷凍庫及び食品の保管室は、整理整頓すること。また、調理室には、調理作業に不必要な物品等を置かないこと。

三　調理場は、換気を行い、温度は25℃以下、湿度は80%以下に保つよう努めること。また、調理室及び食品の保管室の温度及び湿度並びに冷蔵庫及び冷凍庫内部の温度を適切に保ち、これらの温度及び湿度は毎日記録すること。

四　調理場内の温度計及び湿度計は、定期的に検査を行うこと。

五　調理場の給水、排水、採光、換気等の状態を適正に保つこと。また、夏期の直射日光を避ける設備を整備すること。

六　学校給食施設及び設備は、ねずみ及びはえ、ごきぶり等衛生害虫の侵入及び発生を防止するため、侵入防止措置を講じること。また、ねずみ及び衛生害虫の発生状況を1か月に1回以上点検し、発生を確認したときには、その都度駆除をすることとし、必要な場合には、補修、整理整頓、清掃、清拭、消毒等を行い、その結果を記録すること。なお、殺そ剤又は殺虫剤を使用する場合は、食品を汚染しないようその取扱いに十分注意すること。さらに、学校給食従事者専用の便所については、特に衛生害虫に注意すること。

七　学校給食従事者専用の便所には、専用の履物を備えること。また、定期的に清掃及び消毒を行うこと。

八　学校給食従事者専用の手洗い設備は、衛生的に管理するとともに、石けん液、消毒用アルコール及びペーパータオル等衛生器具を常備すること。また、布タオルの使用は避けること。さらに、前室の手洗い設備には個人用爪ブラシを常備すること。

九　食器具、容器及び調理用の器具は、使用後、でん粉及び脂肪等が残留しないよう、確実に洗浄するとともに、損傷がないように確認し、熱風保管庫等により適切に保管すること。また、フードカッター、野菜切り機等調理用の機械及び機器は、使用後に分解して洗浄及び消毒した後、乾燥させること。さらに、下処理室及び調理室内における機械、容器等の使用後の洗浄及び消毒は、全ての食品が下処理室及び調理室から搬出された後に行うよう努めること。

十　天井の水滴を防ぐとともに、かびの発生の防止に努めること。

十一　床は破損箇所がないよう管理すること。

十二　清掃用具は、整理整頓し、所定の場所に保管すること。また、汚染作業区域と非汚染作業区域の共用を避けること。

2　学校薬剤師等の協力を得て(1)の各号に掲げる事項について、毎学年1回定期に、(2)及び(3)の各号に掲げる事項については、毎学年3回定期に、検査を行い、その実施記録を保管すること。

第3　調理の過程等における衛生管理に係る衛生管理基準

1　調理の過程等における衛生管理に係る衛生管理基準は、次の各号に掲げる項目ごとに、次のとおりとする。

(1)　献立作成

一　献立作成は、学校給食施設及び設備並びに人員等の能力に応じたものとするとともに、衛生的な作業工程及び作業動線となるよう配慮すること。

二　高温多湿の時期は、なまもの、和えもの等については、細菌の増殖等が起こらないように配慮すること。

三　保健所等から情報を収集し、地域における感染症、食中毒の発生状況に配慮すること。

四　献立作成委員会を設ける等により、栄養教諭等、保護者その他の関係者の意見を尊重すること。

五　統一献立（複数の学校で共通して使用する献立をいう。）を作成するに当たっては、食品の品質管理又は確実な検収を行う上で支障を来すことがないよう、一定の地域別又は学校種別等の単位に分けること等により適正な規模での作成に努めること。

(2)　学校給食用食品の購入

①　共通事項

一　学校給食用食品（以下「食品」という。）の購入に当たっては、食品選定のための委員会等を設ける等により、栄養教諭等、保護者その他の関係者の意見を尊重すること。また、必要に応じて衛生管理に関する専門家の助言及び協力を受けられるような仕組みを整えること。

二　食品の製造を委託する場合には、衛生上信用のおける製造業者を選定すること。また、製造業者の有する設備、人員等から見た能力に応じた委託とすることとし、委託者において、随時点検を行い、記録を残し、事故発生の防止に努めること。

②　食品納入業者

一　保健所等の協力を得て、施設の衛生面及び食品の取扱いが良好で衛生上信用のおける食品納入業者を選定すること。

二　食品納入業者又は納入業者の団体等との間に連絡会を設け、学校給食の意義、役割及び衛生管理の在り方について定期的な意見交換を行う等により、食品納入業者の衛生管理の啓発に努めること。

三　売買契約に当たって、衛生管理に関する事項を取り決める等により、業者の検便、衛生環境の整備等について、食品納入業者に自主的な取組を促すこと。

四　必要に応じて、食品納入業者の衛生管理の状況を確認すること。

五　原材料及び加工食品について、製造業者若しくは食品納入業者等が定期的に実施する微生物及び理化学検査の結果、又は生産履歴等を提出させること。また、検査等の結果については、保健所等への相談等により、原材料として不適と判断した場合には、食品納入業者の変更等適切な措置を講じること。さらに、検査結果を保管すること。

③　食品の選定

一　食品は、過度に加工したものは避け、鮮度の良い衛生的なものを選定するよう配慮すること。また、有害なもの又はその疑いのあるものは避けること。

二　有害若しくは不必要な着色料、保存料、漂白剤、発色剤その他の食品添加物が添加された食品、又は内容表示、消費期限及び賞味期限並びに製造業者、販売業者等の名称及び所在地、使用原材料及び保存方法が明らかでない食品については使用しないこと。また、可能な限り、使用原材料の原産国についての記述がある食品を選定すること。

三　保健所等から情報提供を受け、地域における感染症、食中毒の発生状況に応じて、食品の購入を考慮すること。

(3)　食品の検収・保管等

一　検収は、あらかじめ定めた検収責任者が、食品の納入に立会し、品名、数量、納品時間、納入業者名、製造業者名及び所在地、生産地、品質、鮮度、箱、袋の汚れ、破れその他の包装容器等の状況、異物混入及び異臭の有無、消費期限又は賞味期限、製造年月日、品温（納入業者が運搬の際、適切な温度管理を行っていたかどうかを含む。）、年月日表示、ロット（一の製造期間内に一連の製造工程により均質性を有するように製造された製品の一群をいう。以下同じ。）番号その他のロットに関する情報について、毎日、点検を行い、記録すること。また、納入業者から直接納入する食品の検収は、共同調理場及び受配校において適切に分担し実施するとともに、その結果を記録すること。

二　検収のために必要な場合には、検収責任者の勤務時間を納入時間に合わせて割り振ること。

三　食肉類、魚介類等生鮮食品は、原則として、当日搬入するとともに、一回で使い切る量を購入すること。また、当日搬入できない場合には、冷蔵庫等で適切に温度管理するなど衛生管理に留意すること。

四　納入業者から食品を納入させるに当たっては、検収室において食品の受け渡しを行い、下処理室及び調理室に立ち入らせないこと。

五　食品は、検収室において、専用の容器に移し替え、下処理室及び食品の保管室にダンボール等を持ち込まないこと。また、検収室内に食品が直接床面に接触しないよう床面から60cm以上の高さの置台を設けること。

六　食品を保管する必要がある場合には、食肉類、魚介類、野菜類等食品の分類ごとに区分して専用の容器で保管する等により、原材料の相互汚染を防ぎ、衛生的な管理を行うこと。また、別紙「学校給食用食品の原材料、製品等の保存基準」に従い、棚又は冷蔵冷凍設備に保管すること。

七　牛乳については、専用の保冷庫等により適切な温度管理を行い、新鮮かつ良好なものが飲用に供されるよう品質の保持に努めること。

八　泥つきの根菜類等の処理は、検収室で行い、下処理室を清潔に保つこと。

(4)　調理過程

①　共通事項

一　給食の食品は、原則として、前日調理を行わず、全てその日に学校給食調理場で調理し、生で食用する野菜類、果実類等を除き、加熱処理したものを給食すること。また、加熱処理する食品については、中心部温度計を用いるなどにより、中心部が75℃で1分間以上（二枚貝等ノロウイルス汚染のおそれのある食品の場合は85℃で1分間以上）又はこれと同等以上の温度まで加熱されていることを確認し、その温度と時間を記録すること。さらに、中心温度計については、定期的に検査を行い、正確な機器を使用すること。

二　野菜類の使用については、二次汚染防止の観点から、原則として加熱調理すること。また、教育委員会等において、生野菜の使用に当たっては、食中毒の発生状況、施設及び設備の状況、調理過程における二次汚染防止のための措置、学校給食調理員の研修の実施、管理運営体制の整備等の衛生管理体制の実態、並びに生野菜の食生活に果たす役割等を踏まえ、安全性を確認しつつ、加熱調理の有無を判断すること。さらに、生野菜の使用に当たっては、流水で十分洗浄し、必要に応じて、消毒するとともに、消毒剤が完全に洗い落とされるまで流水で水洗いすること。

三　和えもの、サラダ等の料理の混ぜ合わせ、料理の配食及び盛りつけに際しては、清潔な場所で、清潔な器具を使用し、料理に直接手を触れないよう調理すること。

四　和えもの、サラダ等については、各食品を調理後速やかに冷却機等で冷却を行った上で、冷却後の二次汚染に注意し、冷蔵庫等で保管するなど適切な温度管理を行うこと。また、やむを得ず水で冷却する場合は、直前に使用水の遊離残留塩素が0.1mg/L以上であることを確認し、確認した数値及び時間を記録すること。さらに、和える時間を配食の直前にするなど給食までの時間の短縮を図り、調理終了時に温度及び時間を記録すること。

五　マヨネーズは、つくらないこと。

六　缶詰は、缶の状態、内壁塗装の状態等を注意すること。

②　使用水の安全確保

一　使用水は、学校環境衛生基準（平成二十一年文部科学省告示第六十号）に定める基準を満たす飲料水を使用すること。また、毎日、調理開始前に十分流水した後及び調理終了後に遊離残留塩素が0.1mg/L以上であること並びに外観、臭気、味等について水質検査を実施し、その結果を記録すること。

二　使用水について使用に不適な場合は、給食を中止し速やかに改善措置を講じること。また、再検査の結果使用した場合は、使用した水1Lを保存食用の冷凍庫に－20℃以下で2週間以上保存すること。

三　貯水槽を設けている場合は、専門の業者に委託する等により、年1回以上清掃すること。また、清掃した証明書等の記録は1年間保管すること。

③　二次汚染の防止

一　献立ごとに調理作業の手順、時間及び担当者を示した調理作業工程表並びに食品の動線を示した作業動線図を作成すること。また、調理作業工程表及び作業動線図を作業前に確認し、作業に当たること。

二　調理場における食品及び調理用の器具及び容器は、床面から60cm以上の高さの置台の上に置くこと。

三　食肉、魚介類及び卵は、専用の容器、調理用の機器及び器具を使用し、他の食品への二次汚染を防止すること。

四　調理作業中の食品並びに調理用の機械、機器、器具及び容器の汚染の防止の徹底を図ること。また、包丁及びまな板類については食品別及び処理別の使い分けの徹底を図ること。

五　下処理後の加熱を行わない食品及び加熱調理後

冷却する必要のある食品の保管には、原材料用冷蔵庫は使用しないこと。

六　加熱調理した食品を一時保存する場合又は調理終了後の食品については、衛生的な容器にふたをして保存するなど、衛生的な取扱いを行い、他からの二次汚染を防止すること。

七　調理終了後の食品は、素手でさわらないこと。

八　調理作業時には、ふきんは使用しないこと。

九　エプロン、履物等は、色分けする等により明確に作業区分ごとに使い分けること。また、保管の際は、作業区分ごとに洗浄及び消毒し、翌日までに乾燥させ、区分して保管するなど、衛生管理に配慮すること。

④　食品の適切な温度管理等

一　調理作業時においては、調理室内の温度及び湿度を確認し、その記録を行うこと。また、換気を行うこと。

二　原材料の適切な温度管理を行い、鮮度を保つこと。また、冷蔵保管及び冷凍保管する必要のある食品は常温放置しないこと。

三　加熱調理後冷却する必要のある食品については、冷却機等を用いて温度を下げ、調理用冷蔵庫で保管し、食中毒菌等の発育至適温度帯の時間を可能な限り短くすること。また、加熱終了時、冷却開始時及び冷却終了時の温度及び時間を記録すること。

四　配送及び配食に当たっては、必要に応じて保温食缶及び保冷食缶若しくは蓄冷材等を使用し、温度管理を行うこと。

五　調理後の食品は、適切な温度管理を行い、調理後2時間以内に給食できるよう努めること。また、配食の時間を毎日記録すること。さらに、共同調理場においては、調理場搬出時及び受配校搬入時の時間を毎日記録するとともに、温度を定期的に記録すること。

六　加熱調理食品にトッピングする非加熱調理食品は、衛生的に保管し、トッピングする時期は給食までの時間が極力短くなるようにすること。

⑤　廃棄物処理

一　廃棄物は、分別し、衛生的に処理すること。

二　廃棄物は、汚臭、汚液がもれないように管理すること。また、廃棄物のための容器は、作業終了後速やかに清掃し、衛生上支障がないように保持すること。

三　返却された残菜は、非汚染作業区域に持ち込まないこと。

四　廃棄物は、作業区域内に放置しないこと。

五　廃棄物の保管場所は、廃棄物の搬出後清掃するなど、環境に悪影響を及ぼさないよう管理すること。

(5)　配送及び配食

①　配送

一　共同調理場においては、容器、運搬車の設備の整備に努め、運搬途中の塵埃等による調理済食品等の汚染を防止すること。また、調理済食品等が給食されるまでの温度の管理及び時間の短縮に努めること。

②　配食等

一　配膳室の衛生管理に努めること。

二　食品を運搬する場合は、容器にふたをすること。

三　パンの容器、牛乳等の瓶その他の容器等の汚染に注意すること。

四　はし等を児童生徒の家庭から持参させる場合は、不衛生にならないよう指導すること。

五　給食当番等配食を行う児童生徒及び教職員については、毎日、下痢、発熱、腹痛等の有無その他の健康状態及び衛生的な服装であることを確認すること。また、配食前、用便後の手洗いを励行させ、清潔な手指で食器及び食品を扱うようにすること。

六　教職員は、児童生徒の嘔吐物のため汚れた食器具の消毒を行うなど衛生的に処理し、調理室に返却するに当たっては、その旨を明示し、その食器具を返却すること。また、嘔吐物は、調理室には返却しないこと。

(6)　検食及び保存食等

①　検食

一　検食は、学校給食調理場及び共同調理場の受配校において、あらかじめ責任者を定めて児童生徒の摂食開始時間の30分前までに行うこと。また、異常があった場合には、給食を中止するとともに、共同調理場の受配校においては、速やかに共同調理場に連絡すること。

二　検食に当たっては、食品の中に人体に有害と思われる異物の混入がないか、調理過程において加熱及び冷却処理が適切に行われているか、食品の異味、異臭その他の異常がないか、一食分としてそれぞれの食品の量が適当か、味付け、香り、色彩並びに形態等が適切か、及び、児童生徒の嗜好との関連はどのように配慮されているか確認すること。

三　検食を行った時間、検食者の意見等検食の結果を記録すること。

②　保存食

一　保存食は、毎日、原材料、加工食品及び調理済食品を食品ごとに50g程度ずつビニール袋等清潔な容器に密封して入れ、専用冷凍庫に－20℃以下で2週間以上保存すること。また、納入された食品の製造年月日若しくはロットが違う場合又は複数の釜で調理した場合は、それぞれ保存すること。

二　原材料は、洗浄、消毒等を行わず、購入した状態で保存すること。ただし、卵については、全て割卵し、混合したものから50g程度採取し保存すること。

三　保存食については、原材料、加工食品及び調理済食品が全て保管されているか並びに廃棄した日時を記録すること。

四　共同調理場の受配校に直接搬入される食品についても共同調理場で保存すること。また、複数の業者から搬入される食品については、各業者ごとに保存すること。

五　児童生徒の栄養指導及び盛りつけの目安とする展示食を保存食と兼用しないこと。

③　残食及び残品

一　パン等残食の児童生徒の持ち帰りは、衛生上の見地から、禁止することが望ましい。

二　パン、牛乳、おかず等の残品は、全てその日のうちに処分し、翌日に繰り越して使用しないこと。

2　学校薬剤師等の協力を得て1の各号に掲げる事項について、毎学年1回（⑶、⑷②及び⑹①、②にあっては毎学年3回）、定期に検査を行い、その実施記録を保管すること。

第4　衛生管理体制に係る衛生管理基準

1　衛生管理体制に係る衛生管理基準は、次の各号に掲げる項目ごとに、次のとおりとする。

⑴　衛生管理体制

一　学校給食調理場においては、栄養教諭等を衛生管理責任者として定めること。ただし、栄養教諭等が現にいない場合は、調理師資格を有する学校給食調理員等を衛生管理責任者として定めること。

二　衛生管理責任者は、施設及び設備の衛生、食品の衛生及び学校給食調理員の衛生の日常管理等に当たること。また、調理過程における下処理、調理、配送等の作業工程を分析し、各工程において清潔かつ迅速に加熱及び冷却調理が適切に行われているかを確認し、その結果を記録すること。

三　校長又は共同調理場の長（以下「校長等」という。）は、学校給食の衛生管理について注意を払い、学校給食関係者に対し、衛生管理の徹底を図るよう注意を促し、学校給食の安全な実施に配慮すること。

四　校長等は、学校保健委員会等を活用するなどにより、栄養教諭等、保健主事、養護教諭等の教職員、学校医、学校歯科医、学校薬剤師、保健所長等の専門家及び保護者が連携した学校給食の衛生管理を徹底するための体制を整備し、その適切な運用を図ること。

五　校長等は、食品の検収等の日常点検の結果、異常の発生が認められる場合、食品の返品、献立の一部又は全部の削除、調理済食品の回収等必要な措置を講じること。

六　校長等は、施設及び設備等の日常点検の結果、改善が必要と認められる場合、必要な応急措置を講じること。また、改善に時間を要する場合、計画的な改善を行うこと。

七　校長等は、栄養教諭等の指導及び助言が円滑に実施されるよう、関係職員の意思疎通等に配慮すること。

八　教育委員会等は、栄養教諭等の衛生管理に関する専門性の向上を図るため、新規採用時及び経験年数に応じた研修その他の研修の機会が確保されるよう努めること。

九　教育委員会等は、学校給食調理員を対象とした研修の機会が確保されるよう努めること。また、非常勤職員等も含め可能な限り全員が等しく研修を受講できるよう配慮すること。

十　教育委員会等は、設置する学校について、計画を立て、登録検査機関（食品衛生法（昭和二十二年法律第二百三十三号）第四条第九項に規定する「登録検査機関」をいう。）等に委託するなどにより、定期的に原材料及び加工食品について、微生物検査、理化学検査を行うこと。

十一　調理に直接関係のない者を調理室に入れないこと。調理及び点検に従事しない者が、やむを得ず、調理室内に立ち入る場合には、食品及び器具等には触らせず、⑶三に規定する学校給食従事者の健康状態等を点検し、その状態を記録すること。また、専用の清潔な調理衣、マスク、帽子及び履物を着用させること。さらに、調理作業後の調理室等は施錠するなど適切な管理を行うこと。

⑵　学校給食従事者の衛生管理

一　学校給食従事者は、身体、衣服を清潔に保つこと。

二　調理及び配食に当たっては、せき、くしゃみ、髪の毛等が食器、食品等につかないよう専用で清潔な調理衣、エプロン、マスク、帽子、履物等を着用すること。

三　作業区域用の調理衣等及び履物を着用したまま便所に入らないこと。

四　作業開始前、用便後、汚染作業区域から非汚染作業区域に移動する前、食品に直接触れる作業の開始直前及び生の食肉類、魚介類、卵、調理前の野菜類等に触れ、他の食品及び器具等に触れる前に、手指の洗浄及び消毒を行うこと。

⑶　学校給食従事者の健康管理

一　学校給食従事者については、日常的な健康状態の点検を行うとともに、年1回健康診断を行うこと。また、当該健康診断を含め年3回定期に健康状態を把握することが望ましい。

二　検便は、赤痢菌、サルモネラ属菌、腸管出血性大腸菌血清型O157その他必要な細菌等について、毎月2回以上実施すること。

三　学校給食従事者の下痢、発熱、腹痛、嘔吐、化膿性疾患及び手指等の外傷等の有無等健康状態を、毎日、個人ごとに把握するとともに、本人若しくは同居人に、感染症予防及び感染症の患者に対する医療に関する法律（平成十年法律百十四号。以下「感染症予防法」という。）に規定する感染症又はその疑いがあるかどうか毎日点検し、これらを記録すること。また、下痢、発熱、腹痛、嘔吐をしており、感染症予防法に規定する感染症又はその疑いがある場合には、医療機関に受診させ感染性疾患の有無を確認し、その指示を励行させること。さらに、化膿性疾患が手指にある場合には、調理作業への従事を禁止すること。

四　ノロウイルスを原因とする感染性疾患による症状と診断された学校給食従事者は、高感度の検便検査においてノロウイルスを保有していないことが確認されるまでの間、食品に直接触れる調理作業を控えさせるなど適切な処置をとること。また、ノロウイルスにより発症した学校給食従事者と一緒に食事を喫食する、又は、ノロウイルスによる発症者が家族にいるなど、同一の感染機会があった可能性がある調理従事者について速やかに高感度の検便検査を実施し、検査の結果ノロウイルスを保有していないことが確認されるまでの間、調理に直接従事することを控えさせる等の手段を講じるよう努めること。

(4)　食中毒の集団発生の際の措置

一　教育委員会等、学校医、保健所等に連絡するとともに、患者の措置に万全を期すこと。また、二次感染の防止に努めること。

二　学校医及び保健所等と相談の上、医療機関を受診させるとともに、給食の停止、当該児童生徒の出席停止及び必要に応じて臨時休業、消毒その他の事後措置の計画を立て、これに基づいて食中毒の拡大防止の措置を講じること。

三　校長の指導のもと養護教諭等が児童生徒の症状の把握に努める等関係職員の役割を明確にし、校内組織等に基づいて学校内外の取組体制を整備すること。

四　保護者に対しては、できるだけ速やかに患者の集団発生の状況を周知させ、協力を求めること。その際、プライバシー等人権の侵害がないよう配慮すること。

五　食中毒の発生原因については、保健所等に協力し、速やかに明らかとなるように努め、その原因の除去、予防に努めること。

2　1の(1)に掲げる事項については、毎学年1回、(2)及び(3)に掲げる事項については、毎学年3回定期に検査を行い、その実施記録を保管すること。

第5　日常及び臨時の衛生検査

1　学校給食衛生管理の維持改善を図るため、次に掲げる項目について、毎日点検を行うものとする。

(1)　学校給食の施設及び設備は、清潔で衛生的であること。また、調理室及び食品の保管室の温度及び湿度、冷蔵庫及び冷凍庫内部の温度を適切に保ち、これらの温度及び湿度が記録されていること。

(2)　食器具、容器及び調理用器具は、使用後、でん粉及び脂肪等が残留しないよう、確実に洗浄するとともに、損傷がないように確認し、熱風保管庫等により適切に保管されていること。また、フードカッター、ミキサー等調理用の機械及び機器は、使用後に分解して洗浄及び消毒した後、乾燥されていること。

(3)　使用水に関しては、調理開始前に十分流水した後及び調理終了後に遊離残留塩素が0.1mg/L以上であること並びに外観、臭気、味等について水質検査が実施され、記録されていること。

(4)　調理室には、調理作業に不必要な物品等を置いていないこと。

(5)　食品については、品質、鮮度、箱、袋の汚れ、破れその他の包装容器等の状況、異物混入及び異臭の有無、消費期限、賞味期限の異常の有無等を点検するための検収が適切に行われていること。また、それらが記録されていること。

(6)　食品等は、清潔な場所に食品の分類ごとに区分され衛生的な状態で保管されていること。

(7)　下処理、調理、配食は、作業区分ごとに衛生的に行われていること。

(8)　生食する野菜類及び果実類等は流水で十分洗浄されていること。また、必要に応じて消毒されていること。

(9)　加熱、冷却が適切に行われていること。また、加熱すべき食品は加熱されていること。さらに、その温度と時間が記録されていること。

(10)　調理に伴う廃棄物は、分別し、衛生的に処理されていること。

(11)　給食当番等配食を行う児童生徒及び教職員の健康状態は良好であり、服装は衛生的であること。

(12)　調理終了後速やかに給食されるよう配送及び配食され、その時刻が記録されていること。さらに、給食前に責任者を定めて検食が行われていること。

(13)　保存食は、適切な方法で、2週間以上保存され、かつ記録されていること。

(14)　学校給食従事者の服装及び身体が清潔であること。また、作業開始前、用便後、汚染作業区域から非汚染作業区域に移動する前、食品に直接触れる作業の開始直前及び生の食肉類、魚介類、卵、調理前の野菜類等に触れ、他の食品及び器具等に触れる前に、手指の洗浄及び消毒が行われていること。

(15)　学校給食従事者の下痢、発熱、腹痛、嘔吐、化膿性疾患及び手指等の外傷等の有無等健康状態を、毎日、個人ごとに把握するとともに、本人若しくは同居人に感染症予防法に規定する感染症又は、その疑いがあるかどうか毎日点検し、これらが記録されていること。また、下痢、発熱、腹痛、嘔吐をしており、感染症予防法に規定する感染症又はその疑いがある場合には、医療機関に受診させ感染性疾患の有無を確認し、その指示が励行されていること。さらに、化膿性疾患が手指にある場合には、調理作業への従事が禁止されていること。

2　学校給食衛生管理の維持改善を図るため、次のような場合、必要があるときは臨時衛生検査を行うものとする。

①感染症・食中毒の発生のおそれがあり、また、発生したとき。

②風水害等により環境が不潔になり、又は汚染され、感染症の発生のおそれがあるとき。

③その他必要なとき。

また、臨時衛生検査は、その目的に即して必要な検査項目を設定し、その検査項目の実施に当たっては、定期的に行う衛生検査に準じて行うこと。

第6　雑則

1　本基準に基づく記録は、1年間保存すること。

2　クックチル方式により学校給食を提供する場合には、教育委員会等の責任において、クックチル専用の施設設備の整備、二次汚染防止のための措置、学校給食従事者の研修の実施、衛生管理体制の整備等衛生管理のための必要な措置を講じたうえで実施すること。

（別添）学校給食施設の区分

<table>
<tr><th colspan="4">区　分</th><th>内　容</th></tr>
<tr><td rowspan="6">学校給食施設</td><td rowspan="5">調理場</td><td rowspan="4">作業区域</td><td rowspan="2">汚染作業区域</td><td>検収室
－原材料の鮮度等の確認及び根菜類等の処理を行う場所
食品の保管室
－食品の保管場所
下処理室
－食品の選別、剥皮、洗浄等を行う場所
返却された食器・食缶等の搬入場</td></tr>
<tr><td>洗浄室（機械、食器具類の洗浄・消毒前）</td></tr>
<tr><td rowspan="2">非汚染作業区域</td><td>調理室
－食品の切裁等を行う場所
－煮る、揚げる、焼く等の加熱調理を行う場所
－加熱調理した食品の冷却等を行う場所
－食品を食缶に配食する場所
配膳室
食品・食缶の搬出場</td></tr>
<tr><td>洗浄室（機械、食器具類の洗浄・消毒後）</td></tr>
<tr><td colspan="2" rowspan="2">その他</td><td>更衣室、休憩室、調理員専用便所、前室等</td></tr>
<tr><td></td><td>事務室等（学校給食調理員が通常、出入りしない区域）</td></tr>
</table>

（別紙）学校給食用食品の原材料、製品等の保存基準

食　品　名		保存温度
牛乳		10℃以下
固形油脂		10℃以下
種実類		15℃以下
豆腐		冷蔵
魚介類	鮮魚介	5℃以下
	魚肉ソーセージ、魚肉ハム及び特殊包装かまぼこ	10℃以下
	冷凍魚肉ねり製品	−15℃以下
食肉類	食肉	10℃以下
	冷凍食肉（細切した食肉を凍結させたもので容器包装に入れたもの）	−15℃以下
	食肉製品	10℃以下
	冷凍食肉製品	−15℃以下
卵類	殻付卵	10℃以下
	液卵	8℃以下
	凍結卵	−15℃以下
乳製品類	バター	10℃以下
	チーズ	15℃以下
	クリーム	10℃以下
生鮮果実・野菜類		10℃前後
冷凍食品		−15℃以下

5　大量調理施設衛生管理マニュアル

大量調理施設衛生管理マニュアル

（平成９年３月24日付け衛食第85号別添）
（最終改正：平成29年６月16日付け生食発0616第１号）

Ⅰ　趣　旨

本マニュアルは、集団給食施設等における食中毒を予防するために、HACCP の概念に基づき、調理過程における重要管理事項として、

① 原材料受入れ及び下処理段階における管理を徹底すること。
② 加熱調理食品については、中心部まで十分加熱し、食中毒菌等（ウイルスを含む。以下同じ。）を死滅させること。
③ 加熱調理後の食品及び非加熱調理食品の二次汚染防止を徹底すること。
④ 食中毒菌が付着した場合に菌の増殖を防ぐため、原材料及び調理後の食品の温度管理を徹底すること。

等を示したものである。

集団給食施設等においては、衛生管理体制を確立し、これらの重要管理事項について、点検・記録を行うとともに、必要な改善措置を講じる必要がある。また、これを遵守するため、更なる衛生知識の普及啓発に努める必要がある。

なお、本マニュアルは同一メニューを１回300食以上又は１日750食以上を提供する調理施設に適用する。

Ⅱ　重要管理事項

１．原材料の受入れ・下処理段階における管理

(1) 原材料については、品名、仕入元の名称及び所在地、生産者（製造又は加工者を含む。）の名称及び所在地、ロットが確認可能な情報（年月日表示又はロット番号）並びに仕入れ年月日を記録し、１年間保管すること。

(2) 原材料について納入業者が定期的に実施する微生物及び理化学検査の結果を提出させること。その結果については、保健所に相談するなどして、原材料として不適と判断した場合には、納入業者の変更等適切な措置を講じること。検査結果については、１年間保管すること。

(3) 加熱せずに喫食する食品（牛乳、発酵乳、プリン等容器包装に入れられ、かつ、殺菌された食品を除く。）については、乾物や摂取量が少ない食品も含め、製造加工業者の衛生管理の体制について保健所の監視票、食品等事業者の自主管理記録票等により確認するとともに、製造加工業者が従事者の健康状態の確認等ノロウイルス対策を適切に行っているかを確認すること。

(4) 原材料の納入に際しては調理従事者等が必ず立合い、検収場で品質、鮮度、品温（納入業者が運搬の際、別添１に従い、適切な温度管理を行っていたかどうかを含む。）、異物の混入等につき、点検を行い、その結果を記録すること。

(5) 原材料の納入に際しては、缶詰、乾物、調味料等常温保存可能なものを除き、食肉類、魚介類、野菜類等の生鮮食品については１回で使い切る量を調理当日に仕入れるようにすること。

(6) 野菜及び果物を加熱せずに供する場合には、別添２に従い、流水（食品製造用水[注1]として用いるもの。以下同じ。）で十分洗浄し、必要に応じて次亜塩素酸ナトリウム等で殺菌[注2]した後、流水で十分すすぎ洗いを行うこと。特に高齢者、若齢者及び抵抗力の弱い者を対象とした食事を提供する施設で、加熱せずに供する場合（表皮を除去する場合を除く。）には、殺菌を行うこと。

注１：従前の「飲用適の水」に同じ。（「食品、添加物等の規格基準」（昭和34年厚生省告示第370号）の改正により用語のみ読み替えたもの。定義については同告示の「第１　食品　B食品一般の製造、加工及び調理基準」を参照のこと。）

注２：次亜塩素酸ナトリウム溶液又はこれと同等の効果を有する亜塩素酸水（きのこ類を除く。）、亜塩素酸ナトリウム溶液（生食用野菜に限る。）、過酢酸製剤、次亜塩素酸水並びに食品添加物として使用できる有機酸溶液。これらを使用する場合、食品衛生法で規定する「食品、添加物等の規格基準」を遵守すること。

２．加熱調理食品の加熱温度管理

加熱調理食品は、別添２に従い、中心部温度計を用いるなどにより、中心部が75℃で１分間以上（二枚貝等ノロウイルス汚染のおそれのある食品の場合は85～90℃で90秒間以上）又はこれと同等以上まで加熱されていることを確認するとともに、温度と時間の記録を行うこと。

3．二次汚染の防止

⑴　調理従事者等(食品の盛付け・配膳等、食品に接触する可能性のある者及び臨時職員を含む。以下同じ。)は、次に定める場合には、別添２に従い、必ず流水・石けんによる手洗いによりしっかりと２回(その他の時には丁寧に１回)手指の洗浄及び消毒を行うこと。なお、使い捨て手袋を使用する場合にも、原則として次に定める場合に交換を行うこと。

①　作業開始前及び用便後

②　汚染作業区域から非汚染作業区域に移動する場合

③　食品に直接触れる作業にあたる直前

④　生の食肉類、魚介類、卵殻等微生物の汚染源となるおそれのある食品等に触れた後、他の食品や器具等に触れる場合

⑤　配膳の前

⑵　原材料は、隔壁等で他の場所から区分された専用の保管場に保管設備を設け、食肉類、魚介類、野菜類等、食材の分類ごとに区分して保管すること。

この場合、専用の衛生的なふた付き容器に入れ替えるなどにより、原材料の包装の汚染を保管設備に持ち込まないようにするとともに、原材料の相互汚染を防ぐこと。

⑶　下処理は汚染作業区域で確実に行い、非汚染作業区域を汚染しないようにすること。

⑷　包丁、まな板などの器具、容器等は用途別及び食品別(下処理用にあっては、魚介類用、食肉類用、野菜類用の別、調理用にあっては、加熱調理済み食品用、生食野菜用、生食魚介類用の別)にそれぞれ専用のものを用意し、混同しないようにして使用すること。

⑸　器具、容器等の使用後は、別添２に従い、全面を流水で洗浄し、さらに80℃、５分間以上の加熱又はこれと同等の効果を有する方法[注3]で十分殺菌した後、乾燥させ、清潔な保管庫を用いるなどして衛生的に保管すること。

なお、調理場内における器具、容器等の使用後の洗浄・殺菌は、原則として全ての食品が調理場から搬出された後に行うこと。

また、器具、容器等の使用中も必要に応じ、同様の方法で熱湯殺菌を行うなど、衛生的に使用すること。この場合、洗浄水等が飛散しないように行うこと。なお、原材料用に使用した器具、容器等をそのまま調理後の食品用に使用するようなことは、けっして行わないこと。

⑹　まな板、ざる、木製の器具は汚染が残存する可能性が高いので、特に十分な殺菌[注4]に留意すること。なお、木製の器具は極力使用を控えることが望ましい。

⑺　フードカッター、野菜切り機等の調理機械は、最低１日１回以上、分解して洗浄・殺菌[注5]した後、乾燥させること。

⑻　シンクは原則として用途別に相互汚染しないように設置すること。特に、加熱調理用食材、非加熱調理用食材、器具の洗浄等に用いるシンクを必ず別に設置すること。また、二次汚染を防止するため、洗浄・殺菌し、清潔に保つこと。

⑼　食品並びに移動性の器具及び容器の取り扱いは、床面からの跳ね水等による汚染を防止するため、床面から60cm以上の場所で行うこと。ただし、跳ね水等からの直接汚染が防止できる食缶等で食品を取り扱う場合には、30cm以上の台にのせて行うこと。

⑽　加熱調理後の食品の冷却、非加熱調理食品の下処理後における調理場等での一時保管等は、他からの二次汚染を防止するため、清潔な場所で行うこと。

⑾　調理終了後の食品は衛生的な容器にふたをして保存し、他からの二次汚染を防止すること。

⑿　使用水は食品製造用水を用いること。また、使用水は、色、濁り、におい、異物のほか、貯水槽を設置している場合や井戸水等を殺菌・ろ過して使用する場合には、遊離残留塩素が0.1mg/L以上であることを始業前及び調理作業終了後に毎日検査し、記録すること。

注３：塩素系消毒剤(次亜塩素酸ナトリウム、亜塩素酸水、次亜塩素酸水等)やエタノール系消毒剤には、ノロウイルスに対する不活化効果を期待できるものがある。使用する場合、濃度・方法等、製品の指示を守って使用すること。浸漬により使用することが望ましいが、浸漬が困難な場合にあっては、不織布等に十分浸み込ませて清拭すること。

注４：大型のまな板やざる等、十分な洗浄が困難な器具については、亜塩素酸水又は次亜塩素酸ナトリウム等の塩素系消毒剤に浸漬するなどして消毒を行うこと。

注５：80℃、５分間以上の加熱又はこれと同等の効果を有する方法(注３参照)。

4．原材料及び調理済み食品の温度管理

⑴　原材料は、別添１に従い、戸棚、冷凍又は冷蔵設備に適切な温度で保存すること。また、原材料搬入時の時刻、室温及び冷凍又は冷蔵設備内温度を記録すること。

⑵　冷凍又は冷蔵設備から出した原材料は、速やかに下処理、調理を行うこと。非加熱で供される食品については、下処理後速やかに調理に移行すること。

⑶　調理後直ちに提供される食品以外の食品は、食中毒菌の増殖を抑制するために、10℃以下又は65℃以上で管理することが必要である。(別添３参照)

①　加熱調理後、食品を冷却する場合には、食中毒菌の発育至適温度帯(約20℃～50℃)の時間を可能な限り短くするため、冷却機を用いたり、清潔な場所で衛生的な容器に小分けするなどして、30分以内に中心温度を20℃付近(又は60分以内に中心温度を10℃付近)まで下げるよう工夫すること。

この場合、冷却開始時刻、冷却終了時刻を記録すること。

② 調理が終了した食品は速やかに提供できるよう工夫すること。

調理終了後30分以内に提供できるものについては、調理終了時刻を記録すること。また、調理終了後提供まで30分以上を要する場合は次のア及びイによること。

ア 温かい状態で提供される食品については、調理終了後速やかに保温食缶等に移し保存すること。この場合、食缶等へ移し替えた時刻を記録すること。

イ その他の食品については、調理終了後提供まで10℃以下で保存すること。

この場合、保冷設備への搬入時刻、保冷設備内温度及び保冷設備からの搬出時刻を記録すること。

③ 配送過程においては保冷又は保温設備のある運搬車を用いるなど、10℃以下又は65℃以上の適切な温度管理を行い配送し、配送時刻の記録を行うこと。

また、65℃以上で提供される食品以外の食品については、保冷設備への搬入時刻及び保冷設備内温度の記録を行うこと。

④ 共同調理施設等で調理された食品を受け入れ、提供する施設においても、温かい状態で提供される食品以外の食品であって、提供まで30分以上を要する場合は提供まで10℃以下で保存すること。

この場合、保冷設備への搬入時刻、保冷設備内温度及び保冷設備からの搬出時刻を記録すること。

(4) 調理後の食品は、調理終了後から2時間以内に喫食することが望ましい。

5．その他

(1) 施設設備の構造

① 隔壁等により、汚水溜、動物飼育場、廃棄物集積場等不潔な場所から完全に区別されていること。

② 施設の出入口及び窓は極力閉めておくとともに、外部に開放される部分には網戸、エアカーテン、自動ドア等を設置し、ねずみや昆虫の侵入を防止すること。

③ 食品の各調理過程ごとに、汚染作業区域(検収場、原材料の保管場、下処理場)、非汚染作業区域(さらに準清潔作業区域(調理場)と清潔作業区域(放冷・調製場、製品の保管場)に区分される。)を明確に区別すること。なお、各区域を固定し、それぞれを壁で区画する、床面を色別する、境界にテープをはる等により明確に区画することが望ましい。

④ 手洗い設備、履き物の消毒設備(履き物の交換が困難な場合に限る。)は、各作業区域の入り口手前に設置すること。

なお、手洗い設備は、感知式の設備等で、コック、ハンドル等を直接手で操作しない構造のものが望ましい。

⑤ 器具、容器等は、作業動線を考慮し、予め適切な場所に適切な数を配置しておくこと。

⑥ 床面に水を使用する部分にあっては、適当な勾配(100分の2程度)及び排水溝(100分の2から4程度の勾配を有するもの)を設けるなど排水が容易に行える構造であること。

⑦ シンク等の排水口は排水が飛散しない構造であること。

⑧ 全ての移動性の器具、容器等を衛生的に保管するため、外部から汚染されない構造の保管設備を設けること。

⑨ 便所等

ア 便所、休憩室及び更衣室は、隔壁により食品を取り扱う場所と必ず区分されていること。なお、調理場等から3m以上離れた場所に設けられていることが望ましい。

イ 便所には、専用の手洗い設備、専用の履き物が備えられていること。また、便所は、調理従事者等専用のものが設けられていることが望ましい。

⑩ その他

施設は、ドライシステム化を積極的に図ることが望ましい。

(2) 施設設備の管理

① 施設・設備は必要に応じて補修を行い、施設の床面(排水溝を含む。)、内壁のうち床面から1mまでの部分及び手指の触れる場所は1日に1回以上、施設の天井及び内壁のうち床面から1m以上の部分は1月に1回以上清掃し、必要に応じて、洗浄・消毒を行うこと。施設の清掃は全ての食品が調理場内から完全に搬出された後に行うこと。

② 施設におけるねずみ、昆虫等の発生状況を1月に1回以上巡回点検するとともに、ねずみ、昆虫の駆除を半年に1回以上(発生を確認した時にはその都度)実施し、その実施記録を1年間保管すること。また、施設及びその周囲は、維持管理を適切に行うことにより、常に良好な状態に保ち、ねずみや昆虫の繁殖場所の排除に努めること。

なお、殺そ剤又は殺虫剤を使用する場合には、食品を汚染しないようその取扱いに十分注意すること。

③ 施設は、衛生的な管理に努め、みだりに部外者を立ち入らせたり、調理作業に不必要な物品等を置いたりしないこと。

④ 原材料を配送用包装のまま非汚染作業区域に持ち込まないこと。

⑤ 施設は十分な換気を行い、高温多湿を避けること。調理場は湿度80％以下、温度は25℃以下に保つことが望ましい。

⑥ 手洗い設備には、手洗いに適当な石けん、爪ブラシ、ペーパータオル、殺菌液等を定期的に補充し、常に使用できる状態にしておくこと。

⑦ 水道事業により供給される水以外の井戸水等の水を使用する場合には、公的検査機関、厚生労働大臣の登録検査機関等に依頼して、年2回以上水質検査を行うこと。検査の結果、飲用不適とされた場合

は、直ちに保健所長の指示を受け、適切な措置を講じること。なお、検査結果は1年間保管すること。

⑧　貯水槽は清潔を保持するため、専門の業者に委託して、年1回以上清掃すること。

なお、清掃した証明書は1年間保管すること。

⑨　便所については、業務開始前、業務中及び業務終了後等定期的に清掃及び消毒剤による消毒を行って衛生的に保つこと[注6]。

⑩　施設(客席等の飲食施設、ロビー等の共用施設を含む。)において利用者等が嘔吐した場合には、消毒剤を用いて迅速かつ適切に嘔吐物の処理を行うこと[注6]により、利用者及び調理従事者等へのノロウイルス感染及び施設の汚染防止に努めること。

注6：「ノロウイルスに関するQ&A」(厚生労働省)を参照のこと。

(3)　検食の保存

検食は、原材料及び調理済み食品を食品ごとに50g程度ずつ清潔な容器(ビニール袋等)に入れ、密封し、－20℃以下で2週間以上保存すること。

なお、原材料は、特に、洗浄・殺菌等を行わず、購入した状態で、調理済み食品は配膳後の状態で保存すること。

(4)　調理従事者等の衛生管理

①　調理従事者等は、便所及び風呂等における衛生的な生活環境を確保すること。またノロウイルスの流行期には十分に加熱された食品を摂取する等により感染防止に努め、徹底した手洗いの励行を行うなど自らが施設や食品の汚染の原因とならないように措置するとともに、体調に留意し、健康な状態を保つように努めること。

②　調理従事者等は、毎日作業開始前に、自らの健康状態を衛生管理者に報告し、衛生管理者はその結果を記録すること。

③　調理従事者等は臨時職員も含め、定期的な健康診断及び月に1回以上の検便を受けること。検便検査[注7]には、腸管出血性大腸菌の検査を含めることとし、10月から3月までの間には月に1回以上又は必要に応じて[注8]ノロウイルスの検便検査に努めること。

④　ノロウイルスの無症状病原体保有者であることが判明した調理従事者等は、検便検査においてノロウイルスを保有していないことが確認されるまでの間、食品に直接触れる調理作業を控えるなど適切な措置をとることが望ましいこと。

⑤　調理従事者等は下痢、嘔吐、発熱などの症状があった時、手指等に化膿創があった時は調理作業に従事しないこと。

⑥　下痢又は嘔吐等の症状がある調理従事者等については、直ちに医療機関を受診し、感染性疾患の有無を確認すること。ノロウイルスを原因とする感染性疾患による症状と診断された調理従事者等は、検便検査においてノロウイルスを保有していないことが確認されるまでの間、食品に直接触れる調理作業を控えるなど適切な処置をとることが望ましいこと。

⑦　調理従事者等が着用する帽子、外衣は毎日専用で清潔なものに交換すること。

⑧　下処理場から調理場への移動の際には、外衣、履き物の交換等を行うこと。(履き物の交換が困難な場合には履き物の消毒を必ず行うこと。)

⑨　便所には、調理作業時に着用する外衣、帽子、履き物のまま入らないこと。

⑩　調理、点検に従事しない者が、やむを得ず、調理施設に立ち入る場合には、専用の清潔な帽子、外衣及び履き物を着用させ、手洗い及び手指の消毒を行わせること。

⑪　食中毒が発生した時の原因究明を確実に行うため、原則として、調理従事者等は当該施設で調理された食品を喫食しないこと。

ただし、原因究明に支障を来さないための措置が講じられている場合はこの限りでない。(試食担当者を限定すること等)

注7：ノロウイルスの検査に当たっては、遺伝子型によらず、概ね便1g当たり10^5オーダーのノロウイルスを検出できる検査法を用いることが望ましい。ただし、検査結果が陰性であっても検査感度によりノロウイルスを保有している可能性を踏まえた衛生管理が必要である。

注8：ノロウイルスの検便検査の実施に当たっては、調理従事者の健康確認の補完手段とする場合、家族等に感染性胃腸炎が疑われる有症者がいる場合、病原微生物検出情報においてノロウイルスの検出状況が増加している場合などの各食品等事業者の事情に応じ判断すること。

(5)　その他

①　加熱調理食品にトッピングする非加熱調理食品は、直接喫食する非加熱調理食品と同様の衛生管理を行い、トッピングする時期は提供までの時間が極力短くなるようにすること。

②　廃棄物(調理施設内で生じた廃棄物及び返却された残渣をいう。)の管理は、次のように行うこと。

ア　廃棄物容器は、汚臭、汚液がもれないように管理するとともに、作業終了後は速やかに清掃し、衛生上支障のないように保持すること。

イ　返却された残渣は非汚染作業区域に持ち込まないこと。

ウ　廃棄物は、適宜集積場に搬出し、作業場に放置しないこと。

エ　廃棄物集積場は、廃棄物の搬出後清掃するなど、周囲の環境に悪影響を及ぼさないよう管理すること。

Ⅲ　衛生管理体制

1．衛生管理体制の確立

(1)　調理施設の経営者又は学校長等施設の運営管理責任

者(以下「責任者」という。)は、施設の衛生管理に関する責任者(以下「衛生管理者」という。)を指名すること。

なお、共同調理施設等で調理された食品を受け入れ、提供する施設においても、衛生管理者を指名すること。

(2) 責任者は、日頃から食材の納入業者についての情報の収集に努め、品質管理の確かな業者から食材を購入すること。また、継続的に購入する場合は、配送中の保存温度の徹底を指示するほか、納入業者が定期的に行う原材料の微生物検査等の結果の提出を求めること。

(3) 責任者は、衛生管理者に別紙点検表に基づく点検作業を行わせるとともに、そのつど点検結果を報告させ、適切に点検が行われたことを確認すること。点検結果については、1年間保管すること。

(4) 責任者は、点検の結果、衛生管理者から改善不能な異常の発生の報告を受けた場合、食材の返品、メニューの一部削除、調理済み食品の回収等必要な措置を講ずること。

(5) 責任者は、点検の結果、改善に時間を要する事態が生じた場合、必要な応急処置を講じるとともに、計画的に改善を行うこと。

(6) 責任者は、衛生管理者及び調理従事者等に対して衛生管理及び食中毒防止に関する研修に参加させるなど必要な知識・技術の周知徹底を図ること。

(7) 責任者は、調理従事者等を含め職員の健康管理及び健康状態の確認を組織的・継続的に行い、調理従事者等の感染及び調理従事者等からの施設汚染の防止に努めること。

(8) 責任者は、衛生管理者に毎日作業開始前に、各調理従事者等の健康状態を確認させ、その結果を記録させること。

(9) 責任者は、調理従事者等に定期的な健康診断及び月に1回以上の検便を受けさせること。検便検査には、腸管出血性大腸菌の検査を含めることとし、10月から3月の間には月に1回以上又は必要に応じてノロウイルスの検便検査を受けさせるよう努めること。

(10) 責任者は、ノロウイルスの無症状病原体保有者であることが判明した調理従事者等を、検便検査においてノロウイルスを保有していないことが確認されるまでの間、食品に直接触れる調理作業を控えさせるなど適切な措置をとることが望ましいこと。

(11) 責任者は、調理従事者等が下痢、嘔吐、発熱などの症状があった時、手指等に化膿創があった時は調理作業に従事させないこと。

(12) 責任者は、下痢又は嘔吐等の症状がある調理従事者等について、直ちに医療機関を受診させ、感染性疾患の有無を確認すること。ノロウイルスを原因とする感染性疾患による症状と診断された調理従事者等は、検便検査においてノロウイルスを保有していないことが確認されるまでの間、食品に直接触れる調理作業を控えさせるなど適切な処置をとることが望ましいこと。

(13) 責任者は、調理従事者等について、ノロウイルスにより発症した調理従事者等と一緒に感染の原因と考えられる食事を喫食するなど、同一の感染機会があった可能性がある調理従事者等について速やかにノロウイルスの検便検査を実施し、検査の結果ノロウイルスを保有していないことが確認されるまでの間、調理に直接従事することを控えさせる等の手段を講じることが望ましいこと。

(14) 献立の作成に当たっては、施設の人員等の能力に余裕を持った献立作成を行うこと。

(15) 献立ごとの調理工程表の作成に当たっては、次の事項に留意すること。

ア　調理従事者等の汚染作業区域から非汚染作業区域への移動を極力行わないようにすること。

イ　調理従事者等の一日ごとの作業の分業化を図ることが望ましいこと。

ウ　調理終了後速やかに喫食されるよう工夫すること。

また、衛生管理者は調理工程表に基づき、調理従事者等と作業分担等について事前に十分な打合せを行うこと。

(16) 施設の衛生管理全般について、専門的な知識を有する者から定期的な指導、助言を受けることが望ましい。また、従事者の健康管理については、労働安全衛生法等関係法令に基づき産業医等から定期的な指導、助言を受けること。

(17) 高齢者や乳幼児が利用する施設等においては、平常時から施設長を責任者とする危機管理体制を整備し、感染拡大防止のための組織対応を文書化するとともに、具体的な対応訓練を行っておくことが望ましいこと。また、従業員あるいは利用者において下痢・嘔吐症の発生を迅速に把握するために、定常的に有症状者数を調査・監視することが望ましいこと。

（別添１）原材料、製品等の保存温度

食　品　名	保存温度
穀類加工品（小麦粉、デンプン）	室温
砂糖	室温
食肉・鯨肉	10℃以下
細切した食肉・鯨肉を凍結したものを容器包装に入れたもの	－15℃以下
食肉製品	10℃以下
鯨肉製品	10℃以下
冷凍食肉製品	－15℃以下
冷凍鯨肉製品	－15℃以下
ゆでだこ	10℃以下
冷凍ゆでだこ	－15℃以下
生食用かき	10℃以下
生食用冷凍かき	－15℃以下
冷凍食品	－15℃以下
魚肉ソーセージ、魚肉ハム及び特殊包装かまぼこ	10℃以下
冷凍魚肉ねり製品	－15℃以下
液状油脂	室温
固形油脂（ラード、マーガリン、ショートニング、カカオ脂）	10℃以下
殻付卵	10℃以下
液卵	８℃以下
凍結卵	－18℃以下
乾燥卵	室温
ナッツ類	15℃以下
チョコレート	15℃以下
生鮮果実・野菜	10℃前後
生鮮魚介類（生食用鮮魚介類を含む。）	５℃以下
乳・濃縮乳	
脱脂乳	10℃以下
クリーム	
バター	
チーズ	15℃以下
練乳	
清涼飲料水（食品衛生法の食品、添加物等の規格基準に規定のあるものについては、当該保存基準に従うこと。）	室温

（別添２）標準作業書

（手洗いマニュアル）

1．水で手をぬらし石けんをつける。

2．指、腕を洗う。特に、指の間、指先をよく洗う。（30秒程度）

3．石けんをよく洗い流す。（20秒程度）

4．使い捨てペーパータオル等でふく。（タオル等の共用はしないこと。）

5．消毒用のアルコールをかけて手指によくすりこむ。

（本文のⅡ 3⑴で定める場合には、１から３までの手順を２回以上実施する。）

（器具等の洗浄・殺菌マニュアル）

1．調理機械

① 機械本体・部品を分解する。なお、分解した部品は床にじか置きしないようにする。

② 食品製造用水（40℃程度の微温水が望ましい。）で３回水洗いする。

③ スポンジタワシに中性洗剤又は弱アルカリ性洗剤をつけてよく洗浄する。

④ 食品製造用水（40℃程度の微温水が望ましい。）でよく洗剤を洗い流す。

⑤ 部品は80℃で５分間以上の加熱又はこれと同等の効果を有する方法[注1]で殺菌を行う。

⑥ よく乾燥させる。

⑦ 機械本体・部品を組み立てる。

⑧ 作業開始前に70％アルコール噴霧又はこれと同等の効果を有する方法で殺菌を行う。

2．調理台

① 調理台周辺の片づけを行う。

② 食品製造用水（40℃程度の微温水が望ましい。）で３回水洗いする。

③ スポンジタワシに中性洗剤又は弱アルカリ性洗剤をつけてよく洗浄する。

④ 食品製造用水（40℃程度の微温水が望ましい。）でよく洗剤を洗い流す。

⑤ よく乾燥させる。

⑥ 70％アルコール噴霧又はこれと同等の効果を有する方法で殺菌を行う。

⑦ 作業開始前に⑥と同様の方法で殺菌を行う。

3．まな板、包丁、へら等

① 食品製造用水（40℃程度の微温水が望ましい。）で３回水洗いする。

② スポンジタワシに中性洗剤又は弱アルカリ性洗剤をつけてよく洗浄する。

③ 食品製造用水（40℃程度の微温水が望ましい。）でよく洗剤を洗い流す。

④ 80℃で５分間以上の加熱又はこれと同等の効果を有する方法[注2]で殺菌を行う。

⑤ よく乾燥させる。

⑥ 清潔な保管庫にて保管する。

4．ふきん、タオル等

① 食品製造用水（40℃程度の微温水が望ましい。）で３回水洗いする。

② 中性洗剤又は弱アルカリ性洗剤をつけてよく洗浄する。

③ 食品製造用水（40℃程度の微温水が望ましい。）でよく洗剤を洗い流す。

④ 100℃で５分間以上煮沸殺菌を行う。

⑤ 清潔な場所で乾燥、保管する。

注１：塩素系消毒剤（次亜塩素酸ナトリウム、亜塩素酸水、次亜塩素酸水等）やエタノール系消毒剤には、ノロウイルスに対する不活化効果を期待できるものがある。使用する場合、濃度・方法等、製品の指示を守って使用すること。浸漬により使用することが望ましいが、浸漬が困難な場合にあっては、不織布等に十分浸み込ませて清拭すること。

注２：大型のまな板やざる等、十分な洗浄が困難な器具については、亜塩素酸水又は次亜塩素酸ナトリウム等の塩素系消毒剤に浸漬するなどして消毒を

行うこと。

（原材料等の保管管理マニュアル）

1．野菜・果物[注3]

① 衛生害虫、異物混入、腐敗・異臭等がないか点検する。異常品は返品又は使用禁止とする。

② 各材料ごとに、50g程度ずつ清潔な容器（ビニール袋等）に密封して入れ、－20℃以下で2週間以上保存する。（検食用）

③ 専用の清潔な容器に入れ替えるなどして、10℃前後で保存する。（冷凍野菜は－15℃以下）

④ 流水で3回以上水洗いする。

⑤ 中性洗剤で洗う。

⑥ 流水で十分すすぎ洗いする。

⑦ 必要に応じて、次亜塩素酸ナトリウム[注4]等で殺菌[注5]した後、流水で十分すすぎ洗いする。

⑧ 水切りする。

⑨ 専用のまな板、包丁でカットする。

⑩ 清潔な容器に入れる。

⑪ 清潔なシートで覆い（容器がふた付きの場合を除く）、調理まで30分以上を要する場合には、10℃以下で冷蔵保存する。

注3：表面の汚れが除去され、分割・細切されずに皮付きで提供されるみかん等の果物にあっては、③から⑧までを省略して差し支えない。

注4：次亜塩素酸ナトリウム溶液（200mg/Lで5分間又は100mg/Lで10分間）又はこれと同等の効果を有する亜塩素酸水（きのこ類を除く。）、亜塩素酸ナトリウム溶液（生食用野菜に限る。）、過酢酸製剤、次亜塩素酸水並びに食品添加物として使用できる有機酸溶液。これらを使用する場合、食品衛生法で規定する「食品、添加物等の規格基準」を遵守すること。

注5：高齢者、若齢者及び抵抗力の弱い者を対象とした食事を提供する施設で、加熱せずに供する場合（表皮を除去する場合を除く。）には、殺菌を行うこと。

2．魚介類、食肉類

① 衛生害虫、異物混入、腐敗・異臭等がないか点検する。異常品は返品又は使用禁止とする。

② 各材料ごとに、50g程度ずつ清潔な容器（ビニール袋等）に密封して入れ、－20℃以下で2週間以上保存する。（検食用）

③ 専用の清潔な容器に入れ替えるなどして、食肉類については10℃以下、魚介類については5℃以下で保存する（冷凍で保存するものは－15℃以下）。

④ 必要に応じて、次亜塩素酸ナトリウム等[注5]で殺菌した後、流水で十分すすぎ洗いする。

⑤ 専用のまな板、包丁でカットする。

⑥ 速やかに調理へ移行させる。

注5：次亜塩素酸ナトリウム溶液（200mg/Lで5分間又は100mg/Lで10分間）又はこれと同等の効果を有する亜塩素酸水、亜塩素酸ナトリウム溶液（魚介類を除く。）、過酢酸製剤（魚介類を除く。）、次亜塩素酸水、次亜臭素酸水（魚介類を除く。）並びに食品添加物として使用できる有機酸溶液。これらを使用する場合、食品衛生法で規定する「食品、添加物等の規格基準」を遵守すること。

（加熱調理食品の中心温度及び加熱時間の記録マニュアル）

1．揚げ物

① 油温が設定した温度以上になったことを確認する。

② 調理を開始した時間を記録する。

③ 調理の途中で適当な時間を見はからって食品の中心温度を校正された温度計で3点以上測定し、全ての点において75℃（二枚貝等ノロウイルス汚染のおそれのある食品の場合は85～90℃で90秒間以上）以上に達していた場合には、それぞれの中心温度を記録するとともに、その時点からさらに1分以上加熱を続ける。

④ 最終的な加熱処理時間を記録する。

⑤ なお、複数回同一の作業を繰り返す場合には、油温が設定した温度以上であることを確認・記録し、①～④で設定した条件に基づき、加熱処理を行う。油温が設定した温度以上に達していない場合には、油温を上昇させるため必要な措置を講ずる。

2．焼き物及び蒸し物

① 調理を開始した時間を記録する。

② 調理の途中で適当な時間を見はからって食品の中心温度を校正された温度計で3点以上測定し、全ての点において75℃（二枚貝等ノロウイルス汚染のおそれのある食品の場合は85～90℃で90秒間以上）以上に達していた場合には、それぞれの中心温度を記録するとともに、その時点からさらに1分以上加熱を続ける。

③ 最終的な加熱処理時間を記録する。

④ なお、複数回同一の作業を繰り返す場合には、①～③で設定した条件に基づき、加熱処理を行う。この場合、中心温度の測定は、最も熱が通りにくいと考えられる場所の一点のみでもよい。

3．煮物及び炒め物

調理の順序は食肉類の加熱を優先すること。食肉類、魚介類、野菜類の冷凍品を使用する場合には、十分解凍してから調理を行うこと。

① 調理の途中で適当な時間を見はからって、最も熱が通りにくい具材を選び、食品の中心温度を校正された温度計で3点以上（煮物の場合は1点以上）測定し、全ての点において75℃（二枚貝等ノロウイルス汚染のおそれのある食品の場合は85～90℃で90秒間以上）以上に達していた場合には、それぞれの中心温度を記録するとともに、その時点からさらに1分

以上加熱を続ける。

なお、中心温度を測定できるような具材がない場合には、調理釜の中心付近の温度を３点以上(煮物の場合は１点以上)測定する。

② 複数回同一の作業を繰り返す場合にも、同様に点検・記録を行う。

調理後の食品の温度管理に係る記録の取り方について
(調理終了後提供まで30分以上を要する場合)

(別添３)

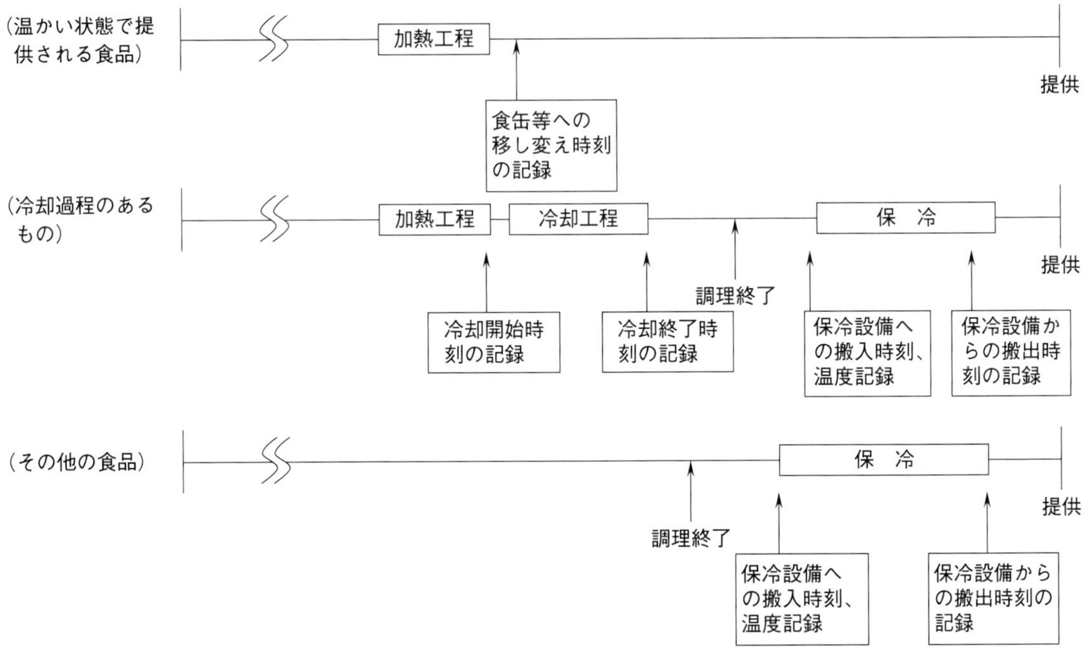

索　引

欧文

こ

さ

し

す

せ

ひ

ふ

へ

ろ

わ

オープンセサミシリーズ
2025年版　管理栄養士国家試験対策　完全合格教本　下巻

発　行　2024年6月15日　第1版第1刷

編　著　東京アカデミー
発行人　佐川　泰宏
発行所　株式会社ティーエーネットワーク
〒450-6306 名古屋市中村区名駅1-1-1　ＪＰタワー名古屋６Ｆ
電話：052-586-7805（代）
FAX：052-563-2109
発売元　東京アカデミー七賢出版株式会社
〒171-0021 東京都豊島区西池袋1-11-1
メトロポリタンプラザビル13F
電話：03-6852-0803
FAX：03-6852-0180
https://www.shichiken.co.jp

ISBN978-4-86455-664-4　C7047

●出版案内，テキストの追補等の情報については東京アカデミー七賢出版のホームページをご覧ください。